Ultraschallpraxis in Geburtshilfe und Gynäkologie

Alexander Strauss

Ultraschallpraxis in Geburtshilfe und Gynäkologie

3. Auflage

Mit 697 Abbildungen

Unter Mitarbeit
von Susanne Müller-Egloff und Thomas Müller

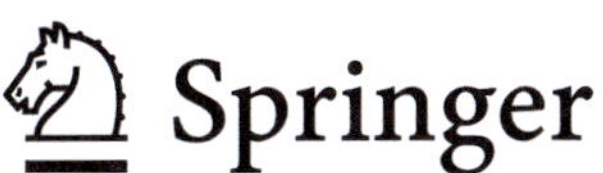
Springer

Alexander Strauss
Christian-Albrechts-Universität zu Kiel
Kiel, Deutschland

ISBN 978-3-662-49492-9 978-3-662-49493-6 (eBook)
DOI 10.1007/978-3-662-49493-6

Die Deutsche Nationalbibliothek verzeichnet diese Publikation in der Deutschen Nationalbibliografie; detaillierte bibliografische Daten sind im Internet über http://dnb.d-nb.de abrufbar.

Springer

Umschlaggestaltung: deblik Berlin
Fotonachweis Umschlag: © THesIMPLIFY_Fotolia

Gedruckt auf säurefreiem und chlorfrei gebleichtem Papier

Springer ist Teil von Springer Nature
Die eingetragene Gesellschaft ist Springer-Verlag GmbH Berlin, Heidelberg

Geleitwort zur ersten Auflage

Die Möglichkeit, den diagnostischen Blick in das Innere des menschlichen Körpers zu richten, war nicht nur ein lang gehegter Menschheitstraum, sondern eine der Voraussetzungen medizinischen Fortschrittes, wie wir ihn seit dem Beginn des 20. Jahrhunderts erleben. Bis heute hat sich eine Vielzahl von bildgebenden Verfahren etabliert, die neben der Anamnese mit Untersuchung und den laborchemischen Befunden zur dritten Säule der modernen Diagnostik geworden sind. In der Frauenheilkunde und Geburtshilfe ist die Sonographie die Standardbildgebung, die nicht mehr aus unserem Fach wegzudenken ist. Dabei handelt es sich um eine relativ junge Entwicklung, die in den letzten beiden Jahrzehnten durch den rasanten technischen Fortschritt der Schallköpfe und der Software zur Bildbearbeitung möglich wurde. Sie erlaubt uns heute die Darstellung der Organe des weiblichen kleinen Beckens und die Beurteilung des Brustdrüsengewebes mit Axilla sowie die Überwachung von Schwangerschaften.

Die Anwendung sonographischer Bildgebung sollte jedoch nicht davon ablenken, dass sich durch diese, wie bei jeder anderen neuen medizinischen Methode auch, Fragen ergeben, zu deren Diskussion wir aufgerufen sind. In der Pränatalmedizin ermöglicht uns die Sonographie, intrauterines Leben zu beurteilen. Die Kompetenz und die Urteilskraft des Untersuchers können so schicksalhaft für das ungeborene Leben werden. Der verständliche Wunsch nach einem gesunden Kind auf der einen, und die Ablehnung gesellschaftlich definierter Normabweichungen auf der anderen Seite markieren ein Dilemma moderner Pränatalmedizin, mit dem wir uns auseinandersetzen müssen. Aber nicht nur im auch öffentlich vieldiskutierten Bereich der Pränatalmedizin, sondern auch in der Sonographie der Frauenheilkunde sind wichtige Fragen weiter ungeklärt.

So ist die Problematik einer suffizienten Früherkennung maligner Veränderungen, nicht zuletzt vor dem Hintergrund des wachsenden Kostendruckes, nur ansatzweise gelöst. Zwei Voraussetzung sind für den verantwortungsvollen Umgang mit der Sonographie wesentlich: zum einen der Erwerb der Fähigkeit, Indikation und Anwendung zu beherrschen und zum anderen der Wille, den uns anvertrauten Patientinnen als Ärzte partnerschaftlich zur Seite zu stehen. Das vorliegende Buch ist eine Grundlage, sich Wissen über die Sonographie in Geburtshilfe und Gynäkologie anzueignen.

In diesem Sinne wünsche ich diesem Werk Erfolg, eine weite Verbreitung und eine aufmerksame Leserschaft.

Hermann Hepp
November 2003

Vorwort zur dritten Auflage

> Des Gedankens Traum,
> beim Wort angelangt zu sein.
> (Elazar Benyoëtz)

Gedankliche Sorgfalt in sprachlicher Konzentration fortzuschreiben ist der federführende Beweggrund der Neuauflage von *Ultraschallpraxis in Geburtshilfe und Gynäkologie*. Die Vorbereitung einer dritten Edition ist dabei von allen Aufgaben, die mir in diesem Feld bisher gestellt wurden, die unerwartetste. Als das Buch vormalig erschien, überraschte mich der Verlag, indem er, wie mir schien, eine weit größere Menge an Exemplaren drucken wollte, als selbst der optimistischste Herausgeber abzugeben jemals hoffen durfte. Es stellte sich aber heraus, dass mehr als eine Person an jedem Tag der vergangenen zwölf Jahre, die Sonntage eingerechnet, ein Exemplar unseres Fachbuches erwarb. Zugleich mit dieser rein arithmetisch begründeten Nachfrage animiert die Herausforderung, neu hinzugewonnene fachliche Erkenntnisse zur frauenärztlichen Ultraschalldiagnostik abzubilden, zur Fortführung von *Ultraschallpraxis in Geburtshilfe und Gynäkologie* in einer Neuauflage.

Der am Befund ausgerichteten Leitfadenphilosophie geschuldet, ist *Ultraschallpraxis* vollständig überarbeitet und mit Blick auf durchgängige Praxisnähe mittels inhaltlicher Erweiterungen und Aktualisierungen der Bildinformation systematisch weiterentwickelt. Die beständige Unterstützung des Springer Verlags und hier in herausgehobener Position durch Frau Dr. sc. hum. Sabine Höschele, Frau Ina Conrad und im Lektorat Frau Frauke Bahle ist mir hierzu ein unverzichtbares Element kreativer Begeisterung.

Mit der vorliegenden 3. Auflage möchte ich mich bei all den Lesern bedanken, die *Ultraschallpraxis in Geburtshilfe und Gynäkologie* zu einem der erfolgreichsten deutschsprachigen Ultraschallfachbücher in der Frauenheilkunde gemacht haben.

Alexander Strauss
Kiel, im März 2016

Vorwort zur ersten Auflage

Der grundlegende Wandel, dem Geburtshilfe und Gynäkologie in den letzten Jahren unterworfen waren, brachte neben medizinischem Wissenszuwachs auch die verstärkt eingeforderte Selbstbestimmung von Patientinneninteressen mit sich. Diese Entwicklung wirkt sich in besonderem Maße auch auf den Bereich der sonographischen Bildgebung aus. Seit der Einführung des Ultraschalls in die Geburtshilfe und Gynäkologie hat der Arbeitsbereich Sonographie seine Bedeutung für den Frauenarzt beständig erweitert. Mittlerweile ermöglichen die fortschreitende Entwicklung der Gerätetechnologie und der Zuwachs an Kenntnissen auf Seiten der Untersucher eine Detailgenauigkeit der Diagnostik, die noch vor wenigen Jahren undenkbar erschien. Sowohl die Pränataldiagnostik als auch das Einsatzgebiet des Ultraschalls im Bereich der Gynäkologie, der Mamma- und Inkontinenzdiagnostik wurden über den zu Beginn ihrer Entwicklung vorwiegend diagnostischen Charakter hinaus schrittweise in Richtung der Therapie bzw. einer beratenden Begleitung und/oder Prophylaxe erweitert. Die Sonographie konnte so nachhaltig zu einem integralen Bestandteil unseres Faches und damit der Weiterbildung werden.

Die sich verändernden Ansprüche verlangen nach ihrer Entsprechung in der Fachliteratur. Das wissenschaftliche Detailstudium von Fragen zur geburtshilflich-gynäkologischen Ultraschalldiagnostik ist Domäne des Lehrbuches. Allerdings kann damit dem Wunsch nach befundorientierter Übersichtlichkeit häufig nur teilweise Rechnung getragen werden. Richtschnur bei der Konzeption von *Ultraschallpraxis Geburtshilfe und Gynäkologie* waren daher für uns Fragestellungen aus der täglichen Beschäftigung mit dem Sonographiegerät. Eine an der praktischen Benutzung orientierte Systematik zum raschen Zugriff auf die theoretischen Wissensinhalte wird dabei von aktueller Bildinformation in einem ausgewogenen Verhältnis ergänzt. Sowohl für den in der Ultraschalldiagnostik bereits Erfahrenen wie auch für den weniger Geübten werden alle klinisch relevanten sonographischen Fragestellungen kompakt aufgearbeitet.

Die Erarbeitung eines für die Praxis konzipierten Leitfadens zur pränatalen Medizin und gynäkologischen Ultraschalldiagnostik lebt von einem einheitlichen Konzept und der engen Kooperation aller Autoren. Aus der wöchentlichen Ultraschall-Fortbildungsreihe Sound & Semmel der Klinik und Poliklinik für Frauenheilkunde und Geburtshilfe in Großhadern hervorgegangen, entwickelten sich die einzelnen Themen des Buches aus den dort eingebrachten und intensiv interdisziplinär diskutierten praktischen Beiträgen von Mitarbeitern der Klinik. Mein besonderer Dank gilt hierbei Dr. med. Ivo Markus Heer, Dr. med. Susanne Müller-Egloff und Dr. med. Alexander Burges. Zur Abrundung des Bildmaterials haben dankenswerterweise Prof. Dr. med. Franziskus Kainer und Dr. med. Thomas Müller wesentlich beigetragen. Wesentlichen Anteil an der Planung wie auch der Realisierung dieses Buches haben die Mitarbeiter des Springer Verlags, Heidelberg. Die redaktionelle Mitarbeit von Elisabeth Narciß war mir diesbezüglich stets die Quelle wertvoller Hilfe. Die Planung und Ausarbeitung eines Buchprojekts neben der täglichen klinischen wie auch wissenschaftlichen Beschäftigung bedeutet erheblichen Zeitbedarf an Abenden und Wochenenden. Meinen Kindern – Leopold, Alice und Marie – bin ich daher für ihr Verständnis und ihre bewundernswerte Geduld zu besonderem Dank verpflichtet.

Den individuellen Befund zu erkennen, seine prognostische Einschätzung zu erleichtern und eine klinische Entscheidungshilfe bei der Beratung und/oder Behandlung unserer Patientinnen zu leisten, ist Anspruch aller Autoren. Ich wünsche unserem für die Praxis verfassten Buch den ihm zugedachten festen Platz direkt neben dem Ultraschallgerät.

Alexander Strauss
München, im November 2003

Der Herausgeber

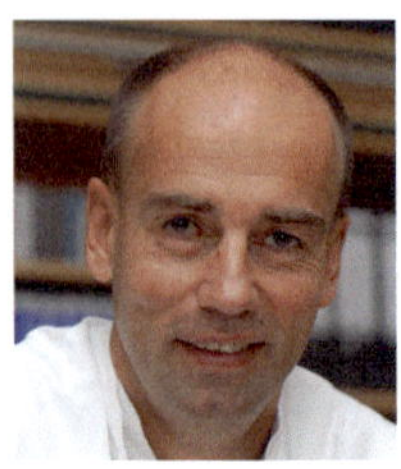

Univ.-Prof. Dr. med. Alexander Strauss

Univ.-Prof. Dr. med. Alexander Strauss wurde 2006 an die Christian-Albrechts-Universität zu Kiel berufen. Mit Neugierde begleitet er seit Jahrzehnten den medizinischen wie auch technisch-apparativen Fortschritt des Gesamtfaches der Geburtshilfe und Gynäkologie. Die langjährige Erfahrung in der Ultraschalldiagnostik, verbunden mit einer konsequenten praktischen Umsetzung ihrer Ergebnisse, hat in seiner klinischen und wissenschaftlichen Tätigkeit seinen Niederschlag gefunden. Die Kombination an pränatalmedizinischem Wissen mit fundierten Kenntnissen zum Ultraschalleinsatz in der Gynäkologie prädestinieren ihn, seine sonographischen Ambitionen in Form der Neuauflage von *Ultraschallpraxis in Geburtshilfe und Gynäkologie* weiterzugeben und dabei vor allem die praktischen Aspekte der Ultraschallanwendung in der Frauenheilkunde mit den Lesern zu teilen.

Die Mitarbeiter

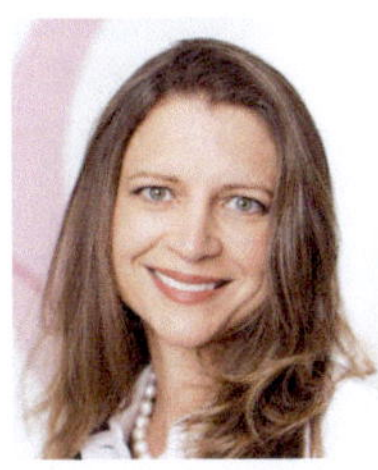

Dr. med. Susanne Müller-Egloff

Dr. med. Susanne Müller-Egloff erarbeitete gemeinsam mit Prof. Strauss und Kollegen schon die Erstauflage dieses Handbuchs an der Klinik für Frauenheilkunde und Geburtshilfe der Ludwig-Maximilians-Universität München, Campus Großhadern. Als niedergelassene Fachärztin legt sie heute in der Überarbeitung dieses Leitfadens zur Ultraschalldiagnostik besonderes Gewicht auf die Praxisrelevanz der Inhalte. Damit sei allen an Pränatalmedizin wie auch gynäkologischer Ultraschalldiagnostik Interessierten schneller Zugriff auf die wichtigsten aktuellen Informationen für die optimale Beratung, Diagnostik und Therapie ermöglicht.

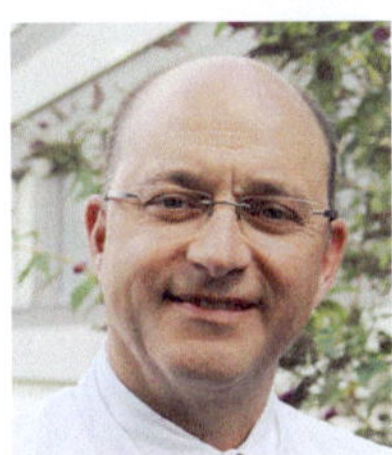

Priv.-Doz. Dr. med. Thomas Müller

Priv.-Doz. Dr. med. Thomas Müller habilitierte in Würzburg und ist seit 2004 Chefarzt der Klinik für Gynäkologie und Geburtshilfe am Klinikum Hanau. Schwerpunkte seiner klinischen und wissenschaftlichen Tätigkeit sind die Gynäkologische Onkologie sowie die Pränatale Medizin.

Inhaltsverzeichnis

III Invasive Pränataldiagnostik und genetische Untersuchungsmethoden

IV Pränatale Therapie

V Gynäkologische Sonographie

Autorenverzeichnis

Müller, Thomas, Priv.-Doz. Dr. med.
Klinikum Hanau GmbH
Leimenstraße 20
63450 Hanau

Müller-Egloff, Susanne, Dr. med.
Südliches Schlossrondell 1
80638 München

Strauss, Alexander, Univ.-Prof. Dr. med.
Christian-Albrechts-Universität zu Kiel
Bismarckallee 17
24105 Kiel

Abkürzungsverzeichnis

AChE	Acetylcholinesterase
ACR	American College of Radiology
ADPKD	autosomal-dominante polyzystische Nierenerkrankungen
AFI	»amniotic fluid index«
AFP	α-Fetoprotein
AIUM	American Institute of Ultrasound in Medicine
ALARA	»as low as reasonably achievable«
A-Mode	»amplitude mode«
AQ	Abdomenquerdurchmesser
ARED-flow	»absent or reversed enddiastolic flow«
ARPKD	autosomal-rezessive polyzystische Nierenerkrankung
ART	»assisted reproductive techniques«
AS	Aortenstenose
ASD	Abdomensagittaldurchmesser, »atrial septum defect«
AU	Abdomenumfang
AV	ateriovenös, atrioventrikular
AVSD	Atrioventrikularseptumdefekt
BIP	biparietaler Durchmesser
BI-RADS	Breast Imaging Report and Data System
B-Mode	»brightness mode«
BPS	bronchopulmonale Sequestration
cc	kraniokaudal
CCAML	»congenital cystic adenomatoid malformation of the lung«
CDL-Syndrom	Cornelia-de-Lange-Syndrom
CGH	»comparative genome hybridization«
CHAOS	»congenital high airway obstruction syndrome«
CMV	Zytomegalievirus
CP-Doppler	Color-Power-Doppler
CTD	Zerebellumtransversaldurchmesser
CTG	Kardiotokographie
CVS	»chorionic villous sampling«, Chorionzottenbiopsie
CW-Verfahren	Continuous-wave-Verfahren
DBT	»digital breast tomography«
EMG-Syndrom	Exomphalos-Makroglossie-Gigantismus-Syndrom
ER	Östrogenrezeptor
ETS	Ersttrimesterscreening
EUG	Extrauteringravidität
FAS	fetales Alkoholsyndrom
FBS	»fetal blood sampling«
FFTS	fetofetales Transfusionssyndrom
FHF	fetale Herzfrequenz
FISH	Fluoreszenz-in-situ-Hybridisierung
FL	Femurlänge
FNAIT	fetale und neonatale Alloimmunthrombozytopenie
FOD	frontookzipitaler Kopfdurchmesser
GTE	gestationsbedingte Trophoblasterkrankungen
HCG	humanes Choriongonadotropin
HELLP	»haemolysis, elevated liver enzymes, low platelets«
HIFU	»high intensity focused ultrasound«
HL	Humeruslänge
HLHS	hypoplastisches Linksherzsyndrom
HPA	»human platelet antigen«
HRT	»hormone replacement therapy«
HZV	Herzzeitvolumen
ICSI	intrazytoplasmatische Spermieninjektion
INR	»international normalized ratio«
INVUS	interventioneller Ultraschall
IPT	»intrauterine intraperitoneal transfusion«
IUFT	intrauteriner Fruchttod
IUGR	»intrauterine growth restriction«, intrauterine Wachstumsrestriktion
IUP	Intrauterinpessar
IVF	In-vitro-Fertilisation
IVT	»intrauterine intravascular transfusion«
KU	Kopfumfang
LHR	»lung to head ratio«
LKG-Spalte	Lippen-Kiefer-Gaumen-Spalte
LMP	»low malignancy potential«
LUTO	»lower urinary tract obstruction«
MHN	Morbus haemotylitus neonatorum
MI	mechanischer Index
Mlo	medio-lateral-oblique, Innen-außen-Projektion
MMIHS	»megacystis microcolon intestinal hypoperistalsis syndrome«
M-Mode	»motion mode«
MOM	»multiple of median«
MVP	»maximum vertical pocket«
NBKS	Nierenbeckenkelchsystem
NIHF	nicht immunologischer Hydrops fetalis
NIPT	»non-invasive prenatal testing«
NT	»nuchal translucency«, Nackentransparenz
NTD	»neural tube defect«
OEIS	»omphalocele, ecstrophy of the bladder, imperforate anus, spinal defect«
oGTT	oraler Glukosetoleranztest
OHSS	ovarielles Überstimulationssyndrom, »ovarian hyperstimulation syndrome«
OI	Osteogenesis imperfecta
PAPP-A	»pregnancy associated placental protein A«
PAPVD	»partial anomalous pulmonary venous drainage«
PBS	Prune-belly-Syndrom

PCO	polyzystisches Ovar
PFR	Pulsrepititionsfrequenz
PI	Pulsatility-Index
PID	Präimplantationsdiagnostik, »pelvic inflammatory disease«
PKD	Polkörperdiagnostik
PlGF	»placental growth factor«
PR	Progesteronrezeptor
PS	Pulmonalstenose
PW-Verfahren	Pulsed-wave-Verfahren
RI	Resistance-Index
ROI	»region of interest«
RR	relatives Risiko
SD	»standard deviation«, Standardabweichung
SERM	selektiver Estrogenrezeptormodulator
SGA	»small for gestational age«
SID	»sexually transmitted disease«
SIH	schwangerschaftsinduzierte Hypertonie
SpM	Schläge pro Minute
SSL	Scheitel-Steiß-Länge
SUA	singuläre Nabelschnurarterie, »singular umbilical artery«
TA	Trikuspidalatresie
TAC	Truncus arteriosus communis
TAPS	»twin anemia polycythemia sequence«
TAPVD	»total anomalous pulmonary venous drainage«
TAR-Syndrom	»thrombocytopenia absent radius syndrome«
TGA	Transposition der großen Arterien
TGC	»time gain compensation«
THI	»tissue harmonic imaging«
TI	thermischer Index
TRAP	»twin reversed arterial perfusion«
TRAPS	»twin reversed arterial perfusion sequence«
TVS	transvaginale Sonographie
VSD	Ventrikelseptumdefekt

Grundlagen

Grundlagen des diagnostischen Ultraschalls

Alexander Strauss

A. Strauss et al., *Ultraschallpraxis in Geburtshilfe und Gynäkologie*,
DOI 10.1007/978-3-662-49493-6_1,

1.1 Physikalische Grundlagen und sonographische Grundbegriffe

Ausgehend von einer Schallquelle breitet sich Schall als kugelförmige Druckwelle aus. Der Frequenzbereich des hörbaren Schalls beträgt 16–20.000 Hertz (Hz). Frequenzen, die zur diagnostischen Anwendung genutzt werden, liegen zwischen 1 und 20 (bis 100) Megahertz (MHz) deutlich darüber.
Die Erzeugung von Ultraschallwellen gelingt mithilfe des (umgekehrten) piezoelektrischen Effekts: Wird an einen Kristall eine elektrische Spannung angelegt, so gerät er in Schwingung, die ins Gewebe abgegeben werden kann. Wirkt Schallenergie z. B. nach Reflexion im Gewebe auf den Schallkopf ein, so führt sie umgekehrt zur Aussendung zu einer Druckänderung (Schwingung) im Kristallgitter, welche als elektrische Spannungsänderung ableitbar wird (piezoelektrischer Effekt).
Die vom Schallkopf ausgesendeten Druckimpulse (Schallwellen) unterliegen im biologischen Gewebe den physikalischen Phänomenen der Brechung, Beugung, Reflexion und Absorption. Je nach Gewebedichte breiten sich die Schallwellen mit unterschiedlicher Geschwindigkeit aus. Im Knochen liegt die Ausbreitungsgeschwindigkeit bei etwa 3600 m/s, in Luft bei etwa 340 m/s und im Weichteilgewebe im Mittel bei 1540 m/s. Um die – je nach Gewebetextur – resultierenden unterschiedlichen Laufzeiten von Schallwellen zur Bilderstellung (Rechengrundlage) berücksichtigen zu können, wird näherungsweise von einer gleichmäßigen Schallausbreitungsgeschwindigkeit im Gewebe von 1540 m/s ausgegangen.

1.1.1 Technik

Apertur

In modernen Ultraschallköpfen sind bis zu 1000 Piezoelemente nebeneinander angeordnet. Schallerzeugung und -empfang erfolgen nicht simultan sondern (»wandernd«) zeitlich versetzt. Dabei werden mehrere Piezokristalle elektronisch zu Gruppen zusammengefasst. Diese funktionelle Einheit wird als Apertur bezeichnet.

»Compound imaging« (Crossbeam-, Multibeam-Verfahren)

Die aktive Apertur des Schallkopfes sendet bei diesem Verfahren den Schall nicht nur in einer Richtung, bezogen auf die Schallkopfauflagefläche, ins Gewebe aus, sondern der Winkel der Schallaussendung wird permanent und periodisch um wenige Grad verändert. Die Summe dieser mit geringen Änderungen der Winkelfunktion versehenen auf die Empfangsfunktion der Apertur treffenden Signale erlaubt durch erhöhte Recheninformation die Erstellung eines homogeneren Bildaufbaus.

Pulsed-wave-Verfahren, Pulsrepititionsfrequenz (PFR)

Die Apertur piezoelektrischer Kristalle wechselt während ihres Betriebs ständig zwischen der Sendefunktion, Empfangsfunktion und einer Inaktivitätsphase. Letztere nimmt zur Vermeidung der Erhitzung der Kristalle die im Vergleich größte Zeitspanne ein. Die Pulsrepititionsfrequenz (= die Geschwindigkeit des einmaligen Durchlaufens aller 3 Betriebsphasen) beträgt in der Geburtshilfe üblicherweise 2000–8000/s (2–8 kHz).

Impedanz, akustischer Widerstand

Unter Impedanz wird die Summe aller akustischen Widerstände, welche die Schallwellenausbreitung in einem Medium bremsen, verstanden. Besonders Grenzflächen unterschiedlicher Gewebetypen (Fett – Muskel, Bindewebe – Knochen) weisen hohe Impedanzunterschiede auf und reflektieren die Schallenergie daher stark und führen zu einer echoreichen Abbildung. Geringe Impedanzdifferenzen führen zu geringer Reflexion und echoarmer oder fehlender Abbildung. Impedanzsprünge an Grenzflächen beeinflussen die Schallwellenausbreitung dabei stets 2-fach. Sowohl die ausgesendete als auch die rückläufige Schallwelle werden modifiziert. In Geweben jenseits eines großen Impedanzsprungs (Knochen) steht deutlich weniger Schallenergie zur Verfügung, sodass diese Gewebepartien echoarm/echoleer erscheinen (Artefakt der dorsalen Schallauslöschung), wogegen Gewebe hinter einem Medium mit geringer Impedanz (Flüssigkeit) echoreich dargestellt werden (Artefakt der dorsalen Schallverstärkung).

Schallwellenfrequenz, Eindringtiefe und Auflösungsvermögen

Niedrige Schallfrequenzen (z. B. 3,5–5 MHz) erzielen aufgrund ihrer Wellencharakteristik eine hohe Eindringtiefe (geringe Schwächung durch Absorption, Brechung, Beugung), sodass für den diagnostisch interessanten Teil der reflektierten Schallenergie ein relativ gesehen hoher Anteil verbleibt. Dabei ist mit Einbußen hinsichtlich des Auflösungsvermögens zu rechnen. Im Vergleich dazu verhalten sich hohe Schallfrequenzen (10–20 MHz) spiegelbildlich.

Das axiale und laterale Auflösungsvermögen sind von der Schallwellenfrequenz und der Wellenlänge abhängig. Bei einer ausgesendeten Frequenz von 10 MHz beträgt das axiale Auflösungsvermögen 0,2 mm, das laterale Auflösungsvermögen 0,5 mm. Neben dem Auflösungsvermögen ist die eindringtiefenabhängige Schichtdicke (vom Schallkopf in Längsrichtung dargestellte Fläche) des Ultraschallfelds (1–5 mm) mit für die laterale Abbildungsqualität verantwortlich.

1.1.2 Ultraschallverfahren

A-Mode (»amplitude mode«)

Das vom Schallkopf empfangene Signal wird in eine elektrische Spannung umgewandelt, deren Amplitude proportional zur Echotiefe ist und deren Abstand maßstabsgetreu die Lage der detektierten Grenzfläche wiedergibt (■ Abb. 1.1).

B-Mode (»brightness mode«)

Neben den mittels A-Mode erzielten Informationen werden im B-Bild die Schallkopfposition und die Schallwellenrichtung zum Bildaufbau herangezogen. Die von einer Apertur empfangenen Signale werden anhand ihrer Laufzeit

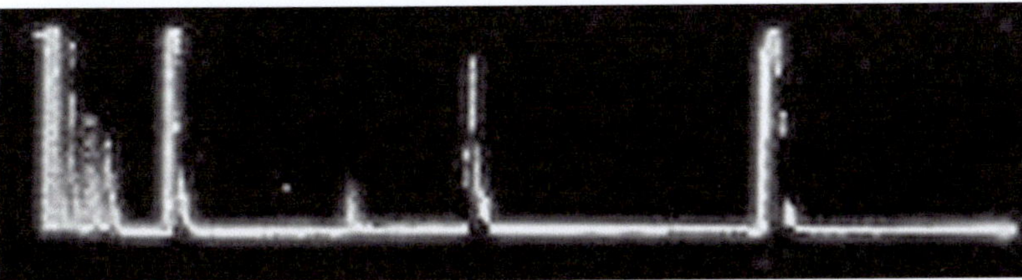

Abb. 1.1 A-Mode-Darstellung von Grenzflächen über Amplituden, deren Abstand skaliert den realen Abstand der Grenzflächen im Körper wiedergibt

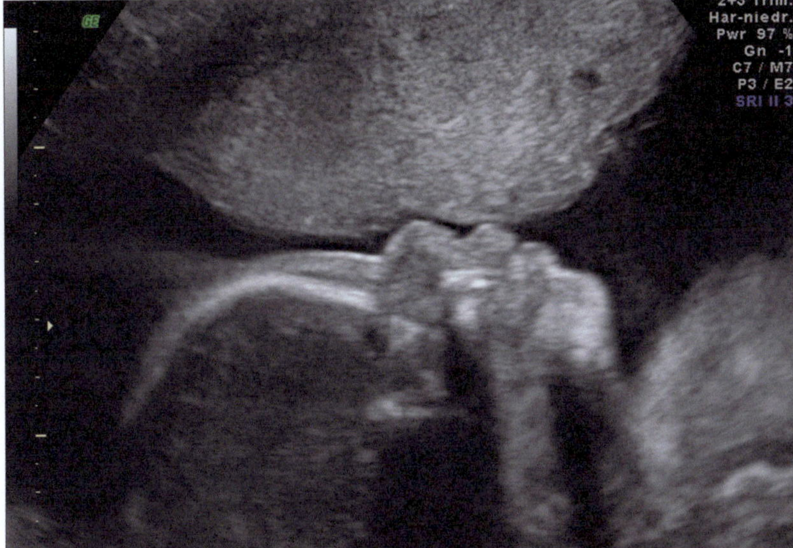

Abb. 1.2 Real-time-B-Bild-Technik: fetales Profil im 3. Trimenon

in Bildpunkte entsprechender Tiefe umgerechnet (kurze Laufzeit = oberflächlicher Bildpunkt, lange Laufzeit = tiefgelegener Bildpunkt). So können die Spannungsamplituden der empfangenen Echos auf einer geraden Reihe von Bildpunkten dargestellt werden, wobei die Helligkeit proportional zur Amplitude der elektrischen Signale ist. Je stärker die Reflexion des Gewebes, desto heller werden die jeweiligen Bildpunkte dargestellt (Abb. 1.2).

M-Mode (»motion mode«)

Wird im A-Mode eine Bildpunktkette konstant dargestellt (nur eine ausgewählte Apertur ist im M-Mode aktiv), so ändert sich im M-Mode die Darstellung der Amplituden der abgebildeten Bildpunkte dort, wo sich Grenzflächen in Relation zum Schallkopf bewegen. Die Signale können so in ihrem zeitlichen Verlauf aufgetragen und dargestellt werden. So lassen sich z. B. Herzklappenbewegungen darstellen und diagnostisch verwerten (Abb. 1.3).

Dopplersonographie

Der Dopplereffekt nutzt das Phänomen der Frequenzverschiebung der von beweglichen Schallquellen reflektierten Schallwellen gegenüber einem stationären Betrachter. So gelingt die Darstellung von Bewegungsgeschwindigkeit und -richtung von Blutströmen (Erythrozyten) oder sich bewegendem Gewebe (Herzklappen). Technisch wird die bewegungsinduzierte Frequenzänderung der einfallenden Schallwellen farblich, akustisch bzw. in Form von Hüllkurven (Spektraldopplermodus) dargestellt.

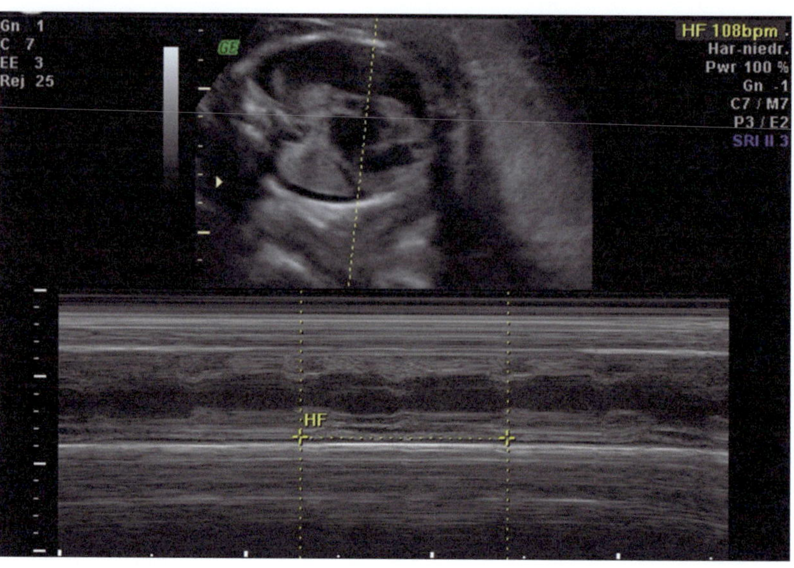

Abb. 1.3 M-Mode-Darstellung der fetalen Herzwandexkursion über die horizontale Zeitachse, wie sie zur fetalen Arrhythmiediagnostik eingesetzt wird

Continuous-wave-(CW-)Verfahren

Beim Continuous-wave-Doppler werden Frequenzveränderungen von 2 feststehenden, in einen Schallkopf integrierten Aperturen kontinuierlich empfangen und abgestrahlt. Jeweils eine Apertur des Schallkopfs dient zum Senden und eine andere ausschließlich zum Empfang der Signale. Die bewegten Gewebeteile werden – je nach Geschwindigkeit und der Häufigkeit ihres Auftretens – entlang der gesamten vorgewählten Aperturzeile gemessen und auf einer Zeitachse dargestellt. Häufig vorkommende Geschwindigkeiten werden dabei heller dargestellt als seltene. Eine gleichzeitige B-Bild-Darstellung zur visuellen Lokalisation des untersuchten Gefäßes erfolgt nicht. Wenn sich mehrere Gefäße entlang des Schallwellenverlaufs befinden, versagt die Analyse des CW-Verfahrens, da ein Frequenzgewirr empfangen wird.

Pulsed-wave-(PW-)Verfahren

Die Lösung dieses Problems liegt in der Verwendung der Pulsed-wave-Technologie. Ein- und dasselbe piezoelektrische Element (eine Apertur) fungiert alternierend als Sender und Empfänger. Eine Messbox trennt die Signale, sodass nicht alle Flussgeschwindigkeiten entlang der gesamten Bildzeile, sondern nur nach einer bestimmten Laufzeit innerhalb eines definierten Schallwellenlaufzeitfensters, ermittelt werden. Sie lässt nur jene Schallwellen aus dem Gewebe passieren, die bei einer idealisierten Ausbreitungsgeschwindigkeit der Ultraschallwellen entlang der Schallrichtung aus der vom Anwender vorgewählten Tiefe (»sample volume«) stammen. Durch die gleichzeitige Darstellung des B-Bilds und der Flussparameter wird die Detailanalyse einzelner Gefäße unter Sicht möglich (Abb. 1.4).

»Color flow mapping« (farbkodierte Dopplersonographie)

Mit diesem Verfahren ist die simultane farbige Darstellung sämtlicher Blutflüsse in einem vorgewählten Bereich eines B-Bilds möglich. Frequenzverschiebungen werden gemessen und in richtungskodierte Farbsignal überführt. Die Farbdopplerfunktion entspricht der Darstellung vieler gleichzeitiger PW-Doppler-Messfelder eines sehr großen Messfelds. Die Farbinformation aus den zahlreichen einzelnen »sample volumes« werden direkt in das B-Bild eingeblendet. Blutflüsse, die auf den Schallkopf zulaufen, werden rot kodiert, die

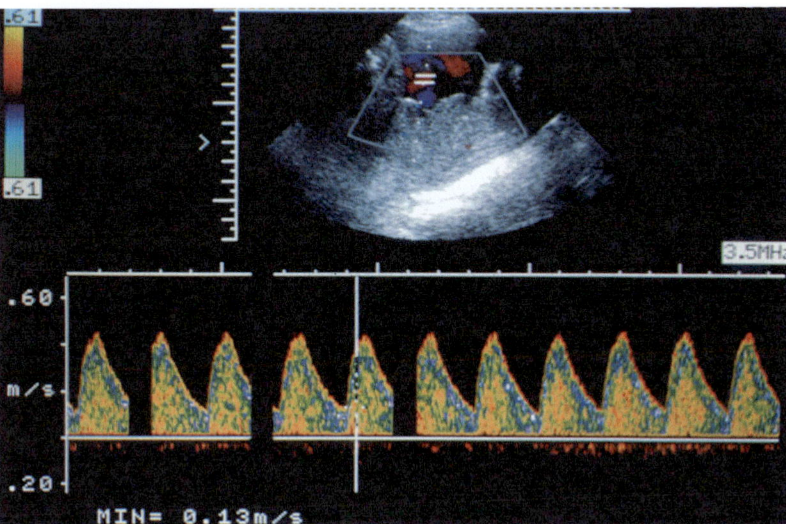

Abb. 1.4 Pulsed-wave-Darstellung des Blutflusses in der Nabelschnur

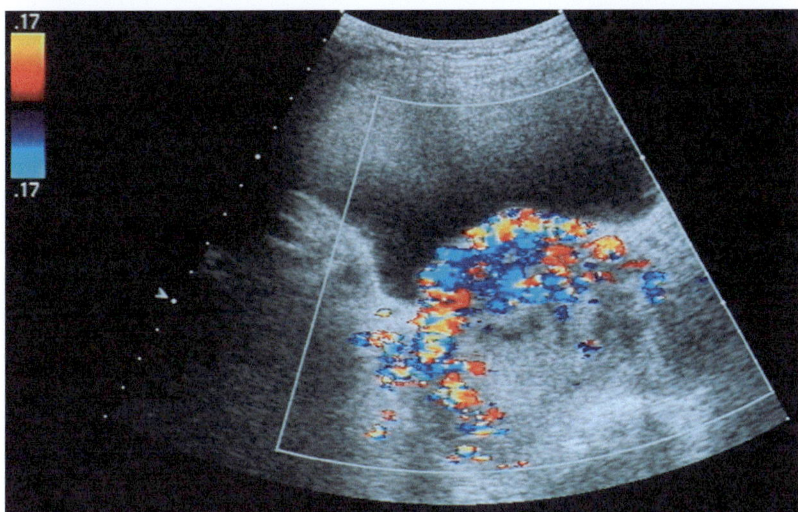

Abb. 1.5 Farbige Darstellung von Blutflüssen im B-Bild mithilfe des »color flow mapping« (Placenta praevia increta)

in Gegenrichtung verlaufenden Flüsse werden blau dargestellt (Abb. 1.5). Neben der Darstellung der Strömungsrichtung erkennt man die Strömungsgeschwindigkeit durch verschiedene Helligkeitsstufen der Bildpunkte (hell = schnell, dunkel = langsam). Als akustisches Diagnostikum steigt die vom Ultraschallgerät generierte Tonfrequenz mit der Flussgeschwindigkeit.

In Abhängigkeit von der Ausdehnung des farbkodierten Bildbereichs und der damit verbundenen Steigerung der Rechnerleistung bei einer Vielfalt von Dopplerinformationen sinkt die Bildaufbaurate der Gesamtdarstellung (Doppler- und B-Bild-Darstellung). Problematisch wird die farbige Darstellung von Blutflüssen auch dann, wenn die Flussgeschwindigkeiten die Grenzen des Einstellungsbereichs (Grenzfrequenz = Hälfte der PFR) überschreiten. Dies ist der Fall bei eng gewählter Voreinstellung (langsame Flussdarstellung) oder wenn insgesamt sehr hohe Flussgeschwindigkeiten herrschen (z. B. an den Herzklappen). In diesem Fall kommt es zur Farbumkehr von (hell-)blau zu gelb/grün bis rot bzw. umgekehrt, sodass mitten in einem gut visualisierbaren blauen Fluss (weg vom Schallkopf) turbulente rote Einschüsse (hohe Flussgeschwindigkeit)

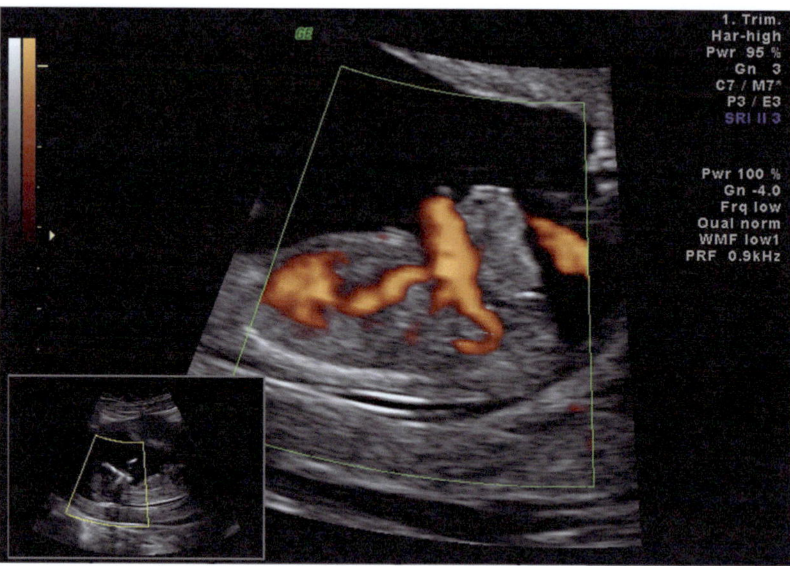

Abb. 1.6 Powerdopplersonographie (Sagittalschnitt): Darstellung der fetalen arteriellen Zirkulation über die Nabelschnur im ersten Trimenon

sichtbar werden, ohne dass sich die Flussrichtung geändert hätte (»aliasing effect«, Überschreitung des Niquist-Limit).

Color-Power-(CP-)Dopplersonographie

Color-Power-Doppler misst keine Frequenzverschiebungen, sondern richtungsunabhängige Gewebewiderstände (orange Farbkodierung), die sich in Abhängigkeit von Bewegungen verändern. Verglichen mit konventioneller Farbdopplersonographie weist der CP-Doppler eine höhere Sensitivität verbunden mit geringerer Winkelabhängigkeit auf. Diese Eigenschaften sind besonders zur Beurteilung der Blutflüsse in kleineren Gefäßen und bei langsamer Blutflussgeschwindigkeit von diagnostischem Nutzen. Die Weiterentwicklung der Gerätetechnik ermöglicht bei den aktuellsten Geräten auch Richtungsinformationen über den Blutfluss (Abb. 1.6).

1.1.3 Schallköpfe

Linear-array-Schallkopf (»parallel scan«)

Der parallele Zeilenaufbau führt zu einem rechteckigen Schnittbild mit einer gleichmäßigen Auflösung im Bildbereich. Linear-array-Schallköpfe weisen meist einen Frequenzgang zwischen 7 und 20 MHz auf. Damit ist bei hohem Auflösungsvermögen die Eindringtiefe zumeist auf den Nahbereich limitiert. Häufigste Anwendung findet der Linearschallkopf in der Mammasonographie und zur Beurteilung oberflächlicher Bauchdeckenprozesse (Abb. 1.7).

Curved-array-Schallkopf (»convex scan«, »sector scan«)

In Konvexsonden sind die piezoelektrischen Kristalle auf einem Halbbogensegment angeordnet. Diese in der Transabdominalsonographie bevorzugte Methode der Darstellung weist aufgrund der Fächerförmigkeit der Schallstrahlen eine Verzeichnung auf, die geringer ist als bei Sector-Scan-Schallköpfen und größer als bei Schallköpfen mit Linear-array-Technik. Auch in geringen Gewebetiefen wird die Darstellung eines Bildausschnitts von mehreren Zentimetern Breite möglich, was die Darstellung oberflächlicher Strukturen bei gleichzeitig

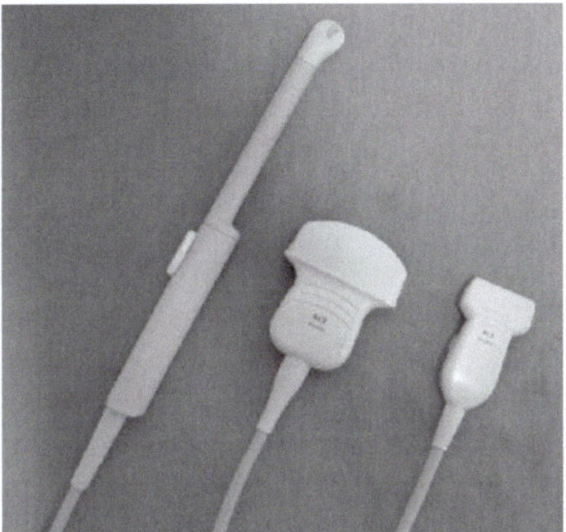

Abb. 1.7 Darstellung der Schallköpfe: Vaginalsonde mit 7 MHz zur gynäkologischen Sonographie, Curved-array-Schallkopf mit 5 MHz zur geburtshilflichen Sonographie und Linearschallkopf mit 15 MHz zur Mammasonographie

großer Eindringtiefe ermöglicht. Curved-array-Schallköpfe werden mit einem Frequenzgang zwischen 3,5 und 8 MHz angeboten und sind somit universell für den Abdominalultraschall in der Geburtshilfe und Gynäkologie geeignet.

Beim »sector scan« gehen die Schallwellen von einem sehr kleinen, stark gekrümmten (Radius <20 mm) Feld aus und durchdringen das zu untersuchende Gewebe fächerförmig. Seine Hauptanwendung findet das Sector-Scan-Verfahren in der Transvaginalsonographie (5–15 MHz).

Mechanische Schallköpfe

Durch einen mechanischen Schallkopf, ausgestattet mit einem Wobbler-Schallkopf oder mehreren piezoelektrischen Elementen (Rotationssystem), wird das Untersuchungsgebiet durch eine interne Bewegung der Kristalle überstrichen. Diese Schallköpfe haben einen werksseitig fest eingestellten Fokus. Dies beeinträchtigt allerdings die B-Bild-Qualität. Der »annular array scanner« ist ein mechanischer Sektorschallkopf, dessen Kristalle ringförmig ineinander liegen. Die einzelnen Ringe werden beim Senden und Empfangen einzeln angesteuert. Dies hat den Vorteil, dass der Fokus verschoben werden kann. Die für die Sektorschallköpfe typischen Schichtdickenartefakte können durch die Annular-array-Technik deutlich reduziert werden. Allerdings sind bei dem verwendeten mechanischen Antrieb Verschleiß und Wartungsaufwand höher als bei elektronischen Schallköpfen. Der Frequenzgang moderner mechanischer Schallköpfe orientiert sich an jenem der »curved array scanner«. Anwendungsmöglichkeiten bestehen sowohl transabdominal wie auch transvaginal.

1.2 Geräteeinstellungen und sonographische Artefakte

Nach Einschalten des Ultraschallgeräts und der Schallkopfwahl ist zur aussagekräftigen Darstellung des Untersuchungsobjekts das Bild an die Erfordernisse der Zielstruktur anzupassen. Empfehlenswert ist hierzu ein standardisiertes Vorgehen.

1.2.1 Voreinstellungen (»preset«)

»Presets« sind vom Hersteller vorgegebene Voreinstellungen, durch die sich bestimmte Untersuchungssituationen unter Verwendung antizipatorischer Informationen besonders gut darstellen lassen (z. B. abdominal 1., 2., 3. Trimenon, vaginal 1. Trimenon, fetale Echokardiographie). Dabei ist sowohl die

Schallaussendung (Frequenz, PFR) als auch die elektronische Modifizierung der reflektierten Schallwelleninformation (»post processing«) vorgewählt. Der Anwender kann diese zur raschen, zielgerichteten Geräteadaptation geeigneten Voreinstellungen nur bedingt beeinflussen.

1.2.2 Verstärkung (»gain«)

Die Verstärkungsfunktion bezeichnet die Grauwertregelung (Helligkeit) des Ultraschallbilds. Die zurückkehrenden Signale werden elektronisch entsprechend den Erfordernissen des Untersuchers verstärkt oder abgeschwächt. Dabei sind neben der Gesamtverstärkung über tiefensensitive Schieberegler selektiv unterschiedliche Bildbereiche modifizierbar (laufzeitabhängige Kompensation, »time gain compensation« [TGC]).

1.2.3 Bildtiefe

Die Eindringtiefe ist am Bildrand stets angegeben. Sie ist so zu wählen, dass die »region of interest« möglichst in der Bildmitte zur Darstellung kommt. Der zu flache Bildausschnitt schneidet die Zielstruktur unter Umständen zum Teil ab. Eine zu tiefe Einstellung verkleinert das interessierende Objekt unnötig.

1.2.4 Fokus

Das »Zentrum des schärfsten Sehens« entsteht durch die Fokussierung der Schallaussendung aller Aperturen auf eine bestimmte Bildtiefe. Diese lässt sich mit der Vorwahl einer punktuellen Fokustiefe bzw. alternativ mehrerer Fokuszonen in bestimmten Tiefen des Ultraschallbilds einstellen. Mit der Anzahl/Verbreiterung der Fokuszone(n) sinkt die Bildaufbaurate. Eine Autofokusfunktion in der Mitte des Ultraschallbilds stellt die Fortentwicklung der Technik dar.

1.2.5 Frequenzwahl

Die Schallkopfwahl (Öffnung, Form, emittierte Frequenz) beeinflusst durch die Determinierung der befundadaptierten Bildqualität (Auflösungsvermögen, Eindringtiefe) unter anderem den Anwendungsbereich der Ultraschallsonden. Neben elektronischen Multifrequenzschallköpfen mit automatisierter Frequenzanpassung lässt sich bei anderen Ultraschallköpfen die Frequenz manuell verändern. Die Korrelation zwischen Schallkopffrequenz, Eindringtiefe und Auflösung bei diagnostischer Ultraschallanwendung zeigt ◘ Tab. 1.1. Ultraschallartefakte können unter bestimmten Voraussetzungen auftreten und dabei Bildbereiche verstärken oder abschwächen, ohne dass der Darstellung eine anatomische Struktur zugrunde liegt. Soll diagnostischer Ultraschall zielgerichtet eingesetzt werden, ist die Kenntnis der Ursachen derartiger artifizieller Phänomene wichtig. Sie hilft, reale von virtuellen Projektionen zu unterscheiden, und ist daher die Voraussetzung zur korrekten Interpretation der Untersuchungsergebnisse.

■ **Tab. 1.1** Korrelation zwischen Schallkopffrequenz, Eindringtiefe und Auflösung bei diagnostischer Ultraschallanwendung

Schallkopffrequenz [MHz]	Eindringtiefe [cm]	Vertikales Auflösungsvermögen [mm]	Horizontales Auflösungsvermögen [mm]
3,5	14	0,5	1,7
5	10	0,35	1,2
7,5	6,7	0,25	0,8
10	5	0,2	0,6

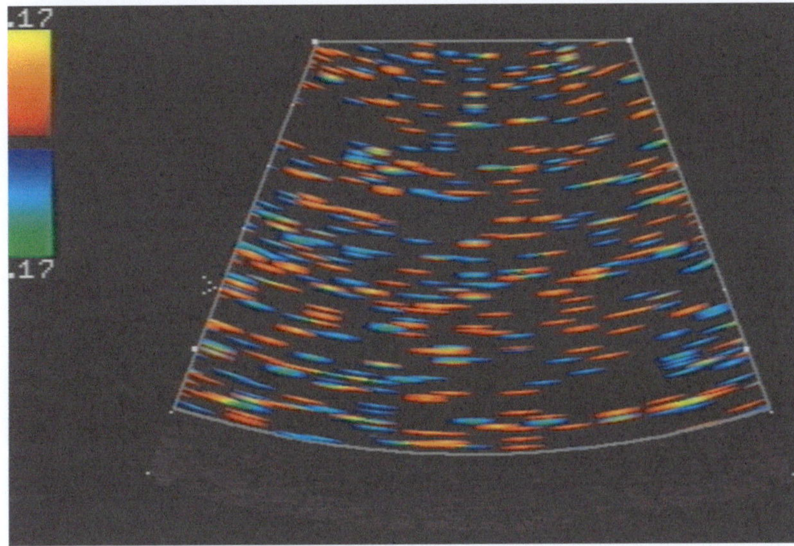

■ **Abb. 1.8** Rauschen: farbkodiertes, überstrahltes Bild. Eine Gefäßstruktur ist bei Überstrahlung nicht mehr suffizient auszumachen

1.2.6 Rauschen

Jedes elektrische Gerät, welches Bildsignale produziert, erzeugt auch unerwünschte, weniger intensive Nebensignale, die in ihrer Gesamtheit als Rauschen bezeichnet werden (■ Abb. 1.8). Bei zunehmender Verstärkung (»gain«) nimmt daher auch das Rauschen zu. Dies betrifft vor allem Signale aus größeren Untersuchungstiefen, da diese kräftiger verstärkt werden müssen. Die Güte des Geräts lässt sich an der Tiefe ablesen, in der das Rauschen das reale Bildsignal überblendet (»maximale Eindringtiefe«).

1.2.7 Dorsale Schallverstärkung

Sichtbar ist dieses Phänomen hinter flüssigkeitsgefüllten Objekten (u. a. Zysten). In Flüssigkeit wird das Signal im Gegensatz zum umgebenden Gewebe weniger abgeschwächt, daher ist seine Intensität dorsal der Flüssigkeit deutlich höher als in gleicher Tiefe ohne flüssigkeitsgefüllte Vorlaufstrecke. Die Strukturen hinter der Zyste erscheinen deutlich echoreicher als das benachbarte Gewebe. Flüssigkeitsgefüllte Hohlorgane lassen sich unter Umständen unter Ausnutzung dieses Effekts als »Schallfenster zum geschärften Blick« in Bereiche größerer Eindringtiefe verwenden (■ Abb. 1.9).

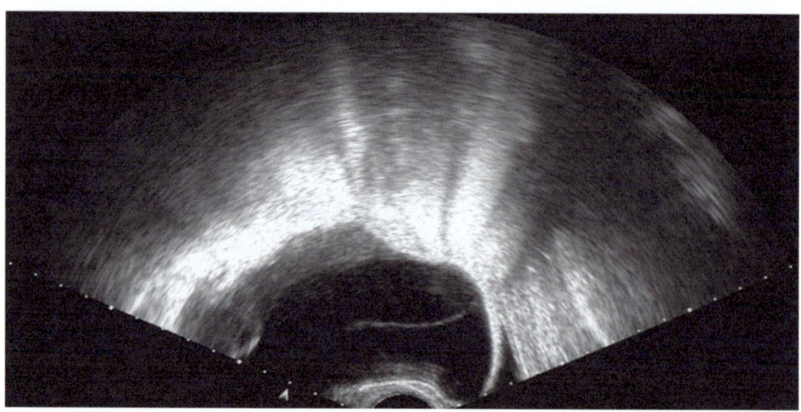

Abb. 1.9 Septierte Ovarialzyste mit deutlicher dorsaler Echoverstärkung

1.2.8 Dorsale Schallabschwächung, -auslöschung

Dorsal (ultraschall)dichter Gewebeformationen kommt es durch starke Schallwellenabsorption, -streuung und -beugung (hoher Impedanzsprung) zur Signalintensitätsabschwächung bzw. zum -verlust. Hinter Knochen, Kalk oder luftgefüllten Strukturen gelegene Körperbereiche sind so nicht beurteilbar. Durch »compound imaging« und Sektorschallkopfanwendung lässt sich eine Verkleinerung derartiger Areale erreichen (Abb. 1.10).

1.2.9 Wiederholungsartefakt (Reverberation)

Im Rahmen eines Reverberationsartefakts kommt die gleiche anatomische Struktur in einem Scan mehrfach zur Darstellung. Dieser entsteht durch Schallwellen, die zwischen Grenzflächen mit unterschiedlicher Impedanz mehrfach hin und her reflektiert werden, bevor sie zum Schallkopf zurückgelangen. Durch diese mehrfache Laufzeitverlängerung des Schalls im Gewebe wird die Struktur fälschlicherweise zu tief abgebildet, und von der Reverberation überlagerte Befunde sind möglicherweise nur eingeschränkt beurteilbar.

Die Helligkeit dieser parallel angeordneten Wiederholungssignale nimmt durch Absorptionsverlust ab. Sind sich 2 Grenzflächen eng benachbart (z. B. 2 parallel verlaufende Gefäße), so macht es die unmittelbare Nähe der zur Darstellung kommenden Wiederholungssignale unmöglich, das ursprüngliche Signal vom Wiederholungssignal zu differenzieren (Abb. 1.11).

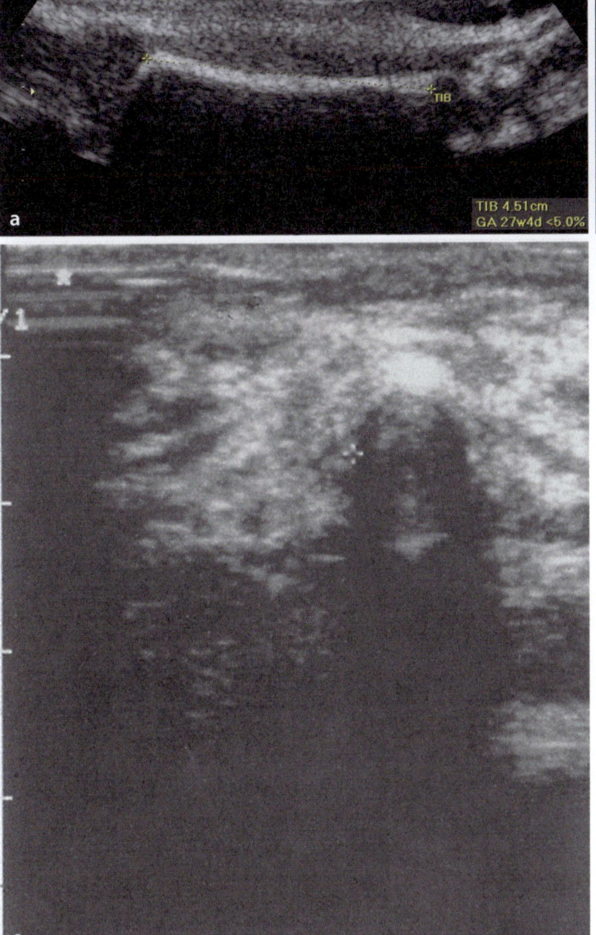

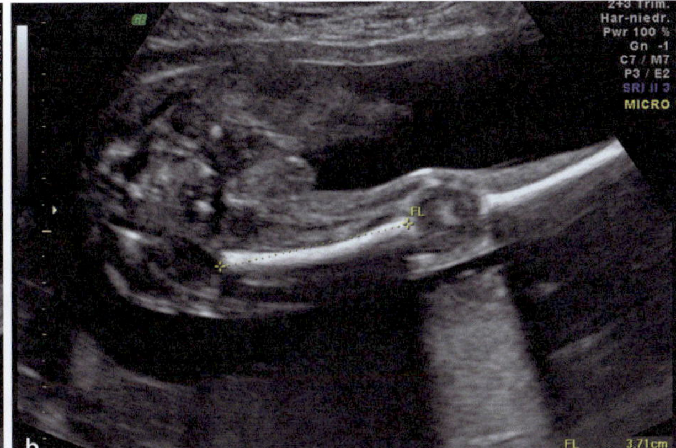

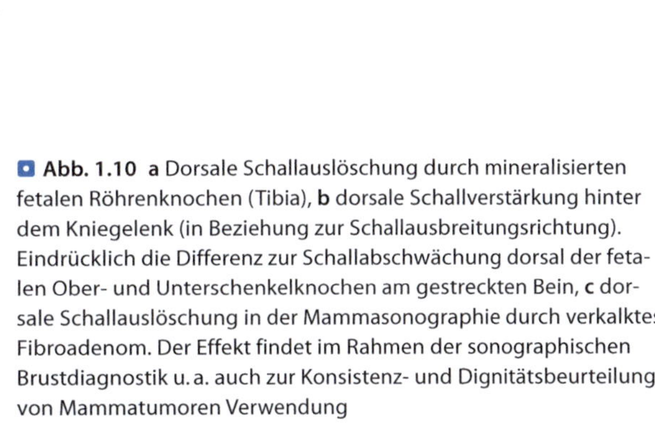

Abb. 1.10 a Dorsale Schallauslöschung durch mineralisierten fetalen Röhrenknochen (Tibia), **b** dorsale Schallverstärkung hinter dem Kniegelenk (in Beziehung zur Schallausbreitungsrichtung). Eindrücklich die Differenz zur Schallabschwächung dorsal der fetalen Ober- und Unterschenkelknochen am gestreckten Bein, **c** dorsale Schallauslöschung in der Mammasonographie durch verkalktes Fibroadenom. Der Effekt findet im Rahmen der sonographischen Brustdiagnostik u. a. auch zur Konsistenz- und Dignitätsbeurteilung von Mammatumoren Verwendung

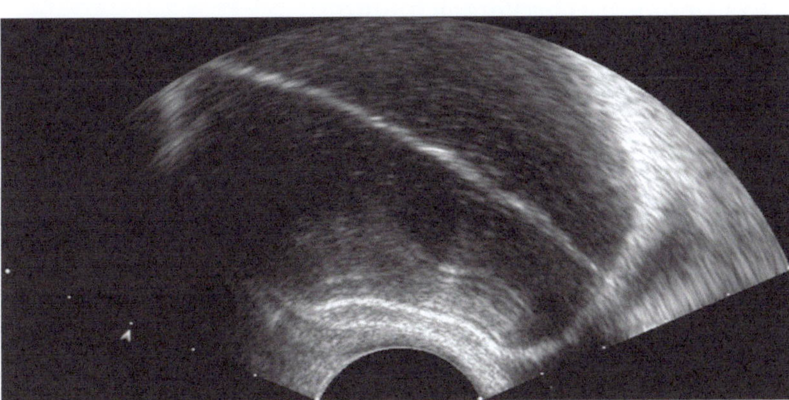

Abb. 1.11 Ovarialzyste mit schallkopfnahen Reverberationsechos an der Grenzfläche zwischen solidem Gewebe und flüssigkeitsgefülltem Hohlraum

1.2.10 Schichtdickenartefakt

Dieses Phänomen kommt als Schärfeverlust bei der Darstellung stark gekrümmter Grenzflächen (z. B. bei Gefäßen) zum Tragen. Ursache ist die Dicke des Schallstrahls (bei modernen Geräten um 1 mm), der unterschiedliche Signale produziert, wenn er auf eine Konvexität auftrifft. Das Signal aus der Mitte des Strahlenbündels trifft dabei auf einen anderen Teil der Konvexität als Signale aus seinem Randbereich. Dies führt zu einem Konturverlust bei der Darstellung derartiger Konvexitäten mit engem Radius.

1.2.11 Nebenkeulenartefakt (Sidelobe-Artefakt)

Die laterale Verzeichnung – besonders bei echoreichen Signalen – wird durch die von jedem piezoelektrischen Element abgestrahlten Nebenkeulen (»sidelobes«) bedingt. Diese sind kreisförmig um die eigentliche Schallkeule angeordnet. Trifft eine solche Nebenschallkeule auf ein stark reflektierendes Objekt, kommt es zur Abbildung eines lateral des eigentlichen Signals liegenden Artefakts. Je nach relativer Lage des Objekts zum Schallkopf kann die durch Seitenkeulen entstehende Verzeichnung eine symmetrische oder asymmetrische Form ein- oder beidseits des realen Objekts annehmen. Technisch wird dieser Art der Artefaktbildung durch die Zusammenschaltung mehrerer piezoelektrischer Elemente in Gruppen begegnet. Hierbei werden die jeweils gleich weit vom Zentralelement liegenden Empfangssignale miteinander verglichen. Nebenkeulensignale treffen – im Gegensatz zu den Signalen der Hauptkeulen – zeitversetzt auf den paarigen Elementen ein, werden dort übereinandergelegt und kommen dadurch abgeschwächt zur Darstellung.

1.2.12 Spiegelartefakt

Spiegelartefakte treten an Grenzflächen durch impedanzsprungbedingte weitgehende Reflexion auf. Durch die starke Schallreflexion gewinnt die Grenzfläche artifiziell deutlich an Echogenität. Im Fall der (Sub-)Totalreflexion ist das Gewebeareal hinter der Grenzfläche einer Ultraschalldarstellung kaum/nicht verlässlich zugänglich.

1.2.13 Geometrische Verzeichnung

Bei der Bildpunktberechnung wird von einer konstanten Ausbreitungsgeschwindigkeit des Ultraschallsignals von 1540 m/s ausgegangen. Aufgrund der physikalischen Gegebenheiten (unterschiedliche Gewebedichte) ist die Ausbreitungsgeschwindigkeit im Gewebe allerdings durchaus unterschiedlich. Diese Unterschiede können beim Bildaufbau nicht berücksichtigt werden und führen zu geringen Abweichungen bei der Darstellung (wenige Millimeter). Klinisch relevant können diese Verzeichnungen bei invasiven Eingriffen mit kleinem Zielvolumen (z. B. Nabelschnurpunktion) werden.

1.2.14 Randschatten

Dieser ist sichtbar als Schattenbildung ein- oder beidseits flüssigkeitsgefüllter Räume (dickwandige Zysten, Gefäße). Die Kombination aus tangential auf die Zystenwand treffenden Ultraschallwellen (starke Absorption durch langstreckige Durchdringung der Wandstruktur) und einer Ablenkung der spitzwinkelig auf die Grenzfläche auftreffenden Signale trägt durch starke Richtungsänderung (Streuung, Beugung) zum Phänomen des Randschattens bei.

1.2.15 Funkel- oder Glitzerartefakt (Twinkling-Artefakt)

Der Funkel- oder Glitzerartefakt, auch Konfetti-Phänomen genannt, bezeichnet die an stark reflektierenden Oberflächen (Kalzifikation) auftretenden frequenzverschobenen Farbdopplerreflexionen, die als kontinuierlich flackernde Farbwechsel über dem Objekt und in seinem Schallschatten erscheinen. Durch die fehlende Pulsation der Farbdarstellung lässt sich der Twinkling-Artefakt gut von einer echten Gefäßperfusion abgrenzen.

1.3 Technische Entwicklungen

Die entscheidende Erweiterung des diagnostischen Spektrums der Sonographie in der Gynäkologie und Geburtshilfe in den letzten Jahren ist unter anderem durch die Einführung der dreidimensionalen Darstellungsmodalität gelungen (► Abschn. 1.4). Parallel dazu hat die Ultraschalltechnologie auch eine Anzahl von Verbesserungen zur Darstellung des B-Bilds und in der Dopplersonographie erfahren.

1.3.1 »Tissue harmonic imaging« (THI)

Bei der Anwendung von Ultraschall verhalten sich die applizierten Wellen im Gewebe nach den Gesetzen der Reflexion, Streuung und Absorption. Daneben entstehen im Gewebe Resonanzphänomene, sog. harmonische Schwingungen, die im akustischen Sinn Obertöne darstellen. Eine Sendefrequenz von 2 MHz führt so beispielsweise zu einer Empfangsfrequenz von 2 *und* 4 MHz.

Moderne Ultraschallköpfe senden nicht nur eine Frequenz, sondern ein Frequenzband. Der Vorteil dieser Technik liegt in einem gleichmäßigen Auflösungsvermögen in allen Gewebetiefen (◘ Abb. 1.12). Empfangen werden jedoch sich überlappende Bänder der Grundschwingung und der harmonischen Oberschwingung. Diese Überlappung führt zu Unschärfen in der B-Bild-Darstellung. Die Lösung dieses Problems liegt darin, keine Sendeenergie im zu erwartenden harmonischen Band zu senden. Zudem löscht ein Empfangsfilter erstens das Grundfrequenzband und zweitens potenzielle Überlappungen zwischen Grundfrequenz und harmonischem Band. Das alleine dargestellte harmonische Band hat eine deutlich bessere Schallqualität als das gesendete Grundband, da es durch seine geringere Energie weniger Schallphänomene im Gewebe erzeugt und daher wie jenseits der problematischen Grenzflächen erzeugt aussieht. Die Indikation dieser Darstellung ist besonders bei Untersuchungen unter schwierigen Bedingungen (Adipositas, schalldichte Bauchdecken, verminderte Fruchtwassermenge, abdominale gynäkologische Sonographie) zu sehen.

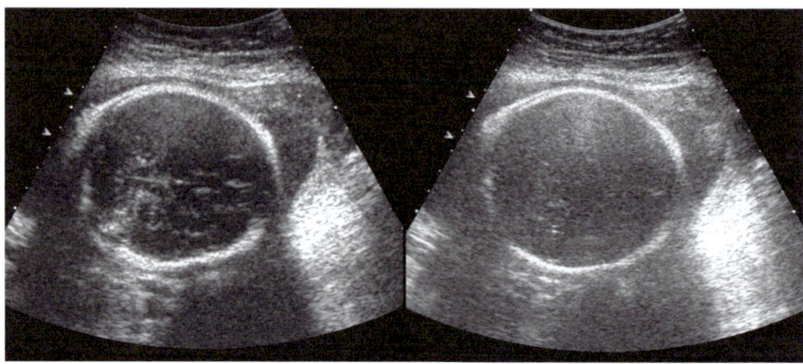

Abb. 1.12 »Harmonic imaging«: links mit »harmonic imaging« dargestellter fetaler Kopf im Transversalschnitt, rechts die gleiche Untersuchung ohne »harmonic imaging«

1.3.2 Panoramabildtechnik

Die Panoramabildtechnik dient der Erzeugung eines großen Bildfelds in konventioneller Freihand-Echtzeit-Untersuchungstechnik. Es bedarf hierbei – im Gegensatz zur Freihand-3D-Technik (▶ Abschn. 1.4) – keiner Positionssensoren am Schallkopf. Bei dieser Technik werden 2 sequenzielle Bilder in einem Datenpuffer abgelegt und miteinander verglichen. Dabei werden beide Bilder in kleine Abschnitte zerlegt. Bei der Analyse der einzelnen Abschnitte werden diese so gegeneinander verschoben, dass die jeweils benachbarten Abschnitte am besten zueinander passen (Minimalsummen-Absolutdifferenz-Berechnung). Das System ermittelt einen Bewegungsvektor, der die Richtung des Transports eines Bildabschnitts in den passenden benachbarten Bildteil angibt. Eine gewichtete Zuordnung von Bildqualitätsmerkmalen (Bildpunkthelligkeit, Artefakte) sorgt für eine korrekte Adaptation der jeweils benachbarten Abschnitte. Als Indikation dient die flächenhafte Untersuchung von Gewebe, wie es z. B. bei der Mammasonographie wünschenswert ist, um eine komplette Darstellung des Drüsenkörpers, ähnlich einer Mammographie, zu erreichen. Auf diese Weise können auch größere Wirbelsäulensegmente beim Fetus in ihrer Abfolge dargestellt werden (Abb. 1.13). Die Methode stößt jedoch bei sich bewegenden Bildpunkten und zu starker Rotation des Schallkopfs an ihre Grenzen.

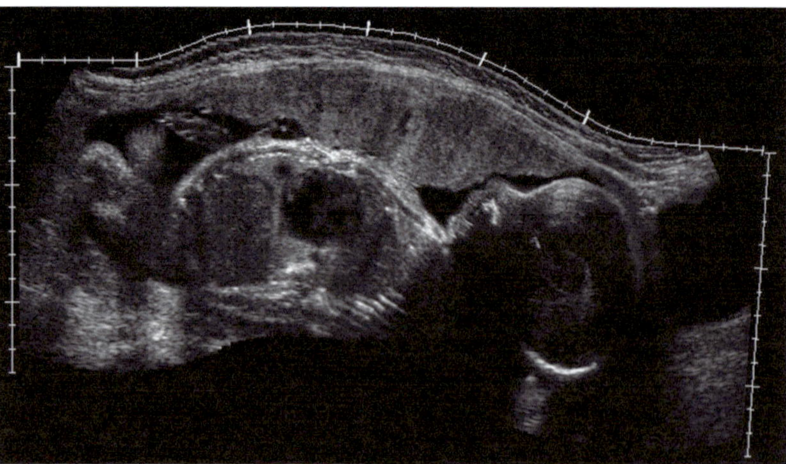

Abb. 1.13 Übersichtsaufnahme eines Feten mit Panoramabildtechnik

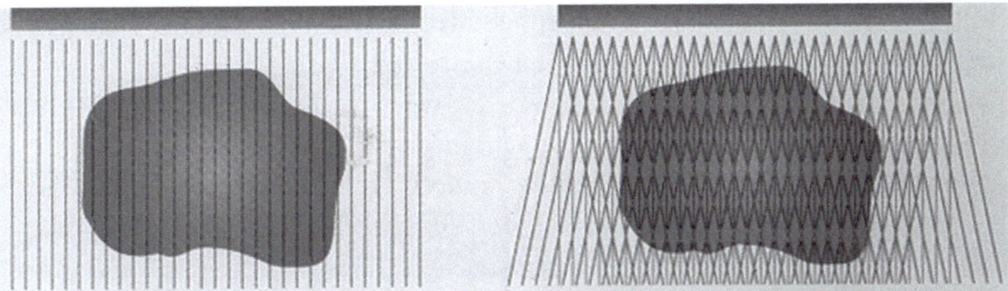

Abb. 1.14 SonoCT: Gegenüberstellung der parallelen Feldstruktur bei konventioneller Ultraschalltechnik und des sich fächerförmig überlappenden Ultraschallfelds durch die SonoCT-Technik (mehrere Blickwinkel)

1.3.3 SonoCT

Bei der konventionellen B-Bild-Sonographie verlaufen die Schallwellen im Gewebe parallel. Die SonoCT-Technologie nutzt kleine Verkippungen jedes »Schallstrahls« gegenüber seinem Nachbarn zu einem Geflecht von Vielfachkreuzungen von Ultraschallwellen im Gewebe. Damit gelingt die Verbesserung der Darstellung auf dem Boden einer gesteigerten Bildpunktnähe (Abb. 1.14). Der Vorteil dieser Technologie liegt in der Differenzierung von Strukturen in der Nähe kritischer Grenzflächen durch eine Verminderung der Reflexion und Brechung, wie sie bei der konventionellen Ultraschalldarstellung zu erwarten ist. Vorteilhaft ist die Anwendung dieser Technologie unter anderem zur exakteren Darstellung bei sonographisch gesteuerten Punktionen, wenn eine präzise Lokalisation der Nadelspitze im Gewebe besonders erwünscht ist.

1.3.4 Speckle-reduction-Filter

Die Beugung und Streuung von Ultraschallwellen haben wesentliche Bedeutung für die sonographische Darstellungsqualität. Einerseits kommt es durch nicht zum Schallkopf zurückkehrende Ultraschallwellen (Reflexion an Grenzflächen) zum Informationsverlust, andererseits interferieren diese gestreuten mit reflektierten Ultraschallwellen und verändern/vermindern so die Abbildungsqualität der Sonographie. Werden Ultraschallreflexionen durch Gewebeformationen hervorgerufen, deren Abstand kleiner als das Auflösungsvermögen des Schallkopfs ist, bedingen die beschriebenen Interferenzen eine zunehmende Körnung in der Abbildung dieser Gewebestrukturen (Rauschen). Ziel der Speckle-reduction-Technik ist die Optimierung der sonographischen Darstellung durch Filterung der Interferenzwellen. Dies geschieht ohne nennenswerten Verlust der Bildaufbaurate oder der Detailtreue. Das so veränderte Ultraschallbild ähnelt vom Aspekt her jenem einer Kernspinaufnahme.

1.3.5 Gewebedopplersonographie (»tissue doppler imaging«)

Die Gewebedopplersonographie basiert auf derselben Dopplertechnik, die für die Darstellung von Blutflussgeschwindigkeiten verwendet wird. Die Gewebesignale unterscheiden sich dabei von den Flusssignalen der Blutströmung in 2 Parametern: Sie weisen eine wesentlich höhere Signalintensität bei andererseits deutlich geringerer Bewegungsgeschwindigkeit auf. Zur Abbildung der gemessenen Gewebebewegungen steht analog zur Darstellung in flüssigen Medien die gepulste Spektraldopplertechnik neben der Farbdopplersonographie zur Verfügung. Dabei können Gewebespannungen (»strain«) und -verlagerungen

(»displacement«) ebenso wie Gewebebewegungsgeschwindigkeiten (systolische Gewebemaximalgeschwindigkeit) bestimmt werden.

Im Farbdopplermodus wird dem B-Bild die Gewebegeschwindigkeitsinformation farbkodiert überlagert. Zur technischen Realisierung findet hier als Alternative zur Messung von Frequenzänderungen (Dopplereffekt) die Autokorrelationsmethode unter Nutzung der Phasenverschiebungen Anwendung. Die farbkodierte Gewebedopplerechokardiographie eröffnet semiquantitative Informationen über die Myokardgeschwindigkeiten einer ganzen Schnittebene (vorteilhaft in myokardialen Belastungsuntersuchungen), während zur selektiven Messung des Gewebegeschwindigkeitsspektrums die Spektraldoppleranalyse mit ihrem sehr exakten zeitlichen Auflösungsvermögen besser geeignet ist.

1.3.6 »Speckle tracking« (»wall motion tracking«)

Dieses parametrische Verfahren zur Beurteilung der myokardialen Funktion orientiert sich dopplerunabhängig an Funktionsparametern, durch welche die Gewebebewegung aus der Analyse von B-Bild-Pixeln von Bild zu Bild gewonnen wird. Damit kann die Winkelabhängigkeit der Gewebedoppleruntersuchung überwunden werden. Mithilfe von »speckle tracking« können vorwiegend längsverlaufende Geschwindigkeitsprofile und mechanische Belastungssituationen des Herzmuskels analysiert und (offline) klinisch bewertet werden. Versuche zur dreidimensionalen Darstellung eines »wall motion tracking« werden derzeit unter wissenschaftlichen Kautelen unternommen.

1.3.7 Elastographie

Dies ist ein ergänzendes Ultraschallverfahren zur Beurteilung der Verformbarkeit von Gewebestrukturen. Die farbkodierte Darstellung der Elastizität von Geweben während abwechselnder externer Kompression und Dekompression erlaubt die Gewinnung von Zusatzinformationen zur Herdidentifizierung und Dignitätsbeurteilung solider Strukturen in der Senologie und Gynäkologie (◘ Abb. 1.15). Gutartige Raumforderungen sind in der Regel weicher als Malignome. In der Geburtshilfe wird die Konsistenz des Gebärmutterhalses zur Abschätzung der Frühgeburtsgefahr untersucht.

Die Scherwellenelastographie (»shear wave«) nutzt ebenso wie gewöhnliche Elastographiemethoden (manuelle Gewebekompression) zusätzlich zur Ultraschalldarstellung Daten zur Elastizität des Gewebes (◘ Abb. 1.16 u. ◘ Abb. 1.17). Diese werden mit der Schwerwellentechnik vom unbewegten Schallkopf emitiert. Da die Ausbreitungsgeschwindigkeit dieser Scherwellen im Gewebe im Verhältnis zur seiner Steifigkeit stehen, ist eine farbkodierte Kartierung der lokalen Gewebesteifigkeit quantitativ (Kilopascal) zu generieren. Um den klinischen wie wissenschaftlichen Nutzen der Elastographie als Untersuchungsmodalität noch weiter zu ergründen, wird der Einsatz gegenwärtig in Studien evaluiert.

1.3.8 Kontrastverstärkte Ultraschalldiagnostik

Bei der kontrastverstärkten Ultraschalluntersuchung (»contrast-enhanced ultrasound« [CEUS]) werden gasgefüllte Mikrobläschen als »zusätzlichen« Kontrast gebendes Agens (SonoVue®) eingesetzt. Die Echogenität des Blutes wird

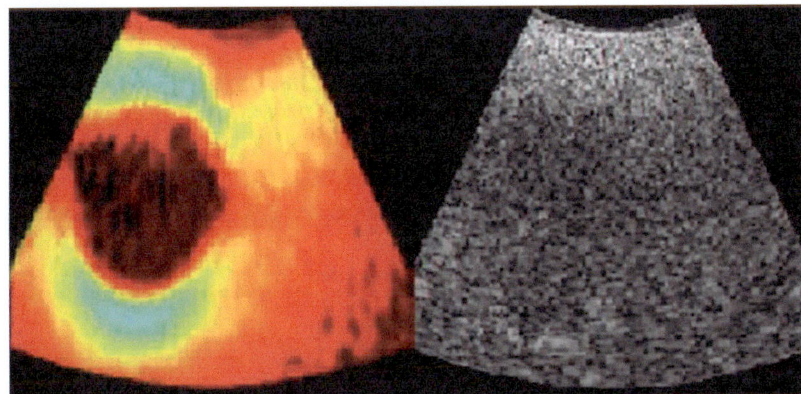

◘ Abb. 1.15 Elastographie (Fibroadenom): Befunddetektion durch farbkodierte Dokumentation der Gewebeelastizitätseigenschaften zur exakten Herddifferenzierung und Festlegung der Begrenzung (zum Vergleich rechts der zugehörige Sonographiebefund). (Mit freundlicher Genehmigung von Prof. Dr. med. Fritz Schäfer, Zentrum für Mammadiagnostik und Intervention, UKSH Campus Kiel)

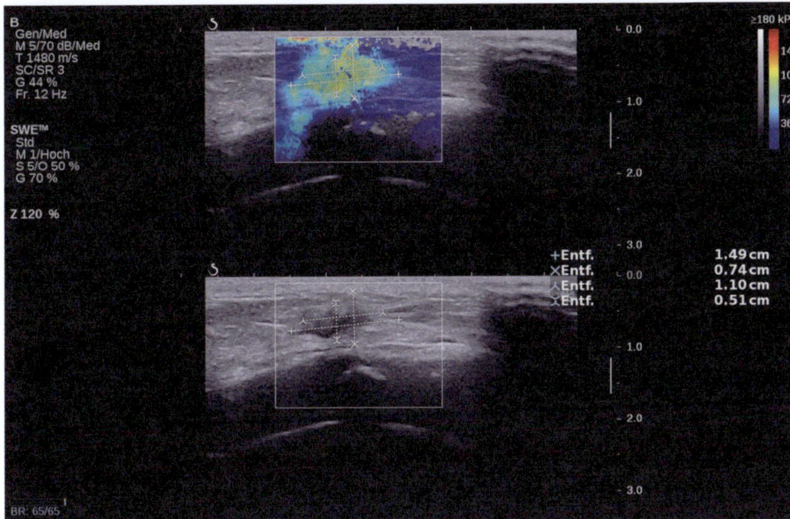

◘ Abb. 1.16 Scherwellenelastographie (invasiv duktales Mammakarzinom, G2): Wenig elastische Gewebeeigenschaften. Gelbe Farbkodierung dokumentiert Elastizitätswerte >100 kPa. (Mit freundlicher Genehmigung von Prof. Dr. med. Fritz Schäfer, Zentrum für Mammadiagnostik und Intervention, UKSH Campus Kiel)

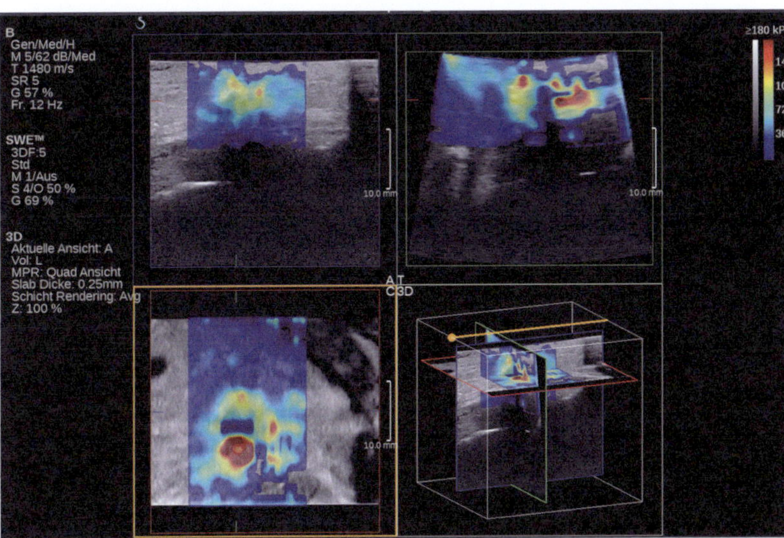

◘ Abb. 1.17 Scherwellenelastographie: dreidimensionale Darstellung des invasiv duktalen Mammakarzinoms, G2 aus ◘ Abb. 1.16. (Mit freundlicher Genehmigung von Prof. Dr. med. Fritz Schäfer, Zentrum für Mammadiagnostik und Intervention, UKSH Campus Kiel)

erhöht und damit die Darstellung und Befundung, z. B. der Herzkammern, von großen Gefäßen oder der Vaskularisation von Geweben (Parenchymperfusion), verbessert. Die Kombination eines Ultraschallkontrastmittels mit »konventioneller« High-end-Ultraschalldiagnostik hat im Vergleich zu radiologischen Untersuchungsmethoden wie CT und MRT gleichwertiges Potenzial. Als einzige relevante Nebenwirkung sind allergische Reaktionen (sehr selten) auf den Inhaltsstoff des Kontrastmittels (Schwefelhexafluorid) zu beachten. Nephro-, Hepato- oder Kardiotoxizität sind nicht beschrieben. Die Sicherheit und Wirksamkeit von CEUS während der Schwangerschaft und Stillzeit ist nicht belegt.

1.4 3D- und 4D-Ultraschall

Die Fortentwicklung der etablierten zweidimensionalen Untersuchungstechniken durch die Hinzunahme der dritten Raumebene stellt eine folgerichtige Fortentwicklung der Diagnosemodalität Sonographie dar. Hürden wie technische Hemmnisse (u. a. Rechnerkapazitäten, Ultraschallsondenkonfiguration) sind ebenso wie klinische Fragestellungen und initiale Anwendbarkeitsprobleme seit Einführung der 3D-Sonographie vor 20 Jahren inzwischen überwunden. Vielmehr gelang es durch die Einführung der Echtzeitdarstellung (4D-Ultraschall) der in ihrer Räumlichkeit abgebildeten Ultraschallbefunde, auch solche Organstrukturen dieser Technik zugänglich zu machen, die bis dahin unzugänglich – da in Bewegung befindlich – waren.

1.4.1 Akquisition von 3D-Datensätzen

Grundlage der 3D- oder 4D-Untersuchung ist die Akquisition eines oder einer Reihe (4D) digitaler Volumendatensätze.

- **An den Ultraschallkopf gebundene »statische« Methode:** Es wird eine spezielle Ultraschallsonde benötigt, die durch motorisierte Rotation der Sende- und Empfangseinheit (bis zu 25-mal pro Sekunde) das Volumen unter dem Schallkopf abgreift (mechanischer Schallkopf). Hohe Auflösung und gute Nachbearbeitungsmöglichkeiten sind gegeben. Die Fortentwicklung der Technik geht dabei in Richtung der »Matrixultraschallsonden«, die anstelle der piezoelektrischen Kristallreihen eine flächige Anordnung der Ultraschallsende- und -empfangseinheiten einsetzen (◘ Abb. 1.18).
- **4D-Untersuchung:** Mehrere einzelne Volumina werden mit hoher Geschwindigkeit nacheinander aufgenommen und abgebildet. Die Bewegungsartefaktanfälligkeit ist deutlich höher als bei der 3D-Darstellung.
- **Freihandtechnik:** Zusammenführung von Bewegungsinformation (Sensor) und Bildinformation (Videosignal) in einen Datenquader. Jeder Bildebene kann eine bestimmte Schallkopfhaltung räumlich zugeordnet werden. Die Methode ist damit unabhängig vom eingesetzten Ultraschallgerät, hat sich in der klinischen Praxis allerdings weit weniger durchgesetzt (◘ Abb. 1.19).

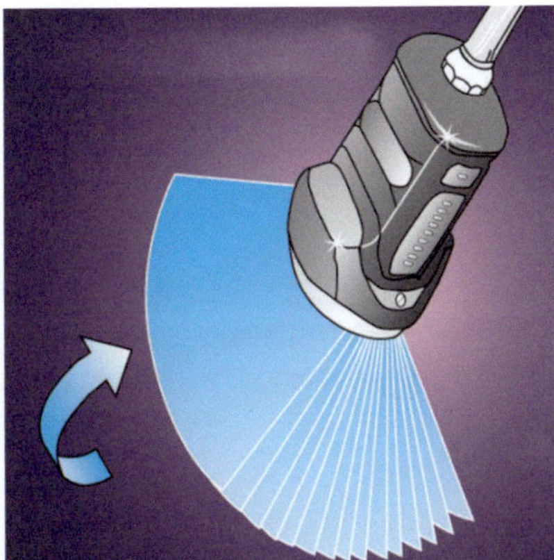

Abb. 1.18 Mechanischer Wobbler-Schallkopf

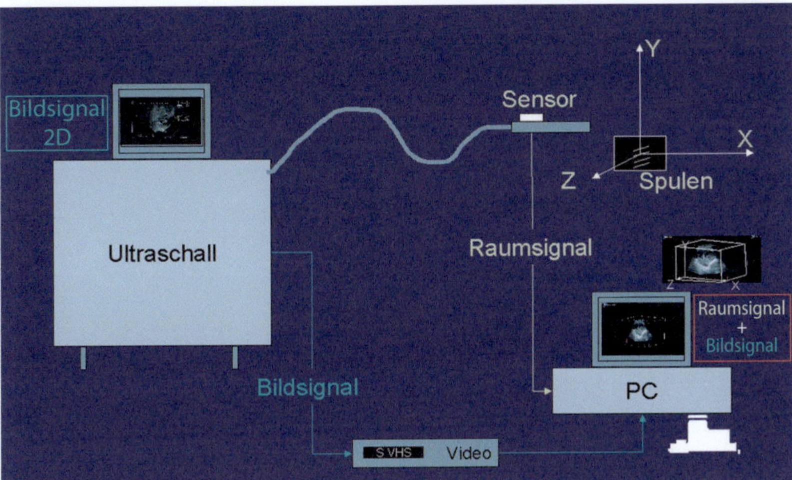

Abb. 1.19 Freihandtechnik: schematisierte Darstellung der Aufnahmetechnik eines dreidimensionalen Volumendatensatzes

1.4.2 Darstellungsmöglichkeiten

- Einzelbild, orthogonale Bilder, tomographische Darstellung
- Oberflächendarstellung (»surface mode»)
- Maximummodus (3D-Rekonstruktion fetaler Skelettanteile)
- Minimummodus (Kontrastverstärkung echoarmer Areale im Vergleich zum umgebenden echoreicheren Gewebe)
- Inversionsmodus (»negative surface display«, entspricht dem Minimummodus, allerdings Inversion der echoleeren/echoarmen Regionen durch Farbinformation)
- Glass-body-Modus (Volumendatensatz einer Farbdopplersonographie, Darstellung nur der Farbinformation, nur der Graustufen oder der Kombination von beidem)

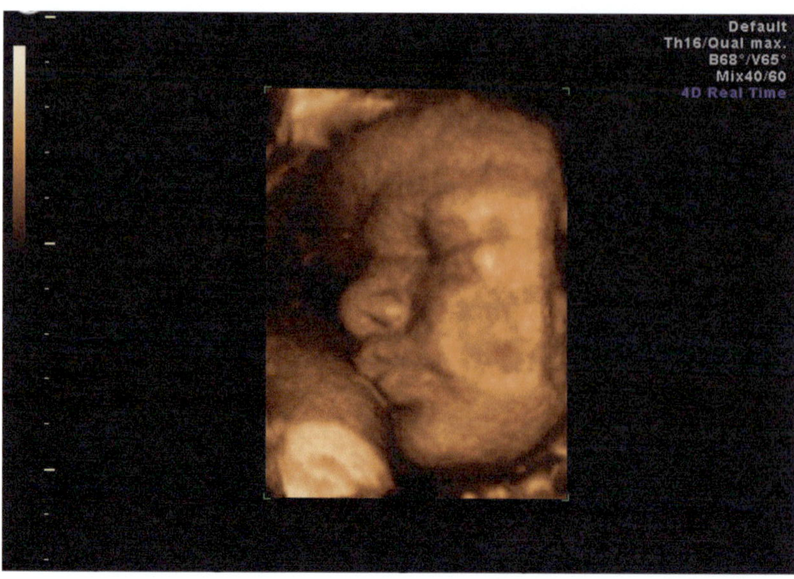

Abb. 1.20 Oberflächendarstellung des fetalen Gesichts bei partiell fehlendem Kontrast zu Umgebungsstrukturen (Plazenta – Scheitelregion) durch in diesem Bereich nicht vorhandenes Fruchtwasser. Dadurch wird bei prinzipiell valider 3D-Sonographie die Beurteilung der Oberflächendetails dieser Körperregion eingeschränkt

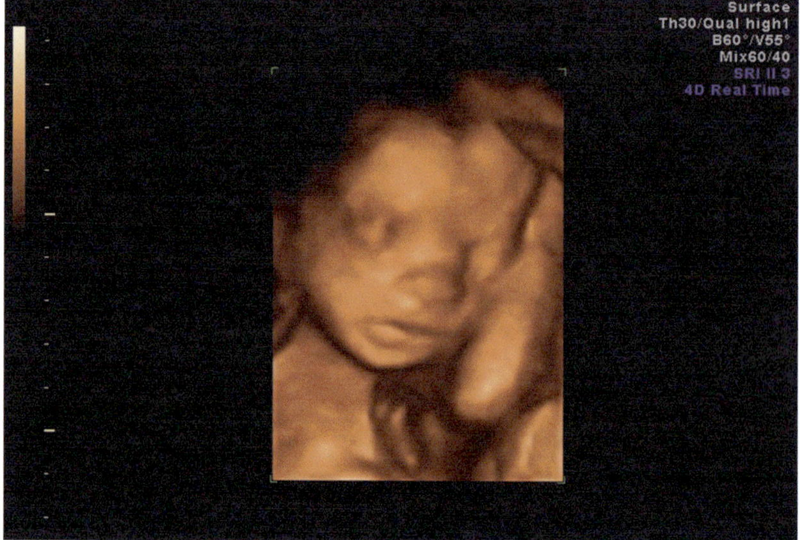

Abb. 1.21 Oberflächendarstellung des fetalen Gesichts: Das vor dem Fetus befindliche, größere Fruchtwasserdepot und ein elektronisches »post processing« erlauben die Beurteilung der fetalen Details in der Frontalansicht

1.4.3 Einsatzmöglichkeiten

- **Klinik:** multiplanare Sicht der untersuchten Organe und Oberflächendarstellung
- **Lehre:** Ausbildung an vorhandenen Datensätzen mit der Möglichkeit, virtuelle Patienten aktiv zu untersuchen
- **Telemedizin:** Versendung der Datensätze und Nachbeurteilung andernorts

1.4.4 Klinische Anwendungsbeispiele

- Bestätigungs-, Abklärungsfunktion von embryonalen oder fetalen Anomalien im Rahmen der Pränataldiagnostik (Abb. 1.20 u. Abb. 1.21); als

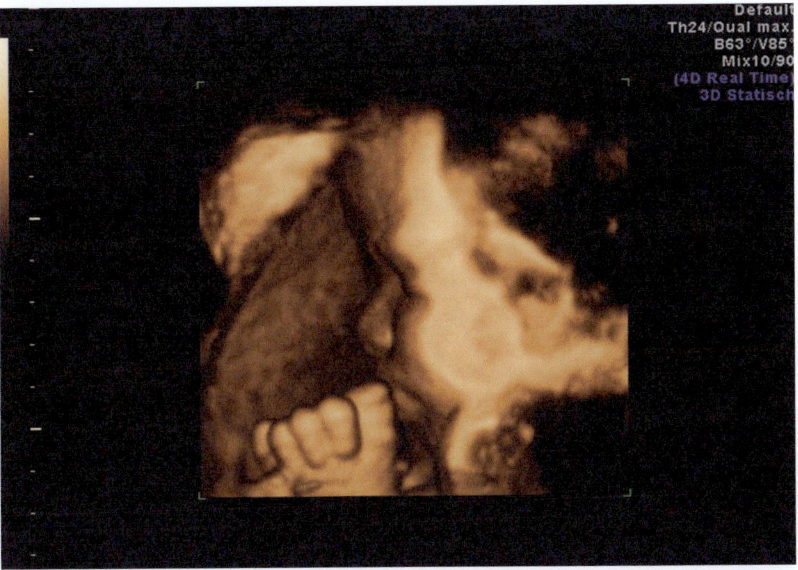

Abb. 1.22 Dreidimensionale Diagnostik fetaler Extremitäten: räumliche Fuß- und Zehendarstellung

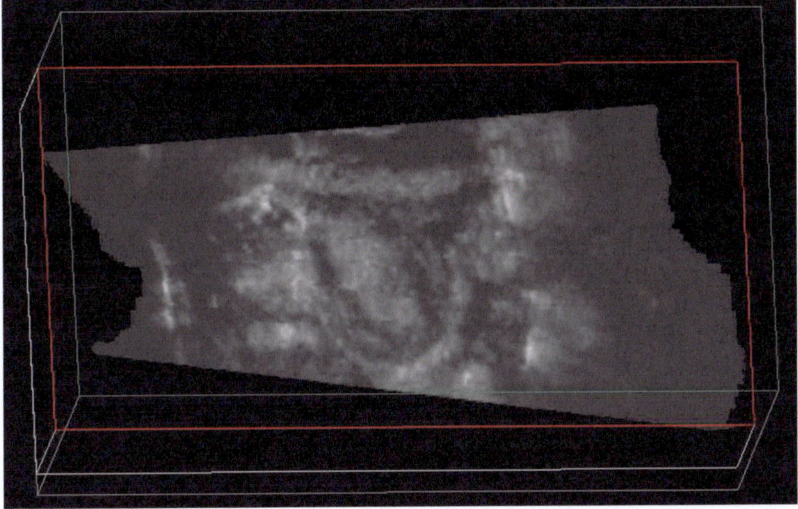

Abb. 1.23 Darstellung eines Uterus bicornis in der Aufsicht mithilfe dreidimensionaler Ultraschalltechnik

besonders zielführend erweist sich der Einsatz zur Abklärung von Befunden folgender Organsysteme: ZNS, Kopf-/Halsbereich, fetale Extremitäten (Abb. 1.22), Skelettsystem, Herz, Thorax und Abdomen, Plazenta inkl. ihres Gefäßsystems
- Uterusanomalien (Abb. 1.23)
- Volumenberechnung von Tumoren
- Gefäßbaumdarstellung, z. B. in der präoperativen Planung

1.4.5 Anwendung in der Lehre

Jeder während der Untersuchung gewonnene 3D-Datensatz lässt sich zu Diagnose-, aber auch zu Ausbildungszwecken auch offline verwenden (Abb. 1.24). Dies gilt umso mehr, als jeder Bildebene auch die zugehörige Schallkopfhaltung

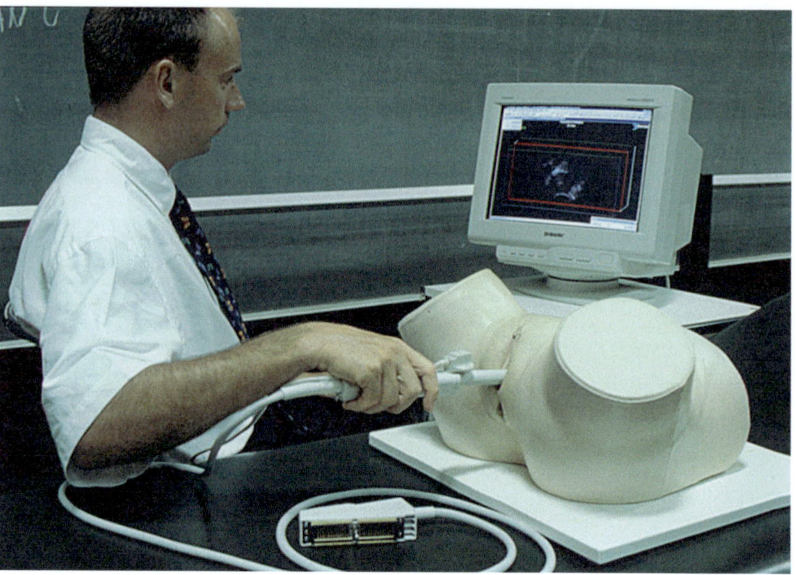

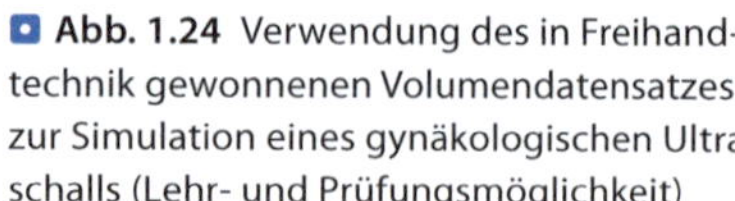

Abb. 1.24 Verwendung des in Freihandtechnik gewonnenen Volumendatensatzes zur Simulation eines gynäkologischen Ultraschalls (Lehr- und Prüfungsmöglichkeit)

als Information innewohnt. Daher wird mit jeder individuellen Schallkopfhaltung die dazugehörige B-Bild-Ebene aufrufbar. Jeder mit der Freihandmethode aufgenommene Datensatz kann so, orts- und zeitunabhängig, zu Schulungszwecken am Modell beliebig oft und unabhängig vom Untersuchungsgang seiner Akquisition nachuntersucht werden.

1.4.6 Anwendung in der Telemedizin

3D-Datensätze sind elektronisch verschickbar und können vom Empfänger per Mausnavigation offline oder im Rahmen eines virtuellen Untersuchungsgangs aktiv (Abb. 1.19) nachuntersucht werden.

1.4.7 Stärken des 3D-/4D-Ultraschalls

- Darstellung aller Raumebenen
- Zeit- und ortsunabhängige Nachbearbeitung des Datensatzes mit Strecken- und Volumenberechnung
- Bei Spezialfragestellungen Ersatz aufwendigerer Untersuchungstechniken (CT, MRT) möglich
- Datensatz telemedizinisch und ausbildungstechnisch verwendbar

1.4.8 Schwächen des 3D-/4D-Ultraschalls

- Gewöhnungsbedürftige Orientierung im isolierten Datensatz
- Im 2. und 3. Trimenon ausreichende Wasservorlaufstrecke nicht immer sicher vorhanden
- Relativ hohe Speichervolumina erforderlich (5–50 MB) mit daraus resultierenden hohen Kosten für die dauerhafte Speicherung und Verwaltung der Datensätze

1.5 Sicherheitsaspekte

Die Ultraschalluntersuchung ist zur wichtigsten Methode der Bildgebung in der Gynäkologie und Geburtshilfe geworden. Auch wenn diagnostischer Ultraschall im Wesentlichen als gesundheitlich unbedenklich gilt, sind potenzielle Gefahren der Untersuchung dennoch gegenüber dem Nutzen der Untersuchungsmodalität abzuwägen. Auf dem Boden der Kenntnisse zur Wirkung von Ultraschallwellen im Gewebe ist die Beachtung der Richtlinien zu seiner sicheren Anwendung in vivo essenziell.
Ultraschallwellen treten bei jeder Untersuchung in Wechselwirkung mit den Strukturen des untersuchten Gewebeareals und entfalten dort, je nach Dauer und Intensität ihrer Einwirkung, unterschiedliche physikalische und chemische Wirkungen.

1.5.1 Biologische Auswirkungen von Ultraschall in menschlichem Gewebe

Durch die Absorption der mechanischen Schallwellenenergie von diagnostischem Ultraschall im Gewebe wird diese mechanische Energie, abhängig von der verwendeten Leistung und der Absorptionsdauer, aber auch von der Gewebedichte, in thermische Energie umgewandelt. Der mechanische (MI) und thermische Index (TI) sind dabei dimensionslose Größen, die als Maß für die Gewebebeeinflussung durch beide Energiearten herangezogen werden können. Im B-Mode ist der MI, bei der Benutzung der Dopplerfunktion oder des M-Mode der TI von führender Bedeutung. Der TI ist definiert als die Ultraschallenergie, die in der Lage ist, die Kerntemperatur des beschallten Gewebes um 1 °C zu erwärmen. Messwerte unter 1 gelten als unbedenklich. Der MI beschreibt den Intensitätsgehalt und den Spitzendruckwert der transmittierten Ultraschallwelle und damit die Fähigkeit, Bläschenbildung (Kavitationseffekt) zu erzeugen, z. B. in Flüssigkeiten pulmonaler Strukturen. Ein negativer Spitzendruck unter 0,5 gilt als unbedenklich.

Der angewandte Ultraschallmodus spielt folgende Rolle in Richtung steigender TI- und MI-Werte: B-Mode < M-Mode < »color flow mapping« < gepulste Dopplersonographie. Dies erklärt die Empfehlung des American Institute of Ultrasound in Medicine (AIUM), zur sonographischen Diagnostik ausschließlich Energien von bis zu 100 mW/cm^2 einzusetzen und keine gepulste Dopplersonographie zu verwenden, wenn sich Knochen in der Schallausbreitungsrichtung befinden. Da die Bioeffekte von Ultraschall in direkter Abhängigkeit von den eingesetzten Geräteeinstellungen stehen, sind die Gerätehersteller verpflichtet, ihre Sonographiegeräte mit optischen Anzeigen für den MI und den TI auszustatten.

1.5.2 Kavitation

Die vom Schallkopf ausgesendeten Schallwellen versetzen die beschallten Gewebe in Schwingung. Hierbei entstehen in der Unterdruckphase kurzfristig Hohlräume, die in der Überdruckphase wieder kollabieren. Abhängig von der verwendeten Schallenergie und der Expositionszeit sind dadurch Gewebeschäden in Form von Zerreißungen möglich, wobei ein negativer Spitzendruck von 1 MPa als Grenzwert angesehen wird. Bei den zu diagnostischen Zwecken verwendeten Energien kommt es im menschlichen Gewebe allerdings nicht zu derartigen Kavitationsblasen.

1.5.3 Chemische Wirkung

Durch die Einwirkung von Ultraschallwellen ist eine Oxidation mit Bildung von Wasser und eine Reduktion des zellulären Nitrits zu Nitrat denkbar. Ob diese chemischen Reaktionen eine unter In-vitro-Bedingungen nachgewiesene polymerisierende Wirkung auf die DNS auch in vivo haben, konnte bisher nicht bestätigt werden.

1.5.4 A-Mode

Diese Untersuchungsmethode spielt in der gynäkologischen und geburtshilflichen Diagnostik keine Rolle. Auch bei langer Expositionszeit gilt sie als sicher.

1.5.5 B-Mode

Die am häufigsten angewandte Methode der Ultraschalluntersuchung mit der längsten Expositionszeit war besonders wegen der rasanten Verbesserung der Bildqualität immer wieder Gegenstand kritischer Untersuchungen bezüglich ihrer biologischen Sicherheit. Bisher gibt es für ihren Einsatz unter diagnostischen Rahmenbedingungen keine Bestätigung einer schädigenden physikalischen oder chemischen Wirkung. Der empfohlene Intensitätsbereich liegt bei maximal 100 mW/cm^2. Nichtsdestotrotz sollte die fetale Exposition gegenüber Ultraschallwellen, dem ALARA-Prinzip (»as low as reasonably achievable«) folgend, so kurz wie möglich und mit minimaler Leistung, aber dennoch so lange und intensiv, wie zum Erreichen des Untersuchungsziels nötig, durchgeführt werden.

1.5.6 M-Mode

Die hier verwendete Energie entwickelt entlang des Schallstrahls deutlich höhere Werte als bei der B-Bild-Untersuchung. Obwohl auch der länger dauernde Einsatz als sicher gilt, sollte der M-Mode nicht für längere Zeit und mit Zurückhaltung in der Frühschwangerschaft eingesetzt werden (ALARA).

1.5.7 Dopplersonographie

Bei der Ultraschalluntersuchung unter Nutzung der Dopplerfunktionalität kann es zur Applikation eines Vielfachen der Energie verglichen mit einer normalen B-Mode-Untersuchung kommen. Zudem sind oft längere Expositionszeiten erforderlich, um das gesuchte Gefäß suffizient darzustellen und ausreichend zu untersuchen. Dennoch wurden bisher auch bei der Anwendung dieser Ultraschallmodalität in vivo keine Schädigungen nachgewiesen. Die Empfehlungen zum zurückhaltenden Einsatz haben daher primärpräventiven Charakter. Das Untersuchungsfenster der farbkodierten Flussdarstellung ist nicht zu klein zu wählen, um die applizierte Energie nicht auf engem Raum zu fokussieren. Die Spektraldopplerfunktion (»triplex mode«) ist erst nach exakter B-Bild-Identifizierung und optimaler Darstellung des Untersuchungsvolumens möglichst kurzzeitig zuzuschalten (ALARA-Prinzip). Moderne Geräte verfügen darüber hinaus über integrierte Leistungsbegrenzungen, die es dem Untersucher erlauben, die Nutzen-Risiko-Abwägung situationsadaptiert abzuschätzen und automatisiert Überschreitungen zu vermeiden.

1.6 Pränatale Magnetresonanztomographie

Magnetresonanztomographie (MRT) ist bereits ab dem Neugeborenenalter die Methode der Wahl, um im Rahmen der Diagnostik, z. B. bei kongenitalen Anomalien oder Erkrankungen des Kindes, postnatal eingesetzt zu werden. Aus der Anwendung dieser strahlungsfreien Bildgebungsmodalität kann allerdings auch bereits pränatal wichtige diagnostische Information gewonnen werden. Der rasante Erfahrungszugewinn mit der pränatalen MRT macht ihren gezielten Einsatz bei geeigneten Fragenstellungen (Abklärung, Ergänzung unklarer, komplexer oder assoziierter sonographischer Befunde) auch schon während der Schwangerschaft unverzichtbar.
Das Bedürfnis nach der Erweiterung der befundadaptierten intrauterinen Darstellungsmodalitäten ist besonders bei schwierig zu beurteilenden Ultraschallbefunden gegeben. Die MRT leistet hier einen maßgeblichen Beitrag. Spezielle Herausforderungen der pränatalen MRT-Diagnostik sind das erforderliche Auflösungsvermögen sowie die Dauer der Aufnahmesequenzen. Aufgrund der fehlenden Kontrolle über die fetale Aktivität während der Untersuchungsperiode stellen kurze Aufnahmezeiten eine Voraussetzung für die Vermeidung von potenziell ergebnisqualitätsmindernden Bewegungsartefakten dar. Durch die Entwicklung ultraschneller Aufnahmesequenzen (T_2-Wichtung) sind diese Kindsbewegungen mit heutiger Technik im Vergleich zu den 1980er-/1990er-Jahren allerdings kein Hemmnis zur intrauterinen MRT-Anwendung mehr (in der Anfangszeit Anlass zur maternalen und indirekt fetalen Sedierung).

1.6.1 Technik

Die Akquisitionszeit pro Schnittbild beträgt etwa 430 ms (mittlere Akquisitionszeit einer Bildersequenz: 26–30 s). Einsekundenintervalle zwischen den Bildakquisitionen minimieren die Rate an absorbierter Energie. Die erzielbare Dicke der Schichtbilder liegt in Abhängigkeit der verwendeten Technik zumeist zwischen 3 und 4 mm. Noch dünnere Schichten erhöhen das »Bildrauschen«, dickere Schichten bedingen Informationsverlust (bis zum möglichen Übersehen von Veränderungen). Die T_2-Wichtung der Bilder erlaubt eine gute Kontrastierung der fetalen Gewebe. Eine T_1-Wichtung wird zur Darstellung von Blut und seinen Abbauprodukten sowie von Fettgewebe verwendet. Meist kommen heute schnelle Gradientenecho- und SSFSE-Sequenzen (»single shot fast spin echo«) in T_2-Wichtung zum Einsatz.

Die Geräteöffnung beträgt 60–70 cm. Dies bedeutet, dass ggf. Platzprobleme bei sehr adipösen Schwangeren oder bei Mehrlingsschwangerschaften speziell im fortgeschrittenen 3. Trimenon auftreten können.

1.6.2 Sicherheitsaspekte

Mögliche fetale Risiken durch eine MRT in graviditate sind derzeit nicht bekannt. Dennoch wird empfohlen auf eine MRT im 1. Trimenon (Organogenese) zu verzichten. Auch wenn Berichte über eine Schädlichkeit für den Fetus nicht vorliegen, ist aufgrund der Plazentagängigkeit und der Anreicherung im Fetus die MRT-Kontrastmittelanwendung (Gadolinium) in der Schwangerschaft kontraindiziert.

1.6.3 Darstellung fetaler Strukturen

Die Adaptation der MRT-Aufnahmetechnik an die pränatal gegebenen Erfordernisse ermöglicht neben hochauflösender Abbildungsqualität auch die rasche Bildakquisition. Eine Sedierung von Mutter und/oder Kind ist daher nicht erforderlich. Die MRT ist in der Schwangerschaft zur Beurteilung fast aller fetalen Organstrukturen (ZNS, Respirations-, Gastrointestinal-, Urogenitaltrakt, Skelettsystem) einsetzbar. Nur das sich rhythmisch bewegende Herz entzieht sich einer Darstellung. Aufgrund der relativen Uniformität der Ultraschalldarstellung zerebraler Anomalien (Ventrikelerweiterung, Hydrozephalus) stellen gerade Veränderungen des ZNS eine besondere Anwendungsindikation für eine vorgeburtliche MRT-Diagnostik dar. Zudem sind Aufnahmen von guter Abbildungsqualität (Kindsbewegungen) bei Feten in Schädellage minimiert. In mehr als der Hälfte der Fälle stellt die aus der MRT-Untersuchung gewonnene Information eine substanzielle Erweiterung der sonographischen Beurteilung dar und ermöglicht die Spezifizierung der Diagnose. In ca. 25 % der Fälle führt diese Zusatzinformation direkt zu einer Modifikation der vorgeburtlichen Beratung und des geburtshilflichen Vorgehens. Sowohl die multiplanare Darstellbarkeit als auch der einer pränatalen Sonographie überlegene Weichteilkontrast sind für diesen diagnostischen Zugewinn verantwortlich. Ungünstige sonographische Untersuchungsbedingungen (Adipositas, echodichte Bauchdecken, verminderte Fruchtwassermenge, ungünstige fetale Position) sind kein Hindernis, sondern stellen im Gegenteil einen Vorteil für den Einsatz einer pränatalen MRT-Diagnostik dar.

1.6.4 Anwendungsmöglichkeiten

Schon seit Jahrzehnten wird die MRT zur Einschätzung der mütterlichen Beckenmaße mit Erfolg angewendet (◘ Abb. 1.25). Geburtsmechanischen Fragen (u. a. Beckenanomalien, Geburtsmodus bei Beckenendlage) kann damit nachgegangen werden. Die Ultraschalldiagnostik stellt in graviditate nach wie vor die Screeningmethode der Wahl dar. Vorgeburtliche MRT-Untersuchungen können durch zusätzliche Informationen die Diagnosestellung und/oder Prognoseabschätzung besonders komplexer kongenitaler Anomalien ergänzen und verfeinern. Auf diese Weise könnten postnatale MRT-Untersuchungen, die mit Sedierung des Neugeborenen erfolgen, eingespart und durch vorgeburtliche (schonendere) Diagnostik ersetzt werden.

Ein optimales Gestationsalter zur Durchführung einer pränatalen MRT ist nicht beschrieben. Mit zunehmendem Alter der Schwangerschaft verbessern sich allerdings aufgrund der Wachstums- und Differenzierungsprozesse der Organstrukturen wie auch der Relativverminderung der fetalen Bewegungsmöglichkeiten die Untersuchungsbedingungen. Maßgeblich beeinflusst daher auch das zeitliche Bedürfnis des Pränataldiagnostikers nach Zusatzinformation den Moment der Bildgebung mittels MRT.

Darüber hinaus ist auch eine postmortale MRT-Anwendung bei intrauterin oder kurz nach der Geburt verstorbenen Kindern als eine nicht invasive Alternative zur Autopsie (insbesondere vor dem Hintergrund einer möglichen Verweigerung der Leichenöffnung durch die Eltern) denkbar.

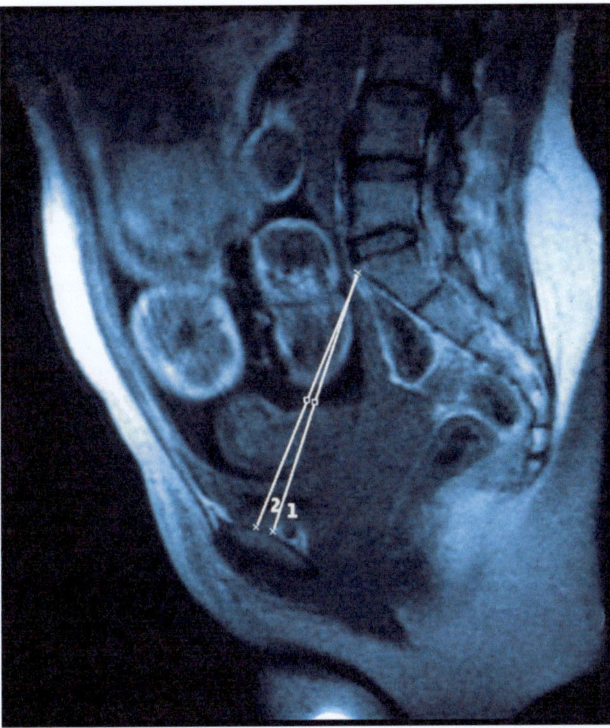

■ **Abb. 1.25** MRT-Pelvimetrie (39. SSW): Ausmessung der Conjugata vera (mediansagittal: Promontorium-Symphysenhinterrand/Strecke 1) bei Fetus in Beckenendlage (Steiß am Beckeneingang) im Rahmen der Planung einer vaginalen Beckenendlageentbindung

1.6.5 Indikationen

Die pränatale MRT kann neben der Bestimmung der mütterlichen Beckenmaße zur Diagnostik von Fehlbildungen verschiedener fetaler Organsysteme wie auch der Plazenta herangezogen werden (■ Abb. 1.26, ■ Abb. 1.27, ■ Abb. 1.28, ■ Abb. 1.29):

- **ZNS:** u. a. Ventrikelerweiterung, Ursachen eines Hydrozephalus, Agenesie des Corpus callosum, intrazerebrale Blutung, Holoprosenzephalie, Schizenzephalie, Lissenzephalie, Arachnoidalzyste, Beurteilung der hinteren Schädelgrube, Dandy-Walker-Malformation. Diagnoseübereinstimmungsrate zur Sonographie: 66–87 %, Diagnosezugewinnrate: 22 %
- **Thorax:** u. a. kongenitale Lungenanomalien, Lungenhypoplasie, Lungenvolumenbestimmung bei Zwerchfellhernie oder »congenital pulmonary airway malformation« (CPAM) bzw. Skelettdysplasien. Diagnoseübereinstimmungsrate zur Sonographie: ca. 80–90 %, Diagnosezugewinnrate: 44 %
- **Abdomen:** u. a. Zwerchfellhernie, Darmveränderungen, retroperitoneale Raumforderungen, Heterotaxie, Bauchwandlücken
- **Urogenitaltrakt:** u. a. Hydronephrose, zystisch-dysplastische Nierenerkrankungen, Nierenagenesie
- **Extremitäten-/Skelettfehlbildungen**
- **Plazentaanomalien**: Plazentationsstörungen (Sensitivität und Spezifität 80–90 %)

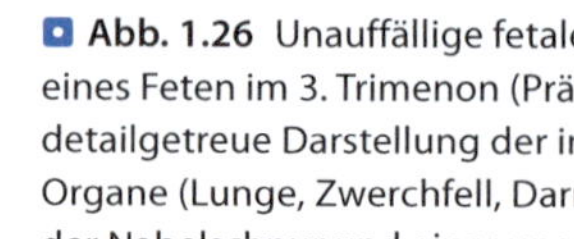

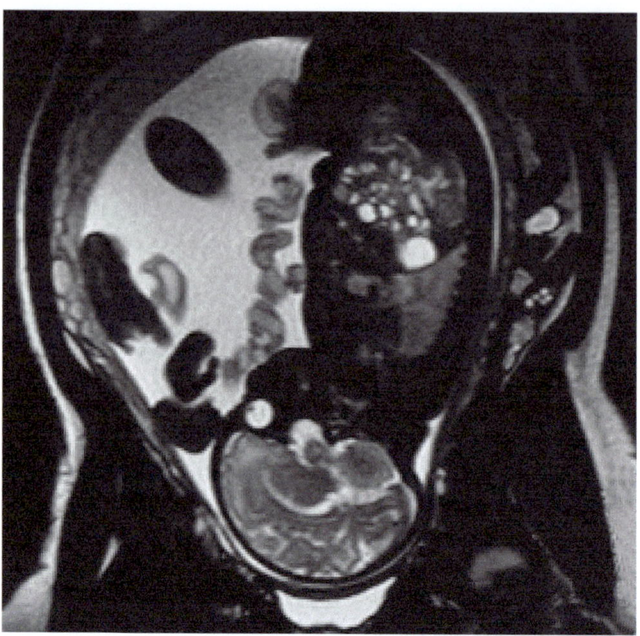

Abb. 1.26 Unauffällige fetale Anatomie eines Feten im 3. Trimenon (Pränatale MRT): detailgetreue Darstellung der inneren Organe (Lunge, Zwerchfell, Darm, Niere), der Nabelschnur und einer unauffälligen Fruchtwassermenge

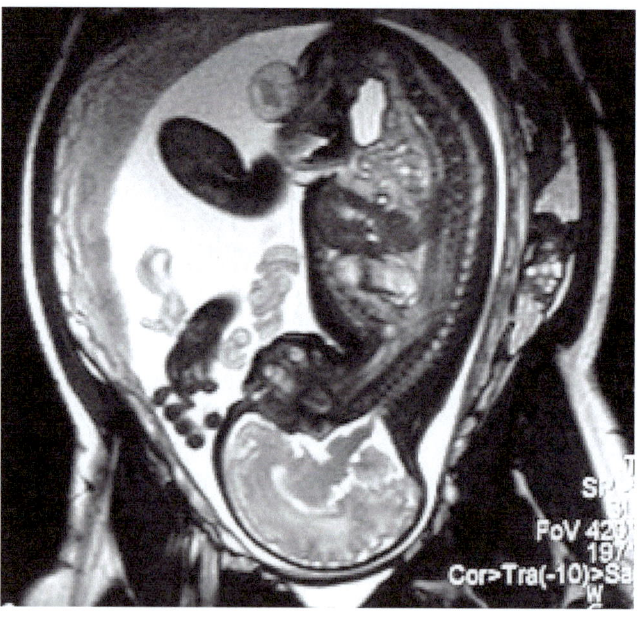

Abb. 1.27 Unauffälliger Fetus im 3. Trimenon (Pränatale MRT) mit detailgetreuer Darstellung der Wirbelsäule und des ZNS (Gyrierung)

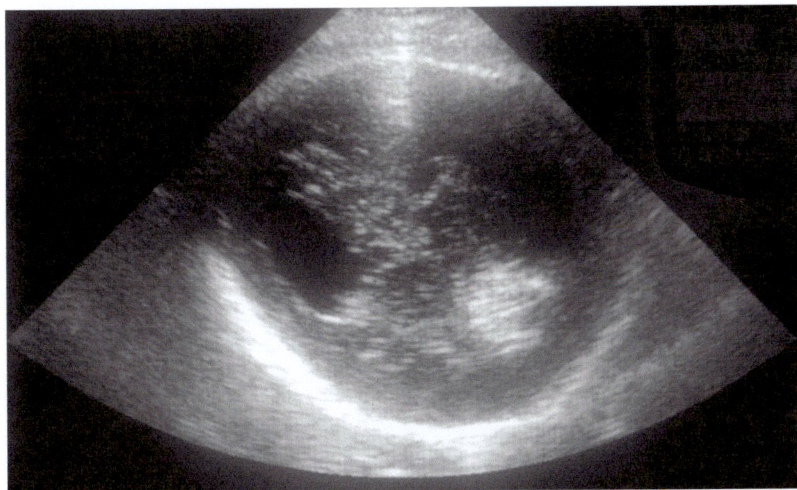

Abb. 1.28 Intrazerebrales Balkenlipom: kindlicher Schädel mit echoreicher, frontal gelegener, zentraler, unscharf begrenzter Raumforderung. Nebenbefundlich Erweiterung der inneren Liquorräume mit Betonung im Hinterhornbereich

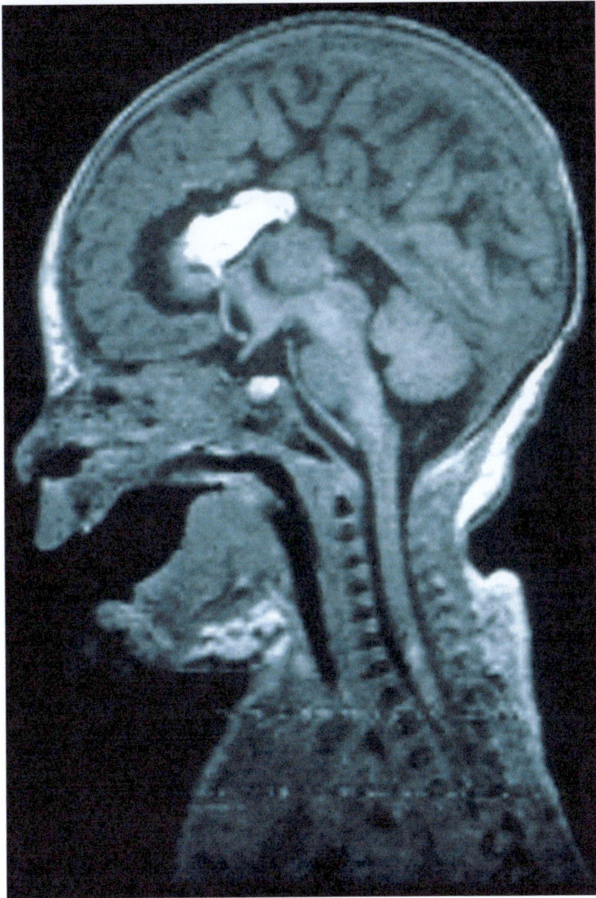

Abb. 1.29 Intrazerebrales Balkenlipom: MRT-Darstellung des frontal-zentral gelegenen scharf begrenzten Balkentumors. Seine Beziehung zum umgebenden Hirngewebe ist aufgrund des guten Weichteilkontrasts der MRT exakter als in der Sonographie zu beurteilen (vgl. Abb. 1.28)

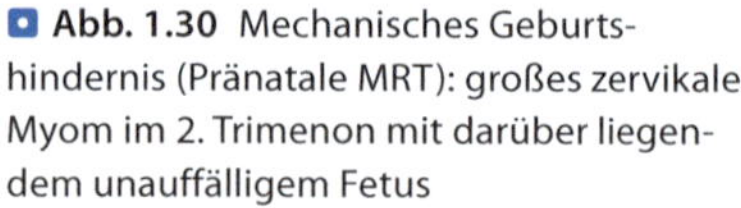

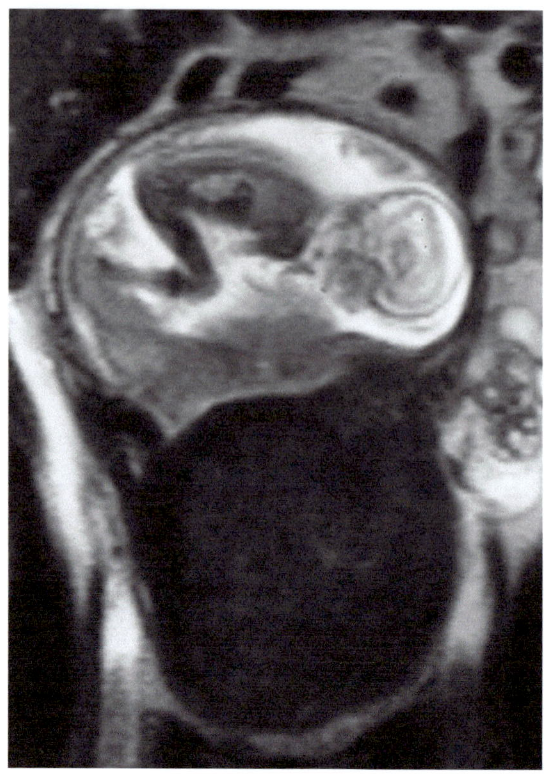

Abb. 1.30 Mechanisches Geburtshindernis (Pränatale MRT): großes zervikales Myom im 2. Trimenon mit darüber liegendem unauffälligem Fetus

1.6.6 Geburtshilfliches Vorgehen

Die vorgeburtliche MRT-Diagnostik trägt zur Optimierung der prä-/peripartalen Logistik (Ort, Zeit und Art der Betreuung/Entbindung) bei und erweitert damit die Möglichkeiten einer pränatalen oder unmittelbar postnatalen Therapie (Abb. 1.30).

1.7 Historische Entwicklung der sonographischen Pränatalmedizin

Die Verwendung von Ultraschallwellen zur Ortung von Objekten im Raum ist keine Erfindung des Menschen. Verschiedene Tierspezies, allen voran die Fledermaus (Microchiroptera), nutzen die Aussendung von Schallwellen und die Analyse ihrer Frequenzverschiebung zur Orientierung im Dunkeln und damit zur Beutejagd.

Der umgekehrte piezoelektrische Effekt bildet die technische Grundlage der modernen Ultraschallanwendung in der Medizin. Piezoelektrizität wurde 1880 erstmalig vom Ehepaar Curie beschrieben. Dieses physikalische Prinzip fand 1920 seine erste technische Anwendung in der Nautik. Nach dem Ersten Weltkrieg erfolgte der Einsatz von Ultraschall nun auch in der Materialprüfung. Zu Beginn der 1940er-Jahre wurden Ultraschallwellen erstmals auch in der Medizin eingesetzt. 1942 entwickelte Karl T. Dussik (ein österreichischer Neurologe) die Anwendung der Sonographie (damals »Hyperphonographie« genannt) weiter (Tab. 1.2, Abb. 1.31, Abb. 1.32, Abb. 1.33, Abb. 1.34, Abb. 1.35).

Tab. 1.2 Entwicklung der Sonographie und der invasiven Pränataldiagnostik

	B-Mode-Sonographie	Dopplerultraschall	Invasive Pränataldiagnostik
1950er-Jahre: »... but our findings are still of more academic interest than practical importance, and we do not feel that our clinical judgement should be influenced by our ultrasonic findings« (I. Donald)	Ian Donald (Glasgow) »Vater der gynäkologisch-geburtshilflichen Ultraschalldiagnostik« Methode: A-Mode- und frühe B-Mode-Geräte **1955:** Uterusmyome und Adnexzysten in vitro **1957:** Kindslagenbestimmung **1958:** erste Publikation mit Bericht über 100 Untersuchungen (Myome, Adnexzysten, Aszites, Schwangerschaftsaufnahmen)		
1960er-Jahre: »This diagnostic science is still in its infancy ... The plea is made to judge it not by present and past achievements, which are trivial enough, but by what it may yield in the future in the hands of others more expert than ourselves« (I. Donald)	**1964:** fetale Strukturen in der 8. SSW, Anenzephalie (Suden) **1965:** Fruchthöhle in der 7. SSW, erste publizierte folgenschwere »Fehldiagnose«: Missinterpretation einer EUG als IUG (Suden) **1965:** erstes schnelles zweidimensionales B-Mode-Schnittbildgerät (Krause u. Soldner) **1967:** Herzaktionen in der 7. SSW (Kratochwil) **Ende der 1960er-Jahre:** Etablierung von biparietalem Durchmesser und Rumpfumfang zur Gewichtsbestimmung (Thompson)		Amniozentese **1966:** erste Kultivierung fetaler Zellen aus Fruchtwasser (Steele u. Berg) **1968:** erste pränatale Diagnose einer Trisomie 21 (Valenti) und einer Galaktosämie (Nadler)
1970er-Jahre	**1973:** Einführung der Scheitel-Steiß-Längen-Messung (Robinson) Einführung des Multielementscanners führt zum Durchbruch des Realtime-Verfahrens weltweit, Etablierung des Fehlbildungsscreening	**1977:** erste Duplexuntersuchung der Umbilikalarterie (FitzGerald u. Drumm) **1979:** Duplexuntersuchungen der Umbilikalvene (Gill)	**Anfang der 1970er-Jahre:** Entwicklung der Fetoskopie und erste Nabelschnurpunktionen **1972:** Entdeckung der diagnostischen Relevanz des α-Fetoproteins im Fruchtwasser (Brock u. Sutcliffe) **1974–1978:** ultraschallgesteuerte Amniozentese
1980er-Jahre	**1980:** Einführung von Ultraschallscreening in der Schwangerschaft in Deutschland **1985:** Erstbeschreibung der fetalen Nackenfaltenmessung im 2. Trimenon als Trisomiemarker in Feten in der 15.–20. SSW (Benacerraf)	**1983:** Duplexuntersuchungen des uteroplazentaren Flusses als Ausdruck fetaler Anoxie (Campbell) **1985:** Duplexuntersuchung des fetalen Herzens (Maulik) **1986:** Duplexuntersuchungen der A. cerebri media als Prädiktor fetaler Kreislaufzentralisierung (Arbeille, Wladimiroff) **1987:** »color flow mapping« zum Screening in der Herzdiagnostik (Devore)	**1984:** Amniozenteseurteil des BGH: Haftpflicht des Arztes bei unzureichender Aufklärung **1984:** erste sonographisch gesteuerte Nabelschnurpunktion (Daffos) **Seit Mitte der 1980er-Jahre:** fetalchirurgische Maßnahmen wie Aszites oder Pleuraergusspunktionen, Blasenshunts
1990er-Jahre	**1992:** Erstbeschreibung der fetalen Nackentransparenz im 1. Trimenon als Trisomiemarker in Feten in der 11.–14. SSW (Nicolaides)	**1991:** Duplexuntersuchung des Ductus venosus als Prädiktor fetaler kardialer Dekompensation (Kiserud)	Weiterentwicklung fetalchirurgischer Maßnahmen: fetoskopische Operationen, Laserungen (Harrsion)

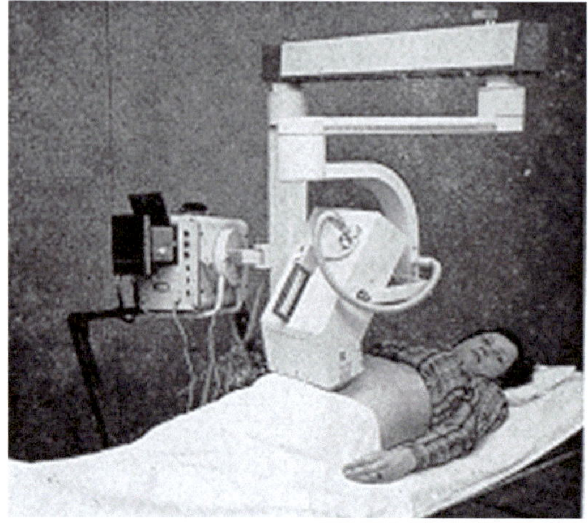

Abb. 1.31 Früher Ultraschalllinearscanner: sehr breite und gebogene Schallkopföffnung, um den Scanner besser am Abdomen anzukoppeln. Das Auflösungsvermögen dieser Generation von Ultraschallköpfen zeigt Abb. 1.32

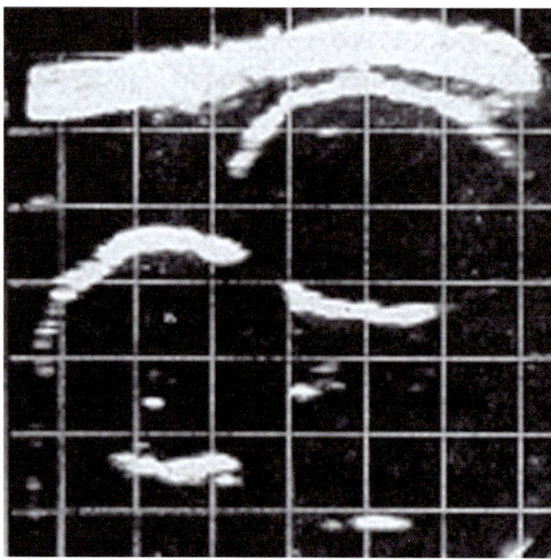

Abb. 1.32 Darstellung von Zwillingsköpfen im Schwarz-Weiß-Modus (1966)

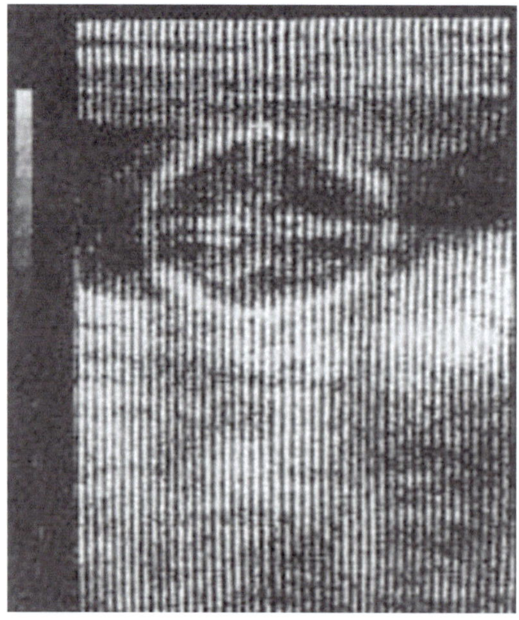

Abb. 1.33 Darstellung eines fetalen Schädels im B-Mode mit Grauwertzuordnung (1977)

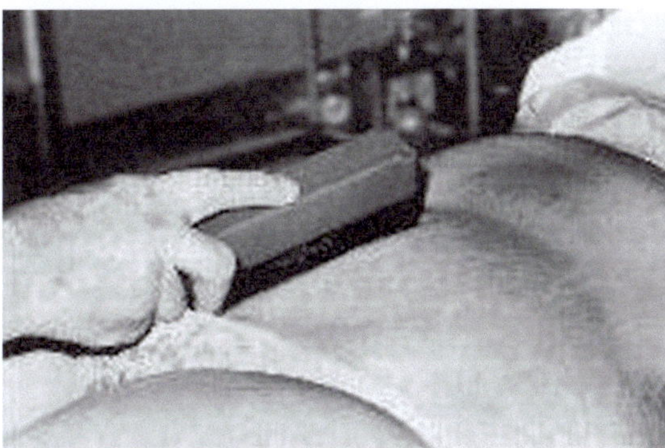

Abb. 1.34 Linearschallkopf zur Real-time-Darstellung fetaler Strukturen: Ultraschallgerät und Scanner sind durch ein Kabel verbunden, was einen flexibleren Untersuchungsgang ermöglicht (1975)

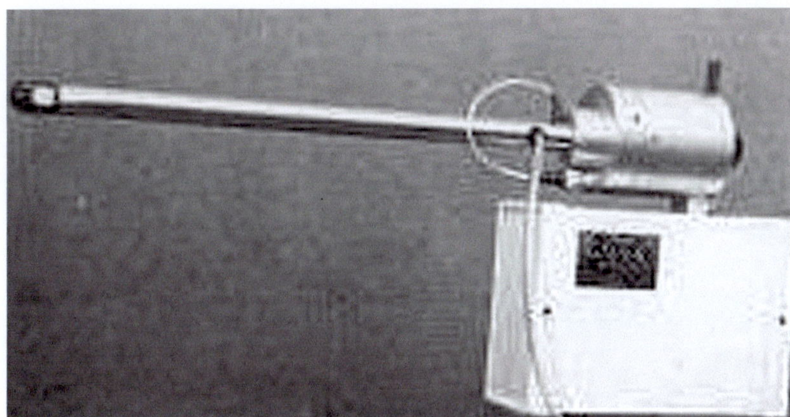

Abb. 1.35 Erste klinisch angewandte Vaginalsonde aus dem Jahr 1968

Geburtshilfe und Pränatalmedizin

Beratung bei pränataler Diagnostik

Susanne Müller-Egloff

A. Strauss, *Ultraschallpraxis in Geburtshilfe und Gynäkologie*,
DOI 10.1007/978-3-662-49493-6_2, © Springer-Verlag Berlin Heidelberg 2017

2.1 Allgemeines

Pränataldiagnostik findet in einem Spannungsfeld statt, in dem sich das Lebensrecht des Ungeborenen (BVerfG vom 28.5.1993, AZ: 2 BvF 4/92), das allgemeine Persönlichkeitsrecht der Mutter (GG Art. 2, Abs. 2) und potenzielle Haftungsansprüche gegenüber den betreuenden Ärzten gegenüberstehen. Ziel der Pränataldiagnostik ist nicht nur die frühzeitige Entdeckung von evtl. nicht heilbaren Fehlbildungen mit dem folgenden Angebot der Schwangerschaftsbeendigung. Neben den im Idealfall vorhandenen intrauterinen Therapiemöglichkeiten kann der Wert einer pränatalen Diagnose auch in der psychologischen Vorbereitung der Eltern auf ein erkranktes Kind und in der Planung der postpartalen Versorgung liegen. Ebenso zählt die Überwachung der kindlichen Entwicklung (pränatale Identifizierung von Versorgungsstörungen) zu einem wichtigen Fokus der sonographischen Schwangerschaftsüberwachung, die nicht auf ein Fehlbildungsscreening abzielt.

Eine Beratung vor der Pränataldiagnostik soll die Schwangere in die Lage versetzen, den Inhalt, aber auch die Grenzen des Untersuchungsangebots abschätzen zu können und sich nach Aufklärung für oder gegen die Untersuchung oder gegen Untersuchungsteile zu entscheiden. Auch die ungezielte pränatale Diagnostik im Low-risk-Kollektiv bedarf in vergleichbarer Weise der aufklärenden Beratung vor der Untersuchung. Die schriftliche Fixierung der mütterlichen Einwilligung zur Untersuchung nach Aufklärung in der Patientinnenakte wird bei gezielter wie ungezielter Diagnostik – auch wenn die Patientinneninformation nur mündlich erfolgt – als unverzichtbar vorausgesetzt.

Gesetzliche Vorgaben bzw. Richtlinien zur ärztlichen Betreuung und Beratung werden definiert in den »Richtlinien des Bundesausschusses der Ärzte und Krankenkassen über die ärztliche Betreuung während der Schwangerschaft und nach der Entbindung« (Mutterschaftsrichtlinien) in der Fassung vom 10. Dezember 1985 (veröffentlicht im Bundesanzeiger Nr. 60a vom 27. März 1986), zuletzt geändert am 19.2.2015, und in den »Richtlinien zur pränatalen Diagnostik von Krankheiten und Krankheitsdispositionen« der Bundesärztekammer vom 11.12.1998 (Deutsches Ärzteblatt 95, Heft 50) bzw. Änderung des Abschnitts 8 Qualifikationsnachweise vom 24.1.2003 (Deutsches Ärzteblatt 2001, Heft 100). Jede Schwangere hat zudem nach § 3 des Schwangerschaftskonfliktgesetzes den Rechtsanspruch auf eine medizinisch unabhängige Schwangerschaftsberatung.

2.2 Mutterschaftsrichtlinien

Die ärztliche Beratung wird in den Mutterschaftsrichtlinien deutlich weniger stark berücksichtigt als die Indikationsstellung und Ausführung von pränataler

Diagnostik (Abschn. A, Nr. 3: »Ergeben sich im Rahmen der Mutterschaftsvorsorge Anhaltspunkte für ein genetisch bedingtes Risiko, so ist der Arzt gehalten, die Schwangere über die Möglichkeiten einer humangenetischen Beratung und/oder humangenetischen Untersuchung aufzuklären«). Die Ziele speziell der 3 allgemein vorgeschriebenen Ultraschallscreeninguntersuchungen (9.–12., 19.–22., 29.–32. SSW) sind dagegen in Abschnitt A, Nr. 5 wie folgt definiert:

Sie dienen der Überwachung einer normal verlaufenden Schwangerschaft, insbesondere mit dem Ziel der genauen Bestimmung des Gestationsalters, der Kontrolle der somatischen Entwicklung des Fetus, der Suche nach auffälligen fetalen Merkmalen und dem frühzeitigen Erkennen von Mehrlingsschwangerschaften.

2.3 Richtlinien der Bundesärztekammer

Die Bundesärztekammer äußert sich zum ärztlichen Beratungsauftrag bei pränataler Diagnostik gezielter als die Mutterschaftsrichtlinien. Die Schwangere muss vor Durchführung einer gezielten pränatalen Diagnostik ausführlich beraten werden über

- den Anlass, das Ziel und das Risiko der Untersuchung,
- die Grenzen der diagnostischen Möglichkeiten,
- pränatal nicht erfassbare Störungen,
- die Sicherheit des Untersuchungsergebnisses,
- die Art und den Schweregrad möglicher oder vermuteter Störungen,
- die Möglichkeiten des weiteren Vorgehens bei einem pathologischen Befund,
- das psychologische und ethische Konfliktpotenzial bei Vorliegen eines pathologischen Befunds,
- die Alternativen zur Nichtinanspruchnahme der invasiven pränatalen Diagnostik.

Als mögliche Gründe für eine gezielte, insbesondere invasive (genetische) pränatale Diagnostik werden von der Bundesärztekammer aufgelistet:

- erhöhtes Alter der Schwangeren
- auffällige Serummarker
- verdächtige sonographische Befunde (z. B. dorsonuchales Ödem)
- pränatal diagnostizierbare Erkrankungen in der Familie
- strukturelle oder numerische chromosomale Aberrationen bei einem Elternteil
- Exposition prä- und perikonzeptionell der Frucht und postkonzeptionell der Mutter gegenüber potenziell mutagenen, teratogenen und embryo-/fetotoxischen Agenzien einschließlich ionisierender Strahlen
- Infektionserkrankungen der Mutter in graviditate

2.4 Gendiagnostikgesetz

Auch wenn genetische Untersuchungen heute immer noch vor allem die Gebiete Humangenetik, Gynäkologie und Kinderheilkunde betreffen, finden entsprechende Untersuchungsverfahren zunehmend auch in allen anderen Gebieten Verbreitung. Der Bundesgesetzgeber hat auf diese Entwicklung mit dem Gendiagnostikgesetz (GenDG) reagiert und sowohl die Voraussetzungen und Grenzen genetischer Untersuchungen neu geregelt als auch die genetische Beratung auf eine gesetzliche Grundlage gestellt. In dem Gesetz sind für Ärztinnen und Ärzte, die genetische Untersuchungen durchführen, umfangreiche Aufklärungs- und Beratungspflichten verankert und Einschränkungen für diese Untersuchungen definiert. Seit dem 1. Februar 2012 dürfen genetische Beratungen im Zusammenhang mit genetischen Untersuchungen nur noch durch speziell qualifizierte Ärztinnen und Ärzte durchgeführt werden – die Qualifikation (zur fachgebundenen genetischen Beratung) erteilt die jeweilig zuständige Bundesärztekammer. Die Beratung kann im Zweifel an einen qualifizierten Kollegen delegiert werden.

Das Gendiagnostikgesetz regelt die Verwendung genetischer Proben zur Untersuchung menschlicher genetischer Eigenschaften für medizinische Zwecke. Zur Vermeidung genetischer Diskriminierung gilt das Grundprinzip der informationellen Selbstbestimmung – also das Recht auf Kenntnis gegenüber dem Recht auf Nichtkenntnis. Genetische Untersuchungen sind nur zulässig, wenn die Untersuchungsperson nach dem Angebot einer entsprechenden Aufklärung ihre Einwilligung gegeben hat. Die Beratung ist zwingende Voraussetzung, wenn bei der betroffenen Person eine genetische Eigenschaft mit Bedeutung für eine Erkrankung oder Störung untersucht werden soll, die nach aktuellem Stand nicht behandelbar ist (z. B. Trisomie 21).

Eine Beratung im vorgeburtlichen Kontext muss nach den Grundsätzen für prädiktive genetische Untersuchungen erfolgen. »Ergebnisoffen« müssen medizinische, psychische und soziale Fragen im Zusammenhang mit Vornahme oder Nichtvornahme der genetischen Untersuchung erörtert werden, es muss eine angemessene Bedenkzeit eingeräumt werden, die Dokumentation der Beratung muss schriftlich erfolgen.

In der Pränataldiagnostik fallen insbesondere folgende Untersuchungen unter das GenDG:

- Amniozentese, Chorionzottenbiopsie oder Nabelschnurblutgewinnung mit dem Ziel der genetischen Abklärung
- Nackentransparenzmessung inklusive Serumbiochemie
- Triple-Test, Serumbiochemie
- NIPT (»non-invasive prenatal testing«)

2.5 Zusammenfassung

Jeder pränataldiagnostisch tätige Arzt agiert im Netzwerk zwischen dem Screeningauftrag entsprechend den Richtlinien, dem mütterlichen Recht auf Mitgestaltung dieses Behandlungsauftrags und drohenden Haftungsansprüchen. Diesem Dilemma der Pränataldiagnostik kann nur durch gewissenhafte Aufklärung und sorgfältige Dokumentation begegnet werden. Der Tatsache, dass auch der Routineüberwachung einer Low-risk-Schwangerschaft ein durch die Patientin legitimierter ärztlicher Beratungsauftrag zugrunde liegt, spielt in den Richtlinien bisher nur eine nachgeordnete Rolle. Einer werdenden Mutter »guter Hoffnung« muss nach Aufklärung die Option offen stehen, die medizinisch möglichen – und laut Richtlinien angeratenen – Untersuchungsmethoden der Pränataldiagnostik nicht in Anspruch zu nehmen. Neben dem »Recht auf Wissen« ist der informierten Patientin auch ein »Recht auf Nichtwissen« zuzubilligen. Juristisch-ethisch muss daher jeder pränataldiagnostischen Maßnahme ein »informed consent« der Mutter vorausgehen. Dass eine solche Aufklärung beachtlichen Zeitaufwand bedeutet, steht außer Zweifel. Die Aushändigung von schriftlichem Informationsmaterial kann diesen Prozess unterstützen, das dokumentierte ärztliche Gespräch vor jeder Untersuchung aber nicht ersetzen.

Frühschwangerschaft

Alexander Strauss, Susanne Müller-Egloff

A. Strauss, *Ultraschallpraxis in Geburtshilfe und Gynäkologie*,
DOI 10.1007/978-3-662-49493-6_3,

3.1 Sonographie in der Frühschwangerschaft

Alexander Strauss

Häufig erfolgt bei der ersten Untersuchung einer Schwangeren auch die erste meist transvaginale Ultraschalluntersuchung. Spätestens zwischen der 9. und 12. SSW wird diese Untersuchung von den Mutterschaftsrichtlinien vorgeschrieben. Je nach Schwangerschaftsalter stehen bei der »ersten« Sonographie in der Frühschwangerschaft der prinzipielle Nachweis einer Gravidität, die Lokalisation der Fruchtanlage (Chorionhöhle, Amnionmembran), Nachweis, Vitalität und Anzahl der embryonalen Strukturen sowie ihre Größe (Scheitel-Steiß-Länge) im Fokus. Die Darstellung des Dottersacks, der Eihautverhältnisse bei Mehrlingen sowie ein erster Fehlbildungsausschluss (u. a. Nackentransparenz, Anenzephalus) schließen sich an.

3.1.1 Lokalisation der Schwangerschaft – Chorionhöhle

Ab einem serologischen β-HCG-Wert um 800–1.000 IE/l bzw. ab der 5. SSW wird der intrauterine Sitz einer Schwangerschaft durch die Darstellung der Chorionhöhle sonographisch nachweisbar. Gelingt dies nicht, muss eine extrauterine Lokalisation der Schwangerschaft zumindest vermutet und bis zur sicheren Diagnose ein engmaschiges Kontrollschema aufgestellt werden. Die Chorionhöhle stellt sich als echoleere rundliche Struktur mit echoreichem Randsaum dar, typischerweise exzentrisch im Cavum uteri gelegen. Als Richtmaß ist davon auszugehen, dass sich die Größe der Chorionhöhle bis zur 8. SSW wöchentlich verdoppelt. Zur Bestimmung bzw. Überprüfung des Gestationsalters ergibt der mittlere Chorionhöhlendurchmesser zu 30 addiert das Schwangerschaftsalter in Tagen (4–7 SSW). Dabei ist die Gestationsaltereinschätzung anhand des Gestationssackdurchmessers jener durch die Messung der SSL, sobald diese möglich, unterlegen. Differenzialdiagnostisch ist ein Pseudogestationssack (kleine Serometra zentral im Cavum gelegen) bei Extrauterinschwangerschaft abzugrenzen.

3.1.2 Embryonalstruktur – Scheitel-Steiß-Länge (SSL) und Herzaktion, Dottersack

Als erstes Anzeichen der Embryonalstruktur wird wenige Tag nach dem ersten Nachweis der Chorionhöhle (5./6. SSW in 95 %) bzw. ab einem serologischen β-HCG-Wert von 2000 IE/l der Dottersack als echoreiche Ringstruktur sichtbar. Der Dottersack wächst bis zur 10. SSW kontinuierlich bis zu einem Durch-

3

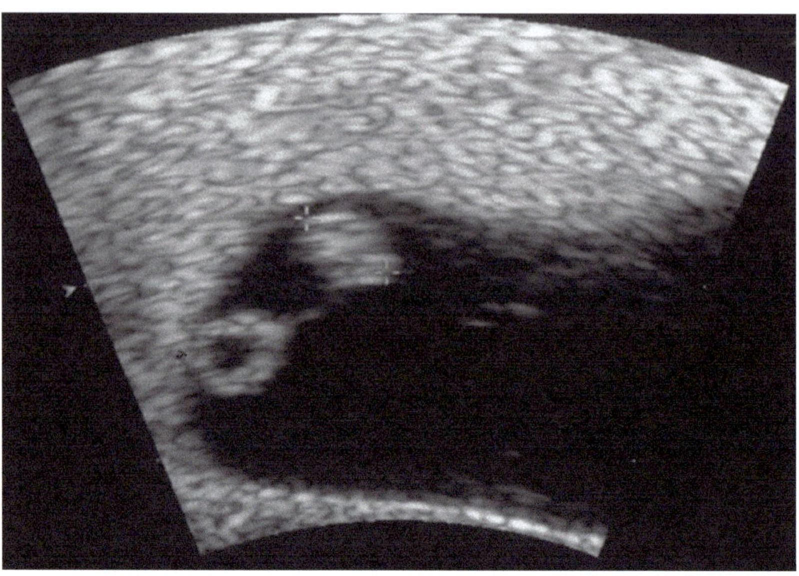

Abb. 3.1 Frühschwangerschaft in der 7. SSW: in der glatt begrenzten echoleeren Fruchthöhle kreisrunder Dottersack neben dem 2 mm messenden Embryo (echoreich)

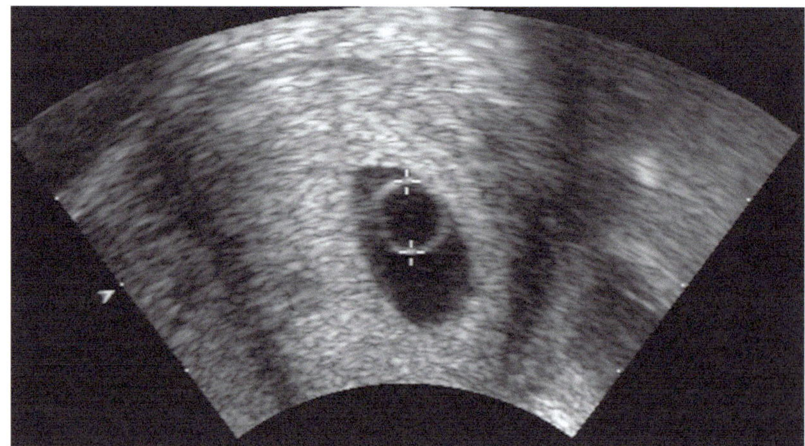

Abb. 3.2 Pathologisch vergrößerter Dottersack: in der 7. SSW im Verhältnis zur Fruchthöhle deutlich vergrößert (7 mm)

messer von 6 mm. Ein auffällig kleiner (<3 mm) oder großer (>7 mm) Dottersack ist mit einem erhöhten Fehlbildungs- bzw. Abortrisiko verbunden (Abb. 3.1 u. Abb. 3.2).

Der sonographische Nachweis einer dünnen echoreichen Amnionmembran grenzt die Amnionhöhle im Inneren der Chorionhöhle ab. Erst zum Ende des 1. Trimenons legen sich Amnion und Chorion aneinander, und der Raum des extraamnialen Zöloms mit dem darin gelegenen Dottersack verschwindet.

Frühestens in der 6. SSW lässt sich, meist dicht neben dem Dottersack, der Embryo erstmals darstellen. Dieser sollte, wenn sicher als längsovale, echoreiche Struktur abgrenzbar, im längsten Durchmesser (SSL) gemessen werden (Abb. 3.3). Das Messergebnis kann mit dem anamnestischen, nach der letzten Menstruation errechneten Geburtstermin korreliert und so die Einschätzung des Gestationsalters abgeglichen werden. Bei einer Diskrepanz von mehr als 2 Standardabweichungen (in Abhängigkeit von der SSW ≥7 Tage) sollte eine Terminkorrektur zugunsten des sonographisch ermittelten Wertes erfolgen. Die zunehmende Krümmung des Embryos führt jenseits der 12. SSW (bzw. SSL 45 mm) zu Messungenauigkeiten und sollte durch eine Bestimmung des biparietalen Durchmessers ergänzt oder ersetzt werden.

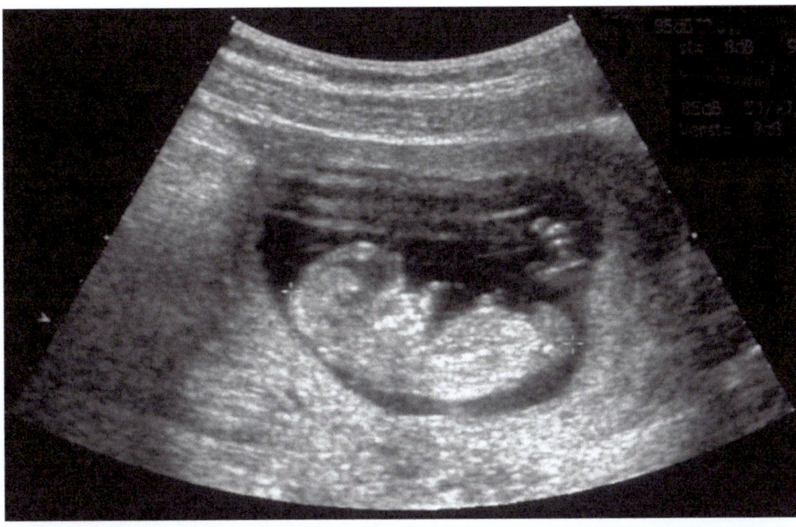

Abb. 3.3 Unauffälliger Embryo in der 12. SSW: Scheitel-Steiß-Länge zwischen den Markierungen

Neben der Biometrie ist auch auf ein erstes Sichtbarwerden der embryonalen Herzaktionen zu achten, die ab serologischen β-HCG-Werten von 10.000 IE/l (7. SSW in 86 %) nachweisbar sein sollten (B-Bild-Sonographie, »color flow mapping«, M-Mode). Initial beträgt die Frequenz ca. 100 Schläge pro Minute (SpM), steigt bis zur 10. SSW auf 170 SpM an und pendelt sich danach, bis zum Ende des 1. Trimenons auf 140–150 SpM ein. Eine signifikante Frequenzerhöhung um 180 SpM (bzw. 170 SpM ab SSL 68 mm) ist mit einer erhöhten Inzidenz an Chromosomenaberrationen (Trisomie 13, Monosomie X0) assoziiert.

3.1.3 Mehrlinge

Das optimale Zeitfenster zur Diagnose und Beurteilung von Mehrlingsanlagen liegt zwischen der 6. und 10. SSW. Je nach Chorionizität kann dieser Nachweis früher (bei dichorialen Mehrlingen schon bei der Erstdarstellung der Chorionhöhlen auch ohne Embryonalstrukturen ab der 5. SSW) oder später (ab der 6. SSW; bei monochorialen, monoamnialen Gemini evtl. erst durch den Nachweis mehrerer Embryonen in einer Chorionhöhle) erbracht werden (▶ Abschn. 6.1). Nur zwei Drittel aller Zwillingsanlagen bleiben als solche erhalten; bei einem Drittel der Patientinnen entsteht durch Absterben einer Fruchtanlage im Verlauf des 1. Trimenons eine Einlingsschwangerschaft (»vanishing-twin-syndrome«).

Chorionizität

Die pränatale (sonographische) Festlegung der Chorionizität gelingt am sichersten in der Frühschwangerschaft. Bei dichorialen Zwillingsanlagen finden sich 2 getrennte Chorionhöhlen mit jeweils einer Fruchthöhle und einer Embryonalstruktur (Dottersack und Embryo). Monochoriale Zwillinge teilen sich dagegen eine Chorionhöhle. Diamniale Eihautverhältnisse mit jeweils einer vollständigen Embryoblaststrukur sind durch eine dünne Trennwand (Amnionmembran) charakterisiert. Bei monoamnialen Zwillingen lässt sich typischerweise nur ein Dottersack neben 2 Embryonen ohne amniale Trennung nachweisen. Zwischen der 14. und 16. SSW legt sich das Amnion an das Chorion eng an (Obliteration des extraembryonalen Zöloms), und die Eihautverhältnisse sind sonographisch nur noch durch indirekte Zeichen voneinander zu unterscheiden.

Zwei Drittel aller Mehrlinge sind dizygot und ein Drittel monozygot. Die Eihautverhältnisse aller dizygoten und ein Drittel der monozygoten Mehrlinge sind dichorial-diamnial angelegt. Fast zwei Drittel der monozygoten Mehrlinge sind monochorial-diamnial, und 1 % der monozygoten Mehrlingsanlagen weisen monochorial-monoamniale Eihautverhältnisse auf. Noch seltener finden sich siamesische Zwillinge (»conjoined twins«) bzw. pathologische Zirkulationsverhältnisse in Geminianlagen (»twin reversed arterial perfusion sequence« [TRAP-Sequenz] oder »acardiac twin«).

Die Chorionizität von Zwillingen wird durch den Zeitpunkt der Zellteilung festgelegt: Bei einer Teilung vor dem Morulastadium (bis Tag 3) entstehen 2 Blastozysten (dichoriale Zwillinge), bei einer Teilung ab dem Blastozystenstadium (ab Tag 4) 2 Embryoblasten (monochorial-diamniale Zwillinge) und ab dem 8. Tag, nach Ausbildung des Amnions, 2 Embryoblasten in einer Amnionhöhle (monochorial-monoamniale Zwillinge). Bei Teilungen nach dem 13. Tag unterbleibt die vollständige körperliche Trennung der beiden Embryoblasten (siamesische Zwillinge).

Da die Chorionizität das Risiko der Zwillingsschwangerschaft wesentlich determiniert, ist neben der Diagnose im 1. Trimenon die Dokumentation, möglichst auch mit Bild, im Mutterpass obligat.

3.1.4 Mutterschaftsrichtlinien bzw. Standards der DEGUM zur Ultraschalldiagnostik im 1. Trimenon

Die erste nach Mutterschaftsrichtlinien vorgeschriebene ultrasonographische Untersuchung sollte zwischen der 9. und 12. SSW erfolgen (◘ Abb. 3.4, ◘ Abb. 3.5, ◘ Abb. 3.6). Vorgeschrieben ist die Beurteilung der Schwangerschaftslokalisation, die Anzahl der Fruchthöhlen und Embryonalanlagen sowie deren Größe und Vitalität. Die biometrische Erfassung von Scheitel-Steiß-Länge oder biparietalem Durchmesser ist im Bild zu dokumentieren. Ganz allgemein gefasst ist die »zeitgerechte Entwicklung« zu beurteilen und bei eventuellen Auffälligkeiten eine weiterführende Diagnostik zu veranlassen. Die missverständlich formulierte Beurteilung eines »dorsonuchalen Ödems« entspricht dabei nicht der auf das Screening von Chromosomenstörungen (Down-Syndrom) und kongenitalen Anlagestörungen ausgerichteten Nackentransparenzmessung (NT, »nuchal translucency«). Das dorsonuchale Ödem ist als sicher pathologischer Befund zu verstehen, das NT-Screening im Gegensatz dazu eine bei jedem Embryo durchführbare Messung ohne primär pathologische Bedeutung. Diese Messung ist nicht Teil der Mutterschaftsrichtlinien. Eine entsprechende Aufklärung über den Screeningcharakter hat der NT-Bestimmung vorauszugehen.

Konkreter als die Mutterschaftsrichtlinien sind die von der DEGUM (Deutsche Gesellschaft für Ultraschall in der Medizin e.V.) empfohlenen Standards. Neben der biometrischen Erfassung wird, wie oben genannt, eine Überprüfung des vermuteten Schwangerschaftsalters sowie eine Korrektur des Entbindungstermins ab einer Diskrepanz von 7 Tagen angeraten. Bezüglich der Beurteilung fetaler Auffälligkeiten soll der Nachweis von 4 Gliedmaßenknospen, der Nachweis einer geschlossenen Schädelkalotte, der Ausschluss eines generalisierten Hydrops und der Ausschluss intraabdominaler zystischer Raumforderungen von mehr als 2 cm erfolgen. Der physiologische Nabelbruch der Frühschwangerschaft ist spätestens bis zur 13. SSW nicht mehr nachzuweisen.

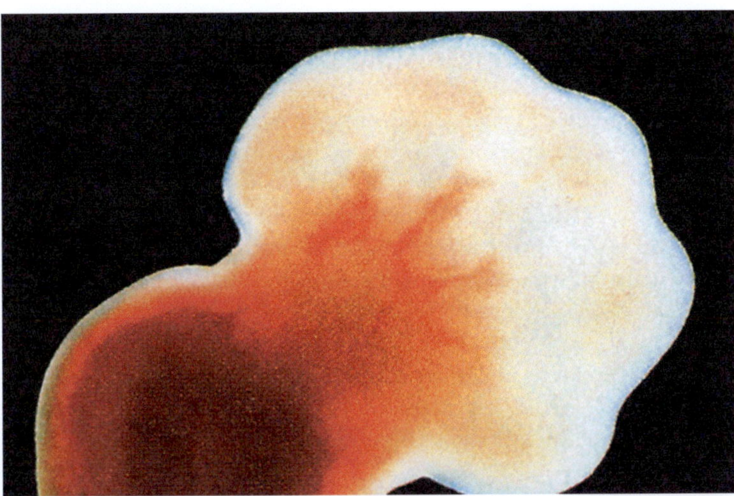

Abb. 3.4 Fetale Hand in der 7. SSW

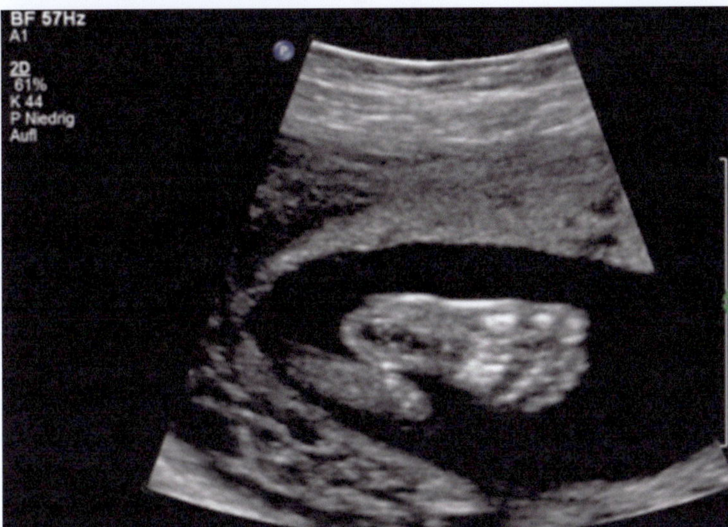

Abb. 3.5 Fetaler Fuß in der 15. SSW

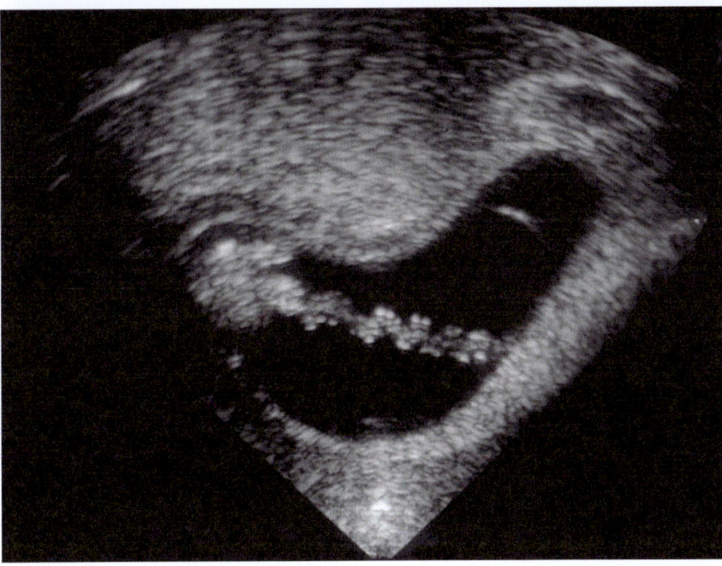

Abb. 3.6 B-Bild-Darstellung der Nabelschnur in der Frühschwangerschaft: links der embryonale Steiß

Stimmt die Schwangere nach Aufklärung einer Ersttrimesterscreeninguntersuchung (Sonographie plus biochemische Analyse der Risikofaktoren) zu, so ist diese gemäß den Vorgaben des Gendiagnostikgesetzes vorzunehmen, verbunden mit einer Beratung/Begleitung bezüglich möglicher Konsequenzen. Neben einem erhöhten Risiko für Aneuploidien sind Messwerte über 3 mm mit Herzvitien, syndromalen Störungen, Skelettdysplasien oder Zwillingskomplikationen vergesellschaftet. Als Bilddokumente sollten alle Informationen zur ersten Biometrie sowie bei Mehrlingsanlagen zu den Chorionizitätsverhältnissen und alle weiteren sonographisch auffälligen Befunde niedergelegt werden (► Abschn. 2.1 und ► Abschn. 3.2).

Nicht invasive Pränataltests (NIPT, »non-invasive prenatal testing«) als Option der nicht eingreifenden Testung auf Chromosomenveränderungen an zellfreier fetaler DNA aus der mütterlichen Zirkulation sind aktuell nicht als Screeningoption im Low-risk-Kollektiv vorgesehen (► Abschn. 3.3).

3.1.5 Gestörte Frühschwangerschaft

Windei

In 5 % der intrauterinen Schwangerschaften entwickelt sich keine Embryonalstruktur. Ursächlich liegt in einem hohen Anteil (40–70 %) eine Chromosomenaberration zugrunde. Die Diagnose ist erst nach seriellen Untersuchungen mit zunächst unauffällig aussehender, im Verlauf allerdings leer bleibender und im Wachstum verlangsamter Chorionhöhle mit ausreichendem Zeitintervall zu stellen. Ab einem Chorionhöhlendurchmesser von 20–25 mm ist die Diagnose »leere Fruchthöhle« als gesichert anzusehen. Klinisch meist asymptomatisch (25 % Blutung), weist bei der Patientin nur der Schwund subjektiver Schwangerschaftszeichen auf diese Form der Störung der Schwangerschaftsentwicklung hin. Die Diagnose wird sonographisch gestellt, indem trotz adäquat großer Fruchthöhle weder ein Embryo noch ein Dottersack dargestellt werden können.

Abortus

Nur Zweidrittel aller intrauterinen Fruchtanlagen haben jenseits der 12. SSW als vitale Schwangerschaften Bestand. 85 % aller sonographisch darstellbaren Schwangerschaften entwickeln sich ungestört weiter.

Bei Verdacht auf eine gestörte Schwangerschaft (Schmerzen, Blutung, Nachlassen der subjektiven Schwangerschaftszeichen) liefert die transvaginale Sonographie die entscheidenden Befunde: Der sonographische Nachweis einer intrauterinen Fruchthöhle mit Embryonalstruktur ohne Herzaktionen (Nachweisbarkeitsgrenze: SSL 2 mm) und ohne klinische Symptomatik (Blutung) gilt als verhaltene Fehlgeburt (»missed abortion«). Bei gleichzeitig bestehender vaginaler Blutung und Schmerzen handelt es sich um einen Abortus imminens (evtl. retroamniales Hämatom) bzw. incipiens (Ultraschallbefund: Fruchthöhle, Dottersack, Embryo mit positiver Herzaktion). Größenvergleiche zwischen Embryo, Dottersack und Fruchthöhle sind sich zur Differenzierung hilfreich. Bei Blutung und nicht mehr nachweisbarer intrauteriner Fruchtanlage ist als Abortus completus (Sonographie: keine Fruchtanteile im Cavum uteri nachweisbar) von einem Abortus incompletus (keine intakte Fruchthöhle, ggf. Hämatometra, Dezidua, trophoblastäres Material – echoarmes, inhomogenes Echomuster im Cavum uteri) sonographisch nicht in allen Fällen sicher zu unterscheiden. Häufig ist eine Kürettage in jedem dieser Fälle erforderlich.

Blutung

Eine vaginale Blutung in der Frühschwangerschaft kommt in 25 % der Fälle vor. In 44–67 % geht diese mit einer intakten Schwangerschaft einher. Bei 33–52 % ist die Hämorrhagie dagegen das führende Zeichen eines Aborts oder einer Windeianlage und nur in gut 1 % der Fälle Zeichen einer extrauterinen Fruchtanlage. Bei ca. 50 % der Patientinnen mit Blutung in der Frühschwangerschaft bleibt eine vitale intrauterine Schwangerschaft weiter bestehen. Entwickelt sich ein retrochoriales Hämatom (sonographisch zunächst echoleer, im Verlauf zunehmend inhomogene echoarme/echoreiche Binnenechostruktur, irreguläre Begrenzung), ist mit einem erhöhten Risiko von Schwangerschaftskomplikationen (Abort, vorzeitiger Blasensprung, Frühgeburtlichkeit) zu rechnen.

Gestationsbedingte Trophoblasterkrankungen (GTE)

Diese pathologischen Chorionanlagen mit oder ohne darstellbare Embryonalanlage (u. a. Blasenmole, Partialmole, invasive Mole, Chorionkarzinom) sind in ► Abschn. 9.5 dargestellt.

3.2 Ersttrimesterscreening, NT-Messung

Susanne Müller-Egloff

Das erweiterte Ersttrimesterscreenings mit NT-Messung kann als Erweiterung des ersten Screenings nach Mutterschaftsrichtlinien betrachtet werden, es ist damit aber nicht gleichzusetzen und gilt als individuelle Gesundheitsleistung (Igel). Beim ersten Screening stehen die Vitalitäts-, somatische Entwicklungs- und eine orientierende Fehlbildungskontrolle der Schwangerschaft im Vordergrund. Das erweiterte Ersttrimesterscreening hingegen entspricht dem Goldstandard der frühen Fehlbildungsdiagnostik inklusive Risikoabschätzung für fetale Trisomien und maternale Präeklampsie.
Dieses Detailscreening fundiert auf Arbeiten aus dem Jahr 1985 von Benacerraf, die erstmalig bei Feten zwischen der 15. und 20. SSW eine fetale Nackentransparenz (»nuchal translucency« [NT]) als Trisomiemarker beschrieben. Nicolaides gelang 1992 der Nachweis derselben Assoziation bei Feten im 1. Trimenon (11.–14. SSW). Die bis dahin bekannte Triple-Test-Serumdiagnostik wurde überarbeitet, um sonographische Marker erweitert, und das »NT-Screening« wurde geboren. Seither hat sich eine »frühe Fehlbildungsdiagnostik« zwischen der 11. und 14. SSW etabliert, die als erweitertes Ersttrimesterscreening neben einem frühen Organscreening auch ein Präeklampsiescreening beinhalten kann. Zertifizierte Zentren bieten nach dem Modell der Fetal Medicin Foundation (FMF) London bzw. Deutschland die individuelle Risikokalkulation unter Berücksichtigung des mütterlichen Alters und der familiären Belastung (»Hintergrundrisiko«) und der im Folgenden erklärten Sonographie- und Serologiemarker an.

3.2.1 Zielsetzung

Ziel dieses Screenings zwischen der 11. und 14. SSW ist neben der Risikoabschätzung für eine fetale Chromosomenabberation auch ein frühes Organscreening und ggf. ein Präeklampsiescreening. Sonographisch werden die kindlichen Extremitäten mit Händen und Füßen, die Organe Herz, Magenblase, Harnblase und Nieren sowie der Körperumriss (v. a. Bauchwand und Rücken zum Ausschluss von Bauchwanddefekten bzw. Spina bifida) beurteilt. Soll das Präeklampsierisiko berechnet werden, erfolgt die dopplersonographische

Messung des Pulsatility-Indexes der Aa. uterinae. Unter Hinzunahme von NT-Wert, maternalem Hintergrundrisiko, Serummarkern und ggf. der Blutdruckwerte werden (je nach Risikokalkulationssoftware und Zertifizierung des Untersuchenden) individuelle Risikoprofile erstellt, die der Indikation zur weiterführenden Diagnostik bzw. Therapie dienen.

3.2.2 Pathophysiologie der Nackentransparenz

Die NT beschreibt eine mehr oder weniger ausgeprägte dorsale subkutane Flüssigkeitsansammlung auf Höhe der fetalen HWS. Diese ist bis zu einem gewissen Ausmaß proportional zur Scheitel-Steiß-Länge physiologisch. Die Pathophysiologie einer vergrößerten NT bleibt unklar, sicher ist nur die Assoziation dieser sonomorphologischen Auffälligkeit mit verschiedenen Fehlbildungen. Bei einem Drittel der auffälligen Kinder finden sich Chromosomenstörungen (75 % Trisomie 21 oder 18), des Weiteren Herzvitien, Lungen- oder Skelettdysplasien, kongenitale Infektionen und metabolische oder hämodynamische Störungen. 75 % der Feten mit Nackenhygrom (massives Nackenödem, u. U. gekammert) weisen Chromosomenstörungen auf (95 % Monosomie X0). Aus der Klinik dieser Erkrankungen wird versucht, Rückschlüsse auf die Pathophysiologie der NT zu ziehen, und es wird eine Störung der fetalen Hämodynamik und/oder eine Veränderung der Bindegewebetextur diskutiert.

3.2.3 Methodik der NT-Messungen zur Risikoabschätzung für Chromosomenaberrationen

Sowohl die FMF London (www.fetalmedicine.org – »certificates of competence«) als auch die FMF Deutschland (www.fmf-deutschland.info – »Veranstaltungen«) und das unabhängige Portal www.firsttrimester.net bieten zum Teil kostenpflichtige Zertifizierungen bzw. Lehrgänge an, deren erfolgreicher Abschluss Zugang zu digitalen Berechnungsalgorithmen ermöglicht, anhand derer für jede Patientin individuelle Risikoprofile erstellt werden können. Zusatzqualifikationen zur fetalen Nasenbeinmessung, Trikuspidalklappenflussmessung und Ductus-venosus-Flussmessung können bei der FMF London online erlangt werden. Die Zusatzparameter kommen speziell zur weiteren Abklärung »grenzwertiger« Risikokalkulationen zum Einsatz und verlieren in der alltägliche Praxis (Level DEGUM I) durch die alternativ verfügbaren NIPT-Verfahren an Relevanz.

Sonographische Nackentransparenzmessung

Eine zuverlässige NT-Messung ist erst ab einer Scheitel-Steiß-Länge von 45 mm (bis max. 84 mm) möglich. Es wird eine Profileinstellung in maximaler Vergrößerung und mit minimalem Gain eingestellt, der Fetus muss Zweidrittel der Bildfläche einnehmen, und das Bild sollte nur den Kopf in neutraler Stellung und das obere Drittel des fetalen Brustkorbs zeigen. Dies gelingt, je nach Gestationsalter und Lage, evtl. nur im vaginalen Untersuchungsansatz.

Die standardisierte Messung erfolgt durch genaue, senkrechte Platzierung der Messpunkte an der maximal möglich größten Strecke und an den jeweils innenseitigen Grenzen des Übergangs zur echoarmen Transparenz (»on to on«, sodass die horizontalen Balken der Messkreuze mit den weißen

Begrenzungslinien der NT verschmelzen). Fehlmessungen kommen in 5–10 % vor, wenn die zu diesem Gestationsalter noch physiologisch vom Chorion abgehobene Amnionmembran oder eine dorsal des Embryos liegende Nabelschnur mit der NT verwechselt wird (▫ Abb. 3.7, ▫ Abb. 3.8, ▫ Abb. 3.9, ▫ Abb. 3.10, ▫ Abb. 3.11 u. ▫ Abb. 3.12).
Da die Normwerte in Abhängigkeit von der fetalen Größe stehen, ist die Angabe eines universellen Grenzwerts schwierig. Ein um das 2- bis 2,5-Fache vom MOM (»multiple of median«) abweichender Wert gilt als pathologisch. So liegt die 50. Perzentile bei einer SSL von 45 mm bei 1,2 mm, die 95. Perzentile bei 2,1 mm. Bei einer SSL von 84 mm beträgt die 50. Perzentile hingegen 1,9 mm und die 95. Perzentile 2,7 mm. Allgemein liegt ein Messwert von 3 mm, unabhängig von der SSL, immer oberhalb der 95. und ab 3,5 mm stets oberhalb der 99. Perzentile.

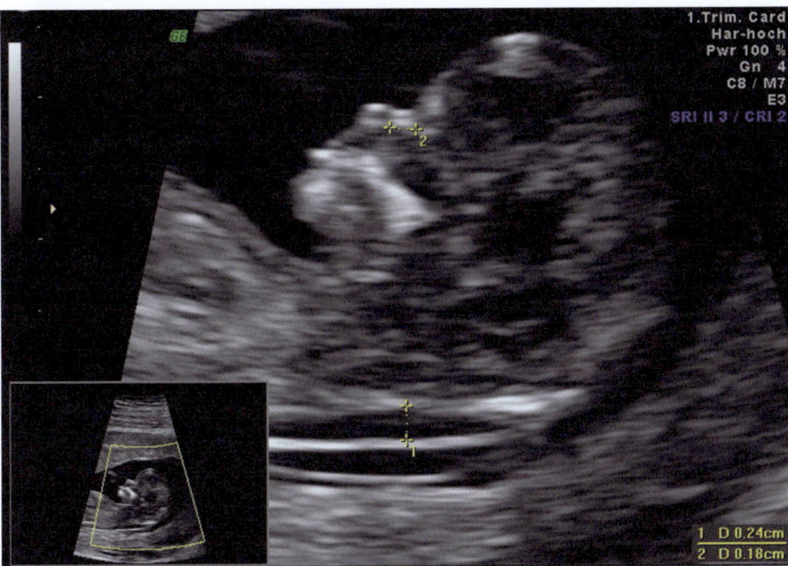

▫ **Abb. 3.7** Ersttrimesterscreening (12+2 SSW): kindliches Profil und Oberkörper unauffällig. Normwertige Nasenbein- (1,8 mm) und Nackentransparenzmessung (2,4 mm) als echoreiche Doppelkontur im fetalen Nackenbereich

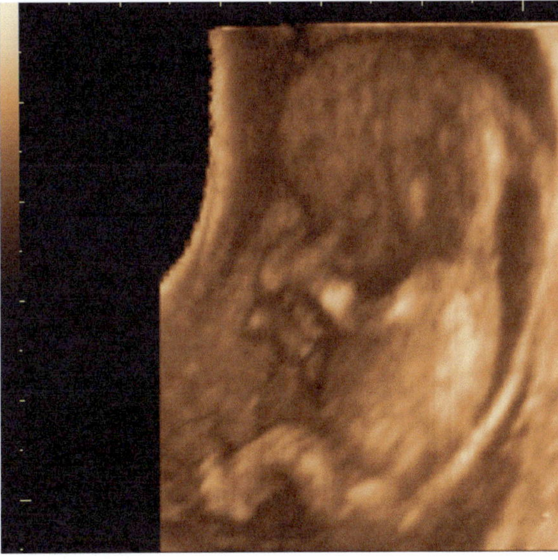

▫ **Abb. 3.8** Dreidimensionale Darstellung eines Embryos mit pathologisch vergrößerter Nackentransparenz: Die Scheitel-Steiß-Länge des Kindes wie auch die echoleere Verdickung der NT im Nacken und Rückenbereich werden gleichzeitig darstellbar

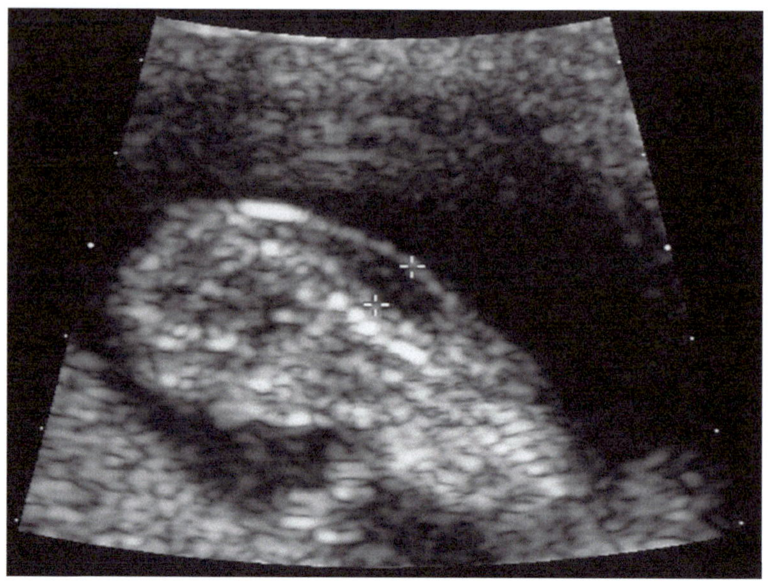

Abb. 3.9 Misslungener Sagittalschnitt eines Embryos (Pitfall: inkorrekte Messebene): Die schräg angeschnittene echoleere, scheinbar pathologisch vergrößerte Nackentransparenz vermittelt irrtümlich den Eindruck eines pathologischen Befunds (keine median-sagittale Darstellung des embryonalen Profils)

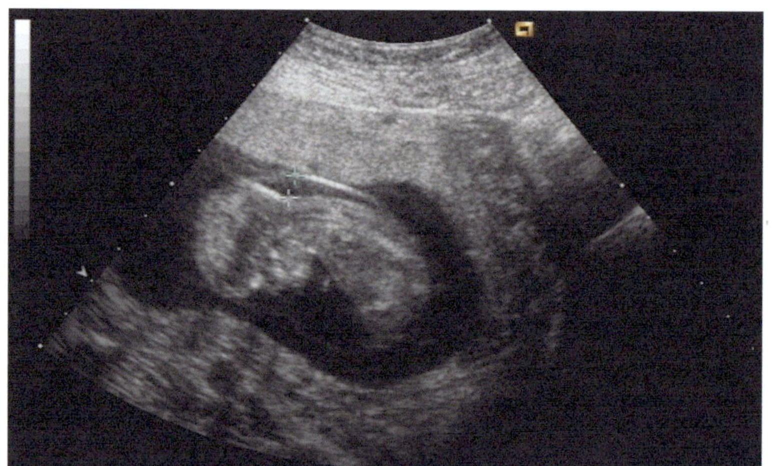

Abb. 3.10 Pathologisch vergrößerte Nackentransparenz: echoleere Verdickung der NT (5,3 mm) in median-sagittaler Darstellung

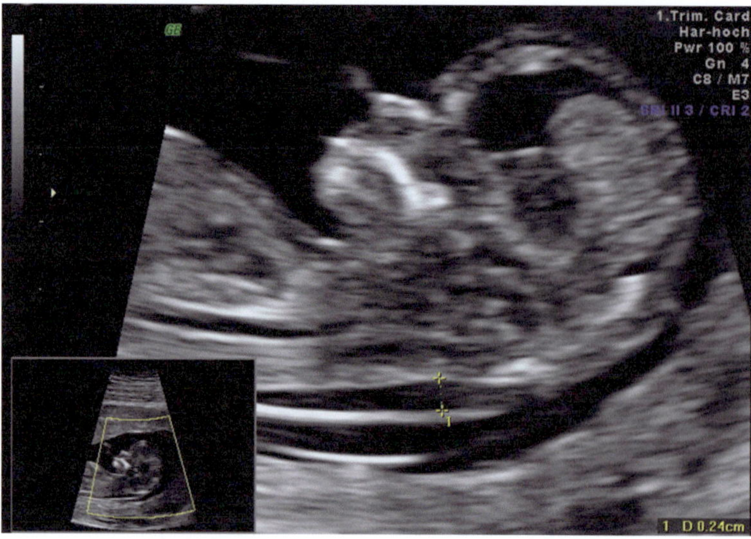

Abb. 3.11 Bestimmungsparameter zur korrekten Nackentransparenzmessung: Mediansagittalschnitt, bildfüllende Vergrößerung, Fokusadaptation in der Messregion, sichere Abgrenzung von einer ggf. benachbarten Amnionmembran, korrekte Messpunktpositionierung

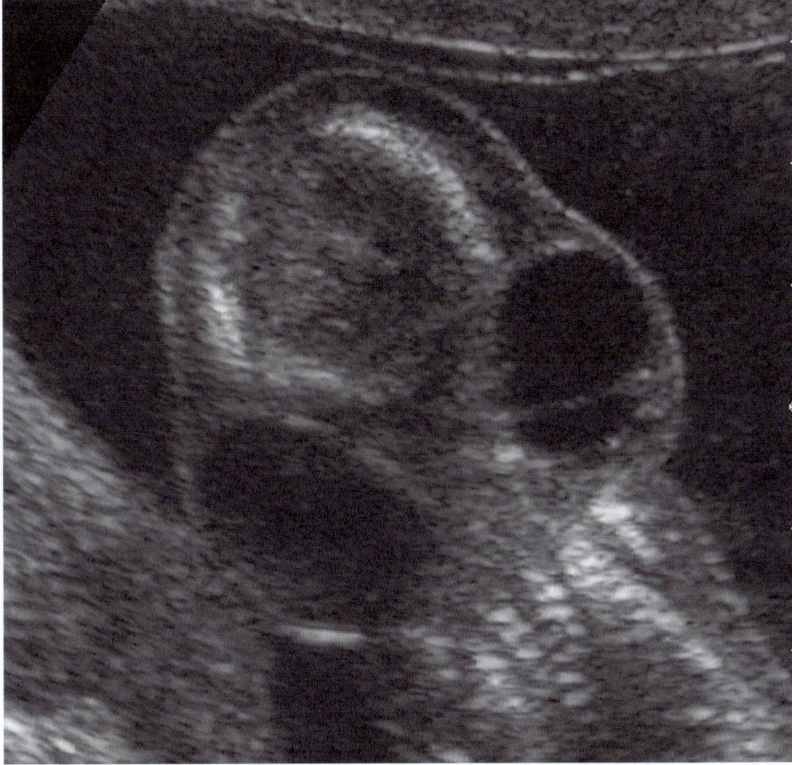

Abb. 3.12 Gekammertes Nackenhygrom in der 14. SSW: Frontalschnitt

Sonographische Nasenbeinmessung

Vergrößerung und fetale Haltung entsprechen denen bei NT-Messung. Das fetale Profil muss in der mittleren Sagittalebene eingestellt werden, der Schallkopf wird parallel in Richtung des Nasenbeinknochens gehalten. Durch seitliche Schwenkbewegungen wird überprüft, ob die Haut (echoärmer) separat vom Nasenbeinknochen (echodichter) dargestellt werden kann. Idealerweise kommen 2 parallel verlaufende Linien – endsprechend dem Gleichheitszeichen – proximal der fetalen Stirn zur Darstellung. Dabei stellt die obere Linie die fetale Haut, die untere das Nasenbein dar. Eine dritte Linie – in Fortsetzung der oberen Linie – entspricht der Nasenspitze.

3.2.4 Serummarker

Die freie β-Gruppe des humanen Choriongonadotropins (freies β-HCG) steigt üblicherweise im Verlauf der Frühschwangerschaft steil an, fällt im 2. Trimenon steil ab und erreicht danach ein stabiles Plateau bis zur Geburt. Eine Erhöhung des β-HCG-Werts (>2 Standardabweichungen entsprechend der gestationsaltersabhängigen Norm) wird signifikant häufiger bei Schwangerschaften mit Trisomie-21-Feten beobachtet. Weniger geläufig ist das plazentare Glykoprotein PAPP-A (»pregnancy associated placental protein A«), das im Verlauf der Schwangerschaft kontinuierlich ansteigt. Hier wird ein um 2 Standardabweichungen erhöhter Wert häufiger bei Trisomie 21, eine um 2 Standardabweichungen erniedrigter Wert bei Trisomie 13/18 beobachtet. Erniedrigte PAPP-A-Werte sind zudem mit einem erhöhten Präeklampsierisiko assoziiert.

Der in den Trophoblasten produzierte »placental growth factor« (PlGF) ist ein Schlüsselmolekül der Angio- und Vaskulogenese während der Embryogenese. Signifikant erniedrigte Werte finden sich bei Patientinnen mit erhöhtem Präeklampsierisiko und erhöhtem Risiko für IUGR (weitere Ausführungen zum Präeklampsiescreening ► Abschn. 7.1).

3.2.5 Vorhersagewerte

Die Vorhersagekraft des maternalen Hintergrundrisikos (Anamnese, Alter) alleine als Prädiktor einer fetalen Chromosomenstörung liegt bei 30 %. Die β-HCG- und PAPP-A-Bestimmung erhöhen diesen Vorhersagewert auf 60 %. Die NT-Messung als Zusatzkriterium zum maternalen Hintergrundrisiko erreicht eine Vorhersagekraft von 80 %. Für die Kombination aller Parameter im Logarithmus der FMF London mit einem Cut-off-Wert von 1:300 für die Empfehlung zur invasiven Diagnostik wird schließlich ein Vorhersagewert um 90 % angegeben.

3.2.6 Weiterführende Diagnostik

Die Abklärung grenzwertiger bzw. auffälliger Befunde kann je nach Schwangerschaftsalter und Wunsch der Patientin über NIPT, Chorionzottenbiopsie oder Amniozentese erfolgen. Wird der Grenzwert zur Empfehlung weiterführender Diagnostik von 1:300 auf 1:1000 (Kagan, Eiben u. Kozlowski, Tübingen) bzw. 1:3000 (Nicolaides, FMF London) angehoben und dann statt invasiver Diagnostik ein Verfahren der NIPT angewandt (im Studiensetup der Harmony-Test der Fa. Ariosa), kann eine Detektionsrate um 97 % bei FPR (Falschpositivrate) 1 % (Kagan) bzw. 98 % bei FPR 0,06 % (Nicolaides) erreicht werden. Ein auffälliges NIPT-Ergebnis muss weiterhin durch ein invasives Verfahren bestätigt werden.

Bei deutlich erhöhtem Risiko (Nachweis einer Fehlbildung, NT >3,5 mm oder adjustiertes Risiko 1:10) stellen die invasiven Verfahren weiterhin den diagnostischen Goldstandard dar, zumal sich hier ein genaueres genetisches Profil erstellen lässt (ganzes Karyogramm, ggf. auch CHIP-Array). Sollte die Karyotypisierung einen unauffälligen chromosomalen Befund des Kindes ergeben, besteht ab einer NT >3,5 mm weiterhin ein erhöhtes Risiko für ein fetales Herzvitium bzw. andere syndromale Erkrankungen. Genetisch kann bei Herzvitien eine Mikrodeletion auf Chromosom 22 vorliegen. In diesen Fällen empfiehlt sich ein differenziertes Fehlbildungsscreening unter besonderer Berücksichtigung einer detaillierten fetalen Echokardiographie (19.–22. SSW, ggf. früher).

3.2.7 NIPT statt ETS?

Das Potenzial der NIPT-Methodik ist noch lange nicht ausgeschöpft – dennoch ist nicht abzusehen, dass die Methode in greifbarer Zukunft die sonographische Diagnostik als Instrument zur morphologischen Beurteilung des Fetus und zur Einschätzung maternaler Risiken ersetzen kann. Die Patientenversorgung wird langfristig vor allem durch die Reduktion invasiver Eingriffe (und aller damit einhergehender Risiken bis hin zum Schwangerschaftsverlust) zur Abklärung genetische Veränderungen optimiert.

Es steht noch zur Diskussion, wann die Indikation zur NIPT am sinnvollsten zu stellen ist. So kommt die Diagnostik als Primärverfahren zum Screening auf Chromosomenaberrationen infrage, mit danach folgendem ETS (Ersttrimesterscreening) zur morphologischen Beurteilung und maternalen Schwangerschaftsrisikokalkulation. Dabei bleibt aber zu berücksichtigen, dass die Testverfahren im Risikokollektiv validiert wurden. Erste aktuelle Studien weisen allerdings darauf hin, dass die Daten auch auf das Low-risk-Kollektiv zu übertragen sind.

Alternativ kommt NIPT als additives Verfahren zur Abklärung unklarer Risikokonstellationen nach ETS infrage. Hierzu empfiehlt die DEGUM (abgeglichen mit den österreichischen und schweizer Fachgesellschaften, aktuelle Empfehlung Ende 2015) den Cut-off von 1:1000 nach FMF London bzw. 1:500 nach FMF Deutschland. Beide Alternativen sollten mit der Patientin auf Wunsch besprochen und nach ausführlicher Beratung und Dokumentation individuell entscheiden werden.

3.3 Nicht invasive molekulargenetische Pränataldiagnostik (NIPT)

Susanne Müller-Egloff

Seit Ende 2012 kann dem Wunsch vieler Patientinnen, ohne invasiven Eingriff die häufigsten Chromosomenstörungen über eine mütterliche Blutentnahme möglichst auszuschließen, auch in Deutschland nachgegangen werden. Zur Auswahl stehen aktuell 4 Testverfahren, die alle im Risikokollektiv eine exzellente prädiktive Aussagekraft speziell für Trisomie 21 nachweisen können. Etwas weniger treffsicher nach Studienlage ist die Detektion von Trisomie 13, 18 und Aneuploidien der Geschlechtschromosomen. Dadurch zeigt sich, dass NIPT (»non-invasive prenatal testing« oder »cfDNA testing«) das Spektrum pränataldiagnostischer Möglichkeiten erweitert, etablierte Methoden aber nicht ersetzt.

3.3.1 Geschichte und Methodik des NIPT

Schon in den 1990er-Jahren konnte erstmals im mütterlichen Plasma stark fragmentierte nicht mütterliche DNA nachgewiesen werden. Obwohl diese Fragmente plazentaren Ursprungs sind, wurde der Begriff »cell-free fetal DNA« (cfDNA) eingeführt. Diese DNA entspricht ca. 4–15 % der gesamten zellfreien DNA des maternalen Plasmas. »Next generation sequencing« in Hochdurchsatzsequenziergeräten amplifiziert und sequenziert diese freie DNA und ermöglicht dadurch eine zeitnahe Diagnostik. Die Analyse spezifischer genomischer Merkmale, wie z. B. Trisomie 21, wird nach 2 Ansatzmethoden vorgenommen:

»Massively« oder »targeted parallel sequencing«

DNA-Fragmente werden den einzelnen Chromosomen zugeordnet – entweder alle Fragmente (»massively«, PraenaTest, Prenatalis) oder nur einzelne Fragmente der Chromosomen, die von Interesse sind, z. B. Chromosom 13, 18, 21, X und Y (»targeted«, Harmony). Die gemessenen Werte werden in entsprechenden Algorithmen bearbeitet und mit einem Referenzgenom abgeglichen. Dieses wird entweder aus einer öffentlichen Datenbank aus Proben von Gesunden (PraenaTest) oder dem der Chromosomen 1–12 derselben Probe (Harmony) ermittelt.

Beurteilung des »single nucleotide polymorphism« (SNP)

Hierbei wird nicht die gesamte cfDNA, sondern es werden nur gezielte SNP der Chromosomen, die von Interesse sind, amplifiziert und ausgewertet. Als Referenz zum Vergleich wird die mütterliche DNA verwendet. Aus den Leukozyten der Blutprobe kann die rein mütterliche DNA isoliert und deren SNP-Muster analysiert werden. Dieses wird dann dem Analysemuster der gesamten cfDNA (maternal und plazentar) aus dem Plasma gegenübergestellt; proportional überzählige SNP deuten auf eine entsprechende plazentare/fetale Aneuploidie hin (Panoramatest).

3.3.2 Indikationsstellung: Stellungnahmen der DGGG und DEGUM

DGGG und DEGUM heben die exzellenten Detektionsraten für fetale Trisomie 21 von über 99 % und die niedrigen Falsch-positiv-Raten im Risikokollektiv hervor. Neuere Daten bestätigen diese Aussagekraft auch im Normalkollektiv. Die Detektionsraten für fetale Trisomien 13 und 18 liegen niedriger, zur Beurteilung der Geschlechtschromosomen werden die Methoden nach aktuell verfügbaren Daten (geringe Fallzahlen) sogar nur mit Einschränkung empfohlen. Alle in Deutschland zugängigen Analysemethoden werden als gleichwertig betrachtet und sind prinzipiell nur als Screeningverfahren einzusetzen, d. h. auffällige Ergebnisse müssen weiterhin durch invasive Diagnostik abgeklärt werden. Die DGGG betont zudem die Rate nicht chromosomal bedingter angeborener Erkrankungen, die 10-mal höher liegt als die Rate chromosomal bedingter Störungen, und deren Detektion auch in Zukunft nur sonographisch möglich bleibt. Zum Einsatz der Methoden in Kombination mit dem erweiterten sonographischen Ersttrimesterscreening empfiehlt die DEGUM als Cut-off-Wert ein adjustiertes Risiko von 1:1000 (FMF London) bzw. 1:500 (FMF Deutschland, ► Abschn. 3.2).

3.3.3 Patientinnenaufklärung

Die Patientin muss vor der Untersuchung nach Gendiagnostikgesetz von einem qualifizierten Arzt aufgeklärt werden (► Kap. 2). Bei der Aufklärung sollten die von der DGGG/DEGUM fixierten Gesichtspunkte diskutiert sowie einige relevante Fehlerquellen der Methode berücksichtigt werden: Strukturelle Chromosomenveränderungen (Ausnahmen), Mosaike, Trisomien anderer Chromosomen und Einzelgenveränderungen können mit den nicht invasiven Pränataltests nicht erkannt werden. Fetale oder maternale Mosaike, nicht bekannte maternale gonosomale Aneuploidien und nicht erkannte Vanishing-twin-Konstellationen können die Ergebnisse aller Tests verfälschen. Für Zwillingsschwangerschaften werden zwar inzwischen einzelne Tests angeboten, die Sensitivität ist jedoch geringer als bei Einlingsschwangerschaften.

3.3.4 Überblick über die aktuell in Deutschland verfügbaren Testverfahren

Alle Anbieter geben mit Verweis auf Studien im Risikokollektiv für die Detektion der Trisomie 21 eine Sensitivität von 99 % und eine Spezifität von über

Tab. 3.1 In Deutschland verfügbaren Testverfahren

	PraenaTest (LifeCodexx)	Harmony (Ariosa USA/Cenata Tübingen, Labor Enders)	Panorama (Natera USA über Labor Amedes)	Prenatalis (IlluminaVerify Verfahren, MVZ Martinsried)
Methode	»Whole genome sequencing«	»Targeted genome sequencing«	SNP	»Whole genome sequencing«
Ort der Analyse	Deutschland	USA oder Deutschland	USA	Deutschland
Nachweis Trisomie 21/13/18	+	+	+	+
Nachweis Geschlecht	+ Zusatzleistung	+ Zusatzleistung	+	+ Zusatzleistung
Nachweis Monosomie X	+ Zusatzleistung	+ Zusatzleistung	+	+ Zusatzleistung
Nachweis Triploidie	+ Zusatzleistung	+ Zusatzleistung	+	+ Zusatzleistung
Nachweis Mikrodeletionen (22q11.2, 1p36)	–	–	+ Zusatzleistung	–
Preisspanne (Stand Ende 2015)	440–660 €	399–449 €	399–479 €	428–645 €
Bearbeitungsdauer (Werktage	8–10, Express 4–6	8–10	10	8–10, Express 5

99 % an, für Trisomie 18 eine Sensitivität von 96–97 % bei einer Spezifität von über 99 %. Für Trisomie 13 und Monosomie X liegen insgesamt noch sehr geringe Fallzahlen vor, hier liegt die Sensitivität zwischen 80 und 99 % bei einer Spezifität von über 99 % bzw. bei 92–97 % bei Spezifität von über 99 % (Tab. 3.1).

2. und 3. Trimenon

Alexander Strauss

A. Strauss, *Ultraschallpraxis in Geburtshilfe und Gynäkologie*,
DOI 10.1007/978-3-662-49493-6_4, © Springer-Verlag Berlin Heidelberg 2017

4.1 Geburtshilfliche Ultraschalldiagnostik im 2. und 3. Trimenon

Ultraschalluntersuchungen in der Schwangerschaft dienen entsprechend den Vorgaben der Mutterschaftsrichtlinien dem Ziel der genauen Bestimmung des Gestationsalters, der frühzeitigen Erkennung von Mehrlingsschwangerschaften, der Suche nach auffälligen körperlichen Merkmalen sowie der Kontrolle der somatischen Entwicklung des Embryos/Fetus. Jede dieser Ultraschalluntersuchungen muss eine adäquat dokumentierte Aufklärung der Patientin über Möglichkeiten und Ziele der jeweiligen Untersuchung vorausgehen (»informed consent«). Die Patientin ist bei eingeschränkten Untersuchungsbedingungen außerdem während (nach) der Untersuchung über sonographisch nicht oder nur bedingt zu beurteilende Strukturen zu informieren. Abschließend hat parallel zur verbalen Vermittlung des Untersuchungsergebnisses die schriftliche und bildliche Dokumentation der erhobenen Befunde zu erfolgen.

4.1.1 2. Trimenon

Die Mitte des 2. Schwangerschaftsdrittels bietet sich zur Ultraschalldarstellung des Fetus (detaillierte biometrische und morphologische Beurteilung der fetalen Entwicklung und der Vitalität) als ein besonders geeignetes Zeitfenster (19.–24. SSW) an. Ein im Schwangerschaftsverlauf einmalig günstiges Größe-/Übersichtlichkeitsverhältnis prädestiniert gerade dieses Gestationsalter zur fetalen Detailbeurteilung (Fehlbildungsausschluss). Im Speziellen sind sonographische Hinweiszeichen auf potenzielle Entwicklungsstörungen bezogen auf die Fruchtwassermenge, die körperliche Entwicklung, den Körperumriss, fetale Organ- und Skelettstrukturen, die Herzaktionen, fetale Bewegungen und die Plazenta zu untersuchen (◘ Abb. 4.1, ◘ Abb. 4.2, ◘ Abb. 4.3, ◘ Abb. 4.4).

Die Untersuchungsergebnisse sind in Form eines schriftlichen Befunds und als Bilddokumente (biparietaler Kopfdurchmesser, frontookzipitaler Kopfdurchmesser oder Kopfumfang, Abdomenquerdurchmesser oder Abdomenumfang sowie Femurlänge, wesentliche Organbefunde und alle gefundenen Auffälligkeiten) niederzulegen, und erforderliche Folge-/Zusatzuntersuchungen sind zu veranlassen.

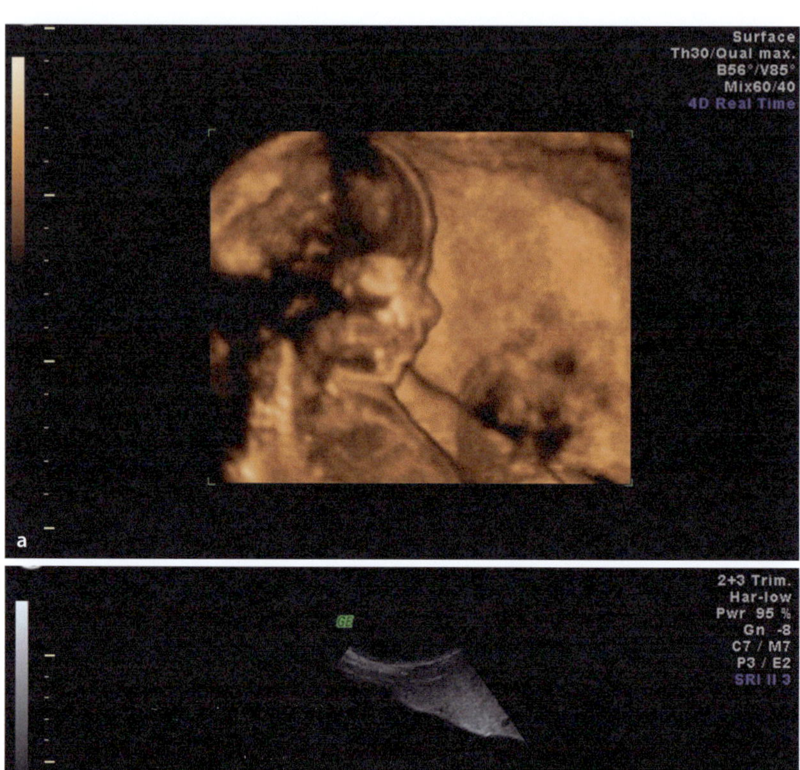

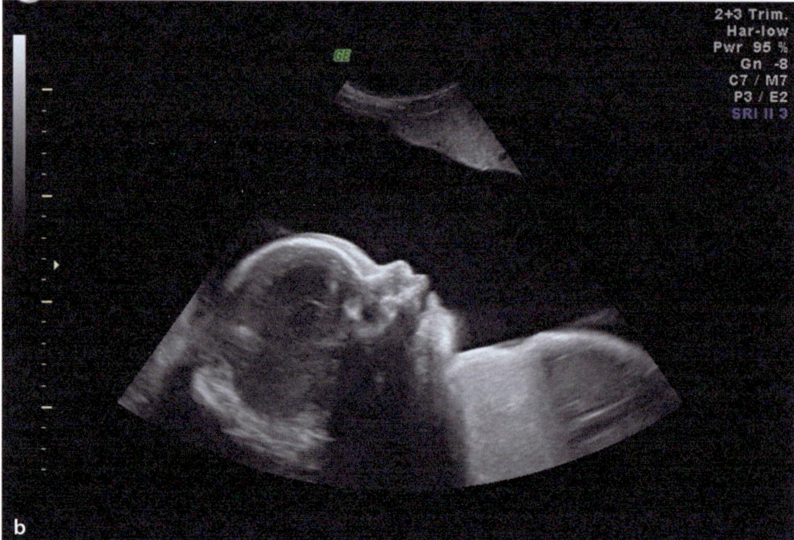

Abb. 4.1a,b Fetales Profil (3D-Sonographie). **a** 2. Trimenon (21. SSW): dreidimensionale Oberflächendarstellung des fetalen Kopfes und Profils, **b** 3. Trimenon (31. SSW): unauffällige Befunde bei Mediansagittalschnitt durch Stirn, Nasenwurzel, Nase, Lippen und Kinn

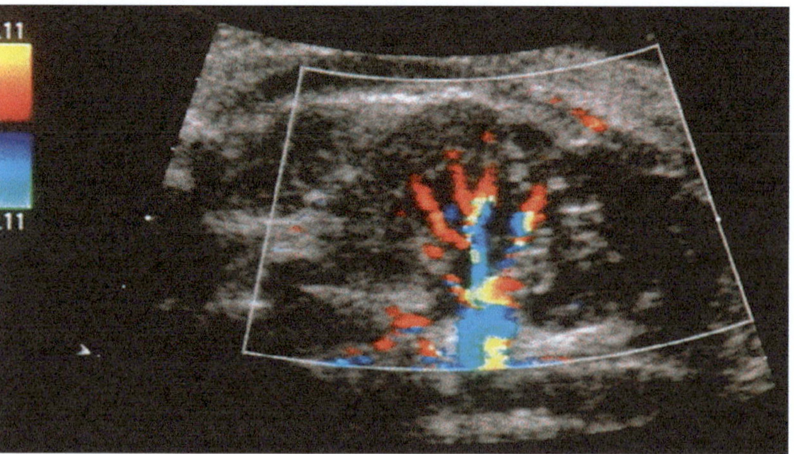

Abb. 4.2 Nierengefäße: farbdopplersonographische Darstellung des intrarenalen Verlaufs der Nierengefäßversorgung

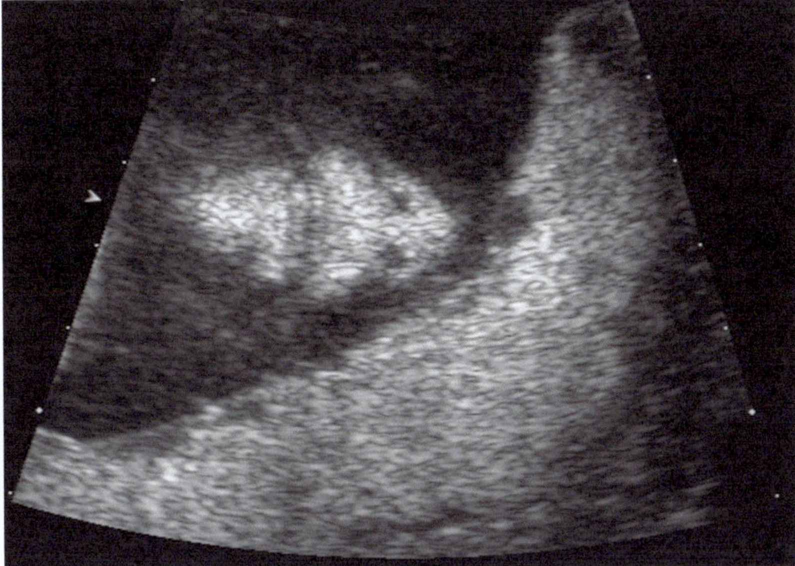

Abb. 4.3 Lippen und Nase: Frontalschnitt der unteren Gesichtspartie. Die Ober- und Unterlippe kommen im Bild ebenso wie die Nasenspitze mit beiden Nasenlöchern zur Abbildung. Kinn des Fetus links

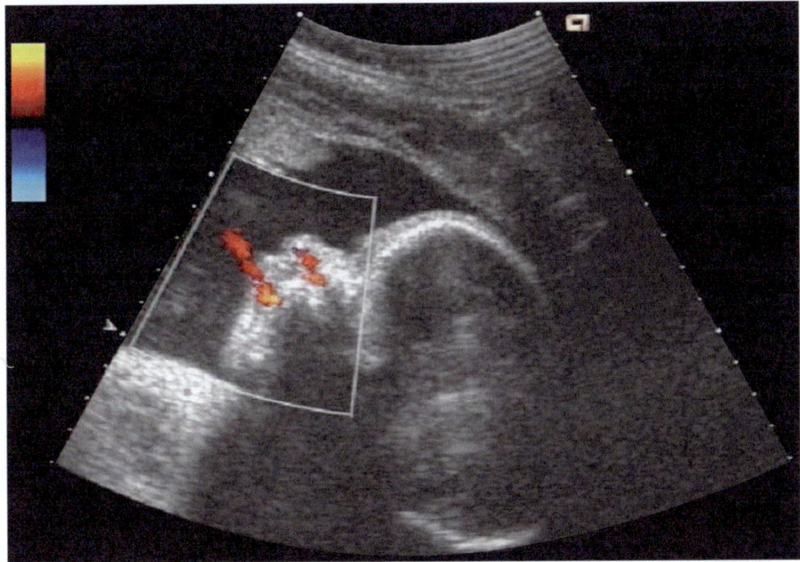

Abb. 4.4 Sonographische Funktionsdarstellung »fetaler Atembewegungen«: Durch Mund und Nasenlöcher wird Flüssigkeit aus dem Rachen und dem Bronchialsystem hinein und heraus bewegt. Der auswärtsgerichtete Flüssigkeitsstrom ist dabei farbdopplersonographisch Rot kodiert

Praktische Durchführung

Es empfiehlt sich, einen systematischen Untersuchungsgang aus Transversal- und Longitudinalschnitten einzuhalten:

- Initial sind im Überblick Kindslage, Anzahl und Proportion der Extremitäten, Plazenta und Fruchtwassermenge durch den vorwiegend transversal auf dem mütterlichen Abdomen verschobenen Schallkopf zu beurteilen.
- In der Folge können durch Schallkopfrotation im Longitudinalschnitt die fetale Körperoberfläche (Rücken, Wirbelsäule, Abdomen, Profil) und das Zwerchfell inspiziert werden.
- Nachdem sich der Untersucher so einen Überblick über die fetale Morphologie verschaffen konnte, empfiehlt sich zur biometrischen

Beurteilung der fetalen Entwicklung das Aufsuchen der transversalen Standardebenen zur Messung der kephalen und abdominalen Maße, gefolgt von der Bestimmung der Femurlänge.

- Bei der Kopfeinstellung werden Schädelkalotte und Gehirnstrukturen (v. a. Kleinhirn und Ventrikelsystem) sowie Kiefer und Lippen eingesehen.
- Bei den Thorax- und Abdomeneinstellungen werden Rippen, Vierherzkammerblick, ggf. mit Ausflusstrakten, Magenfüllung und -position, Nierenanlagen und Blasenfüllung beurteilt.
- Im Rahmen der Fruchtwasser- und Plazentabeurteilung ist auch die Anzahl der Nabelschnurgefäße zu untersuchen (B-Bild ± »color flow mapping« an einer freien Nabelschnurschlinge im Querschnitt oder farbdopplersonographisch perivesikal beidseits).
- Die Bestimmung der Länge der Cervix uteri (transvaginal oder transabdominal mit echoleerer Wasservorlaufstrecke – gefüllte mütterliche Harnblase) stellt eine optionale Zusatzdiagnostik (Risikofaktoren) dar.

4.1.2 3. Trimenon

Fokus der Ultraschalluntersuchungen im 3. Trimenon (besonders zwischen der 29. und 32. SSW) ist in erster Linie die Beurteilung des Wachstumsverlaufs; dies umso mehr, als sich nutritive Störungen der Plazentafunktion meist erst zum Ende des 2. bzw. zu Beginn des 3. Trimenons auch messtechnisch manifestieren. Daneben haben auch alle Hinweiszeichen auf fetale kongenitale Entwicklungsstörungen gemäß den Anforderungen des Zweittrimesterultraschalls weiterhin Bestand. Dabei ist besonderes Augenmerk auf sich spät entwickelnde Anomalien zu richten. Im Vergleich zu den Optionen der Fehlbildungsdiagnostik im 2. Trimenon ist aufgrund des fortgeschritteneren Gestationsalters bei zunehmend eingeengten intrauterinen Untersuchungsverhältnissen (Kindslage, relative Fruchtwassermengenverminderung, zunehmende Ossifikation der knöchernen Strukturen, Zuordnungserschwernis bei Mehrlingen) die Treffsicherheit reduziert. Die Extremitäten, die kaudale Wirbelsäule oder das Profil sind unter Umständen gar nicht mehr einzusehen.

Plazentainsuffizienz, maternale Erkrankungen, Antikörperkonstellationen und Infektionen oder fetale Erkrankungen mit später Manifestation können im 3. Trimenon (unerwartete) pathologische Befunde ergeben: Insbesondere ist auf Abweichungen vom perzentilengerechten Wachstum, eine pathologische Veränderung der Fruchtwassermenge und intraabdominale bzw. zerebrale Auffälligkeiten zu achten.

Alle biometrischen und pathologischen Befunde sind in Form eines schriftlichen Befunds und als Bilddokumente (biparietaler Kopfdurchmesser, frontookzipitaler Kopfdurchmesser oder Kopfumfang, Abdomenquerdurchmesser oder Abdomenumfang sowie Femurlänge) zu dokumentieren. Gegebenenfalls sind Folgeuntersuchungen (B-Bildsonographie, Dopplerultraschall und/oder Vorstellung im Zentrum) zu veranlassen.

Praktische Durchführung

Wenn die Kindslage und die Fruchtwassermenge es erlauben, ist ein zur Ultraschalluntersuchung im 2. Trimenon analoger systematischer Untersuchungsablauf einzuhalten (▶ Abschn. 4.1.1, »Praktische Durchführung«). Die Kindslage, Lage und Struktur der Plazenta und die Fruchtwassermenge werden beurteilt. Der Anspruch, alle 4 Extremitäten zu beurteilen, kann schwierig werden. Gleiches gilt für die Beurteilung der Körperoberfläche des Fetus. Entsprechend der Sonographie im 2. Trimenon ist die Serie von Transversalschnitten mit Aufsuchen der Standardebenen der fetalen Biometrie vorzunehmen. Bei der Kopfeinstellung werden wieder Schädelkalotte und Gehirnstrukturen (v. a. Ventrikelsystem) sowie nach Möglichkeit Kiefer und Lippen eingesehen. Bei den Thorax- und Abdomeneinstellungen wird neben den im 2. Screening beurteilten Organen auch auf Hydropszeichen geachtet. Daneben kann die Beurteilung der Extremitätenknochen zur differenzialdiagnostischen Unterscheidung von fetaler Mangelversorgung und Spätmanifestationen von Skelettdysplasien dienen. Häufigste pathologische Ultraschalldiagnose im 3. Trimenon ist die intrauterine Wachstumsrestriktion (Biometrie <10. Perzentile, betont an den abdominalen Maßen mit/ohne Anhydramnion/Oligohydramnion). In diesen Fällen ist zwingend eine spektraldopplersonographische Abklärung der fetoplazentaren Zirkulationseinheit geboten (▶ Abschn. 5.2. und 5.3).

4.2 Pränatalmedizinisches Mehrstufenkonzept

Die Ergebnisqualität pränatalmedizinischer Ultraschalluntersuchungen ist unter anderem von der Expertise der Untersucher und der Infrastruktur der diagnostischen Einheit (Gerätequalität) abhängig. Hierzu ist ein in sich durch indikationsgebundene Zuweisungspraxis verwobenes Mehrstufenkonzept etabliert:

- **Basisscreening**: Basisultraschalluntersuchungen im Low-risk-Segment (Stufe I)
- **erweitertes Screening**: differenzierte Fehlbildungsdiagnostik spezifischer Fragestellungen (Stufe II) und akademisch profilierte Ultraschalldiagnostik komplexer Pathologien (Stufe III)

4.2.1 Geburtshilfliche Ultraschallbasisdiagnostik im 2. Trimenon (19.–22. SSW)

Die Mehrzahl der Feten (80 %), welche bereits intrauterin mit kongenitalen Auffälligkeiten belastet sind, lassen sich keiner anamnestisch erkennbaren Risikogruppe zuordnen. Ihre Detektion ist daher nur durch breit angelegte Ultraschallscreeningprogramme (z. B. Mutterschaftsrichtlinien, Mehrstufenkonzept) zu erreichen. Eine frühzeitige pränatale Diagnose derartiger fetaler Erkrankungen, Entwicklungsstörungen und Fehlbildungen in der Stufe I kann in vielen Fällen zu einer Verminderung der perinatalen Mortalität und Morbidität führen. Die auffälligen Befunde sind gemäß dem Mehrstufenkonzept in Zusammenarbeit mit speziell ausgebildeten und qualifizierten Untersuchern der Stufe II/III weiter abzuklären bzw. zu betreuen.

4.2.2 Leistungsinhalte

Allgemein

- Vitalität (fetale Herzaktion)
- Mehrlinge:
  - Eihautverhältnisse (sofern zu diesem Zeitpunkt noch erkennbar bzw. nicht bereits im 1. Trimenon erfolgt)
  - Frühzeichen eines FFTS (fetofetales Transfusionssyndrom)
- Plazentalokalisation und -struktur
- Fruchtwassermenge (Oligo- und Polyhydramnion)
- fetale Bewegungen

Biometrie

- Kopf: biparietaler Kopfdurchmesser (BIP), frontookzipitaler Kopfdurchmesser (FOD) oder Kopfumfang (KU)
- Rumpf: Abdomenquerdurchmesser (AQ), Abdomensagittaldurchmesser (ASD) oder Abdomenumfang (AU)
- Extremitäten: Femur und Humerus
- Biometrieinterpretation:
  - Erkennen von Dysproportionen
  - Beseitigen von Terminunklarheiten, sofern nicht schon im 1. Trimenon erfolgt
  - Erkennen von Hinweiszeichen auf IUGR (»intrauterine growth restriction«) und fetale Makrosomie

Strukturauffälligkeiten (Hinweiszeichen)

- Kopf:
  - Abweichung von der ovoiden Kopfform (z. B. Brachyzephalie, »lemon sign«)
  - liquide intrakranielle Raumforderungen
  - Kleinhirn
- Hals: Konturauffälligkeiten (z. B. Hygroma colli)
- Thorax: intrathorakale zystische Strukturen
- Herz: Vierherzkammerblick, Position, Rhythmus, Herz-Thorax-Relation
- Abdomen:
  - Kontur der vorderen Bauchwand
  - Darstellung und Position des Magens
  - intraabdominale Flüssigkeitsansammlung
  - Harnblase
- Rücken: dorsale Kontur im Längsschnitt

Dokumentation

Die Ergebnisse der Ultraschalluntersuchung sind mit Indikation, Diagnose und Betreuungsempfehlung zu versehen und schriftlich niederzulegen. Die Bilddokumentation umfasst eine Abbildung von Planum frontooccipitale, Abdomenquerschnitt mit Magenblase, Femur oder Humerus und den Vierherzkammerblick. Daneben ist jede sonographische Auffälligkeit gesondert zu dokumentieren. Ebenso sind die Untersuchungsbedingungen zu vermerken.

4.2.3 Weiterführende differenzierte Pränataldiagnostik im 2. Trimenon (18+0 bis 21+6 SSW)

Die Zielsetzung der weiterführenden differenzierten Ultraschalluntersuchung (Fein- oder Organdiagnostik der Stufe II/III) in der pränatalen Diagnostik im Zeitraum von 18+0 bis 21+6 SSW ist der sonoanatomische Nachweis sonographisch erkennbarer Auffälligkeiten, die auf eine fetale Erkrankung oder Entwicklungsstörung hinweisen, oder andererseits ihr Ausschluss (v.a. bei anamnestischer Belastung) und somit die Angstreduktion der werdenden Eltern. Für den Fall der Erfordernis weiterführender Diagnostik (invasive Pränataldiagnostik) ist diese anzubieten. Bei pränatalen Therapieoptionen profitieren die betroffenen Kinder von gezielten interdisziplinären Betreuungskonzepten. Obwohl die Erwartungshaltung der werdenden Eltern an die pränatale Diagnostik in den letzten Jahren deutlich gestiegen ist, können selbst unter optimalen Voraussetzungen nicht alle Fehlbildungen, insgesamt ca. 50 %, sonographisch erkannt werden. Dies liegt mitunter auch am späten Manifestationszeitpunkt.

Indikationen

- Auffällige Befunde im Rahmen der 1. und 2. Screeninguntersuchung (laut Mutterschaftsvorsorge)
- Differenzierung und Prognoseeinschätzung fetaler Anomalien, Indikationsstellung zur invasiven Diagnostik, sofern erforderlich
- gezielter Ausschluss bzw. Nachweis einer fetalen Anomalie oder Entwicklungsstörung bei anamnestischem maternalem oder fetalem Risiko
- psychische Belastung (Fehlbildungsangst der Patientin)

Allgemeine sonographische Untersuchungsziele

- Einlings- (Vitalität, fetale Bewegungen) oder Mehrlingsschwangerschaft (Chorionizität, soweit noch nicht festgelegt)
- Fruchtwassermenge: qualitativ, quantitativ
- Plazenta: Sitz, Struktur, Dicke
- Nabelschnur: Gefäßzahl und plazentare Insertion
- Zervixlänge (optional)

Biometrie

- Kopf: biparietaler Kopfdurchmesser (BIP), frontookzipitaler Kopfdurchmesser (FOD), Kopfumfang (KU), Hirnseitenventrikel, (Hinterhorn), Zerebellumtransversaldurchmesser (CTD)
- Rumpf: Abdomenquerdurchmesser (AQ), Abdomensagittaldurchmesser (ASD), Abdomenumfang (AU)
- Extremitäten: Länge von Femur (FL) und Tibia oder Fibula, Humerus (HL) und Radius oder Ulna

Sonoanatomie

▪ Abb. 4.5, ▪ Abb. 4.6, ▪ Abb. 4.7, ▪ Abb. 4.8, ▪ Abb. 4.9, ▪ Abb. 4.10, ▪ Abb. 4.11, ▪ Abb. 4.12

- Kopf:
  - Kontur: Schädelknochen in Höhe des Planum frontooccipitale
  - Binnenstrukturen: Hirnseitenventrikel, Plexus choroideus, Cavum septi pellucidi, Zerebellum, Cisterna magna
- Gesicht: Profil mit Nasenbein, Orbitae (optional Linsen), Aufsicht Lippen/Nase

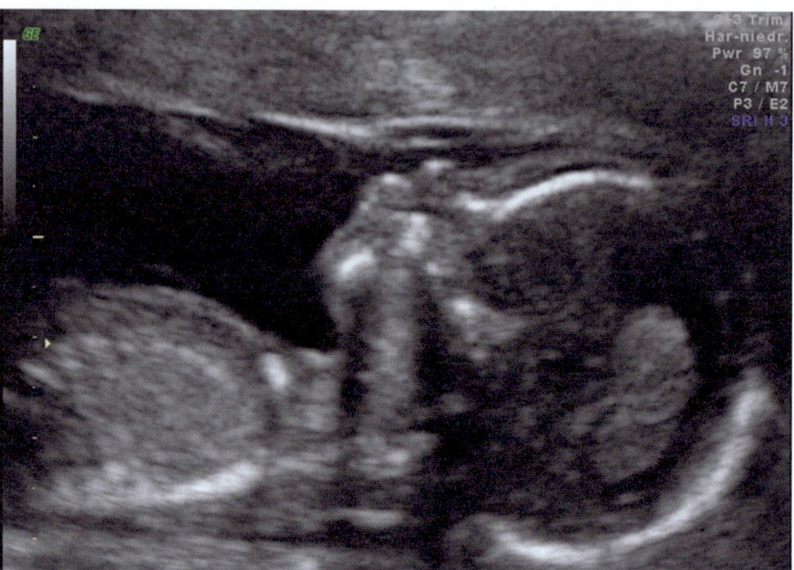

Abb. 4.5 Profil: 19. SSW

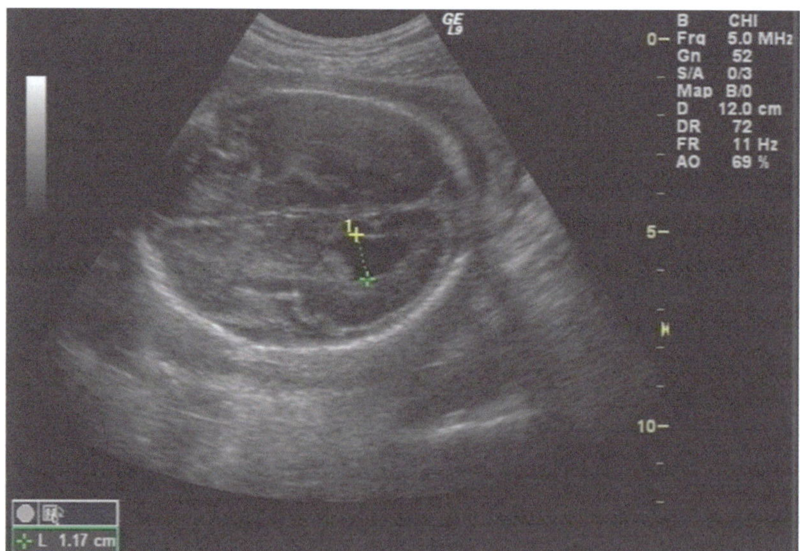

Abb. 4.6 Hirnseitenventrikel: 22. SSW

- Nacken/Hals: Kontur
- Wirbelsäule: sagittaler Längsschnitt und Hautkontur über der Wirbelsäule, ggf. ergänzende Transversalschnitte
- Thorax:
  - Lungen: Struktur
  - Herz: Herzgröße, -form und -position, Vierkammerblick, links- und rechtsventrikulärer Ausflusstrakt, Herzfrequenz und -rhythmus
  - Zwerchfell: Kuppelkontur im Sagittalschnitt
- Abdomen:
  - Bauchwand: Nabelschnurinsertion
  - Leber: Lage und Struktur
  - Magen: Lage und Größe
  - Darm: Echogenität, Dilatation

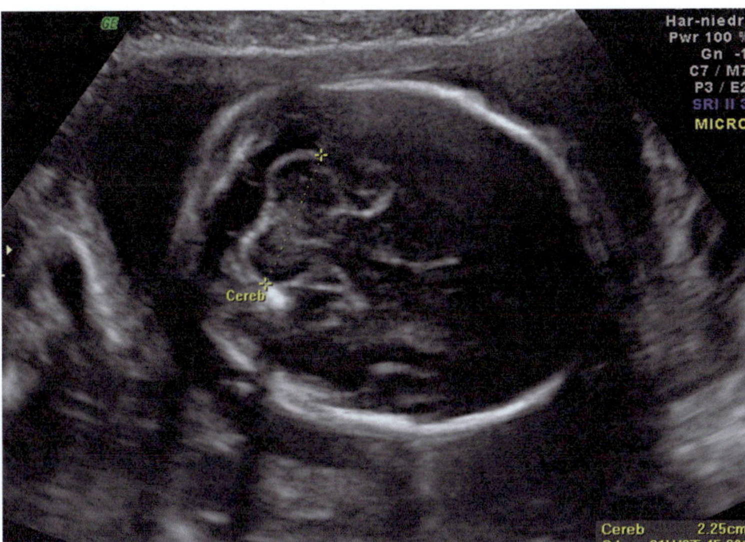

Abb. 4.7 Kleinhirn des Fetus: 23.SSW

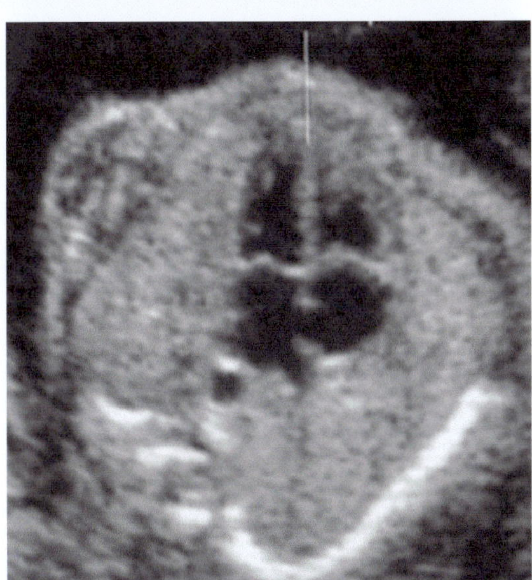

Abb. 4.8 Vierherzkammerblick: 21. SSW

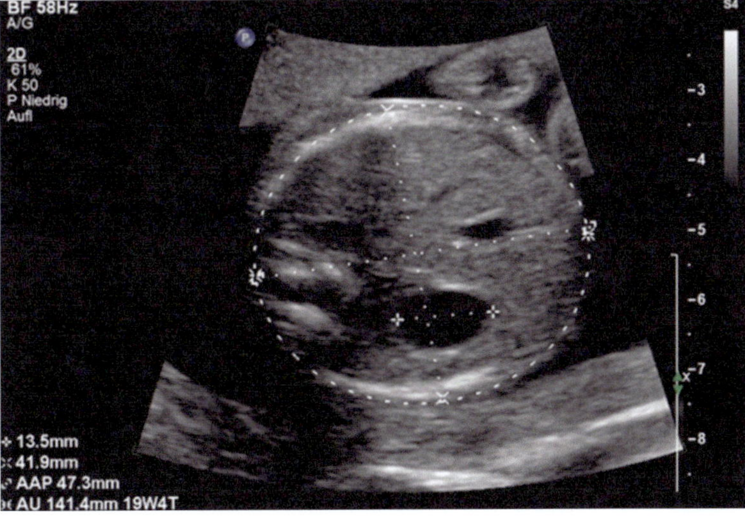

Abb. 4.9 Magen: 23. SSW

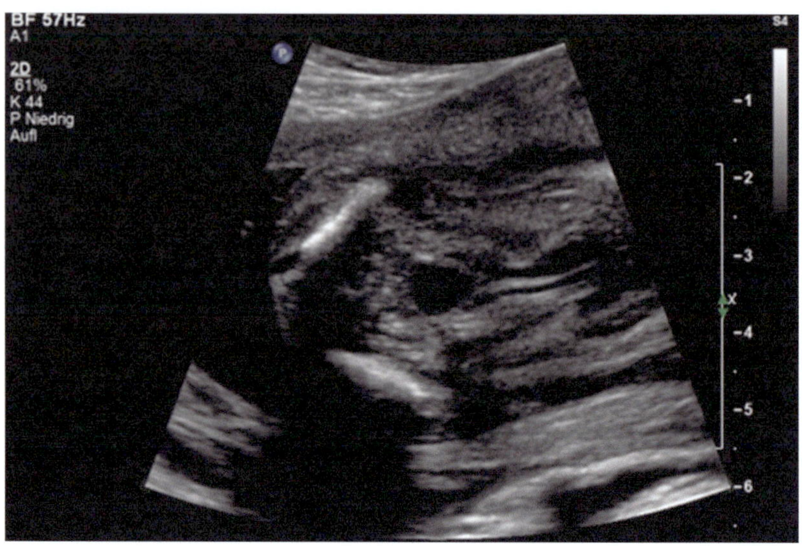

Abb. 4.10 Harnblase: 20. SSW

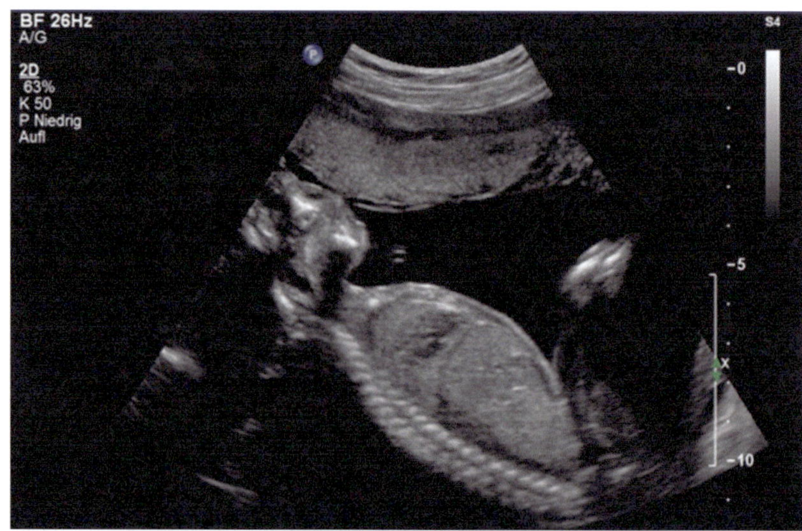

Abb. 4.11 Bauchwand: 19. SSW

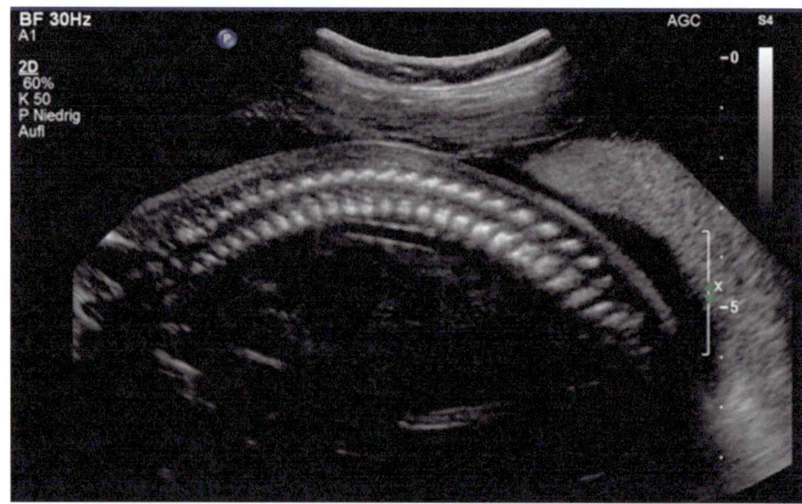

Abb. 4.12 Rücken: 24. SSW

- Urogenitaltrakt:
  - Nieren: Lage und Struktur, Nierenbecken
  - Harnblase: Lage und Form
- Extremitäten:
  - Arme und Beine, Hände und Füße (ohne differenzierte Darstellung der Finger und Zehen)
  - Nachweis der langen Extremitätenknochen: Femur, Tibia, Fibula, Humerus, Radius, Ulna

Dokumentation

Die exakte Befund- und Bilddokumentation ist neben ihrer Funktion als Basis der weiteren Behandlung auch Grundlage einer Qualitätssicherung und -kontrolle und dient als Leistungsnachweis sowie zur Absicherung in medikolegalen Streitfällen. Bei eingeschränkten Sichtverhältnissen aufgrund wenig schalltransparenten mütterlichen Bauchwandschichten, einer ungünstigen Lage des Fetus oder einer ungenügenden Fruchtwassermenge ist dies im schriftlichen Befund aufzuführen, und die Patientin ist aufzuklären.

Neben der Befund- und Bilddokumentation aller biometrischen Untersuchungsergebnisse sind an sonomorphologischen Strukturen in Bild und Befund niederzulegen:

- Schädel im Planum frontooccipitale
- Zerebellum
- Gesichtsprofil mit Nasenbein
- Orbitae
- Aufsicht Lippen/Nase
- Wirbelsäule mit Hautkontur im Sagittalschnitt
- Herz:
  - Vierkammerblick
  - linksventrikulärer Ausflusstrakt
  - rechtsventrikulärer Ausflusstrakt
- Zwerchfell im Sagittal- oder Frontalschnitt
- Abdomenquerschnitt (Biometrieebene) mit Magen
- fetaler Nabelschnuransatz
- Nieren beidseits
- Harnblase
- Femur und Humerus
- Tibia und Fibula
- Radius und Ulna
- Hände und Füße
- Plazentasitz
- jedwede sonomorphologische oder funktionsdiagnostische Auffälligkeit

Wachstums- und Versorgungsdiagnostik

Alexander Strauss

A. Strauss, *Ultraschallpraxis in Geburtshilfe und Gynäkologie*,
DOI 10.1007/978-3-662-49493-6_5,

5.1 Embryonale und fetale Biometrie

Die Bestimmung und vor allem die Verlaufsbeobachtung des kindlichen Wachstums (Vergleich mit biometrischen Nomogrammen) ergeben wichtige Hinweise auf nutritive Mangelzustände (Plazentainsuffizienz) des Embryos bzw. des Fetus. Neben physiologischen Einflussgrößen auf die Körpergröße und das -gewicht (u. a. Familienkonstitution, Ethnie) kann eine Vielzahl endo- (z. B. genetische Schäden oder Fehlbildungen) und exogener Faktoren (Noxen, Ernährung) die Kindsgröße relevant beeinflussen.

5.1.1 1. Trimenon

Gestationssack und Chorionhöhle

Die Darstellung des Gestationssacks ist das erste sonographische Schwangerschaftszeichen etwa 32 Tage post menstruationem. Die Messung des größten Durchmessers in allen 3 Raumebenen dient als erster, noch relativ ungenauer sonographischer Hinweis auf das Schwangerschaftsalter.

Scheitel-Steiß-Länge (SSL)

Die Bedeutung der Bestimmung der SSL liegt in der sonographischen Beobachtung eines adäquaten kindlichen Wachstums im 1. Trimenon, sie dient gleichzeitig der exakten sonographischen Bestimmung des Schwangerschaftsalters (■ Abb. 5.1). Am verlässlichsten korreliert die Körperlänge des Embryos mit dem Entwicklungsalter (lineare Beziehung – 1 mm Zunahme/Tag bei einer doppelten Standardabweichung <4 Tage) bei SSL ≤45 mm (► Abschn. 3.1).

Reproduzierbarkeit: hoch.

5.1.2 2. und 3. Trimenon

Zur Evaluation der fetalen Größenmerkmale werden in den beiden letzten Schwangerschaftsdritteln vor allem die Maße von Kopf, Abdomen und Femur des Fetus erhoben. Normkurven existieren für diese Körperteile, aber auch für weitere Röhrenknochen, für Hände und Füße, Merkmale des Körperstamms sowie für vielfältige innere Organstrukturen. Die Messungen der Biometrieparameter sind dabei stets als »Außen-zu-außen-Beurteilung« der beschriebenen Strukturen zu verstehen. Dabei gilt, dass die Genauigkeit und Reproduzierbarkeit von Umfangsbestimmungen (Zweidimensionalität) denjenigen reiner Streckenmaße (Eindimensionalität) überlegen ist.

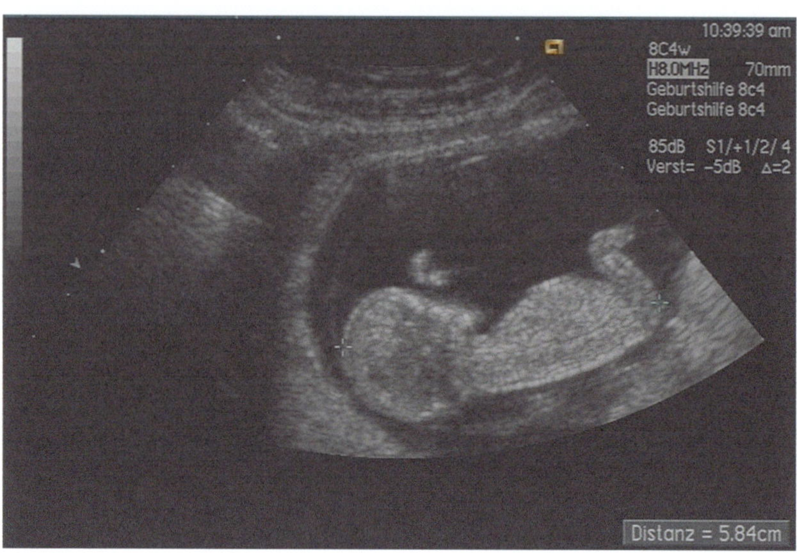

Abb. 5.1 Biometrie im 1. Trimenon: Bestimmung der Scheitel-Steiß-Länge (SSL) in sagittaler die gesamte Rumpf-Kopfpartie darstellender Schnittebene

Biparietaler Durchmesser (BIP), frontookzipitaler Durchmesser (FOD) und Kopfumfang (KU)

Die Bedeutung dieser Messparameter liegt in ihrer guten Reproduzierbarkeit im 2. und 3. Trimenon (Abb. 5.2). Die Referenzebene zur Biometrie des Schädels erfordert einen symmetrischen, ovalen Transversalschnitt durch den fetalen Kopf mit durchgehenden Konturen. Dargestellt werden das Mittelecho, welches im vorderen Schädeldrittel durch das Cavum septi pellucidi unterbrochen wird, und die beiden in der Schädelmitte gelegenen echoarmen Thalamuskerne. Gemessen wird die größte Breiten- und Längenausdehnung des Schädels. Zur korrekten Messung dürfen Zerebellum und Orbitae nicht angeschnitten sein. Bei Beckenendlage erscheint der fetale Kopf im Verhältnis lang (FOD groß) und schmal (BIP klein): dolichozephale Kopfform. Die Beurteilung des Kopfumfangs ermöglicht in diesen Fällen eine korrekte biometrische Diagnostik.

Reproduzierbarkeit: hoch.

Abdomenquerdurchmesser (AQ) und Abdomenumfang (AU)

Den abdominalen Standardbiometrieparametern AQ oder AU kommt besondere Bedeutung als erste und wichtigste Hinweise auf eine kindliche Gefährdung durch intrauterine Wachstumsrestriktion zu (Abb. 5.3). Die Referenzebene zur Messung des Abdomens erfordert einen symmetrischen, runden Transversalschnitt mit durchgehenden Konturen. Dargestellt werden dorsal 3 Ossifikationskerne der Wirbelsäule, 2 symmetrisch angeschnittene Rippen, die Einmündungsstelle der V. umbilicalis in den Sinus venae portae innerhalb der Leber. Gemessen wird der größte AQ (rechtwinkelig zur a.-p.-Ausrichtung des fetalen Körpers) und der sich daraus ergebende kreisförmige AU. Durch Druck mit dem Schallkopf oder bei verminderter Fruchtwassermenge kommt das Abdomen komprimiert oval zur Darstellung. Dies führt, ebenso wie eine inkorrekte schräge Schnittebene, zu Irrtümern bei der Messung (»Salamischnitt«, Abb. 5.4). Zur korrekten Ausrichtung der Messebene des AQ und AU dürfen darüber hinaus weder Anteile des Herzens noch der Nieren dargestellt werden.

Reproduzierbarkeit: wegen nicht unerheblichen Messfehlermöglichkeiten verglichen mit rein knöchernen Maßen geringer.

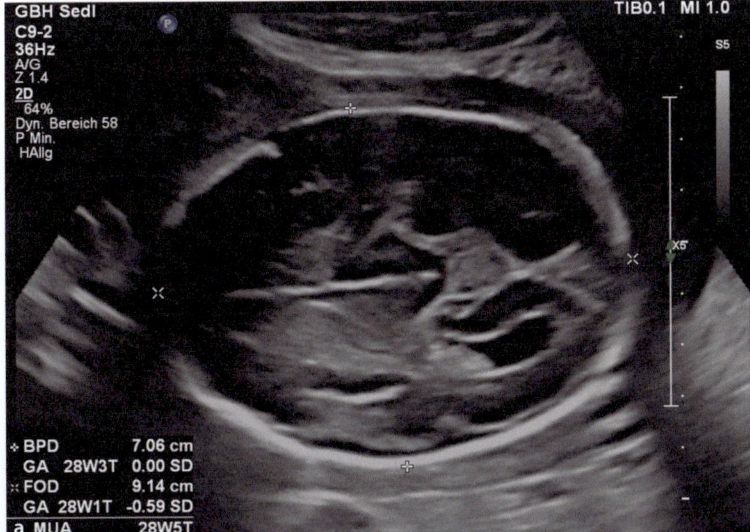

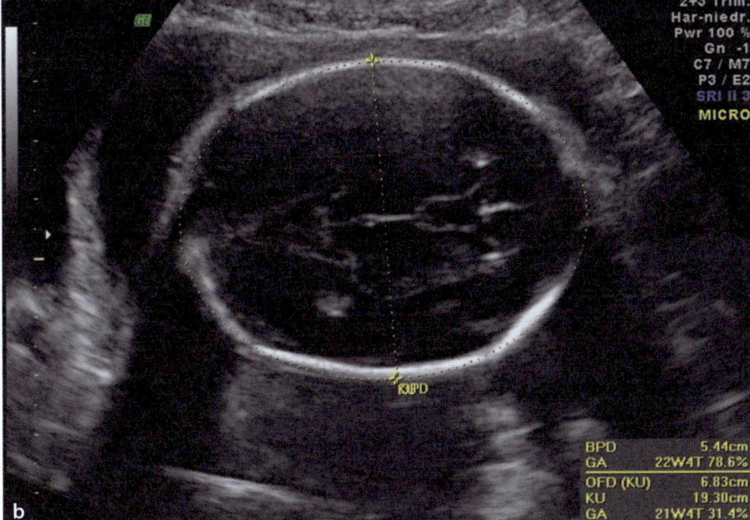

Abb. 5.2a,b Biometrie des fetalen Kopfes. **a** Im Transversalschnitt durch die fetalen Schädel- und Gehirnstrukturen (frontal in der Abbildung links) durchgehende Darstellung des Mittelechos (Falx cerebri) und der Seitenventrikel (echoleer) mit dem Plexus choroideus (echoreich) im Inneren. Anlage der Streckenmaße des biparietalen Durchmessers (BIP) und des frontookzipitalen Durchmessers (FOD). **b** Im Transversalschnitt durch die fetalen Schädel- und Gehirnstrukturen (frontal in der Abbildung rechts) Darstellung des Mittelechos mit seiner Unterbrechung durch das Cavum septum pellucidi. Bestimmung des Kopfumfanges (KU) als zweidimensionale Biometriegröße des fetalen Kopfes mit im Vergleich geringerer Irrtumsmöglichkeit

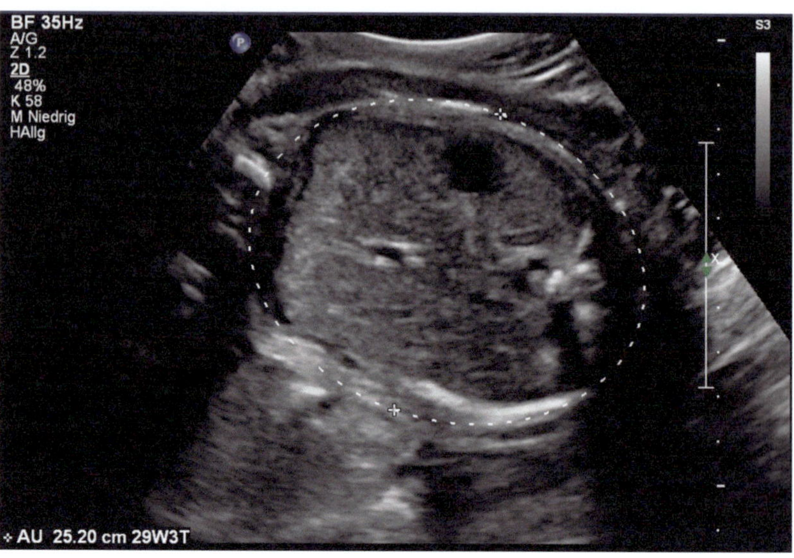

Abb. 5.4 Nicht valide Messebene der Abdomenmaße (Transversalschnittebene): Abdomenquermaß nicht korrekt eingestellt (Salamischnitt mit oberem Nierenpol im Bild) und durch Kompression zu schmal. Der Abdomenlängsdurchmesser wird dadurch überschätzt. Nebenbefundlich Anhydramnion

Femurlänge (FL)

Die Bedeutung der Femurlängenmessung besteht in der Möglichkeit, neben den Kopf- und Stammmaßen Größen- oder Formabweichungen der Extremitäten stichprobenartig frühzeitig zu detektieren (Abb. 5.5). Eine Vielzahl von Skelettdysplasien können so erkannt werden. Die Referenzebene zur Biometrie des (schallkopfnahen) Femurs erfordert die vollständige Darstellung des Knochens horizontal im Ultraschallbild (*Cave:* Abbildungsverkürzung durch hohe Schallgeschwindigkeit im Knochen oder Knochenverlauf außerhalb der Messebene). Gemessen wird der ossifizierte Anteil (Diaphyse) ohne Berücksichtigung der Knochenkrümmung und des distalen Femurkerns (Epiphyse). Auch die Messregeln weiterer Röhrenknochen (indikationsgebunden) entsprechen diesen Vorgaben zur biometrischen Evaluation des Oberschenkels.

Reproduzierbarkeit: gut (nimmt mit zunehmender Knochenlänge/Gestationsalter ab).

Berechnung des Schwangerschaftsalters

Die biometrische Bestimmung/Überprüfung des Schwangerschaftsalters ist anhand der SSL in den niedrigen Schwangerschaftswochen am verlässlichsten möglich. Die Biometrie von Kopf, Abdomen und Femur im weiteren Schwangerschaftsverlauf erlauben die Eingrenzung/Überprüfung des Schwangerschaftsalters weniger treffsicher (breiter werdende Streuung des Normbereichs), sie dienen vorwiegend der Wachstumsverlaufskontrolle. Einer Terminverschiebung aufgrund einer einzelnen von der Norm abweichenden biometrischen Bestimmung im 2. oder 3. Trimenon führt daher mit einem gesteigerten Risiko zur unzulässigen Fehlberechnung des Entbindungstermins und leistet so unter Umständen der diagnostischen Verschleierung einer nutritiven Pathologie (Plazentainsuffizienz) Vorschub.

Pränatale Gewichtsschätzung

Biometrieparameter können verwendet werden, um mithilfe von arithmetischen Algorithmen das fetale Gewicht zu berechnen. Die Ergebnisse derartiger Berechnungen können als indirekte Parameter unter anderem relevanten Einfluss auf die Schwangerschaftsbetreuung und die Geburtsplanung nehmen. Bei der Gewichtsbestimmung ist zu beachten, dass entsprechende Berechnungen,

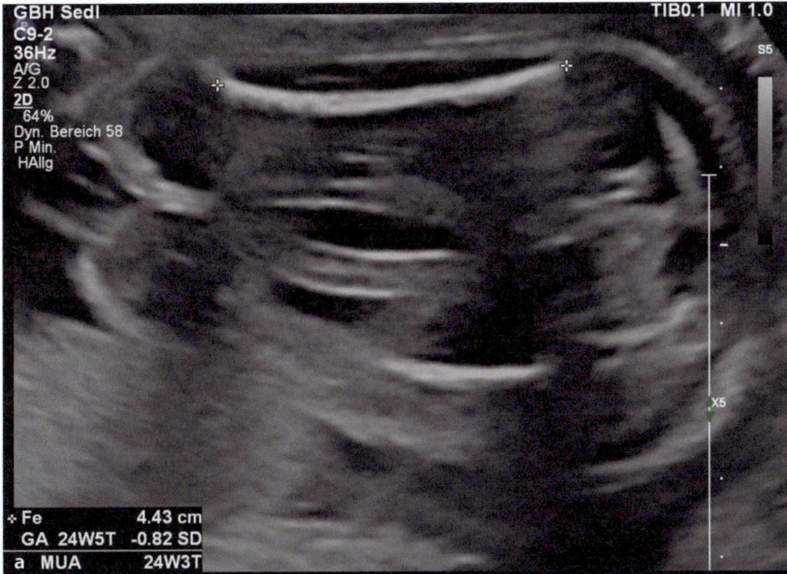

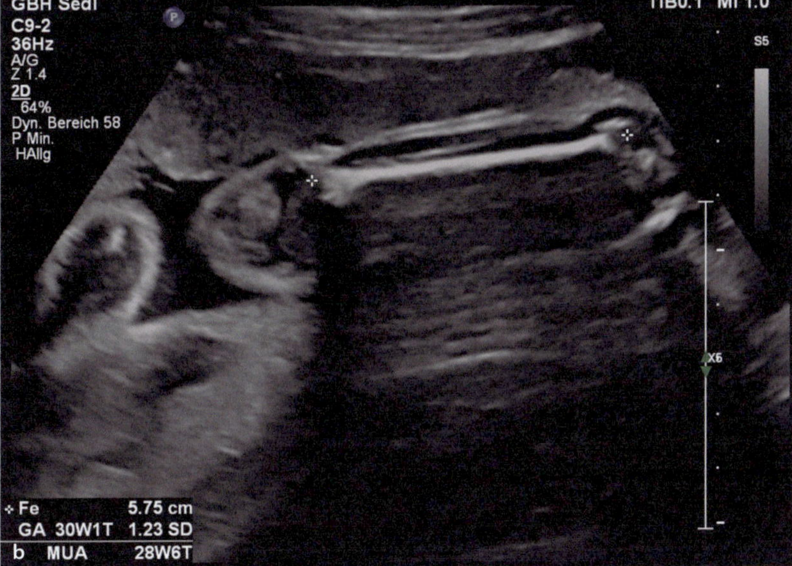

Abb. 5.5a,b Biometrie der langen Röhrenknochen – Femur. **a** Longitudinaldarstellung des Knochens in seiner längsten Ausdehnung. Platzierung der Messpunkte an den Enden der verknöcherten Diaphyse. **b** Überschätzung des Femurmaßes: Bei korrekter Darstellung der Biometrieebene des Oberschenkelknochens ist die abgegriffene Messstrecke (beide Messpunkte) zu weit distal gesetzt. Die beiden noch nicht ossifizierten Epiphysen haben biometrisch unberücksichtigt zu bleiben

je nach verwendeter Formel, variieren (±20 % im 3. Trimenon). Zur Verbesserung der Übereinstimmung von sonographischer Gewichtsschätzung und tatsächlichem Kindsgewicht werden zunehmend differenziertere Nomogramme vorgelegt (Geschlechtsspezifität, maternale Einflussfaktoren, Anzahl der Feten, Gestationsalter, Kindsgewichtsbereiche). Bei Feten im unteren Gewichtsbereich kommt es bei den herkömmlichen Formeln in der Regel zur Überschätzung des tatsächlichen Gewichts (10 % Abweichungsgrenze wird nur in 60–70 % erreicht). Reziprokes gilt für makrosome Feten mit einer typischerweise vorhandenen Unterschätzung des faktischen Kindsgewichts (10 % Abweichungsgrenze in 60–70 %).

Formeln zur fetalen Gewichtsschätzung (Auswahl):

- Formeln für den gesamten Gewichtsbereich: Hadlock 2 und 3, Shepard, Warsof, Campbell
- geschlechtsspezifische Formeln: Schild, Voigt

- Formeln für den niedrigen Gewichtsbereich: Schild
- Formeln für den hohen Gewichtsbereich: Hart, Merz
- Formeln für Zwillinge: Voigt

Zur korrekten Diagnose, Differenzierung und Verlaufseinschätzung von Wachstumsprozessen ist dagegen aufgrund der höheren Treffsicherheit den biometrischen Einzelmaßen (zweidimensionale Messung → Streckenbestimmung) der Vorzug zu geben.

Reproduzierbarkeit: weniger verlässlich.

Dokumentation

Im Rahmen jeder Ultraschalluntersuchung sind die Indikation, das Gestationsalter und für den Fall der biometrischen Zielrichtung jede durchgeführte Messung zu dokumentieren. Für jede dieser Messungen ist ein Bilddokument zu erstellen. Abschließend sind die diagnostische Bewertung und die Interpretation der Befunde niederzulegen.

5.2 Dopplersonographie in der Geburtshilfe

Mithilfe der Registrierung von Frequenzverschiebungen emittierter Ultraschallwellen, die durch die Bewegung der Schallreflektoren in Blutgefäßen (Erythrozyten) verursacht werden, ermöglicht die Dopplersonographie eine Beurteilung von utero-feto-plazentaren Blutflusseigenschaften. Die bildliche Kodierung der gewonnenen Informationen kann in Form von morphologisch-funktionellen Signalen (»color flow mapping«) oder in arithmetischen Messwerten (Spektraldopplersonographie) widergegeben werden. Indikationsgebunden oder als Screeningmethode erlaubt ihr Einsatz die Ausweitung der morphologischen wie funktionellen (prädiktiven) diagnostischen Möglichkeiten der Pränatalmedizin.

5.2.1 Indikationen

Pränatale Spektral- und Farbdopplersonographie sind Untersuchungsmodalitäten, die indikationsgebunden eingesetzt werden bei:

- Verdacht auf intrauterine Wachstumsrestriktion
- schwangerschaftsinduzierte Hypertonie, Präeklampsie (Eklampsie), HELLP-Syndrom (»haemolysis, elevated liver enzymes, low platelets«)
- Zustand nach Mangelgeburt, intrauterinem Fruchttod
- Zustand nach Präeklampsie, Eklampsie, HELLP-Syndrom
- Auffälligkeiten der fetalen Herzfrequenz (Arrhythmie, CTG)
- Verdacht auf Fehlbildung oder fetale Erkrankung
- Mehrlingsschwangerschaft (mit diskordantem Wachstum)
- Abklärung bei Verdacht auf Herzfehler/Herzerkrankungen

5.2.2 Erweiterte Indikationen

- Pathologische Fruchtwassermenge
- Anämiediagnostik im Risikokollektiv (Blutgruppeninkompatibilität, Parvovirus-B19-Infektion)
- diabetische Stoffwechsellage

5.2.3 Screening

Dopplersonographische Screeninguntersuchungen der fetalen Gefäße zeigen zum gegenwärtigen Zeitpunkt keinen Nutzen in einem unausgewählten Kollektiv. Im Bereich des uteroplazentaren Stromgebiets (Aa. uterinae) kann die Bestimmung der Blutflussparameter im Rahmen einer Gesundenreihenuntersuchung dagegen zur Detektion von Risikopatientinnen bezüglich der Entwicklung einer Präeklampsie bzw. einer IUGR (v. a. bei Late-onset-IUGR) von Nutzen sein (► Abschn. 5.3).

5.2.4 Pathophysiologie

Ein **erhöhter fetoplazentarer Widerstand** ist das erste dopplersonographische Zeichen einer kompromittierten intrauterinen Perfusion. Der Grad dieser Widerstandsveränderung ist durch **Gefäßwiderstandsindizes**, unter anderem durch den **Resistance-Index** (RI = Relativparameter), in der A. umbilicalis quantifizierbar. Bei zunehmender Minderperfusion reagiert der fetale Organismus im Sinn eines Zentralisationseffekts mit einer Weitstellung der zentralen Gefäße (A. cerebri media). Die fetale Zentralisation, beschrieben als »**brain sparing**«, ist definiert durch eine Erhöhung des fetoplazentaren und eine gleichzeitige Erniedrigung des zentralen fetalen Gefäßwiderstands (RI der A. umbilicalis >95. Perzentile, und RI der A. cerebri media <5. Perzentile). Eine zunehmende Widerstandserhöhung in der Peripherie führt über diastolischen Nullfluss zum diastolischen retrograden Fluss (»**reverse flow**«, ARED-flow [»absent or reversed enddiastolic flow«]) in der A. umbilicalis.

Daneben können die Flussverhältnisse des fetalen venösen Systems anhand von Widerstandsmessungen in den herznahen Kapazitätsgefäßen beurteilt werden (Ductus venosus Arantii, V. cava inferior, V. hepatica). Dabei kommt dem Flussmuster im Ductus venosus eine besondere Bedeutung zu. Als Ausdruck eines beginnenden Hirnödems (Erhöhung des intrakraniellen Drucks) kehren die zerebralen Widerstandsindizes scheinbar wieder in den Normbereich zurück. Dieses »**aufgehobene brain sparing**« ist als Zeichen einer durch Hypoxie verursachten Dekompensation der vaskulären Autoregulation des zerebralen Gefäßbetts zu werten. Damit ist eine Situation höchster nutritiver Funktionseinschränkung gegeben.

Das Risiko der Entstehung einer Präeklampsie oder einer Plazentainsuffizienz mit all ihren Folgen (IUGR, IUFT) wird durch die Flussanalyse der die Gebärmutter versorgenden Gefäße (Aa. uterinae) einschätzbar. Zur Beurteilung der sekundären Throphoblastinvasion bzw. ihrer Störungen (positiver Vorhersagewert im Low-risk-Kollektiv 25 %, bei High-risk-Patientinnen 75 %) eignet sich die dopplersonographische Bestimmung der Widerstandsverhältnisse (RI, frühdiastolische Inzisur >20 % des postsystolischen Flussmaximums = »notching«) der Aa. uterinae (20.–24. SSW).

Eine fetale Anämie führt zu erhöhten Flussgeschwindigkeiten (absolute Messwerte) im arteriellen Flusssystem. Aufgrund der Veränderungen der Rheologie von »anämischem Blut« korreliert die systolische Maximalgeschwindigkeit (V_{max}) der A. cerebri media bzw. der fetalen Aorta (Flussgeschwindigkeiten >95. Perzentile) eng mit dem kindlichen Hämoglobingehalt. Messwerte der V_{max} stellen damit, als nicht invasiver Diagnoseansatz, den Standard der pränatalen Anämiediagnostik dar (◘ Abb. 5.6, ◘ Abb. 5.7, ◘ Abb. 5.8, ◘ Abb. 5.9, ◘ Abb. 5.10, ◘ Abb. 5.11, ◘ Abb. 5.12, ◘ Abb. 5.13, ◘ Abb. 5.14).

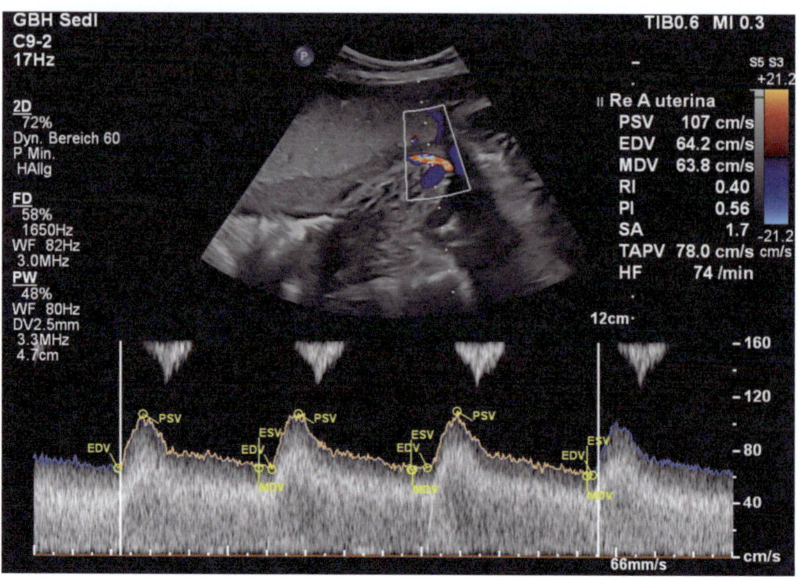

Abb. 5.6 Spektraldopplersonographie eines unauffälligen Flussmusters der A. uterina (24. SSW): pulsatiles arterielles Flussmuster mit stets antegradem, hohen diastolischen Flussanteil (niedriger Resistance-Index 0,40)

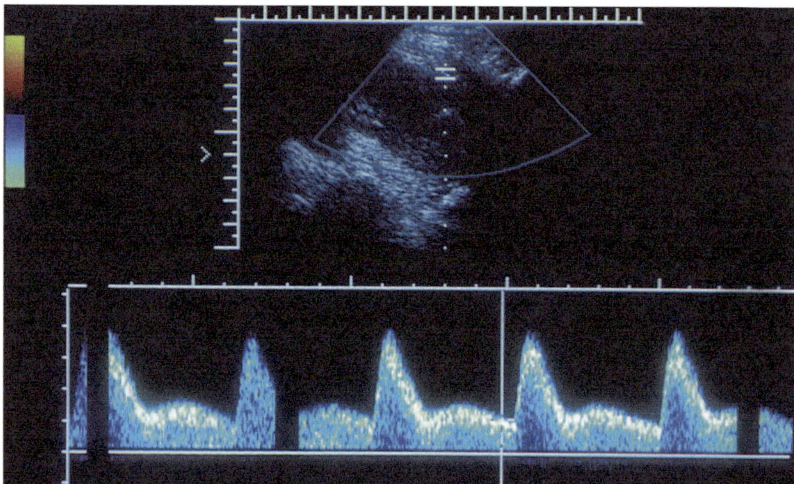

Abb. 5.7 Spektraldopplersonographie eines auffälligen Flussmusters der A. uterina (25. SSW): pulsatiles arterielles Flussmuster mit frühdiastolischer Inzisur (»notching«) und erhöhtem Resistance-Index (0,72)

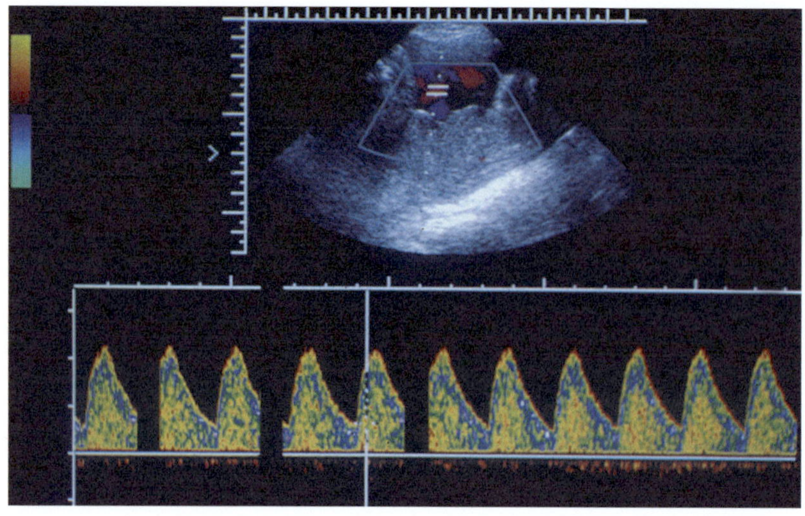

Abb. 5.8 Spektraldopplersonographischer Normalbefund der A. umbilicalis im 3. Trimenon: pulsatiles arterielles Flussmuster mit stets antegradem diastolischem Flussanteil (Resistance-Index 0,71)

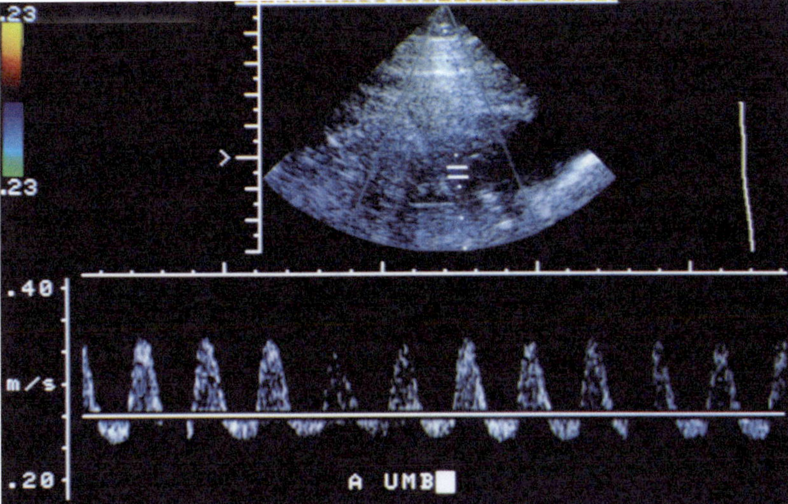

Abb. 5.9 Hochpathologisches Flussmuster in der A. umbilicalis: Aufgrund gesteigerter Widerstandsverhältnisse resultiert eine (holo-)diastolische Flussumkehr (»reverse flow«) der umbilikalen Blutströmung

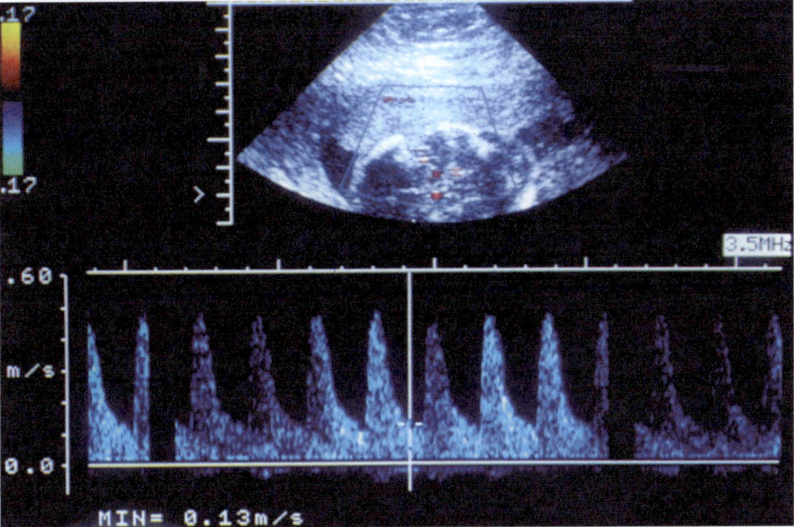

Abb. 5.10 Unauffälliges Flussmuster in der fetalen A. cerebri media: hohe systolische Flussgeschwindigkeit bei niedrigem diastolischem Flussanteil

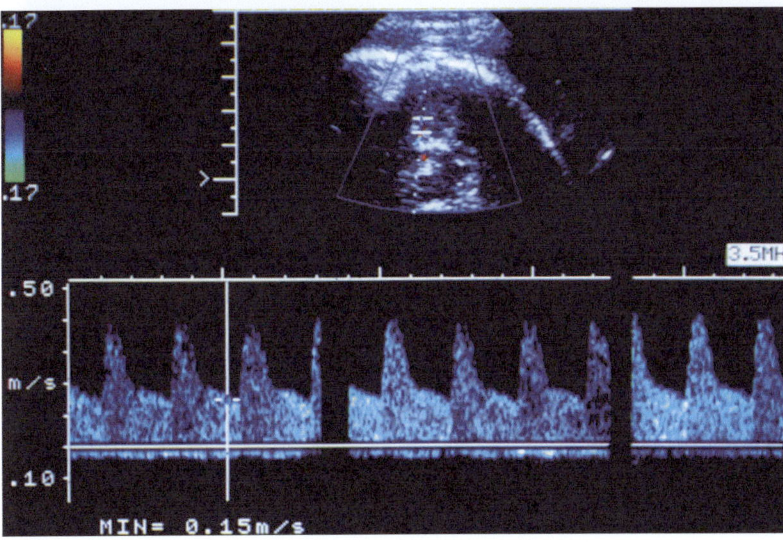

Abb. 5.11 Pathologische Flussverhältnisse in der fetalen A. cerebri media: Der zerebrale Gefäßwiderstandsverlust und damit der Anstieg der diastolischen Flusskomponente ist Teil der fetalen Kreislaufzentralisierung. In Kombination mit einer pathologischen Widerstandserhöhung in der A. umbilicalis sind durch diesen Kompensationsmechanismus die dopplersonographischen Kriterien eines »Brain-sparing-Effekts« erfüllt

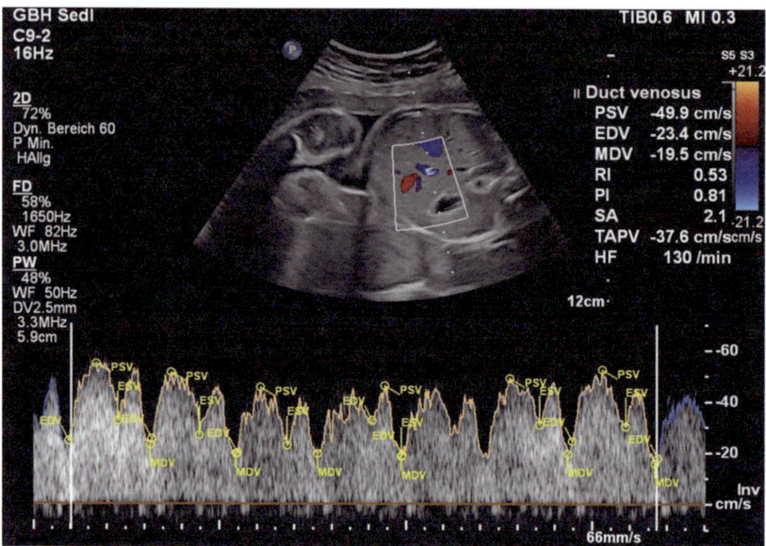

Abb. 5.12 Spektraldopplersonographie eines unauffälligen Flussmusters im Ductus venosus: pulsatiles zweigipfeliges venöses Flussmuster mit stets antegradem Flussverhalten

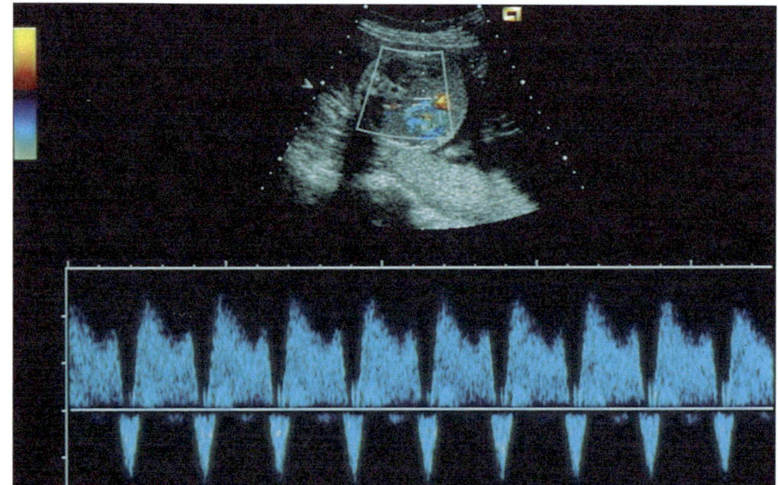

Abb. 5.13 Spektraldopplersonographie des Ductus venosus: In den herznahen Venen gewinnt der gleichförmige Blutfluss aus der V. umbilicalis durch den Sog des rechten Vorhofs ein zweigipfeliges pulsatiles Strömungsprofil mit kontinuierlichem Vorwärtsfluss. Im Fall der Kreislaufkompromittierung des Fetus weist das Signal am Ende eines Herzaktionszyklus eine Flussumkehr (negative Flusskomponente) auf

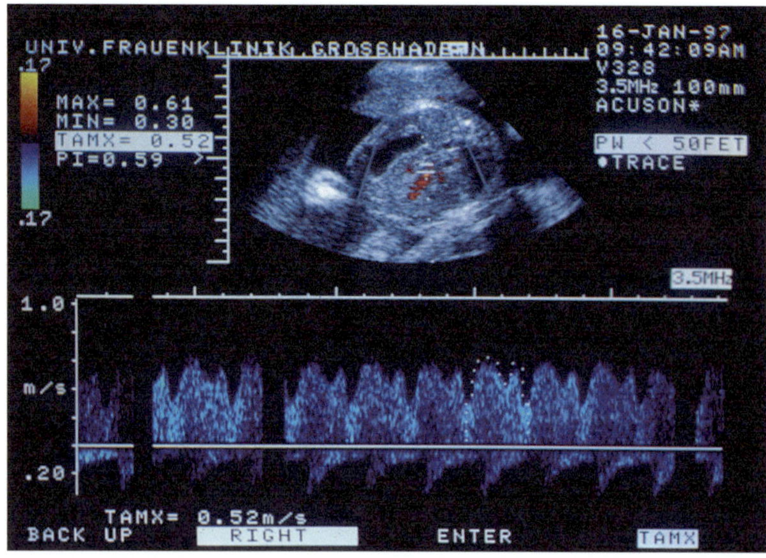

Abb. 5.14 Spektraldopplersonographie eines messtechnisch nicht verwertbaren Flussmusters im Ductus venosus: pulsatiles zweigipfeliges venöses Flussmuster mit starken Variationen zwischen den Einzelsignalen (u. a. kindliche Bewegungen, mütterlichen Atembewegungen geschuldet). Eine verwertbare Quantifizierung von Widerstandindizes ist bei qualitativ stets unauffälligen Einzelsignalen während dieser Untersuchungsphase nicht möglich (Mehrzeitigkeit der Untersuchung erforderlich)

Praktische Durchführung

Zunächst wird das Gefäß (falls erforderlich) mittels »color flow mapping« lokalisiert, um die Blutströmung mit dem Spektraldoppler abzugreifen. Blutflusswiderstandsbestimmungen sind so in ihrem qualitativen und quantitativen Verlauf zu analysieren. Bei allen spektraldopplersonographischen Messungen ist darauf zu achten, dass die Hüllkurve klar konturiert ist und die Messung an Flussmustern von repräsentativer Signalqualität (mindestens 4–5 gleichförmige Signale) abgegriffen wird. Dopplerverfahren weisen methodisch eine deutliche Winkelabhängigkeit auf: Bei Anlotung der Ultraschallwellen senkrecht zur Bewegungsrichtung der Erythrozyten bleibt die Frequenzverschiebung und damit ein verwertbares Dopplersignal aus. Daher sind im Sinne einer hohen Signalqualität steile Insonationswinkel (<60°, am besten <30°) erforderlich. Speziell die Berechnung der Maximalgeschwindigkeiten (Absolutwerte) erfordert neben einem spitzen Einfallswinkel die metrische Winkelbestimmung durch Eingabe der Winkelkorrektur am Ultraschallgerät.

Eine valide dopplersonographische Untersuchung kann optimal unter mütterlichen Ruhebedingungen stattfinden. Einflüsse, wie z. B. das Vena-cava-Kompressionssyndrom, kreislaufwirksame Substanzen oder medikamentöse Einflüsse (z. B. β-Sympathomimetika), müssen bei der Interpretation der Resultate berücksichtigt werden. Auf der fetalen Seite sind Ruhebedingungen (keine Atem- bzw. grobe Körperbewegungen) zu beachten. Bei Tachykardie des Fetus (>160 SpM) kommt es unter anderem zu einer Verkürzung der Diastole und damit zu relativ höheren (nicht Plazentafunktion-repräsentativen) enddiastolischen Strömungsgeschwindigkeiten. Auch bei der schweren Bradykardie (<100 SpM) können die üblichen Hüllkurvenindizes nicht unkritisch Benutzung finden.

Im Rahmen jeder Dopplersonographie sind die Indikation, das Gestationsalter, mindestens ein Indexwert (z. B. RI), eine Abbildung des Dopplersonogramms der untersuchten Gefäße und die diagnostische Bewertung und Interpretation der Befunde zu dokumentieren (▫ Tab. 5.1).

$$\text{Resistance} - \text{Index} = \frac{\text{max. systolische Flussgeschwindigkeit} - \text{enddiastolische Flussgeschwindigkeit}}{\text{max. systolische Flussgeschwindigkeit}}$$

- **Aa. uterinae:** Die uterinen Arterien werden durch die Orientierung an den externen Iliakalgefäßen oberhalb der Leistenregion an ihrer Überkreuzung aufgesucht. Von dort sind sie meist bis zu ihrem Eintritt in das Myometrium zu verfolgen.
- **A./V. umbilicalis:** Es sollte eine freie Schlinge im Fruchtwasser ggf. mithilfe der Farbdopplersonographie dargestellt und mit möglichst kleinem Einfallswinkel abgegriffen werden. Bei schwieriger Zuordnung der Nabelschnurgefäße (Mehrlinge) bietet der kindliche Nabelschnuransatz oder der intraabdominale Verlauf der Umbilikalarterien beiderseits der fetalen Harnblase einen Alternativzugang zur Nabelschnur (sichere Zuordnung in der Mehrlingsschwangerschaft). Das arterielle Blutflusssignal ist physiologischerweise eingipfelig. Die Vene weist einen nicht pulsatilen kontinuierlichen Vorwärtsfluss auf.
- **A. cerebri media:** Die A. cerebri media entspringt der A. carotis interna nahe dem Karotissiphon an der Schädelbasis. Der Verlauf des Gefäßes beginnt ventrolateral der Pedunculi cerebri und zieht entlang der Keil-

beinkante in die jeweilige Hemisphäre. Die Messung mit kleinem Einfallswinkel bereitet selten Schwierigkeiten, weshalb sich dieses Gefäß auch zur Bestimmung der arteriellen maximalen Flussgeschwindigkeiten (Anämiediagnostik) besonders eignet. Das Flusssignal ist eingipfelig und weist einen hohen Widerstand auf (geringer diastolischer Flussanteil).

- **Ductus venosus Arantii:** Der Ductus venosus leitet einen Großteil des oxygenierten Nabelvenenbluts an der Leber vorbei über die V. cava inferior zum rechten Vorhof und durch das offene Foramen ovale in das linke Atrium. Diese Kurzschlussverbindung des fetalen Kreislaufs ist im Koronar- wie auch im Sagittalschnitt als dünne Verbindung (turbulente Störung, »aliasing effect«, Überschreitung des Niquist-Limits) zwischen dem intrahepatischen Nabelvenenanteil und der V. cava inferior zu identifizieren. Das Flusssignal ist pulsatil (zweigipfelig) mit kontinuierlichem Vorwärtsfluss. Als Widerstandsindex ist daher der RI (Resistance-Index) ungeeignet und durch die PI-Bestimmung (Pulsatility-Index) zu ersetzen:

$$\text{Pulsatility}-\text{Index} = \frac{\text{max. systolische Flussgeschwindigkeit} - \text{enddiastolische Flussgeschwindigkeit}}{\text{mittlere Flussgeschwindigkeit}}$$

- **Aorta fetalis:** Der Verlauf der Aorta parallel zur fetalen Körperlängsachse macht das Aufsuchen anatomisch eindeutig. Das Flusssignal ist eingipfelig und weist einen hohen Widerstand (geringer diastolischer Flussanteil) auf. Zusätzlich entwickelt sich im 3. Trimenon zunehmend eine frühdiastolische Inzisur (»notching«). Als pathologische Muster gelten die Abnahme der diastolischen Blutströmung (z. B. RI >95. Perzentile) bis hin zum »ARED-flow«. Aufgrund der in der Regel ungünstigen Winkeleinstellung zum Gefäß und der Tatsache, dass die dopplersonographischen Blutflussmessungen in der Aorta keine zusätzlichen Informationen zu den Befunden der A. umbilicalis liefern, wird die Körperschlagader in der Routine lediglich als Reservegefäß zur Nabelschnurarterie verstanden.

5.2.5 Prognose

Perinatale Morbidität und Mortalität:

- »brain sparing«: ca. 3 %
- enddiastolischer Nullfluss: 11–30 %
- »reverse flow«: 27–41 %

Eine Prognoseverschlechterung ist durch eine zusätzliche Pathologie im venösen System (Erhöhung der Pulsatilität im Ductus venosus, Auftreten einer negativen A-Welle, venöse Pulsationen in der V. umbilicalis) bzw. die »Normalisierung« des RI im zentralen arteriellen Gefäßbett (A. cerebri media) gegeben (40–75 %).

Tab. 5.1 Gefäßauswahl in Abhängigkeit von der Indikation zur Dopplersonographie

Indikation	Gefäß
V. a. intrauterine Wachstumsrestriktion (IUGR)	A. umbilicalis, A. uterina, wenn A. umbilicalis pathologisch: A. cerebri media, wenn »brain sparing«: Ductus venosus
SIH, Präeklampsie, Eklampsie, HELLP-Syndrom	A. umbilicalis, A. uterina, wenn A. umbilicalis pathologisch: A. cerebri media, wenn »brain sparing«: Ductus venosus
Z. n. Präeklampsie, Eklampsie, HELLP-Syndrom	A. uterina, evtl. Gefäße der fetoplazentaren Zirkulation
Z. n. IUGR/IUFT	A. uterina, evtl. Gefäße der fetoplazentaren Zirkulation
Auffälligkeiten der fetalen Herzfrequenz (Arrhythmie, CTG)	A. umbilicalis, wenn pathologisch: A. cerebri media, ggf. venöse Dopplersonographie
V. a. kongenitale Fehlbildung/fetale Erkrankung	A. umbilicalis, fetale Arterien oder Venen, »color flow mapping«, Powerdopplersonographie
Mehrlingsschwangerschaften (mit diskordantem Wachstum)	A. umbilicalis, wenn pathologisch: A. cerebri media, ggf. venöse Dopplersonographie
Abklärung bei Verdacht auf Herzfehler/Herzerkrankungen	»Color flow mapping«, intrakardiale Spektraldopplersonographie, Dopplersonographie prä- und postkardialer Gefäße, Powerdopplersonographie
V. a. fetale Anämie	A. cerebri media, Aorta fetalis, wenn pathologisch: Ductus venosus, ggf. weitere venöse Dopplersonographie
Pathologische Fruchtwassermenge	A. umbilicalis, wenn pathologisch: A. cerebri media, ggf. venöse Dopplersonographie
Diabetische Stoffwechsellage	A. umbilicalis, wenn pathologisch: A. cerebri media, ggf. venöse Dopplersonographie

5.2.6 Geburtshilfliches Vorgehen

Bei pathologischem fetoplazentarem Widerstand empfehlen sich ambulante Kontrollen einmal, bei »brain sparing« 2- bis 3-mal pro Woche. Bei »ARED-flow« und/oder pathologischem Flussmuster im Ductus venosus ist die engmaschige stationäre Kontrolle und in Abhängigkeit vom Gestationsalter und ggf. von weiteren auffälligen Überwachungsparametern (CTG, kindliches Wachstum, Fruchtwassermenge) die Entbindung (unter Umständen nach Komplettierung einer antenatalen Steroidprophylaxe) indiziert. Ein differenzierter Handlungsalgorithmus zum geburtshilflichen Vorgehen in Abhängigkeit von Veränderungen der Blutflussparameter der fetoplazentaren Funktionseinheit findet sich im Anhang.

5.2.7 Termineffekt

Die Spezifität der Dopplersonographie nimmt in den letzten 4 Wochen der Schwangerschaft deutlich ab. Dies liegt unter anderem an der physiologischen Abnahme des zerebralen Gefäßwiderstands um etwa 20 % in Terminnähe. Ein unauffälliges Flussmuster (RI der A. umbilicalis <95. Perzentile bzw. RI der A. cerebri media >5. Perzentile) behält auch um den Entbindungstermin seine Validität. Bei auffälligem Durchblutungsmuster (RI der A. cerebri media <5. Perzentile mit oder ohne RI der A. umbilicalis >95. Perzentile) ist die prognostische Bewertung dieses Flussmusters nicht möglich. Die physiologische

Verminderung des zerebralen Widerstands ist in diesen Fällen nicht eindeutig von einer Brain-sparing-Situation zu unterscheiden.

5.3 Intrauterine Wachstumsrestriktion

Von einem verminderten fetalen Wachstum wird gesprochen, wenn das erreichte Geburtsgewicht bzw. die sonographisch erhobenen Biometriewerte bezogen auf für die Population geeignete Nomogramme (Perzentilenkurven) unter der 10. Perzentile liegt. Wie das Abflachen der Wachstumskurve zeigt, kann der Fetus sein angelegtes Wachstumspotenzial nicht realisieren.
Bei einem intrauterin verminderten fetalen Wachstum wird unterschieden zwischen Feten, die für das jeweilige Gestationsalter biometrische Daten aufweisen, welche unter der 10. Perzentile liegen (**SGA**, »small for gestational age«), und jenen, die aufgrund von Versorgungsmangelzuständen ihre vorgesehene Größe nicht erreichen (**IUGR**, »intrauterine growth restriction«). Zur Gruppe der SGA-Feten gehören unter anderem diejenigen mit kleinen Eltern, deren Größe – genetisch determiniert – unter der 10. Perzentile der Wachstumskurven liegt. IUGR-Feten werden durch einen intrauterinen pathologischen Prozess (Malnutrition) daran gehindert, ihr Wachstumspotenzial auszuschöpfen.

▪ Epidemiologie und Ätiologie

Intrauterine Wachstumsrestriktion kommt in 4–8 % aller Schwangerschaften in verschiedenen Schweregraden und Mischformen vor.

Die Ursache einer intrauterinen Wachstumsrestriktion ist nicht immer eindeutig. Meist liegen unterschiedliche Faktoren vor, die das kindliche Wachstum beeinflussen und damit für die Entwicklungsstörung verantwortlich sind. Diese determinieren als mütterliche Erkrankungen (Nährstoffzufuhr), plazentare Störungen (Stofftransfer) und fetale Ursachen (Nährstoffaufnahme und -verwertung) das fetale Entwicklungsergebnis. Etwa 70 % der betroffenen IUGR-Feten stammen aus Risikoschwangerschaften (Nikotinabusus, Medikamente/Drogen, Alter, Hypertonus, Präeklampsie, Mehrlinge, Zustand nach Wachstumsrestriktion, Diabetes mellitus, Herzfehler, chronische Infektion wie AIDS, Malaria und Tuberkulose, Lungen-, Nieren-, Magen-Darm-Erkrankung, mütterliche Mangelernährung, Anämie, Uterusfehlbildung, Placenta praevia, Insertio velamentosa, Plazentainfarkt, kongenitale fetale Fehlbildungen und syndromale Störungen) mit Plazentadysfunktion. Für jeweils etwa 10 % der Wachstumsverzögerungen sind genetische (u. a. Trisomie 13, 18 oder 21) oder infektiologische Ursachen (u. a. Röteln, Herpes, Zytomegalie, Toxoplasmose, Syphilis oder Listeriose) verantwortlich.

▪ Klinik

Die Entwicklung einer fetalen Wachstumsrestriktion kann in 3 Zeiträume unterteilt werden, die präklinische, klinische und die Dekompensationsphase (◘ Tab. 5.2). Die Mortalitäts- und Morbiditätsraten der wachstumsverzögerten Kinder sind peripartal etwa 6- bis 10-mal höher als bei Normalgewichtigen. Der Schweregrad der kindlichen Entwicklungsstörungen hängt in hohem Maß von dem Beginn und der Ursache der Störung, dem Zeitpunkt der Diagnose und der Möglichkeit des perinatalen Managements ab. Dabei sind die Entwicklungsstörungen umso schwerer, je früher (»early-onset IUGR« <34. SSW) sie in der Schwangerschaft beginnen und je später sie diagnostiziert und therapiert werden. In Schwangerschaften mit IUGR besteht für die Feten ein erhöhtes Risiko für IUFT (intrauteriner Fruchttod), Frühgeburt (30 %) sowie perinatale Morbidität.

Tab. 5.2 Phasen der Entwicklung einer fetalen Wachstumsrestriktion

Phase	Pathophysiologie	Sonographie
Präklinische Phase	Beginn der Einschränkung der kindlichen Wachstumsprozesse	Biometriewerte (noch) im Normbereich, fetoplazentare Dopplerparameter unauffällig
Klinische Phase	Fetale Anpassungsvorgänge an den Zustand der chronischen Malnutrition (u. a. Stoffwechsel, kardiovaskuläre Alterationen, Bewegungsmuster)	Asymmetrische Perzentilenflüchtigkeit, (beginnende) Widerstandserhöhung im Bereich der fetoplazentaren Zirkulation
Dekompensationsphase	Adaptationsversagen an den Nährstoffmangel (u. a. metabolische Veränderungen [Azidämie, Störung zentraler Organfunktionen], CTG-Veränderungen, IUFT)	Deutliche Abflachung/Stillstand der Wachstumskurve, massive Abweichung (<2 SD bzw. 3. Perzentile) aller gestationsaltersentsprechenden Normwerte, hochgradige Dopplerpathologie im arteriellen und in der Folge im venösen fetoplazentaren Kreislauf

Sonographie

Abb. 5.15, Abb. 5.16, Abb. 5.17, Abb. 5.18, Abb. 5.19

Fetales Wachstum ist ein dynamischer Prozess und bedarf zu seiner Einschätzung und Klassifikation (»small for gestational age« [SGA], »appropriate for gestational age« [AGA] oder »large for gestational age« [LGA]) der seriellen Beurteilung. Entsprechend des Musters der biometrischen Parameter der betroffenen Feten lassen sich 2 Formen der Wachstumsrestriktion unterscheiden:

- **Symmetrische Wachstumsrestriktion:** Feten mit normaler Zellgröße, aber verminderter Zellzahl (Hypoplasie). Die Häufigkeit liegt bei 20–30 % aller Feten mit Wachstumsrestriktion. Sie betrifft alle messbaren Parameter (BIP, KU, AU, FL) und beginnt schon im 2. Trimenon. Ursachen können genetische Disposition (kleine Eltern), Noxen (Nikotin, Alkohol, Strahlen), Infektionen (TORCH-Serologie, ► Abschn. 7.3) und chromosomale oder syndromale Störungen sein. Die Fruchtwassermenge ist nicht vermindert. Die symmetrische Wachstumsrestriktion ist irreversibel.
- **Asymmetrische Wachstumsrestriktion:** Feten mit einer verminderten Zellgröße (Hypotrophie), aber normaler Zellzahl. Die Häufigkeit liegt bei 70–80 % aller Feten mit Wachstumsrestriktion. Sie betrifft bei normalem Kopf- und Extremitätenwachstum (Normwerte für BIP, KU, FL) primär vor allem den Rumpf (AU vermindert) und beginnt erst spät im 2. bzw. 3. Trimenon. Ursache können alle Erkrankungen sein, die zur Plazentainsuffizienz führen: Präeklampsie, Hypertonus, Noxen (Nikotin, Alkohol, Strahlen), Anämie u. a. Die Fruchtwassermenge ist (deutlich) vermindert. Die asymmetrische Wachstumsrestriktion ist zumindest zum Teil reversibel.
- **Mischformen** sind in variablem Ausmaß möglich.

Voraussetzung zur sicheren Diagnose einer Störung des fetalen Wachstums ist eine gründliche Anamnese (anamnestische Ursachen), eine präzise Terminbestimmung der Schwangerschaft sowie eine subtile biometrische Ultraschalluntersuchung: Neben der Standardbiometrie (BIP, FOD, KU, AQ, AU, FL) und evtl. zusätzlich der Vermessung weiterer Röhrenknochen (Ausschluss einer Skelettdysplasie) ist die Beurteilung der Kindslage, der Fruchtwassermenge und des Plazentasitzes und -aussehens zielführend. Bei der Gewichtsschätzung handelt es sich dagegen um eine Extrapolation anhand von auf diesen Messwerten basierenden Rechenalgorithmen. Diese mathematischen Zwischenschritte führen zu Unschärfen, welche den Parameter »Schätzgewicht« zur Diagnose/Überwachung der IUGR ungeeignet machen. Zur Beurteilung des Ausmaßes und zur Klassifizierung einer Wachstumsrestriktion ist der Verlauf in 10- bis 14-tägigem Intervall von Bedeutung. Indikationsgebunden wird die sonographische Beurteilung der Plazentaperfusion mittels Spektraldoppleruntersuchung vorgenommen (A. umbilicalis, A. cerebri media, Aorta fetalis, Aa. uterinae und Ductus venosus). Zur Klärung der Ursache ist ein detaillierter Fehlbildungsausschluss angezeigt (▶ Abschn. 5.2).

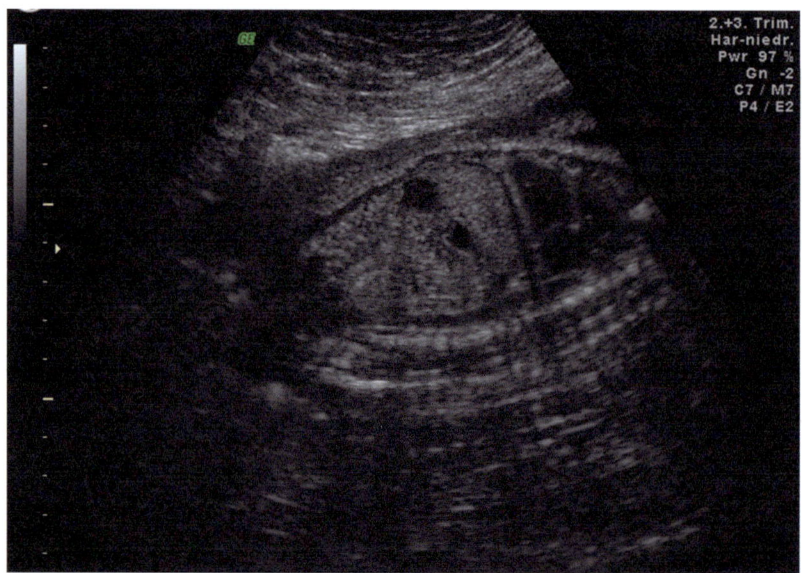

Abb. 5.15 Intrauterine Wachstumsrestriktion (29. SSW): Anhydramnion und verminderte Körpermaße als Ausdruck der nutritiven Plazentafunktionsstörung. Fetale Magenflüssigkeitsfüllung (noch)

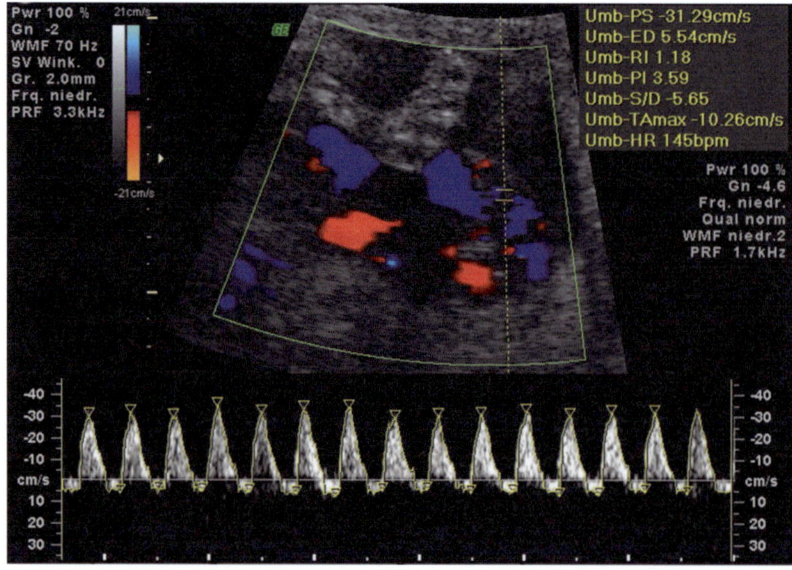

Abb. 5.16 Intrauterine Wachstumsrestriktion (29. SSW): »reverse flow« in der A. umbilicalis als Zeichen einer dekompensierten Plazentainsuffizienz (korrespondierend zum Befund aus Abb. 5.15)

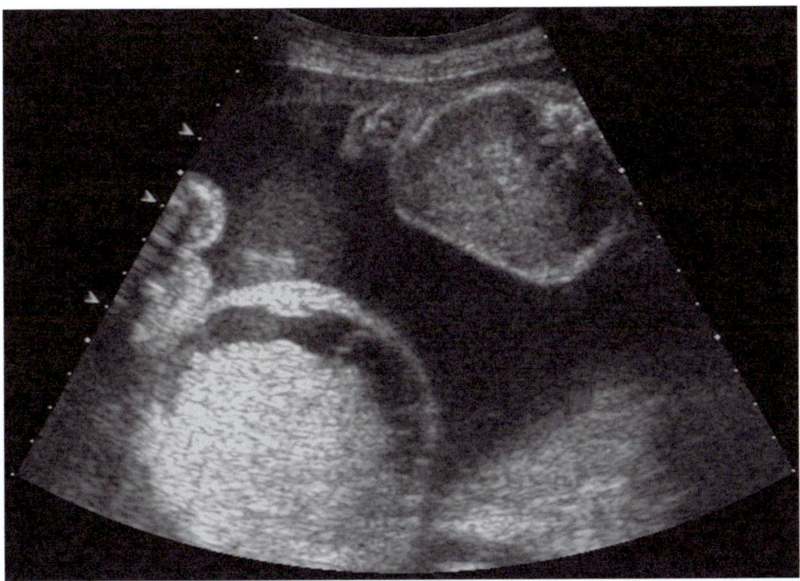

Abb. 5.17 Zwillinge mit fetofetalem Transfusionssyndrom: ein Zwilling mit deutlicher Wachstumsabflachung. Die Abbildung zeigt das Abdomen der Zwillinge (rechts oben und links unten), wobei die deutliche Umfangsdifferenz klar sichtbar ist. Nebenbefund: Aszites beim Akzeptor links unten (► Abschn. 6.2.)

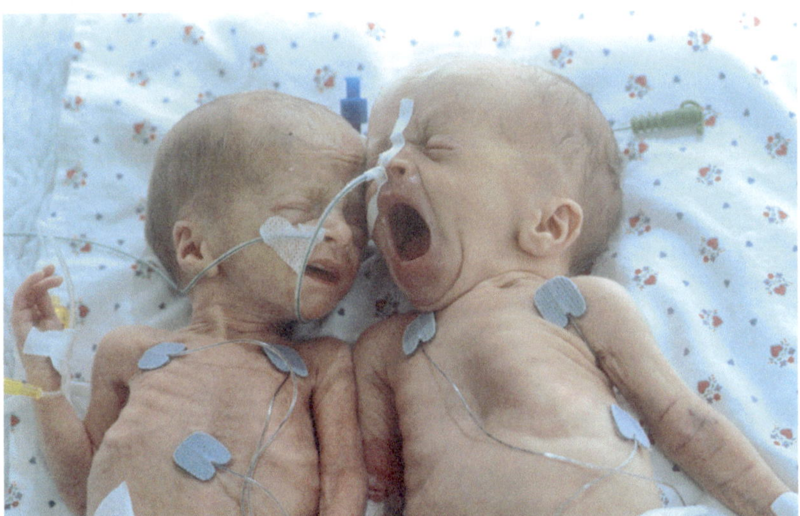

Abb. 5.18 Postnatale Darstellung von dizygoten Zwillingskindern mit Wachstumsdiskrepanz (Frühgeburt 35. SSW): In der dichorial, diamnialen Zwillingsschwangerschaft war es zur erheblichen Wachstumsrestriktion der Kinder gekommen, sowohl untereinander als auch bezogen auf Normwerte in Abhängigkeit vom Gestationsalter (spärliches Unterhautfettgewebe)

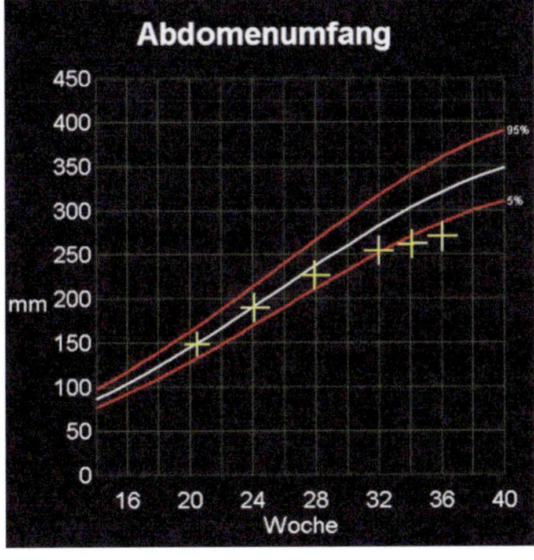

Abb. 5.19 Biometrieverlauf eines Fetus mit schwerer intrauteriner Wachstumsrestriktion, exemplarisch an einer deutlichen Wachstumsabflachung des Abdomenumfangs dargestellt

▪ Weiterführende Diagnostik

Hierbei steht zunächst die serologischer Abklärung infektiologischer Ursachen (TORCH-Serologie, ▶ Abschn. 7.3) im Vordergrund. Nach Ausschluss anderer Ursachen ist die Patientin auf eine potenziell vorliegende genetische Ursache des verminderten fetalen Wachstums hinzuweisen und ggf. eine Karyotypisierung vorzunehmen.

▪ Therapie

Eine effektive spezifische pränatale Therapie der intrauterinen Wachstumsrestriktion steht nicht zur Verfügung. Daher liegt das Schwergewicht der pränatalen Betreuung auf der Einschätzung des klinischen Schweregrads sowie auf einem Monitoring der Dynamik von Veränderungen des fetalen Gefährdungspotenzials. Letztendlich zielen die Maßnahmen auf die prognostisch optimale Anpassung der Monitoringintervalle und die Wahl des geeignetsten Entbindungszeitpunkts, ggf. nach antenataler Steroidprophylaxe, ab. Die Betreuung einer Schwangerschaft mit ausgeprägter IUGR sollte am Zentrum in enger Rücksprache mit dem betreuenden Frauenarzt gemeinsam mit Neonatologen und Geburtshelfern und bei Bedarf mit Kollegen aus anderen Fachrichtungen (z. B. Innere Medizin bei Hypertonus und Diabetes, Humangenetik) erfolgen. Ursächliche Noxen sollten ausgeschaltet werden. Eine Verbesserung der Plazentaperfusion durch Hospitalisierung, Bettruhe, O_2-Gabe oder hyperkalorische Ernährung ist nicht zu erreichen. Die stationäre Aufnahme der Patientin ist deshalb nur in schweren Fällen, insbesondere mit hochgradigen Doppler- und CTG-Auffälligkeiten, bei Erfordernis engmaschiger Kontrollen geboten. Entbindungsmodus und -zeitpunkt sind vom Ausmaß des nutritiven Mangels (Plazentainsuffizienz) und vom Gestationsalter des Symptomauftritts abhängig. Ein differenzierter Handlungsalgorithmus zum geburtshilflichen Vorgehen in Abhängigkeit von Veränderungen der Blutflussparameter der fetoplazentaren Funktionseinheit findet sich im Anhang.

▪ Prognose

Die vorgeburtlich durch Plazentadysfunktion erworbenen Risiken wirken sich für die Neugeborenen in Form einer »fetalen Programmierung« kurz-, aber auch langfristig (bis ins Erwachsenenalter) aus. Bei 75–80 % der reif geborenen Kinder mit milder IUGR ist die körperliche Entwicklung postnatal durch ein Aufholwachstum in den ersten beiden Lebensjahren gekennzeichnet. Da dieses ernährungsabhängig bereits unmittelbar nach der Geburt beginnt, muss im Besonderen auf eine ausreichende Ernährung im Säuglingsalter geachtet werden. Bei schwerwiegender IUGR (<3. Perzentile oder verminderter Kopfumfang) sinkt der Anteil der Kinder mit vollständiger Gewichtskompensation auf unter 50 %. Besteht die Wachstumsverlangsamung über den zweiten Geburtstag hinaus, ist es unwahrscheinlich, dass sich dies im weiteren Verlauf noch ausgleicht. Generell besteht für 10 % der Kinder mit IUGR ein erhöhtes Risiko für eine verminderte Körpergröße im Erwachsenenalter. Darüber hinaus weisen ehemals untergewichtige Neugeborene im Rahmen eines »fetal programming« im späteren Leben gehäuft eine Insulinresistenz, Diabetes mellitus Typ II, Hypertonie, erhöhte Blutfettwerte (metabolisches Syndrom) sowie psychomotorische Folgezustände auf. Dabei ist hinsichtlich des Ausprägungsgrades die erhöhte Vulnerabilität der Nervenentwicklung vor der 28. SSW (early-onset IUGR) zu beachten. Dies drückt sich auch in einer erhöhten Sterblichkeitsrate an Herz-Kreislauf-Erkrankungen im Erwachsenenalter aus.

Mehrlingsschwangerschaften

Alexander Strauss

A. Strauss, *Ultraschallpraxis in Geburtshilfe und Gynäkologie*,
DOI 10.1007/978-3-662-49493-6_6, © Springer-Verlag Berlin Heidelberg 2017

6.1 Pränataldiagnostische Überwachung der Mehrlingsschwangerschaft

Zur risikoadaptierten Betreuung von Mehrlingsschwangerschaften ist eine frühzeitige Diagnose wünschenswert. Neben der Feststellung des Sitzes und der Vitalität einer Schwangerschaft ist es die Domäne des Ultraschalls, frühzeitig Auskunft über die Anzahl von Embryonen/Feten und über deren Eihautverhältnisse zu geben.

Epidemiologie

Zwei bis fünf Prozent aller Schwangerschaften vor der 10. SSW sind Mehrlingsschwangerschaften. Rund 30 % aller ursprünglichen Zwillingsschwangerschaften enden allerdings als Einlingsgeburten (»vanishing twin syndrome« oder Fetus papyraceus bzw. compressus).

Monozygote Zwillinge kommen mit 3–5:1000 Lebendgeburten mit konstanter Häufigkeit (Entstehung nach dem Zufallsprinzip) vor. **Dizygote Zwillinge** weisen dagegen eine variable Häufigkeit auf, abhängig von der familiären Anamnese, dem mütterlichen Alter und evtl. wahrgenommenen Kinderwunschbehandlungen (Tab. 6.1).

Entstehung und Eihautverhältnisse von Mehrlingen (Tab. 6.2)

- 70 % dizygot (obligat dichorial-diamnial)
- 30 % monozygot (obligat gleichgeschlechtlich, Eihautverhältnisse: 29 % dichorial-diamnial, 70 % monochorial-diamnial, 1 % monochorial-monoamnial)

Risiken (Tab. 6.3)

- Hyperemesis gravidarum (20 % Gemini, 60 % Drillinge)
- Vorzeitige Wehentätigkeit, Zervixinsuffizienz, Frühgeburtlichkeit

Tab. 6.1 Häufigkeiten von Mehrlingsgeburten

	Hellin-Regel, 1895 (spontane Konzeption)		Deutschland 2012[a]	
Zwillinge	1,18 %	1:85	3,55 %	1:30
Drillinge	0,01 %	$1:85^2$ (1:7225)	0,03 %	1:2948
Vierlinge	0,0002 %	$1:85^3$ (1:614.125)	<0,01 %	1:226.000
Fünflinge	0,000002 %	$1:85^4$ (1:52.200.625)	<0,01 %	

[a] Alle Mehrlingsschwangerschaften, einschließlich Schwangerschaften nach reproduktionsmedizinischen Maßnahmen

Tab. 6.2 Entstehung von Mehrlingen

Eihautverhältnisse		Entstehung
Monozygot	Dichorial-diamnial	Trennung in den ersten 5 Tagen nach der Befruchtung
	Monochorial-diamnial	Trennung 5–10 Tage nach der Befruchtung
	Monochorial-monoamnial	Trennung >10 Tage nach der Befruchtung
	Siamesische Zwillinge	Unvollständige Trennung >13 Tage nach der Befruchtung (1:50.000)
Dizygot	Dichorial-diamnial	2 Oozyten, 2 Spermien

Tab. 6.3 Häufigkeit und Risikostruktur von Mehrlingsschwangerschaften gemäß ihrer Eihautverhältnisse

	Häufigkeit [%]	Perinatale Mortalität [%]
Dichorial-/diamnial – getrennte Plazenten	35	9,6
Dichorial-/diamnial – fusionierte Plazenten	34	8,2
Monochorial-diamnial	29	25
Monochorial-monoamnial	1	50

- Polyhydramnion (12 %)
- Vorzeitiger Blasensprung, Amnioninfektionssyndrom
- Präeklampsie (5-fach erhöht verglichen mit Einlingsschwangerschaften)
- Plazentainsuffizienz/IUGR (60 %)
- intrauterine Wachstumsabflachung (Gemini ab 35. SSW, Drillinge ab 32. SSW)
- kongenitale Fehlbildungsrate 6–10 % (2-fach erhöht verglichen mit Einlingsschwangerschaften): Herzfehler, Hydrozephalus, Neuralrohrdefekt, singuläre Nabelschnurarterie, besonders bei monozygoten Mehrlingen
- erhöhte Rate an Chromosomenaberrationen (Trisomie 21, Monosomie X0, Klinefelter-Syndrom); das Risiko einer 32-jährigen Mehrlingsmutter entspricht dabei dem Altersrisiko einer 35-jährigen Einlingsschwangeren
- erhöhte Rate an Hypoxiefällen bei vaginalen Geburten (2. Zwilling)
- maternale subjektive Dyspnoeneigung wegen Zwerchfellhochstand
- maternale Varikosis, ausgeprägte Ödembildung
- »cord entanglement« (Verschlingung der Mehrlingsnabelschnüre in monoamnialen Fruchthöhlen mit Strangulationsgefahr, ► Abschn. 9.2)

Sonographie

Abb. 6.1, Abb. 6.2, Abb. 6.3, Abb. 6.4, Abb. 6.5 u. Abb. 6.6

Der optimale Zeitpunkt zur Diagnostik der Eihautverhältnisse ist das 1. Trimenon. Bei monochorialen Mehrlingen lassen sich nur eine Chorionhöhle, aber je 2 Amnionhöhlen, Dottersäcke und Embryonen nachweisen. Im höheren Gestationsalter wird die Differenzierung der deutlicher gefährdeten monochorialen Mehrlinge, die sich eine gemeinsame Plazenta teilen, von dichorialen, diamnialen Feten (Zweidrittel aller Zwillingsschwangerschaften) schwieriger. Hinweise auf Monochorionizität können dann die

Plazentation an einer Uterusseite (gemeinsame Plazenta), das Fehlen des »λ-sign« (dreieckige Ausziehung der Plazenta/Eihaut im Bereich der einstrahlenden Amnionchoriontrennmembran während der Phase der Chorionrückbildung) sowie eine dünnere (da nur zweischichtige = T-Zeichen) senkrecht auftreffende Amnionmembran (Grenzwert: 1,6 mm) sein (Sensitivität 97 %, Spezifität 100 %).
Der Geschlechtsdiagnostik kommt bei Mehrlingen insofern Bedeutung zu, als Kinder unterschiedlichen Geschlechts immer dizygot und damit auch dichorial sind. In der seltenen monochorialen, monoamnialen Geminigravidität (1 % aller Zwillingsschwangerschaften, 3–5 % aller monochorialen Zwillingsschwangerschaften) bedingt die mögliche Verschlingung der Nabelschnüre (»cord entanglement«) das erhebliche Risiko eines fatalen Strangulationszwischenfalls während der Schwangerschaft (2. und 3. Trimenon). Die Diagnose der Nabelschnurkonvolutbildung erfolgt farbdopplersonographisch. Trotz des perakuten Charakters des Eintritts dieser Komplikation kann zur Überwachung der erkannten Risikosituation die Gefahr eines IUFT vermindert werden, z. B. mittels regelmäßiger Spektraldopplerblutflussmessungen kombiniert mit weiteren Maßnahmen eines »fetal monitoring«. Das Risiko einer fatalen Strangulation steigt im Verlauf der zweiten Schwangerschaftshälfte kontinuierlich an und beträgt nach 32 SSW 4 % (verglichen mit 1,2 % bei diamnialen Zwillingen). Daher ist die primäre Schnittentbindung nach antenataler Steroidprophylaxe nach Erreichen dieses Schwangerschaftsalters empfohlen.
Monoamniale Mehrlinge tragen verglichen mit diamnial-monochorialen Feten ein geringeres FFTS-Risiko (3 %). Verantwortlich sind die oft großen arteriovenösen Plazentaanastomosen, die durch beträchtlichen bidirektionalen Volumenaustausch einen relativen Schutz vor einseitiger Blutumverteilung bieten. Das Auftreten kongenitaler Anomalien ist dagegen, ebenfalls im Vergleich zu monochorial-diamnialen Mehrlingen, erhöht (20 vs. 6 %).
Postnatal sind die Zygotie der Kinder bzw. die Eihautverhältnisse ihrer Plazenten anhand der histologischen Aufarbeitung des Mutterkuchens, dem Geschlecht und den Blutgruppen der Kinder (Sicherheit der Methode 99,9 %) sowie durch enzymhistochemische bzw. gewebetypisierende Analysen (hohe Spezifität) zu untersuchen. Eine morphologische Ähnlichkeitsprüfung der Kinder ergibt in 98 % verlässliche Ergebnisse. Die Ultraschallüberwachung von Mehrlingsschwangerschaften bedarf speziell im fortgeschrittenen Gestationsalter der subtilen Geduld des Untersuchers, um die zum biometrischen wie auch funktionellen Monitoring herangezogenen Parameter stets auch dem korrekten Fetus bzw. der korrekten Fruchthöhle zuzuordnen. Neben dem Augenmerk auf die Detektion von kongenitalen Fehlbildungen (Risiko: dizygote Zwillinge: wie bei Einlingen, monozygote Mehrlinge: 2- bis 3-fache Prävalenzsteigerung) ergibt sich aus der oben angeführten Risikoaufstellung zur Entwicklung von Mehrlingen die Indikation zur intensivierten sonographischen Plazentafunktionskontrolle (engmaschige B-Bild-Biometrie und Dopplersonographie).

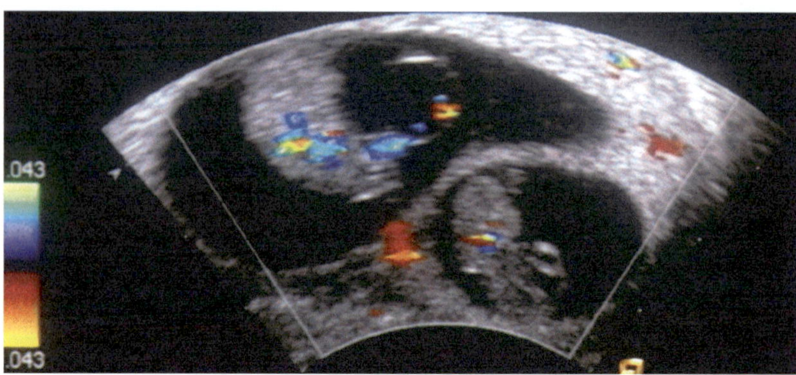

Abb. 6.1 Dichoriale, diamniale Geminigravidität: Zwischen den beiden Fruchthöhlen mit jeweils einem Embryo befindet sich eine breite Trennmembran (2-mal Amnion und 2-mal Chorion). λ-förmige Einmündung der amnialen Trennwand in die rechte seitliche Begrenzung der Fruchthöhle

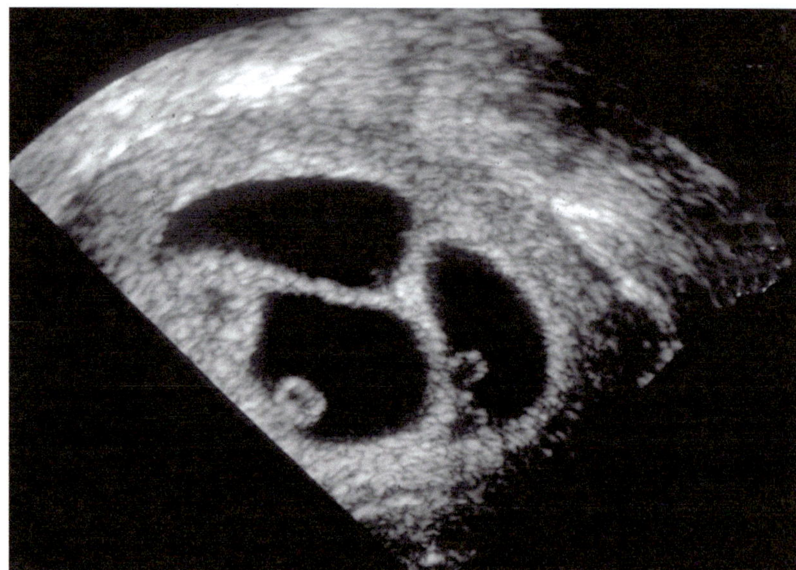

Abb. 6.2 Trichoriale, triamniale Drillingsschwangerschaft: 3 Fruchthöhlen (in zweien Dottersack erkennbar) durch breite Trennmembranen getrennt (2-mal Amnion und 2-mal Chorion)

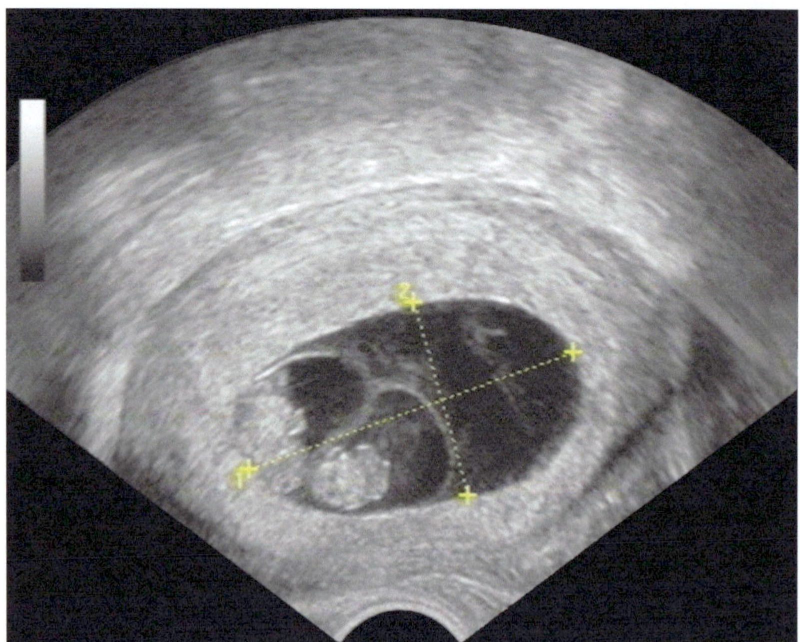

Abb. 6.3 Monochoriale, diamniale Geminigravidität (8. SSW): zwischen den beiden Fruchthöhlen dünne Trennmembran (2-mal Amnion)

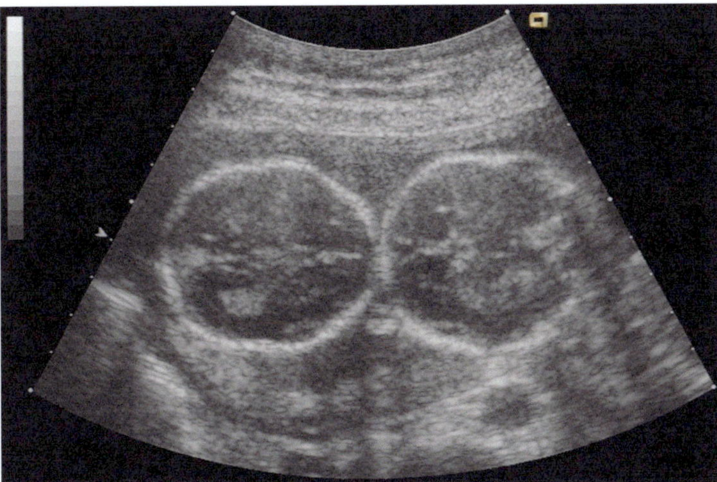

Abb. 6.4 Monochoriale, monoamniale Geminigravidität (»kissing twins«): Im 2. Trimenon ist zwischen den beiden Köpfen der Zwillinge weder eine choriale noch eine amniale Trennwand zu erkennen

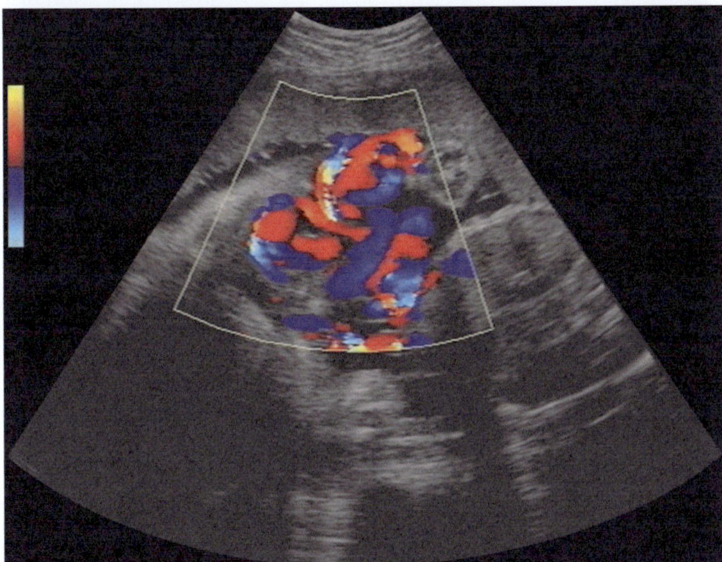

Abb. 6.5 »Cord entanglement«: intrauterine farbdopplerkodierte Darstellung der multiplen Verschlingung der Nabelschnüre von monochorial-monoamnialen Zwillingen (Nabelschnurknäuel mit beiden fetalen Köpfen)

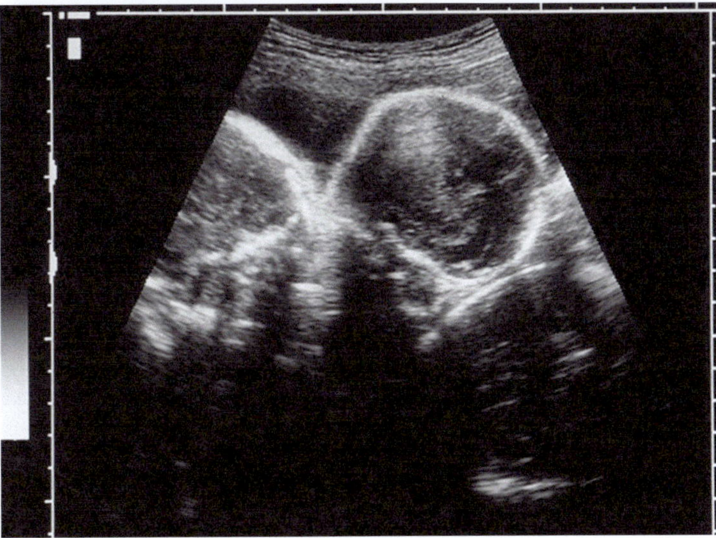

Abb. 6.6 Höhergradige Mehrlinge (28. SSW): 3 der 5 Köpfe der Feten einer tetrachorialen, quintoamnialen Fünflingsschwangerschaft sind im 2. Trimenon noch in einer Ebene darstellbar

6

6.2 Komplikationen bei monochorialer Mehrlingsschwangerschaft

Monochoriale Mehrlingsschwangerschaften unterscheiden sich nach ihrem Gefährdungspotenzial für Feten und Mutter relevant von einer dichorialen. Maßgeblich hierfür verantwortlich sind Gefäßanastomosen der beiden fetalen Zirkulationen auf Plazentaniveau (Vorkommen bei 85–90 % aller monochorialen Mehrlinge) mit der Gefahr der Ausbildung eines Blutströmungsungleichgewichts und den möglichen Folgen fetofetales Transfusionssyndrom, selektive Mehrlingswachstumsrestriktion, »twin anemia polycythemia sequence« oder »twin reversed arterial perfusion«. Daraus ergibt sich die Erfordernis einer deutlich intensiveren, dem Risiko dieser Schwangerschaften angepassten pränatalen Betreuung.

6.2.1 Fetofetales Transfusionssyndrom

Das fetofetale Transfusionssyndrom (FFTS) tritt als Komplikation in 10–15 % aller monochorialen Zwillingsschwangerschaften (1:1100–10.000 Geburten) zumeist in der Mitte der Schwangerschaft (15.–27. SSW) auf. Es ist für 15–17 % der perinatalen Mortalität bei Zwillingen verantwortlich.

▪ Pathogenese

Dem FFTS liegt ein Perfusionsungleichgewicht der beiden Zwillingskreisläufe über arterioarterielle (85 %) und venovenöse (15–20 %) Anastomosen sowie über arteriovenöse Gefäßkurzschlüsse (90–95 % aller monochorialen Zwillinge) auf plazentarer Ebene zugrunde. Das unter physiologischen Bedingungen vorherrschende Gleichgewicht der Flussverhältnisse (sich in der Bilanz aufhebender bidirektionaler Volumina) ist einseitig verschoben. Dadurch entsteht Hyperperfusion des Akzeptorzwillings und Minderversorgung des Donorzwillings (◘ Abb. 6.7 u. ◘ Abb. 6.8). Aus diesem Blutflussgefälle ergeben sich die in ◘ Tab. 6.4 dargestellten möglichen Komplikationen.

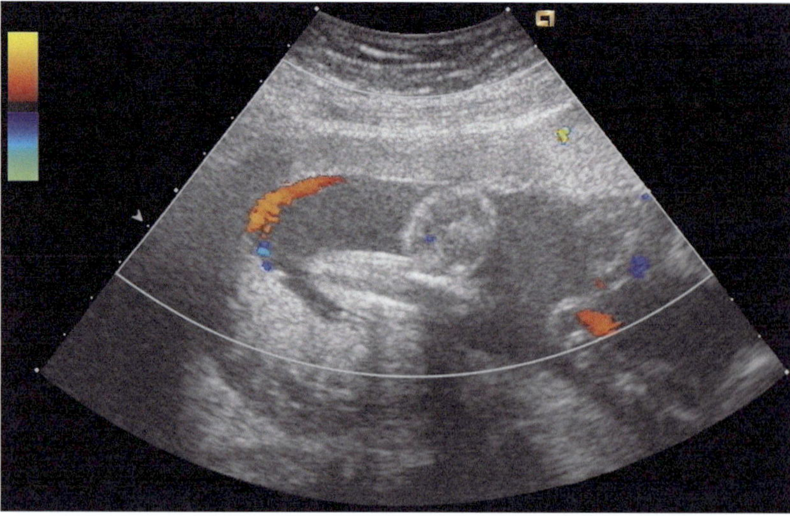

◘ **Abb. 6.7** Fetofetales Transfusionssyndrom: farbdopplersonographische Darstellung einer plazentaren Gefäßanastomose der monochorialen Plazenta. Die Strömung im verbindenden Gefäß wird verlaufsbedingt in unterschiedlicher Farbkodierung wiedergegeben

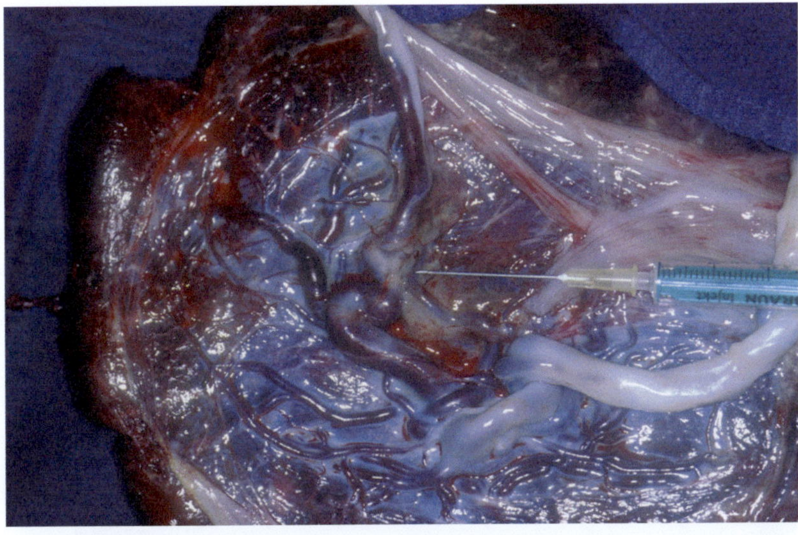

Abb. 6.8 Postpartale Aufnahme der plazentaren Gefäßanastomose (mit der Spitze der Spritze markiert) aus Abb. 6.7

Tab. 6.4 Befunde bei FFTS

Akzeptorzwilling	Donorzwilling
Polyhydramnion Plethora Makrosomie Hydrops fetalis (Kardiale Insuffizienz)	A-/Oligohydramnion Anämie IUGR (Hydrops fetalis) (Anämie)

Sonographie

Abb. 6.9, Abb. 6.10 u. Abb. 6.11

Der Donorzwilling weist alle Zeichen einer chronischen Plazentainsuffizienz mit intrauteriner Wachstumsrestriktion, Oligo-/Anhydramnion durch verminderte fetale Urinproduktion, Hypovolämie und Anämie bis zum Hydrops fetalis auf. Der Akzeptor fällt durch eine Makrosomie im Verhältnis zum Donor auf. Zusätzlich besteht bei ihm ein Polyhydramnion durch die gesteigerte Diurese (zyklische Harnblasenfüllung darstellbar), eine Polyzythämie und Plethora bis zur kardialen Dekompensation und ebenfalls Hydrops fetalis. Das sonographische Bild eines »stuck twin« entsteht durch den vom Polyhydramnion des Akzeptors gegen die Uteruswand (Plazenta) gedrängten Donor in seiner sonographisch nicht darstellbaren Fruchthöhle (Oligo-/Anhydramnion) bei dauerhaft fehlender Harnblasenfüllung (Oligo-/Anurie). Aufgrund der nicht eindeutig darstellbaren Trennwand der Fruchthöhlen (eng dem Donor anliegend) kann man auf den ersten Blick dem Irrtum einer Einlingsschwangerschaft (»stuck twin« in der Tiefe der Fruchthöhle kaum darstellbar) oder monoamnialen Geminigravidität in einer großen Fruchthöhle (Polyhydramnion) erliegen. Die sonographische Klassifikation des FFTS zeigt Tab. 6.5.

Die klassische Symptomtrias des FFTS besteht aus einer Gewichtsdifferenz der Kinder >15 %, einer Hämoglobindifferenz >5 % sowie einer deutlichen Fruchtwasserdiskrepanz in den beiden Fruchthöhlen.

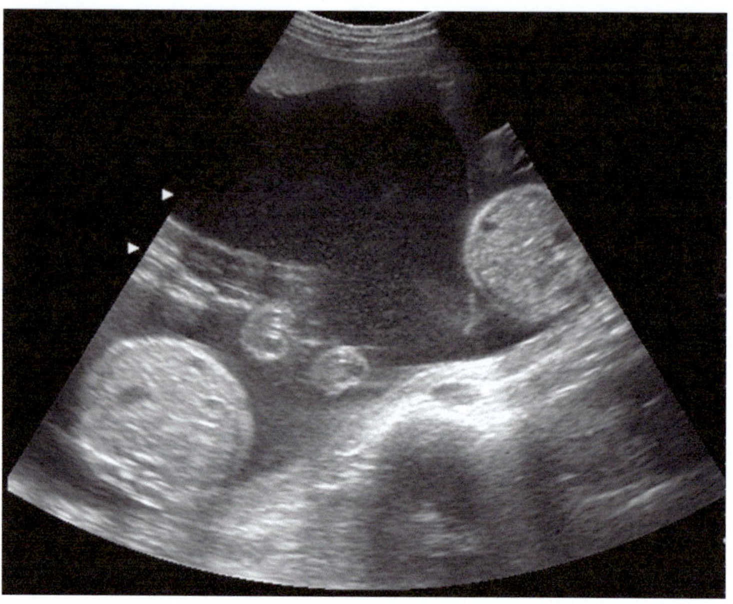

Abb. 6.9 Monochoriale Zwillingsgravidität mit fetofetalem Transfusionssyndrom: Transversalschnitt des Abdomens des Akzeptors (rechts) mit Polyhydramnion und des Donors (links) mit Oligohydramnion. Deutliche Größendiskrepanz der Feten

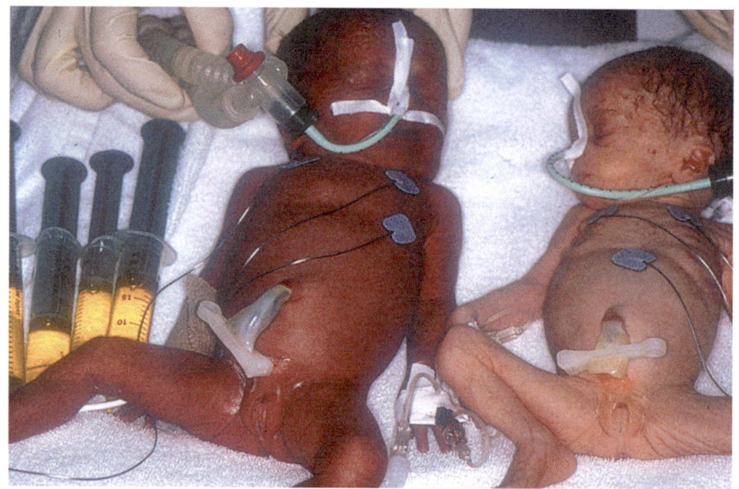

Abb. 6.10 Postnatale Aufnahme von Zwillingskindern nach fetofetalem Transfusionssyndrom: Akzeptor blaurot (Polyglobulie, Hydrops, Makrosomie), Donor blass (Anämie, Wachstumsrestriktion)

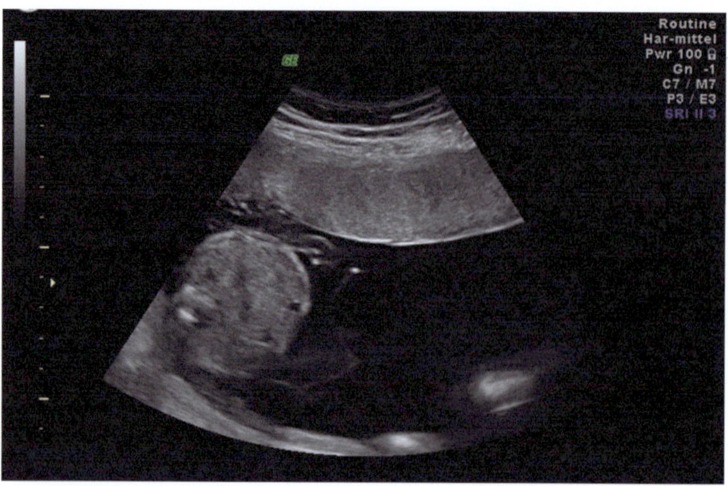

Abb. 6.11 Fetofetales Transfusionssyndrom: Donorzwilling monochorialer Gemini als »stuck-twin« links in einer kleinen Fruchthöhle (Oligohydramnion) an der Uteruswand fixiert. Amnionhöhle des Akzeptors (rechts in der Abbildung), Polyhydramnion

Tab. 6.5 Sonographische Klassifikation des FFTS anhand des Ausprägungsgrads nach Quintero

Stadium	Ultraschalldiagnosekriterien
I	Ausgeprägtes Missverhältnis der Fruchtwassermengen zwischen den Zwillingen (MVP beim Donor <2 cm, MVP beim Akzeptor >8 cm)
II	Zusätzlich zu Stadium I ist die Harnblase des Donors nicht darstellbar
III	Zusätzlich zu Stadium II kommt es zu Auffälligkeiten im Dopplerultraschall der fetalen Gefäße (fehlender oder negativer enddiastolischer Blutfluss in der A. umbilicalis, negative A-Welle im Ductus venosus)
IV	Zusätzlich zu Stadium III ist ein Hydrops fetalis als Zeichen einer kardialen Dekompensation feststellbar
V	Intrauteriner Fruchttod eines oder beider Zwillinge

MVP »maximum vertical pocket«

▪ Formen

▪▪ Akutes FFTS

Beim akuten Transfusionssyndrom kommt es plötzlich zur dramatischen Perfusionsdiskrepanz. Die Zwillinge weisen daher weder hinsichtlich ihres Wachstums noch ihrer Fruchtwassermengen die Unterschiede auf, die bei längerem Bestehen der Blutumverteilung zu erwarten sind. Dennoch kommt es zur akuten Anämie des Donors (initial kann auch der Hämoglobinwert noch unverdünnt, normal erscheinen) sowie zur Plethora des Akzeptors (Polyglobulie wird sofort symptomatisch) mit drohender akuter kardialer Dekompensation beider Kinder und ggf. überraschend raschem IUFT eines oder beider Zwillinge.

▪▪ Chronisches FFTS

Beim chronischen Transfusionssyndrom besteht eine länger- bis langfristige Imbalance mit den oben genannten Folgen und der klassischen Symptomtrias.

▪ Differenzialdiagnose

Diskordantes Zwillingswachstum mit oder ohne Fruchtwasserdiskrepanz (auch bei Dichorionizität).

▪ Prognose

Je früher und abrupter die Entgleisung der Hämodynamik stattfindet (ungünstig <18.–20. SSW), desto schlechter gestaltet sich der Ausgang dieser Schwangerschaften. Unbehandelt beträgt die Mortalität des akuten FFTS nahezu 100 %.

▪ Therapie

Bei gering ausgeprägter Symptomatik (Stadium I nach Quintero) kann zunächst ein abwartendes Management erfolgreich gewählt werden. Ein stabiler Verlauf bzw. eine spontane Remission des FFTS ist in diesem Stadium möglich. Andererseits ist eine Verbesserung der Überlebensrate wie auch der neurologischen Langzeitergebnisse nach Lasertherapie auch im Stadium I beschrieben. Für den Fall des konservativen Vorgehens ist der Verlauf der Schwangerschaft engmaschig in spezialisierten Zentren bzw. von spezialisierten Untersuchern zu kontrollieren.

Serielle Entlastungspunktionen (Amniondrainage) führen durch eine Reduktion des intrauterinen Drucks und zur Wiederherstellung normaler Zirkulationsverhältnisse. Damit lassen sich die Rate an Frühgeburtlichkeit durch vorzeitige Wehentätigkeit und/oder vorzeitigen Blasensprung vermindern. Mit diesem symptomatisch-orientierten Behandlungsansatz sind fetale Überlebensraten von 60–80 % zu erreichen. Die eingriffsimmanente Komplikationsrate beträgt ca. 1–2 %.

Kausaltherapeutisch besteht daneben die Option der **fetoskopischen Laserkoagulation** der oberflächlichen Shuntverbindungen. Gleichzeitig erfolgt in der Regel die einmalige Reduktion der Fruchtwassermenge. Ein Überleben für beide Zwillinge ist damit in 65 %, für zumindest einen Zwilling in 88 % zu erreichen. Diese Ergebnisse liegen damit deutlich über den Erfolgsaussichten einer alleinigen Fruchtwasserentlastungspunktionsbehandlung mit Überlebensraten für einen Zwilling von 56 %. Der Erfolg der Koagulation der Gefäßanastomosen ist dabei allerdings stadienabhängig: 85 % Überleben im Stadium I, 72 % in Stadium II, 68 % in Stadium III und 60 % in Stadium IV. Bei der Einschätzung dieser Angaben ist allerdings eine eingriffsunabhängige Korrelation zur Tragzeit zu beachten. Der Vorteil der Laserkoagulation besteht darüber hinaus in den verglichen mit seriellen Amniondrainagen deutlich geringeren neonatalen Morbiditätsraten der überlebenden Kinder:

- infantile Zerebralparese: Laserkoagulation 7 % versus Amniondrainage 6 %
- psychomotorische Entwicklungsstörung: Laserkoagulation 17 % versus Amniondrainage 20–25 %

Ebenfalls **fetoskopisch** kann **durch Septostomie** ein Fruchtwassermengen- und dadurch ein Druckausgleich zwischen den Fruchthöhlen geschaffen werden (u. a. Vermeidung der Lungenhypoplasieentwicklung beim Donor). Die Komplikationsrate der Laserkoagulation beträgt 3 %.

Alternativ zur schwangerschaftsverlängernden Strategie bietet sich, je nach Grad der Frühgeburtlichkeit, die vorzeitige Entbindung an.

6.2.2 Selektive Mehrlingswachstumsrestriktion

Bei 15 % der monochorialen Mehrlingsschwangerschaften ist mit der Entwicklung einer selektiven Wachstumsverzögerung (sIUGR) eines der Feten zu rechnen (<10. Perzentile oder Gewichtsdiskrepanz zwischen den Mehrlingen ohne weitere Zeichen eines FFTS). Ursächlich wirkt sich eine asymmetrische Verteilung der Plazentamasse bezogen auf das Versorgungsgebiet der Feten und die Konstellation der vaskulären Anastomosen auf Plazentaniveau aus. Die Summe der arterioarteriellen Anastomosen ist größer als bei FFTS oder TAPS. Diese können dabei zum Teil die ungleiche Verteilung von Plazentaanteilen kompensieren, andererseits allerdings auch zur starken Volumentransfusionen mit akuten Versterben eines Fetus führen.

Sonographische Prognoseeinschätzung: je ausgeprägter die Wachstumsdiskrepanz, desto höher das Risiko eines adversen fetalen Outcomes. Das Auftreten von ARED-Flussverhältnissen in der Nabelschnurarterie des sIUGR-Fetus führt zu erhöhter perinataler Mortalität (21 %) und Morbidität (80 %) beider Zwillinge.

6.2.3 »Twin anemia polycythemia sequence«

Fünf Prozent der monochorialen Mehrlingsschwangerschaften sind durch eine ausgeprägte Hämoglobindifferenz (>8 g/dl) charakterisiert, die nicht mit einer im 2. Trimenon auftretenden Blutumverteilung (charakteristisch für ein FFTS) einhergeht. »Twin anemia polycythemia sequence« (TAPS) manifestiert sich am häufigsten in der Spätschwangerschaft. Pathogenetisch liegen besonders dünne arteriovenöse Anastomosen vor, die zum Hämoglobingefälle zwischen den Kreisläufen führen. TAPS kann nicht zuletzt auch nach Laserkoagulation eines FFTS als Folgezustand beobachtet werden, wenn im Rahmen der Anastomosenkoagulation dünne Gefäßverbindungen nicht erkannt werden und damit bestehen bleiben. Sonographisch steht mit der Messung der (erhöhten) systolischen Blutflussmaximalgeschwindigkeit in der A. cerebri media eine nicht invasive Methode zur Anämiediagnostik zu Verfügung.

6.2.4 »Twin reversed arterial perfusion sequence«

Die TRAP-Sequenz (»twin reversed arterial perfusion sequence« oder Akranius-Akardius-Schwangerschaft) kann als seltene Sonderform einer monochorialen Zwillingsschwangerschaft verstanden werden, die durch abnorme Gefäßverhältnisse kompliziert wird. Die Inzidenz liegt bei 1:35.000 Geburten bzw. 1 % der monozygoten Geminigraviditäten. Dabei kommt es aufgrund von Perfusionsstörungen zur Fehlentwicklung eines »parasitären« Zwillings (»acardiac twin«) mit nur rudimentärer oder fehlender Herzanlage, dessen retrograde Perfusion vom »gesunden« Pumpzwilling über arterioarterielle Kreislaufanastomosen zur unteren Körperhälfte des Rezipientenzwillings übernommen wird. Sonographisch ist eine mäßig gut differenzierte untere Körperpartie bei fehlender Abgrenzbarkeit kranialer Körperteile beim Akranius-Akardius zu beobachten. Ursache dieser ungleichmäßig differenzierten Körperhälften ist der bevorzugte Blutstrom in die unteren Körperpartien bzw. eine Anlagestörung (hypoxische Beeinträchtigung der Gewebeentwicklung) der kranialen Organsysteme (◘ Abb. 6.12 u. ◘ Abb. 6.13).

Damit ist unter anderem die Entwicklung einer Kreislaufpumpe hochgradig gestört, meist fehlt sie ganz. Venovenöse Anastomosen erlauben den Rückstrom desoxygenierten Blutes aus dem Akranius-Akardius retrograd zum Pumpenden. Durch die Erhöhung der zu bewältigenden Kreislaufbelastung (Volumen und Mischung aus oxygeniertem und desoxygeniertem Blut) droht im Verlauf der Schwangerschaft konsekutiv die kardiale Dekompensation des Pumpzwillings mit der Entwicklung eines kardialen Hydrops fetalis (High-output-Herzversagen: sonographisch erkennbar an Polyhydramnion, Kardiomegalie, Trikuspidalinsuffizienz, Hydrothorax, Aszites, Hautödem). Für seine Herzleistung ist das Gewicht des parasitären Zwillings maßgeblich. Eine Ratio von 50–70 % des Pumpenden ist als prognostisch kritisch anzusehen. Die Rate an kritischer Herzinsuffizienz steigt dann von 10 auf 30 % (kardiale Vor- wie auch Nachlast sind erhöht). Die Inzidenz assoziierter Anomalien liegt beim Pumpzwilling bei 10 %, und die Gesamtmortalität beträgt unbehandelt 55 %.

Bei TRAP-Sequenz kann eine Laserablation oder Radiofrequenzablation der plazentaren Anastomosen bzw. der Nabelschnur oder die fetoskopische Nabelschnurligatur oder -koagulation (bipolar) den Kreislauf des Pumpzwillings entlasten und so sein Überleben ermöglichen (Erfolgsrate 80–90 %). Prozedurimmanente Komplikationen (vorzeitiger Blasensprung, Chorioamnionitis, Frühgeburt, Blutung, vorzeitige Plazentalösung) treten seltener bei Eingriffen vor der 16. SSW auf.

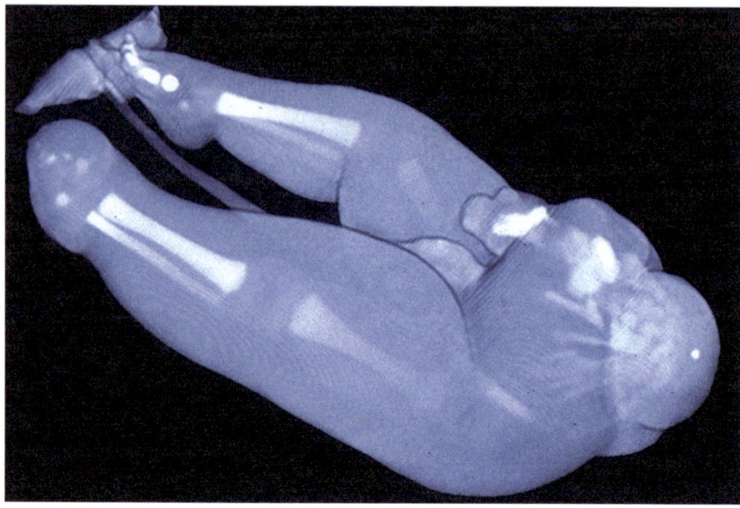

Abb. 6.12 Postnatale MRT eines Akranius-Akardius: Die unteren Extremitäten sind im Verhältnis zu den Organen des Stammes, des Oberkörpers und des (fehlenden) Kopfes gut ausgebildet

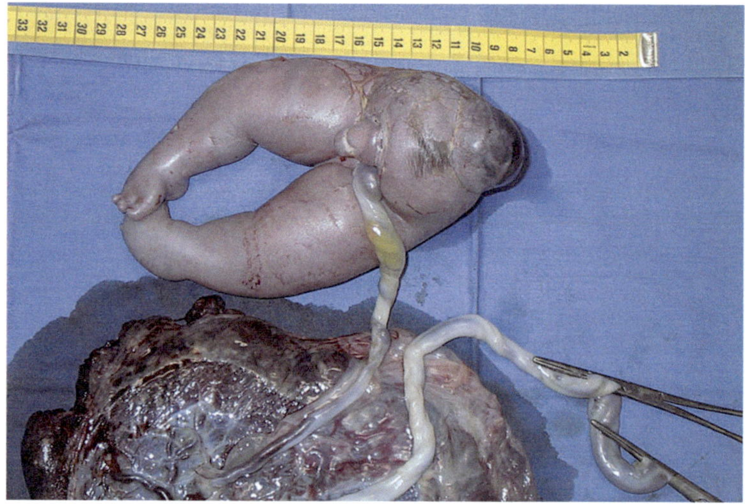

Abb. 6.13 Postnatale Aufnahme des Akranius-Akardius aus Abb. 6.12 mit seiner monochorialen Plazenta

6.2.5 »Dead fetus syndrome«

Bei monochorialer Plazenta kann der intrauterine Tod des Zwillings aufgrund der plazentaren Anastomosen zu schwerwiegenden Konsequenzen für den Ko-Zwilling führen. Das Risiko für einen konsekutiven Tod auch des Ko-Zwillings ist bei monochorialen Eihautverhältnissen mit 15 % deutlich höher als bei dichorialen Gemini (3 %). Eine ZNS-Schädigung (Leukomalazie) eines überlebenden monochorialen Zwillings ist durch die hypoxische Krise infolge der Zirkulationskatastrophe des versterbenden Kindes möglich. In 26 % der Fälle findet man eine nekrotisierende Läsion in der weißen Substanz des Gehirns, in den Nieren und in anderen Organen (Einschwemmung thromboembolischen Materials) des überlebenden monochorialen Ko-Zwillings verglichen mit 2 % bei dichorialen Gemini. In bis zu 30 % der Fälle verstirbt ein überlebender Zwilling noch im ersten Lebensjahr. Auf der mütterlichen Seite kann als Spätfolge eine Gerinnungsstörung durch fetales thromboplastisches Material eintreten (nicht unumstrittene Daten).

Maternale und fetale Schwangerschaftskomplikationen

Susanne Müller-Egloff

A. Strauss, *Ultraschallpraxis in Geburtshilfe und Gynäkologie*,
DOI 10.1007/978-3-662-49493-6_7, © Springer-Verlag Berlin Heidelberg 2017

7.1 Schwangerschaftsinduzierte Hypertonie, Präeklampsie, Eklampsie, HELLP-Syndrom

Erkrankungen, die mit einer Blutdruckerhöhung in der Schwangerschaft einhergehen, sind relativ häufig (5–10 % aller Schwangeren). Sie können je nach Ausprägungsgrad einen mehr oder weniger dramatischen Verlauf für Mutter und Kind nehmen.

Definition

Kriterien der International Society for the Study of Hypertension in Pregnancy (ISSHP 1986):

- Eine **schwangerschaftsinduzierte Hypertonie** (SIH) wird definiert durch einen diastolischen Blutdruckwert von 110 mmHg bei einmaliger Messung oder einem Wert von 90 mmHg bei zweimaliger Messung im Abstand von 4–6 h. Die systolische Grenze des Normbereichs wird mit 140–160 mmHg angegeben (für die Klassifikation nicht ausschlaggebend). Bei präexistenter essenzieller Hypertonie können die Blutdruckwerte im 1. Trimenon durch die schwangerschaftsbedingte Vasodilatation transient niedriger sein. Die klassische SIH tritt im 2. Trimenon auf.
- Die **Präeklampsie** (früher EPH-Gestose [»edema, proteinuria, hypertension«]) ist als gemeinsames Auftreten von Schwangerschaftshypertonie und Schwangerschaftsproteinurie (mindestens 0,3 g/l im 24-h-Sammelurin oder mindestens 1 g/l bei 2 Proben im Abstand von mehr als 4 h) definiert. Daneben können Augenflimmern, Kopf- und Oberbauchschmerzen, Hyperreflexie und Dyspnoe (Lungenödem) zum Bild der schweren Präeklampsie führen.
- Die **Eklampsie** beschreibt eine Komplikation der schweren Präeklampsie mit plötzlichem Auftreten von generalisierten, tonisch-klonischen Krampfanfällen, Apnoe, Zyanose und Bewusstlosigkeit bis hin zum tiefen Koma.
- Das **HELLP-Syndrom** (»haemolysis, elevated liver enzymes, low platelets«) wird als seltene, aber potenziell lebensbedrohliche Erkrankung für Mutter und Kind verstanden. Die Hypertonie gilt hier nicht als Leitsymptom und muss nicht zwingend vorliegen. Pathophysiologisch wird eine akute Endothelschädigung postuliert, der Gefäßveränderung, Gerinnungsstörung (Thrombopenie bis disseminierte intravasale Gerinnung [DIC]), Leberschädigung und Blutungsgefahr bzw. akute Schwangerschaftsfettleber folgen können. Klinisch zeigen sich starke Oberbauchschmerzen, Blutbildveränderungen (s. oben), schwere Entzündungsreaktionen (z. B. Leber,

Magen, Nieren, Galle) und Bewusstseinsstörungen. Es ist eine mütterliche Sterberate von bis zu 4 % und eine kindliche von bis zu 23 % zu erwarten. Die derzeit einzige etablierte Therapie ist in der sofortigen Entbindung und der folgenden intensivmedizinischen Behandlung zu suchen.

▪ Epidemiologie

Hypertone Blutdruckwerte finden sich bei 5–10 % aller werdenden Mütter. In 1–2 % werden schwere Verlaufsformen (schwere Präeklampsie, Eklampsie) beobachtet. Die maternale Mortalität der Eklampsie liegt bei 12–22 %. Nach Thromboembolien, Hämorrhagien und Infektionen steht die Präeklampsie an vierter Stelle der mütterlichen Todesursachenstatistik. Insgesamt 20 % der Frühgeburten in Deutschland sind SIH-assoziiert. Das Wiederholungsrisiko für eine Präeklampsie/Eklampsie in einer Folgeschwangerschaft liegt bei 20–65 %, für ein HELLP-Syndrom bei 3–24 % und ist vom Zeitpunkt des Auftretens der Erkrankung bei der vorhergehenden Schwangerschaft abhängig (je früher, desto wahrscheinlicher).

▪ Pathophysiologie

Die Ursache der maternalen Blutdruckdysregulation in der Schwangerschaft ist nach wie vor ungeklärt. Vermutet wird eine Implantationsstörung, die zu einer pathologischen Interaktion zwischen mütterlichem Immunsystem und dem Schwangerschaftsprodukt führt. Ein sich daraus ergebendes Ungleichgewicht im Arachidonsäurestoffwechsel (die Thromboxan-Prostacyclin-Homöostase ist betroffen) unterhält das Krankheitsbild.

▪ Risikofaktoren

Die in ◘ Tab. 7.1 dargestellten Faktoren gelten als Risiko für das Auftreten einer Präeklampsie.

▪ Prophylaxe

Eine Metaanalyse von Bujold aus dem Jahr 2010 von 34 randomisierten, placebokontrollierten Studien konnte zeigen, dass durch die prophylaktische Gabe von Acetylsalicylsäure (ASS) über die Hälfte der Fälle einer Präeklampsie vermieden werden kann, wenn die Low-dose-ASS-Therapie bei mäßigem bis hohem Präeklampsierisiko noch *vor* der 16. SSW begonnen wird (RR=0,47). Die Risikogruppen wurden dabei rein anamnestisch ermittelt (◘ Tab. 7.1). Für schwere Formen der Präeklampsie war die Risikoreduktion durch frühzeitige ASS-Gabe noch ausgeprägter (RR für eine schwere Präeklampsie bei rechtzeitiger ASS-Therapie = 0,09). Basierend auf diesen Studien vertreten einige Arbeitsgruppen die prophylaktische ASS-Gabe nach pathologischem Präeklampsiescreening im Ersttrimesterscreening. Ob sich die erwartete Risikoreduktion im nach Ersttrimesterscreening definierten Risikokollektiv bestätigt, ist bislang nicht publiziert.

▪ Präeklampsiescreening durch maternale Dopplersonographie

Als Präeklampsie-/IUGR-Screening wird die Kontrolle der Widerstandsindizes der Aa. uterinae verstanden. Bedingt durch eine sekundäre Trophoblastinvasionsstörung (Ersatz der Muskularis durch trophoblastäres Einsprossen) können Widerstandsveränderungen im plazentaren Gefäßbett nachgewiesen werden. Je nach Schwangerschaftsalter sind dabei »notching« (frühdiastolische Inzisur) sowie Pulsatilitäts- und Resistance-Indizes oberhalb der 95. Perzentile als pathologisch zu werten (◘ Abb. 7.1, ◘ Abb. 7.2 u. ◘ Abb. 7.3). Vorsicht ist bei der Evaluation der Flussmuster bei Mehrlingsschwangerschaften geboten: Die

Tab. 7.1 Anamnestische Risikofaktoren für eine Präeklampsie (Leitlinien der DGGG 2014)

Risikofaktoren	Relatives Risiko [%]
Antiphospholipidsyndrom	~ 9
Z. n. Präeklampsie	~ 7
Body-Mass-Index >30	~ 3–5
Vorbestehender Diabetes mellitus	~ 3,5
Familiäre Belastung	~ 3
Vorbestehende Nierenerkrankung	~ 3
Erstparität	~ 2,5–3
Alter >40 Jahre	~ 2
Chronische Hypertonie mit einem zusätzlichen Risikofaktor	1,55
Chronische Hypertonie mit 2 zusätzlichen Risikofaktoren	3
Diastol. Blutdruck >110 mm Hg (<20. SSW)	3,2
Autoimmunerkrankungen	7–9,7
Ethnizität (afroamerikanisch)	2
Mehrlingsgravidität	3

Dopplerindizes sind hier per se niedriger als bei Einlingsschwangerschaften und müssen nach anderen Referenzkurven beurteilt werden.

1. Trimenon

Im 1. Trimenon – im Rahmen des erweiterten Ersttrimesterscreenings – sollte von transabdominal im Longitudinalschnitt die Zervix eingestellt werden. Im lateralen Schwenk und Farbduplexmodus erscheinen dann rechts bzw. links der

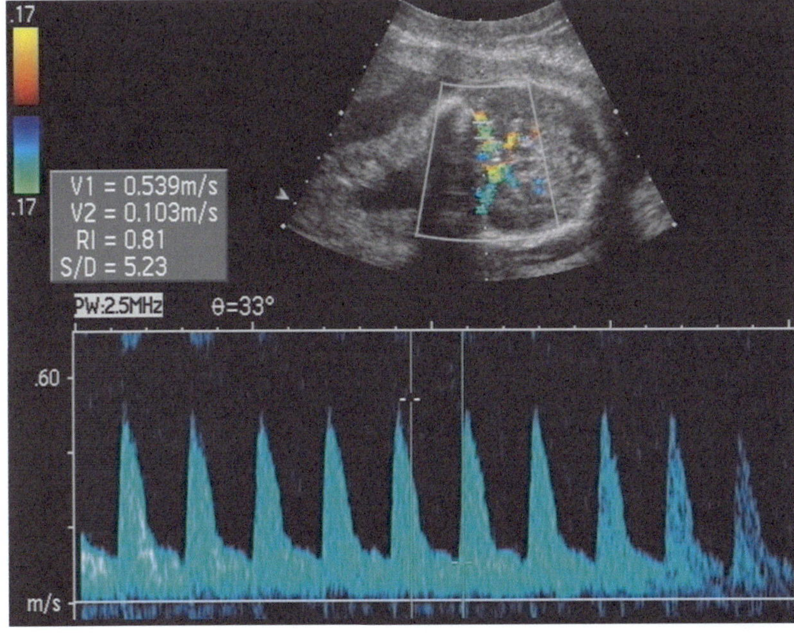

Abb. 7.1 Pathologische Dopplersonographie der A. umbilicalis: Patientin in der 27. SSW mit stark erhöhten Blutdruckwerten. Verminderter diastolischer Fluss in der A. umbilicalis. Resistance-Index bei 0,85

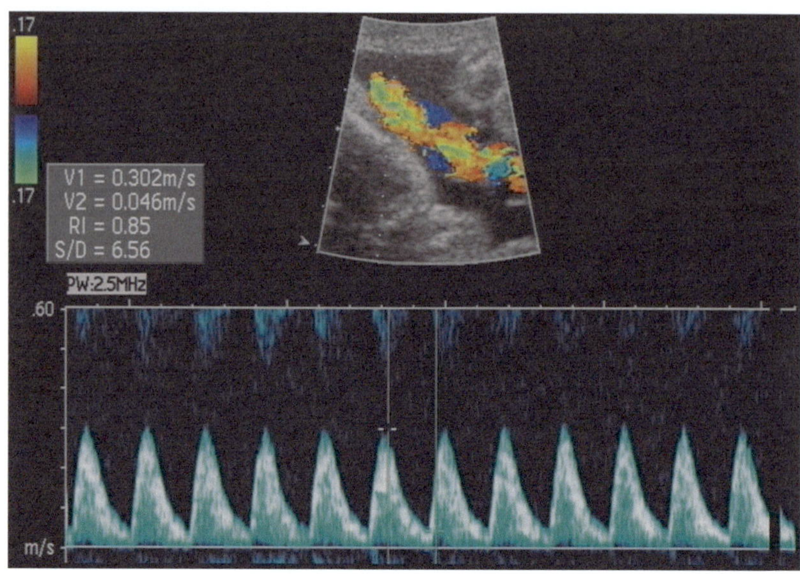

Abb. 7.2 Flussmessung in der A. cerebri media. Normalwert mit Resistance-Index 0,81 (selbe Patientin wie in Abb. 7.2)

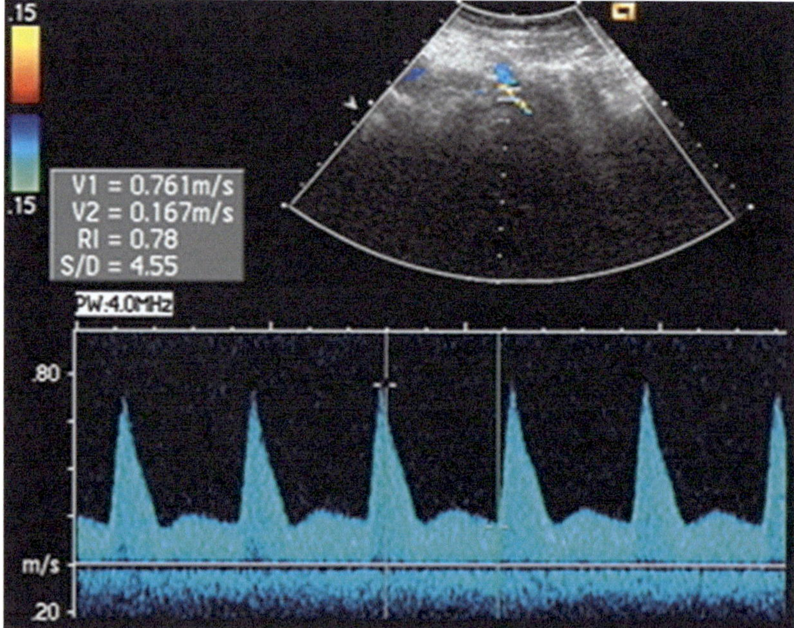

Abb. 7.3 »Notching« der A. uterina: deutliche frühdiastolische Einkerbung des Blutflusses in der A. uterina (selbe Patientin wie in Abb. 7.2)

Zervix die Aa. uterinae als Schlingen (bei der Primigravida) oder schlängelnde Gefäße (bei der Multipara). Mittels PW-Doppler wird beidseits der PI abgegriffen. Im Gegensatz zum Screening im 2. Trimester wird hier dem »notching« kein prädiktiver Wert zugemessen, da dieser in den frühen Schwangerschaftswochen sehr häufig beobachtet wird.

In pränataldiagnostischen Zentren hat sich die Anwendung des Algorithmus zum Präklampsie-Ersttrimesterscreening der FMF London etabliert (Stand 2015 nach Leitlinie der DGGG wird dieses Screeningverfahren »zur unkritischen Übernahme in die klinische Routine« außerhalb entsprechend ausgestatteter Zentren weiterhin nicht empfohlen). Dazu werden der mütterliche Blutdruck (beidseitig gemessen), das Perfusionsmuster beider Aa. uterinae sowie die Serumparameter PAPP-A und PlGF gemeinsam zur Kalkulation des individuellen Risikos für das Auftreten einer frühen bzw. späten Präeklampsie eingesetzt. Nicolaides et al. verzeichneten 2011 eine Entdeckungsrate von 96 % unter Berücksichtigung von uterinem Flussmuster, mittlerem maternalen Blutdruck, PAPP-A und PlGF im Serum (Falschpositivrate 10 %). Die betroffenen Patientinnen können zu diesem Zeitpunkt (vor der 16. SSW) noch rechtzeitig der prophylaktischen ASS-Therapie zugeführt werden und sollten diese bis zur 34. SSW fortsetzen.

▪▪ 2. Trimenon

Um die 20. SSW werden die Aa. uterinae beidseits an der Kreuzung der Iliakalgefäße im Kranialschwenk von der maternalen Leistenregion aus aufgesucht. Auch hier wird beidseits der PI abgegriffen. Ein bilaterales »notching« lässt sich nun noch bei 20–40 % der Mütter nachweisen, ab der 25. SSW noch bei 5 % der Patientinnen. Ähnliches gilt für die Messung eines mittleren PI >95. Perzentile. Etwa 70 % der Patientinnen mit drohender Präeklampsie gehören zu diesem Kollektiv. Der Beginn einer prophylaktischen ASS-Therapie ist zu diesem Zeitpunkt nicht mehr sinnvoll. Stattdessen wird den betroffenen Patientinnen eine regelmäßige ambulante Blutdruckmessung und eine engmaschigere Schwangerschaftsüberwachung mit fetaler Wachstums- und Dopplerkontrolle (A. umbilicalis) empfohlen.

Im Verlauf kann zur Differenzialdiagnose einer akuten oder drohenden Präeklampsie zudem die Bestimmung des sFlt-1/PlGF-Quotienten erwogen werden. Die genannten Enzyme hemmen bzw. fördern das plazentare Gefäßwachstum. Frauen mit einem Quotienten <38 entwickeln mit hoher Wahrscheinlichkeit in der folgenden Woche keine Präeklampsie. Patientinnen mit einem Quotient ≥85 vor der 34. SSW bzw. ≥110 nach der 34. SSW leiden mit höchster Wahrscheinlichkeit aktuell unter einer Early- bzw. Late-onset-Präeklampsie oder einer anderen Form der Plazentainsuffizienz. Patientinnen mit Quotienten zwischen den genannten Cut-off-Werten entwickeln mit großer Wahrscheinlichkeit in den nächsten 4 Wochen eine Präeklampsie. In einer Studie von Verlohren et al. (2010) betrug die Sensitivität dieser Methode für die Erkennung einer Präeklampsie 89 % für die frühe Präeklampsie und 82 % für das Gesamtkollektiv bei einer Spezifität von 95–97 %. Nach internationalem Konsensus sollten diese Messungen nicht im Screeningkollektiv, wohl aber im klinischen Hochrisikokollektiv zur Anwendung kommen. Welche Gewichtung bei der Einschätzung dieses Risikokollektivs der Doppleruntersuchung der A. uterina beigemessen werden muss, ist bislang noch nicht eindeutig geklärt und liegt im individuellen Ermessen der behandelnden Kollegen.

▪ Fetalsonographie bei manifester maternaler Präeklampsie

Die fetale Überwachung sollte je nach Grad der Hypertonie in 1- bis 2-wöchentlichen Abständen erfolgen. Hierbei sind das kindliche Wachstum (IUGR-Gefahr) 10- bis 14-tägig und die Flussparameter des fetoplazentaren Kompartiments je nach Ausmaß der Widerstandsveränderungen wöchentlich (pathologische Verhältnisse auf die A. umbilicalis beschränkt) oder 2- bis 3-mal wöchentlich (höhergradige Dopplerauffälligkeiten) zu kontrollieren. Die Entscheidung zum Entbindungszeitpunkt ist anhand der Dynamik der biometrischen und dopplersonographischen Veränderungen, dem Erfolg der antihypertensiven Behandlung und dem jeweiligen Gestationsalter individuell zu stellen.

Tab. 7.2 Antihypertensive medikamentöse Therapie in der Schwangerschaft

	Medikament	Wirkmechanismus	Dosierung	Nebenwirkungen
1. Wahl	α-Methyldopa (Presinol®)	Zentraler α_2-Rezeptoragonist	500–3000 mg/Tag (2–4 Dosen p. o.)	Keine, sicherstes Medikament nach einer medianen Nachbeobachtungszeit von 10 Jahren
2. Wahl (oder zur Kombinationsbehandlung)	Metoprolol (Beloc®)	Selektiver β_1-Blocker	50–150 mg/Tag (2–3 Dosen p.o.)	Selten IUGR, fetale/maternale Bradykardie postpartal, Plazentapassage 1:1, senkt den Sympathikotonus, das HZV sowie die Reninsekretion
2. Wahl (Akutmedikation)	Dihydralazin (Nepresol®)	Vasodilatation (direkte periphere Gefäßwirkung)	30–300 mg/Tag (p.o. oder i.v.)	Reflextachykardie, Kopfschmerz, Unruhe, Unwohlsein, Ödeme, CTG-Alterationen, lange Halbwertzeit von 2,5 h – insgesamt stehen wenige Untersuchungsdaten zur Verfügung
2. Wahl (als Alternative zur i.v.- und p.o.-Therapie geeignet)	Urapidil (Ebrantil®)	Postsynaptischer β_1-Blocker	2 mg/h (4 Amp. mit 30 ml NaCl), gute Dosierbarkeit durch i.v.-Titrierung, p.o. oder i.v.	Schnell wirksam, kein Reboundeffekt, kein erhöhter Sympathikotonus, maternale Blutdrucksenkung ohne Reflextachykardie, keine fetale Bradykardie, keine verminderte Plasmareninaktivität, Übertritt in die Muttermilch 1:1 (in der Stillzeit kontraindiziert)
Supplementär	Magnesium		p.o. oder i.v.	

Therapie

Bei Auftreten einer manifesten Hypertonie ist die medikamentöse Therapie erst nach Überschreiten der oben genannten Grenzwerte indiziert. Zudem sollte zur körperlichen Schonung geraten werden. Tab. 7.2 beschreibt die empfohlenen Therapeutika.

Eine zu rasche Blutdrucksenkung über 10 %/h ist zu vermeiden. Systolische Zielwerte liegen im oberen Normbereich. Typische Komplikationen einer antihypertensiven Therapie in der Schwangerschaft sind Reflextachykardie und Kopfschmerzen, selten Lungenödeme und Oligurie. Initial ist die Behandlung als Monotherapie vorzunehmen. Eine Kombination von Anithypertensiva ist erst bei Therapieversagen einzusetzen (unterschiedlichen Wirkungseintritt der verwendeten Einzelsubstanzen beachten). Kalziumantagonisten sind nur bei sehr strenger Indikation zu erwägen, ACE-Hemmer und Diuretika immer kontraindiziert. Postpartal sind bei stillenden Müttern α-Methyldopa und Dihydralazin Medikamente der ersten Wahl, da β-Blocker unyd Urapidil unverdünnt in die Muttermilch übergehen und dann ein strenges Neugeborenenmonitoring notwendig wird.

Antikonvulsive Therapie

Krampfanfälle stellen eine schwere Komplikation einer Präeklampsie und stets einen akuten geburtshilflichen Notfall dar. Gelegentlich, bei rasch progredienten Ödemen und Proteinurie, können eklamptische Krämpfe auch ohne Hypertonie auftreten. Zur symptomatischen Akuttherapie wird Magnesium i.v. empfohlen, initial 2–4 g in 10–20 min, danach 1–2 g/h bis 48 h postpartal. Daneben können 10–20 mg Diazepam oder 5 mg Midazolam langsam i.v. verabreicht werden, hierbei muss mit einer Rezidivrate von 5 % gerechnet werden. Als kausale Behandlung der Eklampsie steht nur die rasche Schwangerschaftsbeendigung (durch Sectio caesarea) zur Verfügung.

Postnatale Behandlung

Allen betroffenen Patientinnen ist eine nachstationäre Blutdruckkontrolle 4–6 Wochen nach der Geburt zu empfehlen. SIH-Patientinnen sind auch in Folgeschwangerschaften vermehrt gefährdet, an Präeklampsie und im späteren Leben auch an Hypertonie zu erkranken.

7.2 Diabetes mellitus

Bei Störungen des Kohlenhydratstoffwechsels in der Schwangerschaft ist zwischen einem präexistenten juvenilen Diabetes mellitus und einem schwangerschaftsinduzierten Diabetes zu unterscheiden. Die Bedeutung eines Diabetes in der Schwangerschaft besteht für das Ungeborene in einem 2- bis 3-fach erhöhten Fehlbildungsrisiko, der Plazentainsuffizienz, der Gefahr eines intrauterinen Fruchttodes und der erhöhten perinatalen Mortalität durch Frühgeburtlichkeit sowie auch in einem erhöhten Risiko einer postpartalen Stoffwechselentgleisung und eines Atemnotsyndroms.

Inzidenz

Der Diabetes mellitus zählt zu den häufigsten endokrinen Erkrankungen. Etwa 0,2 % aller Schwangeren sind von einem präexistenten Diabetes mellitus betroffen. Ein schwangerschaftsinduzierter Diabetes kommt in Mitteleuropa bei ca. 5 % aller Schwangeren in unterschiedlichen Ausprägungen vor. Neben dem allgemein in den Mutterschaftsrichtlinien festgelegten Screening auf eine diabetische Stoffwechsellage ist eine gezielte Anamnese notwendig, um bei belasteter Anamnese ggf. ein frühzeitiges Screening zu terminieren. Folgende Hinweiszeichen sollten Anlass zu weiterführender Diagnostik sein: positive Familienanamnese, Gestationsdiabetes in einer vorangegangenen Schwangerschaft, Kind mit >4000 g Geburtsgewicht in der Vorgeschichte (◘ Tab. 7.3), Zustand nach rezidivierenden Spontanaborten, Zustand nach Präeklampsie, rezidivierende Harnwegsinfekte, Adipositas.

◘ **Tab. 7.3** Komplikationen für Mutter und Neugeborenes bei einem Geburtsgewicht >4000 g

Komplikation	Relatives Risiko [%]
Schulterdystokie	2,0–38
Plexus-brachialis-Lähmung	16–21,6
Knöcherne Verletzungen/Frakturen	1,4–9,7
Protrahierte Geburt	2,2–3,2
Asphyxie/niedriger APGAR-Score	1,7–5,6
Zangengeburt/Vakuumextraktion	1,5–2,6
Verletzungen der Geburtswege/des Damms	1,6–5,1
Atonische Nachblutung	1,6–5,2
Kopf-Becken-Missverhältnis	1,9–2,2
Sectio caesarea	1,2–2,9

Sonographie

▪ Abb. 7.4

Bei präexistentem Diabetes mellitus und bei neu diagnostiziertem Gestationsdiabetes ist aufgrund der kindlichen Gefahren (s. oben) eine gründliche Ultraschalldiagnostik notwendig. Folgende Punkte sollten hierbei Beachtung finden:

- Besteht eine fetale Makrosomie? Biometrie: BIP, FOD, AU, FL; ggf. Überprüfung des errechneten Entbindungstermins (Frühultraschall)
- Gewichtsschätzung (*Cave:* Schätzungen besonders im hohen Gewichtsbereich mit erheblichen Messfehlern behaftet)
- Polyhydramnion (»amniotic fluid index«)
- fetale Fehlbildungen (Herz, ZNS, Lippen, Thorax, Magen/Gastrointestinaltrakt, Niere, Blase, 3 Nabelschnurgefäße, Wirbelsäule, Extremitäten)
- Plazentainsuffizienz, Wachstumsrestriktion (dopplersonographische Überprüfung des Flusswiderstands in der A. umbilicalis, ggf. A. cerebri media, Aa. uterinae (»notching«; ► Abschn. 5.2.4). Biometrie: BIP, FOD, AU, FL
- Bei einer diabetischen Stoffwechselsituation werden ab der Mitte des 2. und im 3. Trimenon 14-tägige Verlaufskontrollen des kindlichen Wachstums, der Fruchtwassermenge und der Dopplerparameter notwendig, um frühzeitig eine kindliche Gefährdung zu erkennen. Bei Normabweichungen des Wachstums, der Fruchtwassermenge oder eines oder mehrerer Dopplerparameter ist die Überwachung entsprechend engmaschiger zu gestalten.

Die Diagnose eines Schwangerschaftsdiabetes wird, gemessen an der Inzidenz, zu selten gestellt!

▪ Weiterführende Diagnostik

Orale Glukosetoleranztests (oGTT) können unter unterschiedlichen Prämissen (Zeitdauer des Tests, Nüchternheitsstatus) mit 50 oder 75 g Glukose durchgeführt werden (▪ Abb. 7.5). Gemäß den Leitlinien der DGGG (2011) gilt nach

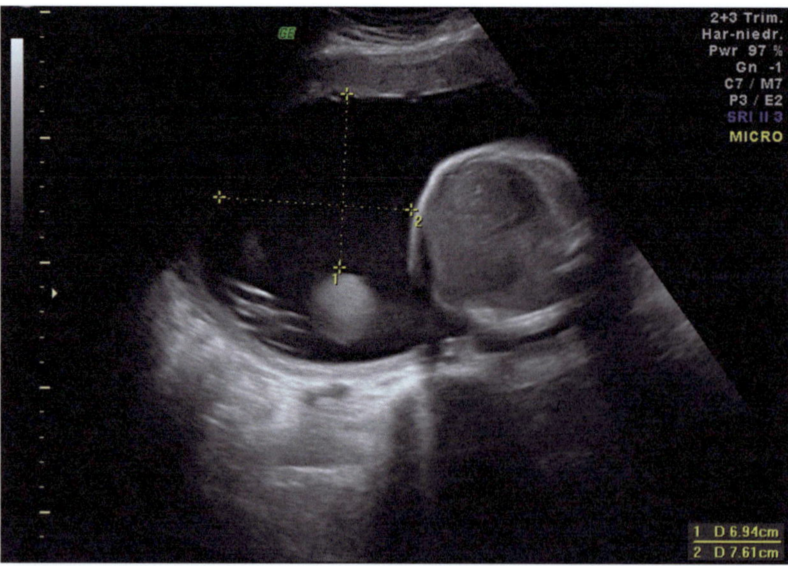

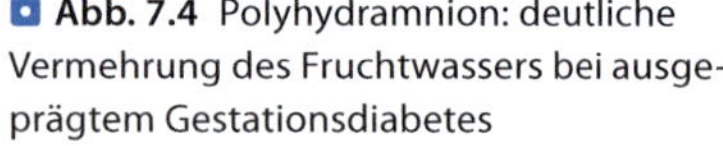
▪ Abb. 7.4 Polyhydramnion: deutliche Vermehrung des Fruchtwassers bei ausgeprägtem Gestationsdiabetes

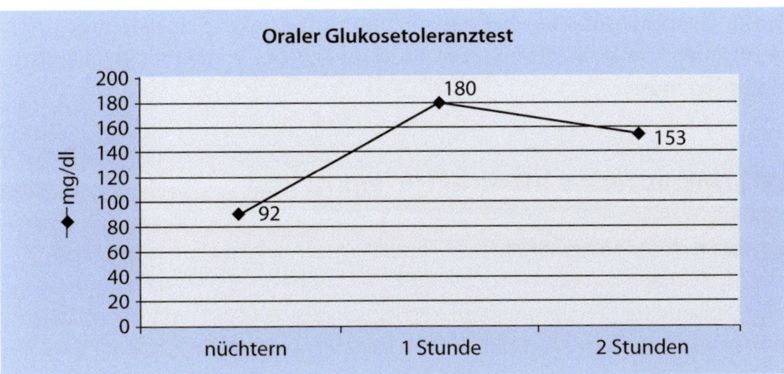

Abb. 7.5 Normwerte des oralen Glukosetoleranztests: zeitliche Abfolge der Toleranzwerte nach oraler Zuckerbelastung mit 75 g Glukose

Tab. 7.4 Grenzwerte des oralen Glukosetoleranztests zu den Zeitpunkten 24+0 bis 27+6 SSW

	50 g Glukose[a]	75 g Glukose[a]
Nüchtern		92 mg/dl
Nach 1 h	135 mg/dl	180 mg/dl
Nach 2 h		153 mg/dl

[a] Glukosebestimmung aus venösem Plasma, NaF Monovette

IADPSG-Konsensusempfehlung die Diagnose Gestationsdiabetes ab dem Erreichen oder Überschreiten von mindestens einem der 3 Grenzwerte im venösen Plasma bei 75 g oGTT (Tab. 7.4).

Geburtshilfliches Vorgehen

Aufgrund der bei Diabetes potenziell auftretenden Plazentainsuffizienz ist eine Terminüberschreitung zu vermeiden. Je nach Blutzuckereinstellung, den Ergebnissen der geburtshilflichen Überwachungsparameter (CTG, Dopplersonographie) und der Compliance der Patientin ist die Geburtseinleitung individuell zu gestalten (spätestens zum Entbindungstermin). Eine neonatologische Überwachung und ggf. die Behandlung des Kindes einer insulinpflichtigen Mutter sind wegen der Gefahr postnataler Hypoglykämien und dem gesteigerten Risiko eines Atemnotsyndroms (erhöhte perinatale Mortalität) indiziert.

Postpartal sinkt der Insulinbedarf (juveniler Diabetes) drastisch ab. Ein Gestationsdiabetes erfordert in der Regel postpartal keine weitere Therapie. Trotz Normalisierung der Blutzuckerwerte ist eine weitere Betreuung beim Internisten im Intervall (6–12 Monate) indiziert, da das Risiko, in den folgenden Jahren einen Diabetes mellitus zu entwickeln, deutlich erhöht ist (Inzidenz 30–50 % innerhalb von 10 Jahren).

Therapie

Das Ziel ist die Normalisierung und in der Folge das Einhalten normaler Glukosewerte (Nüchternwerte zwischen 60 und 120 mg/dl, postprandial Werte stets unter 130 mg/dl). Die diätetische Behandlung ist zur Stoffwechselkontrolle bei den meisten Gestationsdiabetikerinnen (Blutzuckerselbstmessung) ausreichend. Schwere Formen (Blutzuckerwerte des oGTT deutlich im pathologischen Bereich) erfordern die Hospitalisierung und die Einleitung einer Insulintherapie in Kooperation mit dem Internisten. *Cave:* Der Insulinbedarf in der

Schwangerschaft unterliegt bei starken interindividuellen Schwankungen einer spezifischen Dynamik, die im Monitoring und bei der Insulindosierung beachtet werden muss.

7.3 Intrauterine Infektionskrankheiten

Seit der Entdeckung der Rötelnembryopathie durch Gregg 1941 fand die pränatale Infektiologie zunehmend die Aufmerksamkeit der Pränataldiagnostiker. Krankheitserreger können während der Schwangerschaft auf das Kind und die Plazenta übertragen werden. Kritisch ist dabei meist die Erstinfektion der Mutter. Je nach Zeitpunkt und Schweregrad resultiert ein intrauteriner Fruchttod, eine Embryopathie mit Fehlbildungen oder eine Fetopathie mit generalisierter, lokalisierter oder asymptomatischer Infektion.

Die pränatal relevanten Infektionen werden unter dem Akronym TORCH subsumiert:
- T (*Toxoplasma gondii*)
- O (»other infectious microorganisms«, darunter Varicella-Zoster-, Masern-, Mumps-, Coxsackie-B-/Adeno-, Papilloma-, Parvo-B19-Virus [Ringelröteln], *Treponema pallidum*, Listerien, Borrelien, Gonokokken, Chlamydien, B-Streptokokken)
- R (Rötelnvirus)
- C (Zytomegalievirus)
- H (Herpes-simplex-, Hepatitisvirus, HIV)

Die Mehrzahl dieser Erreger führt zu prä- oder peripartalen Komplikationen. Ein nicht immunologischer Hydrops fetalis kann bei Adenovirus-, *Treponema-pallidum*-, Herpes-simplex-, Listerien- und Chlamydieninfektionen beobachtet werden. Zudem sind Listerien- und Chlamydieninfektionen mit Frühgeburtsbestrebungen bzw. septischem Abort assoziiert. Schwerpunktmäßig sollen im Folgenden die 6 wichtigsten Infektionen diskutiert werden, die pränataldiagnostisch durch ein gehäuftes Auftreten von Embryo- bzw. Fetopathien beachtet werden müssen.

7.3.1 Toxoplasmose

▪ Erreger

Toxoplasma gondii zählt zu den Protozoen. Sie vermehren sich geschlechtlich im Katzendarm und befallen den Mensch als Zwischenwirt.

▪ Epidemiologie

Die Inzidenz einer kongenitalen Toxoplasmoseinfektion liegt bei 1:600 Lebendgeburten. Die Durchseuchungsraten in Deutschland liegen in der Altersgruppe zwischen 16 und 20 Jahren bei 27 %, zwischen 21 und 30 Jahren bei 32 %, zwischen 31 und 36 Jahren bei 37 %, zwischen 37 und 40 Jahren bei 45 % und bei Frauen über 40 Jahren bei 50 %.

▪ Infektionsquelle

Fäkal-orale Infektion über zystenhaltiges Fleisch (v. a. Schwein, Schaf und Ziege) oder Katzenkot. Oozysten können über Jahre im Erdreich überleben, daher ist jeder Kontakt zu Sand bzw. Erde ein potenzieller Übertragungsweg.

Inkubationszeit

Die mit dem Katzenkot ausgeschiedenen Zwischenstufen benötigen mindestens 3 Tage Luft, Feuchtigkeit und Wärme zur weiteren Entwicklung, bevor sie eine Infektion beim Zwischenwirt Mensch auslösen können.

Infektionsrisiko

Das Risiko einer Primärinfektion im Verlauf einer Schwangerschaft liegt bei ca. 1 %. Der Erreger benötigt in den ersten Gestationswochen mehr Zeit zur Plazentapassage, was der mütterlichen Immunabwehr eine längere Zeitspanne zur Eradikation einräumt. Allerdings verhält sich der Schweregrad des fetalen Schädigungsmusters umgekehrt zum Infektionsrisiko. Die fetale Schädigung fällt umso schwerer aus, je früher die Infektion stattfindet. Das fetale Infektionsrisiko beträgt im 1. Trimenon 4–15 % mit Folgeschäden bei 50–90 %, im 2. Trimenon 45 % mit Folgeschäden bei 15–50 % und im 3. Trimenon bis 60 % mit Folgeschäden bei 1–15 %.

Mütterliche Symptome

Die Mutter erlebt die Infektion meist asymptomatisch. Selten treten Fieber, zervikale Lymphadenitis, Myokarditis, Meningitis oder Pneumonie auf.

Kongenitale Infektion

Zu den fetalen Symptomen zählen Hydrozephalus, Mikrozephalus, intrazerebrale Verkalkungen, Chorioretinitis, Hepatosplenomegalie und Mangelgeburt (▫ Abb. 7.6, ▫ Abb. 7.7, ▫ Abb. 7.8 u. ▫ Abb. 7.9). Spätmanifestation der intrauterinen Toxoplasmoseinfektion sind postnatale Krampfanfälle. Die klassische Symptomtrias zerebrale Verkalkung, Chorioretinitis und Hepatosplenomegalie wird allerdings oft erst im Kindesalter manifest. Ein Abort oder IUFT ist durch die Infektion nicht zu erwarten.

Diagnostik

Der initiale Infektionshinweis ist meist über die maternale Serologie gegeben. IgM-Antikörper werden in der ersten Woche post infectionem positiv und persistieren in der Regel 2–5 Wochen. Sonographisch wird beim Fetus besonders auf Zeichen eines Hydrozephalus, intrazerebrale Verkalkungen, Aszites und Hepatosplenomegalie geachtet. Der Infektionsnachweis beim Fetus kann ab der 18. SSW über den Nachweis von Toxoplasmen-DNA aus dem Frucht-

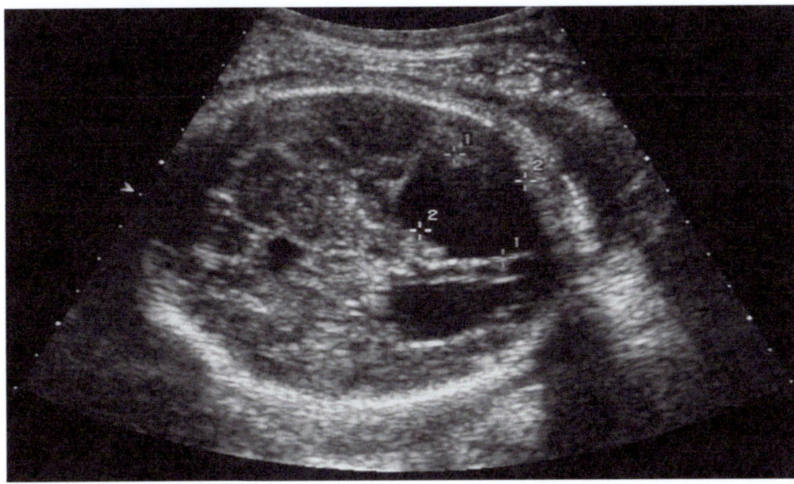

▫ **Abb. 7.6** Hydrocephalus internus bei pränataler Infektion mit *Toxoplasma gondii*: beidseitige Erweiterung der echoleeren Hinterhörner der Seitenventrikel

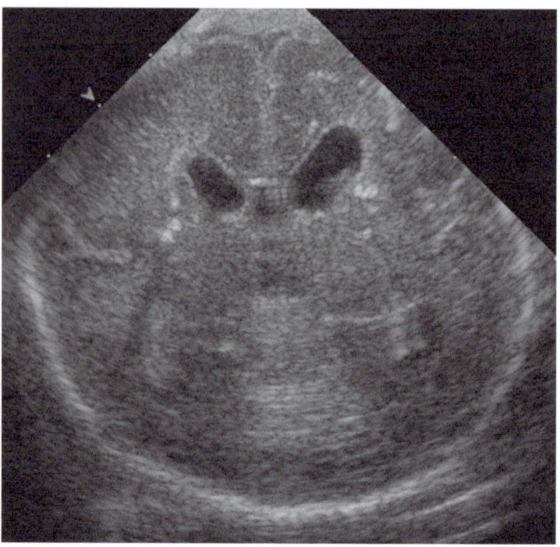

Abb. 7.7 Pränatale Toxoplasmoseinfektion: im Koronarschnitt bilaterale Ventrikulomegalie der Seitenventrikel mit periventrikulären, intrazerebralen Verkalkungsherden (echoreich)

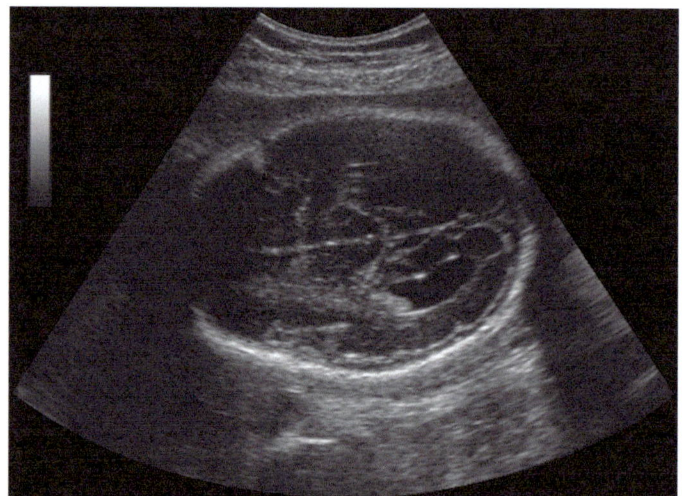

Abb. 7.8 Toxoplasmose: intrazerebrale, periventrikuläre Verkalkungen als Zeichen der ZNS-Beteiligung einer pränatalen Toxoplasmoseinfektion

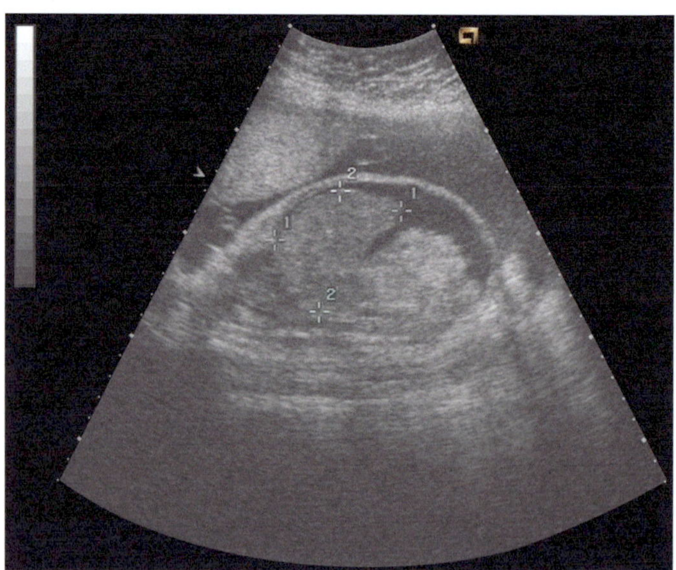

Abb. 7.9 Toxoplasmose: Aszites (Hydrops fetalis) als Zeichen der intrauterinen Toxoplasmoseinfektion

wasser (Eosinophilie, Thrombozytopenie) mittels PCR (»polymerase chain reaction«) erfolgen. Ein direkter Erregernachweis ist nur durch Überimpfung auf die Maus möglich, dauert aber 4–6 Wochen und ist daher in der klinischen Routine nicht praktikabel.

▪ Prophylaxe

Expositionsprophylaxe.

▪ Therapie

In der Mehrzahl der Studien wird eine frühestmögliche maternale Antibiotikatherapie ab diagnostizierter Serokonversion empfohlen. Bei einer Infektion vor der 16. SSW wird Spiramycin über 4 Wochen, bei einer Infektion nach der 16. SSW die Kombinationstherapie mit Pyrimethamin, Sulfamethoxydiazin und Folsäure über 4 Wochen geraten. Eine sofortige Therapie vermindert die Infektionsraten und das Ausmaß der fetalen Schädigung.

7.3.2 Listeriose

▪ Erreger

Listeria monocytogenes ist ein kokkoides, begeißeltes, grampositives Stäbchenbakterium und wird über tierische Ausscheidungen verbreitet. Es ist relativ temperaturresistent, jedoch sehr säure- und trockenheitsempfindlich.

▪ Epidemiologie

Die Inzidenz von Listerieninfektionen in der Schwangerschaft wird mit 0,3 % angegeben. Eine saisonale Häufung ist in den Frühlings- und Sommermonaten zu beobachten.

▪ Infektionsquelle

Die Infektion erfolgt über verunreinigtes Wasser, biologisch gedüngtes Gemüse sowie nicht sterilisierte Milch und Milchprodukte oder Lamm- und Kalbfleisch. Der Erreger lässt sich auch häufig auf Wurst- und Käseaufschnitt in der Kühltheke nachweisen. Eintrittspforten im Erkrankungsfall sind vermutlich Auge, Haut und der Intestinaltrakt.

▪ Inkubationszeit

Bei unklarem Übertragungsweg wird eine Inkubationszeit – sehr breit gefasst – zwischen 3 Tagen und 2 Monaten angenommen.

▪ Mütterliche Symptome

Die Erkrankung verläuft in der Schwangerschaft gewöhnlich zweiphasisch mit der Primärsymptomatik eines fiebrigen Gastrointestinal-, Pharyngeal- oder Urogenitalinfekts. Nach einer Latenz von etwa 2 Wochen treten dann erneut Fieber und die Zeichen eines Amnioninfektionssyndroms mit Kontraktionen bis hin zum Vollbild eines febrilen (septischen) Aborts auf. Danach erfolgt üblicherweise rasch die Entfieberung.

▪ Kongenitale Infektion

In der Neugeborenenphase wird zwischen der Früh- (pränatale intrauterine Übertragung), Intermediär- und Spätform (postnatale nosokomiale oder subklinisch persistente prä-/peripartale Übertragung) der Infektion unterschieden. Bei der Frühform stehen Trinkschwäche, Dyspnoe (»respiratory distress«),

Erbrechen, Krämpfe, schleimige Stühle, Aspirationspneumonie und Zeichen meningealer Reizung im Vordergrund. Die Spätform zeichnet sich durch Meningitis- oder Meningoenzephalitissymptome aus. Die Letalität liegt trotz Therapie zwischen 33 und 70 %.

Cave: Die Neugeborenenlisteriose ist meldepflichtig!

▪ Diagnostik

Der Infektionsnachweis wird im optimalen Fall durch den Erregernachweis geführt. Bei Infektionsverdacht sind sofort Blut, Rachen- und Vaginalabstriche, Urin und evtl. Fruchtwasser oder Abortmaterial über Ausstrichpräparate und/oder kulturell zu untersuchen. Eine serologische Diagnostik ist ebenfalls möglich, aber schwierig, da die Antikörperentwicklung oft gering ausfällt und trotz anderweitig nachgewiesener Infektion fehlen kann. Serologische Titer sind erst ab 1:200 diagnostisch relevant, Titeranstiege erst bei mehr als 2 Verdünnungsstufen. Des Weiteren erschweren Kreuzreaktionen mit Enterokokken und Staphylokokken die serologische Diagnostik.

▪ Prophylaxe

Bei unklarem Infektionsweg wird in der Schwangerschaft zur allgemeinen Expositionsprophylaxe mit Verzicht auf rohe Eier, Rohmilchprodukte, rohes Fleisch und ungewaschene Rohkost geraten.

▪ Therapie

Bei einer Infektion in der Schwangerschaft sind Penicillin oder Ampicillin Mittel der ersten, Erythromycin Mittel der zweiten Wahl. Bei klinischem Verdacht sollte die antibiotische Therapie evtl. noch vor Eintreffen des bakteriologischen Befunds zur Vermeidung der kindlichen Infektion (Abort, Totgeburt oder kongenitale Listeriose) begonnen werden.

7.3.3 Varizellen

▪ Erreger

Das Varicella-Zoster-Virus (VZV) zählt zur Familie der Herpesviren und persistiert meist latent in den sensorischen Ganglien. Die Primärinfektion verursacht die Windpockenerkrankung. Eine Reaktivierung des Virus, z. B. bei abgeschwächter Immunlage, kann zu einer Zostererkrankung führen.

▪ Epidemiologie

Der Durchseuchungsgrad von Frauen im reproduktionsfähigen Alter beträgt in Deutschland 93–94 %.

▪ Inkubationszeit

Die Inkubationszeit beträgt zwischen 16 und 21 Tagen.

▪ Eintrittspforte

Tröpfcheninfektion über Erkrankte, die das Virus bereits einen Tag vor bis eine Woche nach Exanthembeginn im Rachen ausscheiden. Etwa 90 % der exponierten Empfänglichen erkranken.

▪ Mütterliche Symptome

Die Primärinfektion führt zum Windpockenexanthem, das typischerweise auch die Kopfhaut befällt (frische papulovesikuläre neben bereits älteren

Effloreszenzen – Sternenhimmel). Komplizierte, mitunter letale Verläufe (Varizellenpneumonie) werden bei Erwachsenen und Schwangeren häufiger beobachtet.

▪ Kongenitales Varizellensyndrom

Das kongenitale Varizellensyndrom (Wachstumsrestriktion, Hautskarifikationen, Gelenkkontrakturen und verkürzte Extremitäten) ist bei maximal 1 % der Feten zu erwarten, wenn die maternale Infektion vor der 20. SSW eingetreten ist. Bei Infektion nach der 24. SSW sind keine dauerhaften Schädigungen beschrieben. Postnatal zeigt sich beim ausgeprägten kongenitalen Syndrom eine generalisierte Narbenbildung, Cutis laxa der Bauchwand, Kleinwuchs, Sehstörungen, neurogene Blasenstörungen und milde mentale Retardierung. Einer aktuellen pathogenetischen Hypothese zufolge wird das kongenitale Varizellensyndrom in seiner klinischen Symptomatik als intrauterine Herpes-Zoster-Manifestation angesehen.

Bei peripartaler Primärinfektion der Mutter ist mit einer schweren Verlaufsform der mütterlichen Varizelleninfektion sowie mit einer Krankheitsübertragung auf das Kind in 25–30 % der Fälle zu rechnen. Der Verlauf einer neonatalen Infektion ist abhängig vom maternalen Infektionsstadium: Bricht das mütterliche Exanthem 5–21 Tage pränatal aus und tritt das neonatologische Exanthem binnen 4 Tagen auf, verläuft die Krankheit meist gutartig. Entwickelt die Mutter das Exanthem 4 Tage vor bis 2 Tage nach der Geburt, kann binnen 6–12 Tage postnatal eine fulminant verlaufende neonatale Varizelleninfektion mit einer Letalität von bis zu 31 % auftreten.

Die Herpes-Zoster-Erkrankung der Mutter gefährdet als lokalisierte Virusreaktivierung (keine generalisierte Virämie, kein diaplazentarer Virustransfer) das Ungeborene nicht.

▪ Diagnostik

Die maternale Serologie weist bei einer frischen Infektion neben IgG- auch hohe IgM-Titer auf. Sonographisch ist auf eine fetale Wachstumsrestriktion bzw. ein verlangsamtes Wachstum speziell der langen Röhrenknochen zu achten. Über eine Nabelschnurpunktion können fetale Antikörpertiter (nach der 22. SSW) und die direkte Virusisolierung erfolgen. Am praktikabelsten zur Diagnostik (Nutzen-Risiko-Abwägung) erweist sich wie bei anderen pränatalen Infektionen auch hier die PCR aus Fruchtwasser.

▪ Prophylaxe und Therapie

Ein aktiver Impfstoff (Lebendimpfung) gegen Windpocken ist erhältlich und sollte im Idealfall vor Eintritt einer Schwangerschaft verabreicht werden. Nach Eintritt einer Schwangerschaft steht bei Windpockenkontakt (enger Kontakt über 1 h) eine passive Immunisierung mittels Varicella-Zoster-Immunglobulin zur Verfügung, die 24–96 h nach Exposition verabreicht werden muss. Bei ausgebrochenem Exanthem kann durch eine passive Impfung der Mutter eine passive IgG-Übertragung auf den Feten erreicht werden. Als effektivste Prophylaxe ist der Schwangeren die Vermeidung des Kontakts zu Windpockenkranken anzuraten (Expositionsprophylaxe).

7.3.4 Ringelröteln, Erythema infectiosum

▪ Erreger

Das Parvovirus B19 gehört zur Familie der kleinsten bekannten Virusstämme.

▪ Epidemiologie

Epidemien von 3 Monaten Dauer treten alle 4–6 Jahre gehäuft in den Sommermonaten auf.

▪ Durchseuchungsgrad

Der Durchseuchungsgrad von Frauen im reproduktionsfähigen Alter beträgt in Deutschland 40–60 %.

▪ Infektionsmodus

Tröpfcheninfektion über Erkrankte.

▪ Inkubationszeit

Die Inkubationszeit beträgt 13–18 Tage. Die Virämie beginnt eine Woche vor Exanthemausbruch. Erkrankte sind ausschließlich zu diesem Zeitpunkt infektiös.

▪ Mütterliche Symptome

Das typische Bild der Ringelrötelnerkrankung beim Kind besteht in einem makulopapulösen, im Zentrum verblassten Wangenerythem mit Ausbreitung über den gesamten Körper (»slapped cheek disease«). Begleitend treten Fieber, Kopfschmerz, Lymphknotenschwellung und Arthralgien auf. Bei Patientinnen mit chronisch hämolytischer oder Sichelzellanämie sind aplastische Krisen möglich. Im Erwachsenenalter verlaufen bis zu 50 % der Infektionen asymptomatisch; unspezifische grippale Symptome sind häufig, schwere Verlaufsformen mit Gelenkbeschwerden, Blutbildveränderungen bis hin zu Anämie, Thrombo- oder Granulopenie und Myokarditis äußerst selten.

▪ Kongenitale Infektion

Die transplazentare Virustransmission liegt bei ca. 33 %, jedoch erkranken nicht alle Feten symptomatisch. Da die Zielzellen der Parvo-B19-Viren im erythropoetischen System und dem Myokard zu suchen sind, besteht für den Fetus die Gefahr der infektionsbedingten, hämolytischen Anämie und der Myokardinsuffizienz. Nach maternaler Infektion beträgt die fetale Hydrops-/Anämierate je nach Gestationsalter 1–13 %. Mit einer Latenz von 2 Wochen bis 3 Monaten kommt es bei fetaler Infektion im 1. Trimenon meist zum Abort, bei Infektion im 2. Trimenon zum nicht immunologischen Hydrops fetalis (NIHF); im 3. Trimenon werden fetale Anämien/Thrombopenien nur noch selten beobachtet (■ Abb. 7.10).

▪ Diagnostik

Im mütterlichen Blut sind IgM-Antikörper beginnend nach 10–15 Tagen post infectionem über Wochen positiv. IgG-Antikörper bleiben dagegen lebenslang nachweisbar. Darüber hinaus kann eine α-Fetoprotein-Erhöhung auftreten. Sonographisch und dopplersonographisch muss beim Fetus auf alle Zeichen des NIHF und der Myokardinsuffizienz geachtet werden. Wird über die V_{max}-Messung der A. cerebri media eine fetale Anämie vermutet, kann (je nach Gestationsalter) eine Nabelschnurpunktion in Transfusionsbereitschaft diagnostisch und therapeutisch indiziert sein. Neben der charakteristischen Anämie findet sich bei betroffenen Feten fakultativ eine begleitende Retikulopenie, Thrombopenie, Leukopenie und Lymphopenie. Die fetale Antikörperbestimmung kann den Infektionsverdacht bestätigen. Über PCR ist der Nachweis von Erreger-DNA aus Fruchtwasser möglich.

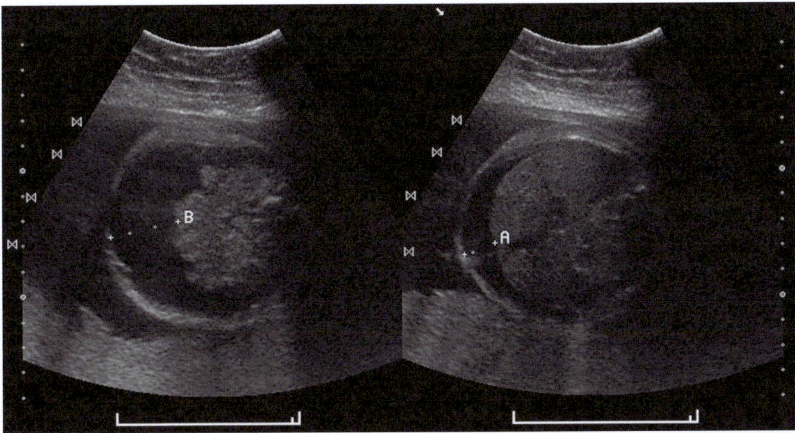

Abb. 7.10 Parvovirus-B19-Infektion: deutlicher Aszites als (Spät-)Symptom der intrauterinen Anämie (virusbedingte Hämolyse)

Prophylaxe

Expositionsprophylaxe. Eine Impfung ist nicht möglich. Das Aussprechen eines generellen Beschäftigungsverbots (über die 20. SSW hinaus) bei beruflich expositionsgefährdeten Schwangeren (Grundschullehrerinnen, Kindergärtnerinnen) ist nach Aussage der Fachgremien wissenschaftlich nicht zu begründen.

Therapie

In Abhängigkeit vom Anämiegrad des Fetus ist die wiederholte intrauterine Bluttransfusion (symptomatische Therapie) indiziert. Im 3. Trimenon ist das Risiko der Cordozentese gegenüber dem Grad an Frühgeburtlichkeit durch vorzeitige Entbindung abzuwägen.

Prognose

Bei rechtzeitiger Diagnosestellung und in Abhängigkeit von der Ausprägung der Anämie bzw. vom Therapieerfolg ist die Prognose sehr gut. Selbst nach wiederholten intrauterinen fetalen Transfusionen wird in der Literatur über mindestens 70 % gesundes Überleben berichtet.

7.3.5 Röteln

Erreger

Das Rötelnvirus gehört zur Familie der Togaviren.

Inzidenz

Die Inzidenz der Rötelninfektion konnte in den vergangenen Jahrzehnten durch verbesserte Diagnostik und Lebendimpfungen von 1–4:1000 auf 1:6000–10.000 reduziert werden. Die Seronegativität bei 15- bis 20-jährigen Frauen beträgt heute noch 12 %, bei Frauen im gebärfähigen Alter nur 7,5 %.

Infektionsquelle

Tröpfcheninfektion über Erkrankte.

Inkubationszeit

Die Inkubationszeit beträgt 14–16 Tage. Die Virämie beginnt 8–9 Tage post infectionem. Die Virusausscheidung und damit der Zeitraum der Infektiosität der Erkrankten ist vom 12.–13. Tag post infectionem bis eine Woche nach Exanthemausbruch zu erwarten.

Infektionszeitpunkt und Häufigkeit der Rötelnembryopathie

Je früher die Infektion in der Schwangerschaft auftritt, desto häufiger ist die transplazentare Transmission und desto schwerer der Embryopathieverlauf. Ein späterer (2. und 3. Trimenon) Erregerkontakt führt allenfalls zu Hörstörungen. Die Embryopathieinzidenz verteilt sich bei Infektion in den verschiedenen Schwangerschaftswochen wie folgt:

- perikonzeptionell: <4 %
- 1.–6. SSW: 56 %
- 7.–9. SSW: 25 %
- 10.–12. SSW: 10 %
- 18.–21. SSW: <4 %
- >22. SSW: 0 %

Mütterliche Symptome

Die typische Rötelnerkrankung betrifft als mittelfleckiges, nicht konfluierendes Exanthem den Rücken und die Streckseiten der Extremitäten, ohne dass katarrhalische Symptome auftreten. Neben Arthralgien und Blutbildveränderungen (Leukopenie, mäßige Linksverschiebung, Lymphozytose) treten zervikale und nuchale Lymphknotenschwellungen auf.

Rötelnembryopathie

Zum Symptomkomplex der Rötelnembryopathie (Gregg-Syndrom) zählen Katarakt, Mikrophthalmie, Taubheit, Hydrozephalus, Agenesie des Corpus callosum, Pulmonalstenose, Ventrikelseptumdefekt (VSD), »atrial septum defect« (ASD), persistierender Ductus arteriosus Botalli und Hepatomegalie. In 38–46 % der Fälle treten Mehrfachdefekte, in 39–43 % Einzeldefekte auf.

Diagnostik

Im mütterlichen Blut sind IgM-Antikörper beweisend für eine frische Rötelninfektion. Daneben werden auch IgG-Antikörpertiter bestimmt oder ein Hämagglutinationshemmtest wird zur serologischen Diagnostik verwendet. Sonographisch muss beim Fetus auf die Zeichen des Gregg-Syndroms (Mikrophthalmie, Hydrozephalus, Agenesie des Corpus callosum, Pulmonalstenose, VSD, ASD und Hepatomegalie) geachtet werden. Eine Nabelschnurpunktion kann zur fetalen IgM-Antikörperbestimmung (>22. SSW) zum Einsatz kommen. Der PCR-Nachweis von Erreger-DNA ist aus Fruchtwasser möglich.

Differenzialdiagnose

Entero-, Adeno-, Reo-, Ebstein-Barr-Virusinfektionen.

Prophylaxe

Die sinnvollste Prophylaxe liegt in der rechtzeitigen (Schulalter) Immunisierung außerhalb der Schwangerschaft. Besteht bei Schwangerschaftseintritt keine ausreichende Immunität, muss zur Expositionsprophylaxe geraten werden. Die Impfung in der Schwangerschaft ist kontraindiziert.

Therapie

Nach Exposition im 1. Trimenon ist eine Immunglobulingabe bis max. 8 Tage nach Exposition zur Verhinderung der Virämie möglich. Durch eine spätere Gabe kann nur noch eine Verzögerung der Virämie erreicht werden (höheres Gestationsalter bedeutet geringeres Erkrankungsrisiko). Bei manifester Infektion im 1. Trimenon kann aufgrund des hohen Fehlbildungsrisikos eine Abruptio indiziert werden. Die mütterliche Infektion nach der 22. SSW bedarf dagegen keiner Intervention.

7.3.6 Zytomegalievirus, Einschlusskörperkrankheit

▪ Erreger

Das Zytomegalievirus (CMV) zählt zur Familie der Herpesviren.

▪ Epidemiologie

Die CMV-Infektion ist mit einer Inzidenz von 1 % aller Schwangerschaften die häufigste kongenitale Infektion.

▪ Durchseuchungsgrad

Der Durchseuchungsgrad für CMV liegt in Deutschland in der Altersgruppe zwischen 15 und 30 Jahren bei 45–55 %. Eine Virusreaktivierung oder eine Sekundärinfektion mit einer neuen CMV-Subvariante ist auch bei seropositiven Patientinnen (selten) möglich.

▪ Infektionsquelle

Tröpfcheninfektion über Erkrankte.

▪ Mütterliche Symptome

Ein typisches Erkrankungsbild ist aufgrund einer sehr unspezifischen Symptomatik nicht eindeutig charakterisierbar. Katarrhalische Symptome können gelegentlich mit Fieber oder generalisierten Lymphknotenschwellungen einhergehen.

▪ Kongenitale Infektion

Eine maternale Primärinfektion führt in 30–70 %, eine maternale Virusreaktivierung oder Sekundärinfektion in 1–2 % zum Miterkranken des Fetus. Die diaplazentare Übertragungswahrscheinlichkeit des Virus bleibt im Verlauf der Schwangerschaft eher unverändert; die zu erwartenden fetalen Schäden (v. a. ZNS) sind allerdings vor der 20. SSW am gravierendsten. Allgemein zeigen nur 20–30 % der später symptomatisch infizierten Kinder bereits pränatale Auffälligkeiten des kongenitalen CMV-Syndroms.

▪ Kongenitales CMV-Syndrom

Zu den typischen Symptomen des kongenitalen CMV-Syndroms zählen Chorioretinitis, Mikrozephalus, Hydrozephalus, Enzephalitis mit oder ohne intrazerebrale Verkalkungen, Taubheit, Hepatosplenomegalie, Blutbildveränderungen (Thrombozytopenie, atypische Lymphozytose, Hyperbilirubinämie, hämolytische Anämie), Hydrops fetalis sowie postnatal petechiale Blutungen und Krampfanfälle (◻ Abb. 7.11, ◻ Abb. 7.12, ◻ Abb. 7.13 u. ◻ Abb. 7.14). Allerdings zeigen ca. 90 % der intrauterin infizierten Feten bei Geburt keinerlei Auffälligkeiten; 5–10 % dieser initial asymptomatischen Kinder werden dennoch später durch Hörschäden, Sehschäden, geistige Retardierung, Lernschwäche oder Zahnschäden klinisch apparent.

▪ Diagnostik

Im mütterlichen Blut können IgM- und IgG-Antikörper bestimmt werden (allerdings hoher Durchseuchungsgrad). Sonographisch muss beim Fetus auf (disseminierte) intrazerebrale Verkalkungen, Zeichen des Hydrops fetalis, Hepatosplenomegalie und Mikro-/Hydrozephalus geachtet werden. Über eine Nabelschnurpunktion können fetale Antikörpertiter oder das Blutbild bestimmt werden bzw. der Versuch der Virusisolierung erfolgen. Fruchtwasser ist als Medium zum PCR-Nachweis von Virus-DNA (frische Infektion) geeignet,

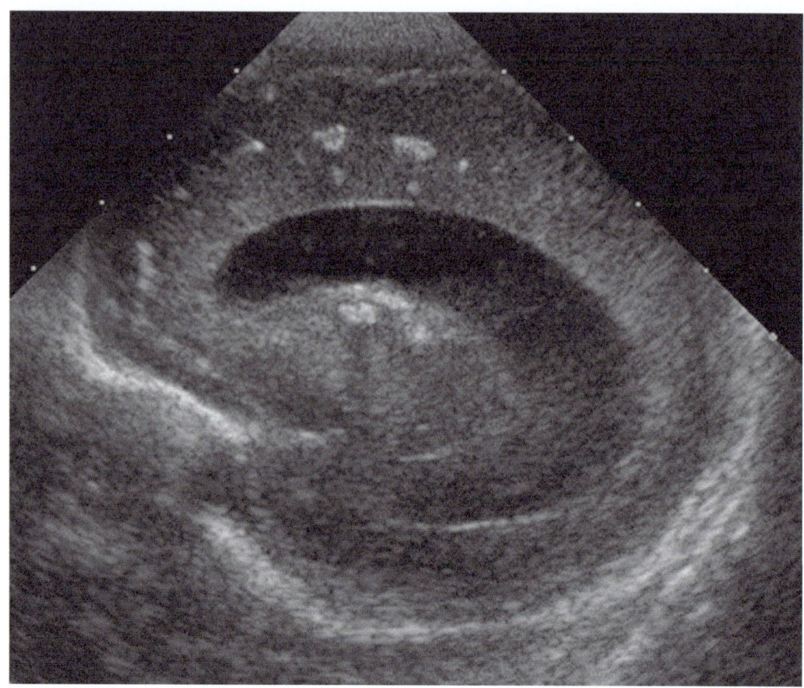

Abb. 7.11 Pränatale CMV-Infektion: im Sagittalschnitt von frontal bis okzipital durchgehende Erweiterung der Seitenventrikel. Die echoreichen intrazerebralen Verkalkungsherde sind diffus in den Hemisphären verteilt

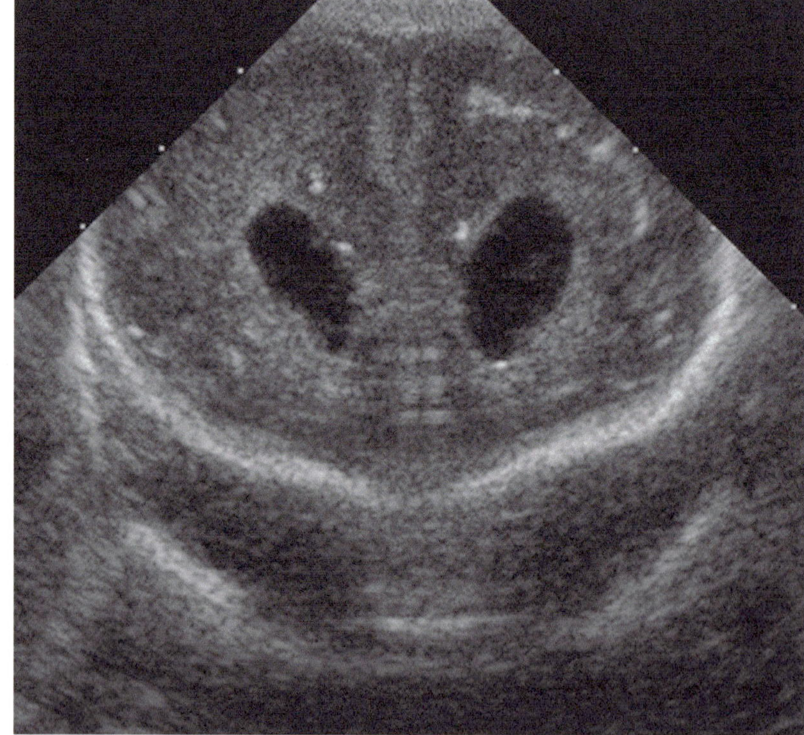

Abb. 7.12 Pränatale CMV-Infektion: im Koronarschnitt symmetrische Ventrikulomegalie der Seitenventrikel mit echoreichen intrazerebralen Verkalkungsherden

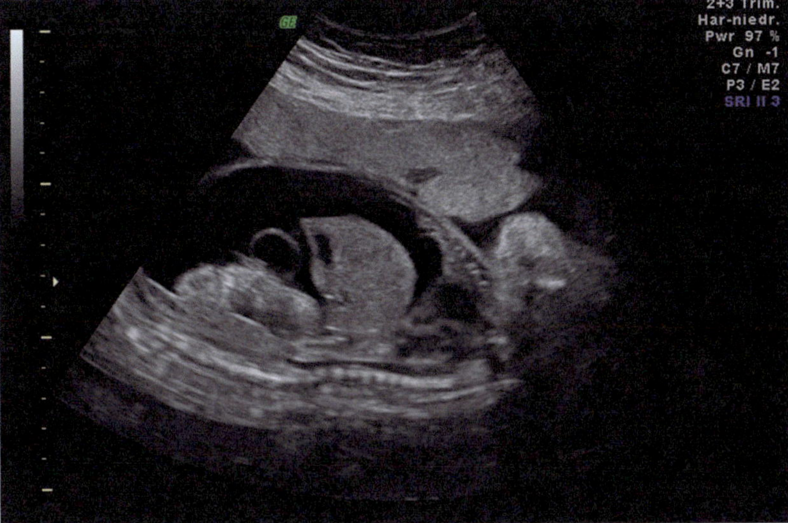

Abb. 7.13 Infektiologisch bedingter Aszites mit ausgeprägter Distension des fetalen Abdomens

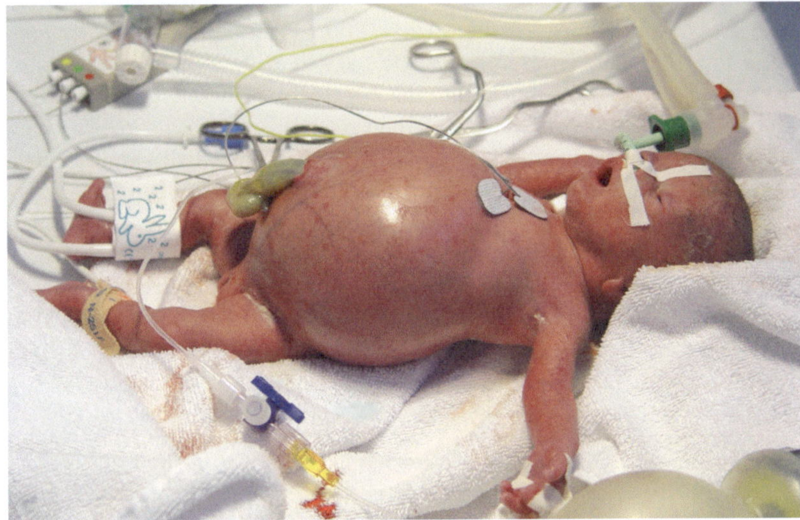

Abb. 7.14 Präpartal diagnostizierte CMV-Infektion: Entbindung bei exzessivem Hydrops fetalis in der 27. SSW. Abbildung direkt nach der Erstversorgung des Neugeborenen

und der PCR-Nachweis ist auch im Verlauf einer CMV-Hyperimmunglobulintherapie ggf. wiederholt indiziert.

▪ Prophylaxe

Eine Expositionsprophylaxe ist aufgrund des uncharakteristischen Krankheitsbilds praktisch nicht möglich.

▪ Therapie

Seit dem Jahr 2005 weisen Studiendaten darauf hin, dass eine CMV-Hyperimmunglobulintherapie nach maternaler CMV-Primärinfektion zur Prävention eines kongenitalen CMV-Syndroms eingesetzt werden kann; die Situation bei Virusreaktivierung bleibt unklar. Prospektive multizentrische Studien dauern im Moment noch an. Außerhalb von Studien kann die Verabreichung nach entsprechender Aufklärung im »off-lable use« erfolgen.

7.4 Nicht immunologischer Hydrops fetalis

Unter Hydrops fetalis versteht man die generalisierte Flüssigkeitsansammlung in mindestens 2 fetalen Kompartimenten. Die Ursachen können immunologischer und nicht immunologischer Natur sein.

▪ Epidemiologie

In über 80 % der Fälle findet sich bei fetalem Hydrops eine nicht immunologische Genese. Der nicht immunologische Hydrops fetalis (NIHF) wird mit einer Inzidenz von 1:1500–4000 Schwangerschaften beobachtet. Das Wiederholungsrisiko liegt bei 2 %.

▪ Formen

Über 150 Krankheitsbilder sind mit dem NIHF assoziiert; im Folgenden werden die häufigsten aufgeführt. In 23 % der Fälle finden sich kardiovaskuläre Ursachen (Herzvitien, Rhythmusstörungen, V.-cava-inferior-Thrombose, Indometacin-bedingte Hypervolämie). In 15 % der Fälle insgesamt (im 1. Trimenon deutlich häufiger) liegt eine Chromosomenaberration vor (Monosomie X0, Trisomie 13, 18, 21, Triploidie, strukturelle Aneuploidie). In 10 % wird prä- oder erst postnatal ein Syndrom diagnostiziert (Fryns-Syndrom, Pena-Shokeir-Syndrom Typ I, Noonan-Syndrom). In 9 % findet sich ein fetofetales Transfusionssyndrom, und 4 % lassen sich auf eine intrauterine Infektion zurückführen (Parvovirus B19, Toxoplasmose, Zytomegalievirus, Herpes-simplex-Virus, Hepatitis, Varizellen, Syphilis, Coxsackie-Virus). In Einzelfällen wurden auch renale (kongenital-nephrotisches Syndrom) und gastrointestinale Erkrankungen (Volvulus, Malrotation, Mekoniumperitonitis, Atresie im Gastrointestinaltrakt) sowie Tumoren (Neuroblastom, Teratom), Nabelschnurstrikturen oder -hämatome, metabolische Störungen (Morbus Gaucher, Hurler-Syndrom, Mukopolysaccharidosen) und Skelettsdysplasien (Achondrodysplasie, Osteogenesis imperfecta) beschrieben. In 30 % der Fälle wird ein idiopathischer Hydrops fetalis beobachtet, der auf keine definierte Ursache zurückzuführen ist.

Sonographie

▫ Abb. 7.15, ▫ Abb. 7.16, ▫ Abb. 7.17, ▫ Abb. 7.18, ▫ Abb. 7.19 u. ▫ Abb. 7.20

Der Hydrops ist durch multiple Ergüsse (echoleer) in fetalen Körperhöhlen gekennzeichnet. Typischerweise finden sich neben Aszites auch Pleura- und/oder Perikardergüsse sowie ein Hautödem >5 mm. Zusätzlich kann ein Polyhydramnion bestehen. Dopplersonographisch lassen sich kardiale Insuffizienzzeichen (AV-Klappeninsuffizienz, Pulsatilitätszunahme im venösen Kapazitätsgefäßsystem) und evtl. Anämiezeichen (Erhöhung der maximalen Flussgeschwindigkeiten der Aorta oder der A. cerebri media) nachweisen, um im Notfall eine Fetalbluttransfusion einzuleiten. Bei einer Plazentadicke >18 mm im 1. Trimenon und >50 mm in den Folgemonaten ist an einen begleitenden Hydrops placentae zu denken.

▪ Diagnostik

Da in 20 % der Fälle die Ursache des Hydrops fetalis immunologisch ist, muss stets die maternale Immunserologie überprüft werden. Daneben ist der Ausschluss einer infektiologischen Ursache des Hydrops mithilfe einer TORCH-Serologie möglich. Sonographisch ist vor allem auf Herzvitien (kardial beding-

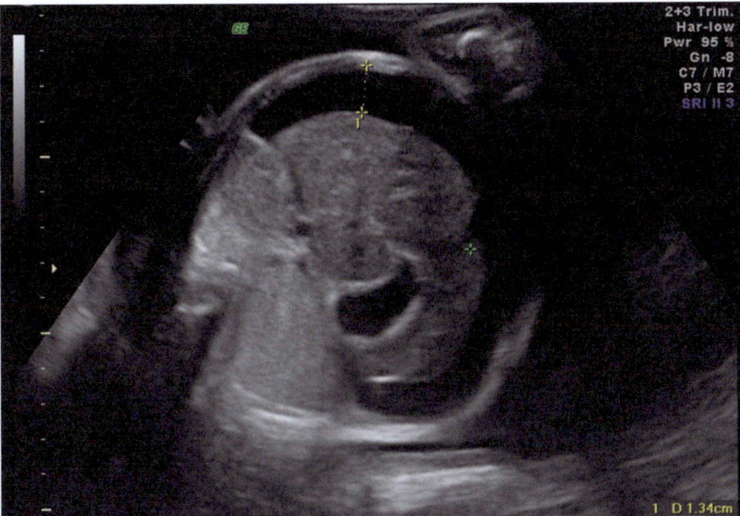

Abb. 7.15 Aszites (Transversalschnitt): Leber von intraabdominaler freier Flüssigkeit umgeben

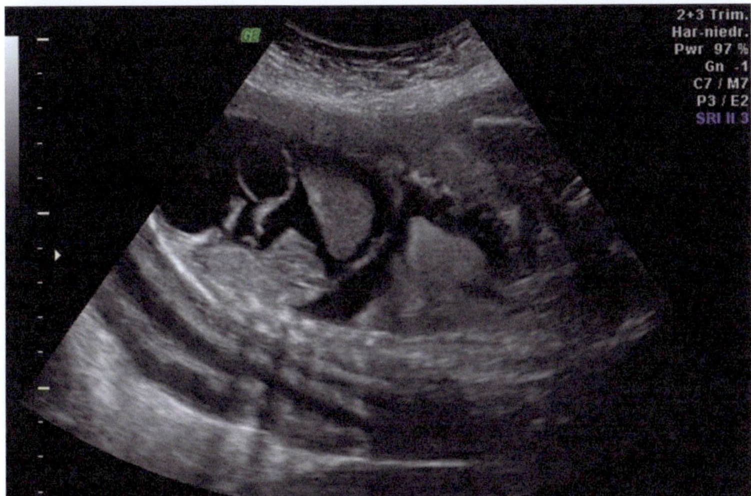

Abb. 7.16 Pleuraerguss (Sagittalschnitt): Lunge von freier Flüssigkeit (echoleer) umgeben. Nebenbefundlich Aszites (durch Zwerchfellkontur von der intrathorakalen Flüssigkeit gut abzugrenzen)

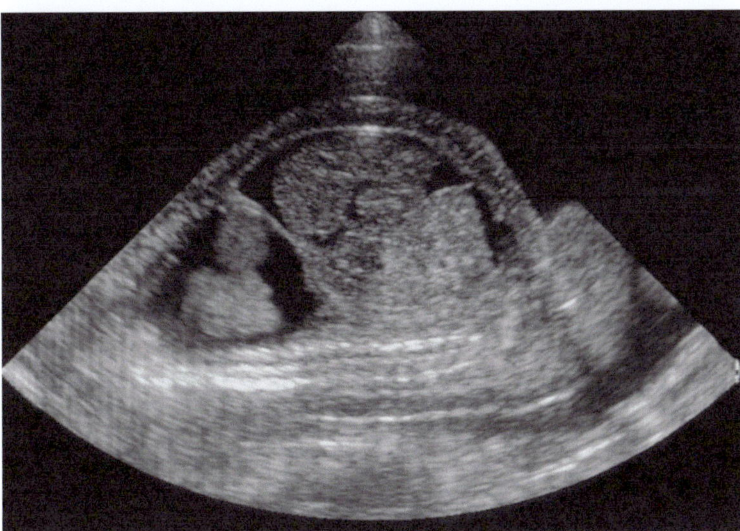

Abb. 7.17 Kombination von Aszites und Hydrothorax im Sagittalschnitt durch den Körperstamm des Fetus: Die Flüssigkeit stellt sich in beiden Körperhöhlen jeweils als die Organe umgebender echoleerer Saum dar

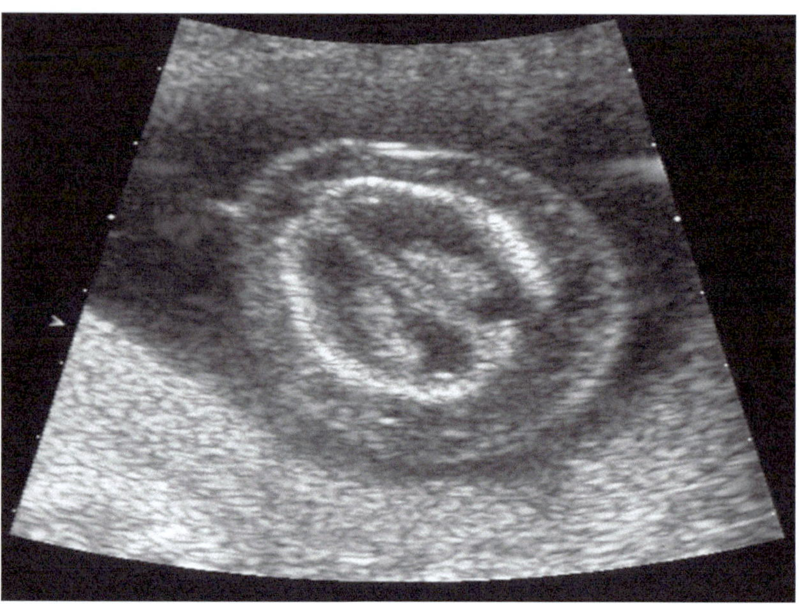

Abb. 7.18 Ausgeprägtes Hautödem: Im Kopfbereich ist die Subkutis durch massive Flüssigkeitsansammlung (hier bereits im 1. Trimenon) massiv verdickt

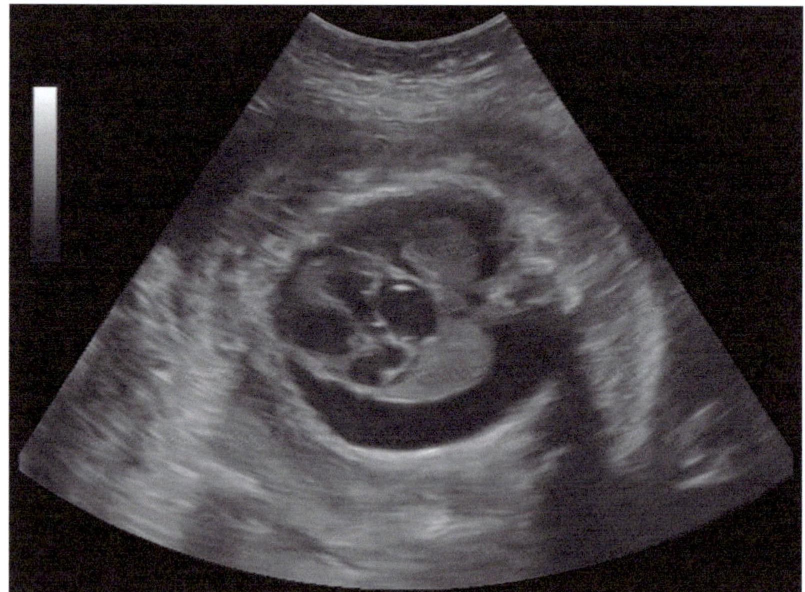

Abb. 7.19 Generalisierter Hydrops fetalis, Transversalschnitt durch den Thorax: ausgeprägtes Hautödem und Pleuraergüsse beidseits

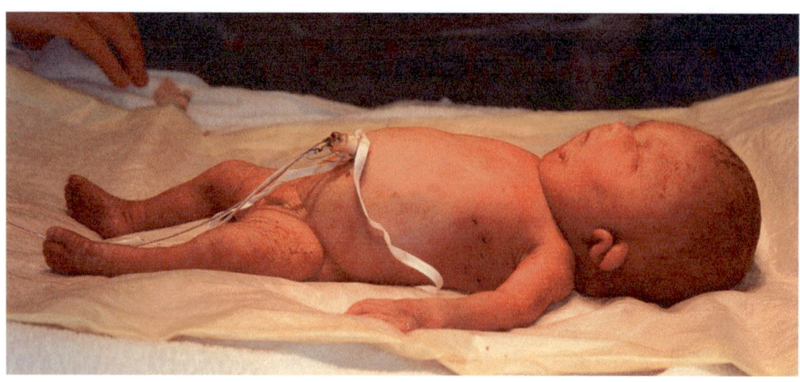

Abb. 7.20 Postnatale Aufnahme eines Kindes mit generalisiertem Hydrops fetalis: Hautödem (Abflachung des Profils), durch Aszites aufgetriebenes Abdomen

ter NIHF) zu achten. Je nach Gestationsalter kann eine Karyotypisierung über Plazento- oder Amniozentese angestrebt werden. Aus dem gewonnenen Fruchtwasser können neben dem Chromosomensatz die Höhe des α-Fetoproteins und Information zur direkten bakteriologischen Diagnostik (PCR) gewonnen werden. Die Diagnose kongenitaler Stoffwechselerkrankungen ist durch Diagnostik an fetalen Lymphozyten (Nabelschnurpunktion) zu gewährleisten. Engmaschige sonographische Kontrollen mit Dopplerdiagnostik sind unbedingt notwendig.

▪ Differenzialdiagnose

Neben der immunologischen Genese des Hydrops kann differenzialdiagnostisch unter anderem an einen kongenitalen Chylothorax, ein isoliertes Nackenhygrom, urinösen Aszites (z. B. Prune-belly-Syndrom) oder an intraabdominale Zysten gedacht werden.

▪ Mütterliche Komplikationen

Bei 5 % der Mütter mit kindlichem Hydrops tritt im Schwangerschaftsverlauf eine Präeklampsie auf (»mirror syndrome«). Daneben muss auch auf maternale Anämie, Hypalbuminämie und die Gefahr postpartaler Hämorrhagien aufgrund Plazentaretention durch begleitenden Hydrops placentae geachtet werden.

▪ Prognose

Im Allgemeinen ist die Prognose der Feten mit NIHF als kritisch anzusehen. Prognostisch ungünstig sind Pleuraergüsse und komplexe Krankheitsbilder, besonders bei Vorliegen assoziierter Fehlbildungen, zu werten. Die perinatale Mortalität liegt je nach Ätiologie zwischen 50 und 98 %. Spontanremissionen sind nur selten zu erwarten. Die Prognose eines durch fetale Anämie bedingten Hydrops (Parvovirus-B19-Infektion) ist bei adäquater, möglichst frühzeitiger Therapie gut. Auch bei weiteren fetalen Erkrankungen, die einer intrauterinen oder perinatalen Therapie zugänglich sind, ist die Prognose günstiger, unter anderem bei fetal-kardialer Erkrankung (Tachyarrhythmie), Hydrothorax, Lungensequester, Steißbein- oder Perikardteratom sowie fetofetalem Transfusionssyndrom oder TRAP-Sequenz.

▪ Pränataltherapie und geburtshilfliches Vorgehen

Liegt ein Polyhydramnion vor, kann eine Fruchtwasserentlastungspunktion indiziert sein. Wenn als Ursache des Hydrops eine fetale Anämie erkannt wird, können bei Erreichen der kritischen dopplersonographischen Kriterien eine Cordozentese und eine intrauterine Transfusion vorgenommen werden. Fetalchirurgische Erfolge zeigen Thorakozentesen und abdominale Parazentesen. Je nach Ursache können schließlich antibiotische oder kardiale Medikamente eingesetzt werden. Die Ultraschallüberwachung und Schwangerschaftsbetreuung sind je nach Ursache und Dynamik der Veränderungen zu adaptieren. Entbindungszeitpunkt und -modus sind für individuell festzulegen. In Fällen des Auftretens in niedrigem Gestationsalter und erheblicher Dynamik ist bei suspekter Prognose auch der Abbruch der Schwangerschaft zu diskutieren.

7.5 Alkoholembryopathie (fetales Alkoholsyndrom)

Eine Schädigung des Ungeborenen ist durch Alkoholgenuss der Mutter möglich. Es entwickelt sich ein charakteristisches toxisch bedingtes, polydystrophes Fehlbildungssyndrom unterschiedlichen Ausprägungsgrads. Davon abzugrenzen sind Alkoholeffekte ohne klinisch auffällige körperliche Schäden mit vornehmlich zerebralen Dysfunktionen und Verhaltensstörungen. Unter Alkoholkonsum in der Schwangerschaft sind erhöhte Raten an Aborten (2- bis 3-fach), vorzeitige Plazentalösungen, Beckenendlagen, Aneuploidien und eine 3-fach häufigere Frühgeburtenrate zu beobachten. Schätzungen zufolge sind alkoholbedingte pränatale Störungen für bis zu 5 % aller kongenitalen Anomalien verantwortlich. Die Erstbeschreibung der Alkoholembryopathie erfolgte erst 1973.

▪ Epidemiologie

Alkoholembryopathie (syn. fetales Alkoholsyndrom, FAS) betrifft 1,9 von 1000 Lebendgeburten, unter den (anamnestisch) alkoholkonsumierenden Frauen sind es 71 von 1000 Lebendgeburten.

▪ Pathogenese

Das fetale Alkoholsyndrom kann typischerweise ab einer Alkoholmenge von 1–2 g/kgKG pro Tag auftreten. Allerdings gibt es weder eine absolut unschädliche Schwellendosis noch ein typisches Alkoholkonsummuster. Sowohl der einmalige Alkoholexzess in der Frühschwangerschaft als auch der kontinuierliche Genuss geringer Alkoholmengen während der Schwangerschaft können die typischen fetalen Veränderungen verursachen. Ursächlich für die Schädigung ist der Alkoholmetabolit Acetaldehyd, ein plazentagängiges Zell- und Mitosegift. Alle Körperzellen, insbesondere solche mit gesteigertem Stoffwechsel, können betroffen sein. Zusätzlich wird die kindliche Entwicklung auch deutlich durch die häufig begleitende Mangelernährung der Mutter negativ beeinflusst.

▪ Klinik

Eine ZNS-Beteiligung ist oft Bestandteil der Alkoholembryopathie. Rund 90 % der betroffenen Kinder sind minderbegabt. Andere zeigen in unterschiedlichem Ausprägungsgrad neurologische Auffälligkeiten, neonatale Irritabilität, Hyperaktivität, Entwicklungsverzögerung, mentale Retardierung und psychosoziale Auffälligkeiten.

▪ Phänotyp

Diagnostisch hinweisend können folgende charakteristische faziale Dysmorphiezeichen sein, von denen mindestens 2 vorliegen müssen:

- Mikrozephalie
- Mikrophthalmie
- Philtrumhypoplasie
- kurze Augenlider
- dünne Oberlippe
- fliehendes Kinn

Für die Diagnose besonders wichtig ist die Anamnese der Alkoholkrankheit der Mutter. Klinischer Status, Dysmorphiezeichen, geistige, psychosoziale und verhaltensbezogene Entwicklung des Kindes bieten häufig auch erst postnatal Hinweise auf die Erkrankung. Daher ist die Diagnose nicht aufgrund der körperlichen Stigmata, der geistigen und verhaltensbezogenen Symptome, sondern nur in Zusammenhang mit der Anamnese zu stellen.

Es existiert kein spezifischer, messbarer Marker für das fetale Alkoholsyndrom. Verlaufsmessungen von α-Fetoprotein, eine Erhöhung der Glutamyltransferaseaktivität oder eine Erhöhung des mittleren Blutzellvolumens können allerdings Hinweise liefern.

Sonographie

Die Rate an intrauterinen Fruchttoden und die Ausprägung einer möglichen intrauterinen Wachstumsrestriktion zeigen eine Abhängigkeit von Dosis und Dauer des Alkoholkonsums. Weitere sonographisch erfassbare Hinweiszeichen und/oder erst postnatal zu diagnostizierende Zeichen der Alkoholembryopathie sind:

- kraniofaziale Dysmorphie
- Mikrozephalie
- schmales Lippenrot
- abgeflachtes Philtrum
- kurzer Nasenrücken
- Mikrognathie
- Handfurchen
- Zahnanomalie
- Lippen-Kiefer-Gaumen-Spalte
- Augen-, Skelettfehlbildung
- Neuralrohrdefekt
- Hämangiom
- Herzfehler
- Atresie der Lunge
- persistierender Ductus arteriosus Botalli
- Nierenfehlbildung
- Hypospadie
- Labienhypoplasie
- ZNS (Hypoplasie des N. opticus [48 %])
- Zwerchfellhernie
- Gastroschisis

Differenzialdiagnose

Differenzialdiagnostisch ist an ein Dubowitz-, Cornelia-de-Lange-, Smith-Lemli-Opitz-, Noonan- oder auch ein Turner-Syndrom zu denken.

Prognose

Die körperliche Hypotrophie kann sich im Lauf des Lebens leicht bessern. Der Mikrozephalus und seine Folgen beeinflussen dagegen maßgeblich die Langzeitprognose der Alkoholembryopathie.

Therapie

Zentraler Ansatzpunkt einer möglichen Therapie ist die Prophylaxe und die Informationsvermittlung zur Ernsthaftigkeit des Krankheitsbildes. Während einer bestehenden Schwangerschaft sollte eine Minimierung des Alkoholkonsums und ggf. auch ein Entzug unter Substitution, z. B. mit Valium oder β-Blocker angestrebt werden. Da Ethanol die Prostacyclin- und Thromboxansynthese erhöht, ist Acetylsalicylsäure als mögliches Therapeutikum zumindest denkbar.

Geburtshilfliche funktionelle Ultraschalluntersuchungen

Susanne Müller-Egloff, Alexander Strauss

A. Strauss, *Ultraschallpraxis in Geburtshilfe und Gynäkologie*,
DOI 10.1007/978-3-662-49493-6_8, © Springer-Verlag Berlin Heidelberg 2017

8.1 Frühgeburtsscreening, Zervixlängenmessung

Susanne Müller-Egloff

Mit einer Frühgeburtsrate von ca. 9 % in Deutschland bleibt ein Schwerpunkt der Schwangerschaftsvorsorge und Risikoschwangerschaftsbetreuung die Frühgeburtsprophylaxe. Als Screeningmethode hat sich zum Zeitpunkt des zweiten Screenings nach Mutterschaftsrichtlinie die sonographische Zervixlängenmessung bewährt.

Die häufigsten Ursachen für vorzeitige Entbindungen (vor 37+0 SSW) lassen sich grob in 4 Gruppen einteilen: aszendierende Infektionen, hypoxisch-ischämische Beeinträchtigungen der uteroplazentaren Einheit, chronischer Stress und Fehlbildungen von Fetus und Uterus. Folgende Screeningmaßnahmen kommen im klinischen Alltag zur Anwendung (variable Gewichtung je nach Zentrum):

- Früherkennung vaginaler Infektionen mittels Palpation, vaginaler pH-Wert-Messung und Gram-Präparat-Screening (die aktuelle Datenlage weist allerdings darauf hin, dass eine antibiotische Therapie der bakteriellen Vaginose die Frühgeburtenrate nicht signifikant reduziert)
- vaginalsonographische Zervixlängenmessung (ggf. zusätzlich fetale Fibronektinbestimmung)

8.1.1 Indikationen

Als effektivste Screeningmethode eignet sich insbesondere die transvaginale Zervixlängenmessung, wobei die mittlere Zervixlänge zwischen der 24. und 28. SSW 34–35 mm beträgt. Der Nutzen der Methode als Screening im 2. Trimenon ist durch multiple Studien, jüngst auch im Low-risk-Kollektiv, belegt. Als Cut-off-Wert für das erhöhte Risiko einer Entbindung vor der 34. SSW bei der asymptomatischen Patientin gilt eine Zervixlänge ≤25 mm vor der 24. SSW. Bei Zwillingsschwangerschaften vor der 20. SSW kann eine Zervixlänge im unteren Quartil (<38 mm) auf ein erhöhtes Risiko hinweisen.

Bei der symptomatischen Patientin deutet eine Zervixlänge <15 mm auf das signifikant erhöhte Risiko einer Entbindung binnen 7 Tagen hin. Im Zweifel (vorzeitige Wehentätigkeit bei Zervixlänge zwischen 15 und 30 mm) sollte eine fetale Fibronektinbestimmung erfolgen.

8.1.2 Methode der vaginalen Zervixlängenmessung

Die verwendete Vaginalsonde sollte eine Auflösung von mindestens 5 MHz haben. Sie wird bei vorher entleerter Harnblase vorsichtig ins vordere Scheidengewölbe eingeführt. Dabei ist genau zu beachten, dass kein Druck auf die Zervix ausgeübt wird. Der ideale Sagittalschnitt ist erreicht, wenn die Schleimhaut der vorderen und hinteren Zervikalwand sowie der Zervikalkanal in voller Länge verfolgt werden können. Das Os externum ist im Idealbild als Spitze eines echoreichen gleichschenkligen Dreiecks am äußeren Ende des Zervikalkanals zu identifizieren. Das innere Ende der Zervikalschleimhaut am Übergang zum unteren Uterinsegment stellt das Os internum dar; um eine kaschierte Trichterbildung auszuschließen, sollte die Patientin vor der endgültigen Messung um ein Valsalva-Manöver gebeten werden. Sind Os internum und externum identifiziert, werden die Markierungen gesetzt und die Distanz gemessen (dem Zervikalkanal folgend ggf. auch als gebogene Strecke).

Findet sich eine innere Öffnung des Zervikalkanals (Trichterbildung oder Funneling), wird der sich auch unter Belastung nicht öffnende Teil des Zervikalkanals als »effektive Zervixlänge« vermessen. Klinisch relevant ist nur diese Messung – Trichterweite oder -tiefe verbessern die Aussagekraft der Untersuchung nicht (▪ Abb. 8.1).

Der Begriff »sludge« bezeichnet ein amorphes echoreiches Konglomerat, das manchmal vor dem Os internum dargestellt werden kann und einem inflammatorischen Depot entspricht (Leukozyten und bakterienreiches Debris). Es ist assoziiert mit intraamnialen Infektion, vorzeitiger Wehentätigkeit bis hin zu Blasensprung und Frühgeburt.

8.1.3 Therapieansätze bei drohender Frühgeburt bzw. Zervixverkürzung

Neue DGGG-Leitlinien sind für 2016 in Aussicht, der Einsatz der Methoden ist aktuell variabel und liegt im Ermessen des jeweiligen Zentrums.

Sowohl bei anamnestisch belasteten Patientinnen als auch bei Frauen mit Zervixverkürzung vor der 24. SSW kann Progesteron in vaginaler Anwendung

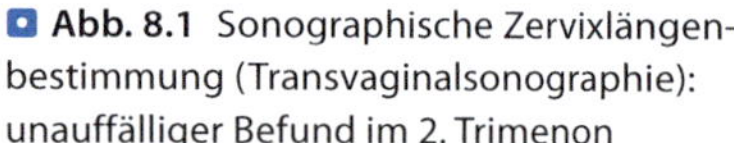

▪ **Abb. 8.1** Sonographische Zervixlängenbestimmung (Transvaginalsonographie): unauffälliger Befund im 2. Trimenon

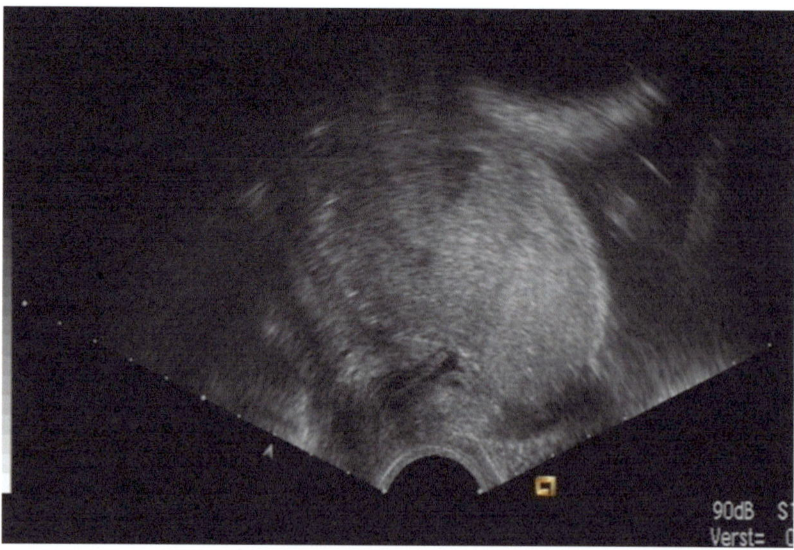

das Risiko für eine Frühgeburt um mehr als 30 % senken. Dieser Effekt ist bei Zwillingsschwangerschaften nicht nachzuweisen. Jeder Einlingsschwangeren mit den genannten Risiken sollte die Progesteronsubstitution (200 mg vaginal) bis zur vollendeten 34. SSW angeraten werden; die Wirksamkeit der Therapie außerhalb dieser Patientinnengruppe ist nicht belegt und bleibt der individuellen Entscheidung überlassen.

Die anatomische Stabilisierung einer verkürzten Zervix (und gleichzeitig der Schutz vor aszendierenden Infektionen) wird mittels Pessareinlage, Cerclage oder totalem Muttermundsverschluss angestrebt. Eine aktuelle Metaanalyse belegt, dass Einlingsschwangerschaften mit einer sonographischen Zervixlänge <25 mm vor der 24. SSW sowie Mehrlingsschwangerschaften mit einer sonographischen Zervixlänge <38 mm vor der 20. SSW signifikant von der Einlage eines Cerclagepessars profitieren. Prophylaktische chirurgische Cerclagen soll-

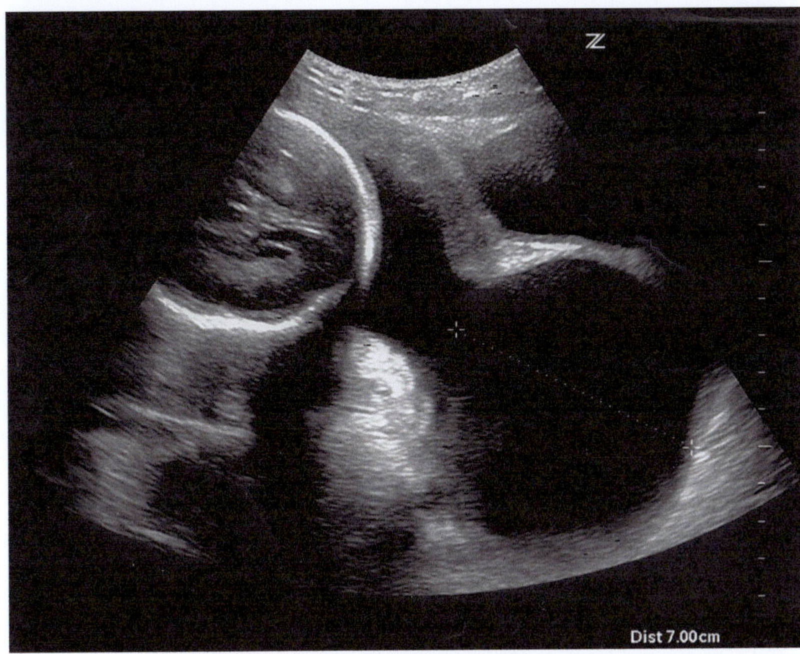

Abb. 8.2 Prolapierende Fruchtblase (Transabdominalsonographie): sanduhrförmiger Prolaps eines fruchtwassergefüllten, echoleeren Anteils der Fruchthöhle über den eröffneten Muttermund hinaus in die Vagina. Der fetale Kopf kommt direkt am inneren Muttermund (links) zu liegen

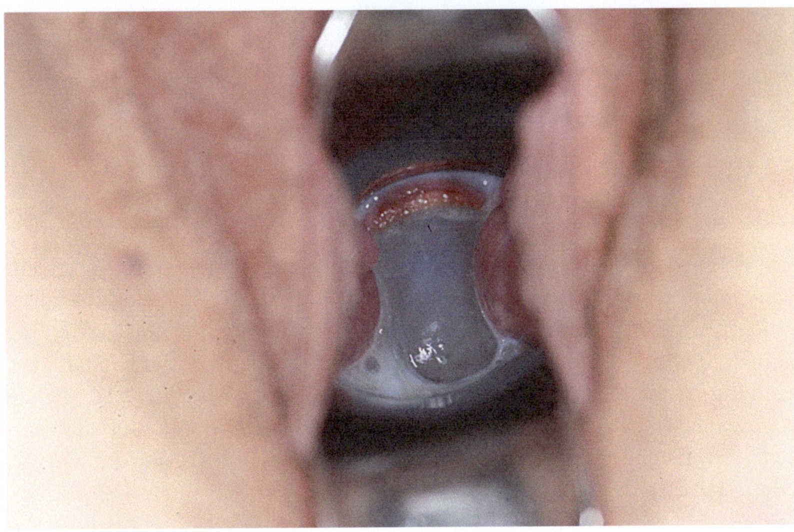

Abb. 8.3 Fruchtblasenprolaps (Spekulumeinstellung): über das Niveau des äußeren Muttermunds hinausragender unterer Eipol. Die Amnionmembran ist dem vaginalen Milieu schutzlos ausgesetzt

ten nach aktueller Studienlage bei Mehrlingsschwangerschaften vermieden werden. Hingegen ist belegt, dass sowohl Einlings- als auch Mehrlingsschwangerschaften bei mehr als 1 cm geöffnetem Muttermund vor der 24. SSW von einer Notfallcerclage profitieren können.

Bei akut drohender Frühgeburt kommen weiterhin Tokolyse, fetale Lungenreifung mittels Kortikosteroiden und fetale Neuroprotektion mittels Magnesiumsulfat unter stationären Bedingungen zum Einsatz. Dabei ist eine Hospitalisierung bzw. die Verordnung relativer Bettruhe über einen längeren Zeitraum nach Stabilisierung der Akutsituation nicht mehr zeitgemäß (◘ Abb. 8.2 u. ◘ Abb. 8.3).

8.2 Peripartale Ultraschalldiagnostik

Susanne Müller-Egloff

Bei der Entbindung einer nach Mutterschaftsrichtlinien überwachten, bisher komplikationslosen Schwangerschaft ist eine Ultraschalldiagnostik im Kreißsaal nach der Aufnahmeuntersuchung in der Routine nicht notwendig. Einige Zentren implementieren sonographische Messungen zur Abschätzung der Zervixreife bzw. des Geburtsfortschritts als Zusatzparameter bei der Indikationsstellung zur Geburtseinleitung oder operativ assistierten Entbindungen – ein eindeutiger Vorteil gegenüber den etablierten klinischen Kriterien konnte bislang allerdings noch nicht bewiesen werden.
Bei spezieller Indikation – vor allem zur Abschätzung drohender oder akuter geburtshilflicher Komplikationen – hat sich die Methode durchaus bewährt. Zu diesen Indikationen zählen vermutete anatomische Geburtshindernisse, Haltungs- oder Lageanomalien, unklare CTG-Muster (supportiv), der Ausschluss von Uterus-, Nabelschnur- und Plazentakomplikationen (Ruptur, Lösung, Nabelschnurvorliegen) und die vaginale Geminientbindung.

Eine sonographische Kontrolle mit fetaler Biometrie, orientierendem Organscreening, Plazentakontrolle und Beurteilung der Fruchtwassermenge sollte im Regelfall bei der Aufnahme in den Kreißsaal erfolgen. Die meisten Autoren raten von der Dopplersonographie zur fetalen Zustandsbeurteilung speziell in der Übertragungssituation ab, empfohlen wird hier lediglich die regelmäßige Kontrolle des Fruchtwasserindex. Im Kreißsaal unter der Geburt kann bei den im Folgenden genannten Fragestellungen auf die Sonographie zurückgegriffen werden.

8.2.1 Verdacht auf anatomisches Geburtshindernis, Zustand nach Myom oder Retroflexio uteri

Die B-Bild-Sonographie erlaubt den Ausschluss eines tiefsitzenden Myoms oder einer (sehr seltenen) fixierten Retroflexio uteri im Sinne eines Geburtshindernisses. Dies sollte in der Regel schon beim Aufnahmeultraschall zu Beginn der Betreuung im Kreißsaal ausgeschlossen werden. Bei der Digitaluntersuchung ist die Zervix nach ventral-kranial verlagert bzw. nicht erreichbar, sonographisch ist sie zwischen Blasenhinterwand und Uterusvorderwand darstellbar. Generell ist bei Uterus myomatosus an ein erhöhtes Risiko der postpartalen Atonie zu denken.

8.2.2 Verdacht auf Einstellungs-, Lage- oder Haltungsanomalie

Die Aufnahmeuntersuchung sollte primär eine Quer- bzw. Beckenendlage ausschließen. Bei unklarer klinischer Beurteilung der Haltung und Rotation des kindlichen Köpfchens kann auch intrapartal bzw. in der Austreibungsphase die Lage zuverlässig beurteilt und die Indikationsstellung zur vaginal operativen Entbindung erleichtert werden.

8.2.3 Intrapartale fetale Zustandsbeurteilung, nähere Abklärung bei fraglich auffälligem CTG

B-Bild und Farb-/PW-Dopplersonographie kommen nach Mikroblutanalyse, Skalpelektroden-EKG bzw. Pulsoxymetrie zum Einsatz. Bei Tachy- oder Bradykardien sollten fetale Arrhythmien sonographisch ausgeschlossen werden. Variable Dezelerationen werden gehäuft bei Nabelschnurumschlingungen und Insertio velamentosa beobachtet. Nabelschnurumschlingungen können besonders gut am fetalen Hals ausgeschlossen werden; die Sensitivität bei Umschlingungen am Rumpf bzw. an den Extremitäten ist deutlich geringer. Eine Insertio velamentosa lässt sich unter der Geburt nur schwierig nachweisen und sollte idealerweise schon beim 2. Screening ausgeschlossen worden sein. Das Perfusionsmuster der A. umbilicalis bzw. cerebri media ist peripartal zur Abklärung unklarer CTG-Muster nur bedingt aussagekräftig, da sich terminnah physiologischerweise niedrige Zerebralflussindizes finden (Termineffekt). Besonders während Kontraktionen sind Flussmuster der A. cerebri media nicht verwertbar. Allerdings kann ein plötzlich auftretender negativer enddiastolischer Fluss der A. umbilicalis den Verdacht auf eine akute Mangelversorgung erhärten.

8.2.4 Intrapartale Notfallsonographie, Verdacht auf vorzeitige Plazentalösung, Uterusruptur, Nabelschnurvorfall

B-Bild und Farbdopplersonographie.

Plazentalösung

Klinisch wird zwischen der chronischen und der akuten vorzeitigen Plazentalösung unterschieden. Die chronische Lösung mit sukzessiver Bildung eines retroplazentaren Hämatoms bedroht Mutter und Kind nicht akut, bedeutet aber eine potenzielle Versorgungsstörung des Fetus und weist auf eine drohende vollständige Lösung hin. Sonographisch stellt sich eine frische Blutung als echoarmer, nicht vaskularisierter Bezirk dar; ein älteres, teilweise organisiertes Hämatom zeigt inhomogene Binnenechos mit echoreichen Bezirken. Die Differenzierung eines organisierten Hämatoms kann mitunter schwierig sein – hilfreich ist im Zweifel vor allem die Vaskularisationsdiagnostik. Eine vorzeitige Lösung zeigt sich klinisch durch starken Unterbauchschmerz mit Druckdolenz, vor allem über der Lösungsstelle, maternaler Tachykardie und häufig auch vaginaler Blutung. Sonographisch ist die akute Lösung nicht immer darstellbar (v. a. bei Hinterwandplazenta technisch nicht einsehbar); wenn darstellbar, dann fällt zwischen Plazenta und Uteruswand ein inhomogener echoarmer Bereich auf. Eine Sonderform der vorzeitigen Lösung ist das subchoriale Hämatom. Hier tritt die Blutung zwischen Plazentavorderwand und Amnionmembran auf.

Uterusruptur

Ein brennender medialer Unterbauchschmerz kann schon präpartal Hinweis auf ein ausgedünntes unteres Uterinsegment sein. Vorgeschlagene Grenzwerte für eine sichere minimale Wanddicke schwanken zwischen 1,5 und 3,5 cm und sind bislang nicht ausreichend standardisiert. Zu der Schmerzsymptomatik kommen intrapartal hochfrequente, vermehrte Wehentätigkeit dazu. Nach Eintritt einer Ruptur lässt der Schmerz nach, typischerweise ändert sich aber der klinische Aspekt des Unterbauchs mit einer lateralen Ausdehnung. Kommt es zur Ruptur, lässt sich sonographisch eine Unterbrechung des vorderen Uterinsegments nachweisen, bei Blasensprung ggf. auch freie Flüssigkeit im Abdomen. Bei offensichtlicher akuter Klinik steht die Einleitung der Notsektio im Vordergrund, diese sollte nicht durch sonographische Diagnostik verzögert werden.

Nabelschnurvorfall

Dieser akute Notfall bezeichnet ein Vorliegen der Nabelschnur vor dem führenden kindlichen Teil nach Blasensprung. In der Regel erfolgt auch diese Diagnose klinisch und zwingt zu sofortiger operativer Entbindung. Im Zweifel und wenn die Zeit es erlaubt, kann eine dopplersonographische Kontrolle den Verdacht bestätigen.

8.2.5 Vaginale Geminientbindung

Der Aufnahmeultraschall sollte bei Geminigravidität insbesondere die fetale Lage/Einstellung und eventuell abweichende Größendiskrepanz überprüfen, da diese das Geburtsvorgehen direkt beeinträchtigen. Die Ableitung der fetalen Herzfrequenz kann im Zweifel sonographisch korrigiert bzw. sichergestellt werden. Nach der Entbindung des vorangehenden Zwillings sollte die Einstellung des 2. Zwillings sonographisch kontrolliert werden.

8.2.6 Besondere Indikationen (kein definierter Standard)

Der Vollständigkeit halber sollten folgende besondere Untersuchungen erwähnt werden, die in bestimmten Zentren zum Einsatz kommen. Der Nachweis des eindeutigen Vorteils gegenüber den etablierten Bewertungskriterien steht noch aus.

Terminüberschreitung

Vaginale B-Bild-Sonographie und Zervixlängenmessung bei Terminüberschreitung und zur Einschätzung der Wahrscheinlichkeit eines Spontanpartus: Bei der Multipara mit <20 mm Zervixlänge liegt die Wahrscheinlichkeit des Spontangeburt über 90 % und ein Zuwarten bzw. die Einleitung der Spontangeburt ist gerechtfertigt. Bei der Nullipara mit >30 mm Zervixlänge liegt die Wahrscheinlichkeit der vaginalen Entbindung nur bei 30 %. Eine Entbindung per Sektio kann erwogen werden.

Beurteilung des Geburtsfortschritts

Intrapartaler translabialer Ultraschall (ITU): Als Vorteil dieser Methode wird die Objektivierbarkeit der Befunde zitiert, die eine zuverlässige Vorhersage einer erfolgreichen vaginalen Geburt erlaubt. Technisch lässt sich die Interspinalebene ultrasonographisch nicht darstellen, aber in Relation zur messbaren infrapubischen Ebene definieren. Dazu wird auf die Längsachse der Symphyse im Medianschnitt eine Senkrechte nach dorsal auf das kaudale Symphysenende gelegt. Die Interspinalebene liegt 3 cm kaudal und parallel zu dieser Linie. Als fetale Orientierungslinie gilt die längste Achse des Köpfchens. Entlang dieser Orientierungslinie und in ihrer Relation zur Interspinalebene wird das Tiefertreten des Köpfchens entweder direkt in Zentimetern oder als Winkelmessung (»angle of descent«) dokumentiert. Ein standardisiertes Protokoll der Methode ist für den allgemeinen klinischen Einsatz bislang nicht definiert.

8.3 Sonographie im Wochenbett

Alexander Strauss

Die Ultraschalldiagnostik findet im Wochenbett bei Beschwerden Anwendung, die als Folgezustände unmittelbar mit der stattgehabten Geburt in Beziehung stehen oder nur indirekt mit Schwangerschaft und Geburt assoziiert sind. Dabei kommen anatomisch die Bauchdecke, das äußere Genitale und das Perineum, das kleine Becken bzw. der Retroperitonealraum oder die Brust als Lokalisation sonographisch abzuklärender Befunde infrage.

8.3.1 Uterusrückbildungsstörungen

Trotz unmittelbar postpartal beginnender Involution des Uterus ist das Organ in den ersten Tagen nach der Geburt noch immer deutlich vergrößert. Die sonographische Beurteilung von Fundus und Corpus uteri kann daher problemlos transabdominal erfolgen. Eine Harnblasenfüllung (Wasservorlaufstrecke) ist bei deutlich den Symphysenoberrand überragender Organgrenze meist nicht erforderlich. Zu erkennen sind ein muskelstarkes Myometrium und ein strichförmiges Endometrium. Echoarme (echoreiche) Unregelmäßigkeiten im Cavum uteri können kleinen flüssigen Blutarealen (Lochien) und/oder kleinen Eihautresten entsprechen.

Lochialstau

Eine Subinvolutio uteri kann zur Abflussbehinderung des Wochenflusses führen und umgekehrt die Rückbildungsstörung zur Hämatometra. Klinisch kommt es zum Hochsteigen des Fundus uteri und ggf. zu Schmerzen. Als Komplikation droht eine sekundäre kanikulär aszendierende Endo- oder Myometritis. Das gesamte Cavum uteri ist flüssigkeitsgefüllt. Sonographisch ist die Gebärmutterhöhle von echoleerem oder echoarmem Inhalt ausgefüllt.

Plazentarest

Die postpartale Ausstoßung der Plazenta kann durch eine unvollständige Lösung des Mutterkuchens von der Gebärmutterwand kompliziert sein. Verstärkte Blutungen, mangelnde Uterusrückbildung, Schmerzen und unter Umständen auch Infektion können die Folge sein. Anatomisches Korrelat ist in der Gebärmutter retiniertes Plazentamaterial. Dieses ist sonographisch als inhomogene echoreiche (echoarme), bizarr geformte Raumforderung im Cavum uteri erkennbar (▣ Abb. 8.4, ▣ Abb. 8.5, ▣ Abb. 8.6 u. ▣ Abb. 8.7). Im Einzelfall kann ein den Befund umgebender echoleerer Flüssigkeitssaum (Blutung) die Darstellung erleichtern. Der sukzessive nekrotisierende Plazentarest lässt farbdopplersonographisch im Inneren wenig bzw. fehlenden Blutfluss erwarten. Eine rand-

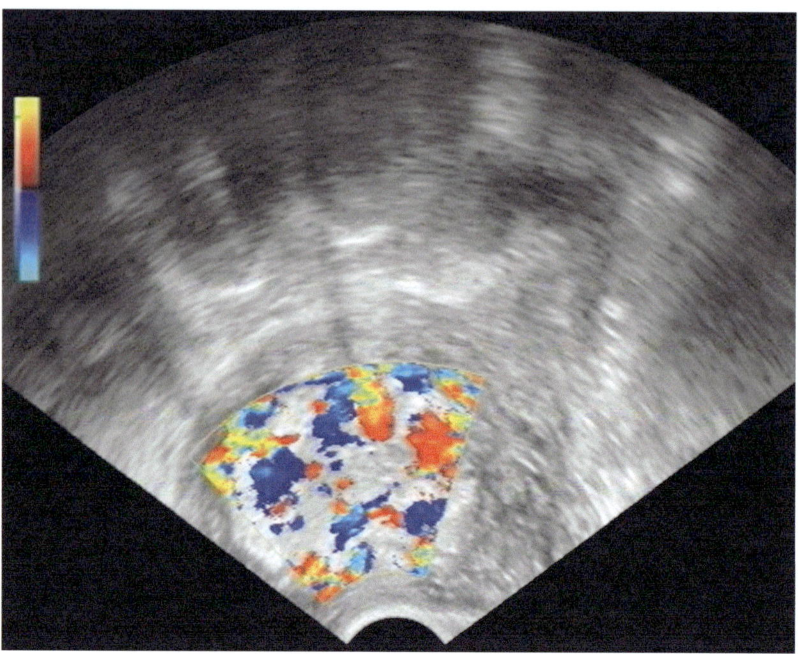

Abb. 8.4 Plazentarest: Cavum uteri im Transversalschnitt eine Woche post partum, vollständig erfüllt von einem echoreichen, unregelmäßig begrenzten und hypervaskularisierten Plazentarest

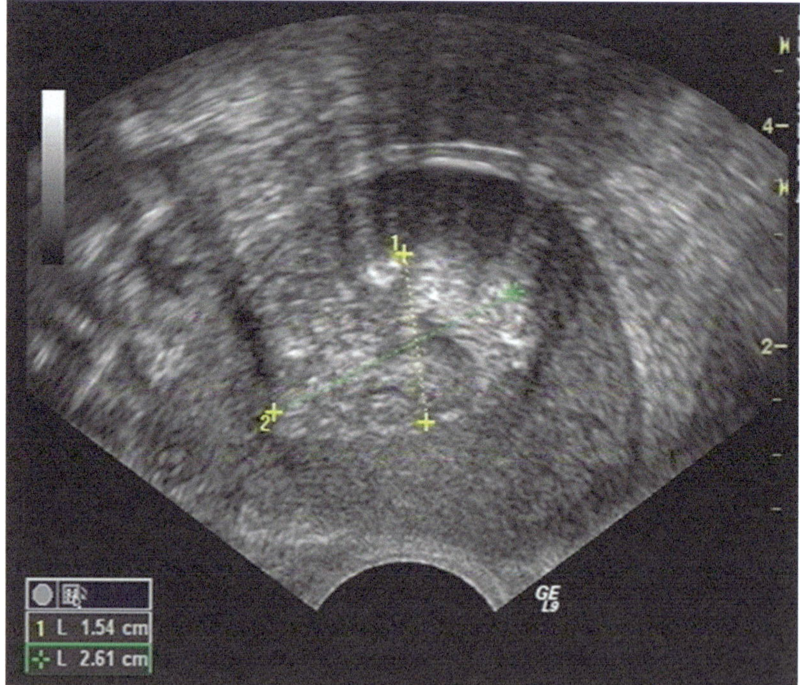

Abb. 8.5 Plazentarest: postpartale echoreiche, glatt begrenzte Raumforderung intrakavitär

ständige Vaskularisation kann helfen, intrakavitäre Hämatome und Deziduareste differenzialdiagnostisch abzugrenzen. Die sonographische Behandlungsbegleitung pathologischer Zustände während der Plazentarperiode kann dabei sowohl primärdiagnostisch als auch als Kontrolle nach Eingriff (»Wurde das Cavum uteri vollständig entleert?«) Verwendung finden. In Einzelfällen ist auch ein intraoperativer Ultraschalleinsatz (gezielte Entfernung, Minimierung der Perforationsgefahr) erwogen werden (► Abschn. 19.5).

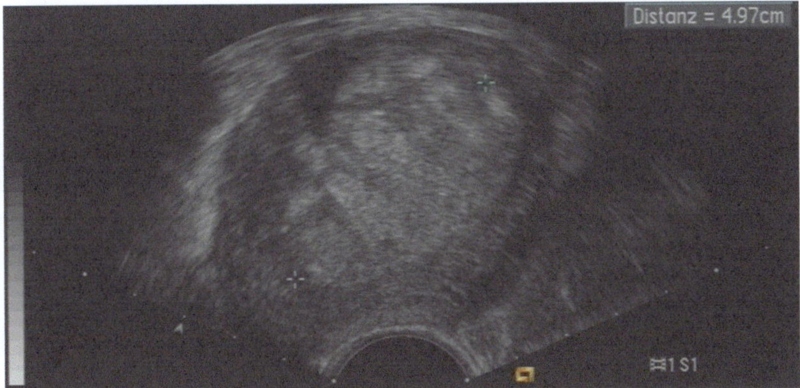

Abb. 8.6 Plazentaretention (Placenta accreta): echoreiche Ausfüllung des gesamten Cavum uteri mit der retinierten Plazenta. Kein Hämatom

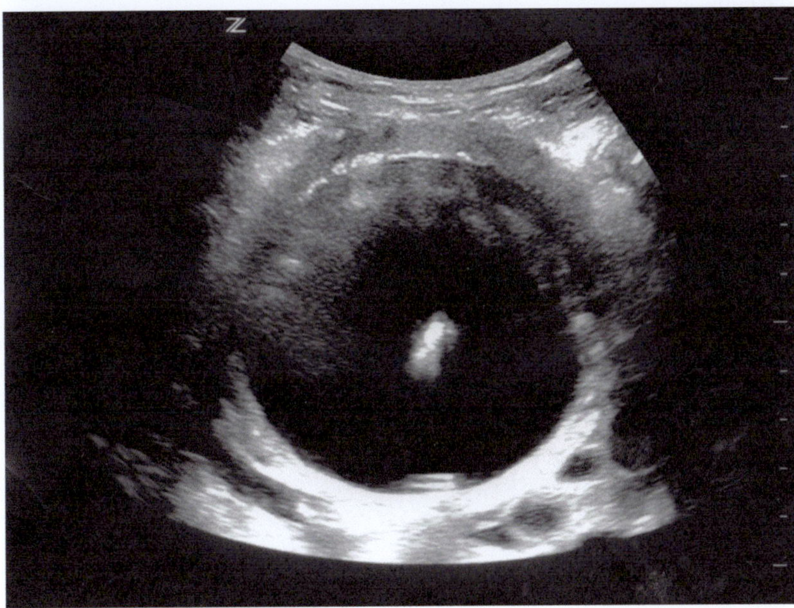

Abb. 8.7 Atonische Nachblutung: Therapie mittels intrakavitärer Ballonkompression. Echoleere Füllung des Ballonkatheters mit Spülflüssigkeit. Die Sonographie bietet die Option der Lokalisationsdiagnostik sowie die Überprüfung eines optimalen Therapieeffekts (keine Blutansammlung)

8.3.2 Geburtsverletzungen

Paravaginale und perineale Hämatome

Abschertraumata, unter Umständen ohne Lazeration der Scheidenhaut, können zu paravaginalen Einblutungen führen. Je nach Ausdehnung und Ausbreitungsrichtung können diese Hämatome eine vaginale Vorwölbung hervorrufen oder ohne klinisch erkennbare Raumforderung vorkommen. Sonographisch sind solche Einblutungen im Akutstadium mit dem Bild einer scharf von den umgebenden Strukturen begrenzten echoleeren Raumforderung verbunden. Bei großen Volumina ist der obere Pol häufig nur ungenügend einsehbar, sodass die Ausdehnung zum Teil deutlich unterschätzt wird (*Cave:* Hämoglobinabfall).

Bauchdeckenhämatom, Zustand nach Sectio caesarea

Die sonographische Form eines, sich klinisch gerade bei adipösen Bauchdecken häufig wenig imposant darstellenden Hämatoms im Bereich der Operationsnarbe bzw. am Abdomen ist vielfältig, häufig ovoid. Zur Umgebung oft nur unregelmäßig, mitunter auch unscharf begrenzt zeigen sich die Binnenechostrukturen frischer Befunde als homogen (echoleer/echoarm), bei Organisation als zunehmend inhomogen (echoreicher). Dorsal des Befunds kommt es bei frischen, flüssigen Hämatomen zum Phänomen der Schallverstärkung, wogegen ältere (echoreichere) Hämatome mit einer dorsalen Abschwächung der Ultraschallsignale verbunden sind.

Bauchdeckenserom im Bereich der Sektionarbe

Serome kommen im Rahmen von Operationswunden (Fettgewebenekrose) und so auch nach Sectio caesarea vor. In der Form ovoid, glatt und scharf begrenzt mit echoleerer, homogener Echobinnenstruktur sind Serome im Akutstadium nur schwer von postoperativen Bauchdeckenhämatomen zu unterscheiden. Bei Komplikationen oder »zunehmender Organisation des Befunds« (z. B. Infektion, Einblutung) gewinnt der Inhalt sonographisch an Echogenität und erscheint inhomogener. Dorsal des Seroms kommt es zur Schallverstärkung.

Ovarialvenenthrombose

Die selten auftretende, potenziell lebendsbedrohliche Ovarialvenenthrombose (1:2000–3000 Geburten) stellt eine diagnostische Herausforderung im Wochenbett dar (typisch 2–6 Tage post partum). Nach Sektio (1:800 Geburten) ist das Risiko mehr als 10-fach gegenüber der vaginalen Geburt (1:9000 Geburten) erhöht. Ovarialvenenthrombosen sind mit heftigen Unterbauchbeschwerden verbunden, in der Regel erfolgt die Suche nach einem Korrelat ausschließlich aufgrund der Klinik. Als Komplikation kommt es zur Infektion der Thrombose (septische Ovarialvenenthrombose) mit dem Risiko der hämatogenen Streuung. Ein eindeutiger Ultraschalllokalbefund ist weder B-Bild-sonographisch noch mittels »color flow mapping« zu erreichen. Die (Früh-)Diagnose wird mithilfe von CT (Sensitivität und Spezifität 100 %) und MRT (Sensitivität 92 % und Spezifität 100 %) gestellt. Gelegentlich kann eine Seitendifferenz des Vaskularisationsmusters hinweisend sein.

8.3.3 Harnabflussstörungen

Urogenitale Komplikationen sind verdrängungsbedingt während der Schwangerschaft und im Wochenbett durch geburtstraumatische Ursachen oder postoperativ nach Sectio caesarea möglich. Postvesikale Obstruktionen durch traumatisch bedingte Schwellungszustände der Urethra (vaginale Geburt, besonders unter Periduralanästhesie) können zur sonographischen Diagnose und mitunter Überwachung von postpartalen Blasenentleerungsstörungen Anlass geben. Ebenso können Kontrollen bereits pränatal vorbestehender Harnstauungen im Wochenbett sonographisch erfolgen. Postoperativ nach Kaiserschnitt ist eine potenzielle prävesikale Obstruktion des Urogenitaltrakts durch sonographische Beurteilung eines Stauungszustands der Nierenbecken beidseits möglich (► Abschn. 22.3).

8.3.4 Laktationskomplikationen

Laktationsbeschwerden sind eine häufige Erscheinung im (frühen) Wochenbett (► Abschn. 23.4).

Milchstau, Sekretverhalt

Der anfängliche Milcheinschuss und die verstärkte Durchblutung bringen eine mitunter starke initiale Brustdrüsenschwellung mit sich, die den Milchfluss erschwert. Wird die Brust beim Stillen nicht richtig geleert, kann sich eine berührungsempfindliche Druckstelle bilden, die Brust spannt und schmerzt. Ein Milchstau beschreibt den Zustand, bei dem durch Blockierung eines Milchgangs dieser unzureichend entleert wird. Der resultierende Druckanstieg im Milchgang führt zu lokalen Beschwerden in der Brust und einem knotigen Tastbefund, ohne dass das Allgemeinbefinden beeinträchtigt ist. Charakteristische Ultraschallbefunde sind nicht präsent.

Mastitis puerperalis

Mastitis puerperalis ist eine in der Stillzeit auftretende Entzündung in der Brustdrüse, die durch Behinderung des effektiven Milchflusses verursacht wird oder infektionsbedingt auftritt. Innerhalb der ersten 6 Monate sind 18 % aller Stillenden betroffen, typischerweise beginnend ca. 14 Tage nach der Geburt. Der infektiösen Genese der Mastitis puerperalis liegt eine bakterielle Entzündung mit *Staphylococcus aureus* zugrunde. Ursächlich ist die Keimaszension vorwiegend über Rhagaden. Ein Sekretstau in den Brustdrüsenausführungsgängen wirkt zudem begünstigend. Sonographisch unterscheidet sich das entzündete Brustdrüsengewebe durch Gewebeauflockerung, verbunden mit Duktektasie unterschiedlichen Ausprägungsgrades, nur wenig von seiner Umgebung. Auch der Einsatz der Farbdopplersonographie wirkt sich differenzialdiagnostisch wenig richtungsgebend aus.

Mammaabszess

Die Fortentwicklung der Mastitis zum Brustabszess weist dagegen mit einer glatten, echoleeren/echoarmen Eiterhöhle, umgeben von einer echoreichen Abszesskapsel, einen charakteristischen Ultraschallbefund (Blickdiagnose) auf.

Fruchthöhle und Plazenta

Alexander Strauss

A. Strauss, *Ultraschallpraxis in Geburtshilfe und Gynäkologie*,
DOI 10.1007/978-3-662-49493-6_9, © Springer-Verlag Berlin Heidelberg 2017

9.1 Plazenta

Die sonographische Beurteilung des Mutterkuchens zählt zur Routine in der geburtshilflichen Diagnostik. Dabei sind neben der Lokalisation und Form der Reifegrad, mögliche strukturelle Veränderungen (Zysten, Lakunen, Hämatome, Tumoren) und die Insertion der Nabelschnur zu beurteilen.

9.1.1 Lokalisation

Der Plazentasitz ist ultrasonographisch eindeutig festzulegen (Fundus, Vorderwand, Hinterwand, Seitenwand, unteres Uterinsegment). Von besonderer Bedeutung ist hierbei die Beziehung der Lokalisation des Mutterkuchens im Verhältnis zum inneren Muttermund. Bei in der Gebärmutterhöhle »tiefreichendem Plazentarand« sind ein tiefer Plazentasitz von der Placenta praevia marginalis/partialis oder gar der Placenta praevia totalis zu unterscheiden:

- tiefer Plazentasitz: Abstand Plazentarand – innerer Muttermund <20 mm
- Placenta praevia marginalis (▣ Abb. 9.1): Abstand Plazentarand – innerer Muttermund 0 mm (<5 mm)
- Placenta praevia partialis (▣ Abb. 9.2): partielle Überdeckung des inneren Muttermunds durch den Mutterkuchen
- Placenta praevia totalis: vollständige Überdeckung des inneren Muttermunds durch die Plazenta mit farbdopplersonographischem Nachweis der allseitigen Anheftung des Mutterkuchens rund um den Eingang zum Zervikalkanal

Im 2. Trimenon (16.–20. SSW) findet sich bei 2–5,3 % aller Schwangerschaften ein über den inneren Muttermund reichender Mutterkuchen. Durch das unterschiedlich ausgeprägte Größenwachstum von Teilen des Uterus (Corpus vs. Zervix) und der Plazenta im weiteren Schwangerschaftsverlauf verändert sich die Plazentalage relativ zum Muttermund. Der Prozess der »plazentaren Migration« kommt mit dem Abschluss des 2. Trimenons zum Erliegen, sodass sich die Lokalisation einer Plazenta danach nicht mehr verändert. Die Muttermundüberlappungsstrecke definiert die Wahrscheinlichkeit einer Befundpersistenz zum Ende der Schwangerschaft: >15 mm (20 SSW) persistieren in 20 % am Entbindungstermin, >25 mm lassen 40 % erwarten. Im 3. Trimenon sind nur noch 0,25–0,58 % aller Schwangerschaften durch eine Placenta praevia kompliziert (*Cave:* Risiko bedrohlicher kindlicher wie auch mütterlicher Blutungen, Plazentationsstörung, ▣ Abb. 9.3).

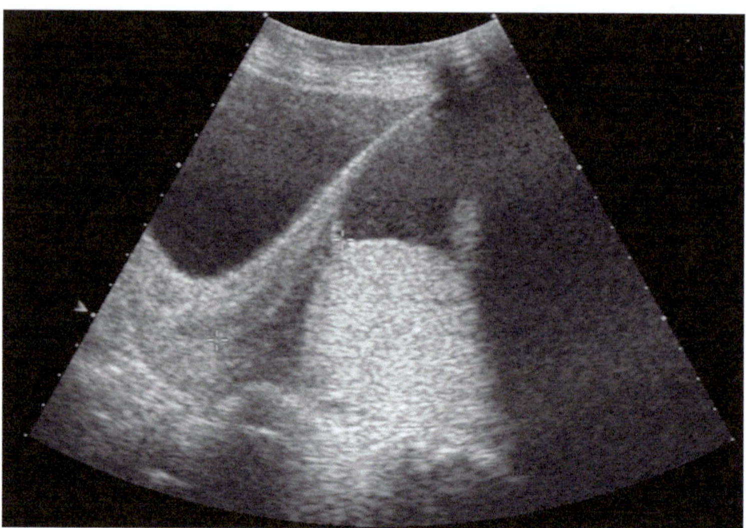

Abb. 9.1 Placenta praevia marginalis: Die echoreiche Hinterwandplazenta reicht an den Rand des inneren Muttermunds heran. Die Cervix uteri (echoarm) ist kaudal der gefüllten Harnblase (links oben) dargestellt

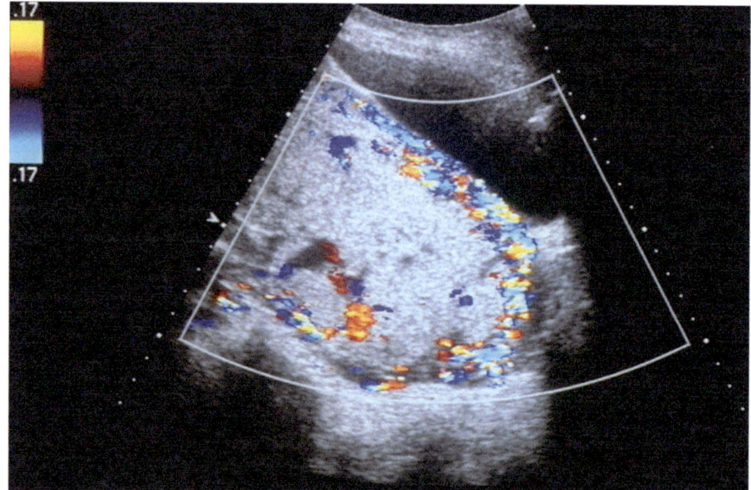

Abb. 9.2 Placenta praevia totalis percreta (Plazentationsstörung): Die echoreiche Plazenta füllt das gesamte untere Uterinsegment aus. Das Myometrium ist nicht abgrenzbar. Farbdopplersonographisch lässt sich die vollständige Invasion der Uteruswand durch die Plazentagefäße darstellen. An der Grenzfläche zur Harnblase (rechts oben) sind alle Schichten durch den Mutterkuchen durchwandert

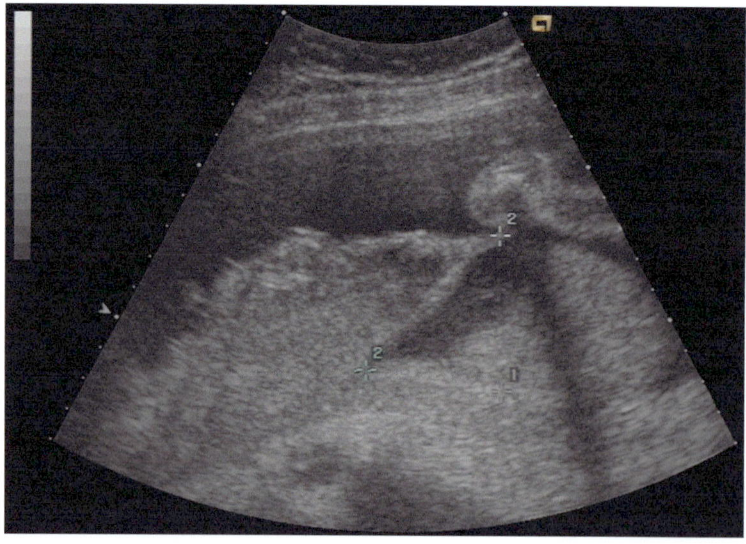

Abb. 9.3 Partielle Plazentalösung: breite Ablösung des Plazentarands von ihrer uterinen Unterlage. Zwischen Plazenta und Uterus stellt sich eine echoleere Raumforderung (frische Blutung) als sonographisches Korrelat der Plazentaablösung dar

9.1.2 Morphologie

Bei 8 % aller Schwangerschaften findet sich akzessorisches Plazentagewebe. Zu den Formvarianten des Mutterkuchens zählen die Placenta succenturiata (Nebenplazenta), die Placenta bipartita/mulitpartita (zweifach/mehrfach geteilte Plazenta) die Placenta bilobata/multilobata (zweifach/mehrfach gelappte Plazenta), die Placenta anularis (Ring- oder gürtelförmige Plazenta), die Placenta fenestrata (gefensterte Plazenta) sowie die Placenta membranacea (auf die Eihaut ziehende Plazenta). Eine Nebenplazenta oder gelappte Plazenta beeinträchtigt in der Regel die fetale Entwicklung nicht. Als Komplikationsmöglichkeit können ebenso wie bei velamentöser Insertion freie Plazentagefäßverläufe über die Eihäute vorkommen (Vasa praevia, ▶ Abschn. 9.2.7).

Das Ultraschallbild der Plazenta weist eine gleichförmige Echogenität auf (echoreicher als Myometrium), unterbrochen von vereinzelten echoleeren Arealen (Lakune, Randsinus). Im 3. Trimenon kommen zunehmend echoreiche Areale im Bereich der Basalplatte vor, ggf. auch arkadenförmig entlang der Kotyledonengrenzen durch die Plazenta ziehend (»Verkalkungen«).

Bei der biometrischen Betrachtung – Dickenmessung (im Bereich der Nabelschnurinsertion) – weist die Plazenta einen (in der 36. SSW maximalen) Normalwert von 36±5 mm auf. Abnorm dicke Plazenten (>40 mm) können als unspezifisches sonographisches Hinweiszeichen auf Diabetes mellitus, Hydrops fetalis, intrauterine Infektionserkrankungen oder strukturelle kongenitale Anomalien zu werten sein. Die Bestimmung der Plazentafläche bzw. des Plazentavolumens (3D-Sonographie) und ihre pathologischen Abweichungen ergeben inhaltlich gleiche Hinweise, sind aber methodisch deutlich aufwendiger in der Akquise wie auch störanfälliger in der Auswertung. Auch das ultrasonographische Aufzeigen von Zusammenhängen zur Entwicklung einer IUGR ist möglich, wenngleich messtechnisch schwierig.

9.1.3 Plazentationsstörungen

Als Folgen einer Plazentaimplantationsstörung kommt es zur unterschiedlich tiefen Invasion von Trophoblastzellen in die Gebärmutterwand. Dabei wachsen die Plazentazotten durch teilweise oder völlig fehlende Dezidua in das Myometrium ein:

- Placenta accreta: Die Zotten wachsen bis an die Gebärmuttermuskulatur heran (75–78 %).
- Placenta increta: Die Zotten dringen bis tief in das Myometrium ein (17 %).
- Placenta percreta: Die Zotten penetrieren die gesamte Uteruswand bis zur Serosa. Darüber hinaus ist ein Einwachsen in Harnblase und Rektum möglich (5–7 %).

Die Inzidenz der *Placenta accreta* beträgt mit steigender Häufigkeit 1:2500 Schwangerschaften.

Sonographisch kann die Plazentaimplantationsstörung durch dopplersonographischen Nachweis der neugebildeten invadierenden Blutgefäße in die Gebärmuttermuskulatur hinein erfolgen. Die irreguläre, überschießende Vaskularisation durch die maternoplazentare Grenzschicht lässt dabei die Aufhebung der dezidualen Trennung des Plazentagewebes vom Myometriums erkennen. Über die einzelnen Formen von Plazentationsstörungen hinweg ist eine Assoziation mit einer Placenta praevia in 10–45 % gegeben. Die sonographische

Diagnostik hat diesem Risiko durch wechselseitig gezielte Suche Rechnung zu tragen.

9.1.4 Reifegrad

Entsprechend des Erscheinungsbilds der Chorionplatte (CP), der Basalplatte (BP) und des Plazentaparenchyms (PP) werden B-Bild-sonographisch verschiedene Reifegrade nach Grannum unterschieden:

- **Grad 0:** CP glatt begrenzt, BP und PP erscheinen homogen echoreich
- **Grad I:** CP wellenförmig, PP mit einzelnen Echoverdichtungen parallel zur BP, BP homogen, echoreich
- **Grad II:** CP echoreich, kommaförmige, echoreiche Strukturen in Richtung Basalplatte, ohne diese zu erreichen, BP gut abgegrenzt
- **Grad III:** Echoverdichtungen erreichen BP, Plazenta erscheint kompartimentiert, BP durchgehend echoreich

Das vorzeitige Auftreten eines Grads III in der 33.–36. SSW korreliert mit einem erhöhten Risiko für ein niedriges Geburtsgewicht und einer erhöhten peripartalen Morbidität und Mortalität. Ein sonomorphologisches Erscheinungsbild entsprechend Grad III um den errechneten Entbindungstermin weist dagegen keine pathologische Bedeutung auf.

9

9.1.5 Strukturelle Auffälligkeiten

Plazentazysten

Plazentazysten sind einkammerige, glatt begrenzte, echoleere Strukturen, die in etwa 20 % der Fälle um den Entbindungstermin im Inneren der Plazenta gefunden werden (◘ Abb. 9.4 u. ◘ Abb. 9.5). Sie haben keine funktionelle Relevanz, kommen aber häufiger bei maternalem Diabetes mellitus und fetomaternaler Immunisierung vor. Differenzialdiagnostisch sind perfundierte plazentare Kavernen (»color flow mapping«) abzugrenzen.

Avilläre Räume, plazentare Kavernen

Diese finden sich in der Mehrzahl der Plazenten im 2. und 3. Trimenon. B-Bild-sonographisch ist ihr Erscheinungsbild ähnlich dem von Plazentazysten. Die einkammerigen, glatt begrenzten, echoleeren Lakunen im Plazentagewebe weisen Formveränderungen bei mütterlichen Bewegungen und/oder Kontraktionen auf. Im Inneren zeigt sich farbdopplersonographisch und unter Umständen bereits im B-Bild eine turbulente Strömung venösen Flussmusters. Zwei Formen werden unterschieden: Stellen sie sich auch bei wiederholter Untersuchung in Form, Größe und Zahl unverändert dar, so haben sie keine pathologische Bedeutung. Werden sie jedoch inkonstant und zunehmend nachgewiesen, so müssen sie als Vorstufe einer plazentaren Thrombose gewertet werden. Sonographisch zeigt sich dies auch in einer Änderung der Binnenechostruktur (Echogenitätszunahme). Differenzialdiagnostisch kommen Plazentazysten infrage.

Plazentathrombose

Thrombosen der Plazenta werden in bis zu 40 % aller Schwangerschaften beschrieben. Sie enthalten fetales und mütterliches Mischblut. Sonographisch zeigen sich in lakunären Hohlräumen im Inneren der Plazenta neben größeren

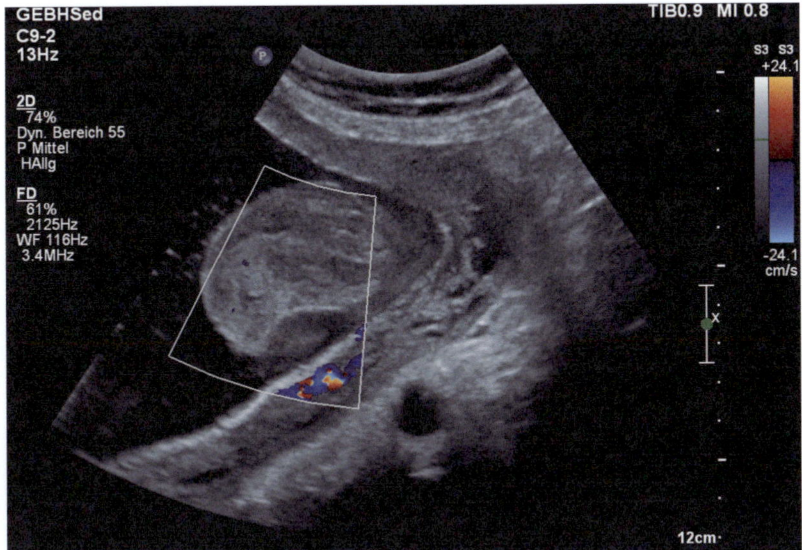

▪ **Abb. 9.4** Plazentazyste: echoarme knotenförmige Raumforderung ausgehend vom Mutterkuchen

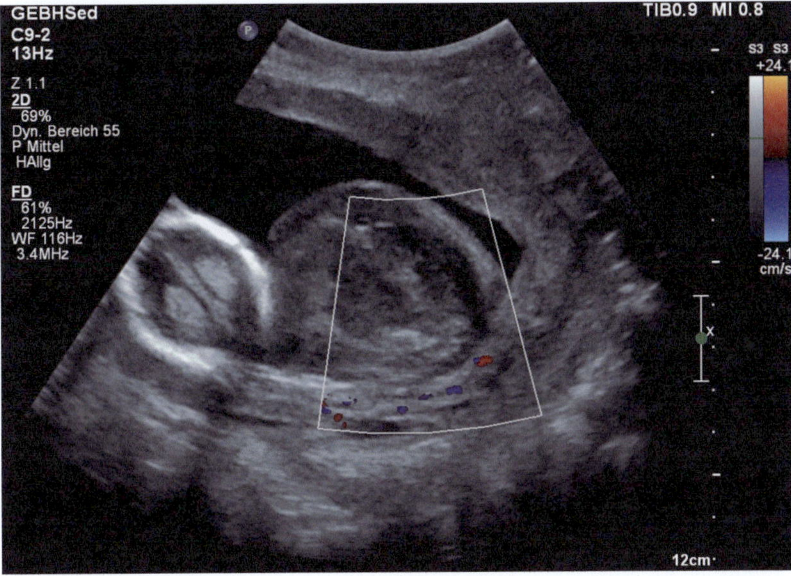

▪ **Abb. 9.5** Plazentazyste: lagebedingte Nahebeziehung zum fetalen Kopf (korrespondierender Befund zu ▪ Abb. 9.4)

subchorialen echoleeren Arealen echoarme und echoreiche Binnenechostrukturen. Eine großvolumige Thrombose wird als *Breus-Mole* bezeichnet. Als Komplikationen können vorzeitige Wehen und eine Störung der fetalen Zirkulation, die eine intrauterine Mangelversorgung des Fetus (IUGR) nach sich ziehen kann, entstehen. Die weitere, eine Isoimmunisierung der Mutter ausschließende Abklärung ist anzustreben. Differenzialdiagnosen: atypische Plazentazyste, Plazentainfarkt, Hämatom.

Plazentainfarkt

Infarkte der Plazenta kommen in bis zu 30 % der Fälle vor. Bei Präeklampsie oder Hypertonus ist das Risiko auf 55 % erhöht und korreliert mit der Schwere der Erkrankung. Ab einer Menge von 10 % infarziertem Parenchym steigt die fetale Mortalität deutlich, und die Rate an intrauterinen fetalen Wachstums-

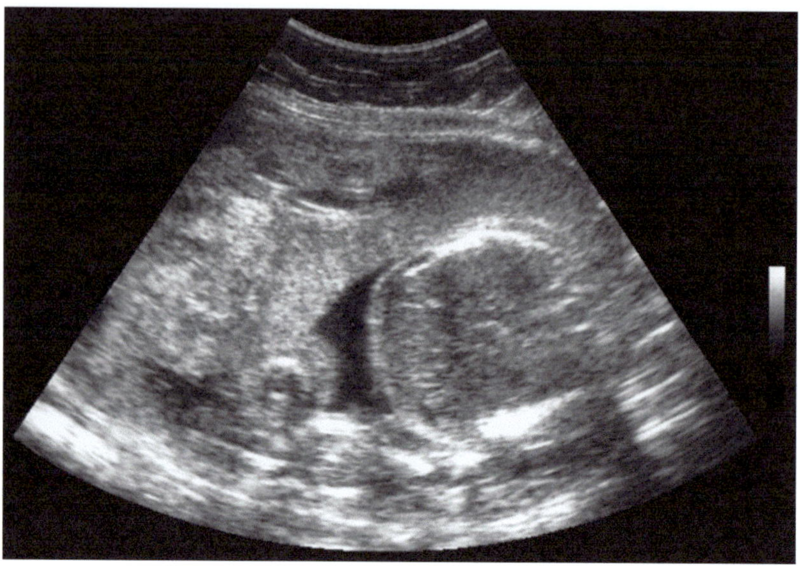

Abb. 9.6 Retroplazentares Hämatom: Ein (»älteres«) retroplazentares Hämatom zeigt sich sonographisch durch einen von der Plazenta häufig nur schwer abzugrenzenden Befund anhand seines inhomogenen Ultraschallmusters (echoreiche/echoarme unregelmäßige Binnenstruktur links lateral)

restriktionen nimmt zu. Im Rahmen der Ultraschalldiagnostik bieten akute Infarkte das Bild eines irregulären intraplazentaren echoarmen Areals nahe der Basalplatte. Im Verlauf (Organisationsprozesse) nimmt die Echogenität der Binnenstrukturen des Infarkts wieder zu und gleicht sich dem umgebenden Plazentagewebe so an, dass dadurch die sonographische (Spät-/Verlaufs-)Diagnose erschwert bzw. unmöglich wird. Das vielgestaltige Verlaufsbild lässt differenzialdiagnostisch auch an eine Plazentazyste, Plazentakaverne, ein Hämatom oder einen Tumor denken.

Hämatom

Ein Hämatom entsteht durch Ruptur der Choriongefäße und zeigt sich im Akutstadium als echoarme, homogene, unter Umständen irregulär begrenzte Raumforderung. Im Verlauf (Organisation) wölbt das sonographisch zunehmend inhomogener werdende, an Echogenität gewinnende Hämatom die fetale Platte vor (retroplazentare Lokalisation). Gegebenenfalls kann die erschwerte Abgrenzung von gesundem Plazentagewebe im 3. Trimenon durch einen farbdopplersonographischen Vaskularisationsnachweis erleichtert werden. Die sonographische Akutdiagnostik eines retroplazentaren Hämatoms kann beim klinischen Verdacht auf eine vorzeitige Plazentalösung aufgrund der ähnlichen Echogenität der Blutansammlung und des darüber befindlichen Plazentagewebes erschwert sein. Somit ist ein sicherer sonographischer Ausschluss einer vorzeitigen Plazentalösung nicht möglich (◘ Abb. 9.6 u. ◘ Abb. 9.7).

Insertio velamentosa

Die Nabelschnur inseriert bei einer Insertio velamentosa entfernt vom Rand der Plazenta zwischen den Eihäuten (1–2 % aller Nabelschnurinsertionen, 12,5 % bei singulärer Nabelschnurarterie). Eine marginale Nabelschnurinsertion ist dagegen in 6,3 % der Fälle zu erwarten. Bei einer Insertio velamentosa sind Schwangerschaftsrisiken wie vorzeitige Plazentalösung (2- bis 3-fach), Placenta praevia (3- bis 4-fach), Präeklampsie (1,5-fach), Frühgeburtlichkeit (1,3-fach), fetale Hypotrophie (1,8-fach), Lageanomalien, niedriger APGAR-Score (2-fach) und Aufnahmen auf die neonatologische Intensivstation (2-fach) gehäuft zu erwarten. Perinatale Todesfälle treten ab der 37. SSW mit einem

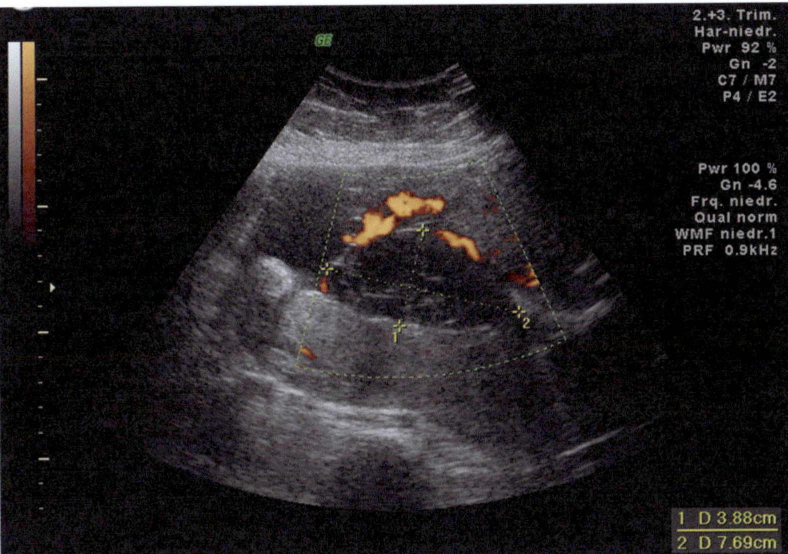

Abb. 9.7 Retroplazentares Hämatom: echoarmer Hämatombezirk zwischen den Markierungen

3-fachen Risiko auf (keine Risikoerhöhung für das Gestationsalter <36 SSW). Wird bei einem Blasensprung oder einer Amniotomie ein größeres Plazentagefäß verletzt (durch das Fehlen der Wharton-Sulze vermehrt vulnerabel), kann es zu bedrohlichen kindlichen Blutverlusten kommen. Sonographisch ist die Nabelschnurinsertionsstelle am günstigsten im 2. Trimenon (ca. 20. SSW) mittels »color flow mapping« festzulegen.

Tumoren

Neben gestationsbedingten Trophoblasterkrankungen (Trophoblasttumoren, Molenerkrankungen, ▶ Abschn. 9.5) und uterinen Raumforderungen (Myome, Abb. 9.8 u. Abb. 9.9) können folgende Tumoren in der Plazenta beobachtet werden:

- **Chorangiome** sind gutartige mesenchymale Tumoren, die in bis zu 1 % aller Plazenten histologisch nachzuweisen sind. Pränatal wird allerdings nur ein kleiner Prozentsatz dieser Chorangiome diagnostiziert. Sonographisch kommen Chorangiome als echoarme, gut abgrenzbare Struktur mit wabigem Binnenecho und mäßiger Vaskularisation typischerweise auf der fetalen Plazentaseite vor (Abb. 9.10). Diese Befunde können als großvolumige AV-Fisteln wirken und im Verlauf der Schwangerschaft zu einem Hydrops fetalis und Polyhydramnion führen. Ab einer Größe von 5 cm sollte daher die engmaschige Kontrolle des Befunds und ggf. funktioneller Parameter der fetomaternalen Zirkulationseinheit erfolgen. Weitere mögliche Komplikationen sind Plazentainsuffizienz mit intrauteriner Wachstumsrestriktion und vorzeitige Wehentätigkeit.
- Sehr selten treten **Teratome** in der Plazenta auf. Sie sind stets gutartig, finden sich zwischen Amnion und Chorion und fallen sonographisch häufig durch verkalkte Areale auf.

Eine intraplazentare **Metastasierung** bei maternaler Karzinomerkrankung ist nur in Einzelfällen beschrieben.

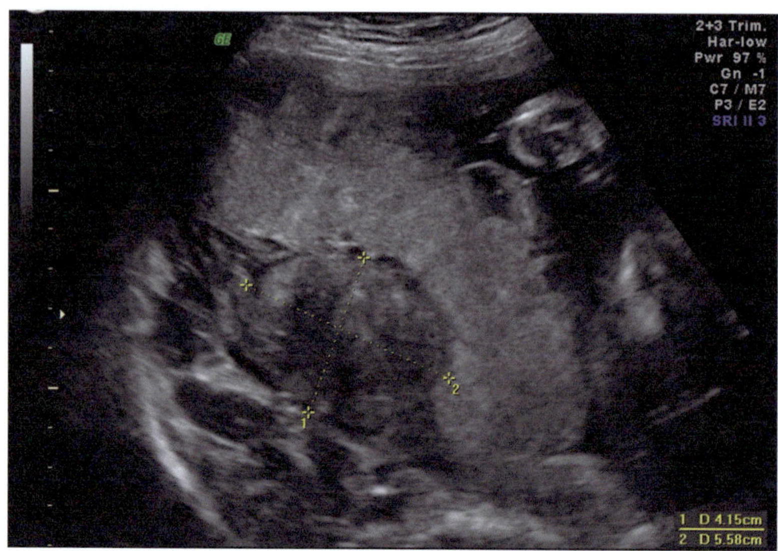

Abb. 9.8 Retroplazentares Myom: echoarmer intramuraler Myomknoten unter der (echoreicheren) Plazenta

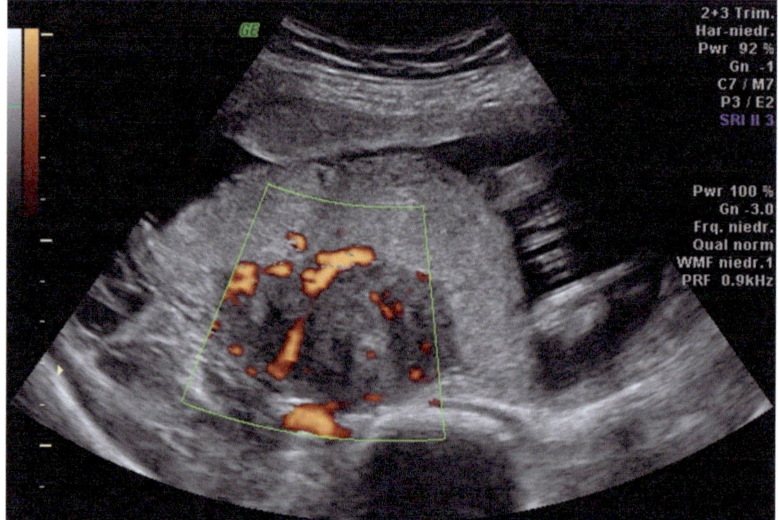

Abb. 9.9 Retroplazentares intramurales Myoms – farbdopplersonographisches Vaskularisationsmuster: schwangerschaftsbedingte Myomhypervaskularisation

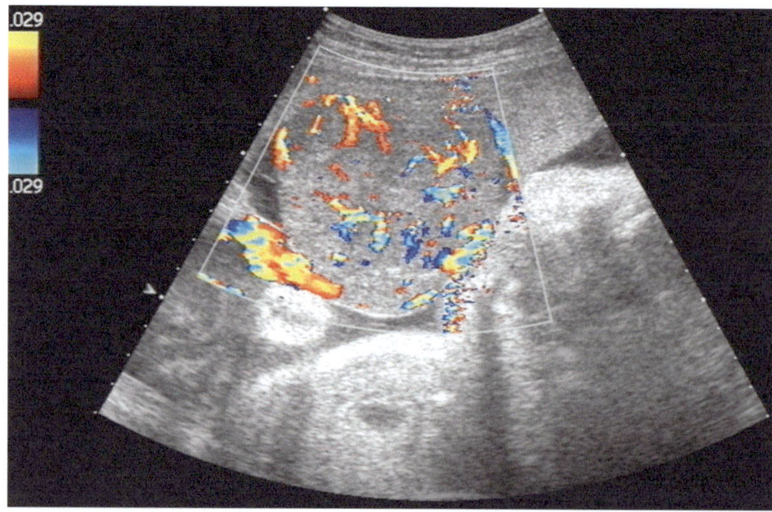

Abb. 9.10 Plazentares Chorangiom: An der fetalen Seite der Vorderwandplazenta lässt sich ein runder, stark hypervaskularisierter Plazentatumor abgrenzen

9.2 Nabelschnur

Die menschliche Nabelschnur ist durchschnittlich 55 cm lang. Sie verbindet das Kind direkt mit der Plazenta. Umgeben von amnialem Epithel und in die Wharton-Sulze (aufgebaut aus Hyaluronsäure, Proteoglykanen und feinen Kollagenfibrillen) eingebettet finden sich eine dickere Vene und 2 dünnere Arterien. Die Nabelschnur ist spiralförmig gedreht, was ihr nicht nur die mechanischen Eigenschaften (Kompressions-, Knick- und Rissstabilität bei Flexibilität), sondern auch ihr sonographisch charakteristisches Aussehen verleiht. Eine Verminderung (bis hin zum vollständigen Fehlen) von Wharton-Sulze wie auch Veränderungen des Coiling (Wendelstruktur mit 40 typischerweise linksgewandten Windungen) erhöhen gleichermaßen das Risiko zirkulatorischer Einschränkungen des Blutflusses in den Nabelschnurgefäßen infolge des hierdurch verursachten Stabilitätsverlusts der Nabelschnur (Folgen: u. a. peripartale hypoxiebedingte Komplikationen, IUGR, IUFT).

Die beiden Arterien entspringen aus den Aa. iliacae internae und verlaufen intraabdominal beiderseits der fetalen Blase zum kindlichen Nabel. Wenige Zentimeter vor der plazentaren Insertion ist die Hyrtl-Anastomose lokalisiert. Zur Kompensation von Blutdruck- und Volumendifferenzen der Aa. umbilicales im plazentaren Gefäßbett vereinigen sich die beiden Arterien zu einem Blutgefäß. Postpartal obliterieren die beiden Umbilikalarterien zu den Chordae umbilicales. Die Vene tritt durch die Nabelpforte ein, verläuft eine kurze Strecke extrahepatisch und verzweigt sich in der Leber zu den Lebervenen und dem Ductus venosus Arantii. Postpartal obliteriert die Vene im Lig. falciforme.

Sonographie

▪ Abb. 9.11, ▪ Abb. 9.12 u. ▪ Abb. 9.13

Die beiden Arterien und die Vene sind im B-Bild im Längs- und Querschnitt darstellbar. Der Kaliberunterschied von Arterien und Vene ist dabei deutlich.

Im 1. Trimenon besteht ein physiologischer Nabelbruch, der bei entsprechender Vergrößerung im transvaginalen Untersuchungsgang gut visualisiert werden kann. Ursache ist der bis zur 13. SSW in das extraembryonale Zölom hineinragende Mitteldarm des Embryos. Eine endgültige Differenzierung zum Bauchwanddefekt ist daher erst nach dem 1. Trimenon möglich.

Im 2. und 3. Trimenon wird die Gewinnung von sonographischer Übersicht über die Nabelschnur (und ihre Veränderungen) zunehmend schwieriger (Interferenz mit fetalen Körperteilen, Hinterwandplazenta, zunehmende Nabelschnurkonvolute).

- **Metrische Normwerte** für die Nabelschnur (Durchmesser, Umfang) sind in Abhängigkeit vom Gestationsalter vorhanden. So lässt sich die Nabelschnurgrößenzunahme bis zur 32. SSW im Verhältnis zu Veränderungen der bindegewebigen Strukturen (z. B. Ödem) wie auch zu fetalen Wachstumsalterationen erfassen.
- Die **Nabelschnurlänge** (Normbereich: 35–70 cm) ist als klinisch relevanter Parameter sonographisch nur sehr schwer zu bestimmen. Sowohl lange als auch kurze Nabelschnurmaße sind mit Komplikationen verbunden:
  - lang: Knoten, Umschlingung, Strangulation, Vorfall/Vorliegen
  - kurz: verminderte kindliche Bewegungen (Myopathie, Neuropathie), Fehlbildungen, Oligohydramnion

- Anatomische Varianten der **Hyrtl-Anastomose** sind mit dem Risiko von Erkrankungen des hypertensiven Formenkreises verbunden
- **Coiling-Index** (nach Strong 1994): Die Anzahl der Windungen der Nabelschnur (Normalwert: 0,3–0,5 Windungen/cm Nabelschnurlänge) zeigt Abnahmetendenz im Schwangerschaftsverlauf. »Hypercoling« tritt mit IUGR, auffälliger peripartaler FHF (fetale Herzfrequenz), niedrigem Geburtsgewicht und auch mit Thrombosen oder Stenose der Nabelschnurgefäße auf. »Hypocoling« ist dagegen mit Oligohydramnion, auffälliger peripartaler FHF, niedrigem Geburtsgewicht, gesteigerten Raten an vaginal-operativen Eingriffen und IUFT assoziiert.
- Die Beurteilung der **plazentaren Nabelschnurinsertion** (zentral, parazentral, marginal – weniger als 2 cm vom Rand entfernt [2 %], velamentös) ist zur Risikoklassifizierung möglich. Eine Insertio velamentosa (1–2 %) ist als Risikofaktor einer IUGR zu verstehen und kann somit als frühzeitiges Hinweiszeichen bewertet werden (engmaschige fetale Wachstumskontrollen). Darüber hinaus ist die velamentös inserierende Nabelschnur durch das Fehlen der Wharton-Sulze mechanisch anfällig für Kompressionskräfte. Vorzeitige Plazentalösung, Auffälligkeiten der FHF und niedrige APGAR-Score können gehäuft beobachtet werden.
- Bei Bauchwanddefekten (Gesamtinzidenz 1:10.000) im Bereich des **fetalen Nabelschnuransatzes** sind generell die Omphalozele (gehäuft Aneuploidien) und die Gastroschisis zu unterscheiden. Bei Letzterer findet sich in den letzten Jahren eine unklare Häufigkeitszunahme. Die Gastroschisis ist mit einem niedrigen mütterlichen Alter assoziiert, weitere kongenitale Anomalien finden sich in 10 % der Fälle.
- Die Kenntnis der Insertionsstelle ist darüber hinaus für **invasive diagnostische und therapeutische Eingriffe** an der Plazenta (Chorionzottenbiopsie) bzw. an der Nabelschnur (Nabelschnurpunktion [»fetal blood sampling«/FBS], Nabelschnurbluttransfusion [»intravascular transfusion«/IVT]) von Bedeutung. Neben der B-Bild-Ultraschalldiagnostik hat die farbdopplersonographische Darstellung der Blutflüsse in den Nabelschnurgefäßen entscheidende diagnostische Bedeutung erlangt. Mit dieser Methode gelingt neben dem Nachweis der normalen Anatomie unter anderem die Darstellung der beiden Arterien links und rechts der fetalen Blase. Die Spektraldopplersonographie eröffnet über Flusswiderstandsmessungen aller Nabelschnurgefäße die Möglichkeit zur funktionellen Beurteilung der Blutflüsse in der fetoplazentaren Kreislaufeinheit und erlaubt damit Rückschlüsse auf die nutritive Kapazität der Plazenta (Indikation: Verdacht auf IUGR). Dabei ist speziell bei der Beurteilung der Widerstände in den Nabelschnurgefäßen die Winkelabhängigkeit der Messergebnisse als Störfaktor valider Resultate zu beachten. Des Weiteren besteht eine Variabilität der Ergebnisse, je nachdem, welche der beiden Arterien zur Messung herangezogen wird (gewisse Unterschiede der Indizes entsprechen der klinischen Erfahrung). Zusätzlich beeinflusst der Messort (insertionsnah vs. ansatznah) das Messergebnis.

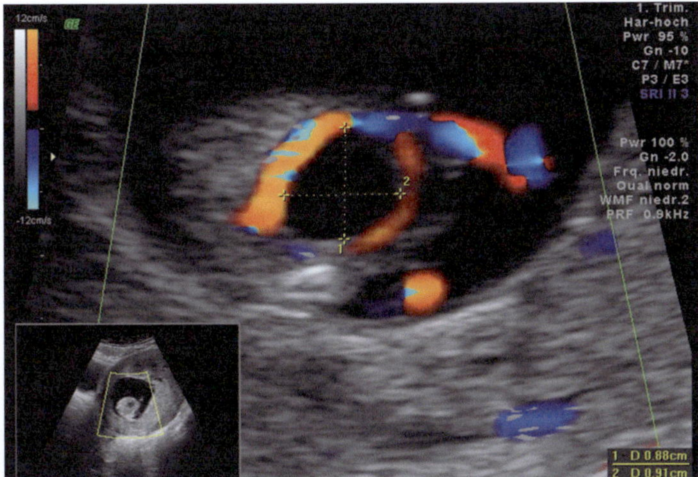

Abb. 9.11 Nabelschnurarterien: perivesikaler Verlauf der beiden Nabelschnurarterien rechts und links der fetalen Harnblase (echoleer, flüssigkeitsgefüllt und mit Cursormarkierungen versehen)

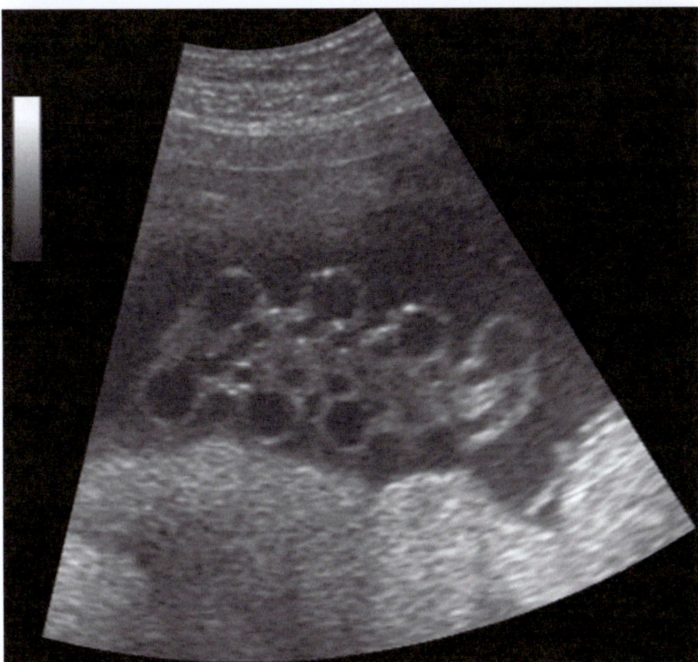

Abb. 9.12 Nabelschnur (»freie Schlinge«): Schnitt durch die Nabelschnur in einem Fruchtwasserdepot; mehrfach angeschnitten eine breitere Nabelvene und 2 schmalere Nabelarterien

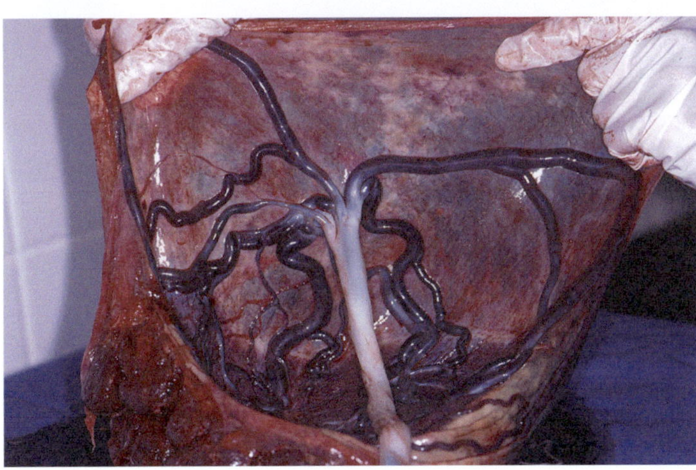

Abb. 9.13 Insertio velamentosa: postnatale Aufnahme einer Plazenta mit velamentöser Insertion der Nabelschnur im Bereich der Eihäute

9.2.1 Singuläre Nabelschnurarterie

Im Lauf der Nabelschnurentwicklung bilden sich bis zur 6. SSW 4 Gefäße (2 Arterien, 2 Venen). Durch Atrophie der rechten Umbilikalvene entsteht im Verlauf die physiologische Dreigefäßkonstellation (Persistenz der rechten Vene ist selten). In 0,5 % aller Schwangerschaften sind dagegen nur 2 Nabelschnurgefäße (eine Vene, eine Arterie) darstellbar (◘ Abb. 9.14). Das Syndrom der singulären Umbilikalarterie (SUA) erlangt seine Bedeutung weniger aufgrund einer akuten hämodynamischen Einschränkung des Fetus als vielmehr aufgrund der gehäuft auftretenden weiteren Fehlbildungen (21 %) und der erhöhten Inzidenz von chromosomalen Aberrationen (10 %) bei den betroffenen Kindern. Die Diagnose ist dabei sowohl B-Bild-sonographisch als auch per Farbdopplerultraschall im Bereich von freien Nabelschnurschlingen oder perivesikal möglich. Die SUA weist im Vergleich zu doppelten Nabelschnurarterien ein kompensatorisch größeres Lumen auf. Die Nabelarterien-Nabelvenen-Ratio (Durchmesser) beträgt für die SUA ≤2, wogegen die Dreigefäßnabelschnur ein Verhältnis >2 aufweist.

Wird eine »singuläre Nabelschnur« entdeckt, ist die detaillierte Fehlbildungssuche indiziert. Von besonderer Bedeutung sind hierbei das fetale Herz und das Urogenitalsystem. Die Seitenzuordnung der arteriellen Aplasie kann mit der Farbdopplersonographie unschwer festgestellt werden und wird insofern wichtig, als eine renale Fehlbildung eher auf der ipsilateralen Seite als auf der kontralateralen zu erwarten ist. Daneben sind, wenn auch seltener, der Gastrointestinaltrakt und das ZNS von assoziierten Fehlbildungen bei SUA betroffen. Zusätzlich zu strukturellen Organfehlbildungen sind Feten mit SUA vermehrt von intrauteriner Wachstumsrestriktion (▶ Abschn. 5.3), Frühgeburtlichkeit und einer erhöhten perinatalen Mortalität betroffen. Aufgrund des erhöhten Risikos der intrauterinen Wachstumsrestriktion (ggf. IUFT) sollte eine Überwachung der sonst unauffälligen Schwangerschaft im Abstand von 2 Wochen erfolgen. Bei zusätzlichen Befunden ist das Management individuell zu adaptieren.

■ Weiterführende Diagnostik

Karyotypisierung zum Ausschluss von Aneuploidien.

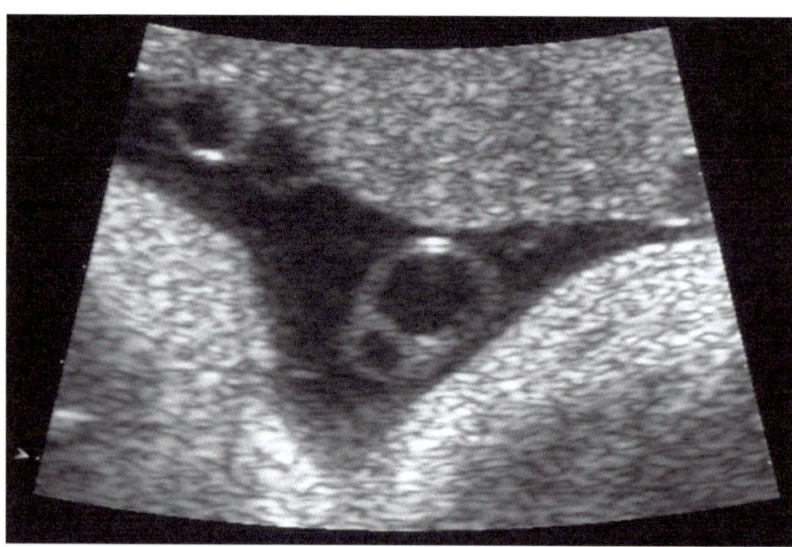

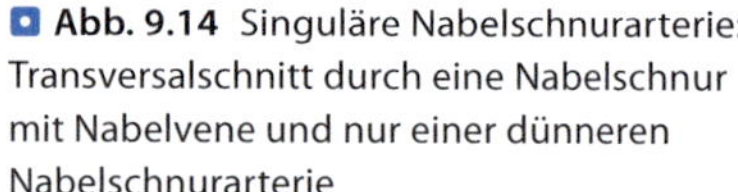

◘ **Abb. 9.14** Singuläre Nabelschnurarterie: Transversalschnitt durch eine Nabelschnur mit Nabelvene und nur einer dünneren Nabelschnurarterie

■ **Geburtshilfliches Vorgehen**

Bei isolierter SUA und ansonsten unauffälliger Schwangerschaft kann eine vaginale Geburt angestrebt werden. Eine Terminüberschreitung sollte allerdings vermieden und die Geburtseinleitung ab der 38. SSW diskutiert werden.

9.2.2 Persistierende rechte Nabelschnurvene

Im Rahmen einer gestörten Obliteration der bis zur 7. SSW angelegten rechten Umbilikalvene entsteht eine Nabelschnur mit 4 Gefäßen (PRUV, »persistent right umbilical vein«). Die Inzidenz dieser klinisch als Normvariante ohne Krankheitswert zu betrachtenden Veränderung beträgt 0,5–3:1000 Schwangerschaften. Die Ultraschalldiagnose gelingt sowohl im B-Bild als auch mittels Farbdopplersonographie (Bestätigung).

9.2.3 Nabelschnurknoten

Die Kompression der Nabelschnurgefäße kann einer Komplikation eines »echten« Nabelschnurknotens (»zuziehen«) entspringen. »Falsche« Nabelschnurknoten entsprechen dagegen einer varikösen Dilatation der Umbilikalgefäße, ohne dass damit eine knotenartige Verschlingung geformt ist. Eine Kompression der Gefäße ist in diesen Fällen nicht möglich. Die pränatale Diagnose beider Entitäten ist selten, sie wird typischerweise erst postpartal gestellt. Einheitliche Managementempfehlungen fehlen.

9.2.4 Nabelschnurzysten

Reste der Allantois oder des Ductus omphaloentericus können zu Zysten im gesamten Bereich der Nabelschnur führen. Ursache ist hier die mangelhafte Rückbildung der embryonalen Verbindung zwischen Kloake und Dottersack. Gewöhnlich sind diese Zysten zwischen den beiden Arterien gelegen. Von epithelialisierten *echten Zysten* (Assoziation zu kongenitalen Malformationen: Omphalozele, Urachusfistel, Aneuploidien [Trisomie 18]) sind *Pseudozysten* (lakunare Erweiterungen/Protuberanzen der Wharton-Sulze) zu unterscheiden. Nabelschnurzysten können während des gesamten Schwangerschaftsverlaufs auftreten: 80 % der (echten) im 1. Trimenon diagnostizierten Zysten verschwinden in höherem Gestationsalter (2. Trimenon) spontan; sie haben eine günstige Prognose (keine fetalen Fehlbildungen). Zysten des 2. und 3. Trimenons sind dagegen aufgrund der mit ihnen assoziierten Komplikationen als prognostisch schwerwiegender einzuschätzen. Sonographisch ist bei diesen neben der Verlaufsbeobachtung die Suche nach weiteren Malformationen angezeigt.

9.2.5 Nabelschnurumschlingung

Nabelschnurumschlingungen um fetale Körperteile (vornehmlich Nacken, Hals) sind am Entbindungstermin keine Seltenheit (18–37 %, bei Beckenendlage bis knapp 50 %, ◘ Abb. 9.15). 60 % aller Feten weisen zumindest zu einem Zeitpunkt während der Schwangerschaft eine Nabelschnurumschlingung auf. Die Wahrscheinlichkeit der »Entschlingung« sinkt dabei mit der Anzahl der

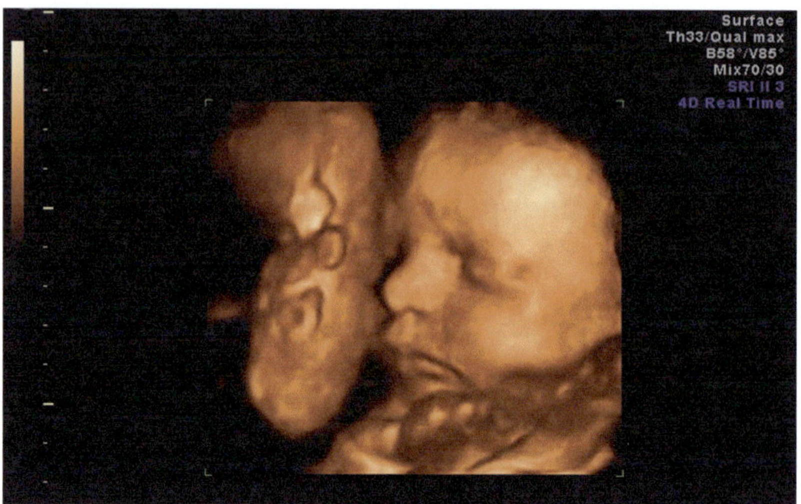

Abb. 9.15 Nabelschnurumschlingung: dreidimensionale Darstellung des Nabelschnurverlaufs als Schlinge um den kindlichen Hals

vorhandenen Nabelschnurschlingen. Obwohl eine Umschlingung prinzipiell jeden fetalen Körperteil betreffen kann, findet sich der Großteil (ca. 70 %) um den kindlichen Hals gewunden. Die einfache Umschlingung kommt mit 22 % deutlich häufiger als Mehrfachumschlingungen vor: doppelte Umschlingung 2,5–3,7 %, Dreifachumschlingung 0,2–0,9 %, Vier-/Fünffachumschlingung jeweils <0,1 %. Beschrieben sind bis zu 9 Umschlingungen. Die nuchalen Nabelschnurumschlingungen können zur Kompression der Nabelschnur selbst wie auch zur Kompression des fetalen Halses führen.

Obwohl in den meisten Fällen klinisch nicht relevant besteht eine erhöhtes Risiko für peripartalen »fetal distress« und sogar für Asphyxie oder IUFT. Die klinisch schwerwiegenden Komplikationen treten bei ≥3 Umschlingungen auf. Zur Abschätzung der klinischen Folgen einer Nabelschnurumschlingung ist hinsichtlich der Zeitdauer (kurzfristig oder chronisch) und der Intensität (venös oder venös und arteriell) einer möglicherweise resultierenden Kompression zu unterscheiden:

- Dauerhafte Einschränkung nur des venösen Blutflusses (milde Blutgefäßkompression): zirkulatorische Stauung in der Plazenta → fetale Hypovolämie und Anämie → fetale Gegenregulation in Form einer Verminderung O_2-verbrauchender Prozesse (z. B. Proteinbiosynthese) → IUGR
- Dauerhafte Einschränkung des venösen und arteriellen Blutflusses (deutlichere Blutgefäßkompression): vagal vermittelte fetale Bradykardie → venöse (in der Folge auch arterielle) Stase/Thrombenbildung → fataler Ausgang für den Fetus (Extremfall)

Die Diagnose ist unter Verwendung von »color flow mapping« bzw. der Spektraldopplerfunktion möglich.

Als Sonderform kommen vielfache Nabelschnurumschlingungen um die Zwillingsnabelschnur (»cord entanglement«) bei allen monoamnialen Zwillingen vor. Strangulation und Knotenbildung führen dabei zu einer Mortalität von 8–42 % (▶ Abschn. 6.1).

9.2.6 Tumoren der Nabelschnur

Bei den sehr seltenen soliden Tumoren der Nabelschnur handelt es sich fast immer um endotheliale Hämangiome (◘ Abb. 9.16 u. ◘ Abb. 9.17). Bei großen zystisch-soliden Befunden beträgt die Mortalität bis zu 40 %. Differenzialdiagnostisch ist an ein Teratom (meist benigne) oder ein spontanes bzw. iatrogenes (Nabelschnurpunktion) Nabelschnurhämatom zu denken. Teratome von relevanter Größe können in Form einer High-output-Herzbelastung zu kardialen Insuffizienzerscheinungen oder Nabelschnurgefäßrupturen führen.

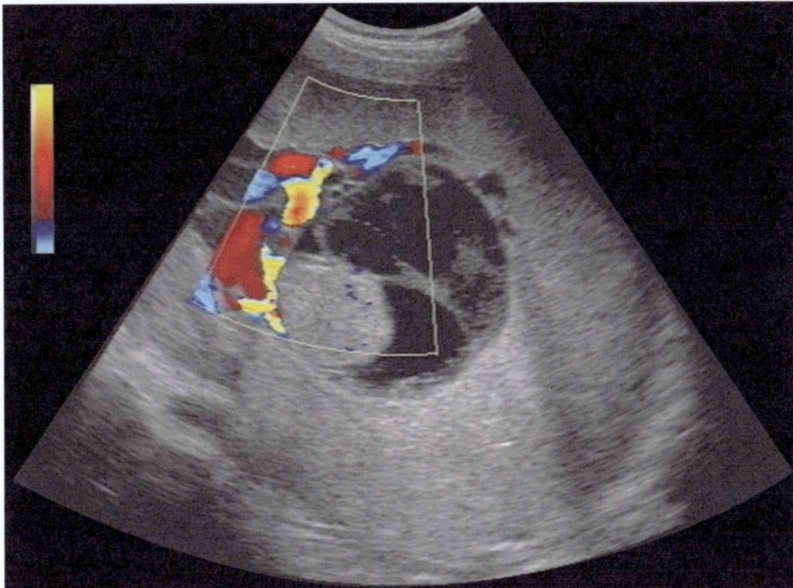

◘ **Abb. 9.16** Nabelschnurzyste: echoleere septierte, vom Nabelschnuransatz ausgehende flüssigkeitsgefüllte Zyste. Die Nabelschnurgefäße sind zur Abgrenzung vom pathologischen Befund farbdopplersonographisch kodiert

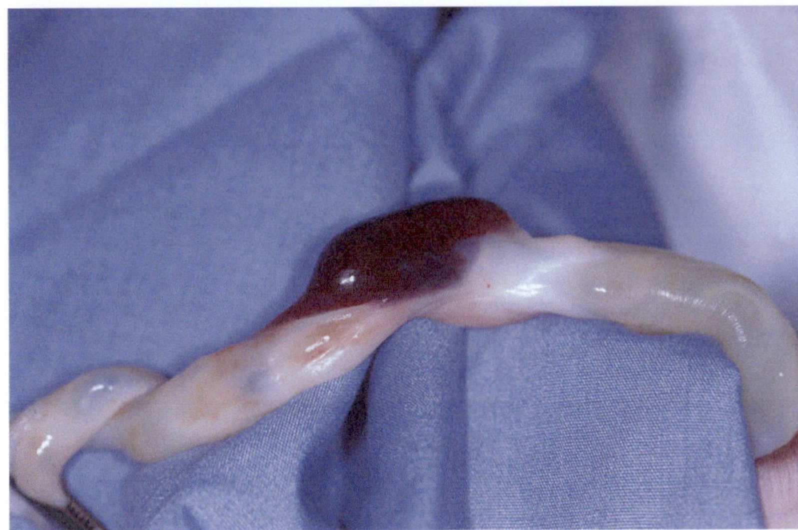

◘ **Abb. 9.17** Nabelschnurhämatom: Blutung in die Wharton-Sulze

9.2.7 Vasa praevia

Der Begriff Vasa praevia beschreibt die unmittelbare Nähe velamentös verlaufender Gefäße zum Bereich des inneren Muttermunds und damit vor dem vorangehenden Kindsteil gelegen (0,4 %). Es erfolgt eine Unterteilung in Typ I (90 %) bei Insertio velamentosa und Typ II als Verbindungsgefäße zur Nebenplazenta/Zwillingsplazenta. Die scherkraftabhängigen Risiken umfassen eine (heftige) Blutung, besonders im Zusammenhang mit vorzeitigem Blasensprung (findet bei Vasa praevia in 10 % der Fälle vor Beginn regelmäßiger Wehen statt) oder Geburtsbeginn, und sind umgekehrt proportional zum Abstand der Gefäßverläufe zum inneren Muttermund. Durch pränatale (farbdoppler-)sonographische Kenntnis (Detektionsrate: 53 %) und konsekutive primäre Sectio caesarea (in der 36. SSW) lässt sich das Überleben von 60 auf 97 % erhöhen. Bei Diagnose vor der 26. SSW ist durch Uteruswachstumsprozesse eine Verlagerung der Gefäße in Bezug auf den Muttermund noch möglich (24 %), hingegen bleiben im 3. Trimenon detektierte Befunde unverändert.

9.2.8 Body-stalk-Anomalie (Syndrom der kurzen Nabelschnur)

Diese schwere Fehlbildung, auch Achordie oder »limb-bodywall complex« (LBWC) genannt, mit infauster Prognose zählt zu den vorderen Bauchwanddefekten und wird durch eine fehlende oder extrem kurze Nabelschnur hervorgerufen. Die Entwicklung der Body-stalk-Anomalie erfolgt zunächst über ein Band mesodermalen Ursprungs, welches den kaudalen Pol des Embryos mit dem Chorion (analog zum Amnionband) verbindet. Dies führt zu einer Eventration mit dem Bild der Laparoschisis, und in der Folge wird das Band zur kurzen Nabelschnur umgewandelt. Die Inzidenz der Body-stalk-Anomalie beträgt 1:14.200 Lebendgeborene. Die Diagnose wird weniger durch die kurze oder fehlende Nabelschnur als vielmehr aus der Kombination eines Bauchwanddefekts mit einer Wirbelsäulendeformität (Kyphoskoliose, Neuralrohrdefekt) und Anomalien der unteren Extremitäten gestellt (▫ Abb. 9.18 u. ▫ Abb. 9.19). Häufig enden diese Schwangerschaften als Abort im 1. Trimenon. Zur Bestätigung der Diagnose können gesteigerte Messwerte der Nackentransparenz und erhöhte AFP-Serumparameter Verwendung finden.

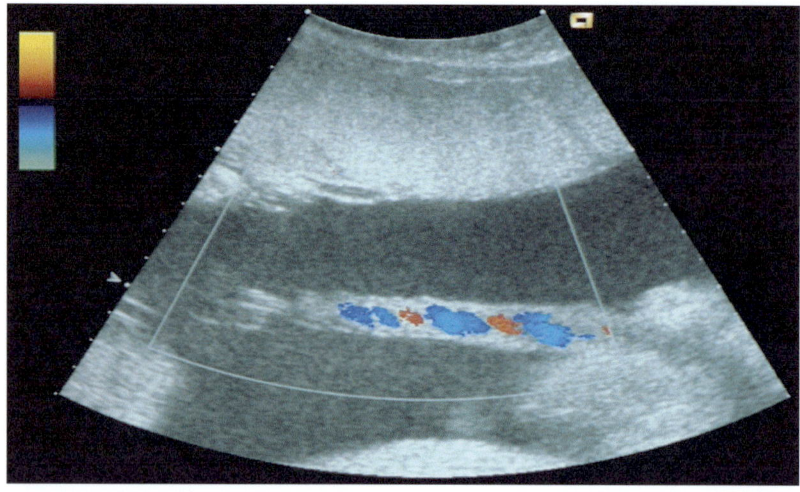

▫ **Abb. 9.18** Syndrom der kurzen Nabelschnur: straff gespannte »kurze« Nabelschnur. Farbdopplerkodierung des arteriellen und venösen Flusses in der A. und V. umbilicalis

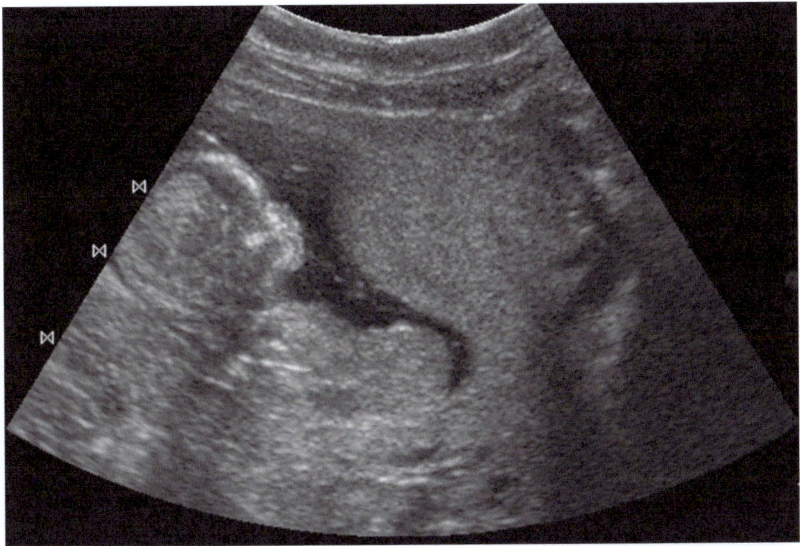

Abb. 9.19 Eviszeration der Abdominalorgane (»Body-stalk-Anomalie«): Longitudinalschnitt in der 15. SSW. Dysmorphie der unteren Körperhälfte bei fehlender Anlage der inneren wie der äußeren Genitalorgane sowie des rechten Beins. Im Bild ein großer Bauchwanddefekt mit Eviszeration von Leber und Dünndarm. Bauchwand und Nabelschnur morphologisch nicht nachweisbar

Differenzialdiagnostisch sind die Cantrell-Pentalogie, ein OEIS-Komplex (Omphalozele, Blasenextrophie, Analatresie, kaudale Spina bifida), Gastroschisis, Omphalozele, Blasenextrophie oder Kloakenbildung zu berücksichtigen (► Abschn. 13.2.4).

9.3 Fruchtwasser

Die Beurteilung der Fruchtwassermenge gehört zur sonographischen Beurteilung jeder Schwangerschaft. Die exakten Regulationsfaktoren der Fruchtwasserbildung und -resorption sind dabei noch wenig transparent.

Die Zusammensetzung der Amnionflüssigkeit erfährt mit Fortschreiten der Schwangerschaft sukzessive Veränderungen und entspricht schließlich dem fetalen Transsudat. Im 1. Trimenon entsteht das Fruchtwasser vorwiegend als Filtrat des mütterlichen Blutplasmas. Produktionsquellen sind die Plazentaoberfläche, die Nabelschnur und die Eihäute. Durch die fehlende Keratinisierung der fetalen Haut ist eine im Wesentlichen barrierefreie Resorption und Filtration von Flüssigkeit über die Haut des Ungeborenen möglich. Nach der 20.–25. SSW nimmt unter anderem die progressive Keratinisierung der kindlichen Haut entscheidenden Einfluss auf die Fruchtwasserzusammensetzung. Eine zunehmend hypotone Amnionflüssigkeit mit wachsender Harnstoff- und Kreatininkonzentration weist den fetalen Urin als nun (spätes 2. und 3. Trimenon) maßgebliche Produktionsquelle des Fruchtwassers aus.

Ein nach außen gerichteter bronchopulmonaler Flüssigkeitsstrom aus der fetalen Trachea trägt seinen Part zum Gesamtvolumen der Amnionflüssigkeit bei, auch wenn ein Teil durch kindliche Schluckvorgänge die Fruchthöhle gar nicht erreicht. Am Umsatz des Fruchtwassers sind neben fetalem Verschlucken auch Resorptionsvorgänge über semipermeable Membranen des fetalen, maternalen und amniotischen Kompartiments entlang osmotischer oder hydrostatischer Gradienten beteiligt. Die Sekretion vasoaktiver Peptide wie Vasopressin oder des »atrialen natriuretischen Faktors« (ANF) als Reaktion auf Veränderungen des fetalen oder maternalen intravaskulären Volumens nehmen ebenfalls Einfluss auf die Fruchtwassermenge.

Das durchschnittliche Fruchtwasservolumen unterliegt im Schwangerschaftsverlauf einer Veränderung; in der 10. SSW sind 25 ml, in der 16.–20. SSW 200 ml, in der 28. SSW 800 ml, in der 35. SSW 980 ml, um den Entbindungstermin 800 ml und in der 42. SSW 540 ml zu erwarten.

Sonographie

▣ Abb. 9.20, ▣ Abb. 9.21, ▣ Abb. 9.22, ▣ Abb. 9.23, ▣ Abb. 9.24, ▣ Abb. 9.25 u. ▣ Abb. 9.26

Neben der Möglichkeit, die Fruchtwassermenge subjektiv einzuschätzen (für den erfahrenen Untersucher mit vergleichbarer Sensitivität möglich), schlagen Wilhelm et al. 1991 als semiquantitative Methode zur Bestimmung der Fruchtwassermenge die diagnostische Orientierung am größten darstellbaren Fruchtwasserdepot vor. Dabei gilt ab Mitte des 2. Trimenons als Oligohydramnion, wenn die geschätzte gesamte Fruchtwassermenge deutlich kleiner als der Fetus selbst ist, als Polyhydramnion, wenn der fetale Thorax in der Amnionhöhle 2-fach Platz fände.

- Die **Maximum-vertical-pocket-Methode (MVP)** orientiert sich ebenfalls semiquantitativ am größten Depot im größten Tiefendurchmesser (Norm: 20–80 bzw. 150 mm).
- Unter einer **2-Durchmesser-Fruchtwasserdepotmessung** ist die Multiplikation des tiefsten vertikalen mit dem breitesten horizontalen Maß eines freien Fruchtwasserdepots zu verstehen (Norm: 15–50 cm^2).
- Bei der **Amniotic-Fluid-Index-Methode (AFI)** werden die jeweils größten freien Depots senkrecht zum Fetus in allen 4 Quadranten gemessen und addiert (Norm: 50–250 mm).

Die Bestimmung des tiefsten freien Fruchtwasserdepots (ohne fetale Körperteile oder Nabelschnur) hat technisch sowohl im Rahmen von AFI als auch von MVP durch den sagittal gestellten Schallkopf in vertikaler Richtung bezogen auf die Unterlage zu erfolgen. Das horizontale Ausmaß eines derartigen Fruchtwasserdepots sollte dabei ≥10 mm betragen.

Die Grenzen des Bereichs eines normalen Fruchtwasservolumens können in Form von Perzentilenkurven als Longitudinalbetrachtung über den Schwangerschaftsverlauf angegeben werden. Zur raschen klinischen Klassifikation lassen sich für MVP und AFI auch die oben angegebenen Normbereiche näherungsweise verwenden.

Alle Methoden überschätzen das Vorkommen eines Oligo- und unterschätzen die Inzidenz des Polyhydramnions. Die Inzidenz des Polyhydramnions liegt bei 0,2–1,6 % aller Schwangerschaften, die des Oligo-/Anhydramnions bei 0,2 % im 2. Trimenon und bei 3–5 % im 3. Trimenon. Im Bereich der normalverteilten Messwerte (AFI) der Fruchtwassermenge lassen sich in beginnender Abweichung vom Mittelwert nach oben und unten Bereiche der »unteren« (50–80 mm) und »oberen« (200–250 mm) Norm (klinisch) definieren. Die Fruchtwassermengeneinschätzung bei Zwillingen erfolgt durch MVP in jeder Fruchthöhle.

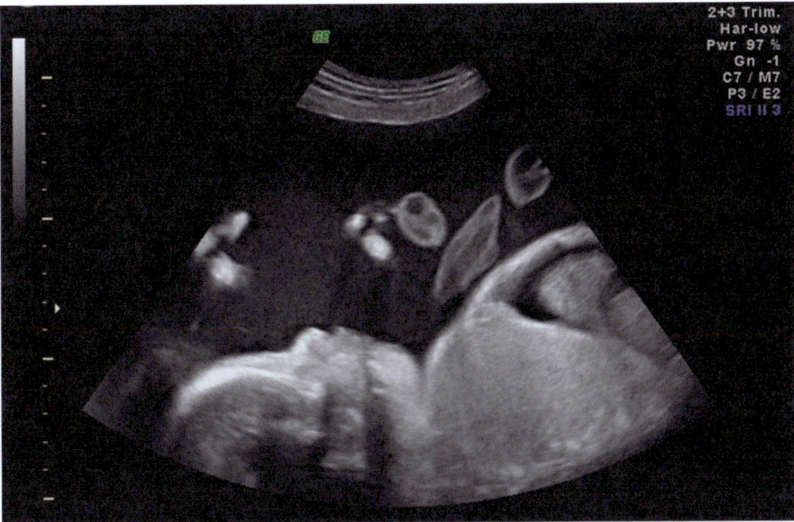

Abb. 9.20 Polyhydramnion: Das Fruchtwasser stellt sich als echoleere Umgebung des Fetus dar (nebenbefundlich liegt bei flachem Profil ein Aszites vor)

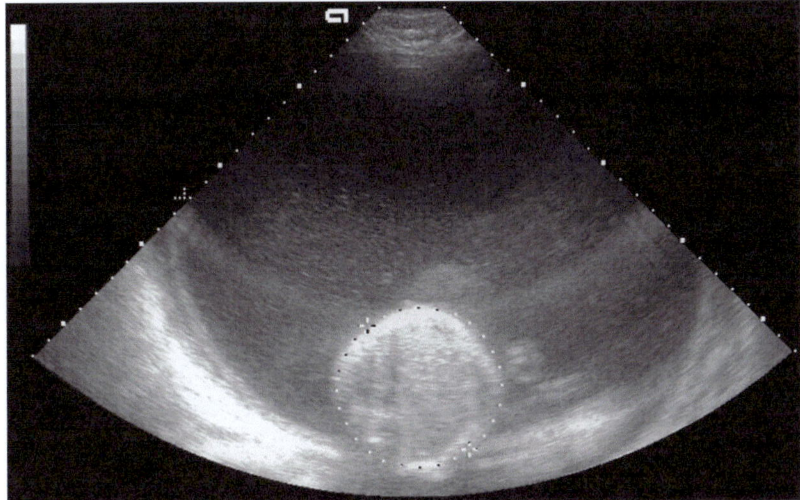

Abb. 9.21 Polyhydramnion: exzessive Fruchtwasservermehrung – tiefstes Depot 150 mm mit auf dem Boden der Fruchthöhle (Rückenlage der Mutter) befindlichem Fetus (Abdomenquerschnitt)

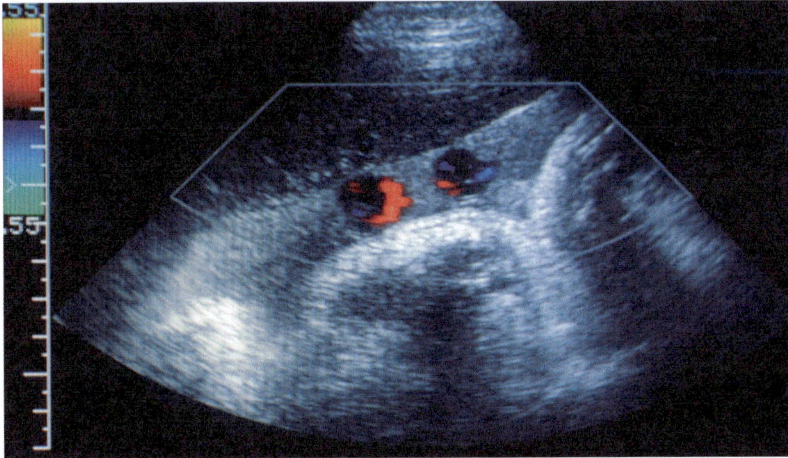

Abb. 9.22 Echoreiches Fruchtwasserdepot mit darin befindlicher Nabelschnur (farbdopplersonographisch dargestellt): Das Fruchtwasser kann gelegentlich, anders als erwartet, sonographisch auch echoreich (wie solide) erscheinen

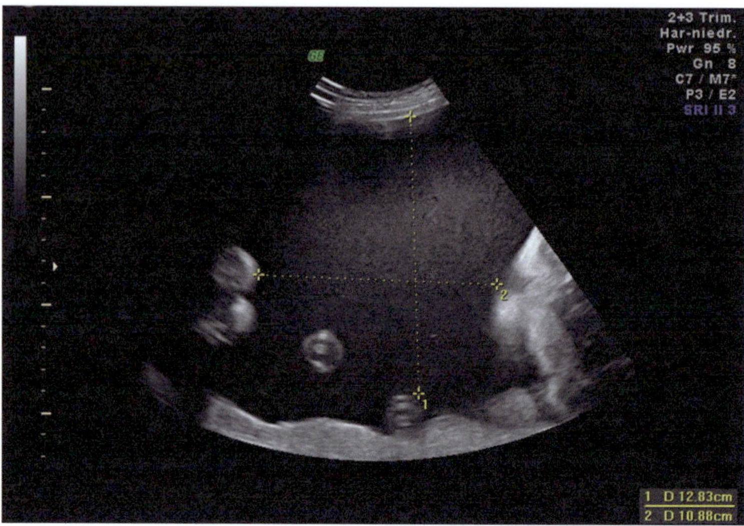

Abb. 9.23 Semiquantitative Bestimmung der Fruchtwassermenge: vertikale Messung des tiefsten vertikalen Fruchtwasserdepots (MVP) und alternativ der 2-Durchmesser-Fruchtwasserdepotmessung

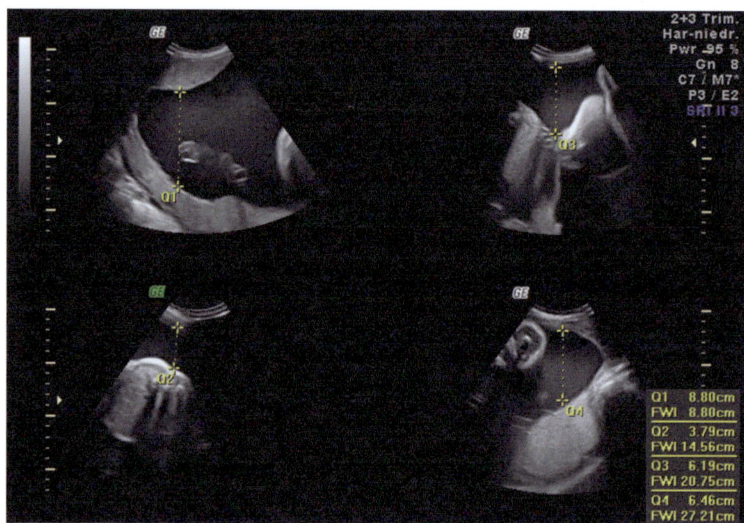

Abb. 9.24 Semiquantitative Bestimmung der Fruchtwassermenge: Erhebung des Amniotic-Fluid-Index (AFI)

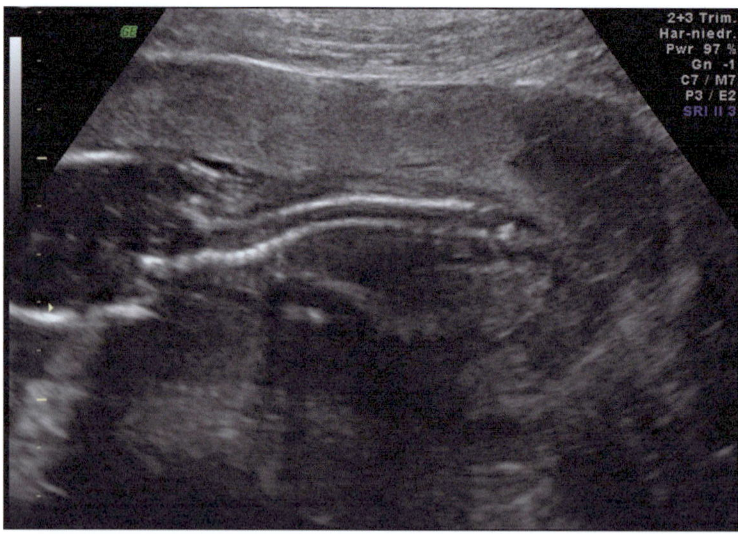

Abb. 9.25 Anhydramnion: vollständiges Fehlen von Fruchtwasser. Der Körper des Fetus ist im Längsschnitt vollständig von Eihaut, Uteruswand und Plazenta umgeben

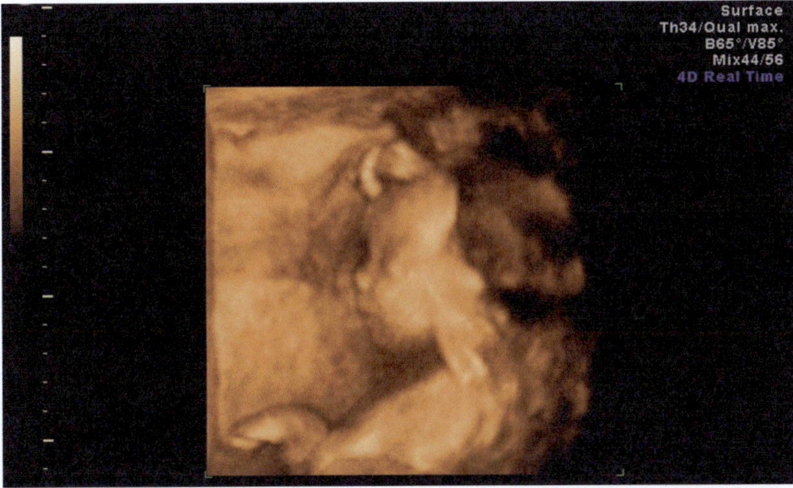

Abb. 9.26 Oligohydramnion: dreidimensionale Darstellung der nur noch gering entfalteten Fruchthöhle mit einem Fetus mit dem Platzmangel geschuldeten vollständigen Anliegen des Gesichts an der Plazenta

9.3.1 Fruchtwasserverminderung

Das Oligohydramnion ist definiert als AFI von 20–50 mm. Von einem Anhydramnion spricht man ab einem AFI <20 mm (diagnostische Treffsicherheit 11–27 %). Ursächlich muss bei deutlich verminderter Fruchtwassermenge (Oligo-/Anhydramnion) neben dem vorzeitigen Blasensprung auch an fetale urogenitale/renale Fehlbildungen, Chromosomenaberrationen oder Plazentainsuffizienz gedacht werden. Als Komplikation der fehlenden Amnionflüssigkeit und des intrauterinen Platzmangels können Lungenhypoplasie und fetale Kontrakturen (Potter-Sequenz) auftreten.

■ Prozedere

Bei klinisch fraglichem Blasensprung kann im Zuge einer Amniozentese zur Karyotypisierung eine Amnioninfusion mit Indigokarmin durchgeführt und ein Amnionleck bei klinischem Zweifel über den vaginalen Nachweis der Blaulösung untersucht werden. Bei gesichertem Blasensprung sind therapeutische Amnioninfusionen selten indiziert.

■ Weiterführende Diagnostik

Differenzierte Fehlbildungsdiagnostik, Plazentafunktionsdiagnostik (Dopplersonographie), Karyotypisierung (TORCH-Serologie)

■ Therapie

Gegebenenfalls serielle Amnioninfusionen (Oligohydramnion bei intakten Eihäuten).

■ Prognose

In Abhängigkeit von der Ursache, dem Gestationsalter sowie dem Grad der sekundären Lungenhypoplasie beträgt die perinatale Mortalität ca. 8 %.

9.3.2 Fruchtwasservermehrung

Als Fruchtwassermenge im Sinne eines Polyhydramnions ist ein AFI >250 mm zu fordern (diagnostische Treffsicherheit 33–46 %). Jeder Fruchtwasservermehrung liegt eine Gleichgewichtsstörung zwischen Produktion und Resorption von Aminonflüssigkeit zugrunde. Ursächlich kommen fetale strukturelle Anomalien (3,5–8 %) wie Stenosen oder Atresien des Gastrointestinaltrakts in Betracht, ebenso Schluckstörungen (u. a. zentralnervöse Ursachen, z. B. bei Anenzephalus Polyhydramnion in 67 % der Fälle vorhanden), Zwerchfellhernien, vermehrte Urinproduktion (FFTS), verminderte pulmonale Resorption (»congenital cystic adenomatoid malformation oft he lung«, CCAML), syndromale Störungen (1–3 %), Diabetes mellitus und Gestationsdiabetes (20 %), intrauterine Infektionen wie TORCH (3 %), Chromosomenstörungen (5–10 %), Blutgruppenunverträglichkeiten und NIHF (nicht immunologischer Hydrops fetalis). In Zweidritteln der Fälle ist das Polyhydramnion bei diagnostisch nicht fassbarer Ursache als idiopathisch zu klassifizieren. Als Komplikationen der Polyhydramnie können Frühgeburtsbestrebungen (vorzeitige Wehen, vorzeitiger Blasensprung) und/oder mütterliche Beschwerden durch Verdrängungserscheinungen (gastrointestinal, pulmonal) auftreten.

▪ Prozedere

Nach entsprechender Diagnostik (weiterführende Diagnostik: differenzierte Fehlbildungsdiagnostik, oGTT, TORCH-Serologie, Karyotypisierung) steht nach Möglichkeit die Therapie der Ursache im Vordergrund. Symptomatische Therapieoptionen sind neben der Amniondrainage auch die Indometacingabe mit dem Ziel der Prostaglandinhemmung und einer Verminderung der fetalen Urinproduktion über die Reduktion der Nierenperfusion.

▪ Prognose

Bei zusätzlichen morphologischen Auffälligkeiten und ohne Therapie beträgt die Mortalität in Abhängigkeit von der Ursache bis zu 61 %.

9.3.3 Diagnostische Fehlermöglichkeiten

Fehleinschätzungen der Fruchtwassermenge sind leicht möglich: Hierzu können eingeschränkte sonographische Sichtverhältnissen (maternale Adipositas, wenig ultraschalltransparente Bauchdecken, ungünstige Kindslage), die Verwechslung von Nabelschnurkonvoluten mit Fruchtwasserdepots und die physiologische Abnahme der Fruchtwassermenge zum Entbindungstermin (bei zunehmend schwierigen Schallbedingungen als Oligohydramnion fehlinterpretiert) beitragen.

9.4 Amnionbandsyndrom

Amnionbänder (Amnionstränge) oder Amnionsegel können bereits im 1. und 2. Trimenon diagnostiziert werden. In Form der Amnionbandsequenz resultieren aus derartigen Bändern in seltenen Fällen Extremitäten-, Gesichts- und viszerale Fehlbildungen.

▪ Epidemiologie

Die Inzidenz des Amnionbandsyndroms beträgt 1:1200–15.000 Geburten (Konstriktion der Nabelschnur 1:100.000). Ein Geschlechterunterschied und ein familiär gehäuftes Auftreten können nicht beobachtet werden. Eine leichte Erhöhung ist bei Fortführung der Einnahme oraler Kontrazeptiva in den ersten Schwangerschaftswochen beschrieben worden.

Ätiologie

Segel oder Bänder, die die Fruchthöhle durchziehen, entstehen durch eine Amnionruptur oder die Dissoziation der Amnionmembran vom Chorion, Blutungen oder uterine Synechien. Fetale Körperteile können durch Adhärenz an diese Strukturen ein- oder abgeschnürt werden (◘ Abb. 9.27, ◘ Abb. 9.28 u. ◘ Abb. 9.29). Je früher eine kindliche Beeinträchtigung durch ein Amnionband eintritt, desto höher ist das Risiko, dass kindliche Fehlbildungen entstehen. Die Amnionbandentwicklung wurde auch nach Fetalchirurgie in 12 % der Fälle (auch in Kombination mit intrauterinem Fruchttod) beschrieben. Häufiger können eine traumatische Disruption von Amnion und Chorion als Spätfolge einer Standardamniozentese und in der Folge ein Amnionband entstehen. Die Separation von Amnion und Chorion wird in erhöhtem Maße auch nach einer Frühamniozentese (<12. SSW) beobachtet.

Eine fehlende Verschmelzung von Amnion und Chorion nach der 14.–16. SSW wird in 1:300 Schwangerschaften beobachtet. Eine Assoziation zu

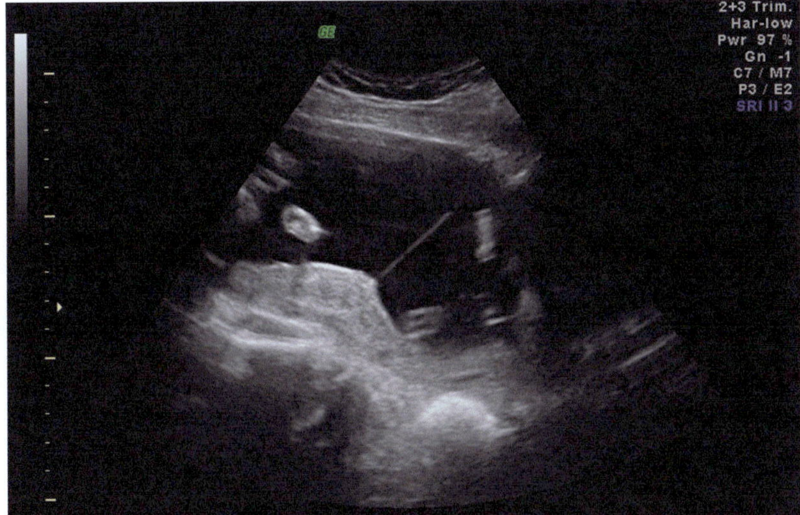

◘ **Abb. 9.27** Amnionbandsyndrom: dünner transamnialer, die Fruchthöhle schräg vertikal durchziehender Strang

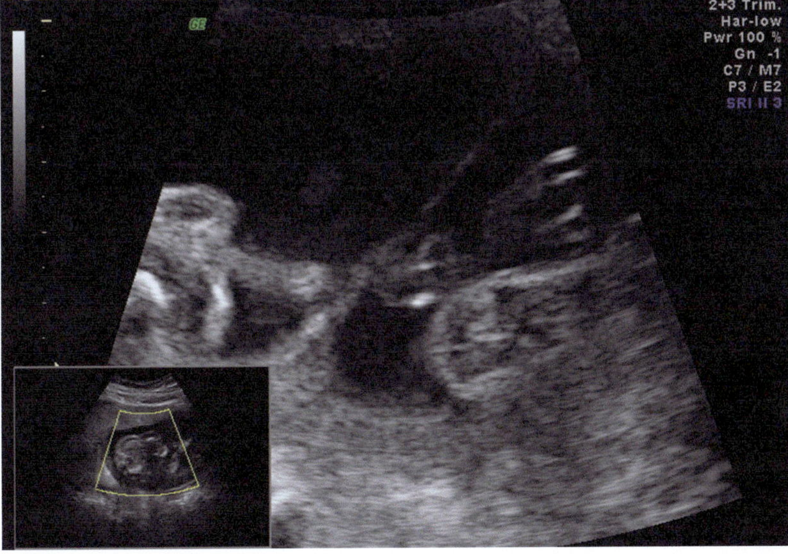

◘ **Abb. 9.28** Amnionbandsyndrom: Adhärenz fetaler Strukturen am schräg nach rechts oben verlaufenden Amnionstrang (Komplikation)

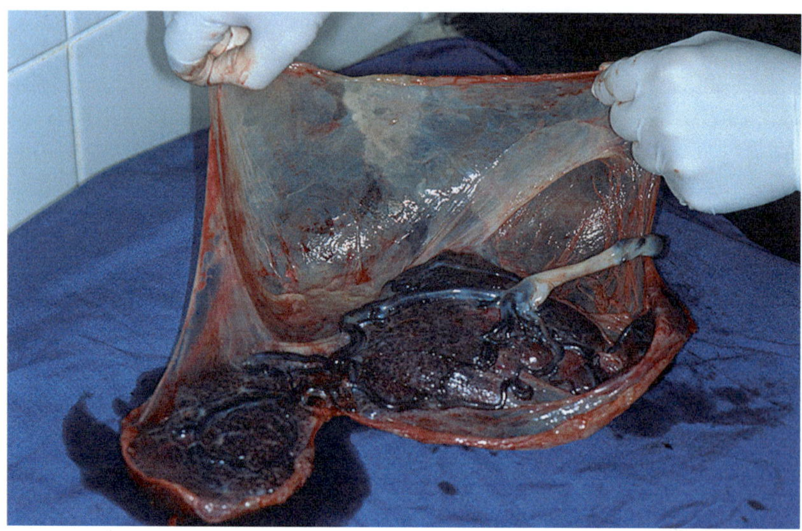

Abb. 9.29 Postnatale Abbildung eines Amnionsegels bei Placenta bipartita: Das Amnionsegel wird zur besseren Unterscheidung nach vertikal von der Eihaut weggehalten

chromosomalen Aberrationen wurde beschrieben, die vorhandenen Daten hierzu sind allerdings in ihrer Konsistenz nicht unumstritten.

Klinik

Je nach Lokalisation und Zeitpunkt ihres Auftretens können Amnionbänder die Ursache sein für

- Extremitätendefekte: multipel, asymmetrisch, Furchungsringe, Amputation von Extremitäten oder Fingern/Zehen, Pseudosyndaktylie, Klumpfüße
- Gesichtsdefekte: Enzephalozele, Anenzephalie, Gesichtsspaltenbildung (Lippen, Gaumen), Nasendeformitäten, asymmetrische Mikrophthalmie, inkomplette kraniale Ossifikation
- viszerale Defekte: Gastroschisis, Omphalozele, Neuralrohrdefekte
- Strangulation der Nabelschnur: intrauteriner Fruchttod

Sonographie

Abb. 9.30, Abb. 9.31 u. Abb. 9.32

Amnionbänder werden sonographisch als echoreiche längliche, durch die Fruchthöhle verlaufende Strukturen darstellbar. Die Abgrenzung zu den prognostisch harmlosen Amnionsegeln (Duplikatur der Fruchthöhlenbegrenzung) gelingt durch die Darstellung in mehreren Ebenen. Nur das in allen Raumrichtungen als Strang darstellbare Band mit festem Kontakt zu kindlichen Körperteilen (Schnürfurchen oder Amputationen an den Extremitäten, Verschlucken des Bandes und Eviszeration innerer Organe) bedroht das Ungeborene.

Im Verlauf einer Schwangerschaft mit Amnionband ist dieses zu 70 % in der Spätphase der Gravidität nicht mehr darstellbar. In der Frühschwangerschaft ist die sonographische Diagnostik mitunter schwierig. Es kann eine späte lokale Verschmelzung von Amnion und Chorion vorliegen bzw. zeigen sich nur indifferente/fehlende Disruptionszeichen der Eihäute. Mitunter sind Verlaufsbeobachtungen notwendig, um die Entwicklung eines Amnionbandsyndroms zu erkennen und diagnostisch zu sichern. Differenzialdiagnostisch ist bei Zwillingsschwangerschaften die Kombination einer normal konfigurierten Fruchthöhle und eines Windeis möglich.

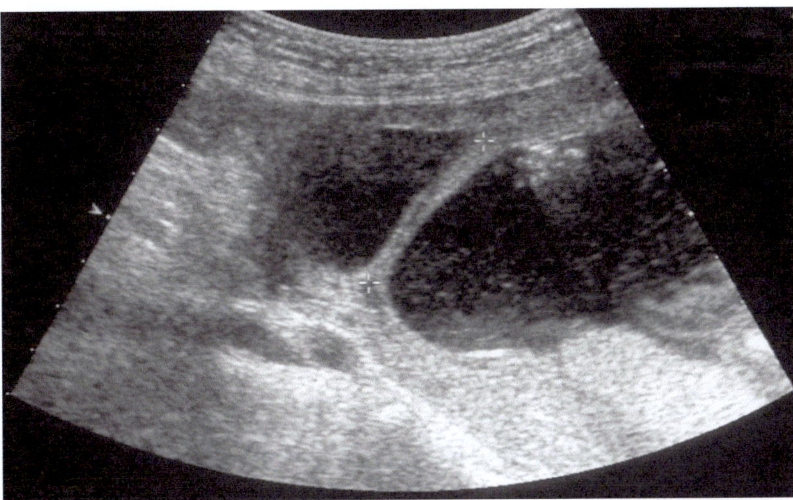

Abb. 9.30 Amnionbandsyndrom: dicker transamnialer, in allen Ebenen darstellbarer, schräg die Amnionhöhle durchziehender Strang aus Eihaut

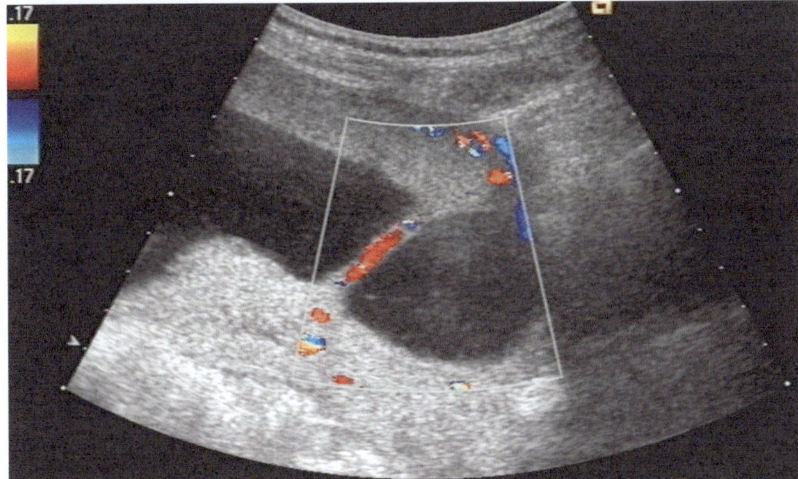

Abb. 9.31 Amnionbandsyndrom: Amnionsegel, entstanden durch die Einstülpung von Eihaut in die Fruchthöhle, mit farbdopplersonographischer Darstellung seiner Vaskularisation

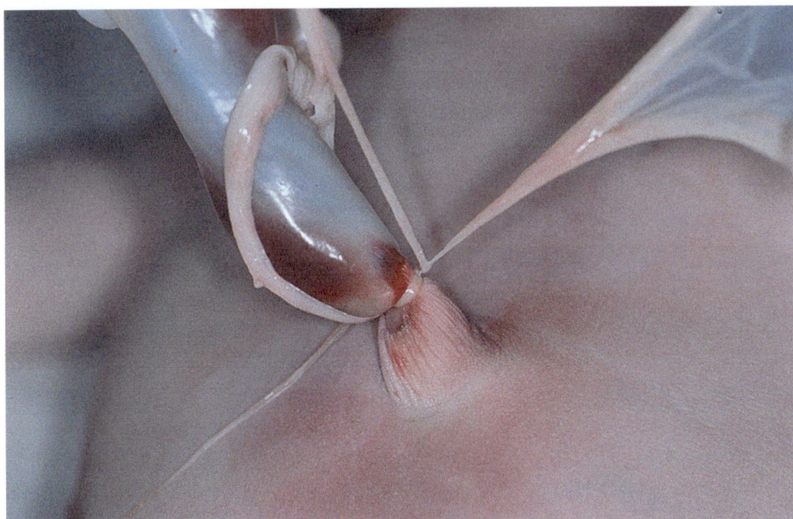

Abb. 9.32 Postnatale Abbildung eines Amnionstrangsyndroms mit straffer Strangulation der Nabelschnur (Kalibersprung der Nabelschnur vor und hinter der Strangulationsstelle). Die akute Unterbrechung der umbilikalen Gefäßversorgung führte zum intrauterinen Fruchttod im 3. Trimenon

▪ **Prognose**

Der Schwangerschaftsverlauf und die Geburt des Kindes mit milder oder schwerer Manifestation des Amnionbandsyndroms sind meist ungestört. Die Fruchtwassermenge ist normal. Nur bei schweren kraniofazialen durch das Band verursachten Anomalien ist mit einer ungünstigen Prognose zu rechnen (niedrige Überlebensrate). Es liegt ein erhöhtes Risiko für eine Frühgeburt vor (<37. SSW, Geburtsgewicht <2500 g). Dagegen besteht keine Assoziation zu weiteren Fehlbildungen.

▪ **Therapie**

Bei symptomatischen Amnionsträngen ist ggf. eine fetoskopische Durchtrennung zu erwägen.

9.5 Gestationsbedingte Trophoblasterkrankungen

Zu den gestationsbedingten Trophoblasterkrankungen (GTE) zählen die Blasen- oder Traubenmole (Mola hydatidosa, blasenförmige Fehldifferenzierung der Chorionzotten), die invasive Blasenmole (Chorionadenoma destruens) und das Chorionkarzinom (fließende Übergänge).

▪ **Epidemiologie**

Es lassen sich nicht eindeutig erklärte geographische Unterschiede in der Häufigkeit von Blasenmolen erkennen. Sie beträgt 1:200 in Mexiko und 1:2300 in den Niederlanden. Eine GTE tritt nach spontanen Fehlgeburten mit einer Häufigkeit von 1:150 und nach Geburt von 1:40.000 auf. Das Wiederholungsrisiko beträgt etwa 1 %.

▪ **Ätiopathogenese**

Die Ätiologie der GTE ist ungeklärt. Der Molenschwangerschaft liegt pathogenetisch eine pathologisch gesteigerte Proliferationsaktivität des Trophoblasten zugrunde. Durch eine Erweiterung der kleinen Plazentagefäße kommt es zu einer blasenartigen Umwandlung der Plazentazotten mit Einschmelzung des umgebenden Bindegewebes. Der pathologisch veränderte Trophoblast persistiert, während der Embryoblast verkümmert.

▪ **Weiterführende Diagnostik**

Die β-HCG-Werte in der Molenschwangerschaft sind im Verhältnis zu einer normalen intrauterinen Gravidität gleichen Gestationsalters deutlich höher. Ab β-HCG-Werten von 800–1000 IE/l sollte normalerweise eine Fruchthöhle sonographisch darstellbar sein (6. SSW). Dies gelingt im Rahmen einer Molenschwangerschaft (Ausnahme Partialmole) nicht; zu keinem Zeitpunkt sind kindliche Herztöne darstellbar. Die verstärkte, molenartige Proliferation des Chorionepithels führt in der Folge zu einer hormonellen Hyperaktivität; β-HCG-Werte >500.000 gelten als diagnostisch hinweisend.

9.5.1 Komplette oder hydantiforme Blasenmole

▪ **Epidemiologie**

Eine hydantiforme Mole wird in Westeuropa mit einer Häufigkeit um 1:1800 beobachtet. In 90 % findet sich ein diploider weiblicher (46,XX), in 10 % ein männlicher (46,XY) Chromosomensatz mit rein väterlichem Genom (uniparentale Disomie). Das Wiederholungsrisiko einer Mole ist 20- bis 40-fach erhöht. Bei einer mütterlichen Blutgruppe A und väterlichen Blutgruppe 0 liegt ein 10-fach höheres Risiko für die Entstehung einer Mole vor.

Sonographie

◘ Abb. 9.33

Der Uterus ist ausgefüllt von einer schwammartigen, inhomogenen Echostruktur (»Schneegestöber«). Die Abgrenzung zum Windei ist im 1. Trimenon schwierig. Embryonale Strukturen lassen sich zu keiner Zeit nachweisen. Die Plazenta ist verdickt. Begleitend zu einer Blasenmole treten bis kindskopfgroße Luteinzysten des Eierstocks auf, die sich infolge der hohen Sekretion von Gonadotropin (β-HCG) im Sinne eines Überstimulationssyndroms bilden.

▪ Klinik

Klinisch pathognomonisch ist ein im Vergleich zur Schwangerschaftsdauer vergrößerter, schnell wachsender Uterus mit starken schwangerschaftsassoziierten Beschwerden (starke Übelkeit [Hyperemesis gravidarum], Erbrechen, selten SIH). Blasenmolen tragen immer das Risiko einer Blutung (50 %) mit sich. Im Verlauf kann es unter Umständen zum Abgang von Blasenmolenbestandteilen über den Muttermund kommen. In 2–15 % ist ein Übergang in ein invasives Karzinom möglich. Wichtig ist deshalb auch die Metastasensuche.

▪ Diagnostik

Bei der klinischen, labormedizinischen und bildgebenden Diagnostik sind folgende Befunde zu erheben:

- palpatorisch großer, weicher Uterus (erfüllt von Massen vakuoligen Trophoblastgewebes)
- sonographisches »Schneegestöber«, eine invasive Blasenmole zeigt diskontinuierlich in das Myometrium einwachsende Anteile; 17 % aller Blasenmolen entwickeln sich zur invasiven Erkrankungsform
- exzessiv erhöhte β-HCG-Werte (z. T. >1 Mio. IE/l)
- fakultativ: Luteinzysten des Ovars (β-HCG-Überstimulation)

▪ Differenzialdiagnose

Die differenzialdiagnostische Abgrenzung der Molen zum Chorionkarzinom ergibt sich erst aus dem Krankheitsverlauf, da die Befunde sich sonographisch enorm ähneln.

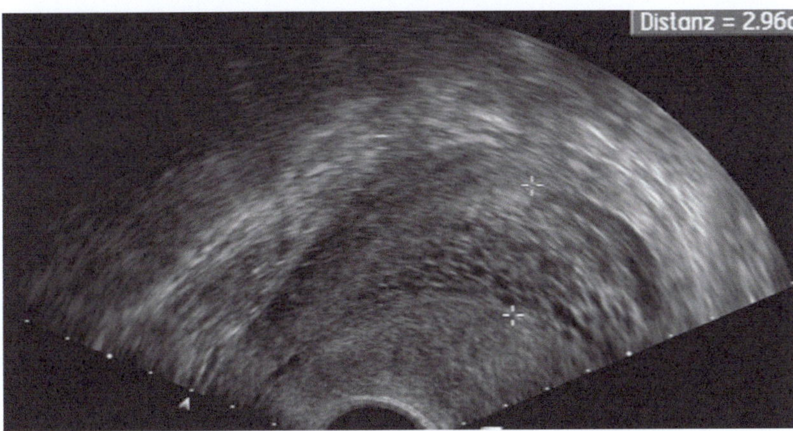

◘ **Abb. 9.33** Blasenmole: Das gesamte Cavum uteri ist im Sagittalschnitt vollständig mit wabigem Material von inhomogener Echogenität ausgefüllt (»Schneegestöber«)

■ Therapie

Aufgrund der gegebenen Entartungsgefahr der Blasenmole erfolgen möglichst bald nach Diagnosestellung eine (Saug-)Kürettage, gefolgt von engmaschigen laborchemischen Kontrollen (β-HCG). Bei jeder therapeutischen Manipulation am Uterus besteht bei Molen stets eine deutlich erhöhte Blutungs-, Perforations- und Rupturgefahr. In der Regel erfolgen daher die operativen Maßnahmen unter Gabe von Oxytocin zur Tonisierung des Uterus und Minimierung des Blutungsrisikos. Bei persistenten β-HCG-Werten (Persistenz der Trophoblasterkrankung 20 %) und Karzinomverdacht kann eine Monochemotherapie (Methotrexat) indiziert sein.

■ Nachsorge

Nach der Entfernung der Blasenmole erfolgt die kontinuierliche kurzfristige β-HCG-Kontrolle (wöchentlich), bis mindestens in 3 aufeinanderfolgenden Messungen kein β-HCG mehr nachweisbar ist. Dies sollte nach maximal 12 Wochen der Fall sein. Bei Persistenz/Wiederanstieg sind weiterführende Behandlungsmaßnahmen angezeigt.

9.5.2 Partielle Blasenmole

Eine partiellen Blasenmole (Partialmole) kommt mit einer Häufigkeit von 1:700 vor. Dieser Form der Trophoblasterkrankung liegt eine numerische Chromosomenaberration (diandrische Triploidie, paternales Transplantat, 69,XXX oder 69,XXY) zugrunde. Histologisch nachweisbare plumpe große Zotten bzw. ein Zottenhydrops ist nicht nur fokal, sondern in der gesamten Plazenta ausgeprägt (◘ Abb. 9.34 u. ◘ Abb. 9.35). Ein Embryo ist stets vorhanden. Die Schwangerschaften enden meist als Abort. Die Häufigkeit wird mit 0,1–0,3 % beschrieben, zum Übergang in ein Chorionkarzinom kommt es 0,5–9 %.

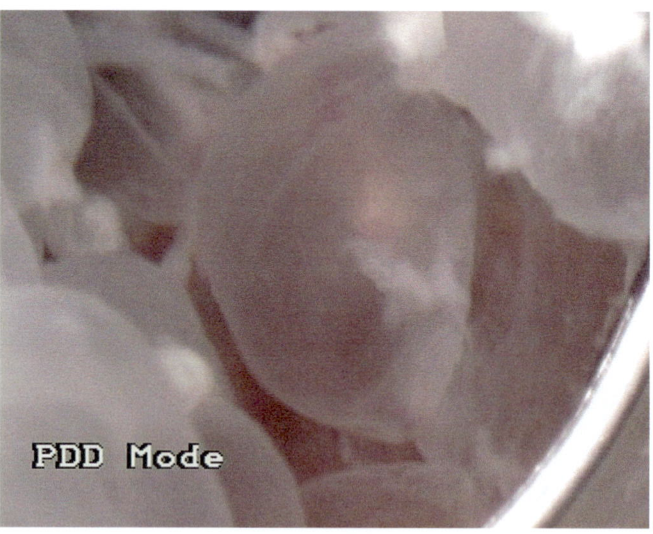

◘ **Abb. 9.34** Blasenmole: hysteroskopische Darstellung der botryoiden Struktur der Molenbläschen

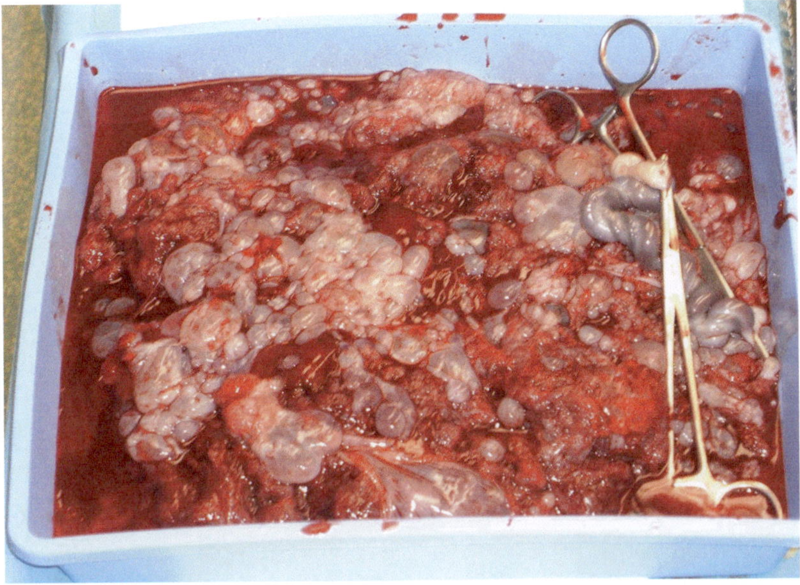

Abb. 9.35 Molare Plazenta: postpartaler makroskopischer Befund einer durch eine Blasenmole veränderten Plazenta (partielle Mole, 33. SSW)

Sonographie

Abb. 9.36 u. Abb. 9.37

Eine partielle Blasenmole wird häufig erst zu Beginn des 2. Trimenons diagnostiziert. Bei der partiellen Blasenmole sind sonographisch embryonale Strukturen nachweisbar (2 % der vermuteten Molen). Entwickelt sich die Schwangerschaft fort, können in 90 % eine Wachstumsrestriktion, ein Oligohydramnion und häufig strukturelle fetale Auffälligkeiten beobachtet werden. Wichtig ist in diesem Zusammenhang der gezielte Ausschluss von ZNS-, Nieren- und Herzfehlbildungen. Sonographisch hinweisend ist eine Dicke der Plazenta von 50–100 mm, ggf. zusammen mit einem Hydrops fetalis (frühes Zeichen). Neben den hohen β-HCG-Werten weist eine Erhöhung des α-Fetoproteins auf eine Partialmole hin.

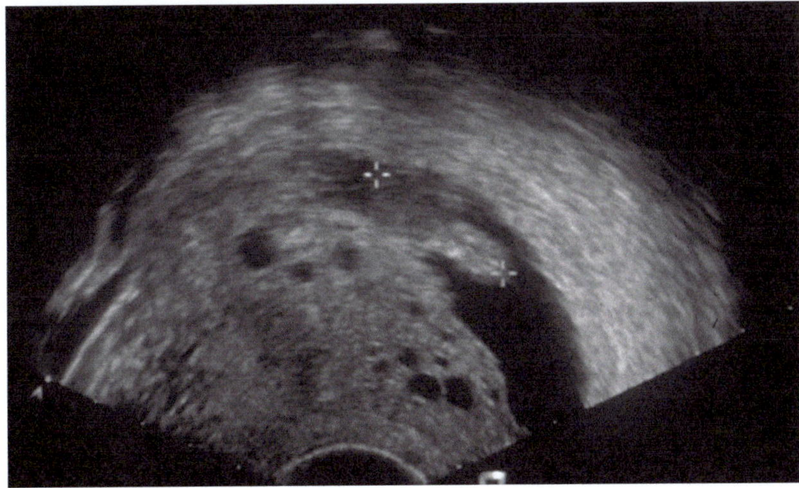

Abb. 9.36 Partielle Blasenmole: Die intrauterine Fruchthöhle (echoleer) ist zum Teil mit echoarmem bläschenförmigem Molengewebe (schwammartige Struktur) gefüllt

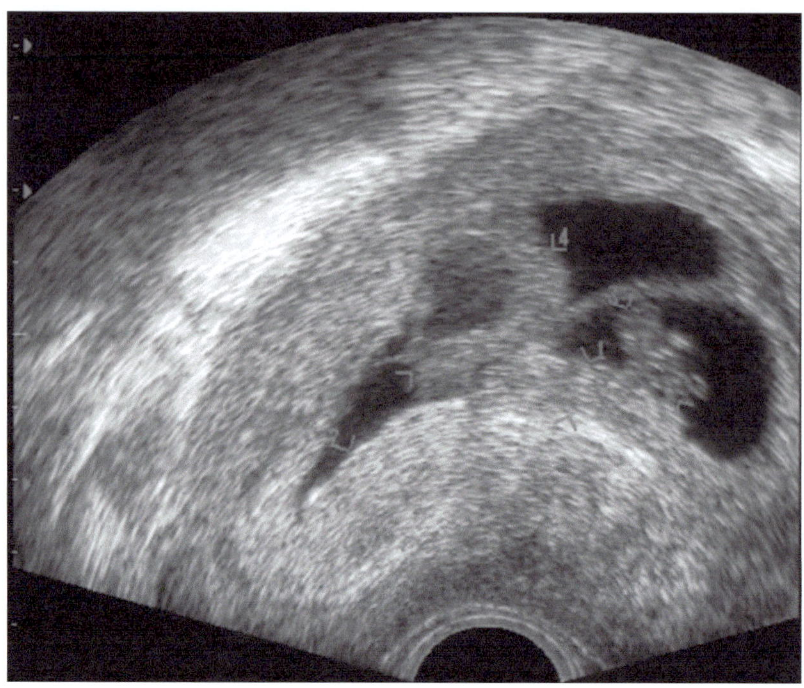

Abb. 9.37 Partielle Blasenmole in der Zwillingsschwangerschaft: Partialmole in der kranial gelegenen Fruchthöhle, erkennbar an dem unregelmäßig begrenzten Schwangerschaftsprodukt mit inhomogener Echogenität. In der kaudalen Fruchthöhle unauffälliger Embryo

Differenzialdiagnose

Differenzialdiagnostisch muss an eine Zwillingsschwangerschaft mit einer unauffälligen Schwangerschaft neben einer kompletten Mole gedacht werden.

Weiterführende Diagnostik

In sonographisch nicht eindeutigen Fällen sollte eine Karyotypisierung vorgenommen werden.

Therapie

Bei normaler kindlicher Entwicklung ist eine Fortführung der Schwangerschaft möglich. Maligne Entartungen sind selten. Dennoch können eine Karyotypisierung und ggf. die Schwangerschaftsbeendigung erwogen werden. Postpartal sind eine Kürettage sowie laborchemische Kontrollen (β-HCG, Nachsorge) indiziert.

9.5.3 Chorionkarzinom

Ein Chorionkarzinom ist ein hochmaligner Tumor des Trophoblastgewebes, der sich als eingebluteter, nekrotischer Tumorknoten präsentiert. Der Tumor neigt zu rascher Metastasierung. Hinweiszeichen können persistierende Blutungen oder erhöhte β-HCG-Werte postpartal, nach Abort oder nach Blasenmole sein. Aufgrund der bevorzugten Metastasierung in Lunge, Vagina, Gehirn und Leber muss zeitnah eine radiologische Metastasensuche erfolgen.

Epidemiologie

Das Chorionkarzinom ist die seltenste Trophoblasterkrankung (1:20.000–40.000 Lebendgeborene). Betroffen sind überwiegend Frauen in bereits fortgeschrittenerem Alter. 50 % entstehen aus einer Blasenmole. Allerdings kann auch jede andere Form einer Schwangerschaft (Abort, ausgetragene Schwangerschaft, Frühgeburt, ektope Gravidität) zum Ausgangspunkt eines Chorionkarzinoms werden.

Sonographie

▫ Abb. 9.38

Das sonographische Bild ist oft nicht von einer kompletten Blasenmole (»Schneegestöber«) zu unterscheiden. Eventuell zeigt sich ein weniger zystisches Bild.

Therapie

Als Therapie der Wahl und zur Diagnosesicherung wird eine (Saug-)Kürettage vorgenommen. Eine systemische Zytostase, vornehmlich mit Methotrexat, ist bis zur Negativierung der β-HCG-Werte (Tumormarker) durchzuführen.

Prognose

Der Fertilitätserhalt gelingt fast immer. Bei noch nicht erfolgter Metastasierung in Leber oder Gehirn bzw. bei β-HCG-Werten <40.000 IE/l und bei schnellem Ansprechen auf die Chemotherapie ist die Prognose günstig. Andernfalls kann die Erkrankung auch schwer verlaufen, wobei die Mehrzahl dieser Patientinnen schon wenige Monate nach Primärtherapie Rezidive erleiden.

Nachsorge

Engmaschige β-HCG-Kontrollen sind unerlässlich. Bei Rezidivverdacht muss auch die sonographische Beurteilung des Cavum uteri erfolgen.

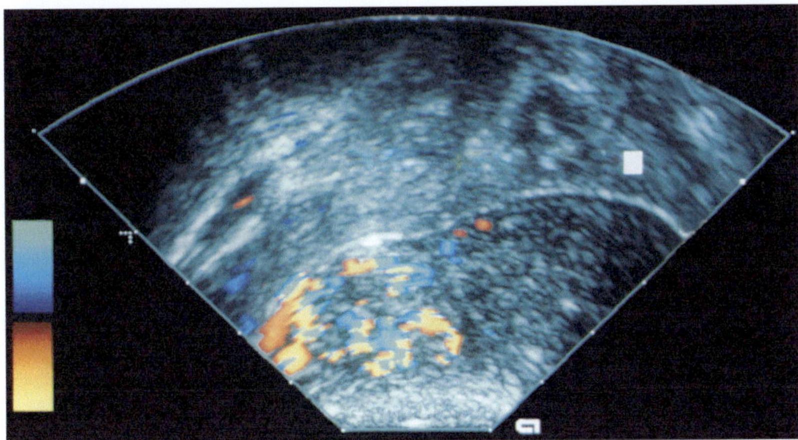

▫ **Abb. 9.38** Chorionkarzinom: farbdopplersonographischer Nachweis der ausgeprägten Tumorvaskularisation bei umschriebener Raumforderung am isthmozervikalen Übergang

Kopf, Hals und zentrales Nervensystem

Susanne Müller-Egloff

A. Strauss, *Ultraschallpraxis in Geburtshilfe und Gynäkologie*,
DOI 10.1007/978-3-662-49493-6_10, © Springer-Verlag Berlin Heidelberg 2017

10.1 Anenzephalus

Ein vollständiger Verschluss des ektodermalen Neuralrohrs in seiner longitudinalen Ausprägung ist zur Entwicklung einer intakten und rundum geschützten Nervenstruktur von Gehirn und Rückenmark erforderlich. Hemmungsfehlbildungen, die zu einer Schlussstörung führen, können dabei besonders auch die beiden Enden des Neuralrohrs betreffen. Das Offenbleiben des Neuroporus anterior führt dabei zur fehlerhaften Gehirn- und Kopfanlage, in der Extremform zum Anenzephalus. Eine zuverlässige Diagnosestellung ist zum Ende des ersten Trimesters möglich.

▪ Epidemiologie

Die Anenzephalie, auch kraniale Dysrhaphie oder Cranium bifidum, ist der zweithäufigste Neuralrohrdefekt und tritt mit einer Inzidenz von 1:520 Lebendgeburten auf. Eine Häufung bei weiblichen Feten und Zwillingen wird beobachtet. Das Wiederholungsrisiko bei Folgeschwangerschaften beträgt 2–3 %.

▪ Pathogenese

In der 6. SSW entsteht ein rostraler Neuralrohrdefekt im Sinn eines Mittelliniensyndroms und führt zum fehlenden Verschluss des Neuroporus anterior. Ätiologisch werden Medikamente (Valproat, Vitamin-A-Überdosierung, Azacitidin, Sulfonamide, Acetylsalicylsäure), Drogeneinfluss in der teratogenen Phase sowie Anoxie, perikonzeptioneller Folsäuremangel, ionisierende Strahlung und Verwandtenehen diskutiert.

Sonographie

▫ Abb. 10.1, ▫ Abb. 10.2, ▫ Abb. 10.3 u. ▫ Abb. 10.4

Als sonographisches Hauptmerkmal gilt die fehlende fetale Schädelkalotte bei vorhandenem Gesichtsschädel. Dies fällt sonographisch dadurch auf, dass die übliche Einstellung des biparietalen Schädeldurchmessers nicht gelingt und die (zu kleine) SSL nicht mit dem Schwangerschaftsalter korreliert. Typisch sind die Exophthalmie und das dadurch bedingte sonographische Bild des »Froschgesichts«.

Die embryonale Schädel- und Gehirnanlage ist allgemein ab der 8. SSW erkennbar, doch zu diesem Zeitpunkt mag der Gehirnschädel, je nach Schallbedingungen, noch nicht sicher beurteilbar sein. Spätestens beim 1. Screening (10.–12. SSW) sollte die Anenzephalie jedoch zweifelsfrei diagnostiziert sein. Wie auch bei kaudalen Neuralrohrdefekten ist bei allen Formen der Anenzephalie ein erhöhtes AFP im maternalen Blut bzw. Amnionpunktat nachweisbar.

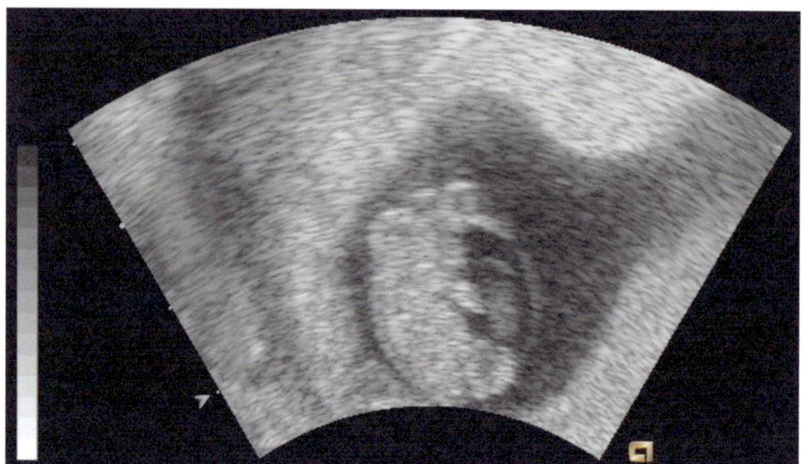

Abb. 10.1 Anenzephale Akranie (9. SSW, pathognomonisch): Beim Versuch der Einstellung eines Sagittalschnitts des Embryos misslingt die Darstellung regulärer kranieller Strukturen (halbrunde glatte Kontur der Schädelkalotte)

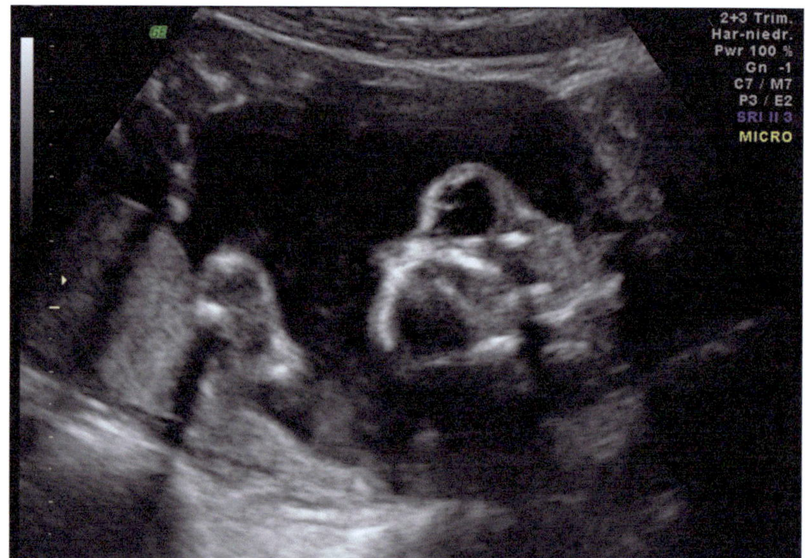

Abb. 10.2 Anenzephalus: Im Frontalschnitt sind über der Kinn-Mund-Partie das Nasenskelett und die beiden Orbitae abgebildet. Eine Stirn ist nicht darstellbar

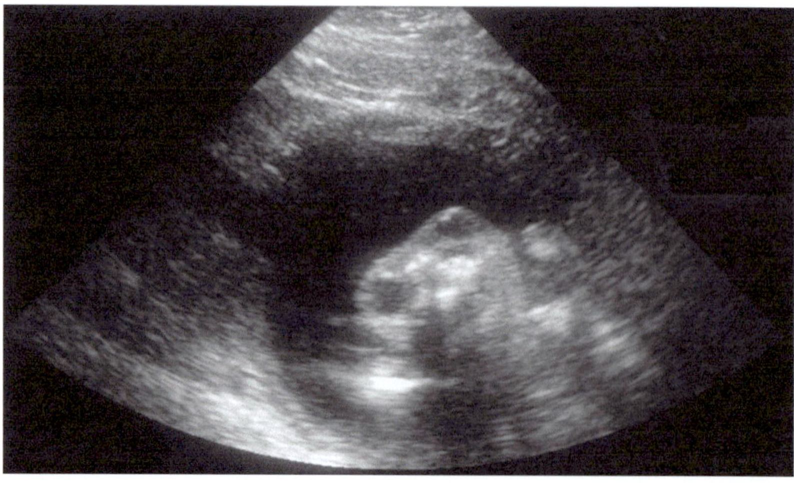

Abb. 10.3 Anenzephalus: Im Frontalschnitt sind das Nasenskelett und beide Orbitae darstellbar. Der Schädelanteil oberhalb dieser Strukturen fehlt

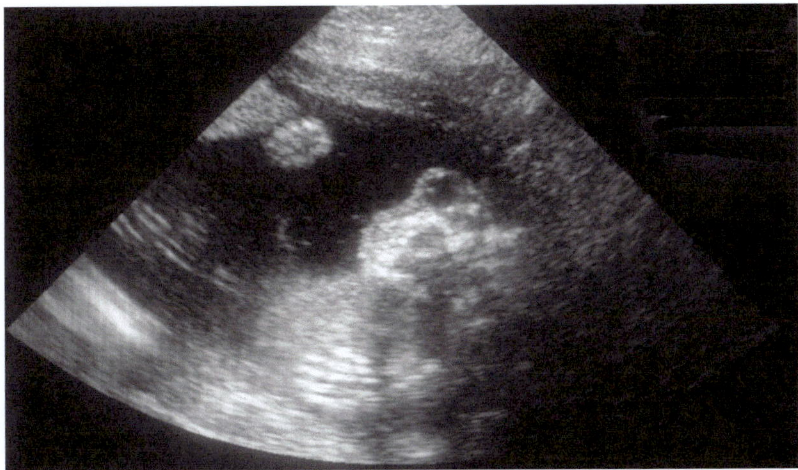

Abb. 10.4 Anenzephale Akranie: Der Sagittalschnitt der Thoraxkontur und des fetalen Profils ist bis zur Orbita unauffällig. Das fetale Gehirn mit seiner knöchernen Deckung (Calvaria) ist nicht angelegt

Einteilung

Je nach Ausprägung sind Knochen- und Weichteilstrukturen unterschiedlich stark betroffen. Bei der Anenzephalie fehlen Kalotte und Großhirnstrukturen (Abb. 10.5). Auch bei der Akranie fehlt die Schädelkalotte, eine pathologische Großhirnanlage ist jedoch vorhanden. Die Exenzephalie beschreibt eine Akranie mit relativ normal aussehenden Großhirnstrukturen (Abb. 10.6). Bei der Enzephalozele besteht ein variabel großer Kalotten- und Duradefekt mit Prolaps der intrakraniellen Strukturen in das Fruchtwasser (▶ Abschn. 10.2).

Assoziierte Anomalien

Als assoziierte Anomalien werden neben Gesichtsspalten (2 %) auch abdominale (<1 %) und dorsale Spaltbildungen (17 %) sowie Klumpfüße beschrieben. Bei dem autosomal-rezessiv vererbten Meckel-Gruber-Syndrom treten alle Ausprägungen der Mikro-/Anenzephalie in Assoziation mit fazialen Spaltbildungen sowie kardialen, hepatischen, renalen und genitalen Fehlbildungen sowie Polydaktylie auf (Chromosom 17q21–q24).

Prognose

Die Prognose der Anenzephalie, Akranie und Exenzephalie ist infaust. Die Frühgeburtlichkeitsrate liegt bei 52 %, die Übertragungsrate bei 15 %. Wird die Schwangerschaft bis zum Termin getragen, kommt es meist zur Lebendgeburt, doch die Neugeborenen versterben postnatal in der Regel binnen Stunden bis wenigen Tagen.

Therapie

Neben prophylaktischen Maßnahmen wie Folsäure und evtl. Vitamin-B12-Supplementation sowie der Vermeidung teratogener Noxen ist keine Kausaltherapie bekannt. Daher ist eine frühzeitige Diagnosestellung mit entsprechender Beratung und dem Angebot der Schwangerschaftsbeendigung die einzige pränatale Interventionsmöglichkeit. Alternativ ist das Austragen der Schwangerschaft mit postnataler Sterbebegleitung des Kindes möglich. Bei Zwillingsschwangerschaften mit letaler Fehlbildung nur eines Zwillings ist der selektive Fetozid eine denkbare Behandlungsoption.

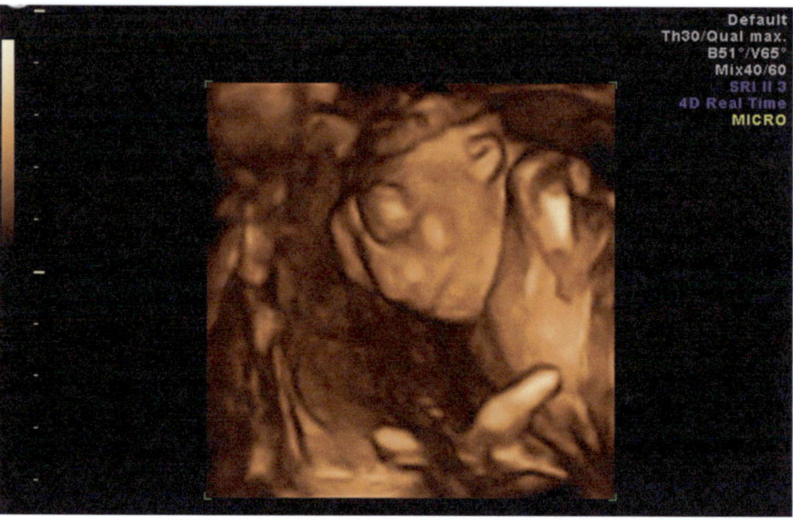

Abb. 10.5 Anenzephalus: dreidimensionale Darstellung eines Fetus mit anenzephaler Akranie

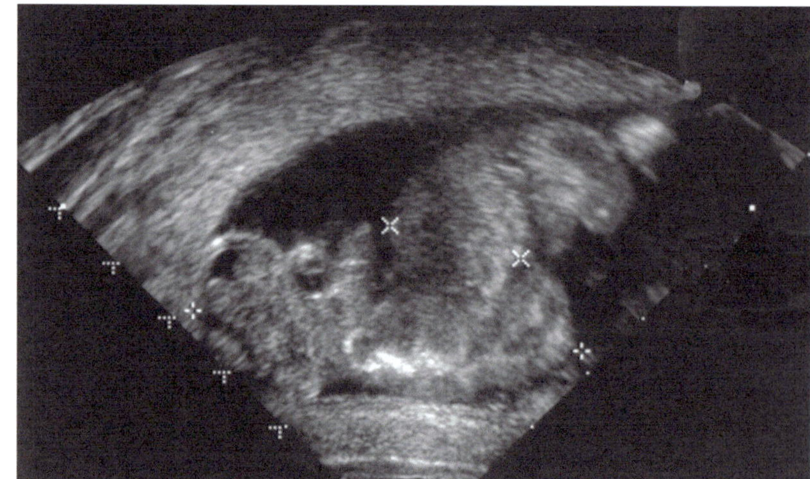

Abb. 10.6 Exenzephale Akranie: Oberhalb der prominent wirkenden Augenanlage findet sich im Sagittalschnitt die sich ohne knöcherne Deckung vorwölbende Area cerebrovasculosa (links). Diese kann in niedrigem Gestationsalter von einer normal strukturierten Hirnanlage mitunter schwer zu unterscheiden sein. Nebenbefundlich besteht eine große Omphalozele (Markierung)

10.2 Spina bifida, Enzephalozele

Eine Entwicklungshemmung der Neuralanlage in der frühen Embryonalperiode (4./5. SSW) führt zu einer Schlussstörung des Nervensystems. Erste Anlage des ZNS ist eine Verdickung des Ektoderms in der dorsalen Mittellinie, die sog. Neuralplatte. Diese wird durch Absenkung zur Neuralrinne und durch Schluss und Verlagerung ins Körperinnere zum Neuralrohr. Bleibt dieser Schluss in ganzer Länge aus, spricht man von einer totalen Rachischisis. Unterbleibt er nur partiell, kaudal oder kranial, resultiert die Spina bifida bzw. die Enzephalozele.

10.2.1 Spina bifida

Der Begriff »Spina bifida« stammt aus dem Lateinischen: »bifidus«, zweigeteilt. Es handelt sich um eine angeborene dorsale Spaltbildung (NTD, »neural tube defect«) der Wirbelsäule, häufig in Assoziation mit Fehlbildungen im Bereich des ZNS. Hier liegt eine Hemmungsfehlbildung mit unvollständigem Verschluss der Medullarrinne vor.

- **Okkulte Form (Spina bifida occulta):** Defekt im Bereich des Wirbelbogens L5/S1; etwa 10 % der deutschen Bevölkerung sind betroffen. Klinisch bestehen häufig keine Beschwerden.
- **Zystische Form (Spina bifida cystica):** Meningen und/oder Myelon treten durch den Defekt zystenartig nach außen (Meningo-/Myelomenigozele).

Epidemiologie

Die Inzidenz der Wirbelbogenschlussstörung liegt bei 1–7:1000 Geburten. In Deutschland ist mit 300–400 Betroffenen pro Jahr zu rechnen. Das Wiederholungsrisiko beträgt 2–5 %, nach 2-maligem Auftreten 10–15 %. Mädchen sind häufiger betroffen. Mit präkonzeptioneller Folsäuresubstitution lässt sich das Wiederholungsrisiko auf 1,5 % absenken.

Lokalisation

Lumbosakral 88–90 %, thorakal 6–8 %, zervikal 2–4 %.

Ätiologie

Die Ursachen für den Neuralrohrdefekt sind multifaktoriell. Ein gehäuftes Auftreten wird bei chromosomalen Aberationen (Trisomie 13 oder 18, Triploidie) und Symptomen beobachtet, ebenso nach Einnahme von Valproinsäure, Aminopterin oder Thalidomid. Außerdem besteht ein Zusammenhang mit einer Störung im Methioninstoffwechsel. Hierbei handelt es sich um eine Mutation und in der Folge um eine Funktionseinschränkung der Methyltetrahydrofolatreduktase (MTHFR-Gen). Die Störung des Neuralrohrschlusses tritt zwischen der 4. und 8. SSW ein. Des Weiteren spielen geographische und sozioökonomische Faktoren eine Rolle. Exzessive Wärmeexposition der Schwangeren im 1. Trimenon, wie z. B. beim Baden, in der Sauna oder bei febrilen Erkrankungen, können entweder allein oder in Kombination zu einem 3- bis 6-fachen Risiko für einen Neuralrohrdefekt führen.

Sonographie

▪ Abb. 10.7, ▪ Abb. 10.8, ▪ Abb. 10.9 u. ▪ Abb. 10.10

- **Direkte Diagnose:** Die Wirbelkörper und Wirbelbogenkontinuität sind weder sagittal noch transversal durchgängig von zervikal bis sakral darstellbar (Perlschnurmuster aufgehoben). Beim offenen NTD besteht eine Diskontinuität der Hautkontur. Des Weiteren beobachtet man ein y-förmiges Auseinanderweichen der Verknöcherungszonen im Frontalschnitt und eine Vorwölbung der Meningen (echoleer) mit oder ohne echoarme Rückenmarksanteile.
- **Indirekte Hinweiszeichen:** »lemon sign« (Abweichung von der ovoiden Kopfkontur mit konkaven Einsenkungen in der Schläfenregion), »banana sign« (hypoplastisches bananenförmig gekrümmtes Kleinhirn), Hydrozephalus mit Ventrikulomegalie, passagere Mikrozephalie, eingeschränktes oder auffälliges Bewegungsmuster der unteren Extremitäten, Klumpfußbildung. Die Harnblasengröße und -dynamik dienen als Kriterium für die Beurteilung der vesikalen Ausscheidungsfunktion.

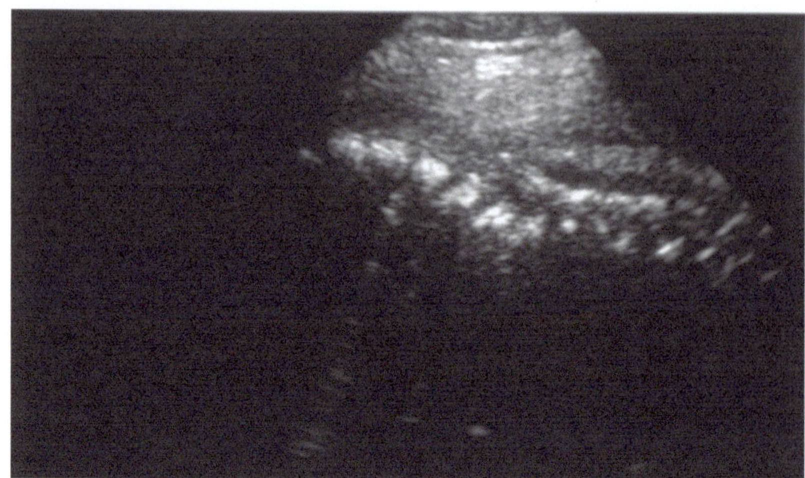

Abb. 10.7 Die echoreiche Doppelkontur der Wirbelkörper und Wirbelbögen ist im Sagittalschnitt beim lumbosakralen Neuralrohrdefekt aufgehoben

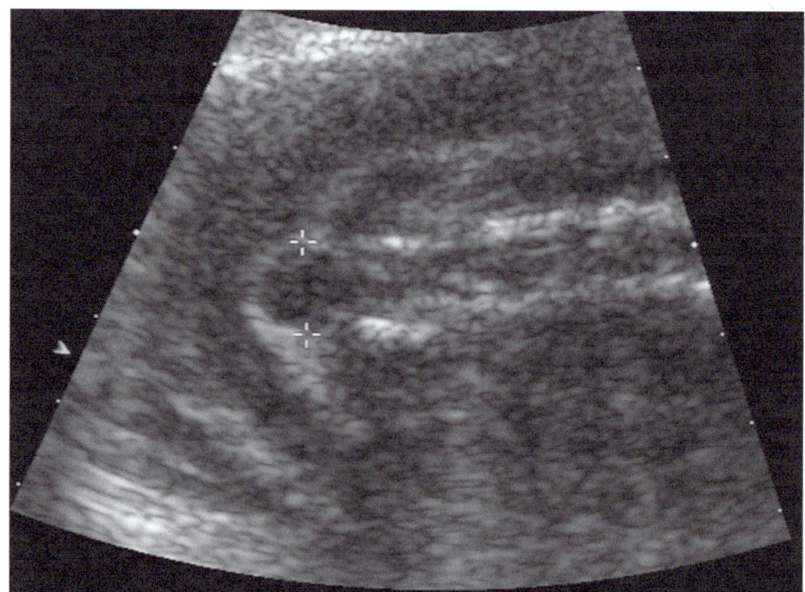

Abb. 10.8 Zystischer echoleerer lumbaler Wirbelbogendefekt (schräge Schnittführung durch den Retroperitonealraum). Im kranialen Bereich ist die Wirbelsäule intakt. Kaudal sind die Meningen kugelförmig vorgewölbt

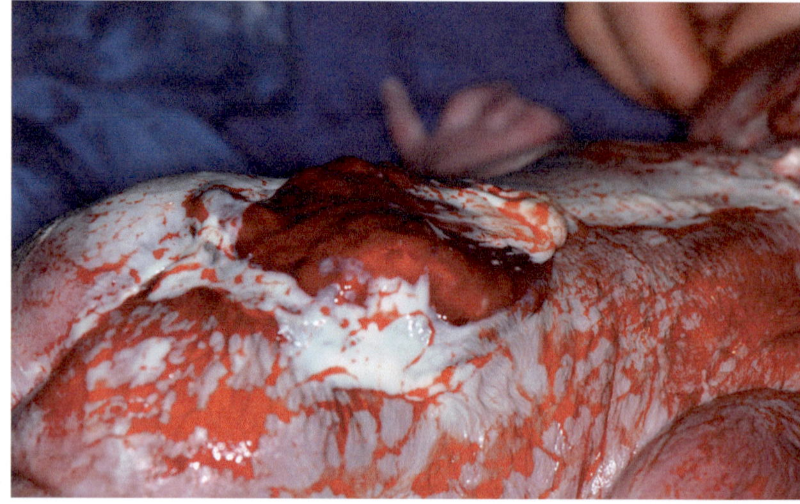

Abb. 10.9 Postpartaler Befund einer offenen lumbalen Meningomyelozele unmittelbar nach der Kaiserschnittentbindung

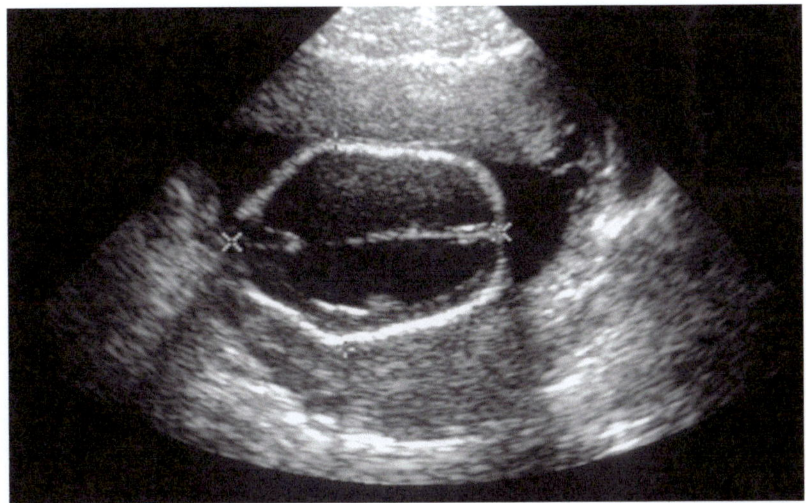

Abb. 10.10 »Lemon sign«: Infolge des Neuralrohrdefekts kommt es zum Abfluss des Liquor cerebrospinalis und zum Einsinken der frontalen Kalottenanteile (links). Bei der Einstellung eines Transversalschnitts durch den kindlichen Kopf resultiert eine zitronenartige Schädelkontur

Weiterführende Diagnostik

α-Fetoprotein (AFP) ist im Fruchtwasser und mütterlichen Serum durch den NTD erhöht. AFP-Erhöhungen können allerdings auch bei Bauchwanddefekten und intraamnialen Blutungen vorkommen.

Differenzialdiagnose

- Im Halsbereich: Enzephalozele, Hygroma colli, Nackenödem, Inienzephalie (Verschmelzung des Hinterhaupts mit den kranialen Halswirbeln), Hämangiom, Lymphangiom
- im Lumbosakralbereich: Steißbeinteratom

Prognose

Im Einzelfall schwierig einzuschätzen. Unterschiedliche Schweregrade an Bewegungseinschränkung, besonders der unteren Extremitäten, kommen vor. Harn- und/oder Stuhlinkontinenz sind zu erwarten. Eine Einschränkung der kognitiven Fähigkeiten ist nicht regelmäßig vorhanden (Sekundärschaden).

Prophylaxe und Therapie

- **Prophylaxe:** Die präkonzeptionelle Folsäuresubstitution (MTHFR-Mutation) bis zur 12. SSW mit 0,4 mg Folsäure pro Tag ist zu empfehlen. Bei familiärer Belastung bzw. homozygoter Mutation ist der Enzymdefekt durch das Substratüberangebot mit 5 mg pro Tag in 50 % der Fälle zu überspielen.
- **Pränatale Therapie:** Die intrauterine endoskopische Deckung des NTD um die 22. SSW vermeidet die langfristige Exposition des Nervengewebes mit Fruchtwasser und führt zu einem besseren fetalen Outcome bezüglich der Shuntrate und der motorischen Entwicklung. Der Eingriff ist allerdings mit vermehrter Frühgeburtlichkeit und maternalen Komplikationen vergesellschaftet. Die Entbindung von Spina-bifida-Kindern sollte atraumatisch durch Kaiserschnitt an einem Perinatalzentrum erfolgen.
- **Postnatale Therapie:** sterile Abdeckung und Übergabe an den Kinderchirurgen zur operativen Deckung. Frühzeitige motorische Förderung.

10.2.2 Enzephalozele

Eine Enzephalozele ist charakterisiert durch einen Defekt im Bereich der Schädeldecke und der Dura, durch welchen die Meningen, mit oder ohne Hautdeckung, hernienartig nach außen treten. Enthält die Ausstülpung kein Hirngewebe, sondern ausschließlich Liquor cerebrospinalis, spricht man von einer Meningozele.

▪ Lokalisation

In Europa und Nordamerika tritt die Enzephalozele in 85 % der Fälle im Bereich der Mittellinie, v. a. im Bereich des Okziput und bevorzugt bei weiblichen Feten auf. In 12 % ist sie exzentrisch im Bereich der Parietalregion lokalisiert.

> **Sonographie**
>
> ◻ Abb. 10.11 u. ◻ Abb. 10.12
>
> In 80 % der Fälle lässt sich die Lücke im Bereich der Kalotte bereits intrauterin darstellen. Da die meisten Defekte von Haut überdeckt werden, ist das α-Fetoprotein im mütterlichen Serum in diesen Fällen nicht erhöht. Über die Vaginalsonographie lässt sich bereits im 1. Trimenon eine Raumforderung neben dem Schädel diagnostisch einer Enzephalozele zuordnen. Zur Diagnosesicherung und Differenzialdiagnostik kann eine MRT-Untersuchung indiziert sein.

▪ Assoziierte Anomalien

Frontale Enzephalozelen sind mit einem Hypertelorismus, fazialer Dysmorphie und einer Agenesie des Corpus callosum assoziiert. Darüber hinaus sind sie in 60–80 % assoziiert mit intra- und extrakraniellen Strukturauffälligkeiten wie Mikrozephalie, Ventrikulomegalie, Dandy-Walker- und Arnold-Chiari-Malformation oder Formveränderungen der Kalotte (»lemon sign«). In 13–44 % sind zugrunde liegende chromosomale Anomalien zu finden. Daneben kann

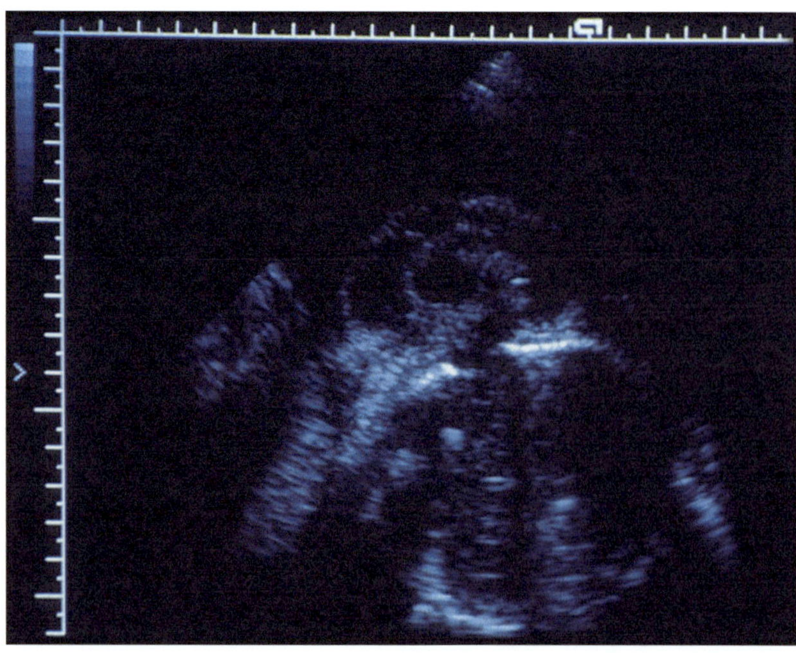

◻ **Abb. 10.11** Enzephalozele (Transversalschnitt): zystisch-solider Tumor okzipital, unmittelbar der Schädelkalotte anliegend. Dabei ist die Verbindung nach intrakraniell als Knochendefekt visualisiert

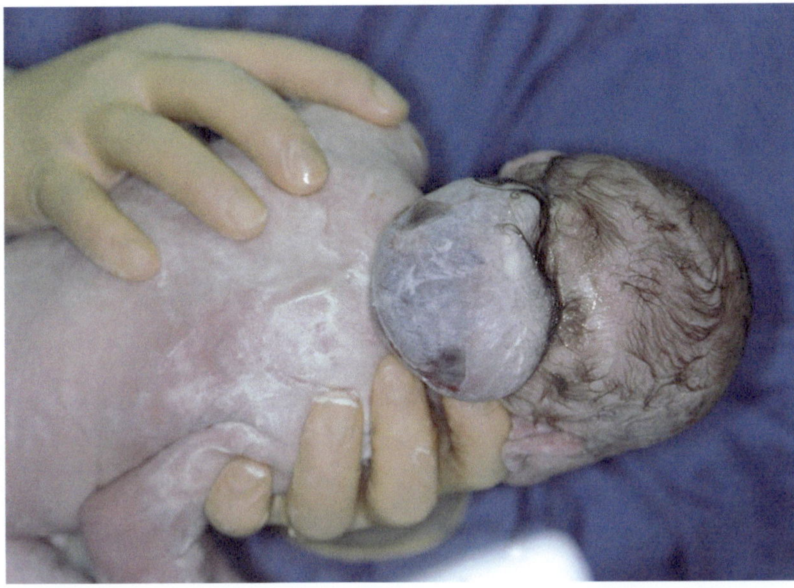

Abb. 10.12 Enzephalozele: postnatale Aufnahme der okzipitalen Enzephalozele (korrespondierend zum Befund aus Abb. 10.11)

eine Enzephalozele Teil einer syndromalen Erkrankung sein (Meckel-Gruber- oder Walker-Warburg-Syndrom).

Differenzialdiagnose

Bei einem Defekt im Bereich des Okziput sollte ein zystisches Hygroma (enthält kein Hirngewebe), eine hohe zervikale Meningozele oder eine Epidermoidzyste ausgeschlossen werden. Ein Defekt im Bereich des Frontalhirns kann auch einem nasalen Teratom entsprechen. Dies ist ebenso wie die Enzephalozele in dieser Lokalisation extrem selten und mit einer schlechten Prognose assoziiert.

Prognose

Die Prognose ist abhängig von Lokalisation, Größe, Karyotyp, assoziierten Anomalien und der Möglichkeit einer chirurgischen Intervention. Für eine gute Prognose sprechen anteriore Defekte, die kein Hirngewebe enthalten, sowie das Fehlen von assoziierten Anomalien. Die Überlebensrate lag in einigen Pränatalstudien bei etwa 21 %. Postnatalstudien zeigen im Fall der anterioren Defekte eine Überlebensrate von 100 % mit einer Morbiditätsrate von 50 %, wohingegen posteriore Defekte eine Überlebensrate von 55 % mit einer Morbiditätsrate (Entwicklungsverzögerung) von 83 % aufweisen.

10.3 Mikrozephalus

Die Diagnose eines Mikrozephalus ist gestationsalteradaptiert bei einem um 3 Standardabweichungen zu kleinen Kopfumfang zu stellen. Eine Mikrozephalie oder Mikroenzephalie kann in stark variabler Ausprägung eine mentale Retardierung des Kindes oder einen auffälligen neurologischen Befund nach sich ziehen.

Epidemiologie

Die Inzidenz eines Mikrozephalus wird mit 1,6:1000 Lebendgeborenen angegeben. Das Wiederholungsrisiko ist naturgemäß von der zugrunde liegenden

Ursache abhängig. Bei autosomal dominantem bzw. rezessivem Erbgang liegt es bei 50 bzw. 25 %. Etwa 0–20 % der nachgeborenen Kinder (sehr unterschiedliche Studienergebnisse) sind neben der Mikrozephalie auch von einer intellektuellen Beeinträchtigung betroffen.

▪ Ätiologie

Die Ursachen eines kongenitalen Mikrozephalus sind variabel. Unterschieden wird zwischen Mikrozephalus mit assoziierten Anomalien und solchen ohne weitere angeborene Fehlbildungen:

- Mikrozephalie bei chromosomalen Aberrationen und syndromalen Störungen: Down-Syndrom, Trisomie 13, 18, 22, Lissenzephalie, Meckel-Gruber-Syndrom, Roberts-Syndrom, Bloom-Syndrom
- Mikrozephalie bei pränataler Infektion: Rubella-, Zytomegalie-, Zika- oder Herpesviren, Toxoplasmose
- Mikrozephalie bei pränataler Intoxikation: Alkohol, Kokain, Toluen
- Mikrozephalie bei mütterlicher Erkrankung: Phenylketonurie

Sonographie

▫ Abb. 10.13, ▫ Abb. 10.14, ▫ Abb. 10.15 u. ▫ Abb. 10.16

Sonographisches Leitsymptom der Mikrozephalie ist ein deutlich verminderter Kopfumfang. Der biparietale Kopfdurchmesser allein ist diagnostisch störanfälliger als der veränderte Kopfumfang. Voraussetzung für die korrekte Einschätzung des Kopfumfangs ist die Kenntnis des genauen Gestationsalters. Einfluss auf die Größe des kindlichen Schädels haben unter anderem die kindliche Lage, das Geschlecht des Kindes, die nutritive Situation (Plazentainsuffizienz) und maternale Erkrankungen (Präeklampsie, Diabetes mellitus). Als diagnostischer Grenzwert des Mikrozephalus zum genetisch normalen kleinen Kopf ist die Abweichung der Biometrieparameter um 3 Standardabweichungen sinnvoll, da eine Grenzziehung bei nur 2 Standardabweichungen eine erhebliche Pathologisierung gesunder Kinder nach sich ziehen würde.

Die intrakraniellen Auswirkungen einer generellen Größenreduktion des Kopfes betreffen vorwiegend das Frontalhirn. Als Folge kann es vermehrt zu sichtbaren Formasymmetrien im Stirnbereich, zu einer Atrophie der Basalganglien und des Kortex im Allgemeinen kommen. Neben der Biometrie der Schädelaußenmaße können eine Dilatation der Seitenventrikel und eine abnorme Schädelform mit einer eingefallenen Stirn als diagnostische Hinweise für einen Mikroenzephalus (Hirnatrophie, zerebrale Strukturanomalie) gewertet werden.

▪ Assoziierte Anomalien

Der Mikrozephalus kann mit Herzfehlern, Lippen- und Kieferspalten sowie Extremitätenfehlbildungen assoziiert sein. Daneben sind sowohl numerische wie auch monogene Erbkrankheiten mit Mikrozephalie verbunden.

▪ Differenzialdiagnose

Bei abnormer Biometrie ist differenzialdiagnostisch an eine intrauterine Wachstumsrestriktion oder an einen Irrtum bei der Einschätzung des Gestationsalters zu denken. Eine Kraniosynostosis (vorzeitiger Verschluss der Schädelnähte) ist vom generellen Mikrozephalus durch die entstehenden Schädelasymmetrien (z. B. Kahn-, Turmschädel) zu unterscheiden. Eine direkte Beurteilung der Schädelnähte ist pränatal nicht sicher möglich.

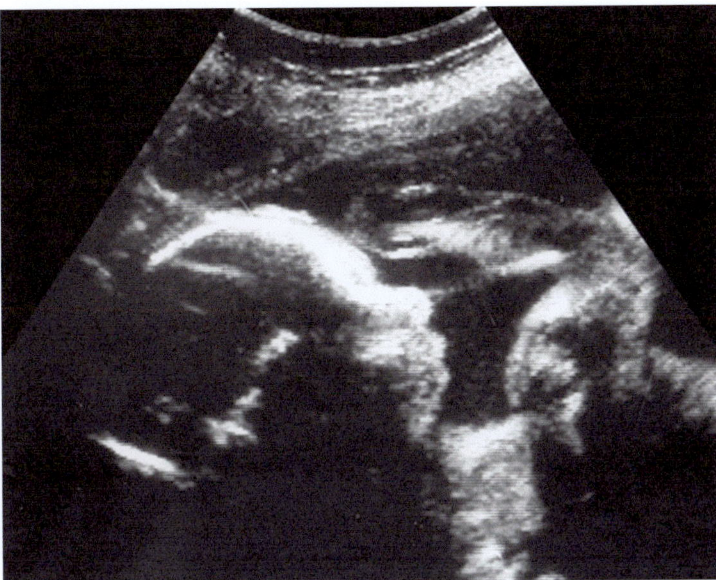

Abb. 10.13 Profildarstellung eines Kindes mit Mikrozephalus: Der Gehirnschädel ist im Vergleich zum normal konfigurierten Gesichtsschädel unterentwickelt

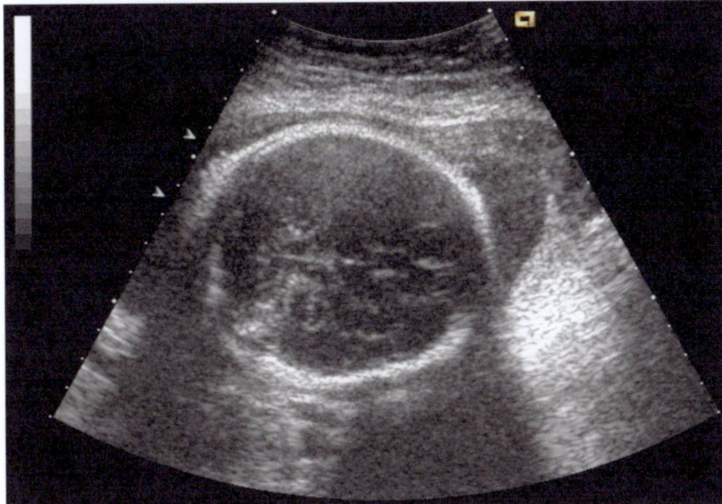

Abb. 10.14 Mikrozephalus: brachy-/mikrozephaler Transversalschnitt des Schädels bei sonographisch unauffälliger ZNS-Architektur (Schädelmaße weit außerhalb der biometrischen Normwerte)

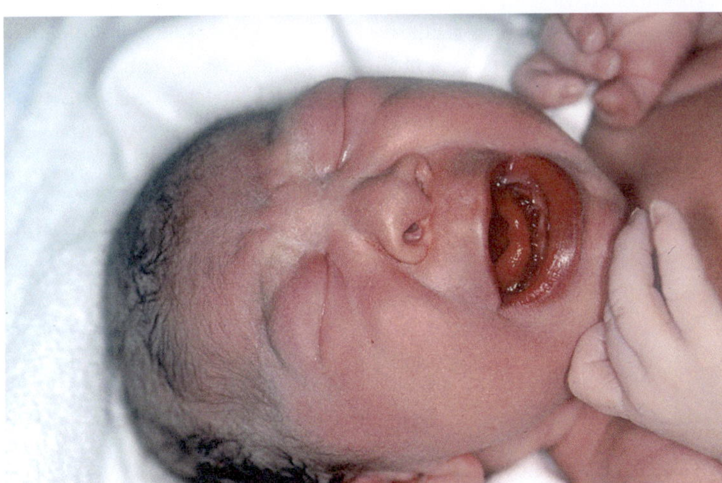

Abb. 10.15 Postpartaler Befund eines Kindes mit Mikrozephalus: deutliches Missverhältnis zwischen der Größe des Gesichts- und Gehirnschädels. Die biometrischen Maße des Gehirnschädels liegen unter der 3. Standardabweichung

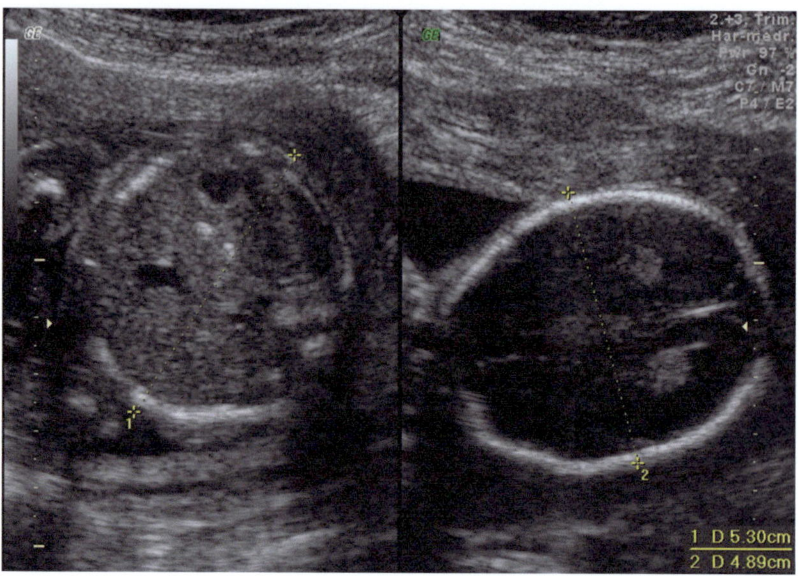

Abb. 10.16 Mikrozephalus: biometrische Werte des strukturell unauffälligen fetalen Köpfchens deutlich kleiner als die kindlichen Abdomenmaße. Nebenbefundlich Oligohydramnion

Weiterführende Diagnostik

Die pränatale Karyotypisierung angesichts der Vielzahl der ätiologisch in Betracht kommenden genetischen Erkrankungen ist mit den Eltern zu diskutieren. Herrscht Unklarheit über die intrakraniellen Zusatzbefunde, so ist eine weiterführende pränatale Kernspinuntersuchung möglich.

Prognose

Die Prognose von Kindern mit Mikrozephalus ist, was die Lebensdauer angeht, gut. Häufig ist jedoch eine geistige und neurologische Beeinträchtigung, je nach Ausmaß der Erkrankung, vorhanden. Eine konkrete Einschätzung der intellektuellen Leistungsfähigkeit, möglicher neurologischer Defizite und der Gesamtprognose aufgrund eines pränatalen Ultraschallbefunds ist nur sehr eingeschränkt möglich. Dolk et al. berichteten 1991 von einem 50%igen mentalen Retardierungsrisiko bei Messwerten zwischen der 3. und 4. Standardabweichung und von nahezu 100 % unterhalb der 4. Standardabweichung.

Geburtshilfliches Vorgehen

Bei Auftreten im frühen Gestationsalter und ausgeprägtem Befund ist die Option eines Schwangerschaftsabbruchs zu diskutieren. Regelmäßige Kontrollen des Wachstumsverlaufs des kindlichen Kopfes ermöglichen die Einschätzung der Dynamik des Krankheitsverlaufs, der sich meist postnatal fortsetzt. Einer vaginalen Geburt steht bei diesen Kindern in der Regel nichts im Wege.

Therapie

Eine primäre Therapieoption des Mikrozephalus existiert nicht. Postnatal richtet sich die Behandlung nach Ausmaß des intellektuellen und neurologischen Zustandsbilds.

10.4 Hydrozephalus

Als Hydrozephalus wird eine Erweiterung der zerebralen Liquorräume bezeichnet. Er kann mit oder ohne Vergrößerung des Kopfumfangs (Makrozephalie, gesteigerter Hirndruck) vorkommen.

10.4.1 Hydrocephalus internus

Dieser Störung der Gehirnanatomie liegt ein Missverhältnis des Ventrikeldurchmessers und des umgebenden Hirnmantels zugrunde. Ursache ist die gestörte Liquorzirkulation mit einem Ungleichgewicht zwischen der Produktion im Plexus choroideus und dem Abfluss über die Foramina interventricularia Monroi, dem Aquaeductus cerebri Sylvii und den Aperturae ventriculi quarti (Magendi u. Luschkae).

Epidemiologie

Mit einem kongenitalen Hydrocephalus internus ist bei 0,5:1.000 Neugeborenen zu rechnen. Diese Anomalie ist somit die häufigste angeborene Strukturanomalie des zentralen Nervensystems.

Ätiologie

Die Aquäduktstenose ist mit 43 % die häufigste Form des Hydrozephalus. In erster Linie sind Infektionen (*Toxoplasma gondii*, Zytomegalievirus, Parvovirus B19, *Treponema pallidum*, *Listeria monocytogenes*) als mögliche Ursachen zu nennen. Des Weiteren kommen pränatale intrazerebrale Hämorrhagien, Neoplasmen, pharmakologisch-toxische Ursachen (Heroin, Kokain, Methylquecksilber), in 2–29 % genetische Erkrankungen (X-Chromosom-assoziierte Aquäduktstenose, Trisomie 13, 18, 21), Syndrome (Meckel-Gruber-Syndrom, Apert-Syndrom) oder Neuralrohrdefekte kausal in Betracht.

Sonographie

▪ Abb. 10.17, ▪ Abb. 10.18, ▪ Abb. 10.19, ▪ Abb. 10.20, ▪ Abb. 10.21, ▪ Abb. 10.22, ▪ Abb. 10.23, ▪ Abb. 10.24, ▪ Abb. 10.25, ▪ Abb. 10.26, ▪ Abb. 10.27 u. ▪ Abb. 10.28

Die Erweiterung der Seitenventrikel (>10 mm, echoleer, glatt begrenzt) führt zu einer Verschiebung des Verhältnisses aus Seitenventrikelweite zu Hemisphärenweite (LVW-HW-Ratio) von >0,5. Von einer milden Ventrikulomegalie spricht man ab einer Erweiterung von 10–12 mm, von einer moderaten Erweiterung bei 12–15 mm und von einer schweren Erweiterung bei >15 mm. Die Verlagerung des Plexus choroideus oder das »lemon sign« (bei Neuralrohrdefekt) können als weitere sonographische Indizien gelten. Darüber hinaus wird die gleichzeitige Visualisierung der medialen und lateralen Wand des Seitenventrikels als indirektes Kriterium einer Ventrikelerweiterung gewertet. Hirndruckdiagnostik ist durch die intrazerebrale dopplersonographische Flussmessung (A. pericallosa, A. cerebri media) vorzunehmen. Bei Aquäduktstenose sind die Seitenventrikel und der 3. Ventrikel erweitert, der 4. Ventrikel ist dagegen normal weit.

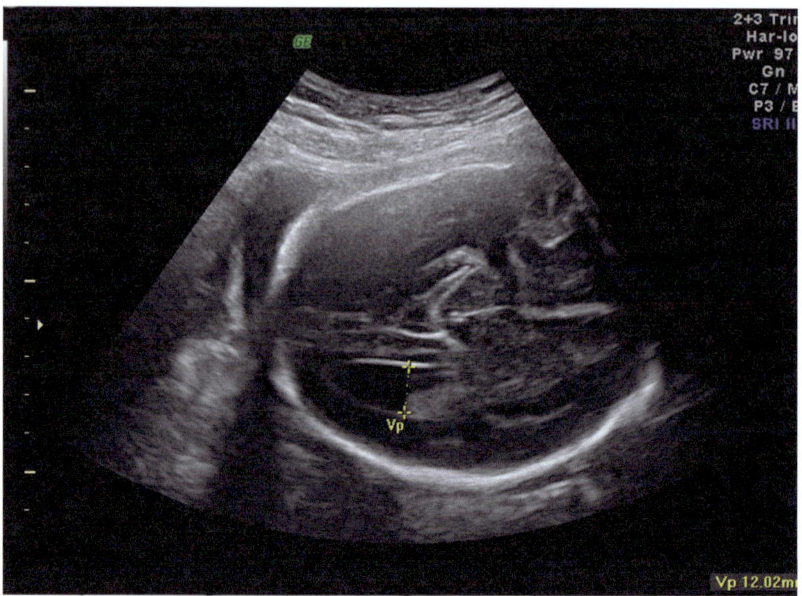

Abb. 10.17 Hydrozephalus: Transversalansicht des kindlichen Gehirns; deutliche (echoleere) symmetrische Erweiterung der Seitenventrikel, ausgelöst durch eine intrazerebrale Blutung bei Alloimmunthrombozytopenie

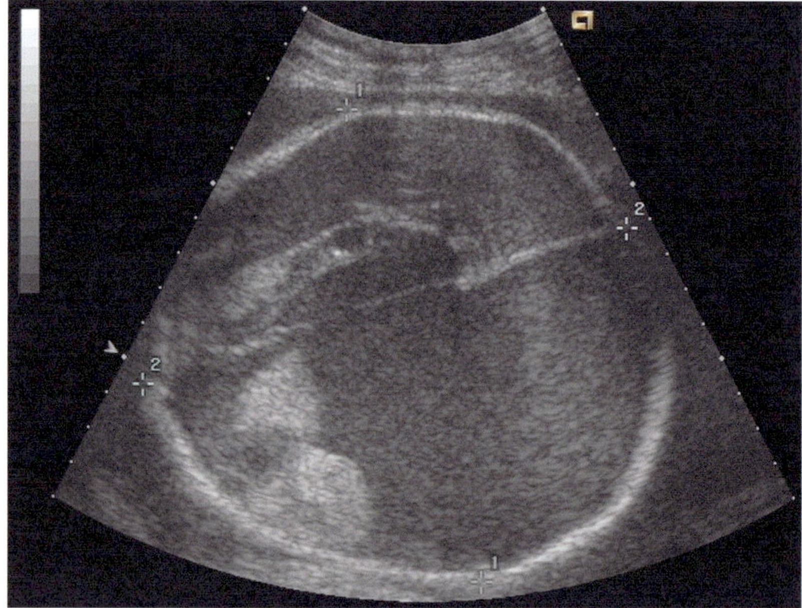

Abb. 10.18 Asymmetrischer Hydrozephalus: Die durch eine seitenungleich entwickelte Ventrikelblutung bedingte echoarme Erweiterung der Liquorräume ist in der schallkopffernen Hemisphäre deutlich stärker ausgeprägt als in der schallkopfnahen Gehirnhälfte (oben)

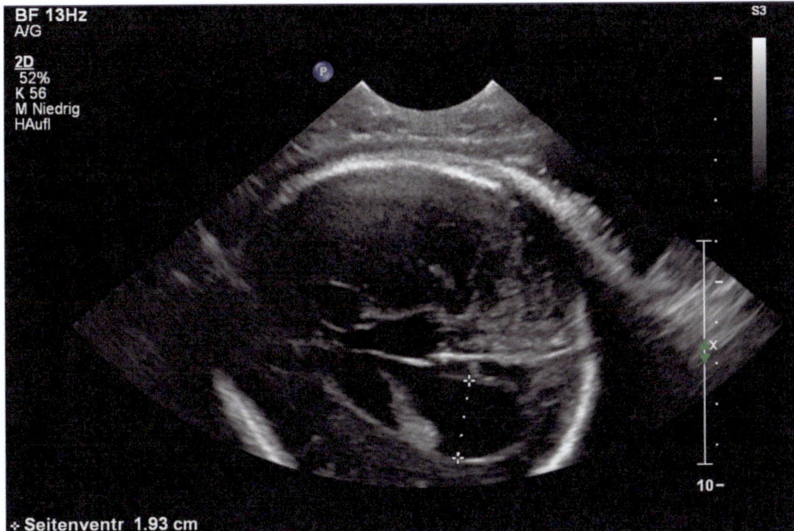

Abb. 10.19 Erweiterter 3. Ventrikel infolge einer Balkenagenesie: Zwischen den Seitenventrikeln (echoleer) kommt der normalerweise nur schlitzförmig darstellbare 3. Ventrikel als mäßig erweiterter Liquorraum zur Darstellung. Das Fehlen des Corpus callosum als Ursache der Ventrikelerweiterung ist in dieser Schnittebene nicht dargestellt

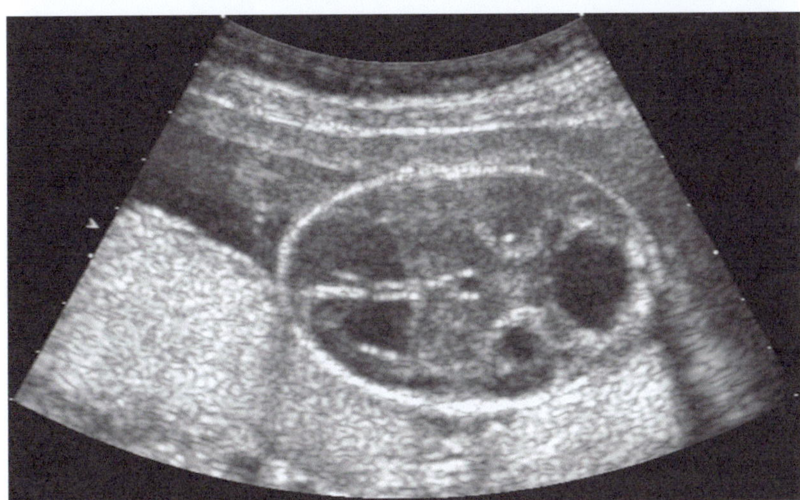

Abb. 10.20 Porenzephalie, Hydrocephalus internus communicans: Neben der Erweiterung der Frontalhörner der Seitenventrikel kommt in dieser Schnittebene der ballonartig dilatierte 4. Ventrikel in der hinteren Schädelgrube (rechts) zur Darstellung

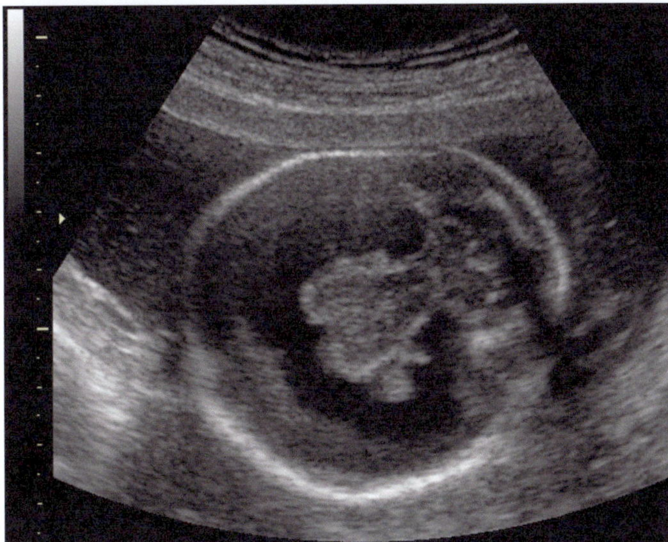

Abb. 10.21 Holoprosenzephalie: genereller Strukturdefekt im Frontalbereich des Großhirns (rechts). Breite Kommunikation der echoleeren liquorführenden Räume vor den gut abgrenzbaren Thalamuskernen

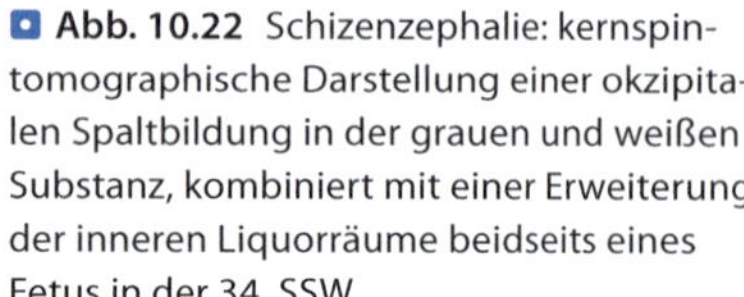

Abb. 10.22 Schizenzephalie: kernspintomographische Darstellung einer okzipitalen Spaltbildung in der grauen und weißen Substanz, kombiniert mit einer Erweiterung der inneren Liquorräume beidseits eines Fetus in der 34. SSW

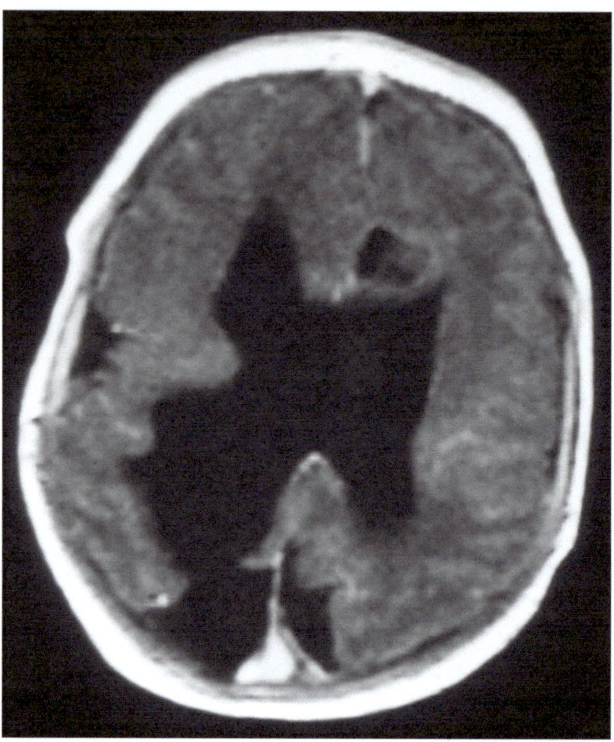

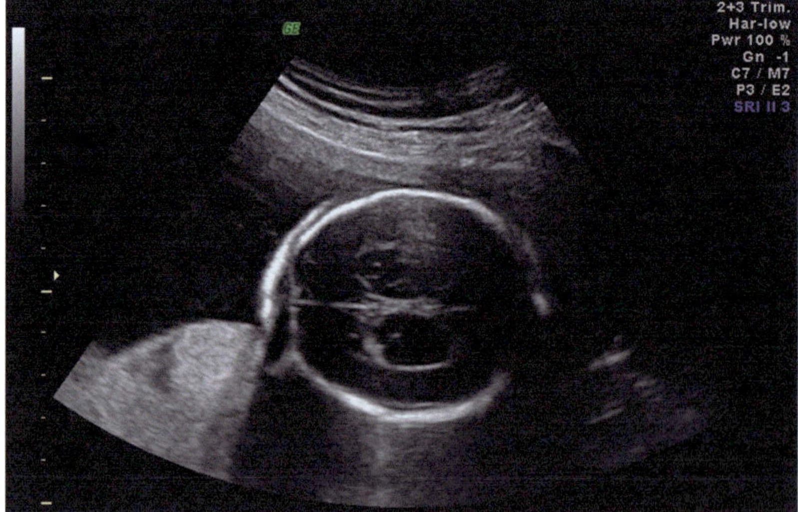

Abb. 10.23 Plexus-choroideus-Zyste: zerebraler Seitenventrikel vollständig von echoleerer Plexus-choroideus-Zyste ausgefüllt

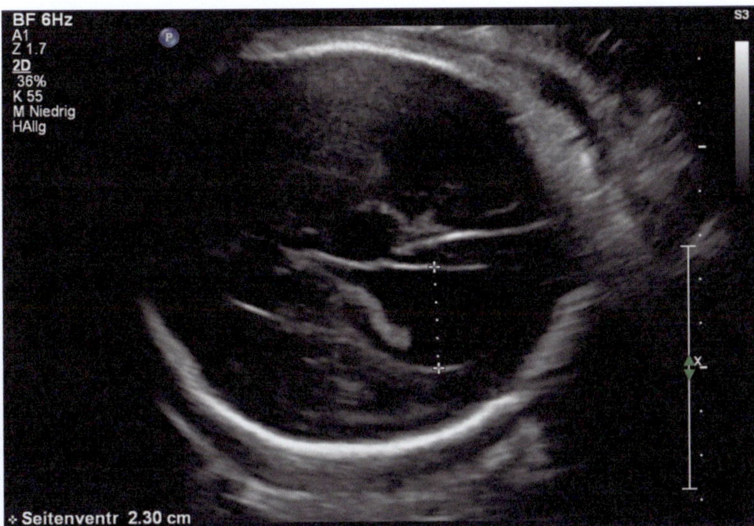

■ **Abb. 10.24** Hydrozephalus: Erweiterung des echoleeren Hinterhorns des intrazerebralen Seitenventrikels über den Normwert ≤10 mm hinaus (hier 23 mm)

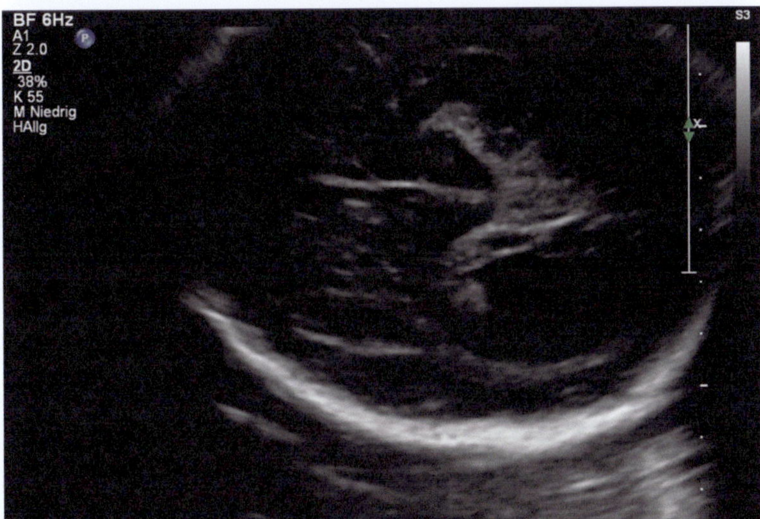

■ **Abb. 10.25** Agenesie des Corpus callosum: fehlende Darstellung des Cavum septum pellucidi bei gleichzeitiger Dilatation der inneren Liquorräume (Seitenventrikelhinterhörner hier abgebildet)

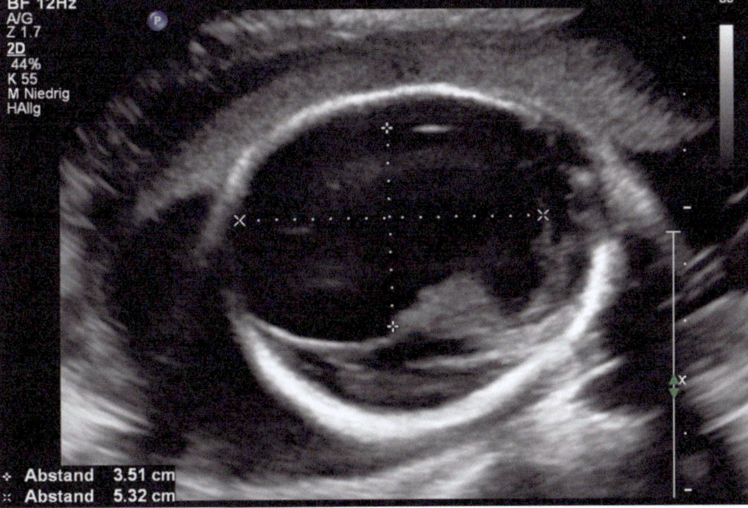

■ **Abb. 10.26** Schizenzephalie: asymmetrische Erweiterung der inneren Liquorräume

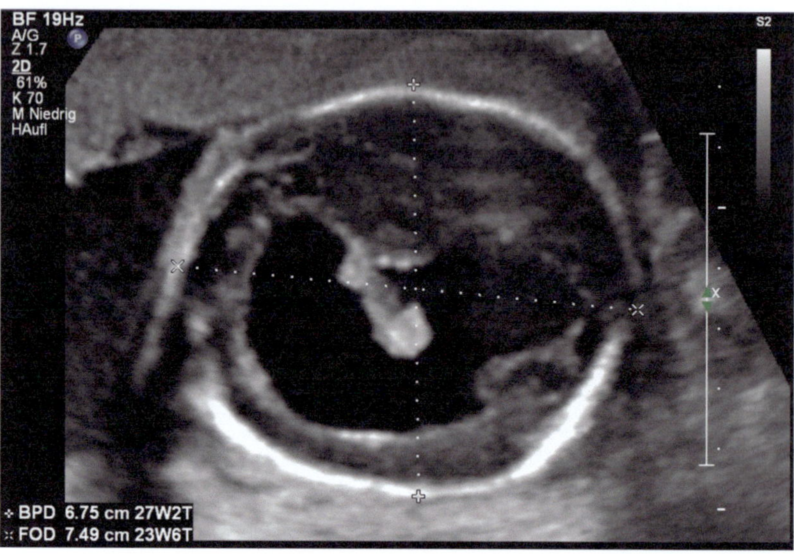

Abb. 10.27 Schizenzephalie: komplexe Hirnanlagestörung mit asymmetrischem Hydrocephalus internus

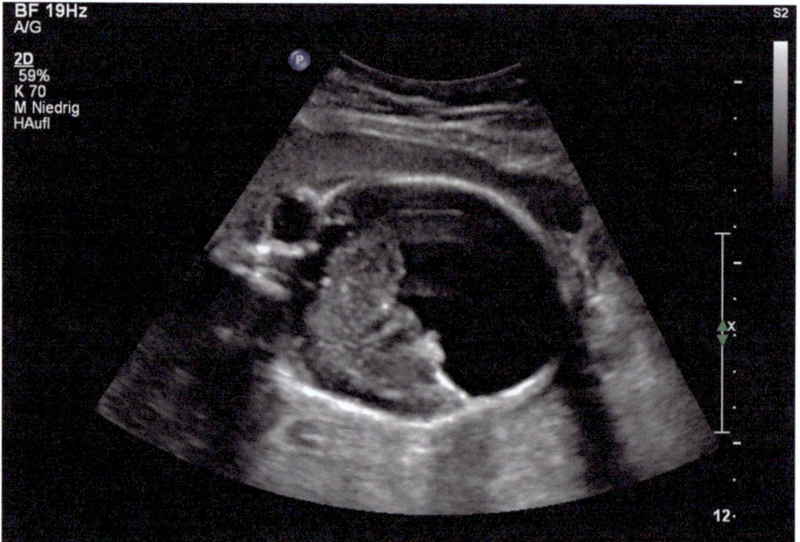

Abb. 10.28 Schizenzephalie: selber Befund wie in Abb. 10.27

Assoziierte Anomalien

Assoziierte Anomalien (78 %) kommen in 37 % intrakraniell vor. Hier ist vor allem auf die Corpus-callosum-Hypoplasie/-Agenesie, die Enzephalozele, die AV-Malformation und die Arachnoidalzyste zu achten. Extrakranielle Fehlbildungen werden in 63 % beobachtet. Fehlbildungen der Niere (37 %), des Herzens, des Gastrointestinaltrakts, der Lippen sowie Gonadendysgenesien sind auszuschließen. (Lumbosakrale) Neuralrohrdefekte sind die häufigste Ursache dieser Art der Gehirnveränderung (67 %).

Weiterführende Diagnostik

Die serologische Abklärung einer der Gehirnveränderung zugrunde liegenden Infektionserkrankung ist mittels einer TORCH-Serologie möglich. Eine Karyotypisierung ist in Abhängigkeit von der vermuteten Ätiologie zu diskutieren. Als moderne Erweiterung des diagnostischen Spektrums hält die pränatale Kernspinuntersuchung gerade im Bereich des Kraniums Einzug (schlechte

Ultraschallbedingungen im 3. Trimenon, komplexe Anatomie, kindliche Körperpartie mit den geringsten Bewegungsartefakten).

Prognose

Die Prognose ist pränatal sehr schwer abschätzbar. Sie wird entscheidend von den Begleitfehlbildungen bestimmt. Fetale Bewegungsanalysen (besonders der unteren Extremitäten) können mitunter Aufschlüsse geben. Nur ca. 30 % der Feten mit schwerer Ventrikulomegalie zeigen später eine normale neurologische Entwicklung; hingegen entwickeln sich fast 90 % der Feten mit milder oder moderater Ventrikulomegalie unauffällig. Kinder mit Aquäduktstenose haben eine hohe pränatale und neonatale Mortalität. Bei der Beratung eines betroffenen Elternpaars gilt generell, dass aufgrund morphologischer Veränderungen des Gehirns nur mit großer Zurückhaltung auf die mentale Funktionstüchtigkeit und mögliche geistige Entwicklungsstörungen des Kindes (Plastizität des noch unreifen Zentralnervensystems) rückgeschlossen werden kann. Da bei »isolierter« Ventrikulomegalie bis zu 10 % der Begleitfehlbildungen (sie liegen in 5–50 % der Fälle vor!) ultrasonographisch übersehen werden, sollte eine zusätzliche kernspintomographische Untersuchung überlegt werden.

Geburtshilfliches Vorgehen

Die pränatalmedizinischen und peripartalen Entscheidungen sind unter anderem von den Begleitfehlbildungen abhängig. Hinsichtlich des Geburtsmodus gilt ein Hydrozephalus mit einem Kopfmaß im Normbereich als geeignet für eine vaginale Geburt. Eine primäre Schnittentbindung ist durchzuführen bei geburtshilflicher Notwendigkeit (pathologisches Herztonmuster, Geburtsstillstand, Beckenendlage), bei Makrozephalie (Verdacht auf zephalopelvines Missverhältnis) und bei Verdacht auf einen Hydrozephalus bei (frischer) intrazerebraler Blutung. Befundprogredienz und der Verdacht auf Hirndruckentwicklung sind Indikationen zur Shuntanlage. Dieses trifft auf die postnatale Phase, aber auch auf die Schwangerschaft nach Abschluss der Frühgeburtlichkeit zu (>35. SSW).

10.4.2 Hydrocephalus externus (communicans)

Es liegt zusätzlich zur Erweiterung des Ventrikelsystems eine Dilatation des Subarachnoidalraums durch Obstruktion des Abflusses der Zerebrospinalflüssigkeit außerhalb des Ventrikelsystems vor.

Inzidenz

Es handelt sich um die zweithäufigste Form eines Hydrozephalus (38 %). Das Wiederholungsrisiko beträgt 1–2 %.

Ätiologie

Ursache kann eine Subarachnoidalblutung (häufigste Ursache), eine Obstruktion des Sinus sagittalis superior oder ein Fehlen der Pacini-Granulationen sein.

> **Sonographie**
> Präpartal gestaltet sich vor allem die Differenzierung von der Aquäduktstenose schwierig. Als pathognomonisch ist die Dilatation der subarachnoidalen Zisternen anzusehen.

▪ Prognose

Kinder mit Hydrocephalus externus haben eine bessere Prognose als Neugeborene mit anderen Hydrozephalusformen. Die Mortalität beträgt etwa 11 %.

10.5 Aneurysma der Vena Galeni

Das Aneurysma der V. Galeni stellt eine supratentorielle, komplexe arteriovenöse Malformation in der Mittellinie des Gehirns am posterioren Ende des 3. Ventrikels dar. Die aneurysmatische Erweiterung der V. Galeni resultiert aus multiplen Shuntverbindungen mit den zerebralen Arterien (Karotis-, Vertebrobasilarissystem). Die V.-Galeni-Malformation hat neben ihrem intrazerebralen Raumforderungscharakter vor allem erhebliche Auswirkung auf das Kreislaufgeschehen.

▪ Epidemiologie

Die Inzidenz eines Aneurysmas wird mit 1:30.000 Lebendgeborenen angegeben und ist die am häufigsten pränatal diagnostizierte intrakranielle Gefäßanomalie. Das Geschlechterverhältnis männlich zu weiblich beträgt 1:2.

▪ Embryologie

Die zerebralen Arterien und Venen entwickeln sich aus einem primitiven Gefäßplexus. Für die Entstehung von arteriovenösen Gefäßmalformationen an der Schädelbasis kommen pathogenetisch 2 Theorien in Betracht: ein früher Defekt der Differenzierung der Angioblasten zu primitiven Kapillaren oder ein später Defekt der histologischen Differenzierung des primitiven zum definitiven Gefäß.

Sonographie

▫ Abb. 10.29, ▫ Abb. 10.30, ▫ Abb. 10.31, ▫ Abb. 10.32, ▫ Abb. 10.33 u. ▫ Abb. 10.34

Die V. Galeni verläuft superoposterior der Thalami im Subarachnoidalraum und mündet am Unterrand der Falx cerebri in den Sinus sagittalis inferior. Eine als Aneurysma beschriebene arteriovenöse Malformation der V. Galeni stellt sich sonographisch als in der Mediane gelegene, echoleere, glatte Raumforderung im Bereich der hinteren Schädelgrube dar.
Diagnostisch beweisend ist die farbdopplersonographisch nachweisbare turbulente Blutströmung im Inneren des Befunds. Durch den massiven zerebralen arteriovenösen Shunt kommt es zur Kreislaufbelastung bis hin zur Herzinsuffizienz (»high output failure«). Bis zu 80 % des zirkulierenden Blutvolumens können in der AV-Malformation versacken. Eine begleitende Dilatation der Seitenventrikel kann durch Druckokklusion des Aquaeductus Sylvii oder intrakranielle venöse Druckerhöhung auftreten. Als weitere zerebrale Folgeschäden können zerebrale Infarkte, Porenzephalie, Makrokranie oder Subarachnoidalblutungen auftreten. Die kardiale Dekompensation kann sich graduell unterschiedlich in AV-Klappeninsuffizienzen, Kardiomegalie, Rechtsherzversagen bis hin zum kardialen Hydrops fetalis manifestieren.

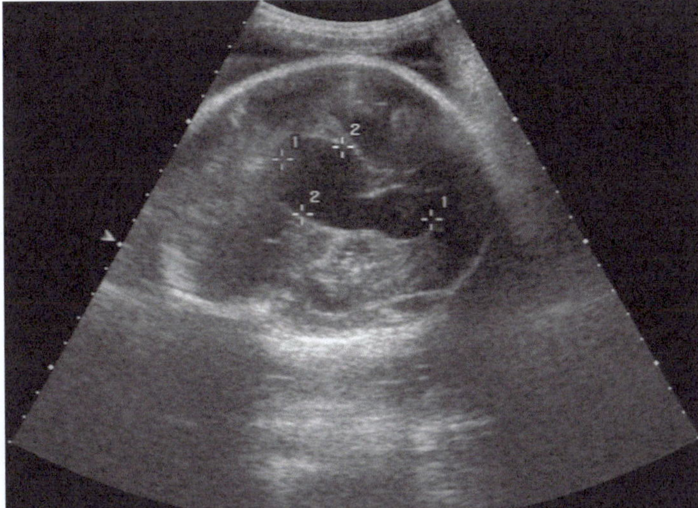

Abb. 10.29 Aneurysma der V. Galeni: In einer sagittalen Schnittebene durch das kindliche Gehirn imponiert als Blickdiagnose eine echoleere glatte Raumforderung im Zentrum des Gehirns

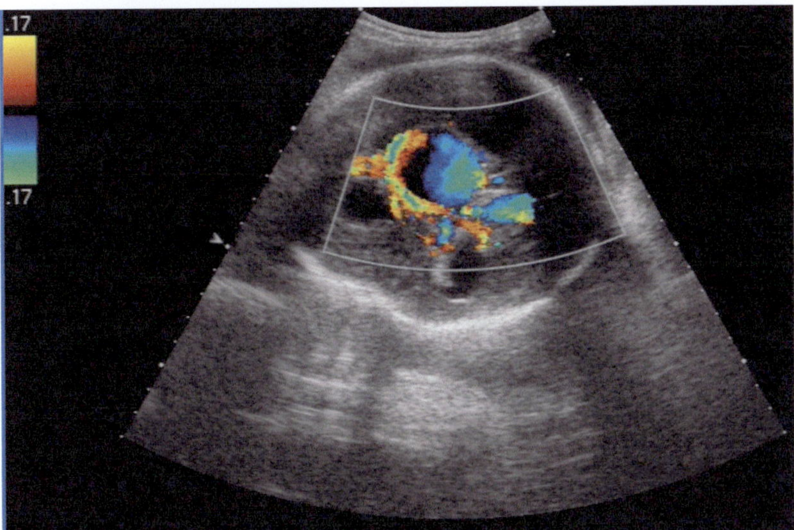

Abb. 10.30 Farbdopplersonographie eines Aneurysmas der V. Galeni: intensive farbdopplersonographische Anfärbung des turbulenten Blutstroms in der AV-Malformation

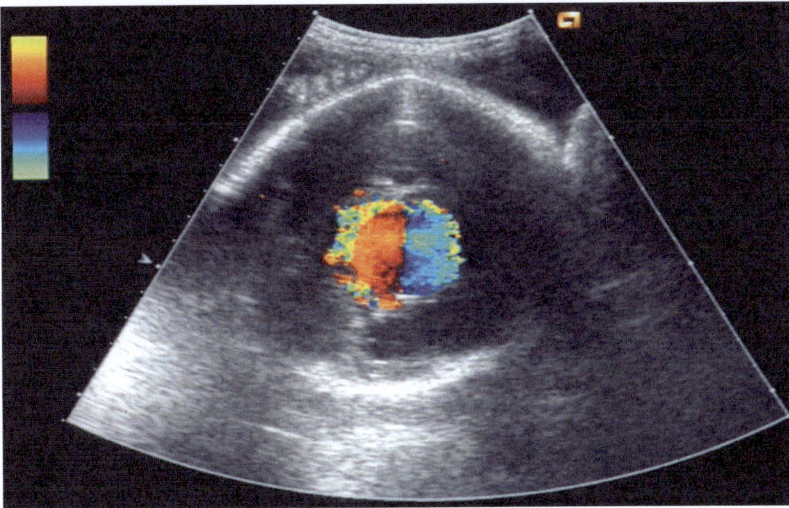

Abb. 10.31 Aneurysma der V. Galeni: Im Transversalschnitt wird die typische Lage einer unpaaren Gefäßveränderung in der Mittellinie mit turbulentem Blutstrom darstellbar

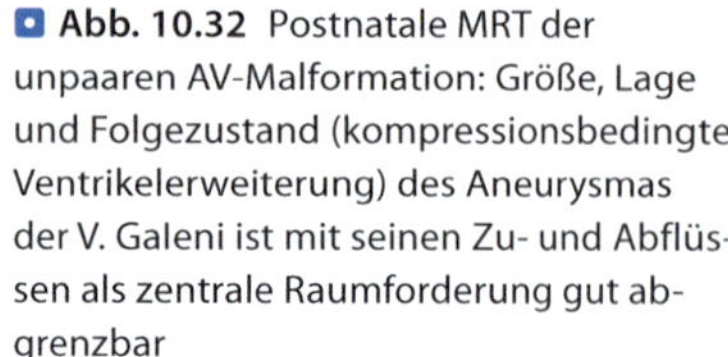

Abb. 10.32 Postnatale MRT der unpaaren AV-Malformation: Größe, Lage und Folgezustand (kompressionsbedingte Ventrikelerweiterung) des Aneurysmas der V. Galeni ist mit seinen Zu- und Abflüssen als zentrale Raumforderung gut abgrenzbar

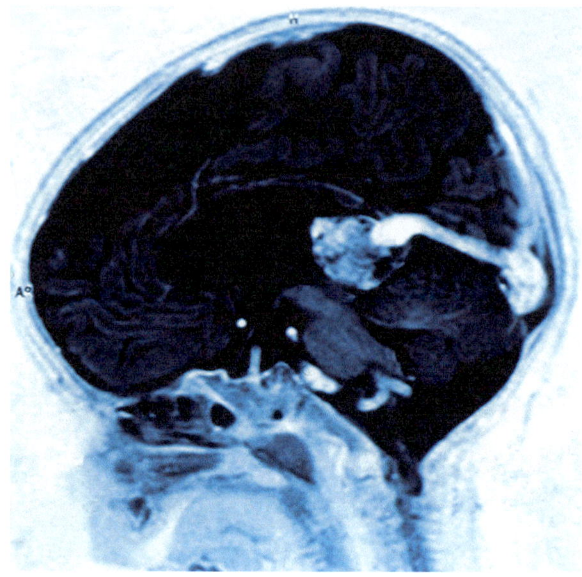

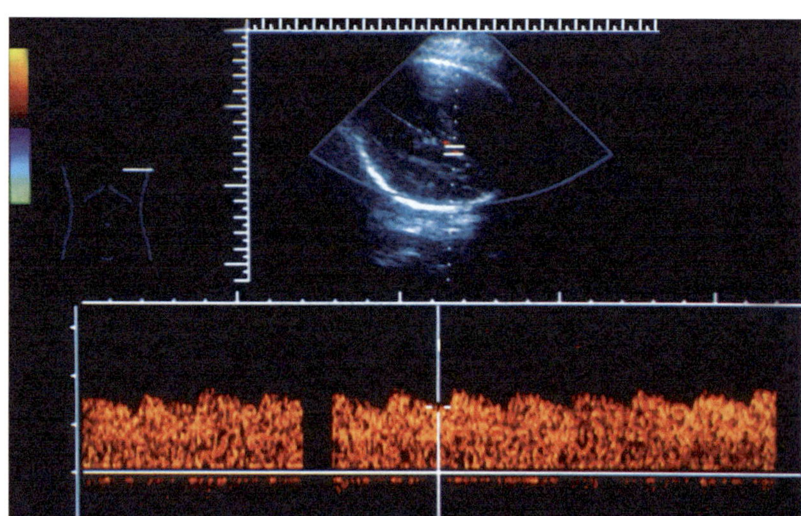

Abb. 10.33 Spektraldopplersonographie des arteriellen (pulsatilen), zum Aneurysma der V. Galeni zuführenden Blutstroms

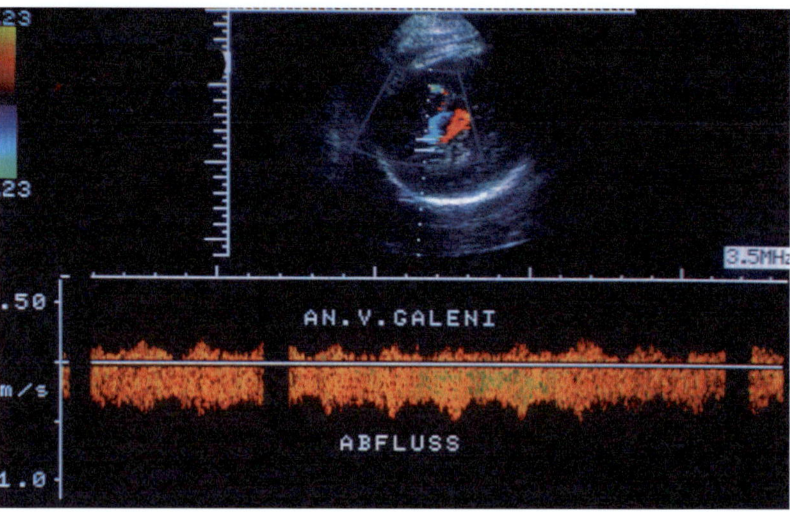

Abb. 10.34 Spektraldopplersonographisches Flussmuster im abführenden, venösen Stromgebiet (im Verhältnis niedriger systolischer bei hohem diastolischen Flussanteil) des Aneurysmas der V. Galeni

Differenzialdiagnose

Infrage kommen alle pathologischen Befunde, die mit echoleeren intrazerebralen Raumforderungen einhergehen: Ventrikelerweiterungen, besonders des 3. Ventrikels, Agenesie des Corpus callosum, zerebrale Zysten, Arachnoidalzysten, Plexus-choroideus-Zysten und eine Dandy-Walker-Malformation. Pathognomonisch für eine Malformation der V. Galeni sind dabei ihr medianer Sitz und ihr turbulentes Durchströmungsmuster (Dopplersonographie).

Prognose

Unbehandelt ist die Prognose, insbesondere bei Vorliegen von Herzversagen und Hydrops fetalis, sehr ungünstig. Bis zu 94 % der Neugeborenen leiden zum Zeitpunkt der Geburt unter einer relevanten Kreislaufbelastung. Myokardiale Ischämie kann in der Folge zum Herzinfarkt führen. Als zerebrale Komplikationen sind postnatal Kopfschmerzen und/oder Anfallsleiden beschrieben.

Geburtshilfliches Vorgehen

Regelmäßige Kontrollen der fetalen Kreislaufparameter (Dopplersonographie, AV-Klappenschluss, Flüssigkeitseinlagerungen) und des Wachstumsverlaufs des kindlichen Kopfes ermöglichen die Einschätzung der Dynamik des Krankheitsverlaufs. Die sonographische Identifizierung der Zu- und Abflüsse zum Aneurysma der V. Galeni sind für die postnatale Operationsplanung entscheidend. Eine vorzeitige Entbindung ist nicht vorteilhaft. Zur Frage des günstigsten Geburtsmodus (Sektio vs. vaginale Geburt) liegen keine gesicherten Daten vor.

Therapie

Pränatal ist eine kausale Therapie nicht möglich. Eine supportive kardiale transplazentare Digitalisgabe kann ggf. bei bedrohlicher Herzinsuffizienz (Hydrops) in niedrigem Gestationsalter erwogen werden. Postnatal wird das Shuntvolumen schrittweise durch wiederholte transarterielle Embolisationen der Zuflüsse zur Gefäßmalformation mittels Coils oder Fibrin- bzw. Kunststoffkleber reduziert. Die operative Intervention ist nicht eher indiziert, als die Kreislaufbelastung durch das Aneurysma der V. Galeni zu dekompensieren beginnt. Die Erfolgsrate der intravaskulären Katheterbehandlung mit gutem neurologischen Outcome liegt in erfahrenen Händen bei 66 %.

10.6 Hintere Schädelgrube

Bei der Beurteilung des fetalen zentralen Nervensystems gerät die hintere Schädelgrube wegen ihrer schlechten Darstellbarkeit und der relativen Seltenheit ihrer Krankheitsbilder oft ins Hintertreffen.

Sonographie

Die hintere Schädelgrube wird sonographisch am besten durch einen Horizontalschnitt dargestellt. Hier lassen sich die knöchernen Strukturen, das Zerebellum mit den Hemisphären und dem Vermis, die Cisterna cerebellomedullaris und etwas tiefer die Pons mit der Medulla oblongata darstellen. Beachtet werden sollte bei der Darstellung der zerebralen Strukturen, dass methodenimmanent die schallkopfnahen Hirnteile echoreicher, die schallkopffernen echoärmer erscheinen.

10.6.1 Dandy-Walker-Malformation

Die Dandy-Walker-Malformation ist durch eine Hypoplasie oder Agenesie des Vermis cerebelli gekennzeichnet, durch welchen die aufgeweitete Cisterna magna mit dem 4. Ventrikel kommuniziert. Es entwickelt sich zusätzlich eine Erweiterung der Seitenventrikel mit unterschiedlicher Ausprägung.

▪ Epidemiologie

Etwa 12 % aller kongenitalen Hydrozephalen sind ursächlich mit einer Dandy-Walker-Fehlbildung verbunden. Allerdings wird diese Zahl häufig als zu gering angesehen, da anzunehmen ist, dass ein Teil der Feten mit Hydrozephalus irrtümlich anderen Entitäten zugeschrieben werden. Daraus resultieren die stark unterschiedlichen Inzidenzschätzungen von 1:10.500–28.000 Geburten. Das Wiederholungsrisiko ohne genetische Belastung beträgt 1–5 %.

▪ Pathogenese

Die Pathogenese ist nicht mit letzter Sicherheit geklärt. Eine Entwicklungsstörung im Bereich des Rhombenzephalons führt zu einer Arachnoidalverklebung. Die folgende Liquorabflussstörung bedingt eine Erweiterung des 4. Ventrikels und eine Kranialverdrängung des Zerebellums. Zudem wird ein Ungleichgewicht der Liquorproduktion zwischen den Seiten- sowie dem 3. und 4. Ventrikel diskutiert. Die Überproduktion auf der Ebene des 4. Ventrikels führt zur sichtbaren Ventrikelerweiterung und Verdrängung des Zerebellums. Die Seitenventrikelerweiterung, gelegentlich erstes sonographisches Merkmal, entwickelt sich sekundär, oft erst postpartal in den ersten Lebensmonaten.

▪ Ätiologie

Derzeit nicht sicher bekannt. Hereditäre Faktoren scheinen mitverantwortlich zu sein, da eine Dandy-Walker-Malformation assoziiert mit chromosomalen und syndromalen Störungen (Warburg, Aase-Smith, Ruvalcaba, Coffin-Siris, Meckel-Gruber, Ellis van Creveld u. a.) auftreten kann.

Sonographie

▫ Abb. 10.35, ▫ Abb. 10.36, ▫ Abb. 10.37 u. ▫ Abb. 10.38

Die Diagnose einer Dandy-Walker-Malformation gelingt durch die Einstellung des Kleinhirns und der Cisterna cerebellomedullaris. Anterior-posterior-Vermessung der Cisterna cerebellomedullaris: Werte von >10 mm sind pathologisch. Ein Kleinhirnwurmdefekt unterschiedlicher Ausprägung sollte neben der Dilatation der Cisterna magna darstellbar sein. Die Präsenz eines Hydrozephalus (wenn nicht das erste Hinweiszeichen) ist für die Diagnose nicht zwingend.

▪ Assoziierte Anomalien

In bis zu 86 % der Fälle finden sich Begleitanomalien, davon bis zu 70 % intrakraniell (v. a. Kleinhirnhypoplasie oder -aplasie, Gyrierungsstörung des Zerebellums, Ventrikulomegalie oder Corpus-callosum-Agenesie). Extrakraniell sind in bis zu 60 % Begleitfehlbildungen an Herz, Urogenital- und Gastrointestinaltrakt sowie Skelettanomalien zu finden.

▪ Weiterführende Diagnostik

Eine pränatale Kernspinuntersuchung des ZNS ist zur Klärung der Diagnose und zerebraler Begleitfehlbildungen wegweisend. Eine Karyotypisierung ist

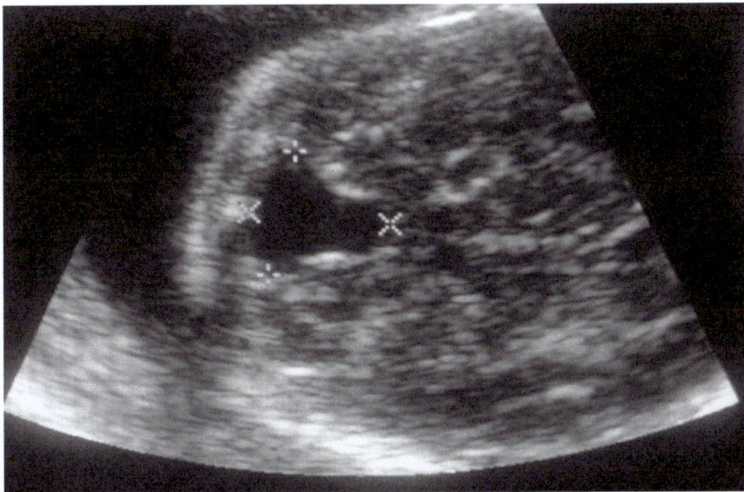

Abb. 10.35 Dandy-Walker-Malformation: Infolge einer Hypoplasie des Kleinhirnwurms erscheinen die Hemisphären des Zerebellums voneinander distanziert und die echoleere Cisterna magna (Markierung) vergrößert

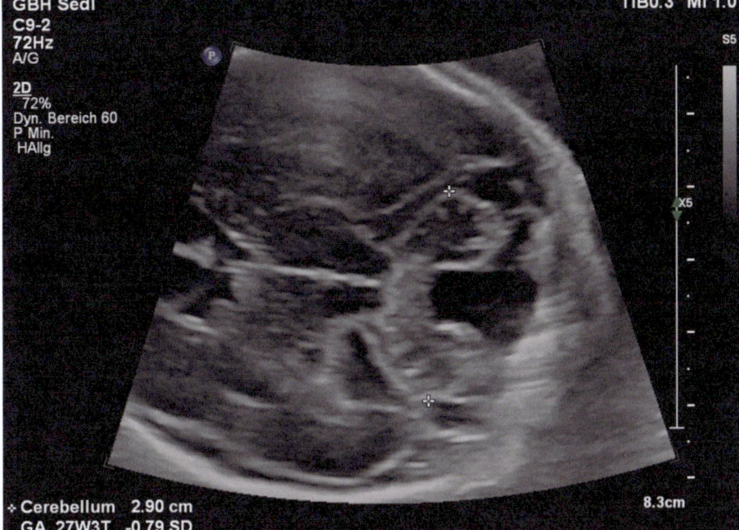

Abb. 10.36 Dandy-Walker-Malformation: hintere Schädelgrube mit echoleerer Lücke zwischen den Kleinhirnhemisphären (rechts)

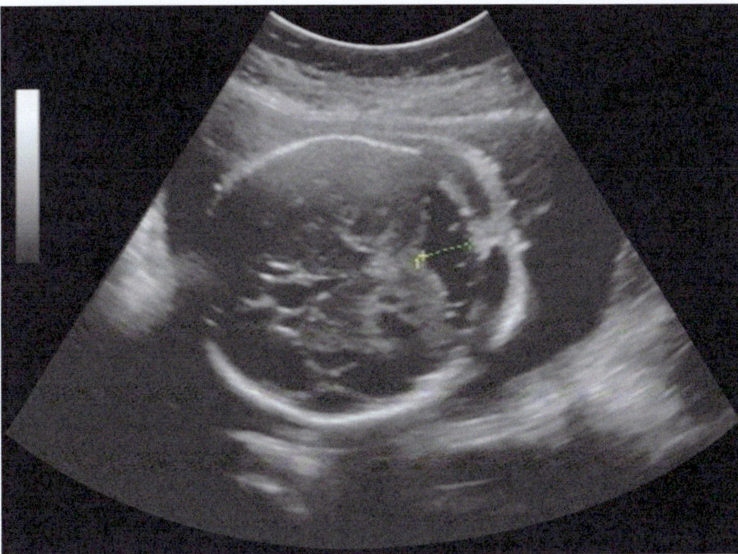

Abb. 10.37 Vergrößerte (echoleere) Cisterna magna (Okzipitalpol rechts)

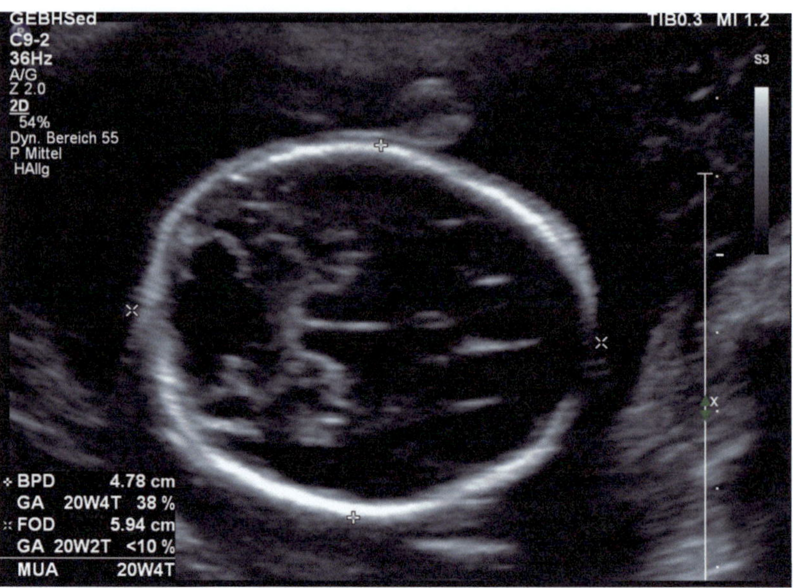

Abb. 10.38 Dandy-Walker-Malformation: echoleere Raumforderung in der hinteren Schädelgrube

fakultativ. Die Erkrankung ist nur selten mit chromosomalen Aberrationen verbunden.

Geburtshilfliches Vorgehen

Einer vaginalen Geburt steht prinzipiell nichts entgegen, die Entscheidung muss jedoch von den Begleitfehlbildungen abhängig gemacht werden. Im weiteren Verlauf erfolgt bei Entwicklung einer progredienten Seitenventrikelerweiterung eine ventrikuloperitoneale Shunteinlage.

Differenzialdiagnose

Unter dem Oberbegriff »Dandy-Walker-Komplex« wird differenzialdiagnostisch die Megacisterna magna (MCM), die persistierende Blake-Tasche (PBT), die Dandy-Walker-Malformation und die Dandy-Walker-Variante zusammengefasst (Abb. 10.39). Als Megacisterna magna wird eine Vergrößerung der Cisterna magna ohne Vermishypoplasie und Hydrozephalus bezeichnet. Milde Formen der Vermishypoplasie werden als Dandy-Walker-Variante bezeichnet und sind sonographisch oft schwer von einer Megacisterna magna oder einer Arachnoidalzyste (Abb. 10.40) zu differenzieren. Sonomorphologisch bzw. kernspintomographisch lässt sich wiederum eine Arachnoidalzyste oft schwierig von einer MCM oder PBT unterscheiden. Die Prognosen dieser Differenzialdiagnosen sind insgesamt günstiger.

Prognose

Beim Vollbild der Dandy-Walker-Malformation mit Begleitanomalien muss von einer ungünstigen Prognose ausgegangen werden. Die Gesamtmortalität ohne assoziierte Fehlbildungen liegt bei 55 % und steigt beim Vorliegen weiterer Anomalien auf ca. 83 %. Etwa 40 % der überlebenden Kinder sind intellektuell stark, 20 % mäßig beeinträchtigt.

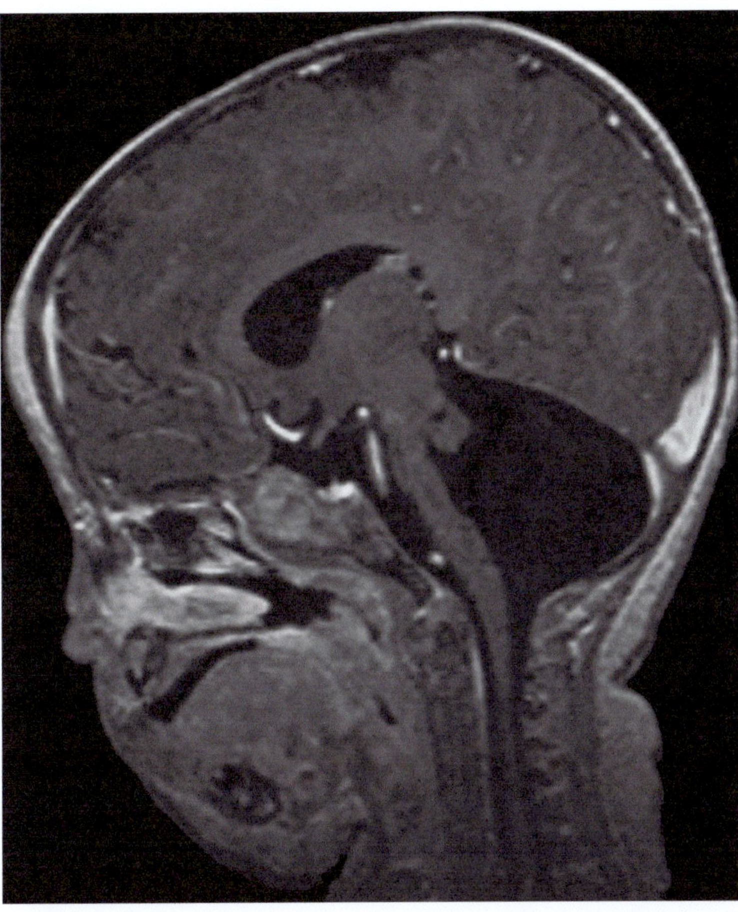

Abb. 10.39 Postnatale MRT einer blutungsbedingten Erweiterung des 3. und 4. Ventrikels

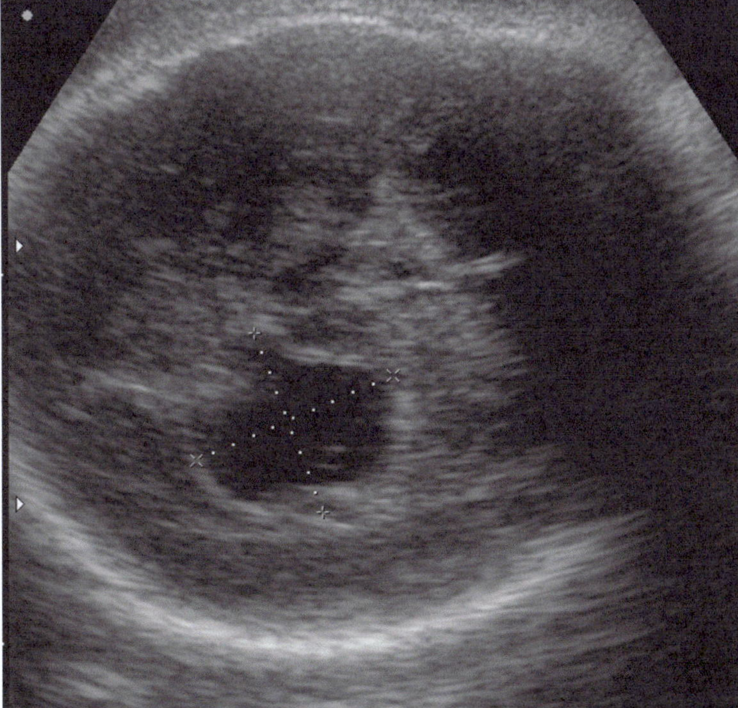

Abb. 10.40 Zerebrale Arachnoidalzyste: echoleere, glatte Raumforderung in der weißen Substanz des ZNS. Differenzialdiagnose zur Ventrikelerweiterung, Dandy-Walker-Malformation, Aneurysma der V. Galeni

10.6.2 Arnold-Chiari-Malformation

Bei der Arnold-Chiari-Malformation handelt es sich um eine Herniation der Medulla oblongata, des Kleinhirnwurms und des 4. Ventrikels nach kaudal durch das Foramen magnum. Sie wird durch die unvollständige kraniale Migration der Medulla oblongata aus dem zervikalen Spinalbereich hervorgerufen. Ursache dieses Migrationsdefizits ist beim Typ II eine Spina bifida. Je nach Ausprägung dieser Migrationsstörung werden 3 Typen unterschieden:

- Typ I mit einer Herniation des Vermis (Chiari-Malformation Typ I)
- Typ II mit zusätzlichem Hydrozephalus (Chiari-Malformation Typ II oder Arnold-Chiari-Malformation)
- Typ III mit zusätzlichen Enzephalo- und /oder Myelozelen

Assoziierte Anomalien

Hydrozephalus, Spina bifida und Meningomyelozele.

Sonographie

Die Herniation (Frontalschnitt) ist nur schwer direkt darzustellen und wird oft übersehen. Eine sich sekundär entwickelnde Seitenventrikelerweiterung kann diagnostisch den Weg weisen. Allerdings wird die Arnold-Chiari-Malformation oft erst im Kleinkindalter entdeckt.

Geburtshilfliches Vorgehen

Einer vaginalen Geburt steht außer bei makrozephalem Hydrozephalus nichts entgegen.

Weiterführende Diagnostik

Eine vorgeburtliche Kernspinuntersuchung ist zur besseren Einschätzung des Ausprägungsgrads und zur differenzialdiagnostischen Abgrenzung (Hydrozephalus, Flüssigkeitsansammlung anderer Genese) der Störung wegweisend.

Prognose und Therapie

Die Prognose ist vom Ausprägungsgrad der Herniation abhängig. Bei schweren Verläufen versterben die Kinder intrauterin oder postpartal an den Folgen der Kleinhirnnekrosen oder durch die Kompression der Medulla oblongata. Im Kleinkindalter diagnostizierte Patienten haben eine entscheidend bessere Prognose, da es sich dann in der Regel um mildere Formen mit geringerer Herniation handelt. Diese können einer neurochirurgischen Korrektur zugeführt werden.

Vorläufige Ergebnisse der aktuell laufenden Meningomyelozele-Studie »MOMS« lassen hoffen, dass der intrauterine Meningomyelozelenverschluss zu einer Prognoseverbesserung führt. Eine definitive Therapieempfehlung liegt aktuell noch nicht vor.

10.7 Tumoren des ZNS

Kongenitale Tumoren des ZNS sind Dermoide, Teratome, Dysgerminome oder Lipome. Sie kommen bei tuberöser Sklerose (Morbus Bourneville-Pringle), Neurofibromatose (Recklinghausen-Krankheit) und bei der systemischen Angiomatose (Hippel-Lindau-Syndrom) vor.

▪ Epidemiologie

Alle diese Tumoren sind selten (z. B. Lipom 1:1700 in Autopsiepräparaten). Da darüber hinaus die Mehrzahl der Tumoren intrauterin asymptomatisch bleibt und erst während der Kindheit symptomatisch wird, ist eine genaue Abschätzung der pränatalen Häufigkeiten schwierig. Allerdings weisen 0,04–0,18 % aller vor dem ersten Lebensjahr verstorbenen und einer Autopsie zugeführten Kinder intrakranielle Tumoren auf. Die Mehrzahl dieser Tumoren dürfte jedoch in der postpartalen Periode entstanden sein. Nur etwa 8 % aller vor dem 16. Lebensjahr diagnostizierten Tumoren sind kongenitaler Natur.

▪ Pathologie

Der häufigste supratentorielle Tumor im Kindesalter ist das **Kraniopharyngeom**. Es enthält zystische und solide Anteile und tritt supraselläar auf. Papillome des Plexus choroideus sind fast immer gutartige Tumoren meist kongenitalen Ursprungs, die durch eine Überproduktion von Liquor begleitend zu einem Hydrozephalus führen können. Gewöhnlich wird die Diagnose aufgrund eines begleitenden Hydrozephalus gestellt. **Dermoide** enthalten unter anderem Epithelstrukturen, Fett, Talg, Zähne und Haare. Sie können in der hinteren Schädelgrube auftreten und eine Verbindung zur Kopfhaut haben. Enthalten Dermoide undifferenzierte Strukturen, so ist eine hohe Entartungswahrscheinlichkeit gegeben.

Germinome imponieren als solide Strukturen und kommen meist suprasellär vor. Medulloblastome weisen eine weiche Binnenstruktur, oft mit zentraler Nekrose, auf. Sie zeigen eine hohe maligne Potenz und wachsen in der hinteren Schädelgrube. Lipome kommen typischerweise in der Mittellinie, ausgehend vom Corpus callosum, vor. Der glatt begrenzte, verdrängend wachsende, benigne Tumor bedingt dabei eine (partielle) Balkenagenesie. Bei der tuberösen Sklerose finden sich multiple neurogliale Tumoren des Kortex und der Ventrikel. Die Neurofibromatose zeigt akustische Neurinome, Meningeome und Gliome. Die systemische Angiomatose kann zu Manifestationen im Auge und Kleinhirn führen.

▪ Ätiologie

Die Ätiologie von angeborenen Gehirntumoren ist unklar. Im Tierexperiment konnten Gehirntumoren durch virale oder chemische Exposition induziert werden. Die Übertragbarkeit dieser Ergebnisse auf den Menschen ist allerdings fraglich.

▪ Klinik

Sitz, Ausdehnung, Wachstumstendenz und Histologie bestimmen die postpartale Symptomatik. Diese reicht von kompletter Beschwerdefreiheit bis zu schwersten neurologischen Zustandsbildern.

▪ Formen

Eine Einteilung kongenitaler intrakranieller Tumoren ist wegen der unterschiedlichen Herkunft nur eingeschränkt möglich:

- Keimzelltumoren: Dermoid, Teratom (Sonderform: Epignathus)
- germinale Tumoren: Dysgerminom, embryonales Karzinom, Chorionkarzinom
- neuroblastische Tumoren: Medulloblastom, Neuroblastom, Retinoblastom
- Tumoren embryonalen Ursprungs: Kraniopharyngeom
- Tumoren ependymalen Ursprungs: Ependymom, Papillom des Plexus choroideus, Glioblastoma multiforme, malignes Astrozytom
- Tumoren, assoziiert mit genetischen Erkrankungen: tuberöse Sklerose, Neurofibromatose, systemische Angiomatose, Lipom

Sonographie

◻ Abb. 10.41, ◻ Abb. 10.42, ◻ Abb. 10.43, ◻ Abb. 10.44, ◻ Abb. 10.45 u. ◻ Abb. 10.46

Intrakranielle Tumoren werden oft nur aufgrund des begleitenden Hydrozephalus diagnostiziert. Eine Mittellinienverschiebung und eine abnorme Kopfform oder -größe können ebenfalls als Hinweiszeichen verstanden werden. Die Läsionen können echoreich oder echoarm imponieren. Das Lipom erscheint echoreich. Kalzifikationen sind häufig. Eine histologische Klassifikation aufgrund sonographischer Merkmale ist nicht möglich.

▪ Assoziierte Anomalien

Mit Lipomen sind Lippen-Kiefer-Gaumen-Spalten, Spina bifida, Herzfehler, das Goldenhar-Syndrom und Trisomie 21 assoziiert.

▪ Differenzialdiagnose

Hydrozephalus anderer Genese, Hirnzysten, Porenzephalie, Hirnblutung, intrakranielle Verkalkung, Infarkte.

▪ Genetik

Tuberöse Sklerose, Neurofibromatose und systemische Angiomatose werden autosomal-dominant vererbt.

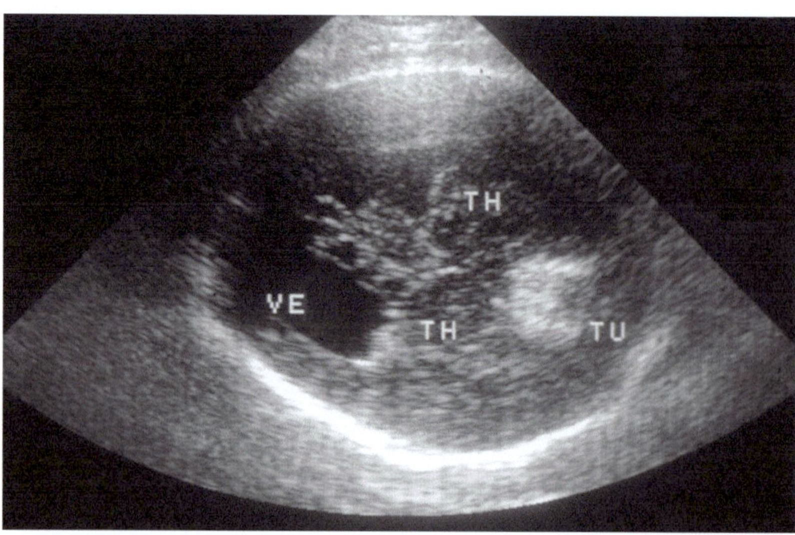

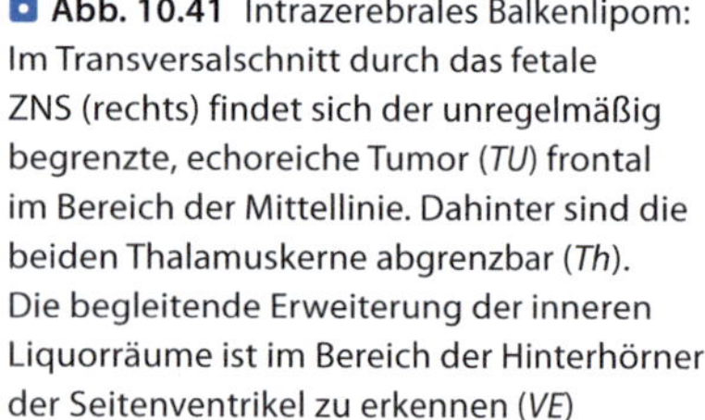
◻ **Abb. 10.41** Intrazerebrales Balkenlipom: Im Transversalschnitt durch das fetale ZNS (rechts) findet sich der unregelmäßig begrenzte, echoreiche Tumor (*TU*) frontal im Bereich der Mittellinie. Dahinter sind die beiden Thalamuskerne abgrenzbar (*Th*). Die begleitende Erweiterung der inneren Liquorräume ist im Bereich der Hinterhörner der Seitenventrikel zu erkennen (*VE*)

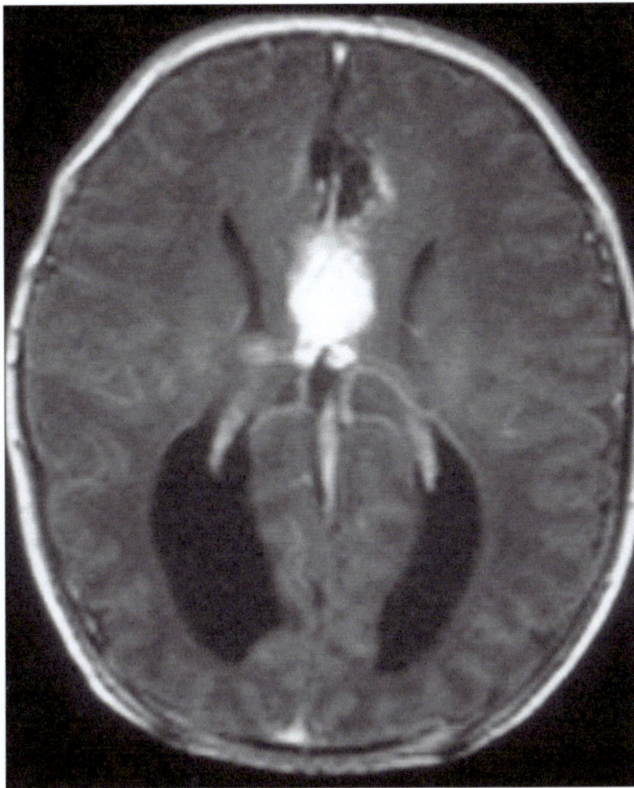

Abb. 10.42 Postpartale MRT bei intrazerebralem Balkenlipom: im Frontalhirn zentral gelegener, sich hell darstellender Tumor mit begleitendem Hydrocephalus internus (Hinterhörner der Seitenventrikel)

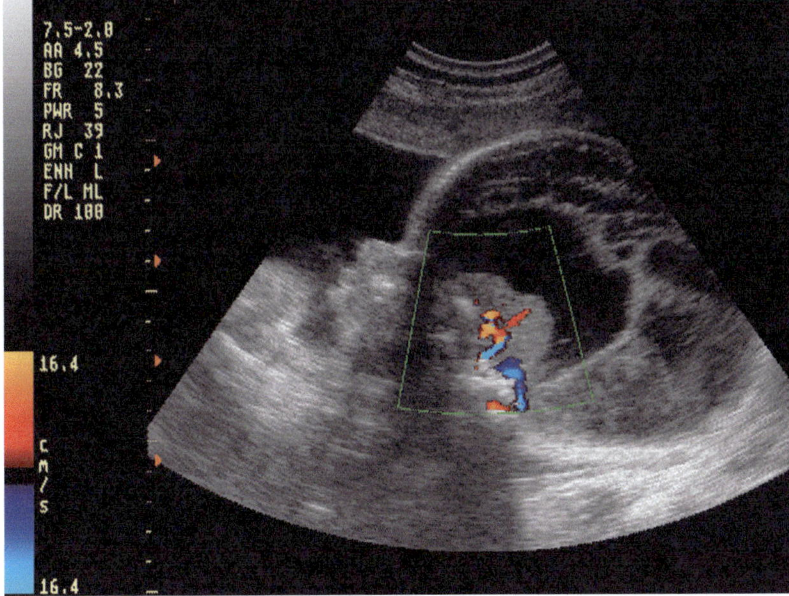

Abb. 10.43 Primitiver neuroektodermaler Hirntumor: hypervaskularisierte echoarme Raumforderung an der Schädelbasis

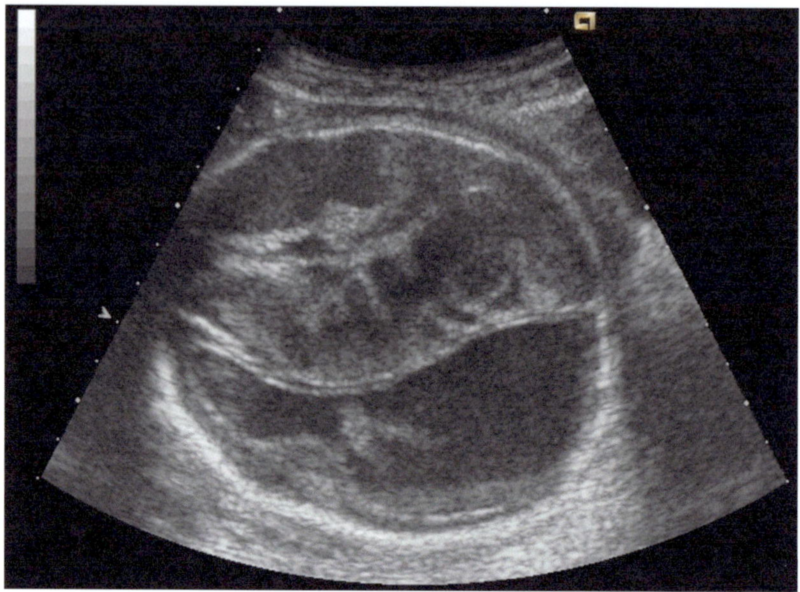

Abb. 10.44 Akute intrakranielle Blutung (mit Ventrikeleinbruch) als Ursache einer intrakraniellen Raumforderung mit Mittellinienverschiebung

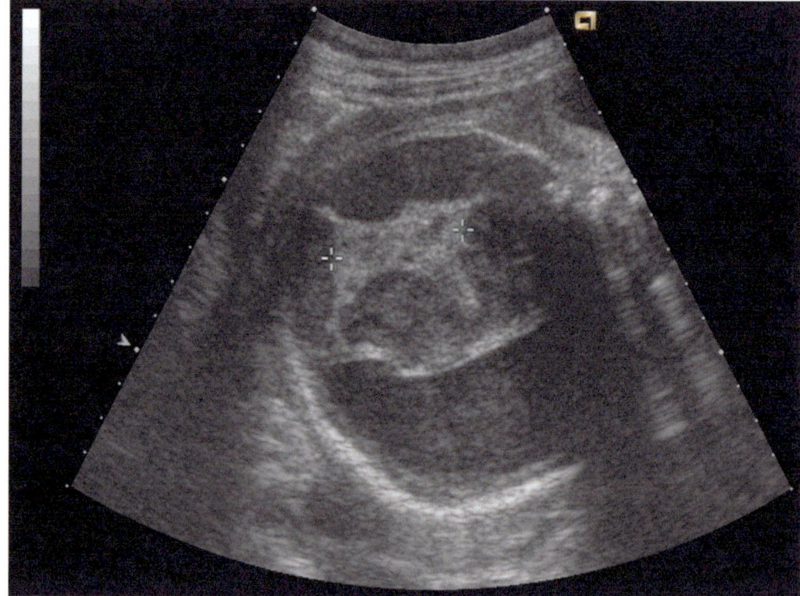

Abb. 10.45 Residualzustand des stattgehabten Blutungsereignisses: bilaterale Ventrikulomegalie. Eine ältere Blutung demarkiert sich als echoreicher, bizarr konturierter intrazerebraler Tumor

Weiterführende Diagnostik

Suche nach assoziierten Anomalien, Karyotypisierung. Eine pränatale Kernspintomographie trägt vor allem im 3. Trimenon zur Differenzierung intrakranieller Befunde bei.

Geburtshilfliches Vorgehen

Zur Einschätzung der äußerst heterogenen klinischen wie auch prognostischen Zustandsbilder ist die Beobachtung des Verlaufs hilfreich (z. B. starke Zunahme eines Hydrozephalus). Bei ausgedehnten Befunden und einer Diagnose vor der Lebensfähigkeit sollte die Möglichkeit eines Schwangerschaftsabbruchs erwogen werden. Trotz des intrakraniellen Tumors ist eine vaginale Geburt nicht in jedem Fall ausgeschlossen.

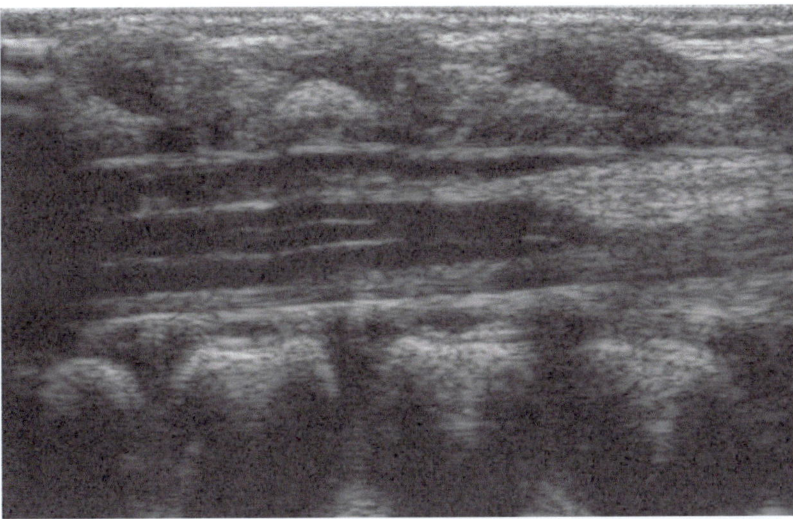

Abb. 10.46 Tethered-cord-Syndrom: Bei der sagittalen Darstellung des Spinalkanals (kaudaler Anteil rechts, Wirbelbögen oben, Wirbelkörper unten) findet sich ein glatt begrenzter, spindelförmiger, echoreicher Tumor im Bereich der Cauda equina. Die im Spinalkanal verlaufenden Nervenwurzeln sind daran fixiert

Prognose

Die Prognose intrakranieller Tumoren ist insgesamt eher ungünstig, jedoch im Einzelfall extrem schwer abzuschätzen, da keine direkte Korrelation zwischen Tumorart, -sitz und -größe sowie dem Ausmaß der jeweiligen intellektuellen und neurologischen Schädigung besteht. Die Rate an intrauterinen Fruchttoden ist jedoch deutlich erhöht. Postnatal leiden die Kinder unter Epilepsie, Hemiparese, Schwindel, Kopfschmerz oder Verhaltensauffälligkeiten. Etwa 50 % der Lipompatienten sind asymptomatisch.

Therapie

Postnatal ist je nach Befund eine symptomatische Therapie (Antikonvulsiva) indiziert. Die chirurgische Intervention ist prinzipiell möglich, die Indikation (hohe perioperative Mortalität) ist jedoch am Einzelfall zu orientieren. Papillome des Plexus choroideus können mit guten Ergebnissen reseziert werden.

10.8 Lippen-Kiefer-Gaumen-Spalte

Die Lippen-Kiefer-Gaumen-(LKG-)Spalte ist eine entstellende Gesichtsfehlbildung, die schon beim ersten Blick auffällt. Die Anomalie der Körperoberfläche, speziell im Gesicht, wird von den Eltern eines Neugeborenen häufig besonders traumatisch erlebt. Pränatales Wissen und die sich daraus ergebende Vorbereitungsmöglichkeit der Familie auf ein Kind mit auffälliger Physiognomie kann die postnatale Annahme des Neugeborenen erleichtern.

Epidemiologie

Eine LKG-Spalte tritt einmal unter 700 Lebendgeburten auf. Davon kommt sie in der Hälfte der Fälle als komplette LKG-Spalte vor, in 25 % als isolierte Lippenspalte und in 25 % als Gaumenspalte, während Kiefer und Lippe intakt sind. Eine isolierte mediale Lippenspalte wird in 0,2–0,7 % gefunden. Das Wiederholungsrisiko für eine LKG-Spalte beträgt 4 % und für eine Gaumenspalte 2 %.

Embryologie

Aus paarigen Mesenchymwülsten um die Mund- und Nasenhöhle formieren sich um die 7.–10. SSW durch mediane Fusion Lippen, Kiefer und Gaumen.

Hierbei entstehen aus den Oberkieferwülsten die äußeren Anteile von Oberlippe und Oberkiefer. Die Gaumenplatten vereinigen sich median zum sekundären Gaumen. Die medialen Nasenwülste bilden den mittleren Teil der Oberlippe, des Oberkiefers und den primären Gaumen (medianes vorderes Dreieck).

▪ Ätiologie

Die Erkrankung ist meist multifaktoriell bedingt. In 3 % der Fälle tritt sie im Rahmen von Syndromen auf. Eine Assoziation mit der Einnahme von Antiepileptika in der Schwangerschaft (Phenobarbital, Phenytoin, Primidon, Valproinsäure) wird diskutiert.

Sonographie

◘ Abb. 10.47, ◘ Abb. 10.48, ◘ Abb. 10.49, ◘ Abb. 10.50, ◘ Abb. 10.51, ◘ Abb. 10.52, ◘ Abb. 10.53 u. ◘ Abb. 10.54

Die Spaltbildung kommt am ehesten im Koronarschnitt der Lippen zur Darstellung. Meist ist auch das Profil des Kindes auffällig (Deviation der Nasenflügel, Verkrümmung der Nasenspitze, wulstförmige Veränderung der Oberlippe). Wesentlich ist die Feststellung, ob es sich um einen lateralen oder medianen Defekt handelt und ob der Gaumen betroffen ist. Bei der Diagnosesicherung und Befunddarstellung kommt die 3D-Sonographie besonders hilfreich zum Einsatz. Eine (seltene) isolierte Gaumenspalte kann im Routineultraschall kaum erfasst werden, wobei eine Lücke bei der Darstellung der Maxillaanlage unterhalb der Orbitalebene wegweisend ist. Auch bei gezielter Suche bleibt die Diagnose schwierig. Die Entdeckungsrate von LKG-Defekten liegt für die Gesamtheit der Anomalie insgesamt bei 65 %. Gaumenspalten werden nur zu 1 %, Lippenspalten zu 67 %, LKG-Spalten zu 95 % diagnostiziert. Neben der Gesichtsveränderung kann sich ein Polyhydramnion (durch Schluckstörung) als diagnostisch hinweisend erweisen.

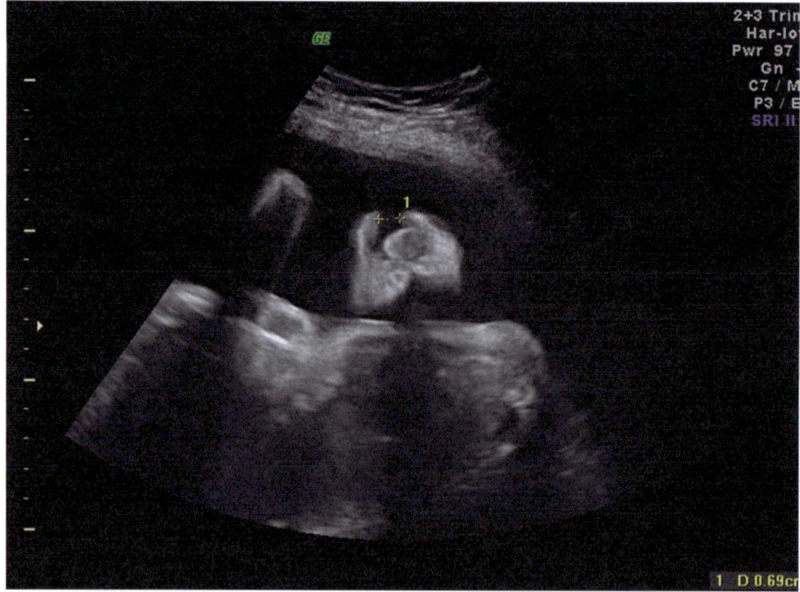

◘ Abb. 10.47 Lippen-Kiefer-Gaumen-Spalte (Frontalschnitt): unilaterale, sich echoleer darstellende Spaltbildung in der fetalen Oberlippe (zwischen den Markierungen)

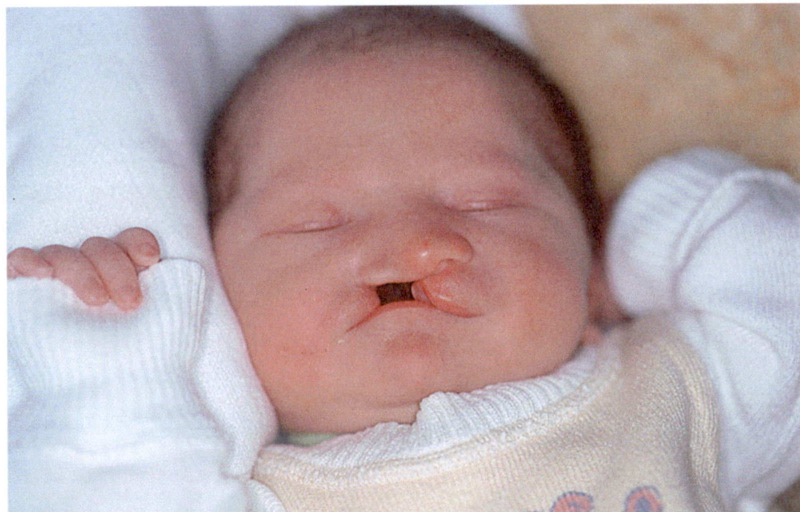

Abb. 10.48 Postnatale Aufnahme einer einseitigen LKG-Spalte: Der rechte Nasenflügel ist durch die Spaltbildung nach medial und kaudal verzogen

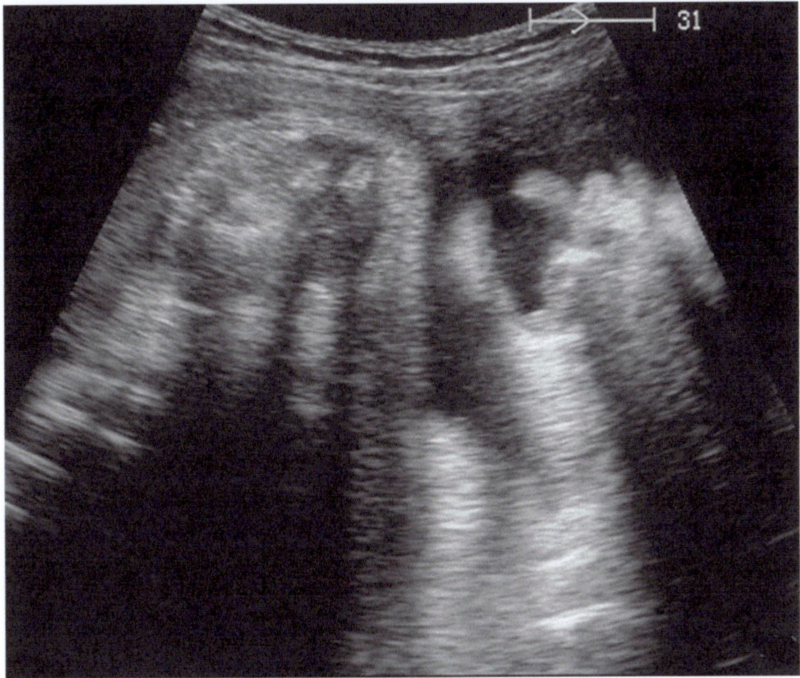

Abb. 10.49 Doppelseitige Spaltbildung im Frontalschnitt: Die Mundöffnung ist durch das Fehlen des gesamten Philtrums dreieckig bis zur Nase erweitert

Assoziierte Anomalien

Bei 13 % der Patienten mit LKG-Spalte und bei 50 % der Patienten mit isolierter Gaumenspalte finden sich assoziierte Anomalien. Vorwiegend handelt es sich um Herzfehler, Klumpfuß und Polydaktylie. An fazialen Auffälligkeiten werden Hypo-/Aplasie des Stirnfortsatzes sowie eine häufige Assoziation mit Holoprosenzephalie beobachtet. Chromosomenstörungen lassen sich bei <1 % der geborenen Kinder nachweisen. Pränatal liegt dieser Prozentsatz allerdings deutlich höher, da viele dieser Schwangerschaften nicht bis zum Termin ausgetragen werden.

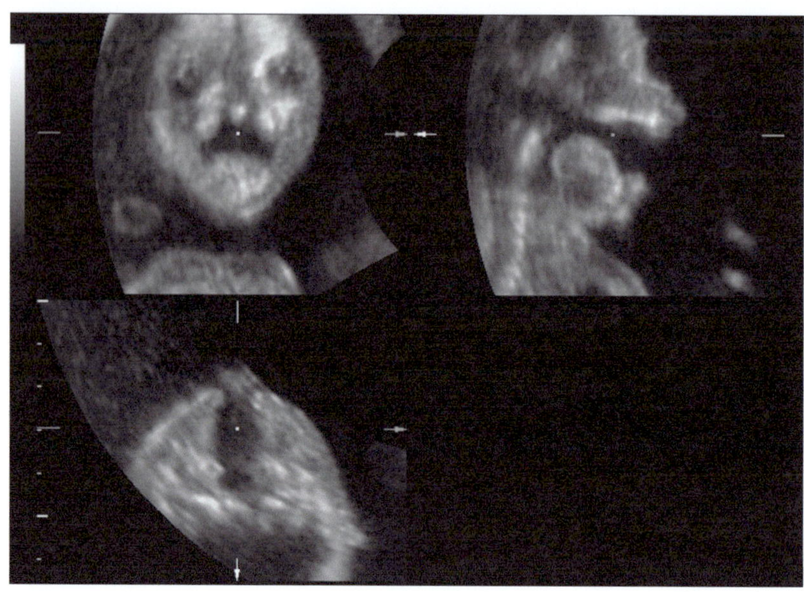

Abb. 10.50 Bilaterale LKG-Spalte: multiplanare 3D-Darstellung

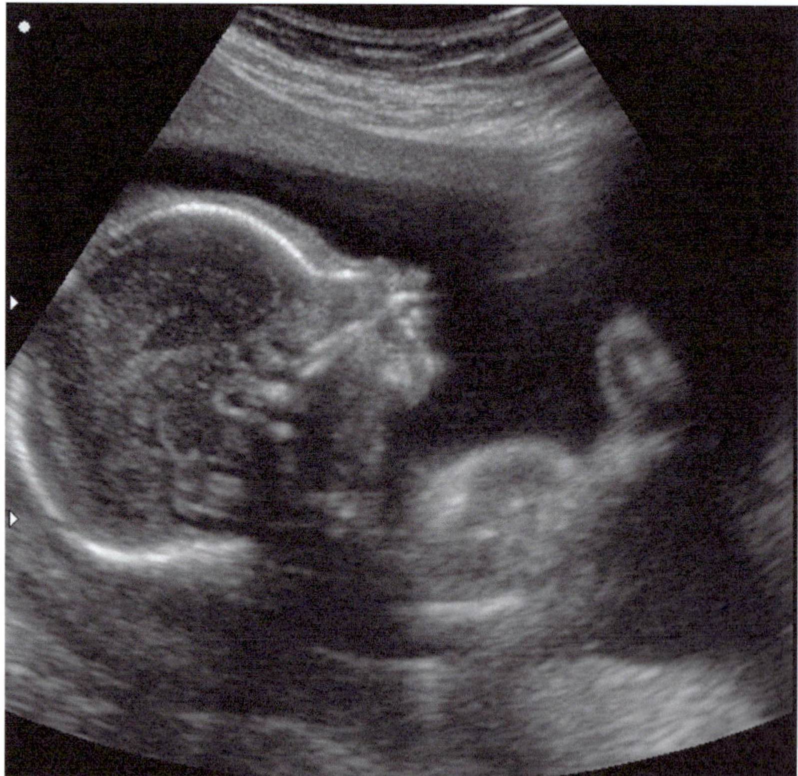

Abb. 10.51 Profilveränderung der Nasenspitze und der vorspringenden Oberlippe bei einem Fetus mit LKG-Spalte

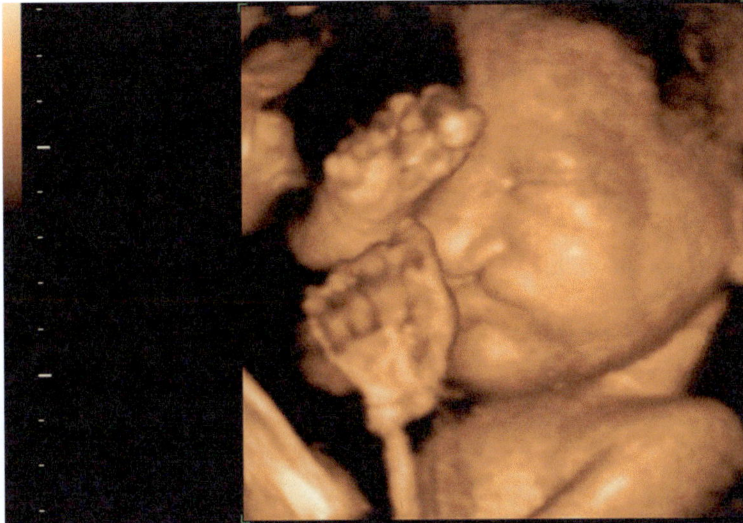

Abb. 10.52 3D-Oberflächendarstellung einer einseitigen LKG-Spalte

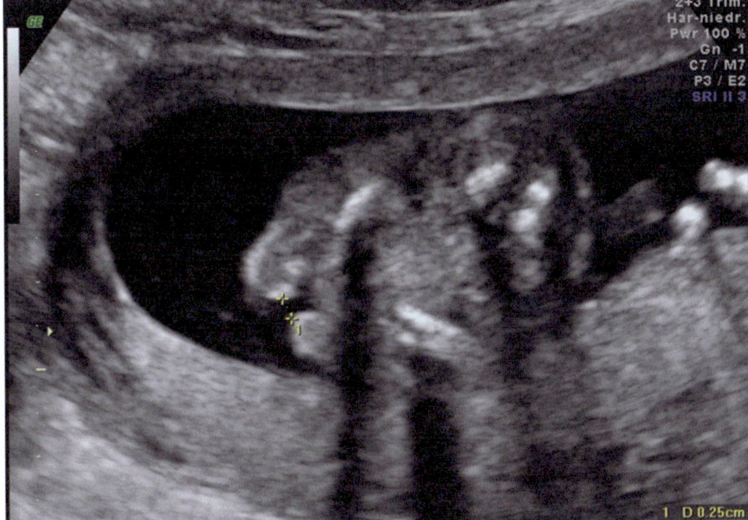

Abb. 10.53 Lippen-Kiefer-Gaumen-Spalte (Transversalschnitt): echoleere unilaterale Unterbrechung der Kontinuität der fetalen Lippenstruktur. Zur Lokalisations- und Größenbeurteilung Darstellung der umgebenden Nasenskelett-, Gaumen- und Kieferanteile

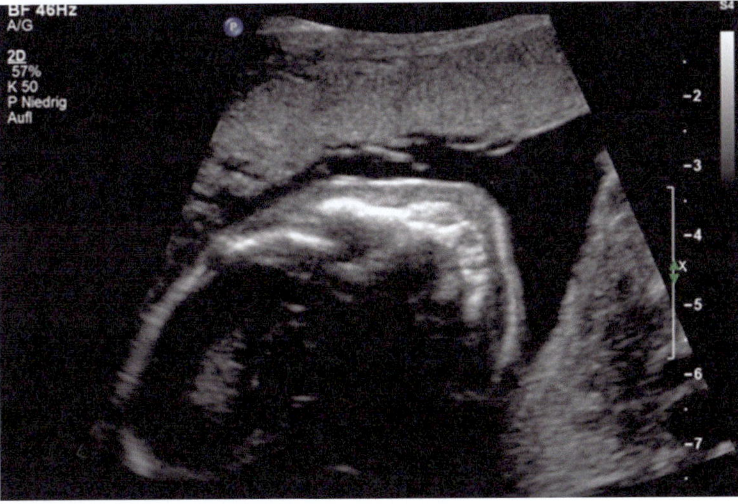

Abb. 10.54 Unauffällige Oberkiefermorphologie (Transversalschnitt): Lippenkontur und Kieferbogen in ihrer Kontinuität dargestellt. Im echoreichen Kieferknochen sind echoarm die Zahnalveolen erkennbar.
Die Integrität der Gaumenplatte ist in dieser nicht beurteilbar

- **Weiterführende Diagnostik**

Die Assoziation einer LKG-Spalte mit weiteren körperlichen Anomalien erfordert die detaillierte sonographische Fehlbildungsdiagnostik. Eine Karyotypisierung ist aufgrund des gehäuften Vorkommens von Aneuploidien als Ursache von LKG-Spalten zu erwägen.

- **Geburtshilfliches Vorgehen**

Die Betreuung der Schwangerschaft und die Geburt bleiben durch die Diagnose unbeeinflusst. Einzelne Therapieversuche einer pränatalen chirurgischen Korrektur (narbenarme Wundheilung) missachten bei exzellenter postnataler Versorgungsmöglichkeit die elementare Frage der Indikationsstellung (Nutzen-Risiko-Abwägung) intrauteriner Chirurgie.

- **Prognose und Therapie**

Unmittelbar postnatal ist die kieferchirurgische Versorgung (Kieferplattenanpassung) vorzunehmen. Durch den damit gewährleisteten Abschluss der Nasenhöhle von der Mundhöhle wird Saugen und damit auch das Stillen des Kindes möglich. Zur Flaschenernährung von Kindern mit LKG-Spalte sind spezielle (längere) Sauger zu verwenden.

Im 4.–6. Monat wird eine Lippenspaltplastik mit Verschluss der Lippe, Rekonstruktion des Nasenhöhlenbodens und Weichteilüberbrückung der Kieferspalte angestrebt. Einige Schulen führen zu diesem Zeitpunkt auch einen Verschluss des harten Gaumens durch. Andernfalls erfolgt der endgültige Verschluss des harten und ggf. auch des weichen Gaumens im 2.–3. Lebensjahr. Schließlich wird im 6. Lebensjahr ggf. eine Verlängerung des Nasenstegs und im 7.–13. Lebensjahr eine Osteoplastik zur Überbrückung der Kieferspalte durchgeführt. Nach Abschluss des Wachstums sind evtl. Eingriffe am Oberkieferskelett und Rhinoplastiken notwendig.

Sprachprobleme, vor allem eine nasale Aussprache, sind häufige Spätfolgen. Des Weiteren beeinflussen rezidivierende Mittelohrentzündungen bzw. hartnäckige -ergüsse die Sprachentwicklung durch die Entwicklung einer Schwerhörigkeit. Insgesamt sind die funktionellen sowie die kosmetischen Ergebnisse der LKG-Spaltenkorrektur sehr ermutigend.

10.9 Epignathus, Halsteratom

Kongenitale Hals- und Gesichtstumoren sind seltene, aufgrund ihrer Struktur und der Veränderung der Körperkontur allerdings sonographisch augenfällige Befunde. Die Behandlung und die Prognose variieren sehr stark in Abhängigkeit vom Ausprägungsgrad.

10.9.1 Epignathus

Bei einem Epignathus handelt es sich um ein Teratom der Mundhöhle und/oder des Pharynx. Der Tumor besteht aus allen 3 Keimblättern, und die Anlage befindet sich meist im Bereich des Os sphenoidale.

Sonographie

Sonographisch findet sich ab der 20. SSW ein solider Tumor mit inhomogenen Binnenechos in typischer Lokalisation im Pharynx. Eventuell sind neben zystischen Anteilen auch echoreiche Kalzifizierungen erkennbar. Durch die Verlegung des Mundes resultiert eine mechanische Schluckstörung und in der Folge ein Polyhydramnion. Die exzessive Fruchtwasservermehrung ist mit einer schlechteren Prognose vergesellschaftet.

▪ Assoziierte Anomalien

Begleitfehlbildungen finden sich in 6 % der Fälle. Dabei werden Gaumenspalten, Hämangiome, bronchiale Zysten, Hypertelorismus, Nabelhernien, Herzfehler und Gesichtsfehlbildungen (mechanisch durch den Tumor entstanden) beschrieben.

▪ Differenzialdiagnose

Weitere mögliche Tumoren mit Lokalisation am Kopf sind das Nackenteratom, das zervikale Lymphangiom und die Enzephalozele. In der Frühschwangerschaft muss auch an eine (seltene) Kraniophagusbildung gedacht werden.

▪ Geburtshilfliches Vorgehen

Es wird zu einem individuellen Vorgehen in Abhängigkeit von der Tumorgröße und einer evtl. vorhandenen Größenprogredienz geraten. Ein symptomatisches Polyhydramnion kann unter Umständen über (serielle) Amniondrainage behandelt werden. Ein Schwangerschaftsabbruch kann bei ausgeprägtem Befund in Betracht gezogen werden.

▪ Prognose

Die Prognose des Epignathus ist abhängig von der Tumorgröße und der Lokalisation. Die häufigste Todesursache ist eine Asphyxie durch Atemwegsobstruktion.

▪ Therapie

Beim Epignathus ist keine kausale intrauterine Therapie möglich. Zur Verlängerung der Tragzeit ist ggf. eine symptomatische Behandlung der Komplikationen, die sich aus dem Polyhydramnion ergeben (vorzeitige Wehentätigkeit, vorzeitiger Blasensprung), erforderlich. Die postnatale Chirurgie ist Therapie der Wahl (technisch u. U. sehr schwierig).

10.9.2 Halsteratom

Das zervikale Teratom ist eine selten vorkommende, meist benigne Geschwulst. Maßgebliches Problem dieses Halstumors ist, ähnlich wie beim Epignathus, die Atemwegsobstruktion.

Sonographie

Abb. 10.55, Abb. 10.56, Abb. 10.57, Abb. 10.58, Abb. 10.59 u. Abb. 10.60

Ab dem 2. Trimenon findet sich eine außen scharf begrenzte, zystisch-solide Raumforderung in typischer Lokalisation am fetalen Hals. Das Innere der Geschwulst weist eine inhomogene echoarme/echoreiche Binnenstruktur auf. Ein begleitendes Polyhydramnion führt in 30 % zu Komplikationen. Ursache der Fruchtwasservermehrung ist die mechanische Schluckbehinderung.

Assoziierte Anomalien

Beschrieben werden vor allem Lungenhypoplasie, Analatresie, Trisomie 13 und Chondrodystrophie.

Differenzialdiagnose

Posterolateral im Bereich des fetalen Nackens treten auch zystische Hygrome auf. Diese zeigen allerdings typischerweise ein honigwabenförmiges Aussehen ohne solide Anteile. Halslymphangiome sind klassischerweise anterolateral gelegen und ebenfalls ohne solide Anteile. Bronchogene Zysten kommen weiter

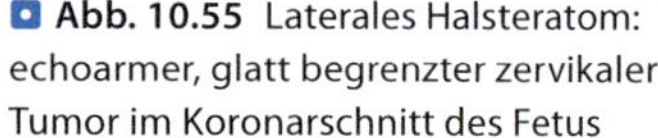

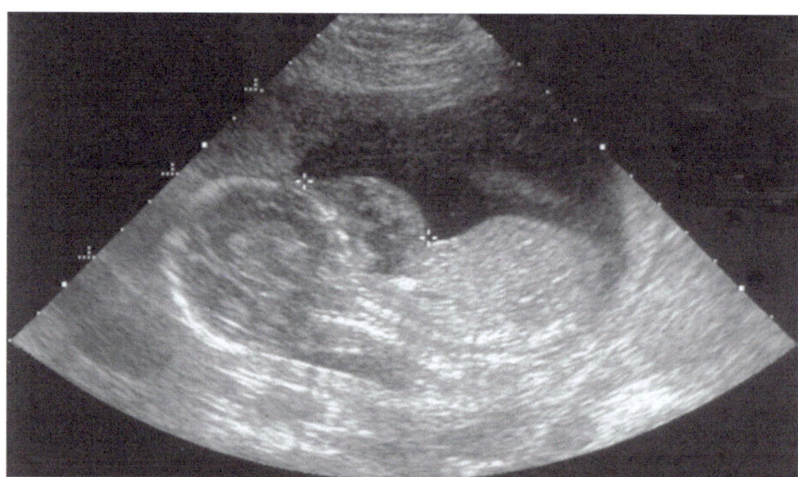

Abb. 10.55 Laterales Halsteratom: echoarmer, glatt begrenzter zervikaler Tumor im Koronarschnitt des Fetus

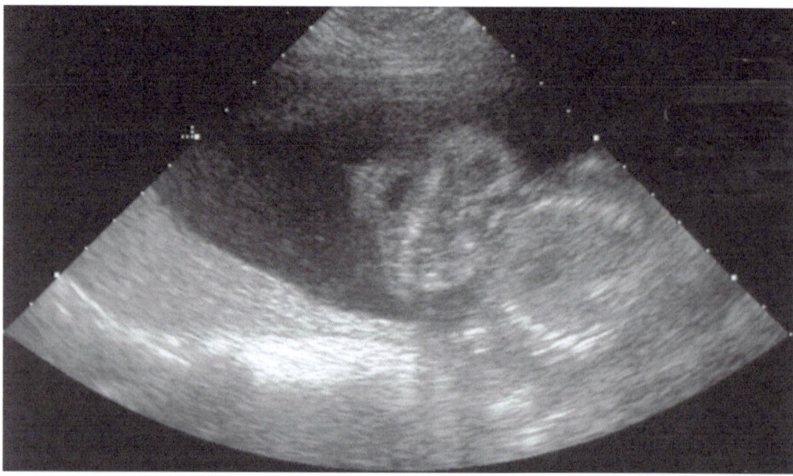

Abb. 10.56 Halsteratom: frontale Darstellung des Halstumors aus Abb. 10.55. Das Teratom (inhomogene Echogenität) ist vor dem Hals unter dem Kinn (geöffneter Mund) zur Gegenseite hin entwickelt

lateral am Hals/Thorax zur Darstellung und sind ebenfalls überwiegend zystisch. Bei Meningozelen findet sich unter dem zystischen Prozess ein Spinaldefekt. Ein intrauteriner Kropf zeigt im Gegensatz zum Teratom keine zystischen Areale.

Weiterführende Diagnostik

Aufgrund der Assoziation mit Chromosomenaberrationen ist die Karyotypisierung zur erwägen.

Geburtshilfliches Vorgehen

Serielle intrauterine Kontrollen der Biometrieparameter und des Wachstums des Tumors sind notwendig. Bei der Entbindungsplanung ist die zu erwartende Atemwegsobstruktion, ggf. vorher kernspintomographisch überprüft, maßgeblich. Eventuell muss per EXIT-Verfahren (»ex utero intrapartum treatment«) entbunden werden, um die rechtzeitige Sicherung der fetalen Atemwege zu

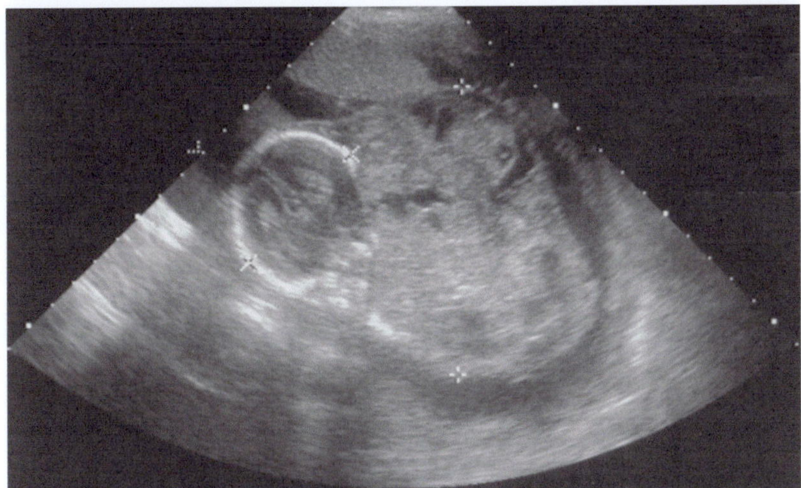

Abb. 10.57 Halstumor: großer mehrknotiger lateraler Halstumor (Markierung), links der kindliche Schädel

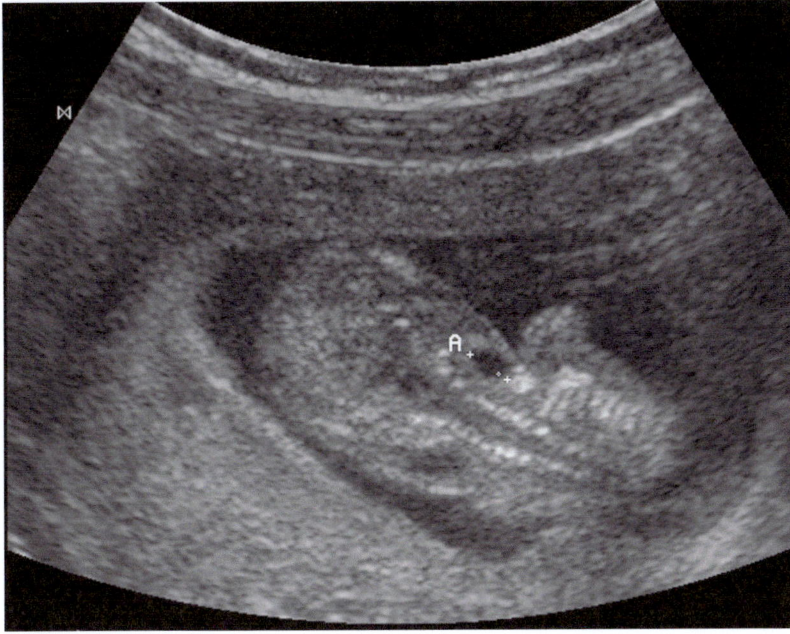

Abb. 10.58 Laterale Halszysten: Im Koronarschnitt sind die Zysten als echoleere glatte Raumforderungen im seitlichen Halsbereich beidseits darstellbar. Differenzialdiagnostisch ist das Nackenhygrom abzugrenzen

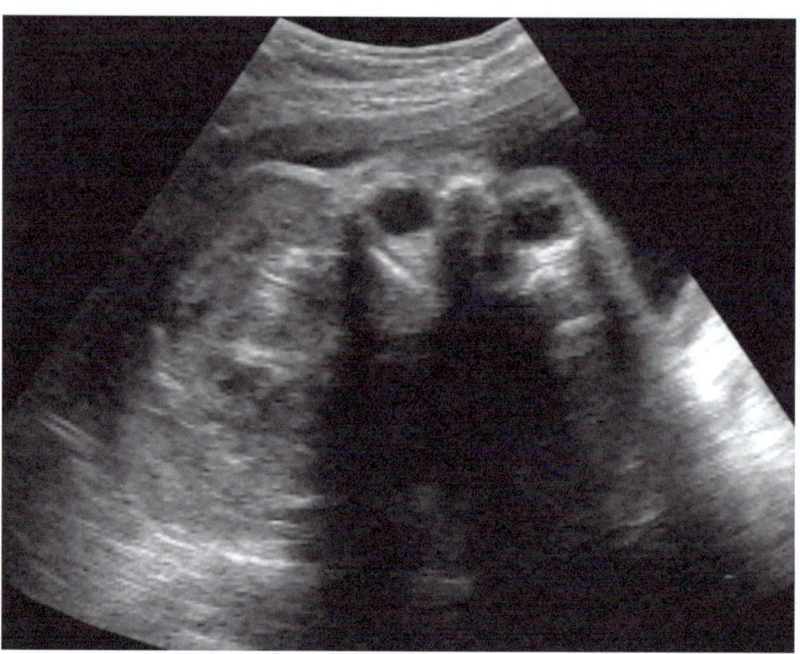

Abb. 10.59 Lateraler Gesichts- und Halstumor: großes, echoarmes Hämangiom mit sonographisch inhomogener Binnenstruktur. Darstellung an der kindlichen Wange im Transversalschnitt (links)

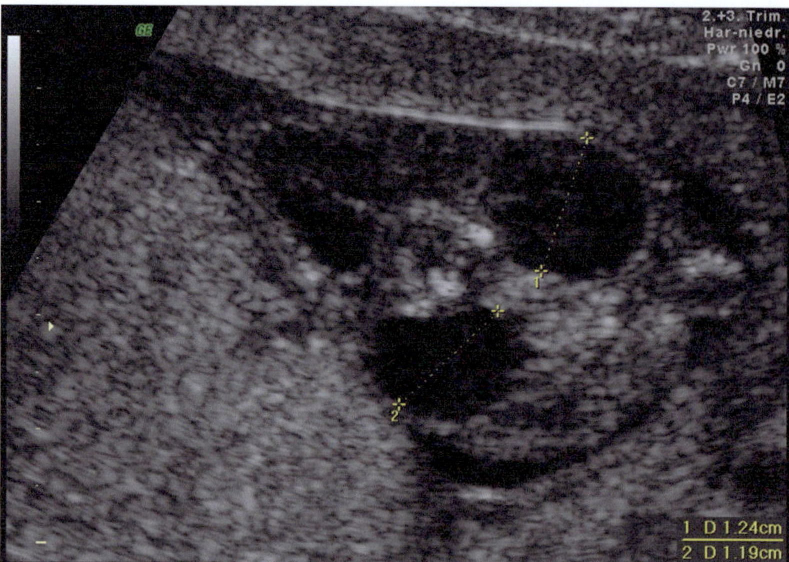

Abb. 10.60 Laterale Halszysten beidseits

ermöglichen. Als Geburtsmodus ist zur Verminderung geburtstraumatischer Komplikationen eine Sectio caesarea zu empfehlen.

Prognose

Die Mortalität ist vor allem wegen der Atemwegsobstruktion mit 80–100 % sehr hoch. Die Rate der Totgeburten beträgt 17 %, und auch die Operationsmortalität ist mit 9–15 % erheblich.

Therapie

Wie beim Epignathus ist keine etablierte intrauterine Therapie vorhanden. Die postpartale Chirurgie ist Therapie der Wahl.

Thorax

Alexander Strauss

A. Strauss, *Ultraschallpraxis in Geburtshilfe und Gynäkologie*,
DOI 10.1007/978-3-662-49493-6_11,

11.1 Lungen- und Bronchialanomalien

Die sonographische Untersuchung des thorakalen Abschnitts des kindlichen Körperstamms erlaubt Diagnosen zur Beschaffenheit und Integrität des knöchernen Brustkorbs (Form, Rippen, Ergüsse, Atembewegungen), der Lungen (Größe, Echogenität, zystische oder solide Raumforderungen), des Mediastinums (Trachea, Ösophagus, Gefäße, Thymus) und des Herzens.

11.1.1 Pleuraerguss

Ein Pleuraerguss tritt isoliert oder als Teilsymptom eines generalisierten Hydrops fetalis (immunologischer oder nicht immunologischer Ursache) auf. Lungenfehlbildungen, intrauterine Infektionen (hierbei Hydrothorax meist bilateral), kardiale Fehlbildungen und Chromosomenaberrationen wie Trisomie 21 und Monosomie X0 (7–35 %) können ebenfalls einen Hydrothorax verursachen. Die häufigste Form der Flüssigkeitsansammlung im Pleuraspalt ist ein Chylothorax als Folge eines Verschlusses des Ductus thoracicus (häufig Diagnose erst postnatal nach der ersten Milchnahrungsaufnahme). Die Prognose ist insgesamt günstig, wenngleich als schwerwiegende Komplikation des persistierenden Pleuraergusses eine sekundäre Lungenhypoplasie möglich ist.

Sonographie
Eine Flüssigkeitsansammlung im Pleuraspalt zeigt sich als echoleerer, ein- oder beidseitiger, glatt begrenzter Saum zwischen dem knöchernen Thorax und dem Lungenparenchym bzw. supradiaphragmal. Bei ausgeprägtem Befund kann durch eine intrathorakale Drucksteigerung eine Lungenhypoplasie (unsichere pränatale Diagnose), obere Einflussstauung und in der Folge ein Hydrops fetalis mit Flüssigkeitsansammlungen in weiteren Körperhöhlen oder subkutan sowie ein Polyhydramnion begleitend auftreten.

▪ **Weiterführende Diagnostik**

Zur Klärung der Ursache des Pleuraergusses wie auch der Festlegung einer entsprechenden Therapie ist eine differenzierte Fehlbildungssuche (v. a. fetale Echokardiographie) erforderlich. Aufgrund der Assoziation zum Turner- oder Down-Syndrom ist eine Karyotypisierung zu erwägen.

▪ Prognose

Die Prognose richtet sich nach der Ätiologie sowie dem Ausmaß des Ergusses und ggf. vorhandener Begleitfehlbildungen. Bei gleichzeitig bestehendem Hydrops fetalis beträgt die Mortalität ca. 50 %.

▪ Therapie

In Abhängigkeit von der Genese ist pränatal meist eine Intervention weder erforderlich noch möglich. Thorakozentesen oder Shunteinlagen (Dislokationsraten 20–30 %) sind nur in Einzelfällen bei symptomatischer Mediastinalkompression/Mediastinalshift zu erwägen. Bei ausgeprägtem bilateralen Hydrothorax peripartal (Risiko der ungenügenden Lungenentfaltbarkeit in den ersten Minuten postnatal) kann die Ergussdrainage unmittelbar vor der Geburt die adäquate nachgeburtliche Versorgung des Kindes verbessern bzw. ermöglichen.

11.1.2 Lungensequester

Die bronchopulmonale Sequestration (BPS) entsteht aus einem von Bronchialbaum und pulmonaler Perfusion getrennten und damit funktionslosen Lungenparenchym mit Blutversorgung über aberrierende Gefäße direkt aus der Aorta. Unterschieden werden kann eine intralobäre Form (75 %), bei der Sequester und Lunge in einer Pleurahöhle liegen, von der extralobären Form (25 %), bei der die BPS von einer eigenen Pleura visceralis ummantelt ist. Die häufigste Lokalisation der BPS ist der linke Hemithorax wobei die intralobären Tumoren bevorzugt im Unterlappen, die extralobären zwischen dem Unterlappen und dem Zwerchfell lokalisiert sind. Ein Lungensequester kann auch infradiaphragmal und damit intraabdominal, als sog. Bauchlunge, vorkommen.

Sonographie

▣ Abb. 11.1, ▣ Abb. 11.2, ▣ Abb. 11.3 ▣ Abb. 11.4 u. ▣ Abb. 11.5
Sonographisch kann ab der 18. SSW ein echoreicher Tumor homogener Echostruktur im Thorax (vorwiegend in den unteren Lobi) oder Abdomen dargestellt werden, wobei eine gewisse Menge dieser intrauterinen Befunde im Schwangerschaftsverlauf kleiner werdend postpartal nicht mehr nachweisbar sind. Pathognomonisch ist der farbdopplersonographische Nachweis einer aus der Aorta entspringenden direkten (unabhängigen) Gefäßversorgung des Tumors. Infolge der intrathorakalen Drucksteigerung (Mediastinalverlagerung) kann, wie bei anderen abdominal-thorakalen Raumforderungen auch, ein Hydrops fetalis (besonders bei extralobärer Form) und ggf., eine Lungenhypoplasie, Pleuraerguss entstehen.

▪ Assoziierte Anomalien

Bei BPS kommen gehäuft zusätzlich Zwerchfellhernien, Herzfehler, renale Anomalien, Hydrozephalus oder Wirbelsäulendeformitäten vor. Diese treten in 30 % bei der extralobären Variante auf. Das intralobäre Erscheinungsbild der BPS ist nicht mit weiteren Anlagestörungen verbunden.

▪ Differenzialdiagnose

Differenzialdiagnostisch müssen eine CCAML (»congenital cystic adenomatoid malformation of the lung«), eine Zwerchfellhernie, eine bronchogene Zyste und ein Neuroblastom ausgeschlossen werden, ebenso weitere seltene Lungen-

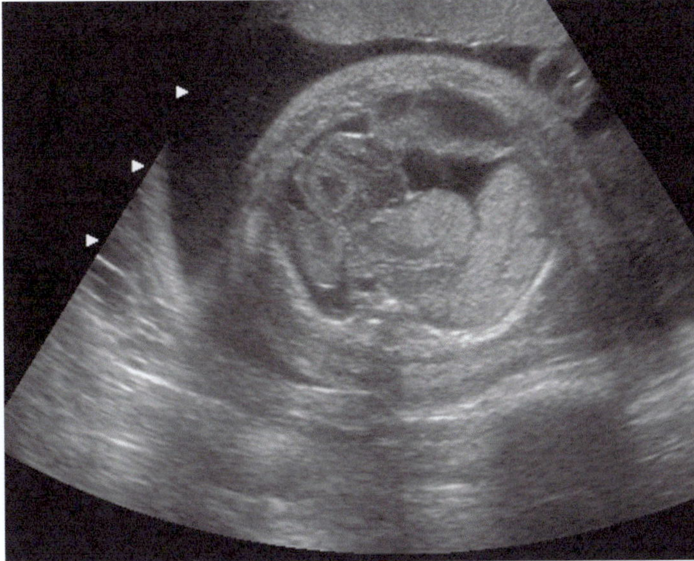

Abb. 11.1 Lungensequester: im Transversalschnitt des Thorax (Wirbelsäule unten) echoreicher Tumor rechts, Herz links mit Hydrothorax

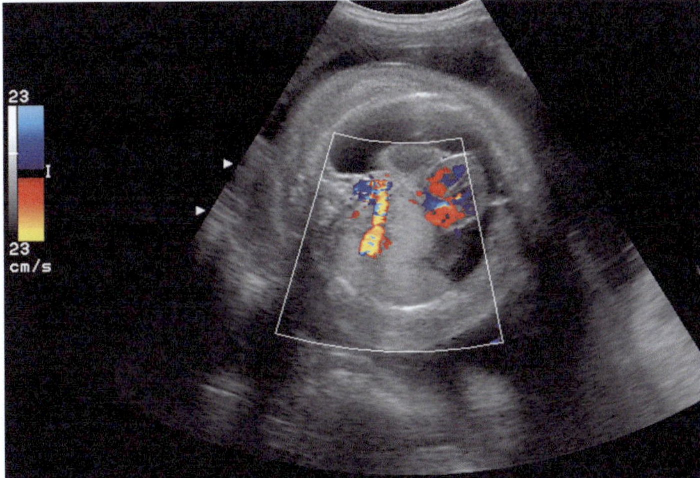

Abb. 11.2 Lungensequester: sonographisch homogener, echoreicher, glatt begrenzter Lungentumor im Sagittalschnitt. Tumorvaskularisation durch atypische Gefäße direkt aus der Aorta abgehend (color flow mapping); Hydrothorax beidseits

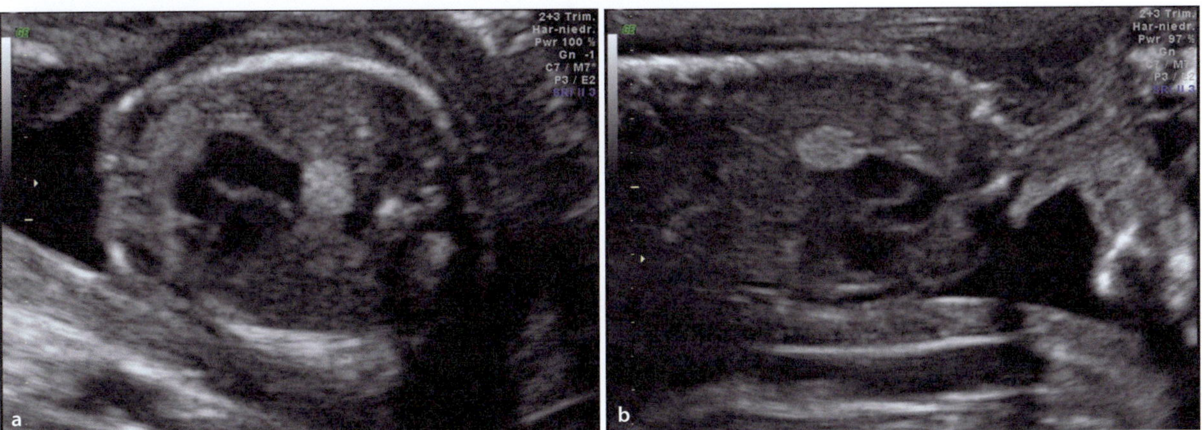

Abb. 11.3a,b Lungensequester. **a** Transversalschnitt: echoreiche, homogene thorakale Raumforderung dorsal des Herzens gelegen, **b** Sagittalschnitt

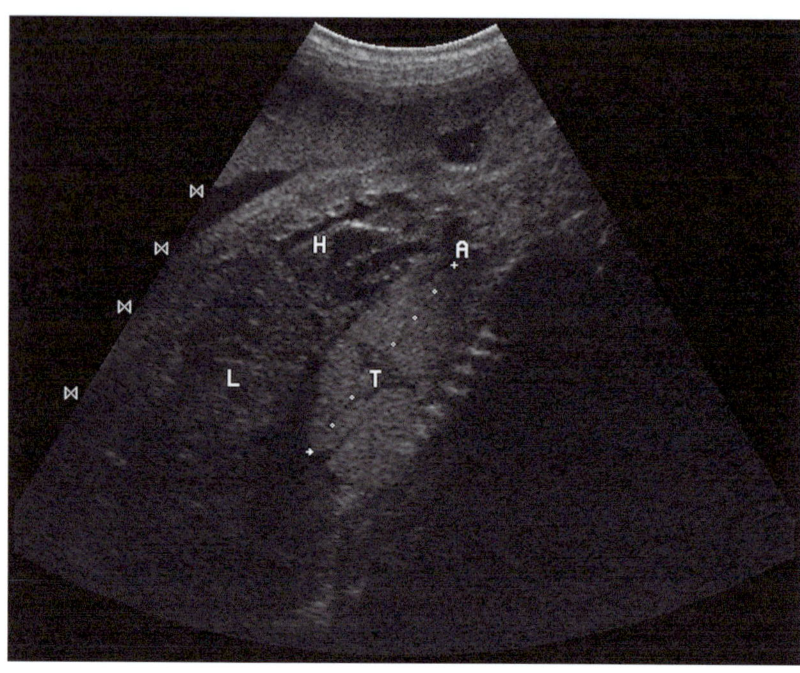

Abb. 11.4 Lungensequester: im Sagittalschnitt des Thorax (Wirbelsäule unten) echoreicher Tumor rechts, Herz links mit Hydrothorax

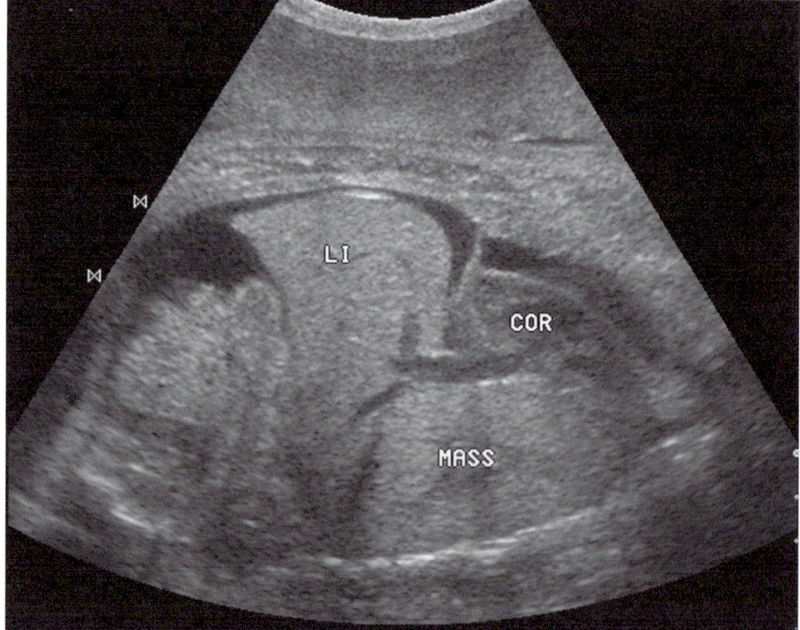

Abb. 11.5 Lungensequester: solider echoarmer Thoraxtumor (*Mass*), nebenbefundlich Aszites und Pleuraerguss. *Cor* Herz, *Li* Leber

tumoren, unter anderem ein pleuropulmonales Blastom oder ein FLIT (»fetal lung interstitial tumor«, Verdrängung des Lungengewebes mit Mediastinalverlagerung), oder bei subdiaphragmaler Lage ein Nierentumor.

Prognose

Bei im Verlauf spontan regredienten Befunden ist die Prognose sehr gut (Überleben: 96 %). Im Fall eines begleitenden Hydrops fetalis ist allerdings mit einer prognostischen Verschlechterung und einem deutlich gesteigerten Mortalitätsrisiko zu rechnen. Abseits der prognostischen Einschätzung der Lungengewebeveränderung sind die Funktion und Menge der verbleibenden Gasaustauschfläche für die Einschätzung des Krankheitsbilds entscheidend. Diese kann als »lung to head ratio« (LHR; Trace-Methode oder Durchmessermethode, Messungen auf Höhe des Vierherzkammerblicks), 3D-volumetrisch oder mittels pränataler MRT eingeschätzt werden.

Therapie

Eine intrauterine Therapie der Grunderkrankung steht mit der Okklusion von versorgenden Gefäßen (ultraschallgesteuert oder fetoskopisch) und in Einzelfällen, bei mikrozystischer Lungenerkrankung, in Form der offenen Fetalchirurgie an spezialisierten Einrichtungen zur Verfügung. 3–6 Monate postpartal kann eine chirurgische Intervention (Tumorresektion, Lobektomie, Pneumektomie) indiziert sein. Aufgrund einer spontanen Regressionstendenz bei 40 % der Patienten wird bei asymptomatischen Neugeborenen und kleineren Befunden postpartal unter Umständen auf ein operatives Vorgehen verzichtet.

11.1.3 Bronchogene Zyste

Pränatal stellt sich die selten auftretende bronchogene Zyste als solitäre, glatt begrenzte, echoleere und meist medial gelegene intrathorakale Raumforderung dar (Abb. 11.3 u. Abb. 11.6). Histologisch zeigen bronchogene Zysten, die meist eine Verbindung zum Bronchialbaum besitzen, eine Auskleidung mit Bronchialepithel. Differenzialdiagnostisch kommen die Zwerchfellhernie, Lungensequester und die CCAML infrage. Assoziierte Anomalien der Trachea, des Ösophagus oder der thorakalen Wirbelsäule werden nur selten beobachtet.

Intrauterin kann in Einzelfällen bei ungewöhnlich großen Befunden eine Entlastungspunktion oder eine Shuntanlage erwogen werden. Postnatal ist eine Resektion nur selten erforderlich, diese ist nur den großen, symptomatischen Zysten vorbehalten. Die Prognose ist bei den meist kleinen Befunden gut.

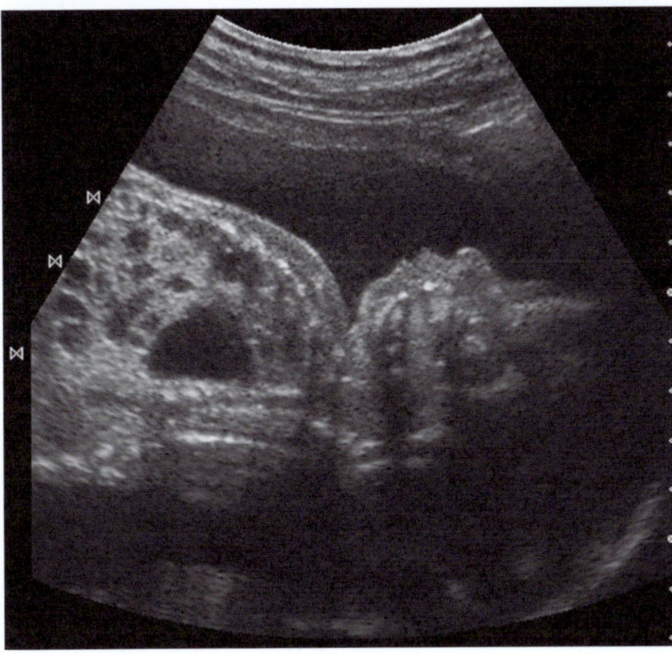

Abb. 11.6 Bronchogene Zysten (Sagittalschnitt): mehrere echoleere, glatte intrapulmonale Raumforderungen unterschiedlicher Größe (keine pathologische Gefäßversorgung)

11.1.4 Atresie der Luftwege

Sonographisch finden sich einseitig (Bronchialatresie) oder beidseitig (Tracheal-/Larynxatresie) homogen echoreich verschattete Lungen. Ein hochsitzender Verschluss führt zur Dilatation der Trachea (echoarm). Das Lungenvolumen auf den betroffenen Seiten erscheint vergrößert und führt zum Zwerchfelltiefstand. Differenzialdiagnostisch sind ein Lungensequester und eine CCAML Typ III abzugrenzen. Im Rahmen eines Fraser-Syndroms (autosomal-rezessiv) können zusätzlich Nierenagenesie, Syndaktylie und Mikrophthalmie beobachtet werden. In 50 % der Fälle bestehen zusätzliche kongenitale Anomalien. Eine intrauterine Therapie (fetoskopische Tracheostomie) einer hochsitzenden Atresie (»congenital high airway obstruction syndrome«, CHAOS) wird an spezialisierten Zentren angeboten. Zur geplanten Entbindung per Sectio caesarea wird bei CHAOS per EXIT-Prozedur (Ex-utero-intrapartum-Prozedur) der Fetus nach Hysterotomie so lange an der plazentaren Zirkulation belassen, bis die oberen Luftwege durch Tracheostomie eröffnet sind (◘ Abb. 11.7 u. ◘ Abb. 11.8). Nach chirurgischer Beseitigung der Obstruktion in der Neugeborenenperiode sind die Erkrankungen, vor allem bei einseitigem Verschluss, mit dem Leben zu vereinbaren.

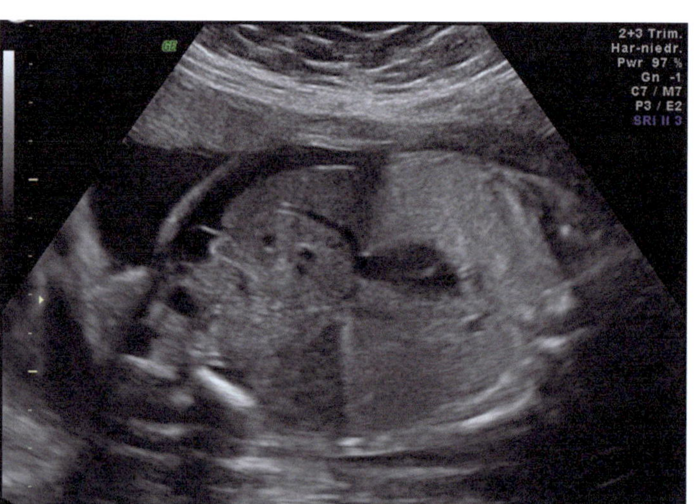

◘ **Abb. 11.7** CHAOS: Pleuraerguss bei Fetus mit Trachealobstruktion in der 26. SSW

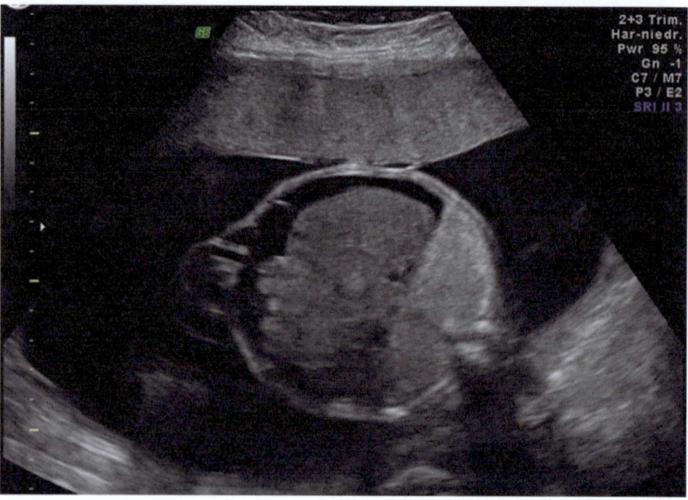

◘ **Abb. 11.8** CHAOS: Aszites und Fruchtwassermenge in der oberen Norm (korrespondierender Befund zu ◘ Abb. 11.7)

11.1.5 Lungenhypoplasie

Die primäre Lungenhypoplasie ist selten (0,1 %) und geht mit einer hohen Mortalität einher (>50 %). Darüber hinaus wird die Lungenhypoplasie häufiger als Komplikation anderer die Lunge komprimierender Anomalien (u. a. asphyxierende Zwergwuchsformen, Zwerchfellhernie) oder infolge einer frühen (<28. SSW) drastischen Fruchtwasserverminderung beobachtet.

Sonographie

Die pränatale Diagnose ist sonographisch nur bei schwerer Lungenhypoplasie sicher zu stellen. Bei einseitigen Befunden fällt eine Mediastinalverlagerung und Deviation der Herzachse, bei beidseitiger Erkrankung eine relative Kardiomegalie (Herz-Thoraxumfangs-Ratio >0,4) mit Zwerchfellhochstand auf. Die sekundäre Lungenhypoplasie ist von Wachstumsrestriktion und/oder Anhydramnion begleitet. Lungenvolumenbestimmungen erfolgen mittels LHR (Trace-Methode oder Durchmessermethode, Messungen auf Höhe des Vierherzkammerblicks) oder 3D-Volumetrie. Alternativ kann die pränatale MRT Aufschluss geben. Eine LHR >1,4 spricht für eine postnatal günstige Lungenfunktion und ist mit einem als sicher geltenden Überleben der Kinder verbunden. Eine LHR <1 weist dagegen prognostisch auf eine nicht mit dem Leben zu vereinbarende Lungenhypoplasie hin.
Die Berechnung auf dem Boden der Umfangsbestimmungen sind dabei der zweidimensionalen Streckenmessmethode (überschätzt die Lungenfläche um ca. 45 %) überlegen.
Berechnung der LHR (Trace-Methode):

$$\text{rechte LHR} = -2{,}218 + 0{,}268 \times \text{Gestationsalter} - 0{,}003 \times \text{Gestationsalter}^2$$

$$\text{linke LHR} = -1{,}424 + 0{,}176 \times \text{Gestationsalter} - 0{,}002 \times \text{Gestationsalter}^2$$

■ Ursächliche Anomalien

Als kausale Fehlbildungen/Gesundheitsstörungen können Pleuraerguss, Zwerchfellhernie, CCAML, Kardiomyopathie, Skelettdysplasie oder Myopathien, Trisomie (13, 18, 21), Funktionsstörungen der Nieren/ableitenden Harnwege (bilaterale Nierenagenesie, Nierendysplasie, obstruktive Uropathie) und fast immer Anhydramnie beobachtet werden.

■ Weiterführende Diagnostik

Zur Klärung der Ursache der Lungenhypoplasie sowie assoziierter Anomalien ist eine differenzierte Fehlbildungssuche angezeigt. Bei Anhydramnion ist zur Verbesserung der differenzierten Visualisierung des Fetus ggf. eine diagnostische Amnioninfusion erforderlich. Potenziell kausale Aneuploidien sind durch Karyotypisierung zu diagnostizieren (u. U. als kombiniert indizierte Prozedur gemeinsam mit der Fruchtwasserauffüllung).

■ Prognose

Je nach Ausprägungsgrad der Lungenhypoplasie beträgt die postpartale Mortalität bis zu 80 %. Dabei wirken sich der Zeitpunkt des Auftretens, die Dauer und der Schweregrad des Anhydramnions und/oder die zugrunde liegende Pathologie entscheidend aus.

■ **Therapie**

Zur Verbesserung der Lungenentwicklung kann eine kritische Fruchtwasserverminderung (Anhydramnion) durch serielle Amnioninfusionen beseitigt werden. Postnatal kann über temporäre NO- oder ECMO-Beatmung (extrakorporale Membranoxygenierung) auch bei schweren Fällen eine Stabilisierung erreicht werden.

11.2 Kongenitale zystisch adenomatoide Lungenmalformation

Als angeborene zystische Lungenmalformation (»congenital cystic adenomatoid malformation of the lung«, CCAML) bezeichnet man ein adenomatoides Hamartom, bei dem statt der Sacculi alveolares die terminalen Bronchiolen aufgeweitet sind.

■ **Epidemiologie**

Die CCAML ist für etwa ein Viertel aller kongenitalen Lungenfehlbildungen verantwortlich. Ihre Inzidenz beträgt 1:25.000–35.000 Lebendgeborenen.

■ **Ätiologie**

Die luftleitenden und die zum Gasaustausch notwendigen anatomischen Strukturen haben ihren embryologischen Ursprung in 2 unterschiedlichen Keimblättern. Fusionsstörungen des endodermalen Bronchialsystems mit den mesodermalen distalen Lungenstrukturen vor der 7. SSW führen zu einem überproportionalen, tumorartigen Wachstum (Aufweitung) der terminalen Bronchiolen und so zur CCAML.

■ **Formen**

Die Formen nach Stocker sind in ◘ Tab. 11.1 dargestellt.

Sonographie

◘ Abb. 11.9, ◘ Abb. 11.10, ◘ Abb. 11.11, ◘ Abb. 11.12, ◘ Abb. 11.13 u. ◘ Abb. 11.14

Der sonographische Lungenbefund imponiert bei Typ I und II als große bzw. mittelgroße, echoleere, zystische, nicht pulsatile Veränderung im Thorax. Der mikrozystische Typ III ergibt dagegen sonographisch als echoreiche intrathorakale Masse ein mit dem Lungensequester vergleichbares Bild. Die CCAML ist in aller Regel einseitig ausgeprägt und betrifft nur einen Lungenlappen. Der Tumor kann je nach Größe zu einer Mittellinienverschiebung mit Kompression des Mediastinums und der kontralateralen Lunge führen. Ein Polyhydramnion und/oder Hydrops fetalis sind fakultative Komplikationen infolge der Schluckbehinderung bzw. Einflussstauung durch die thorakalen Raumforderung.

◘ Tab. 11.1 CCAML-Formen nach Stocker

Form	Typ I	Typ II	Typ III	Typ IV	Typ 0
Zystengröße	Groß (wenige) >20 mm	Klein (viele) 5–20 mm	Mikrozystisch (multizystisch) <5 mm)	Niedrig malignes pleuropulmonales Blastom	Bilaterale Lungenhypoplasie mit fehlender azinärer Differenzierung (keine Alveolen)
Häufigkeit [%]	22	25	53	Sehr selten	Sehr selten
Prognose	Gut	Ungünstig	Ungünstig (hohe Letalität), 50 % Begleitanomalien	Ungünstig (hohe Letalität)	Meist infaust

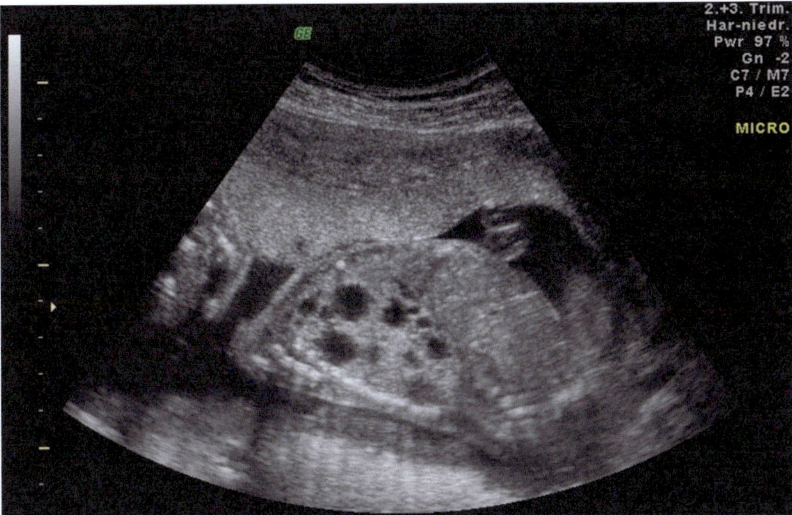

Abb. 11.9 CCAML (Sagittalschnitt): echoleere, großzystische Läsionen im Thorax (Typ I)

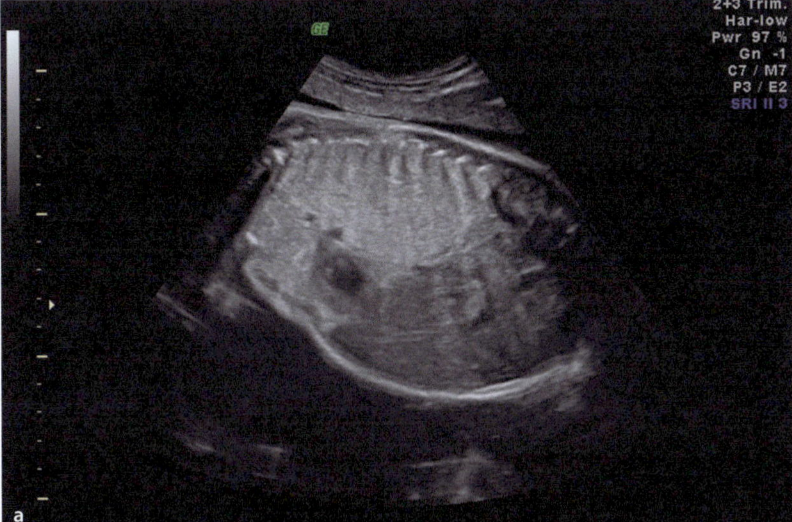

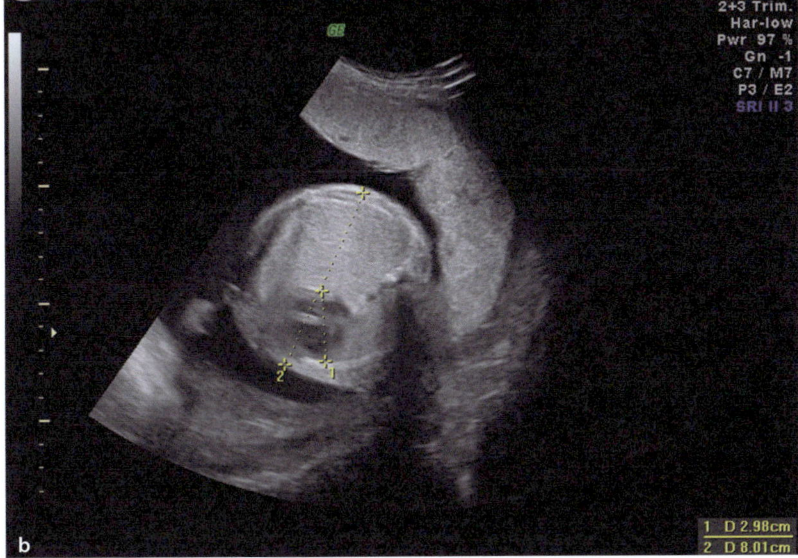

Abb. 11.10a,b CCAML. **a** Sagittalschnitt: echoreiche kleinzystische Läsion die gesamte rechte Thoraxseite einnehmend (Stocker-Typ III), **b** Transversalschnitt: kongenital zystisches adenomatoides Lungenhamartom verdrängt das Herz zur linksseitigen Thoraxwand (Stocker-Typ III). Nebenbefundlich: Fruchtwasservermehrung

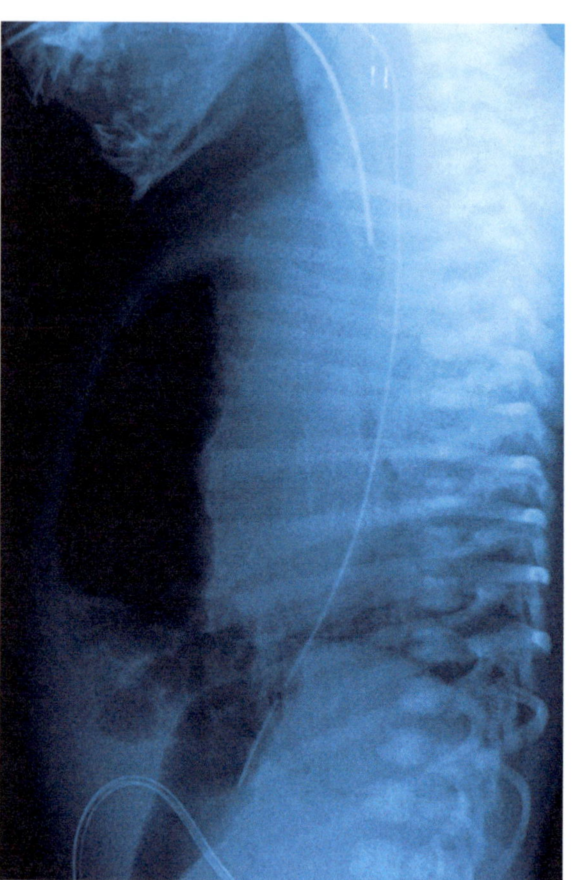

Abb. 11.11 Postnatale Röntgendarstellung einer großzystischen CCAML (Stocker-Typ I)

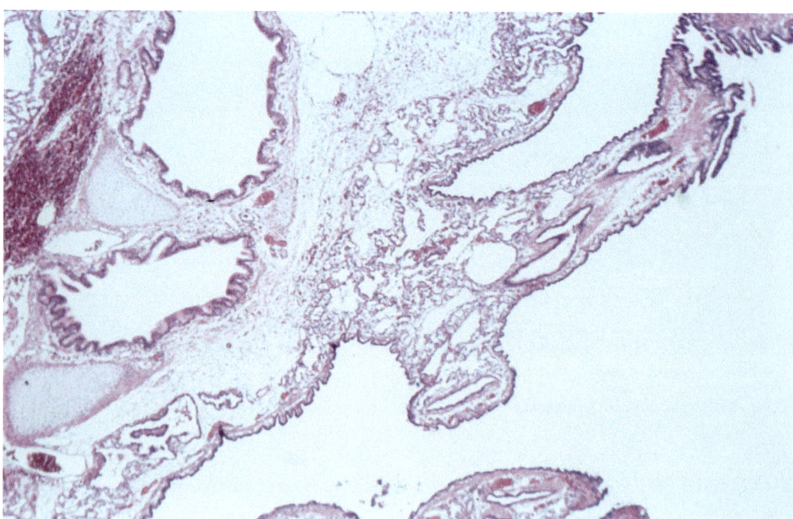

Abb. 11.12 CCAML, histologisches Korrelat: Lungenparenchymumbau mit Ausbildung großer zystischer Hohlräume

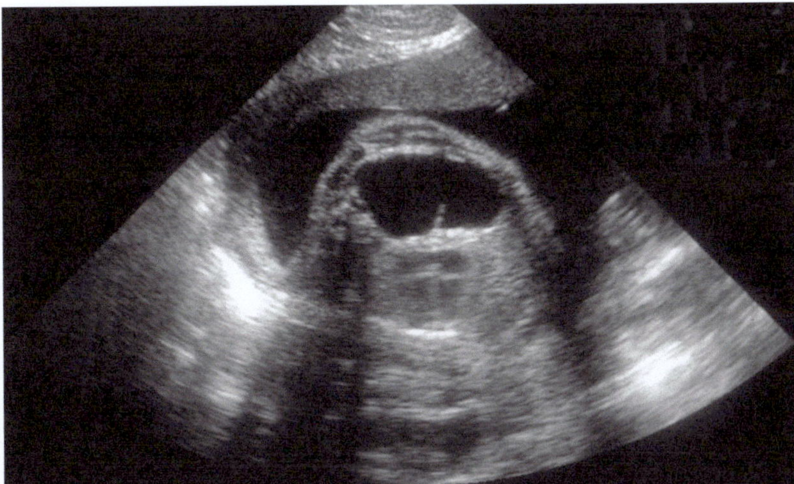

Abb. 11.13 CCAML: Das linksseitige echoleere Hamartom führt bei unauffälligem Vierherzkammerblick zur Dextropositio cordis

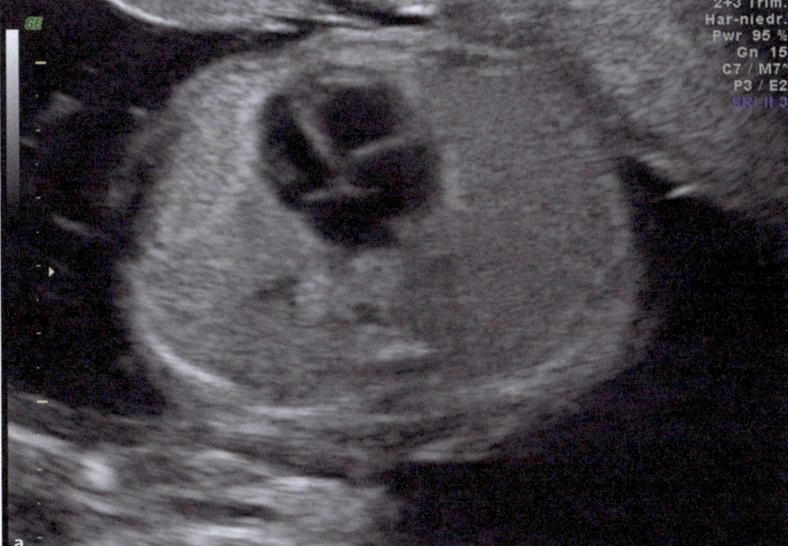

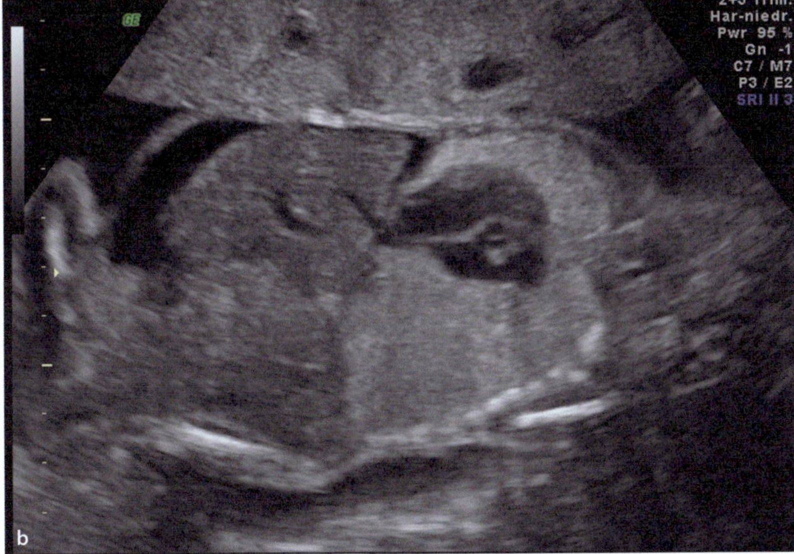

Abb. 11.14a,b CCAML. **a** Transversalschnitt: linksseitiger echoreicher kleinzystischer Befund, **b** Sagittalschnitt: Nebenbefund Aszites

▪ Assoziierte Anomalien

Vor allem beim Stocker-Typ II sind Begleitanomalien zu erwarten: Herzfehler (Truncus arteriosus communis, Fallot-Tetralogie), beidseitige Nierenagenesie, Jejunumatresie, Hydrozephalus, Zwerchfellhernie, Deformitäten der Wirbelsäule und Prune-belly-Syndrom.

▪ Differenzialdiagnose

Von einer CCAML sind differenzialdiagnostisch ein zystisches Mediastinalteratom, ein Rhabdomyom, ein neurogener Tumor oder ein Thymustumor, Lungensequester (Typ III) bzw. bronchogene Zysten und ein Neuroblastom abzugrenzen, ebenso seltene Lungentumoren, unter anderem ein pleuropulmonales Blastom oder ein FLIT (»fetal lung interstitial tumor«, Verdrängung des Lungengewebes mit Mediastinalverlagerung, ◻ Abb. 11.15 u. ◻ Abb. 11.16). Des Weiteren ist eine Zwerchfellhernie (Peristaltik!) pränatal mitunter schwierig von einer CCAML zu unterscheiden.

▪ Weiterführende Diagnostik

Alternativ zum LHR-Rechenalgorithmus aus Flächen- und Streckenmaßen (▶ Abschn. 11.1.5) kann mithilfe der 3D-Sonographie das Volumen der Läsion und vor allem das prognostisch entscheidende Lungenrestvolumen direkt eingeschätzt werden. Die Kernspintomographie (fakultativ) ermöglicht eine gute Darstellung der Weichteilveränderungen und kann ebenso zur Einschätzung des Ausmaßes einer potenziellen Lungenhypoplasie herangezogen werden.

▪ Geburtshilfliches Vorgehen

Die Erfordernis der spezialisierten Betreuung am Zentrum ergibt sich aus dem Risiko der plötzlichen Dekompensation der Symptomatik, die unter Umständen eine vorzeitige Entbindung notwendig machen kann. Bei Diagnose der CCAML in fortgeschrittenem Gestationsalter ohne die Präsenz eines Hydrops fetalis zielt das geburtshilfliche Vorgehen auf Tragzeitverlängerung unter Ultraschallmonitoring in engen Abständen zur Einschätzung des Verlaufs. In 20–30 % der Fälle kann bei diesem konservativen Management die Regredienz des Befunds beobachtet werden. Das Auftreten eines Hydrops fetalis als Zeichen der Dekompensation des fetalen Kreislaufs ist mit einer drastischen Verschlechterung der Prognose assoziiert. Bei durch Mediastinalshift verursachtem Hydrops fetalis ist bei Typ-I-Läsionen die pränatale transthorakale Zystenpunktion und ggf. die Anlage eines dauerhaften thorakoamnialen Shunts zu erwägen. Fetoskopische oder offen chirurgische Therapieansätze ergeben sich dagegen bei Typ III. Diese Verfahren sind in Bezug auf die prognostischen Implikationen weiterer schwerer Begleitanomalien umso eher einzusetzen, je früher die Diagnose CCAML im Schwangerschaftsverlauf gestellt wird. Andernfalls ist bei infaust erscheinender Konstellation mit den Eltern ggf. die Option des Schwangerschaftsabbruchs zu diskutieren. Im Versuchsstadium befindet sich bei der prognostisch ernsten Typ-III-Läsion ein medikamentöser Behandlungsversuch mit Betamethason.

▪ Prognose

Der klinische Verlauf und die Prognose der CCAML sind variabel. Prognoseentscheidend wirkt sich postnatal der Grad der Lungenhypoplasie aus. Handelt es sich um eine leichtere Form, fallen die Kinder unter Umständen erst durch eine erhöhte bronchopulmonale Infektanfälligkeit im Säuglings- und Kleinkindalter auf. Sind pränatal keine Begleitanomalien, kein Hydrops und kein Polyhydramnion diagnostizierbar, so ist mit einem Überleben in mehr als 80–97 %

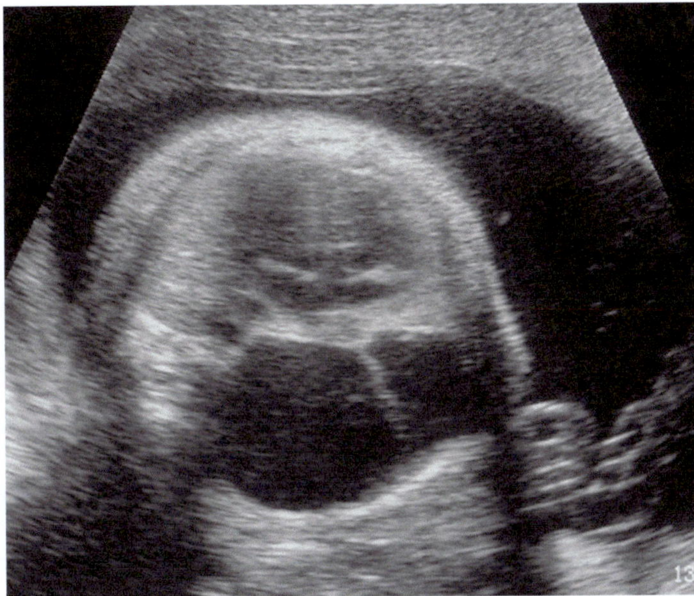

Abb. 11.15 Typische Komplikation der CCAML mit Mediastinalverdrängung ist die Entwicklung eines Polyhydramnions

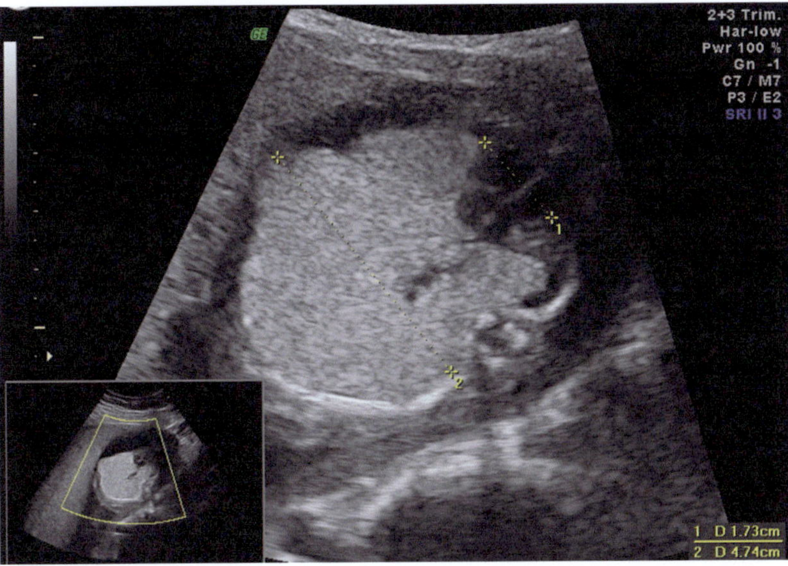

Abb. 11.16 Ausgedehnter Lungensequester: Differenzialdiagnose zur CCAML

der Fälle zu rechnen. Zur pränatalen Einschätzung der Prognose können die vorhandenen sekundären Veränderungen (Lungenhypoplasie) und Begleitfehlbildungen wie auch die Form der CCAML herangezogen werden. Der Stocker-Typ III lässt den schlechtesten Ausgang dieser kongenitalen Lungenanlagestörung erwarten.

Therapie

Eine unmittelbare chirurgische Intervention post partum (Notfalleingriff) mit Resektion des Befunds kann (nur) bei Dekompensation des Respirations- bzw. Herz-Kreislauf-Systems erforderlich werden. Die operative Entfernung des kongenitalen Hamartoms bei asymptomatischen Neugeborenen wird derzeit kontrovers gesehen.

11.3 Lymphangiom

Das Lymphangiom (jugulare-lymphatische Sequenz, Nackenhygrom) ist eine Fehlbildung im Bereich der Lymphabflusswege, gewöhnlich im Bereich des Nackens (75 %), aber auch im Bereich des vorderen Halses und des Thorax und der Axilla (20 %). Es besteht aus einzelnen oder mehreren zystischen Hohlräumen.

▪ Epidemiologie

Etwa 0,5 % aller Spontanaborte mit einer Scheitel-Steiß-Länge von >30 mm weisen ein Lymphangiom auf. Die Inzidenz beträgt 1:4000–6000 Geburten. Ist das Lymphangiom Begleitsymptom einer chromosomalen Störung, so richtet sich das Wiederholungsrisiko nach dem Risiko des Wiederauftretens der zugrunde liegenden Störung.

▪ Pathogenese

Normalerweise entwickelt sich 54 Tage post menstruationem eine Verbindung zwischen dem lymphatischen Jugularsack, in welchen das embryonale lymphatische System drainiert, und der V. jugularis. Kommt diese Verbindung nicht zustande, so resultiert ein Lymphstau mit einer Dilatation der lymphatischen Abflusswege. Die Folge kann ein generalisierter Hydrops fetalis und schließlich der intrauterine Fruchttod sein. Kommt die Verbindung zwischen lymphatischem Jugularsack und V. jugularis zeitverzögert doch noch zustande, so wird die bereits im Gewebe vorhandene Flüssigkeit wieder resorbiert. Die im Nackenbereich überdehnte Haut kann zum klinischen Zustandsbild eines Pterygium colli, einem typischen Symptom der Monosomie X0, führen. Als Folge des Lymphstaus kann es des Weiteren zu einem Höhertreten und einer Rotation der Ohren nach vorne, zu Extremitätenschwellungen und zu einer Kranialverschiebung des Haaransatzes kommen.

▪ Ätiologie

Lymphangiome werden häufig in Assoziation zu chromosomalen Aberrationen, in etwa der Hälfte der Fälle mit der Monosomie X0, gefunden. Gehäuft treten Lymphangiome aber auch im Rahmen von Trisomien (13, 18 und 21) sowie bei familiärem Pterygium colli, Alkoholembryopathie und dem Noonan-Syndrom (Typ I, Short-rib-Polydaktylie-Syndrom) auf. In 20 % der Fälle ist das Lymphangiom bei normalem Karyotyp anzutreffen.

▪ Klinik

Die Überdehnung des lymphatischen Jugularsacks führt zu einer Atrophierung der Bandstrukturen des Halses. Die Größe der Zysten reicht hierbei von kleinen, kaum sichtbaren Strukturen bis zu mehrere Zentimeter großen Zysten. Je nach Sitz und Größe führen sie in bis zu 30 % der Fälle zu Verdrängung und Obstruktionen im Bereich des Halses (Trachea und Ösophagus) mit entsprechender Symptomatik. Auch Zahnanlagestörungen sind beschrieben.

Sonographie

◘ Abb. 11.17, ◘ Abb. 11.18 u. ◘ Abb. 11.19

Gewöhnlich gelingt die Darstellung des Lymphangioms erstmalig während des Ersttrimesterscreenings in der 11.–14. SSW im Mediansagittalschnitt. Die Läsion zeigt eine typische honigwabenförmige Struktur. Große Lymphangiome sind in aller Regel auch mehrfach septiert. Neben echoleeren

Zysten können Einblutungen (Komplikation) mit echoarmen Binnenechos das Lymphangiom ganz oder teilweise ausfüllen. Auch Verkalkungsherde können aufgefunden werden. Daneben ist eine sorgfältige Suche nach weiteren Auffälligkeiten indiziert, um ggf. eine Einordnung des Symptoms in ein Syndrom zu ermöglichen. In 30 % der Befunde findet sich, mitbedingt durch Schluckstörungen, ein Polyhydramnion. Die sonographische Beurteilbarkeit des Lymphangioms kann jedoch andererseits auch aufgrund einer verminderten Fruchtwassermenge eingeschränkt sein.

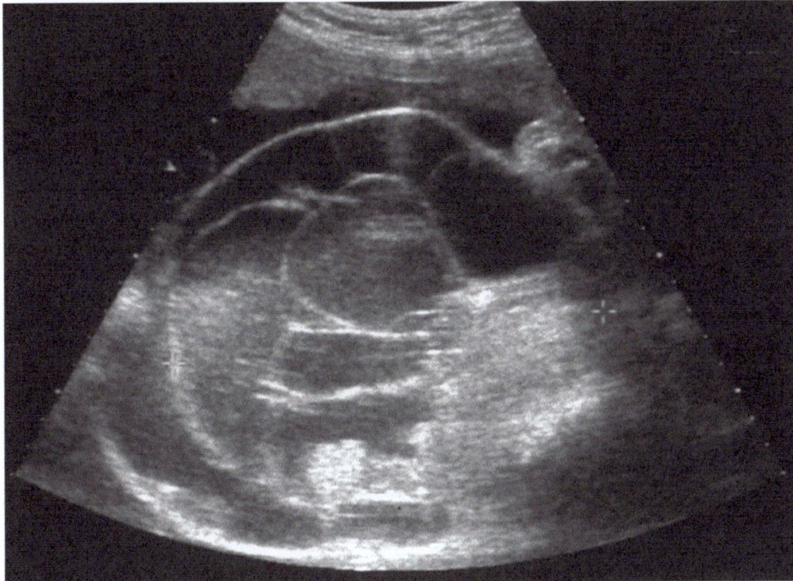

Abb. 11.17 Mehrkammeriger Charakter der Binnenstrukturen des mit seröser Flüssigkeit gefüllten echoleeren Lymphangioms. Zum Teil echoarme Anteile mit Einblutungen

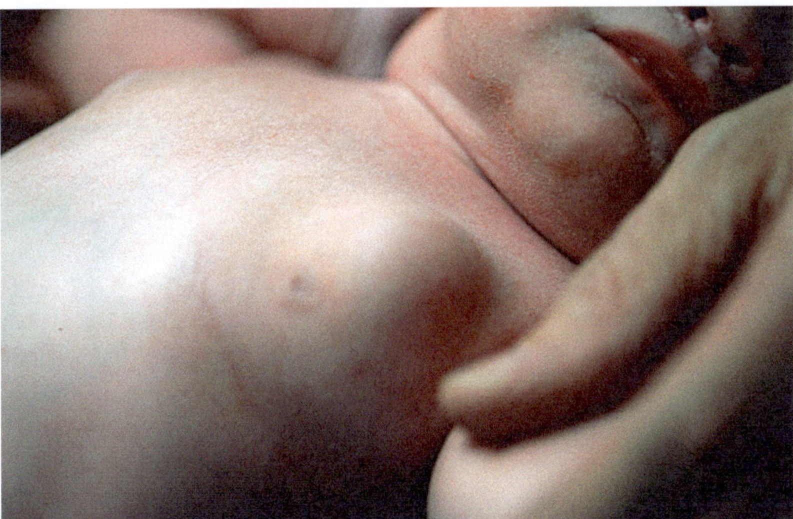

Abb. 11.18 Postpartale Aufnahme eines subkutan an der linken Thoraxhälfte gelegenen Lymphangioms. Im Verlauf spontane Regression

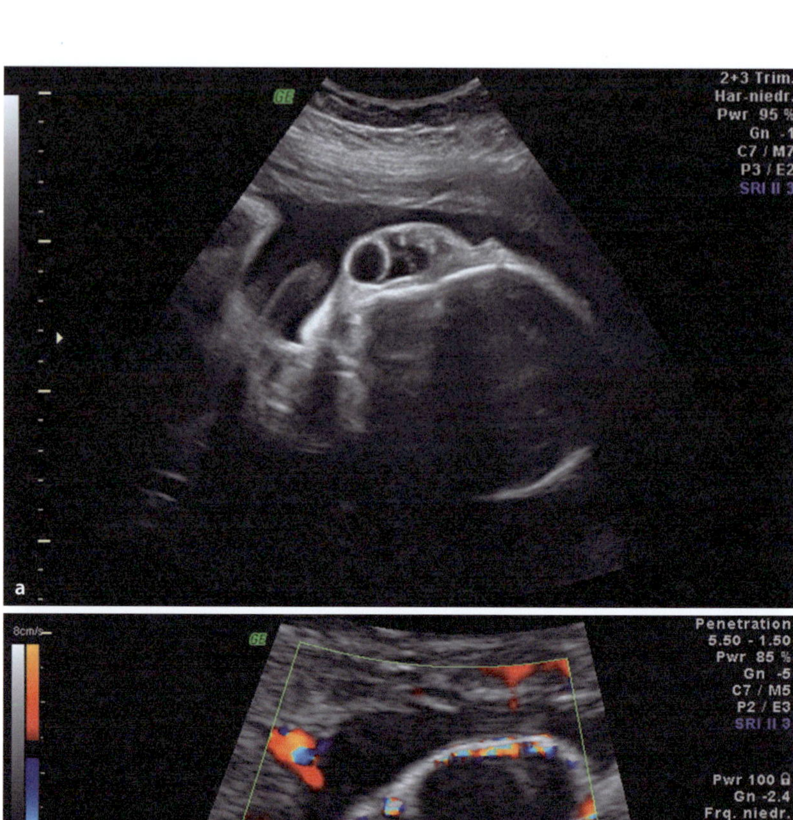

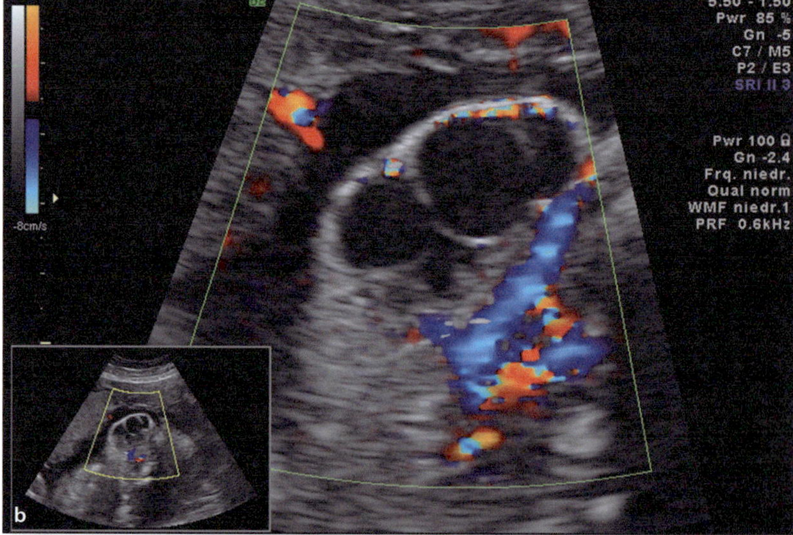

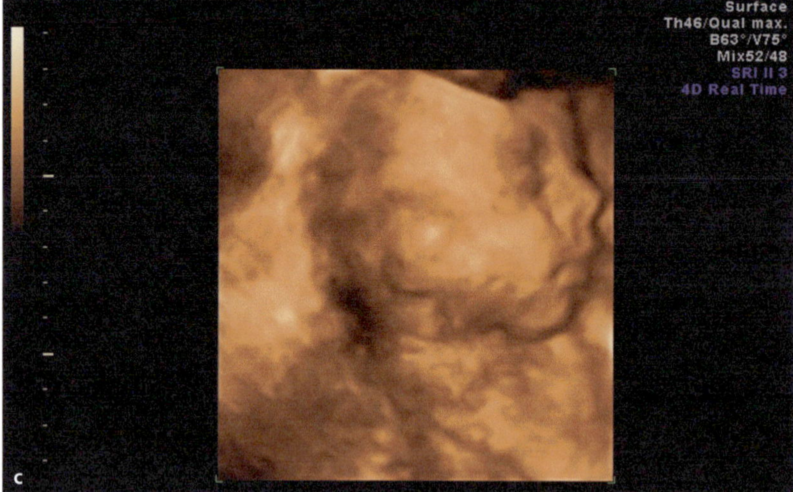

Abb. 11.19a–c Bukkales Lymphangiom. **a** Transversalschnitt: inhomogene zystisch-solide subkutane Raumforderung rechts, **b** »color flow mapping«: irreguläres Vaskularisationsmuster des komplexen Lymphangioms, **c** dreidimensionale Oberflächendarstellung des fetalen Gesichtstumors (3D-Sonographie)

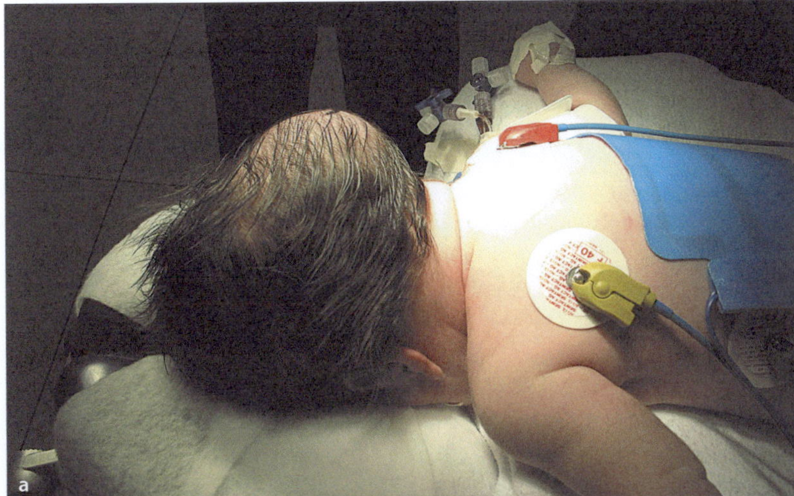

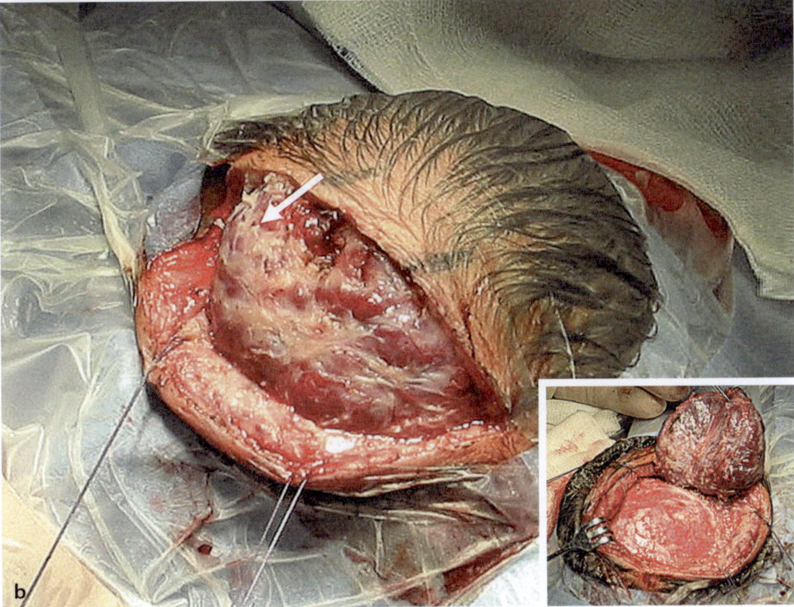

◘ Abb. 11.20a,b Postnatale intraoperative Befunde eines okzipitalen Hämangioms: extrakranielle subkutane, stark vaskularisierte Raumforderung (Differenzialdiagnose: Enzephalozele)

▪ Assoziierte Anomalien

Die Bandbreite der assoziierten Fehlbildungen bzw. Erkrankungsfolgen (u. a. Hydrops fetalis) ist groß, da bei über 70 % der betroffenen Kinder eine Verbindung mit chromosomalen Aberrationen zu beobachten ist.

▪ Differenzialdiagnose

In Betracht kommen hier zervikale Meningo(myelo)zelen, Enzephalozelen, andere Nackentumoren wie Hämangiom (◘ Abb. 11.20) und Teratom (◘ Abb. 11.21) und das Hautödem des Nackens (erhöhte Nackentransparenz; ◘ Abb. 11.22).

▪ Weiterführende Diagnostik

Aufgrund der Häufigkeit von Aneuploidien ist eine pränatale Karyotypisierung zu erwägen. 3D-Sonographie, ggf. pränatale MRT.

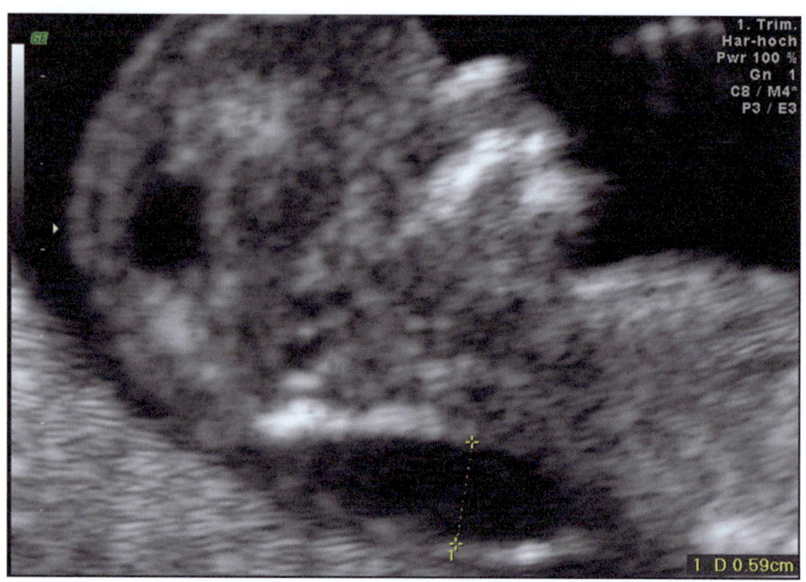

Abb. 11.22 Nackenhygrom: Differenzialdiagnose zu Halstumoren anderer Genese

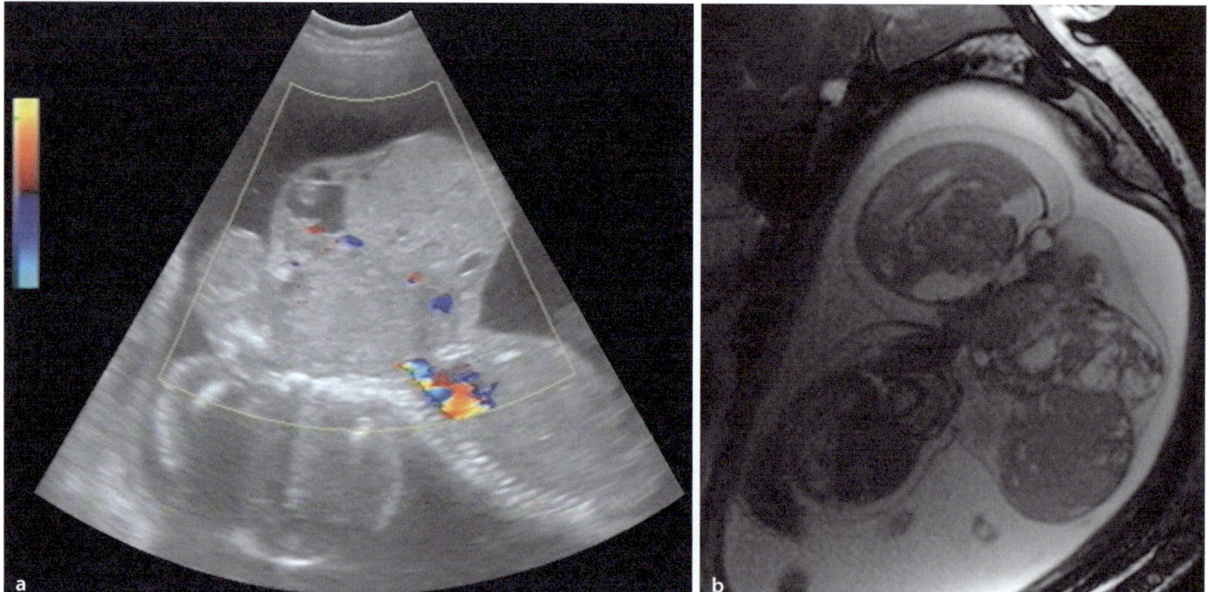

Abb. 11.21a,b Gigantisches Teratom des Hypopharynx: sonographisch inhomogener, überwiegend solider Tumor der Gesicht-Hals-Region mit Invasion in sämtliche in der Region beheimatete Körperstrukturen. Tumorbedingte Hyperextension des Kopfes nach dorsal. Befundentsprechung in der pränatalen MRT-Diagnostik

Geburtshilfliches Vorgehen

Während der Schwangerschaft wird das Lymphangiom engmaschig sonographisch kontrolliert. Erreicht es eine Größe, sodass es zu einem Geburtshindernis werden kann (*Cave:* geburtstraumatische Einblutung), so ist die primäre Sectio caesarea indiziert. Zur geplanten Entbindung per Sectio caesarea kann je nach Lokalisation und Ausbreitungsgrad des Lymphangioms eine intrapartale EXIT-Prozedur erforderlich sein. Sind sonomorphologisch und/oder nach einer genetischen Untersuchung weitere schwere Fehlbildungen oder eine Assoziation mit einer chromosomalen Aberration gesichert, so ist bei unter

Umständen als infaust einzuschätzender Prognose mit den Eltern auch die Möglichkeit eines Schwangerschaftsabbruchs zu erwägen.

▪ Prognose

Die Prognose des Lymphangioms richtet sich nach der ursächlichen Störung bzw. der mit ihm verbundenen Anomalien (Karyotyp). Das Spektrum des Schwangerschaftsausgangs reicht dementsprechend vom gesunden Überleben ohne weitere Einschränkungen bis zur infausten Prognose. Ein früher Hydrops fetalis ist fast immer mit letalem Ausgang assoziiert.

▪ Therapie

Eine ursächliche Therapie des Lymphangioms ist nicht möglich. Den Pharynx mitbetreffende Befunde (Atemwegsobstruktion) bedingen eine absolute Operationsindikation. Hierbei sind allerdings als primäre oder sekundäre Komplikation des Eingriffs in einem Viertel der Fälle Nervenläsionen zu erwarten.

Herz

Alexander Strauss

A. Strauss, *Ultraschallpraxis in Geburtshilfe und Gynäkologie*,
DOI 10.1007/978-3-662-49493-6_12, © Springer-Verlag Berlin Heidelberg 2017

12.1 Fetale Echokardiographie

Angeborene Herzfehler resultieren aus einer gestörten embryonalen Herzanlage, die über eine von der Norm abweichende Entwicklung in der anatomischen Struktur hin zu einer irregulären kardialen Funktion führt. Die hämodynamischen Folgen können sich dabei sowohl prä- als auch postnatal auswirken. Voraussetzung einer differenzierten intrauterinen Herzdiagnostik ist die Kenntnis der kardiovaskulären Anatomie während der unterschiedlichen Entwicklungsphasen des Herzens in utero. Dabei lassen sich generell 3 Gruppen von kardialen Vitien unterscheiden (◘ Tab. 12.1): Obstruktionen von Gefäßen und Klappen (z. B. Pulmonalstenose), abnorme Kreislaufverbindungen (z. B. Ventrikelseptumdefekt) und irreguläre Gefäßverbindungen (z. B. Transposition der großen Arterien). Für die Einschätzung einer postnatalen Prognose spielt unter anderem die Entwicklung eines Sauerstoffmangelzustands des zirkulierten Blutvolumens eine Rolle.

▪ Epidemiologie

Durch die Häufigkeit kardialer Vitien erhält die pränatale Herzfehlerdiagnostik ihren besonderen Stellenwert. Herzanomalien gehören mit einer Inzidenz von 8–10:1000 Lebendgeborenen zu den häufigsten kongenitalen Anomalien.

▪ Wiederholungsrisiko

Das Wiederholungsrisiko angeborener Herzfehler beträgt insgesamt etwa 2–4 %, wenn bereits ein Kind in der Familie betroffen ist, und 5–8 % bei 2 vorangehenden Kindern mit Herzvitien. In 50 % der Fälle handelt es sich bei den Geschwisterkindern um das gleiche und in 15 % um ein ähnliches Herzvitium.

◘ Tab. 12.1 Kardiale Vitien

Azyanotische Herzvitien		Zyanotische Herzvitien
Obstruktion der Klappen/Gefäße	**Primärer Links-rechts-Shunt**	**Rechts-links-Shunt**
Pulmonalstenose Aortenklappenstenose Aortenisthmusstenose	Ventrikelseptumdefekt Vorhofseptumdefekt Atrioventrikularkanal partielle Lungenvenenfehlmündung persistierender Ductus arteriosus Botalli	Fallot-Tetralogie Pulmonalatresie «double outlet right ventricle« Trikuspidalatresie Transposition der großen Arterien Truncus arteriosus communis univentrikuläres Herz totale Lungenvenenfehlmündung

Sonographie

◻ Abb. 12.1, ◻ Abb. 12.2, ◻ Abb. 12.3, ◻ Abb. 12.4, ◻ Abb. 12.5 u. ◻ Abb. 12.6

Optimale Untersuchungsbedingungen (höchste Spezifität und Sensitivität) sind für die fetale Echokardiographie im 2. Trimenon (19. und 22. SSW) zu erwarten. Übersichtliche Größenverhältnisse einerseits und größtmögliche Detailgenauigkeit in der Visualisierung vor Erreichen der kindlichen Lebensfähigkeit andererseits prädestinieren diese Phase der Schwangerschaft zur subtilen sonographischen Herzdarstellung. Dabei sind folgende Geräteeinstellungen zur fetalen Echokardiographie (Preset) zu wählen:

- schneller Bildaufbau (»high frame rate«) mit schmalem Bildausschnitt und niedriger Linienzahl (kompromissbedingt geringere Auflösung)
- keine oder niedrige Glättung (»smoothing«)
- hoher Kontrast (»dynamic range«)
- Zoom (»region of interest« soll ein Drittel des Bildschirms ausfüllen)
- Zeitlupe zur Beurteilung der kardialen Strukturen in Systole und Diastole
- Farbdopplersonographie mit Fokussierung auf schnelle Flussgeschwindigkeiten (»high pass filter«)
- M-Mode (»time motion«) zur Rhythmusdiagnostik (die Untersuchungslinie durchmisst dabei gleichzeitig eine Vorhofwand, eine AV-Klappe, ggf. eine Semilunarklappe und eine Ventrikelwand)
- 3D-/4D-Sonographie (Matrix-array-Schallkopf, ► Abschn. 1.4)
- Gewebedopplersonographie (»tissue doppler imaging«, ► Abschn. 1.3.5)
- »speckle tracking« (»wall motion tracking« ► Abschn. 1.3.6)

Standardisiertes Vorgehen im Rahmen der fetalen Echokardiographie
Die segmentale sonographische Untersuchung des fetalen Herzens beginnt im Abdomen. Erst nach Orientierung anhand des Abdominalsitus mit Magenblase und Milz links und abdominalem Anteil der Aorta descendens vor der Wirbelsäule und der Leber (»Lebervenenstern«) und V. cava inferior rechts wendet man sich durch Kranialverschiebung der Ultraschallebene dem Herzen und den großen Gefäßen zu. Das Herz liegt zu Zweidritteln auf der linken Thoraxseite mit Ausrichtung der Herzspitze in Richtung dieser Brustseite (43±7°). Abweichungen der Herzachse wie eine Dextro- oder Mesokardie deuten auf abdominothorakale Raumforderungen (z. B. Zwerchfellhernie, adenomatoide Lungenmalformation, Lungensequester) mit Verdrängung des Herzens hin. Häufig sind derartige sekundäre Achsendeviationen auch mit einer Positionsänderung des Organs im Thorax (Dextropositio cordis) verbunden.

Der Vierherzkammerblick ermöglicht die gleichzeitige Darstellung beider Herzkammern, der Vorhöfe und der sie trennenden Atrioventrikularklappen sowie des Vorhof- und Ventrikelseptums mit dem offenen Foramen ovale. Die Trikuspidalklappe inseriert etwas (3 mm) apikal der Mitralklappe. Die Binnenstruktur des linken Ventrikels erscheint glatter als die der rechten Herzkammer. Zusätzlich ist im rechten Ventrikel das Moderatorband (sich besonders echoreich darstellender Papillarmuskel) visualisierbar. Die erfolgreiche Einstellung des Vierherzkammerblicks ist in etwa 90 % möglich. In dieser Standardebene der Herzdiagnostik lassen sich ein AV-Kanal, hypoplastisches Linksherzsyndrom, »single ventricle«, Mitral- und/oder Trikuspidalatresie, »double inlet right ventricle«, Ebstein-Anomalie und große Vorhof- und Ventrikelseptumdefekte aufdecken. Auch der Herzrhythmus und die Kontraktilität des Myokards sind in dieser Ebene optimal zu beurteilen. Dorsal des rechten Vorhofs lässt sich die pulsierende deszendierende Aorta im Querschnitt sehen. Der Einstrom von Lungenvenen in das linke Atrium (Rückseite) kann durch farbkodierte Dopplersonographie nachgewiesen werden. Intrathorakale Größenverhältnisse lassen sich in einer Herz-Thorax-Ratio (Flächen) zueinander in Beziehung setzen. Die normale Relation beträgt 0,33–0,40. Bei auffälligen (zu hohen) Werten dieser Ratio kann die Differenzierung der Ursache – relative Kardiomegalie versus Lungen-/Thorax-hypoplasie – im Einzelfall schwierig sein.

Der pulmonale, rechtsventrikuläre Ausflusstrakt liegt vor und über der aortalen, linksventrikulären Ausflussbahn. Die Darstellung der Aorta ascendens (Fünfherzkammerblick) gelingt durch einen Schwenk der Ultraschallebene kranialwärts und eine Rotation um etwa 5° zur linken fetalen Schulter; sie ermöglicht die Beurteilung der Aortenklappe und des membranösen (»hochsitzenden«) Teils des Ventrikelseptums. Eine knappe Kippbewegung der Ultraschallebene nach kranial (Fetus) eröffnet den Blick in den rechten Ausflusstrakt mit der Pulmonalklappe und der nahezu rechtwinkeligen Überkreuzung der beiden großen, das Herz verlassenden Arterien. Die Beurteilung der Kaliber von Aorta und Truncus pulmonalis steht in diesen Einstellungen ebenso wie die Bewertung von Klappenbewegungen und Flussgeschwindigkeiten in den Arterien der Diagnostik offen.

Longitudinalschnitte ermöglichen die Darstellung des Aorten- und Pulmonalisbogens mit dem Abgang der Bogengefäße (Truncus brachiocephalicus, A. carotis communis sinistra und A. subclavia sinistra) und des sie verbindenden Ductus arteriosus Botalli. Als Isthmus aortae ist der Teil des Bogens zwischen A. subclavia und Ductus arteriosus Botalli zu identifizieren. Die beiden Arterienbögen sind am Abgang der Arm- und Halsgefäße sowie an ihrem Bogenradius zu unterscheiden. Der Aortenbogen entspringt aus der Mitte des Herzens und verläuft in einem engen Radius (Feldhockeyschläger), wogegen der Pulmonalisbogen ventral aus dem Herzen mit einem weiteren Radius (Eishockeyschläger) seinen Ursprung nimmt. Die Kaliberverhältnisse zwischen Truncus pulmonalis und Aorta ascendens betragen im Normalfall 3:2. Ein rechtsparasagittaler Longitudinalschnitt ist zur Beurteilung der Einstromverhältnisse der V. cava superior und inferior in den rechten Vorhof geeignet.

Einige Herzfehler, die ihrer Natur nach den Ausflusstrakt betreffen, entgehen typischerweise der Diagnose im Vierherzkammerblick. Die Fallot-Tetralogie, der Truncus arteriosus communis, die Transposition der großen Arterien, unterschiedliche Grade von Verengungen der Semilunarklappen, die Koarktation der Aorta und der im membranösen Teil »hochsitzende« Ventrikelseptumdefekt sind nur durch die Erweiterung der Diagnostik auf die Ausflusstrakte und die Hinzunahme der farbkodierten Dopplersonographie zu identifizieren. Bei der Diagnose eines Herzvitiums sind repetitive Ultraschalluntersuchungen zur Überwachung bzw. zum Ausschluss einer Progression der Störung angezeigt.

Zur Optimierung der Untersuchungsergebnisse der fetalen Echokardiographie ist die Kombination des Vierherzkammerblicks mit dem Aufsuchen des links- und rechtsventrikulären Ausflusstrakts anzustreben. Die Darstellung des Vierherzkammerblicks und beider Ausflusstrakte im Rahmen der nicht unter spezialisierten Bedingungen durchgeführten (Screening-)Untersuchungssituation gelingt dabei in ca. 60 %. Eine Erschwerung der Herzbeur-

teilung kann sich aus einer ungünstigen kindlichen Lage und Bewegungen, einer von der Norm abweichenden Fruchtwassermenge, maternaler Adipositas oder wenig schalltransparenten mütterlichen Bauchdecken ergeben. Mehrzeitige Untersuchungen bieten hier die Lösung.
Zur Beurteilung der anatomischen Strukturen wie auch der funktionellen Details stehen zusätzlich zur konventionellen zweidimensionalen B-Bild-Sonographie die farbkodierte Dopplerdarstellung der intra- und extrakardialen Blutströme, die Spektraldoppleranalyse des Strömungsprofils und die M-Mode-Technik zur Beurteilung dynamischer kardialer Funktionen zur Verfügung. Die Analyse von Flussspektren erweitert das Diagnosespektrum um die Möglichkeit, Flussgeschwindigkeiten und ihren zeitlichen Verlauf zu bewerten. Noch am Anfang ihres breiten klinischen Einsatzes stehende Diagnoseverfahren wie die mehrdimensionale Darstellung des Herzens (3D/4D) bzw. Gewebedopplersonographie (»tissue doppler imaging«) und »speckle tracking« (»wall motion tracking«) erweitern das Spektrum echokardiographischer Analysemethoden in utero.

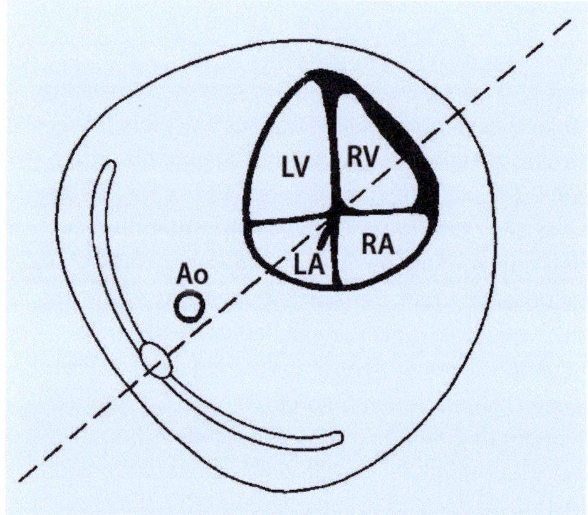

Abb. 12.1 Schematische Position des Herzens im Thorax: Die Herzspitze zeigt nach links. Zwei Drittel der Fläche sind auf der linken, ein Drittel auf der rechten Thoraxhälfte gelegen. Aorta thoracalis links vor der Wirbelsäule

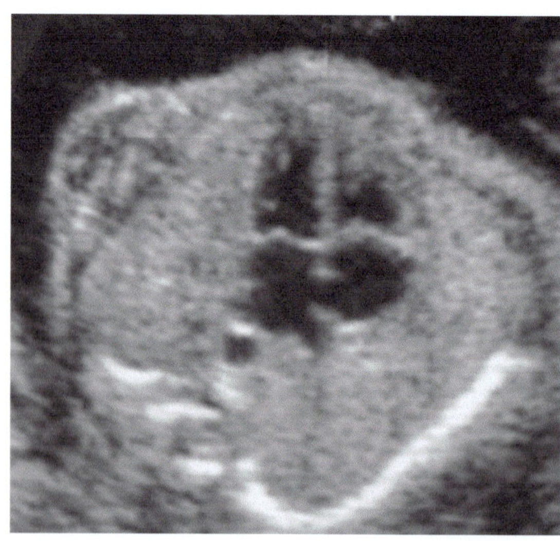

Abb. 12.2 Vierherzkammerblick: Die Herzspitze weist im Bild nach oben. Im Vierherzkammerblick sind die beiden Kammern und beide Vorhöfe getrennt durch die Atrioventrikularklappen darstellbar. Das echoreiche Kammerseptum trennt die Ventrikel vollständig voneinander. Im Vorhofseptum ist als physiologische Lücke das Foramen ovale zu erkennen

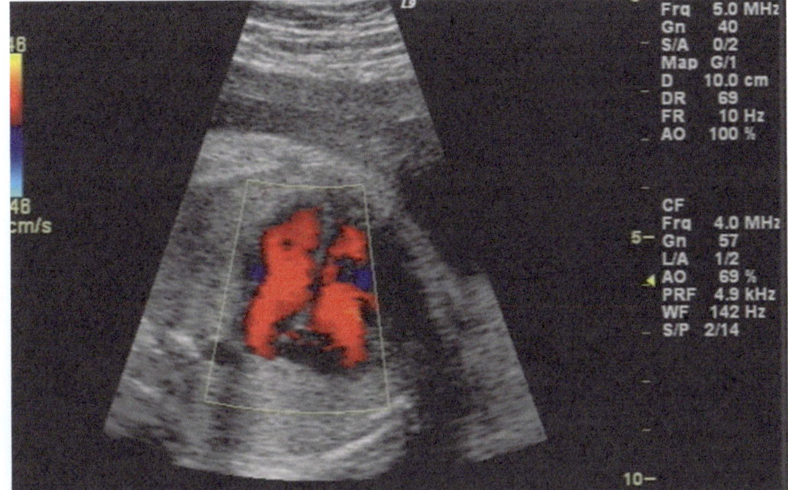

Abb. 12.3 Vierherzkammerblick (»color flow mapping«): seitengetrennte farblich rot kodierte diastolische Füllungsphase beider Ventrikel. Getrennte AV-Klappen, intakte Herzkammerscheidewand (Herzspitze in der Abbildung oben)

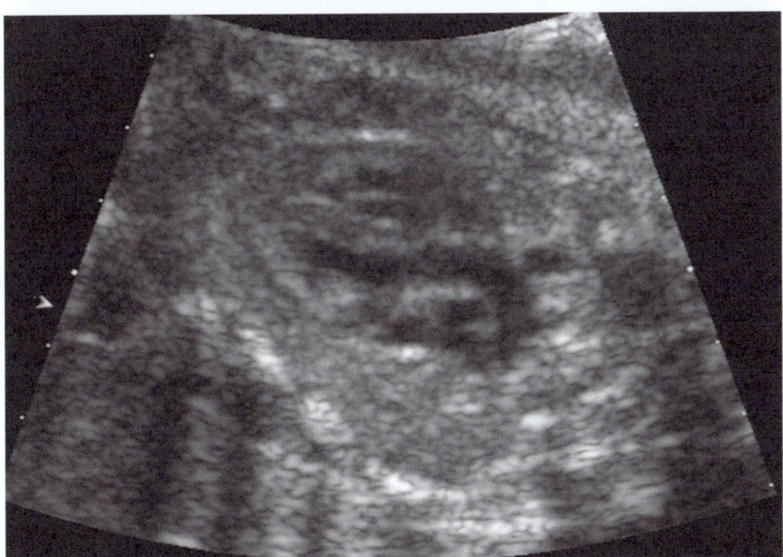

Abb. 12.4 Linksventrikulärer Ausflusstrakt: Aus der linken Herzkammer entspringt in s-förmigem Verlauf die Aorta ascendens. Die rechte Herzhälfte kommt in diesem Schnittbild oben zu liegen. Die große Körperschlagader umfasst bogenförmig den Truncus pulmonalis

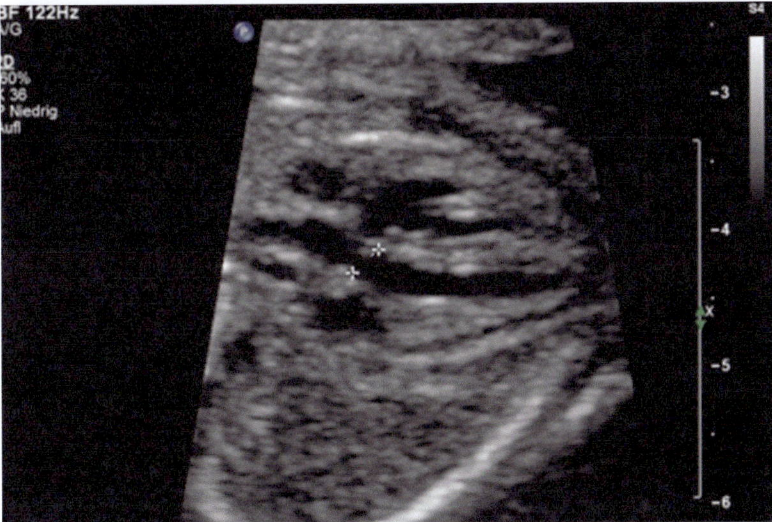

Abb. 12.5 Rechtsventrikulärer Ausflusstrakt: Aus dem rechten Ventrikel entspringt der Truncus pulmonalis. Die überkreuzende Aorta ascendens, nicht in derselben Ebene darstellbar, kann aus dieser Einstellung durch eine Kippbewegung zur linken fetalen Schulter um 5° eingesehen werden (reguläre Überkreuzung der großen Arterien)

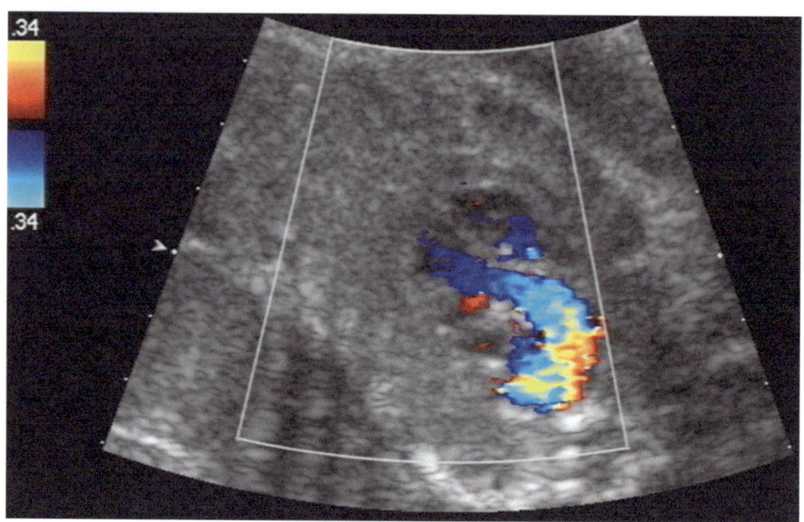

Abb. 12.6 Farbdopplersonographische Darstellung der linksventrikulären Ausflussbahn: Die Aorta ascendens und der Aortenbogen kommen farbig zur Abbildung

12.1.1 Fetale Echokardiographie in der Frühschwangerschaft

Die Messung der Nackentransparenz (Teil des Ersttrimesterscreenings, 11.–14. SSW) wird primär zur Risikoeinschätzung von abnormen Chromosomenverteilungen eingesetzt. Daneben besteht aber auch eine Beziehung zwischen der Dicke der Nackentransparenz und dem Auftreten von kongenitalen Herzvitien. Eine Verdickung der Nackentransparenz wird deshalb nicht nur als Indikation zur Erwägung einer Karyotypisierung gesehen, sondern besonders bei unauffälligem Chromosomenbefund auch als Anlass zur detaillierten fetalen Expertenechokardiographie. Erste fetale Herzuntersuchungen im 1. Trimenon werden durch hochfrequente Ultraschallsonden (≥7,5 MHz) ab der 10. SSW möglich (erste Darstellung der echoreichen AV-Klappen). Ein Vierherzkammerblick ist ca. 1–3 Wochen später klar zu erhalten. Dem Risikokollektiv (Anamnese, Noxen, Begleitfehlbildung, richtungsweisender Ersttrimesterscreeningbefund) kann diese besondere Variante fetaler Echokardiographie offeriert werden.

Die Entdeckungsraten eines »frühen Herzultraschalls« (14.–16. SSW) liegen gegenüber der Standarduntersuchungsperiode (19.–22. SSW) um 4–10 % niedriger. Am häufigsten kann in diesem Gestationsalter mit der Diagnose von großen Septumdefekten oder konotrunkalen Vitien (die Ausflusstrakte des Herzens betreffend: Fallot-Tetralogie, Pulmonalatresie, »double outlet right ventricle«, Truncus arteriosus communis) zu rechnen. Die Sonographie kann dabei je nach Gestationsalter und Untersuchungsbedingungen transvaginal oder transabdominal erfolgen (Abb. 12.7 u. Abb. 12.8).

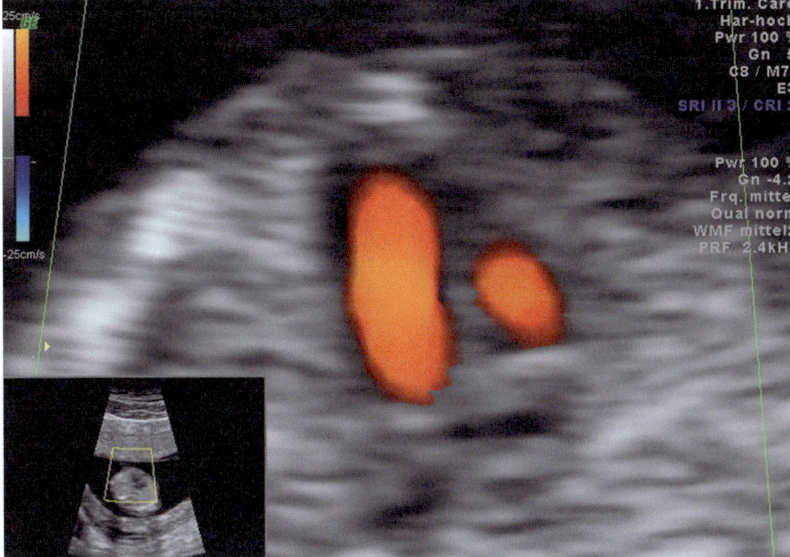

Abb. 12.7 Frühe fetale Echokardiographie: farbdopplersonographischer Nachweis des seitengetrennten atrioventrikulären Einflusses in der Ebene des Vierherzkammerblicks in der 14. SSW

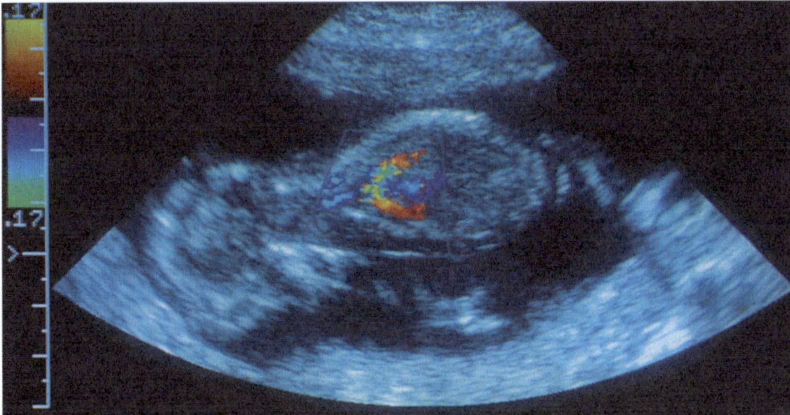

Abb. 12.8 Aortenbogen mit den Bogengefäßen: Sagittalschnitt eines Fetus in der 16. SSW (kindlicher Rücken im Bild oben)

12.2 Vorhofseptumdefekt

Dem Vorhofseptumdefekt (»atrial septum defect«, ASD) liegt entweder eine Kontinuitätsunterbrechung der Vorhofscheidewand (ASD I, Septum-primum-Defekt) oder ein fehlender Verschluss der physiologischen intrauterinen Rechts-links-Kurzschlussverbindung, des Foramen ovale (ASD II, Septum-secundum-Defekt). Ontogenetisch verschmilzt das Septum primum mit den Endokardkissen an der Basis der Vorhöfe. Das Septum secundum – wie das Septum primum vom Dach der Atrien ausgehend – weist von rechts kommend eine physiologische Lücke auf: das Foramen ovale. Die postnatale Druckverschiebung im Rahmen der Kreislaufumstellung bewirkt zunächst den funktionellen Verschluss des Foramen ovale durch die zugehörige Klappe (Septum primum). Ein definitiver anatomischer Verschluss erfolgt im Verlauf der ersten Lebensmonate, in 15–35 % der Fälle unterbleibt er bis ins Erwachsenenalter.

Epidemiologie

Die Inzidenz des Vorhofseptumdefekts beträgt 1:1500 Lebendgeburten. Häufig ist eine Assoziation mit weiteren Herzfehlbildungen gegeben. Der Defekt vom

Abb. 12.9 Vorhofseptumdefekt, schematisch: Der Vorhofseptumdefekt ist im Vierherzkammerblick als Lücke in der Trennwand des rechten vom linken Atrium erkennbar

Sekundumtyp ist mit 7,7 % aller Herzfehler neben Ventrikelseptumdefekten und einem AV-Kanal das häufigste kongenitale Herzvitium. Das Wiederholungsrisiko beträgt 2,5 %, wenn ein Kind betroffen ist, 8 % bei 2 betroffenen Kindern, 4–4,5 %, wenn die Mutter und 1,5 %, wenn der Vater von diesem Herzfehler betroffen ist. Der ASD tritt häufig nicht isoliert, sondern im Zusammenhang mit weiteren kardialen und extrakardialen Anomalien auf, die sich dann meist auch prognostisch entscheidend auswirken.

Embryologie

Die Trennung der Vorhöfe erfolgt durch die schrittweise Entwicklung eines Septum primum in Richtung der Endokardkissen. Das Foramen primum wird kleiner und obliteriert zum Ende der 5. SSW ganz. Über multiple kleine Perforationen entwickelt sich das Ostium secundum. Von lateral entsteht als Klappe über dieser sekundär entstandenen Öffnung das Septum secundum. Das zum ASD I führende embryologische Entwicklungsdefizit ist in einer mangelnden Fusion des AV-Septums mit dem Septum primum durch eine unzureichende Menge an Endokardkissengewebe zu suchen. Diese Form des Vorhofscheidewanddefekts ist üblicherweise mit einer Spaltung des anterioren Mitralsegels bei regelrechter Trikuspidalklappe kombiniert (Abb. 12.9).

Formen

Das Fehlen eines entsprechenden Septumanteils verursacht einen Vorhofseptumdefekt vom Typ primum (ASD I) oder Typ secundum (ASD II) bzw. ein persistierendes Foramen ovale (PFO) oder einen hochsitzenden Sinus-venosus-Defekt, der nahe der Mündung der V. cava superior lokalisiert ist. Beim seltenen Ostium-primum-Defekt ist das untere Septumdrittel betroffen, und fast immer besteht eine Vergesellschaftung mit weitergehenden Anlagestörungen der septalen Trennung der rechten und linken Herzhälfte (AV-Kanal). Daher wird der ASD I gelegentlich auch als inkompletter AV-Kanal bezeichnet. Der Ostium-secundum-Defekt ist dagegen durch ein vergrößertes Foramen ovale ohne dicht schließende bzw. fehlende Klappe charakterisiert.

Hämodynamik

Hämodynamisch ist im Rahmen der pränatalen Zirkulation ein Druckgradient zwischen den Vorhöfen vorhanden. Da somit bereits physiologischerweise ein Rechts-links-Shunt über das Foramen ovale besteht, bewirkt eine zusätzliche

Kontinuitätsstörung der Vorhofscheidewand nur wenig an Flussveränderung (»fetaler Kreislauf«). Der Blutfluss über die Öffnung im Septum wird durch die postnatale Kreislaufumstellung (deutliche Blutdrucksteigerung im Systemkreislauf) in einen Links-rechts-Shunt umgewandelt. Bedingt durch ihre Größe und Lokalisation bleiben die meisten Vorhofscheidewanddefekte dennoch hämodynamisch asymptomatisch. Daneben ist eine hohe Spontanverschlussrate zu erwarten: 22 % im 1. Lebensjahr, 33 % zwischen dem 1. und 2. Lebensjahr jedoch nur noch 3 % bei Kindern älter als 4 Jahre. Komplikationen des ASD sind selten. Sie führen über Volumenbelastung des rechten Herzens zu gesteigerter Anfälligkeit des Neugeborenen hinsichtlich respiratorischer Infekte, Herzrhythmusstörungen, Thromboembolien und/oder Problemen bei der Nahrungsaufnahme.

Sonographie

▫ Abb. 12.10, ▫ Abb. 12.11 u. ▫ Abb. 12.12

Die sonographische Diagnose der Kontinuitätsunterbrechung der Vorhofscheidewand ist durch die Differenzierung des Vitiums vom »normalen« Foramen ovale einerseits und aufgrund winkelabhängiger Drop-out-Phänomene (insonationswinkelabhängige Ultraschallreflexauslöschung von Teilen des Septums) andererseits erschwert. Die Entdeckungsraten des ASD (ASD I >ASD II) steigt mit der Größe des Defekts. Besonders der isolierte ASD II ist von der physiologischerweise offenen Verbindung der Vorhöfe (Foramen ovale) nur selten zu unterscheiden. Der Einsatz der (Farb-)Dopplersonographie ist meist nur bedingt hilfreich. Sie eignet sich für die (seltene) pränatale Diagnose eines Links-rechts-Shunts.

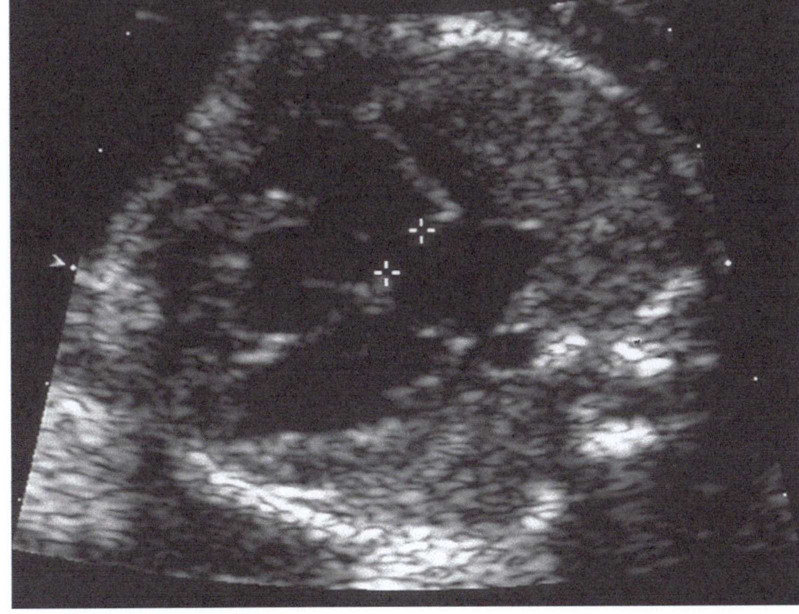

▫ **Abb. 12.10** Vorhofseptumdefekt: im Vierherzkammerblick (Herzspitze unten links) Darstellung der pathologischen Lücke im Vorhofseptum zwischen den Markierungen

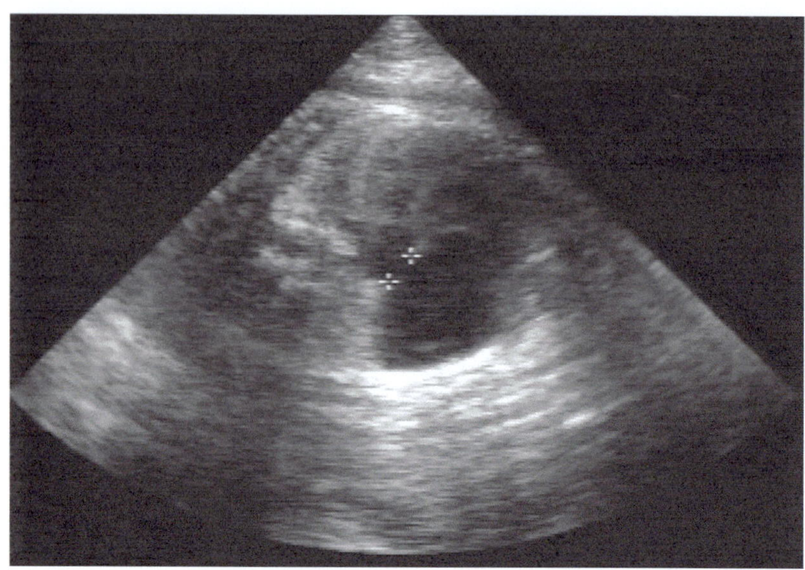

Abb. 12.11 Vorhofseptumdefekt bei gleichzeitiger Erweiterung des rechten Atriums

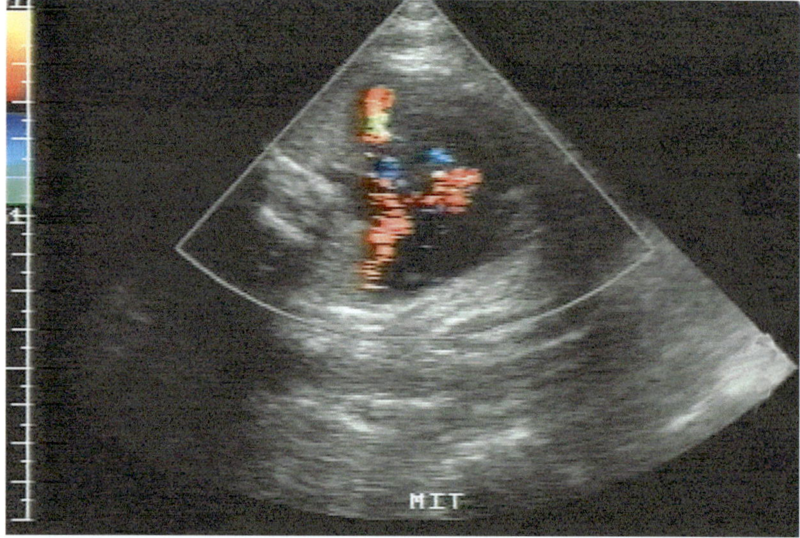

Abb. 12.12 Gleicher Befund wie in Abb. 12.11: farbdopplersonographische Darstellung des rot gefärbten Blutflusses vom rechten ins linke Atrium

Weiterführende Diagnostik

Karyotypisierung bei ASD I, keine weiterführende Diagnostik bei ASD II.

Assoziierte Anomalien

Mit einem Vorhofseptumdefekt assoziiert können als kardiale Auffälligkeit eine Transposition der großen Arterien, eine Pulmonalstenose, eine Fallot-Tetralogie, eine Lungenvenenfehlmündung, ein AV-Kanal oder eine persistierende linke obere Hohlvene vorkommen. Als extrakardiale Begleitfehlbildungen sind Drehungsanomalien oder das Holt-Oram-Syndrom beschrieben. Ein ASD I kann auch in Folge eines abnormen Karyotyps (Trisomie 21, 22, 22 partiell, 8, 4q-, 5p-, XXXXY) auftreten.

■ **Prognose**

Die Prognose des isolierten ASD ist günstig, die Spontanverschlussrate ist hoch. In den ersten beiden Lebensjahrzehnten liegt die Sterblichkeit für den natürlichen Verlauf des Herzfehlers zwischen 0,6 und 0,7 % pro Jahr. Mortalitätsraten von 2,7 %, 4,5 %, 5,4 % und 7,5 % pro Jahr sind, wenn unbehandelt, für die folgenden Dekaden zu erwarten mit einer mittleren Lebenserwartung von 37 Jahren. Bei Vorliegen eines Primumdefekts mit Klappenbeteiligung besteht eine eingeschränkte Belastbarkeit mit möglicher Klappeninsuffizienz.

■ **Therapie**

Für eine operative oder katheterinterventionelle Therapie kommen entsprechend des günstigen natürlichen Verlaufs (hohe Spontanverschlussrate, v. a. ASD II) vorwiegend nur symptomatische Kinder nach dem 4. Lebensjahr infrage. Die operative Therapie des Sekundumdefekts ist teilweise durch direkte Naht möglich. Im Fall eines Ostium-primum-Defekts gestaltet sich, speziell bei Mitralsegelbeteiligung, die Wiederherstellung der Klappenfunktion unter Umständen schwierig. In diesem Fall und bei Vorliegen eines Atrioventrikularkanals ist die frühzeitige operative Therapie indiziert.

12.3 Ventrikelseptumdefekt

Die Herzscheidewand trennt sowohl die beiden Vorhöfe wie auch die Herzkammern. Durch die vollständige Trennung der Herzhöhlen resultiert eine Herzanatomie, die 2 getrennte Kreislaufsysteme bedient. Offene Verbindungen zwischen den Herzkammern sind als Ventrikelseptumdefekt (VSD) die häufigste kardiale Strukturanomalie.

■ **Epidemiologie**

Bei 32,1 % der isoliert vorkommenden kongenitalen Herzvitien liegt ein Ventrikelseptumdefekt vor. Das Wiederholungsrisiko beträgt 3 %, wenn bereits ein Kind dieser Eltern von einem VSD betroffen ist, 10 % bei 2 betroffenen Kindern, 6–10 %, wenn die Mutter und 2 %, wenn der Vater von dem Herzfehler betroffen ist.

■ **Embryologie**

Pathogenetisch liegt eine Hemmung der Verschmelzung der sich entwickelnden muskulären Kammerscheidewand mit den Endokardkissen vor.

■ **Formen**

Die häufigsten operationspflichtigen Herzscheidewanddefekte sind mit 75 % die hochsitzenden, perimembranösen Kammerscheidewanddefekte (◘ Abb. 12.13). Muskuläre Defekte sind tiefer angesiedelt (Morbus Roger) und kommen in der Regel als multiple Lücken im muskulären Anteil des Ventrikelseptums vor. Ein Malalignement-VSD stellt eine Übergangsform zur Fallot-Tetralogie dar, bei der aus einem meist großen perimembranösen VSD die Kontinuität des Septums in die Vorderwand der Aorta hinein aufgehoben ist (► Abschn. 12.10). Die extreme Variante mit einem vollständigen Fehlen der Kammerscheidewand führt zum Bild des »single ventricle«.

■ **Hämodynamik**

Die Pumpfunktion des fetalen/kindlichen Herzens verändert sich hämodynamisch relevant durch den ersten Atemzug des Neugeborenen. Durch die Belüf-

Abb. 12.13 Ventrikelseptumdefekt, schematisch: Der Ventrikelseptumdefekt ist im Vierherzkammerblick als Lücke in der Trennwand zwischen rechter und linker Herzkammer erkennbar

tung der Alveolen und die Infunktionsnahme der Lunge als Organ des Gasaustausches des atmenden Kindes wie auch den Wegfall der plazentaren Kreislaufstrecke steigt nicht nur die Durchblutungserfordernis des pulmonalen Gewebes enorm an, auch die Blutdruckverhältnisse im Pulmonal- und Systemkreislauf verändern sich deutlich.

Kriterien des »fetalen Kreislaufs«

- Der Lungen- und der Systemkreislauf befinden sich in Parallelschaltung.
- Auf den rechten Ventrikel entfallen intrauterin Zweidrittel des Herzzeitvolumens (HZV).
- Das HZV strömt bevorzugt in die untere Körperhälfte und die Plazenta.
- Ein hoher pulmonaler Widerstand verhindert einen relevanten Blutfluss in den Lungenkreislauf, da nur 10 % des HZV für die Versorgung des noch unbelüfteten Lungengewebes ausreichen.
- Das Niedrigdrucksystem der Plazantazirkulation bedingt einen niedrigen Systemkreislaufwiderstand.
- Die Blutdrücke der beiden Kreislaufsysteme sind während der Fetalperiode im Wesentlichen durch 3 offene Kurzschlussverbindungen verbunden, den Ductus arteriosus Botalli, das Foramen ovale und den Ductus venosus Arantii. Ein Druckausgleich zwischen der pulmonalen Zirkulation (rechte Herzhälfte und dem Körperkreislauf (linke Herzhälfte) wird dabei vorwiegend über den intrauterin noch sehr breiten Dutcus arteriosus hergestellt.

Perinatale Kreislaufumstellung

Wird im Rahmen der Geburt das hämodynamische Äquilibrium der Fetalzeit durch den Verschluss bzw. die starke Reduktion der Rechts-links-Shuntverbindungen verändert, erfordert die sich daraus ergebende Serienschaltung von Lungen- und Körperstrombahn die Anpassung der Pumpleistung der rechten und linken Herzhälfte an die veränderten Zirkulationserfordernisse:

- Mit dem Einsetzen der Luftatmung sinkt der Druck in den Lungen drastisch, und ein Einstrom von Blut in das pulmonale Kapillarnetz erfolgt. Dadurch sinkt der Druck im rechten Vorhof im Vergleich zu demjenigen im linken Atrium. Durch diese Druckumkehr wird das Septum primum gegen das Septum secundum gepresst und das Foramen secundum funktionell verschlossen (Shuntumkehr).

- Durch die Unterbrechung des Blutstroms durch die Nabelgefäße (spontane Vasokonstriktion, Abnabelung) wird das plazentare Strombett (Niederdruckgebiet) aus der kindlichen Zirkulation ausgeschlossen. Der periphere Widerstand im Systemkreislauf des Neugeborenen steigt an. Der vorgeburtliche Rechts-links-Shunt über den breiten Ductus arteriosus wird postnatal zum Links-rechts-Shunt (Shuntumkehr).
- Durch den steigenden pO_2 in der Aorta infolge der Lungenatmung erfolgt reflektorisch der muskuläre Verschluss des Ductus arteriosus durch Kontraktion der glatten Muskulatur (funktioneller Verschluss). Nach wenigen Wochen (Monaten) wird dieser funktionelle Verschluss durch bindegewebige Umbauvorgänge in einen strukturellen Verschluss überführt (Ductus arteriosus wird zum Ligamentum arteriosum).
- Die Pumperfordernis des linken Ventrikels steigt durch die Veränderung der Widerstandsverhältnisse deutlich an, die des rechten Ventrikels (trägt intrauterin die Hauptlast des HZV) sinkt. Eine qualitative und quantitative Beurteilung der resultierenden Blutdruck-/Blutflussunterschiede der nun in Serie arbeitenden Kreisläufe/Herzhälften sind der dopplersonographischen Darstellung somit postnatal deutlicher zugänglich.
- Diese perinatale Kreislaufumstellung vollzieht sich in 3 Phasen: Die erste umfasst die Zeit direkt postnatal und die zweite die ersten 10–15 Lebensstunden, die dritte, definitive Periode kann bis zu 6 Wochen dauern.

Sonographie

▪ Abb. 12.14, ▪ Abb. 12.15, ▪ Abb. 12.16, ▪ Abb. 12.17, ▪ Abb. 12.18, ▪ Abb. 12.19 u. ▪ Abb. 12.20

Die sonographische Darstellbarkeit einer Lücke im echoreichen Interventrikularseptum (Kontinuitätsunterbrechung) ist von der Lage und Größe des Defekts bestimmt. Die Diskrepanz zwischen der absoluten Häufigkeit von VSD und ihrer im Verhältnis niedrigen Entdeckungsrate (<20 %) zeigt ihre häufig schwierige Darstellbarkeit im Rahmen der vorgeburtlichen Diagnostik. Ein hochsitzender VSD ist in der Fünfkammerblickebene besser zu visualisieren als in der eigentlichen Standardeinstellung dieses Herzfehlers, dem Vierherzkammerblick. Vorgeburtlich handelt es sich bei praktisch ausgeglichenen Druckverhältnissen zwischen den beiden Herzkammern um einen bidirektionalen Shunt ohne relevantes Flussvolumen. Im Unterschied zur Situation nach der postnatalen Kreislaufumstellung gelingt deshalb die Dokumentation des im Wesentlichen wenig direktionalen Flussverhaltens des Blutstroms über die Shuntverbindung (geringe Shuntvolumina = dezente Dopplerflüsse) mit der Farbdopplersonographie nicht immer. Mit entsprechender Gerätetechnik lassen sich dennoch auch Defekte ab 2 mm im B-Bild sowie mittels »color-flow-mapping« (ggf. auch kleinere Defekte) darstellen. Häufigste Ursache eines falsch-positiven Untersuchungsergebnisses ist das Drop-out-Phänomen durch Limitierungen des Auflösungsvermögens des Ultraschallgeräts, besonders bei einem zur Herzscheidewand hin steilen Insonationswinkel.

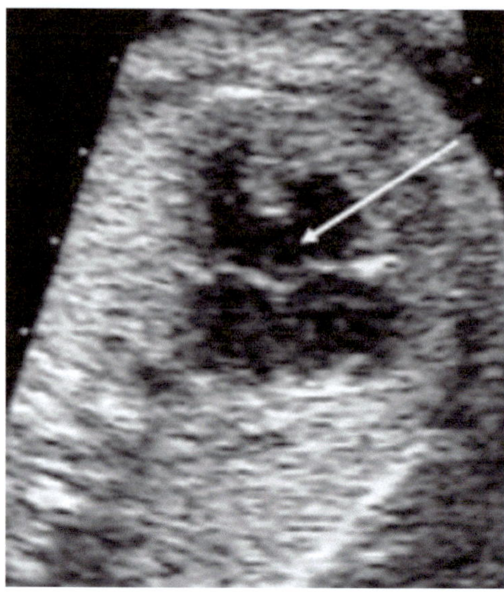

Abb. 12.14 Membranöser Ventrikelseptumdefekt: Im Vierherzkammerblick (Herzspitze oben) Darstellung der hochsitzenden, pathologischen Unterbrechung im membranösen Anteil des Ventrikelseptums (der Pfeil weist auf den Ventrikelseptumdefekt)

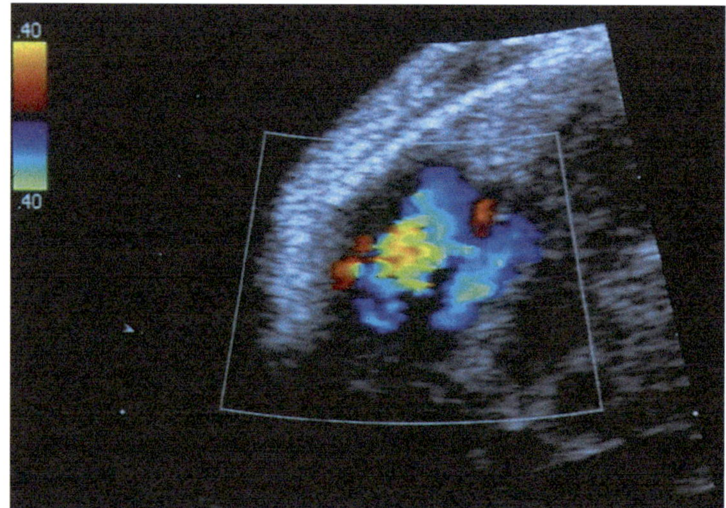

Abb. 12.15 Membranöser Ventrikelseptumdefekt (Farbdopplersonographie): Der Bluteinstrom in beide Ventrikel ist farbig markiert (Herzspitze unten). Die blaue Strömung über die Kammerscheidewand kennzeichnet die membranöse Ventrikelseptumlücke (H-Figur)

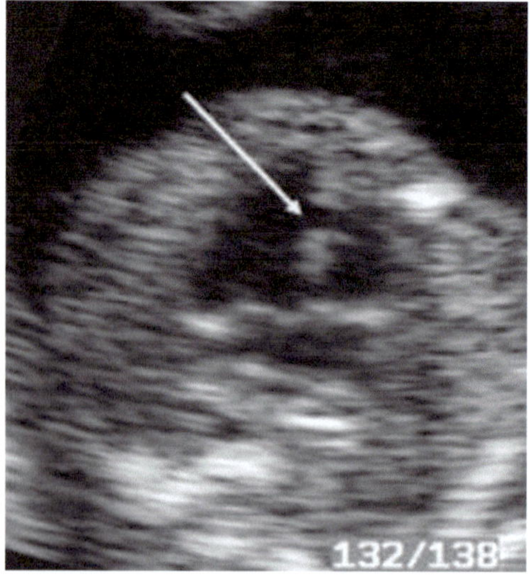

Abb. 12.16 Muskulärer Ventrikelseptumdefekt: Im Vierherzkammerblick (Herzspitze oben) Darstellung der Unterbrechung des muskulären Anteils des Ventrikelseptums mit offener Verbindung der beiden Herzkammern (der Pfeil weist auf den Ventrikelseptumdefekt)

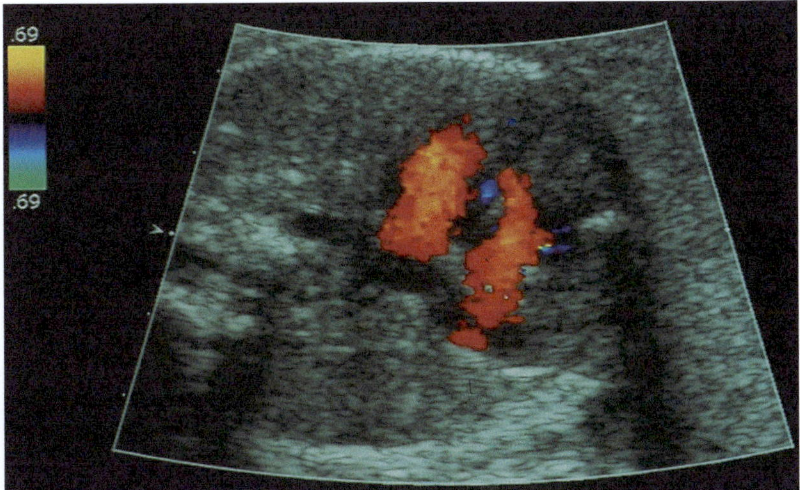

Abb. 12.17 Kleiner muskulärer Ventrikelseptumdefekt (Farbdopplersonographie): Der atrioventrikuläre Blutstrom beider Herzhälften in Richtung der Herzspitze (oben) ist rot gefärbt. Die blaue Strömung über die Kammerscheidewand markiert die muskuläre Ventrikelseptumlücke

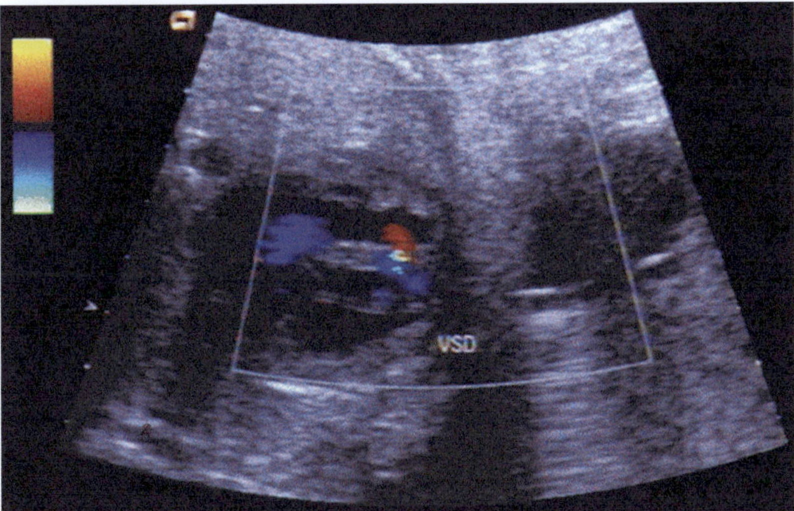

Abb. 12.18 Muskulärer Ventrikelseptumdefekt (Farbdopplersonographie): Blutstrom durch den muskulären (dicken) Anteil der Kammerscheidewand (farbdopplersonographischer Aliasing-Effekt [gelbes Signal] durch turbulente Strömung mit hoher Flussgeschwindigkeit innerhalb der Septumlücke, Herzspitze rechts)

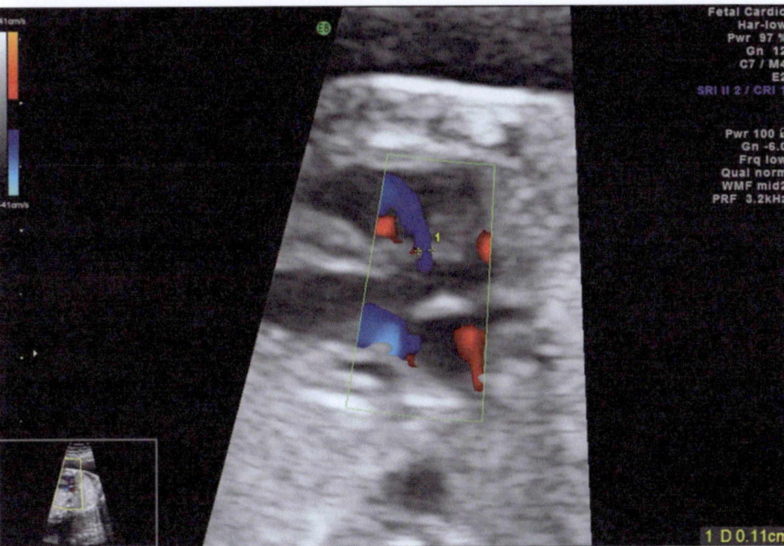

Abb. 12.19 Ventrikelseptumdefekt (»color flow mapping«): farbdopplersonographische Darstellung des Blutstroms über einen hochsitzenden, perimembranösen Ventrikelseptumdefekt

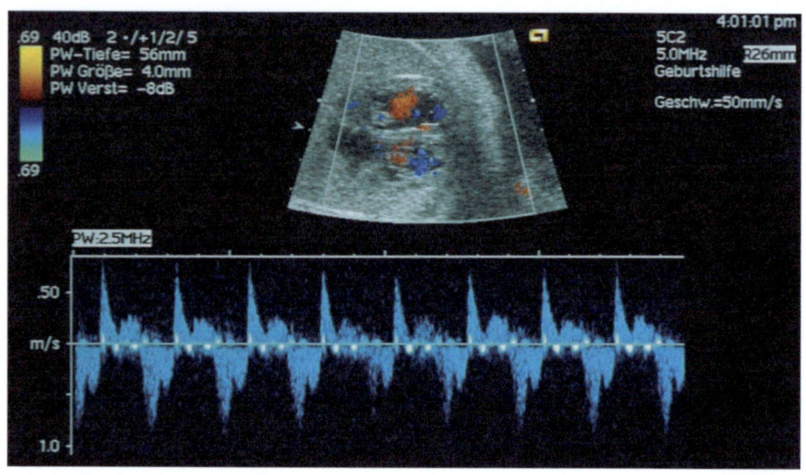

Abb. 12.20 Ventrikelseptumdefekt: spektraldopplersonographische Darstellung des bidirektionalen Shuntvolumens (Pendelströmung) über den Ventrikelseptumdefekt

Assoziierte Anomalien

In 50 % der Fälle ist die Ventrikelseptumlücke Teil eines extrakardialen oder komplexeren kardialen Schädigungsmusters: Fallot-Tetralogie, »double outlet right ventricle«, Transposition der großen Arterien, Trikuspidalatresie, Truncus arteriosus communis (TAC) und Pulmonalstenose. Chromosomenaberrationen (Trisomie 21, 13 oder 18) können darüber hinaus chromosomale Ursachen eines VSD im Zusammenhang einer der Herzanomalie zugrunde liegenden weitergehenden kongenitalen Anlagestörung sein. Beim muskulären VSD sind Aneuploidien in 1,2 % und extrakardiale Anomalien in 4,4 % zu erwarten, wogegen bei perimembranösen Septumdefekten Chromosomenstörungen (24–44 %) und extrakardiale Fehlbildungen (9–22 %) ätiologische Bedeutung haben. Konotrunkale Anomalien sind in 30 % mit Chromosomenaberrationen und in 23 % mit extrakardialen Anlagestörungen assoziiert.

Weiterführende Diagnostik

Aufgrund der Assoziation mit Aneuploidien ist eine Karyotypisierung bei der Diagnose VSD zu erwägen.

Prognose

Die Spontanverschlussrate eines muskulären VSD ist sehr hoch. In Abhängigkeit von der Lage und Größe beträgt sie 40 % innerhalb von 2 Jahren, 60 % in 5 Jahren und insgesamt 80 %. Von diesen Verschlussprozessen in den ersten Lebensjahren profitieren bevorzugt die muskulären Typen. Nur 25 % der perimembranösen (hochsitzenden) Scheidewanddefekte verschließen sich ohne medizinisches Zutun innerhalb eines Betrachtungszeitraums von 5 Jahren.

Therapie

Postnatal hat ein kleiner bis mittelgroßer VSD einen Druckgradienten von links nach rechts zur Folge (restriktiver VSD). Große Defekte sind dagegen nicht (druck)restriktiv (großes Shuntvolumen) und begünstigen damit eine rechtsventrikuläre Volumenvermehrung und in der Folge eine Lungenstrombahnüberflutung (pulmonale Hypertonie). Nach etwa 2 Jahren kann eine prognostisch fatale Shuntumkehr (Eisenmenger-Komplex) mit Zyanose und Herzinsuffizienz resultieren. Palliativ ist vor dem Eintritt dieser Konstellation eine Pulmonalisbändelung, kurativ ein direkter Verschluss der Septumlücke zu erwägen.

12.4 Atrioventrikularseptumdefekt

Der Atrioventrikularseptumdefekt (AVSD) oder Atrioventrikularkanal (AV-Kanal) entsteht aus der Kombination eines Vorhofseptum- und eines Ventrikelseptumdefekts und zusätzlicher Fehlbildung der Atrioventrikularklappen.

▪ Epidemiologie

Der AV-Kanal zeichnet für 3–7,4 % der angeborenen Herzfehler verantwortlich und ist somit das vierthäufigste kongenitale Herzvitium. Die Inzidenz variiert in Abhängigkeit davon, ob eine einfache oder komplexe Form, wie etwa im Fall eines Heterotaxiesyndroms, vorliegt. Das Wiederholungsrisiko beträgt 3 %, wenn bereits ein Kind betroffen ist, 10 % bei 2 betroffenen Kindern, 14 %, wenn die Mutter und 1 %, wenn der Vater von dem Herzfehler betroffen ist.

▪ Embryologie

Während der Herzentwicklung entsteht ein AVSD durch eine fehlerhafte Verschmelzung des Vorhofseptums kombiniert mit einem Endokardkissendefekt (◘ Abb. 12.21).

▪ Formen

Mehrere AV-Kanal-Varianten sind voneinander abzugrenzen:

Ein *inkompletter oder partieller AV-Kanal* (Ostium-primum-Atrioventikularseptumdefekt) zeichnet sich aus durch 2 getrennte AV-Klappenöffnungen (Trikuspidalklappe häufig normal, 3-segelige Mitralklappe mit Spalte im vorderen und hinteren Segel), ASD I (»atrial septum defect I«) oder die Kommunikation des linken mit dem rechten Vorhof.

Der *komplette AVSD* ist durch eine gemeinsame 5-segelige AV-Klappe, einen tiefsitzenden Vorhofseptumdefekt und hochsitzenden Ventrikelseptumdefekt (Pars membranacea) charakterisiert. Es besteht eine mögliche Assoziation zu einem Septum-secundum-Defekt mit gemeinsamem Vorhof, Dextrokardie, Mesokardie und/oder Herzrhythmusstörungen (AV-Block).

Weitere Unterscheidungsmerkmale sind die Form und Größe der AV-Klappe, die Anzahl der Klappensegel und die Art ihrer Verankerung in den Herzkammern bzw. ihre Lagebeziehung zu den umgebenden Herzstrukturen. Die Klassifikation nach Rastelli basiert auf der Art des Ursprungs der Chordae tendineae und der Anatomie des superioren Brückensegels. Es entsteht durch

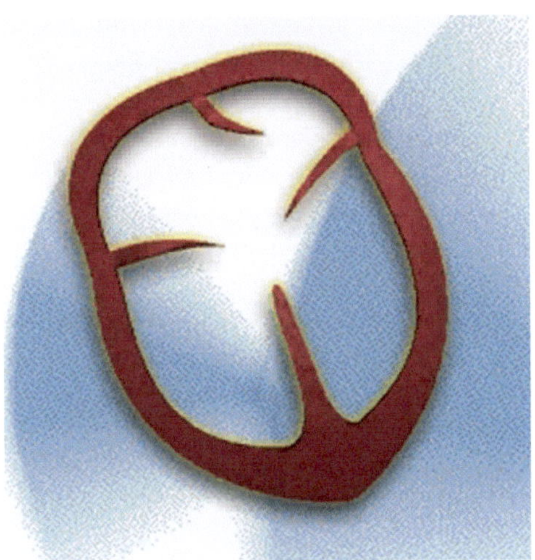

◘ Abb. 12.21 AV-Kanal, schematisch: Der AV-Kanal ist im Vierherzkammerblick als Lücke in der Trennwand sowohl der rechten von der linken Herzkammer als auch der beiden Vorhöfe und einer dysplastischen Veränderung der septalen Anteile der AV-Klappen erkennbar

die Verschmelzung des jeweils septalen Segels der Trikuspidal- und Mitralklappe.

- **Typ A:** Brückensegel mit kompletter Spaltung über dem Ventrikelseptum und dem Ursprung von Sehnenfäden am Kammerseptum
- **Typ B:** unproportionierte Spaltung des superioren Brückensegels und Aufhängung des »linken« vorderen Brückensegelanteils mit Ursprung der Chordae tendineae von der rechten Seite der Kammerscheidewand (»straddeling«)
- **Typ C:** keine Segelspaltung und keine den rechten Ventrikel kreuzenden Sehnenfäden

Hämodynamik

Intrauterin ist die gemeinsame Verbindung zwischen der Vorhofsebene und den beiden Herzkammern hämodynamisch meist nur wenig bedeutungsvoll. Beeinträchtigungen der Herzfunktion ergeben sich bei unkomplizierten AVSD-Konstellationen aufgrund der weitgehend ausgeglichenen Rechts-links-Druckverhältnisse im Rahmen der fetalen Zirkulation häufig nicht. Postnatal zeigt sich als hämodynamische Konsequenz des AV-Kanals allerdings ein großer Links-rechts-Shunt auf Vorhofebene, der mit dem Abfall des Lungenwiderstands in der ersten Lebenswoche noch weiter zunimmt. Ein insuffizienter Klappenschluss (Regurgitation) – bedingt durch eine gleichzeitig bestehende Klappendysplasie – kann den klinischen Verlauf zusätzlich negativ beeinflussen. Eine Dilatation des rechten Atriums sowie eine pulmonale Hypertension können die Folge sein (Herzinsuffizienz). Die mitrale Komponente spielt besonders bei einem partiellen AV-Kanal eine wichtige Rolle. Aus der gleichzeitig zum Vorhofshunt bestehenden Mitralklappeninsuffizienz ergibt sich zusätzlich zum rechten hier auch ein vergrößerter linker Vorhof.

Sonographie

Abb. 12.22, Abb. 12.23, Abb. 12.24, Abb. 12.25 u. Abb. 12.26

Bei dieser Art des angeborenen Herzfehlers besteht die Kombination eines Vorhofseptumdefekts (ASD I) mit einem hochsitzenden membranösen Ventrikelseptumdefekt und einer Anomalie der Trikuspidal- und Mitralklappe. Die sonographische Diagnose ist pränatal im Vierherzkammerblick zu stellen (16–18 % der pränatal diagnostizierten Herzfehler). Das Zentrum des Herzens (Kreuzung der longitudinalen Septumstruktur mit der transversalen AV-Klappenebene) ist im B-Bild durch eine wie ausgestanzt wirkende Lücke gekennzeichnet. In der farbkodierten Blutflussdarstellung findet sich eine als pathognomonisch zu wertende H-Figur der diastolischen Ventrikelfüllung. Ein kompletter AV-Kanal ist durch einen nicht septierten AV-Klappenring mit 5 Klappensegeln charakterisiert. Dopplersonographisch ist in der Regel kein Shunting, jedoch in 75 % eine AV-Klappeninsuffizienz als negativer Prognoseparameter zu beobachten. Bei pansystolischer Inkompetenz der gemeinsamen AV-Klappe ist bereits intrauterin eine kardial bedingte Hydropsentwicklung möglich. Die Diagnose des partiellen AV-Kanals ist deutlich schwieriger zu stellen (s. ASD I, ► Abschn. 12.4). Vergleicht man die jeweiligen Raten an pränatalen Diagnosewahrscheinlichkeiten, gehört der (komplette) AV-Kanal zu den am häufigsten in utero diagnostizierten kardialen Vitien.

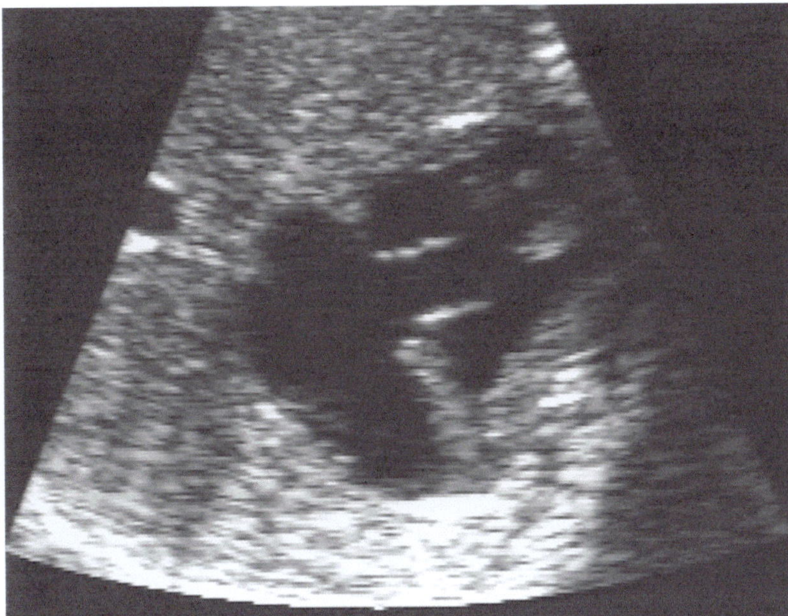

Abb. 12.22 AV-Kanal im Vierherzkammerblick (Herzspitze rechts): großer Vorhof- und Ventrikelseptumdefekt. Die gemeinsame AV-Klappe ist weit geöffnet

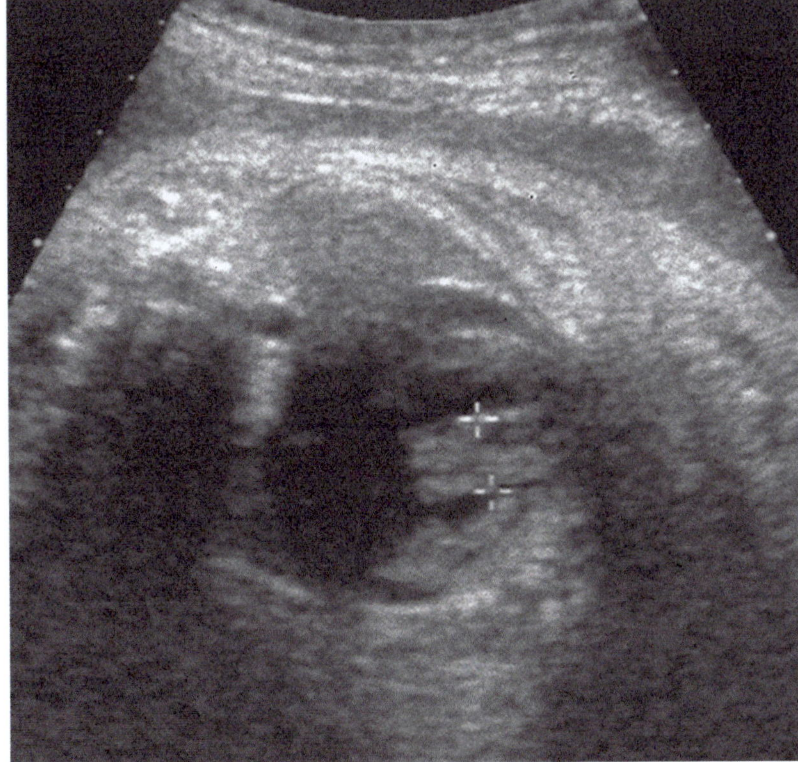

Abb. 12.23 AV-Kanal mit breitem Rest der Herzscheidewand (Herzspitze rechts)

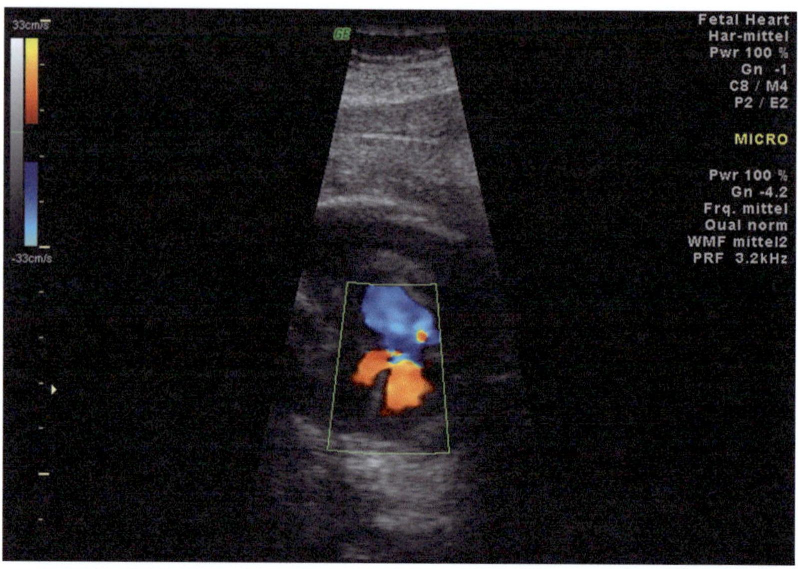

Abb. 12.24 Farbdopplersonographische Darstellung des Blutstroms über einen AVSD: Der ungeteilte Blutstrom teilt sich vor dem Rest des Ventrikelseptums y-förmig auf

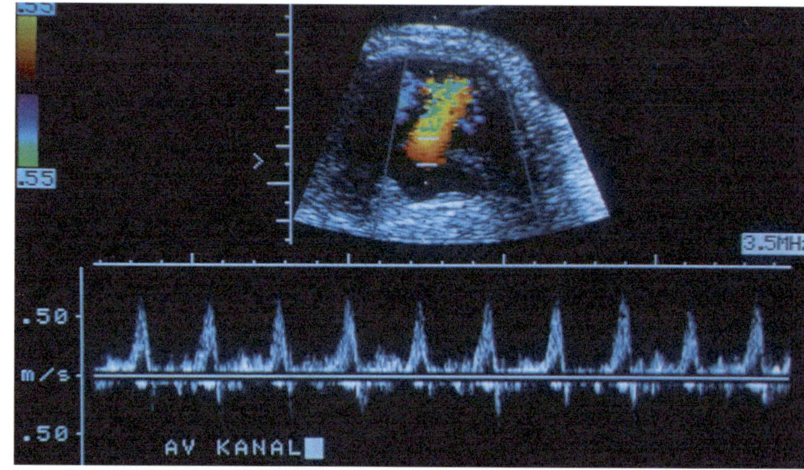

Abb. 12.25 Spektraldopplersonographische Analyse des Strömungsprofils einer nicht insuffizienten gemeinsamen AV-Klappe: eingipfeliger Bluteinstrom in die Ventrikel ohne Regurgitation während der Kammersystole (keine AV-Klappeninsuffizienz)

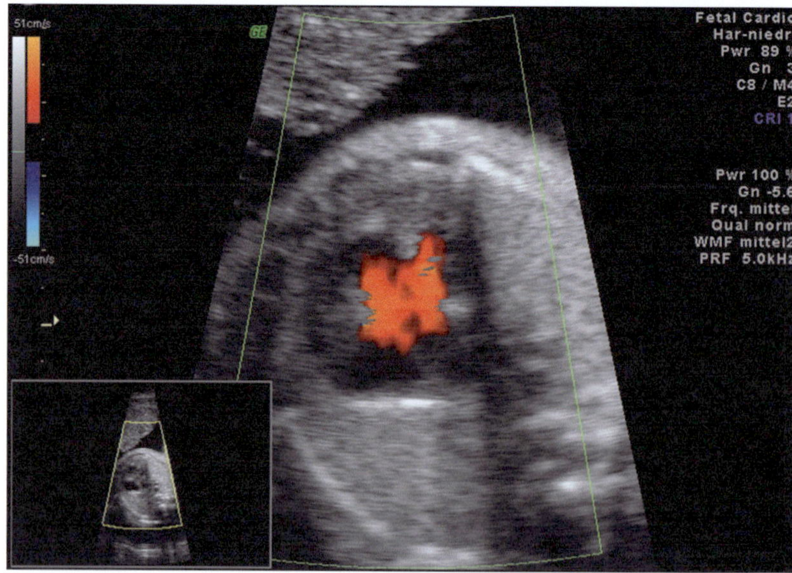

Abb. 12.26 AVSD (»color flow mapping«): farbdopplersonographische Darstellung des Blutstroms über die gemeinsame AV-Klappe im frühen 2. Trimenon – frühe fetale Echokardiographie (Fetus mit Trisomie 21)

▪ Assoziierte Anomalien

Oft sind weitere kardiale (50 %) oder extrakardiale Anomalien (Heterotaxiesyndrom 7 %, komplexe Fehlbildungssyndrome 3 %) oder ein abnormer Karyotyp, besonders Trisomie 21 und 18 (40–70 % aller Feten mit AV-Kanal) mit einem AVSD assoziiert.

▪ Weiterführende Diagnostik

An weiterführender Diagnostik stehen die sonographische Suche nach assoziierten kardialen (Fallot-Tetralogie, Transposition der großen Arterien, »double outlet right ventricle«, Pulmonalstenose/Pulmonalatresie, Aortenkoarktation, AV-Block Grad III) und extrakardialen Fehlbildungen (Drehungsanomalien) sowie die Karyotypisierung zur Verfügung.

▪ Prognose

Unbehandelt versterben 50 % der betroffenen Kinder in den ersten 6 Monaten, 65 % im ersten, 80–85 % in den ersten beiden und 95 % in den ersten 5 Lebensjahren. Bei entsprechender Therapie sinkt diese Rate auf <10 %.

▪ Therapie

Pränatal ist eine kausale Behandlung nicht möglich und in der Regel auch nicht erforderlich. Nur bei Zeichen der ausgeprägten intrauterinen Herzinsuffizienz ist bei besonders schlechter Prognose eine Schwangerschaftsbeendigung oder in Einzelfällen ein intrauteriner medikamentöser (positiv inotroper) Therapieversuch zu erwägen. Ansonsten kommt in diesen zirkulatorisch zusätzlich belasteten Fällen eine konservative Schwangerschaftsbetreuung infrage, bei der der schicksalhafte Verlauf der Herzerkrankung abgewartet wird.

Postnatal kommt als symptomatische Therapie die Bändelung der Pulmonalarterie zur Begrenzung einer Überflutung der Lungenstrombahn infrage. Ansätze wiederherstellender Chirurgie, ggf. mit Verschluss der Septumdefekte und Rekonstruktion der Klappenfunktion (in den ersten 6 Lebensmonaten) sind zum Teil nur durch die Implantation einer künstlichen Herzklappe möglich.

12.5 Hypoplastisches Linksherzsyndrom

Das hypoplastische Linksherzsyndrom (HLHS) ist als »single outlet single ventricle« (Aortenklappenatresie, hochgradige Stenose) vom Rechtstyp mit »single inlet« (Mitralklappenatresie, -dysplasie, -stenose) anzusehen.

▪ Epidemiologie

Das HLHS ist für 1,5–3,8 % aller angeborenen Herzfehler verantwortlich. Die prognostische Bedeutung dieses z. B. im Verhältnis zu Septumdefekten seltenen Herzvitiums besteht darin, dass es für 25 % aller kardial bedingten kindlichen Todesfälle während der ersten Lebenswoche verantwortlich ist. Das HLHS ist mit einem Wiederholungsrisiko von 2 % behaftet, wenn bereits ein Kind des Paares aus einer vorangehenden Schwangerschaft betroffen ist. Nach zweimaligem Auftreten steigt es auf 6–25 % an. In Einzelfällen ist auch eine autosomal-rezessive Vererbung möglich.

▪ Pathogenese

Die Unterentwicklung der Aorten- und Mitralklappe führt zur Aortenhypoplasie und einem diminuierten, nicht oder minderperfundierten linken Ventrikel (▫ Abb. 12.27). Typischerweise sind die Aorten- und Mitralklappe atretisch und

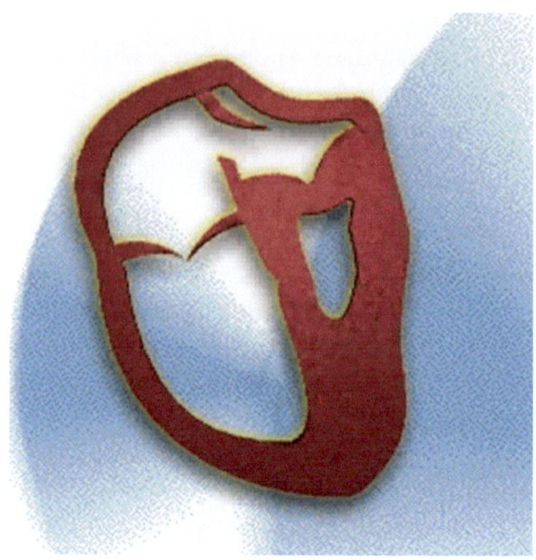

Abb. 12.27 HLHS, schematisch: Das HLHS ist im Vierherzkammerblick vorwiegend an der Größendiskrepanz der linken zur rechten Herzkammer zu erkennen

das Ventrikelseptum intakt. Eine Endokardfibroelastose kann sich sekundär entwickeln. Pathogenetisch führt die Minderperfusion der linken Kammer und Vorkammer zur Hypoplasie des linken Herzens. Dieses Zustandsbild kann sich auch erst während der Schwangerschaft aus einer sich zunächst vollständig unauffällig darstellenden Herzanatomie bzw. einer einfachen Aortenstenose (unterdiagnostiziert) heraus entwickeln. Die physiologischen Konsequenzen ähneln denen der Transposition der großen Arterien. Auch die aus dem linken Ventrikel entspringende Aorta ascendens und der Aortenbogen weisen konsekutiv eine Hypoplasie auf. In 80 % der Fälle besteht eine Assoziation mit einer Coarctatio aortae.

Hämodynamik

Der rechte Ventrikel versorgt die Lungen- und über den breiten Ductus arteriosus Botalli auch die Körperstrombahn. So bleiben die Auswirkungen der Unterentwicklung des linken Ventrikels auf die pränatale Hämodynamik meist ohne Folgen. Nach der postnatalen Kreislaufumstellung und dem Verschluss der physiologischen Rechts-links-Shunts führt das HLHS dagegen zur Rechtsbelastung. Der pulmonale Rückstrom erfolgt aus den Lungenvenen über den linken Vorhof durch das offene Foramen ovale in den rechten Vorhof.

Sonographie

Abb. 12.28, Abb. 12.29, Abb. 12.30, Abb. 12.31 u. Abb. 12.32

Die vorgeburtlichen Ultraschallsymptome der Hypoplasie und Hypokinesie der linken Herzkammer, der fehlenden Darstellung bzw. retrograden Perfusion (Farbdopplersonographie) der Aorta ascendens und der atretisch-dysplastischen Mitralklappe machen das HLHS trotz seiner Seltenheit zu einem der häufigsten pränatal entdeckten Herzvitien. Maßgeblich fällt die deutliche Größendifferenz der beiden Ventrikel ins Auge. Daneben besteht eine Hypoplasie der aszendierenden Aorta (Durchmesserdiskrepanz). Eine sehr echoreiche Ventrikelauskleidung entspricht dem Ultraschallkorrelat bei Endokardfibroelastose. Auf Vorhofniveau besteht ein Links-rechts-Shunt. Der rechte Ventrikel versorgt den Lungen- wie auch den Systemkreislauf über den Ductus arteriosus Botalli (Dopplersonographie). Eine intrauterine Herzinsuffizienz (kardialer Hydrops) durch Rechtsherzüberlastung entwickelt sich typischerweise nicht.

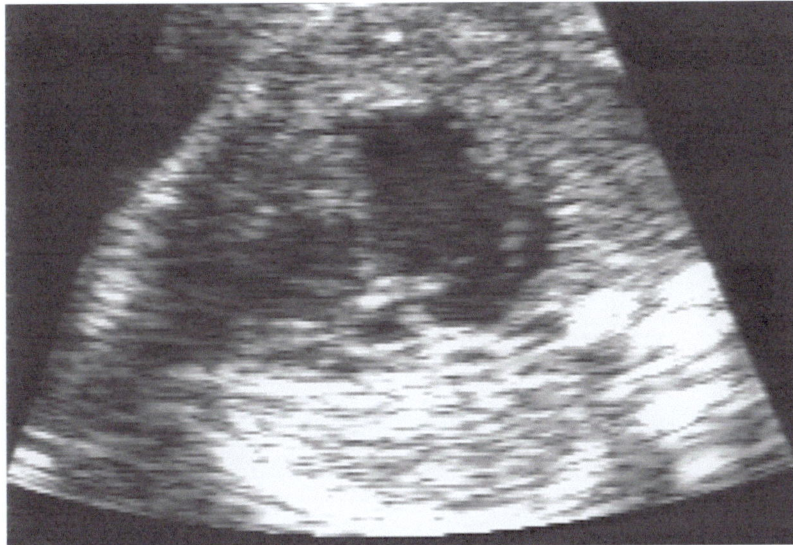

Abb. 12.28 HLHS: Im Vierherzkammerblick (Herzspitze links) zeigt sich neben einem normal konfigurierten rechten Ventrikel (oben) eine deutlich kleinere (immobile) linke Herzhälfte

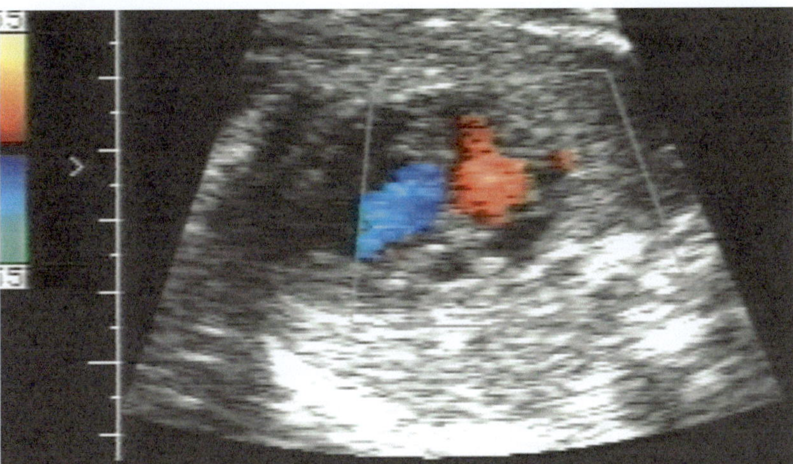

Abb. 12.29 Farbdopplersonographie eines HLHS (korrespondierender Befund zu Abb. 12.28): Pathognomonisch für das HLHS lässt sich über die Mitralklappe kein Blutfluss in den linken Ventrikel hinein nachweisen (Herzspitze links, rechter Ventrikel – blaue Störungen oben)

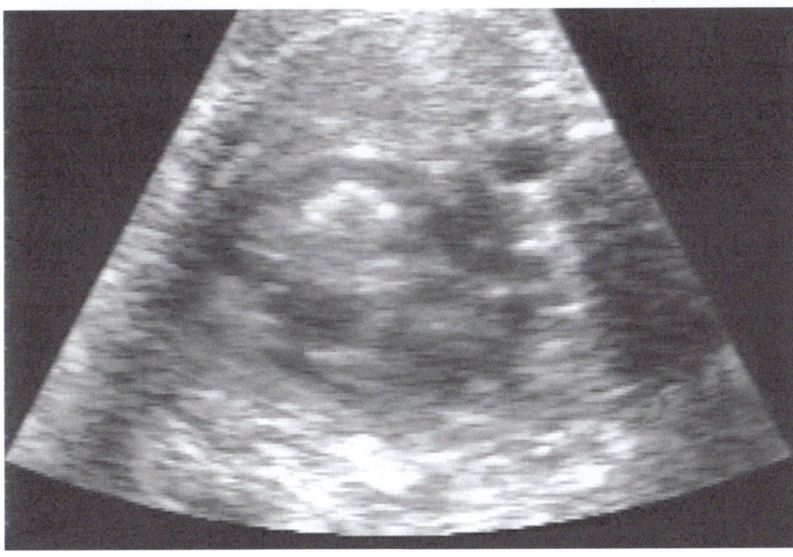

Abb. 12.30 HLHS: Im Vierherzkammerblick (Herzspitze links, linker Ventrikel oben) stellt sich der nicht perfundierte, hypoplastische linke Ventrikel infolge einer Endokardfibroelastose echoreich dar

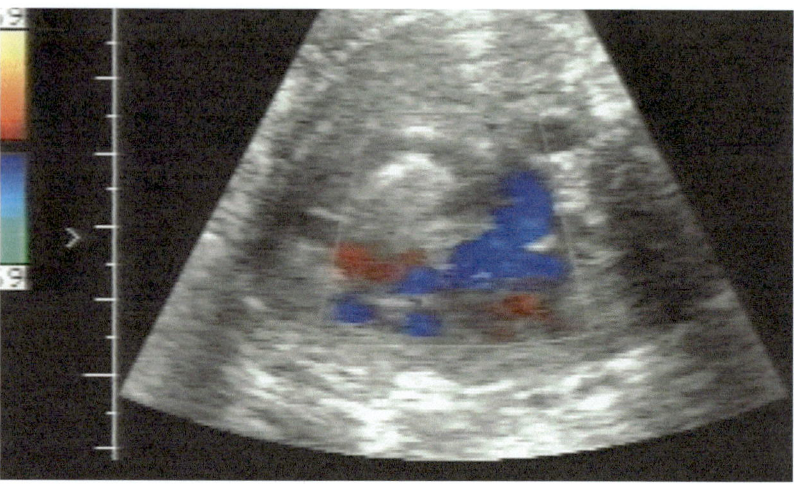

Abb. 12.31 Farbdopplersonographische Darstellung der Blutflussverhältisse bei HLHS mit Endokardfibroelastose (derselbe Patient wie in Abb. 12.30): kein Blutfluss im linken Ventrikel (echoreich, oben)

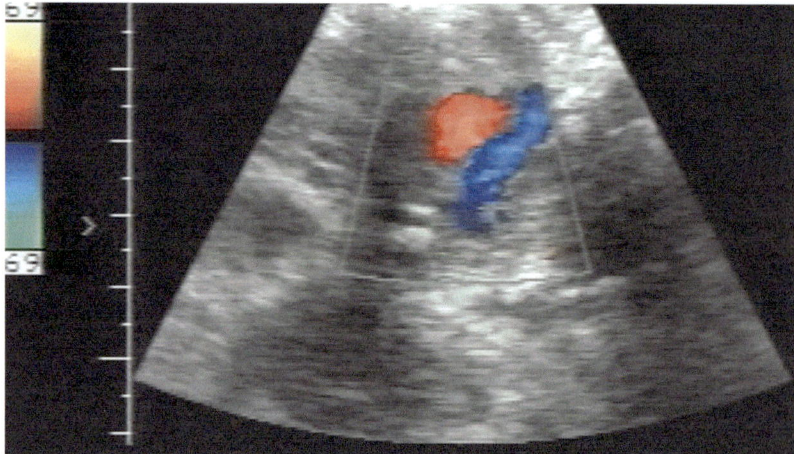

Abb. 12.32 Blutströme in den großen Arterien bei HLHS: normale Ausflussverhältnisse aus dem rechten Ventrikel über den Truncus pulmonalis (rot) und retrograde Perfusion der Aorta ascendens über den Ductus arteriosus Botalli (blau)

Weiterführende Diagnostik

Weitere kardiale wie extrakardiale Anomalien kommen nur selten vor. Eine Indikation zur Karyotypisierung ergibt sich aus der (sehr seltenen) Assoziation eines HLHS mit Chromosomenaberrationen (Trisomie 13 oder 18, strukturelle Aneuploidie) klinisch in der Regel nicht.

Prognose

Prognostisch ist die Unterentwicklung der linken Herzkammer als sehr ernst einzuschätzen. Sie führt als duktusabhängiges Vitium rasch nach der Geburt durch rechtsventrikuläre Volumen- und Drucküberlastung zu Herzinsuffizienz, Hypoxämie und Zyanose. Die verminderte Perfusion der Koronarien führt darüber hinaus zur Schädigung des Myokards und begünstigt so zusätzlich die Entwicklung des Rechtsherzversagens. Unbehandelt beträgt die Mortalität innerhalb der ersten 6 Wochen nahezu 100 %, somit ist das HLHS für ein Viertel der Herztodesfälle in der ersten Lebenswoche verantwortlich.

Therapie

Eine pränatale Therapie ist weder möglich noch aufgrund der fehlenden Folgen auf die intrauterine kindliche Entwicklung erforderlich. Nachgeburtlich kommt neben Palliativeingriffen (Hybridoperation, Norwood-, [Hemi-]Fontan-,

Glenn-Operation, Bändelung der Pulmonalarterie) mit dem Ergebnis eines funktionstüchtigen, univentrikulären Herzens vom Rechtstyp (Anlage eines aortopulmonalen Shunts) als einzige alternative Behandlungsoption eine Herztransplantation als kurativ in Betracht. Die Fünfjahresüberlebensrate nach Neugeborenenherztransplantation beträgt 65–82 % und ist mit derjenigen nach palliativem Therapieansatz vergleichbar (Norwood-Operation 76 %, in ausgewählten Kollektiven 80–90 %). Trotz palliativer (mehrfacher) Operationen, ggf. auch als Überbrückungsstrategie bis zur Herztransplantation, bleibt die Langzeitprognose des HLHS insgesamt ungünstig.

12.6 Trikuspidalatresie, -dysplasie und Ebstein-Anomalie

Veränderungen der Trikuspidalklappe kommen in unterschiedlicher Ausprägung vor. Die atrioventrikuläre Einflussbehinderung in den rechten Ventrikel kann durch eine Trikuspidalatresie, eine Ebstein-Anomalie oder eine Trikuspidaldysplasie bedingt sein. Im Extremfall führt dies zur vollständigen Unterentwicklung der rechten Herzkammer.

12.6.1 Trikuspidalatresie

Eine Hypoplasie des rechten Ventrikels wird entweder durch das Fehlen einer offenen Atrioventrikularklappe (Trikuspidalatresie mit oder ohne intaktes Ventrikelseptum) oder durch eine Hypoplasie der rechtsventrikulären Ausflussbahn (Unterentwicklung des Truncus pulmonalis) oder der Pulmonalarterien verursacht (◘ Abb. 12.33).

▪ Epidemiologie

Etwa 0,7 % der angeborenen Herzfehler werden durch das Fehlen der Kommunikation des rechten Vorhofs mit der rechten Kammer (Trikuspidalatresie) verursacht. Durch die Trikuspidalatresie (TA) entsteht ein funktionell univentrikuläres Herz vom Linkstyp (nach Becker und Anderson). Rund 85 % aller Single-ventricle-Herzen werden durch eine TA verursacht. Das Wiederholungsrisiko beträgt 1 %, wenn bereits ein Kind in der Familie betroffen ist, und 3 % bei 2 betroffenen Kindern.

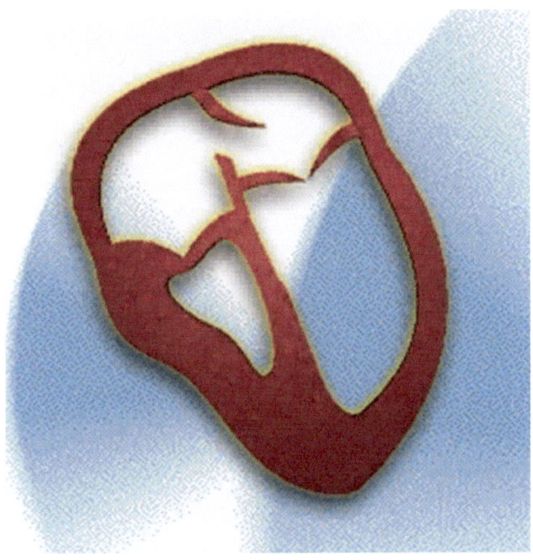

◘ **Abb. 12.33** Trikuspidalatresie, schematisch: Die TA ist im Vierherzkammerblick vorwiegend an der Größendiskrepanz der rechten zur linken Herzkammer erkennbar

Ätiologie

Die Ätiologie ist nicht sicher bekannt. Es wird ein Fehlansatz (Malalignment) des Ventrikelseptums im Verhältnis zum Vorhof diskutiert.

Formen

Die Klassifikation der TA (nach Edwards und Burchell) berücksichtigt das gleichzeitige Vorliegen eines Herzscheidewanddefekts, einer Pulmonalstenose und die Ausprägung der Anlage der Ausflussbahn: Die großen Arterien verlassen das funktionell univentrikuläre Herz zu 70 % regelrecht (Typ I nach Rastelli, ventrikuloarterielle Konkordanz), zu 23 % in kompletter d-Transpositionsstellung (Typ II, ventrikuloarterielle Diskordanz) oder zu 7 % in korrigierter l-Transpositionsstellung (Typ III, ventrikuloarterielle Diskordanz) mit oder ohne Pulmonalstenose. Nach der Morphologie des Truncus pulmonalis ist die Einteilung in eine Form A, B und C nach van Praagh möglich.

Hämodynamik

Die intrakardiale Hämodynamik wird über einen Rechts-links-Shunt auf Vorhofebene (offenes Foramen ovale oder ASD) und einen bis auf Einzelfälle stets vorhandenen Links-rechts-Shunt auf Ventrikelebene (VSD) aufrechterhalten. Dieser VSD und die Ausprägung der rechtsventrikulären Ausflussbehinderung sind entscheidend für das Volumen in der Lungenstrombahn und damit auch maßgeblich für die Prognose. Die Entwicklung einer Herzinsuffizienz (kardialer Hydrops fetalis) ist gelegentlich schon intrauterin möglich.

Sonographie

▣ Abb. 12.34, ▣ Abb. 12.35, ▣ Abb. 12.36, ▣ Abb. 12.37 u. ▣ Abb. 12.38
Sonomorphologisch scheint die rechte Kammer im Vierherzkammerblick völlig zu fehlen (TA ohne VSD), oder sie stellt sich hypoplastisch dar (TA mit VSD). Die Trikuspidalklappe wirkt echoreich, verdickt und hypokinetisch oder gar völlig immobil. Der linke Ventrikel wirkt gegenüber dem kleinen rechten Ventrikel überentwickelt. Dopplersonographisch ist zur Sicherung der Diagnose die fehlende oder deutlich verminderte Perfusion des rechten Ventrikels über die verschlossene AV-Klappe erkennbar. Durch kardiale Insuffizienz kann es zum Hydrops fetalis kommen (Pleuraergüsse, Aszites, Hautödem).

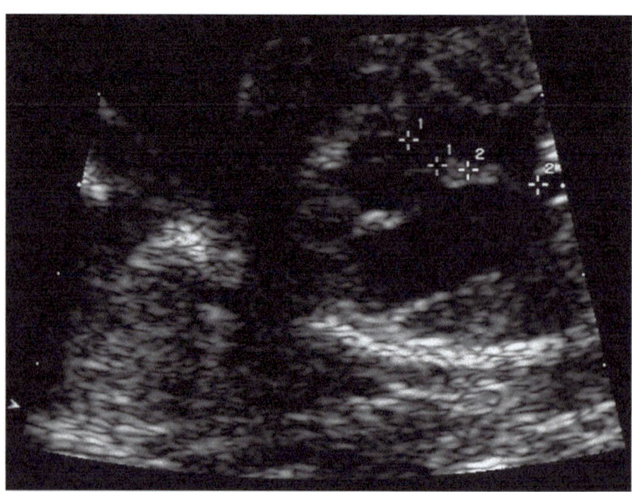

▣ **Abb. 12.34** Trikuspidalatresie: deutliche Größendiskrepanz des im Bild oben gelegenen rechten gegenüber dem linken Ventrikel. Akinetische, dysplastische Trikuspidalklappe (Markierung 1, Herzspitze links)

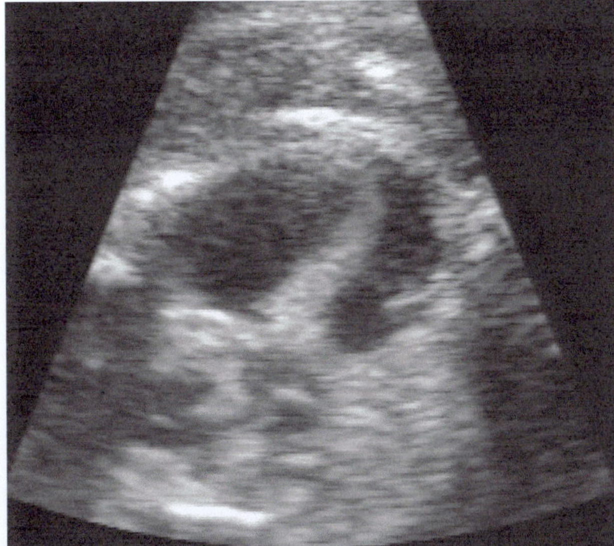

Abb. 12.35 Trikuspidalatresie: Das Lumen des im Bild unten gelegenen rechten Ventrikels ist nicht darstellbar. Das Endokard erscheint infolge einer Fibroelastose echoreich (Herzspitze rechts, Nebenbefund Pleuraerguss)

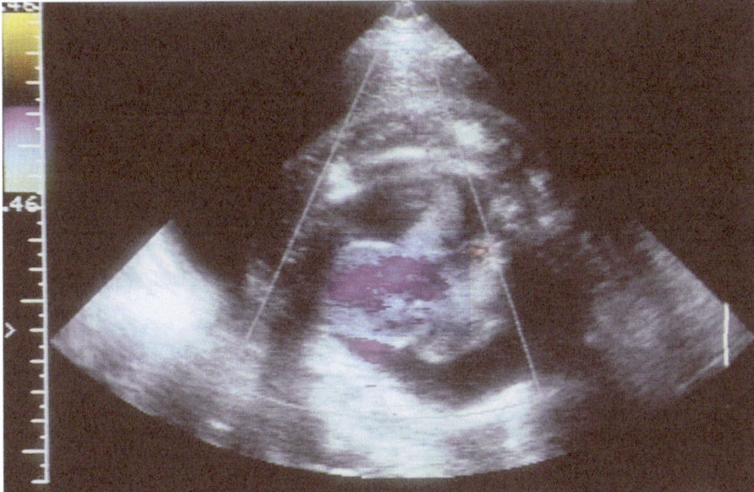

Abb. 12.36 Farbdopplersonographische Darstellung eines Herzens mit TA: Bluteinstrom nur in den linken Ventrikel über die Mitralklappe

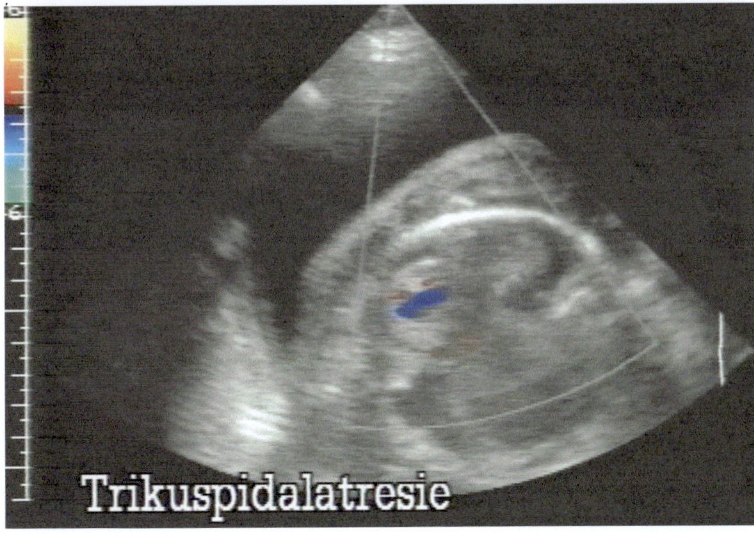

Abb. 12.37 Univentrikuläres Herz vom Linkstyp: Bluteinfluss nur in die linke Herzkammer

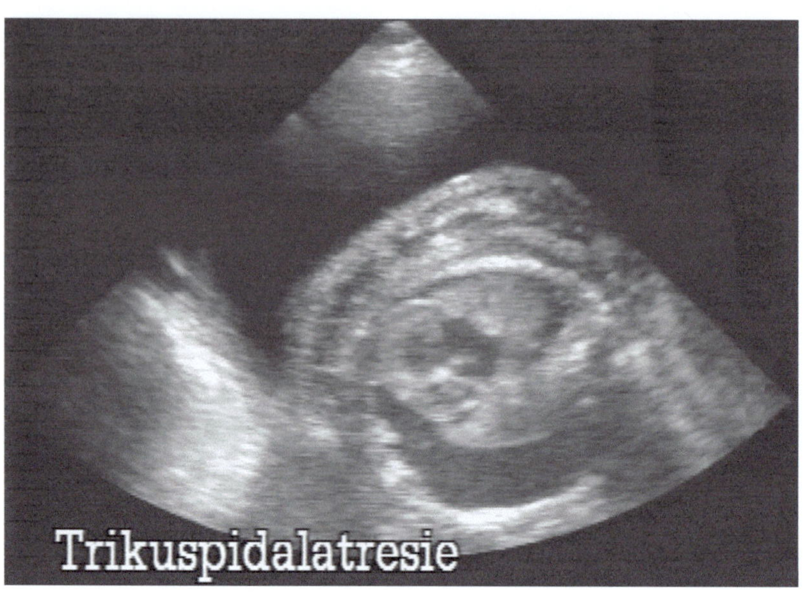

Abb. 12.38 Kardialer Hydrops fetalis: Die TA hat Pleuraergüsse beidseits zur Folge

Assoziierte Anomalien

Aortenbogenanomalien (Coarctatio aortae, unterbrochener Aortenbogen) können mit einer TA assoziiert sein. Extrakardiale Fehlbildungen treten nicht gehäuft auf. Gelegentlich sind allerdings ein Aspleniesyndrom oder Rotationsanomalien zu finden.

Differenzialdiagnose

Univentrikuläres Herz vom Rechtstyp, großer VSD, AVSD.

Therapie und Prognose

Ohne Behandlung muss bei isolierter TA ohne zusätzliche kardiale Befunde aufgrund der Duktusabhängigkeit mit Hypoxämie und Zyanose, möglicherweise sogar mit dem Tod in der frühen Neonatalperiode gerechnet werden.

Therapeutisch kommen bei insgesamt schlechter Prognose unter anderem Shuntanlagen zur Verbesserung der Lungendurchblutung infrage. Eine funktionelle Korrekturmöglichkeit (im Sinne der Palliation) besteht in der Fontan-Operation (das Blut wird aus dem rechten Vorhof direkt zur A. pulmonalis geleitet). Dadurch entsteht ein einkammeriges Herz mit getrennten Pulmonal- und Systemkreisläufen (Überlebensrate nach univentrikulärem Repair: >80 %). Als Behandlungsalternative kommt die Herztransplantation in Betracht.

12.6.2 Ebstein-Anomalie, Trikuspidaldysplasie

Zu den Malformationen der Trikuspidalklappe gehören die Apikalverschiebung der Klappenebene (Ebstein-Anomalie), die dysplastische Veränderung der verdickten, eingeschränkt beweglichen, jedoch normal inserierenden Trikuspidalklappe und die Kombination von beiden. Das Kardinalsymptom der Ebstein-Anomalie ist somit die »Atrialisation« des proximalen rechten Ventrikelanteils durch das nicht am Anulus fibrosus inserierende posteriore und septale Segel der Trikuspidalklappe. Das anteriore Segel ist dabei zwar nicht disloziert, aber abnorm geformt. Die Unterscheidung der Dysplasietypen ist hinsichtlich der Funktionalität, der Inzidenz der meisten assoziierten Anomalien und des fetalen Outcome von Bedeutung. Längerfristig ist dagegen der Grad der (oft holosystolischen) Klappeninsuffizienz mit dem Risiko der kardialen Insuffizienz (Kardiomegalie, kardialer Hydrops fetalis) prognostisch entscheidend.

Epidemiologie

Die Ebstein-Anomalie macht 0,3–0,5 %, eine Trikuspidaldysplasie etwa 1 % aller kongenitalen Herzfehler aus. Das Wiederholungsrisiko beträgt für beide Herzfehlerentitäten 1 %, wenn bereits ein Kind betroffen ist, und 3 % bei 2 betroffenen Kindern.

Ätiologie und Pathogenese

Die Ätiologie und Pathogenese dieser Vitien sind bis auf eine Häufung bei mütterlichem Diabetes mellitus und bei Einnahme von Lithium oder Indometacin unbekannt.

Sonographie

Bei der Ebstein-Anomalie ist eine Verkleinerung der rechten Kammer durch apikale Verlagerung des septalen Segels der Trikuspidalklappe in Richtung der Herzspitze (Vierherzkammerblick, B-Bild) und dopplersonographisch eine ausgeprägte holosystolische Klappeninsuffizienz darstellbar. Es resultiert eine Dilatation des rechten Vorhofs und ggf. eine enorme Kardiomegalie (bis zu 80 % der Thoraxfläche). Das Ausmaß der Trikuspidalklappeninsuffizienz (Regurgitationsgeschwindigkeiten bis 2,5–2,8 m/s), die Dilatation des rechten Atriums, die Kardiomegalie und die Abnahme der rechtsventrikulären Auswurffraktion mit Shuntumkehr im Ductus arteriosus Botalli können sich im Lauf der Schwangerschaft progredient verhalten. Diese Entwicklung ist unter anderem am Auftreten von Hydropszeichen erkennbar (eine Pulsatilitätszunahme im Ductus venosus geht der Flüssigkeitsansammlungen voraus) und kann zum IUFT führen.

Im Rahmen der Trikuspidaldysplasie wirkt die Trikuspidalklappe verdickt und schlaff bei regulär entwickeltem Klappenansatz. Für eine relevante Verschlussstörung sprechen 3 Kriterien: (enorme) Vorhofdilatation, dopplersonographischer Nachweis des zu 50 % mit (oft holosystolischem) Regurgitationsvolumen gefüllten rechten Vorhofs und eines Insuffizienzjetstroms bis in die kraniale Hälfte des rechten Atriums. Ein ASD ermöglicht einen Rechts-links-Shunt in den linken Vorhof. Häufig ist die Obstruktion der rechten Ausflussbahn darstellbar (»color flow mapping«).

Assoziierte Anomalien

- Ebstein-Anomalie: Pulmonalstenose, -atresie (30 %), ASD II, Fallot-Tetralogie, Aortenisthmusstenose, AVSD, Transposition der großen Arterien, persistierender Ductus arteriosus, extrakardiale Fehlbildungen (selten)
- Trikuspidaldysplasie: Pulmonalstenose, -atresie (80 %). Durch die Kardiomegalie kann eine sekundär auftretende Lungenhypoplasie die kindliche Prognose negativ beeinflussen.

Prognose

In 50 % der Fälle kommt es bei Vorliegen einer Ebstein-Anomalie zur intrauterinen Herzinsuffizienz. Diese ist abhängig vom Ausmaß der Trikuspidalinsuffizienz, der Größe des funktionellen rechten Restventrikels und dem eventuellen Vorliegen zusätzlicher Ausflusstraktobstruktionen. Ohne Klappeninkompetenz verläuft die Anomalie allerdings oft bis ins frühe Erwachsenenalter hämodynamisch asymptomatisch. Die im Rahmen der Ebstein-Anomalie mögliche progressive, rechtsbetonte Kardiomegalie ist andererseits mit einer schlechten Prognose verbunden (Sterblichkeit 30–50 %). Die pränatale Diagnose einer krankhaften Veränderung der Trikuspidalklappe ist als Indikator eines ungünstigen Ausgangs der Erkrankung generell mit einer Mortalität von 80–90 % (bei Hydrops >90 %) verbunden. Die Prognose der Trikuspidalklappendysplasie ist, sofern der Fetus keinen Hydrops entwickelt, deutlich günstiger, da postnatal ein funktioneller rechter Ventrikel (ausreichende Größe und Muskulatur) zur Herzleistung beitragen kann.

12.7 Univentrikuläres Herz

Die Ursache eines univentrikulären Herzens (syn. »double inlet ventricle« oder »single ventricle«) kann in der Störung der Entwicklung einer der beiden Kammern liegen oder durch die fehlerhafte Trennung der entwicklungsgeschichtlich zunächst einkammerig angelegten Herzanlage bedingt sein. Das Ausbleiben des normalen Ventrikelwachstums kann als Folge einer fehlenden AV-Verbindung im Sinne einer Mitral- oder Trikuspidalatresie auftreten. Die singuläre Kammer kann aufgrund ihrer strukturellen/funktionellen Eigenschaften als Rechts- (15 %), Links- (75 %) oder Intermediärtyp (10 %) bezeichnet werden. Ein weiteres Kriterium der Klassifikation ist die Position des nicht dominanten Ventrikels rechts oder links der pumpenden Kammer. Rund 60 % der Double-inlet-left-ventricle-Herzen haben eine links situierte anatomisch rechte rudimentäre Kammer. Etwa 70 % der Double-inlet-right-ventricle-Herzen weisen eine links gelegene anatomisch rechte rudimentäre Kammer auf. Der Blutfluss aus dem singulären Ventrikel kann in normal geformte oder in transponierte große Arterien (d- oder l-Stellung) erfolgen.

▪ Epidemiologie

Ein univentrikuläres Herz stellt eine sehr seltene Form (0,4 % aller Herzfehler) der kongenitalen kardialen Anomalien dar.

▪ Formen

Eine Einteilung nach der Morphologie des Ventrikels erfolgt in einen Typ A mit linksventrikulärer Morphologie und Ausflusskammer (78 %) und einen Typ C mit rechtsventrikulärer Morphologie oder gemischter Morphologie ohne Ausflusskammer. In Abhängigkeit von der Lage der Semilunarklappen wird zusätzlich eine Klassifizierung in die Typen I–IV vorgenommen. Eine Transpositionsstellung der großen Arterien liegt in 85 % der Fälle vor.

▪ Hämodynamik

Die gemeinsame Physiologie der univentrikulären Hämodynamik ist die Mischung der System- mit der Lungenzirkulation in der gemeinsam pumpenden Kammer. Liegt eine Ausflusstraktatresie vor, ist die Kreislauffunktion postpartal duktusabhängig. Intrauterin kommt es dagegen nicht regelhaft zu einer Herzinsuffizienzentwicklung.

Sonographie

Abb. 12.39, Abb. 12.40 u. Abb. 12.41

Sonographisch ist in der Vierherzkammerblickebene bei 2 AV-Klappen nur eine Kammer darstellbar (B-Bild). Daneben kann ein rudimentärer weiterer Ventrikel abzugrenzen sein. Der Nachweis einer rudimentären zweiten Kammer hilft bei der Entscheidung, ob es sich bei der singulären Kammer um einen rechten oder linken Ventrikel handelt. Die Darstellung eines Kammerseptums gelingt dagegen nicht. Gelegentlich wird allerdings ein vergrößerter Papillarmuskel als Septumanteil fehlinterpretiert. Im Fall einer AV-Klappenatresie zeigt sich darüber hinaus die Unbeweglichkeit der verdickten Klappe. Dopplersonographisch misslingt der Versuch einer jeweiligen Flussdarstellung über der Klappenebene (Trikuspidal- oder Mitralklappenatresie). Die hypoplastischen Ausflusstrakte sind bei fehlender antegrader Strömung retrograd perfundiert oder entziehen sich den Darstellungsmöglichkeiten. Differenzialdiagnostisch ist ein großer Ventrikelseptumdefekt oder AVSD auszuschließen.

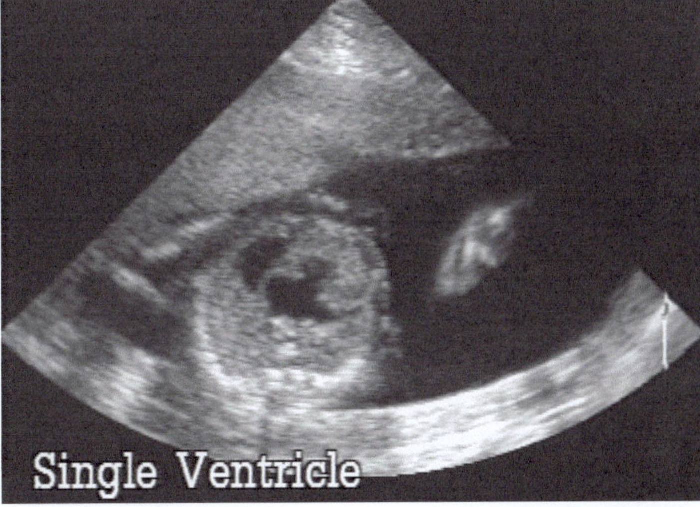

Abb. 12.39 Univentrikuläres Herz: Das Myokard ist deutlich verdickt (Herzspitze oben, Nebenbefund Pleuraerguss)

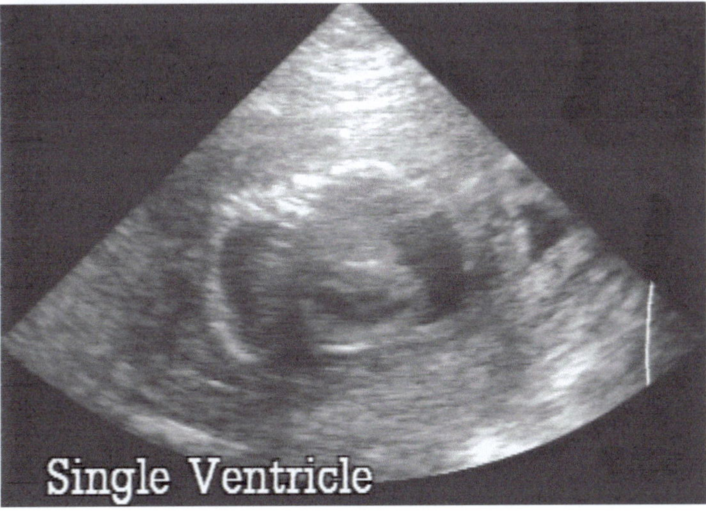

Abb. 12.40 Univentrikuläres Herz, Nebenbefund: kardial bedingter Pleuraerguss (Herzspitze rechts)

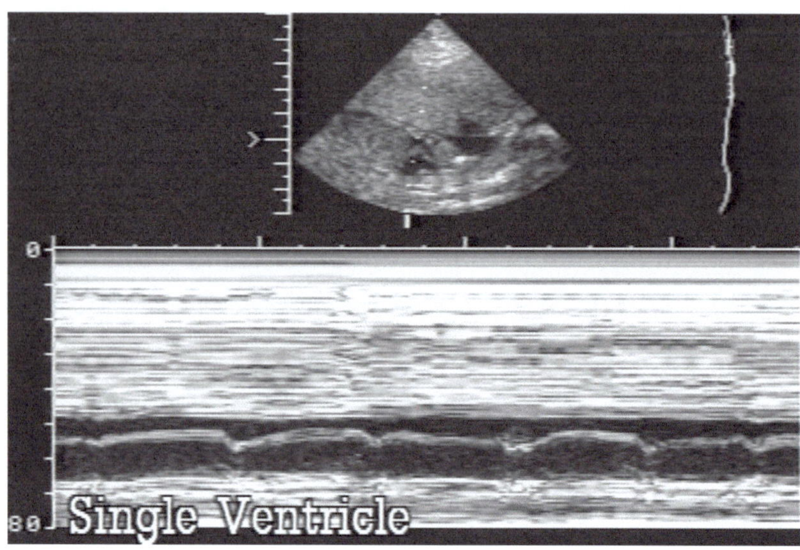

Abb. 12.41 Univentrikuläres Herz (M-Mode): absolute Arrhythmie bei »single ventricle«

■ Weiterführende Diagnostik

Aufgrund der Assoziation mit Chromosomenaberrationen ist eine Karyotypisierung zu erwägen.

■ Prognose

Bei sonographischen Herzinsuffizienzzeichen (pathologisches Flussmuster im Ductus venosus, Trikuspidalklappen- und/oder Mitralklappeninsuffizienz, Hydrops fetalis) gilt die Prognose des Kindes als ungewiss. Unbehandelt liegt die Mortalität bei fast 100 %. Ohne korrigierende Operation überlebt die Hälfte der betroffenen Kinder bei Typ A die Geburt um 14 Jahre, bei Typ C um 4 Jahre. Entscheidend sind die Beschaffenheit der ventrikuloarteriellen Verbindung und das Vorliegen einer AV-Klappeninsuffizienz.

■ Therapie

Palliativ wird die Bändelung der Pulmonalarterie bzw. bei Pulmonalstenose ein pulmonal-aortaler Shunt angelegt. Nach Fontan-Operation sind Fünfjahresüberlebensraten von 70 % zu erwarten. Alternative Behandlungsformen sind aufwendige (individuelle) Korrekturoperationen oder eine Herztransplantation im Neugeborenenalter.

12.8 Pulmonalstenose

Unter einer Pulmonalstenose (PS) ist eine kongenitale Einengung der rechtsventrikulären Ausflussbahn des Herzens zu verstehen. Die Engstelle kann dabei die Semilunarklappen selbst oder den supra- bzw. subvalvulär gelegenen Anteil der Lungenstrombahn betreffen.

■ Epidemiologie

Nach den Septumdefekten handelt es sich bei der PS um den dritthäufigsten angeborenen Herzfehler (9 %). Das Wiederholungsrisiko beträgt 2 %, wenn bereits ein Kind betroffen ist, 6 % bei 2 betroffenen Kindern, 3,5–4 %, wenn die Mutter und 2 %, wenn der Vater von diesem Vitium betroffen ist. Die Pulmonalatresie tritt bei 1 % der nachfolgenden Kinder auf.

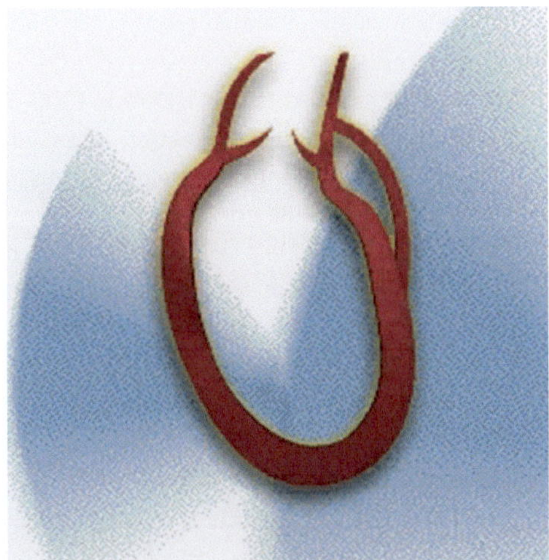

Abb. 12.42 Pulmonalstenose, schematisch: Die Pulmonalstenose ist pränatal nur an einer dezenten Größenveränderung der rechten Herzkammer erkennbar

Formen

Die einfachste Form der valvulären PS führt über fusionierte Kommissuren oder dysplastische Taschenklappen zur Lumeneinengung der Klappe (Abb. 12.42). Die subvalvulären oder infundibulären Obstruktionen (10 %) sind häufig durch eine Hypertrophie der rechtsseitigen Kammermuskulatur bedingt und können eine poststenotische Dilatation der proximalen A. pulmonalis verursachen. Supravalvulär gelegene Einengungen kommen an der sinotubulären Einmündung zu liegen. Bei komplexeren Formen findet man dagegen eine Hypoplasie der rechtsventrikulären Ausflussbahn. Eine Klappenatresie markiert als völliger Verschluss des Ursprungs der Lungenstrombahn die Extremvariante. Sonderform der Klappenanomalien der rechtsventrikulären Ausflussbahn ist das vollständige Fehlen der Klappe (Pulmonalaplasie).

Hämodynamik

Die fetale Echokardiographie offenbart neben der fehlenden Darstellbarkeit des rechtsventrikulären Ausflusstrakts eine retrograde Perfusion des Truncus pulmonalis über den Ductus arteriosus Botalli und, bei intaktem Kammerseptum, einen hypoplastischen, hypokinetischen rechten Ventrikel (Typ I) oder als Typ II eine normal große Kammer. Maßgeblich für die unterschiedlichen Ventrikelgrößen ist der Grad an Trikuspidalklappeninkompetenz. Zu den beschriebenen Veränderungen der rechten Kammer und der AV-Klappe kann dann eine Dilatation des rechten Vorhofs hinzukommen. Die Kombination von Pulmonalatresie und Malalignement-Ventrikelseptumdefekt (3 % aller kongenitalen Herzvitien) wurde in älteren Nomenklaturen – wenig glücklich – als »extremer Fallot« bezeichnet. Bei hypoplastischem Truncus pulmonalis wird die Lungenstrombahn über den Ductus arteriosus Botalli retrograd aus der Aorta ascendens perfundiert. Postnatal entwickelt sich durch den Verschluss des Ductus arteriosus eine Zyanose.

Sonographie

▫ Abb. 12.43, ▫ Abb. 12.44, ▫ Abb. 12.45, ▫ Abb. 12.46 u. ▫ Abb. 12.47
Sonographisch findet sich neben einem eingeschränkten antegraden Dopplerflussmuster mit gesteigerter Flussgeschwindigkeit eine (milde) Muskelhypertrophie und Lumeneinengung der rechten Kammer (B-Bild). Gelegentlich ist eine proximale Dilatation des Truncus pulmonalis festzustellen. Poststenotisch kann es zu einem turbulenten Flussmuster (»color flow mapping«, Mosaikmuster) kommen. In Abhängigkeit von der Klappenöffnungsfläche lassen sich spektraldopplersonographisch Blutflussgeschwindigkeiten zwischen 2 und 4,5 m/s messen. Gegebenenfalls kann der Druckgradient im rechten Herzen zur Trikuspidalinsuffizienz führen (Regurgitation, Farb-, Spektraldoppler). Die Pulmonalisklappe kann bei der am häufigsten vorzufindenden valvulären Lokalisation der Stenose durch eine Verdickung der Taschenklappen sonographisch auffällig werden.
Eine vorgeburtliche Diagnose ist bei den geringgradigen Strukturveränderungen am fetalen Herzen jedoch schwierig und dadurch selten. Bei der Pulmonalatresie ist kein Vorwärtsfluss über die starre, sekundär dysplastische Klappe darzustellen. Die Pulmonalaplasie führt zu einer extremen Dilatation des Klappenrings mit einer Pendelbluthämodynamik (»color flow mapping«) zwischen dem rechten Ventrikel und dem Pulmonalishauptstamm (vermittelt den Eindruck eines 5. Herzinnenraums kranial und dorsal des Vierherzkammerblicks). Die hämodynamische Nachlasterhöhung führt unter Umständen zum IUFT durch die übermäßige Volumenbelastung des Herzens. Gegebenenfalls besteht eine Assoziation mit einer Atresie des Ductus arteriosus Botalli, welche die Herzbelastung begrenzt und so ein längeres Überleben ermöglicht. Die Prognose bleibt aufgrund der Komplexität der Störung allerdings ungünstig.

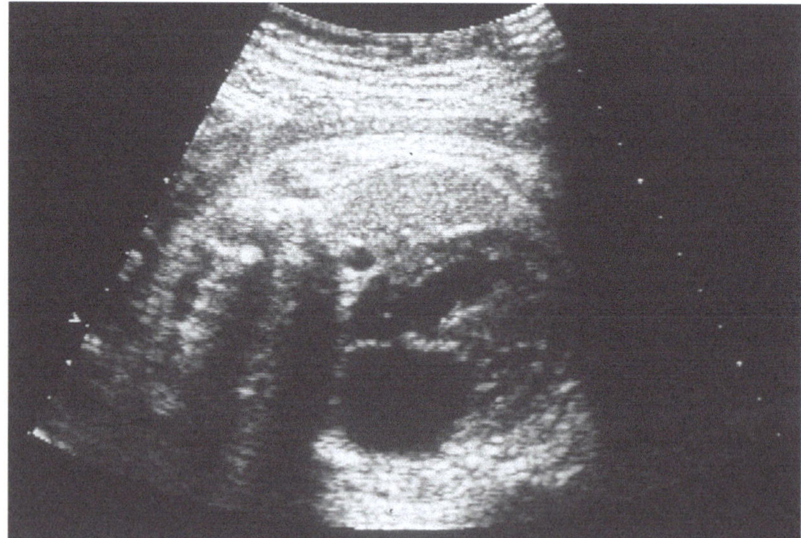

▫ **Abb. 12.43** Pulmonalstenose: Dilatation des rechten Vorhofs infolge der Ausflusstraktobstruktion der rechten Herzkammer (unten im Bild)

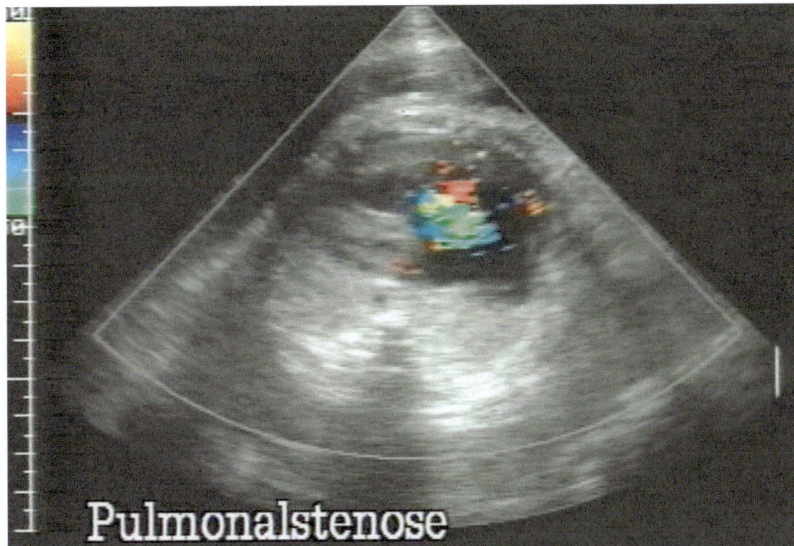

Abb. 12.44 Farbdopplersonographische Darstellung einer Trikuspidalregurgitation infolge der Pulmonalstenose (Herzspitze links)

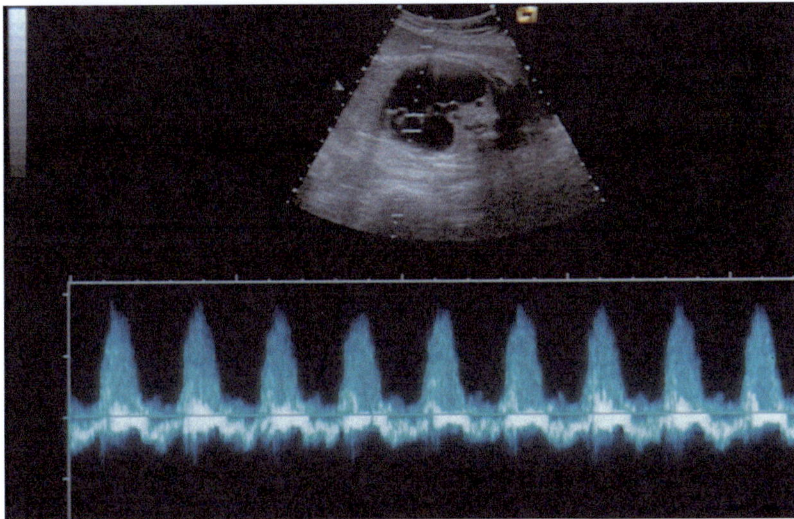

Abb. 12.45 Spektraldopplersonographie der ausgeprägten Trikuspidalregurgitation (sekundäre AV-Klappeninsuffizienz) bei Pulmonalstenose

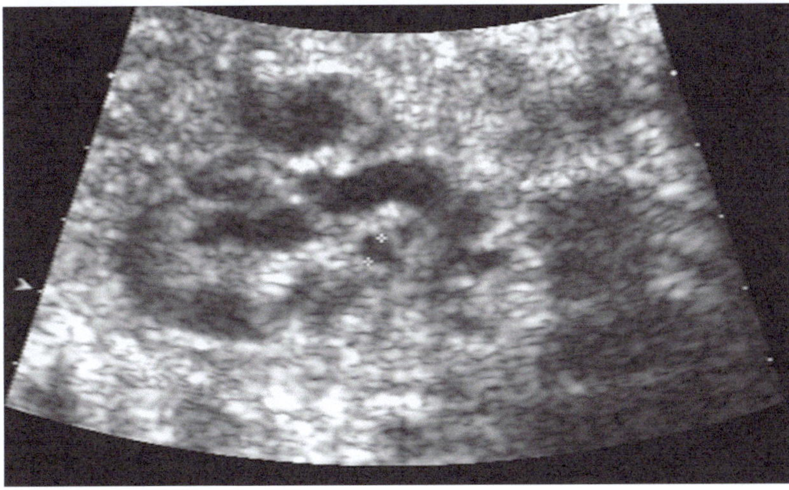

Abb. 12.46 Pulmonalatresie: schwerste Form der Verengung der Pulmonalklappe. Fehlende Darstellbarkeit des rechten Ventrikels (Truncus pulmonalis klein und hypoplastisch, siehe Markierung unter der s-förmig verlaufenden Aorta)

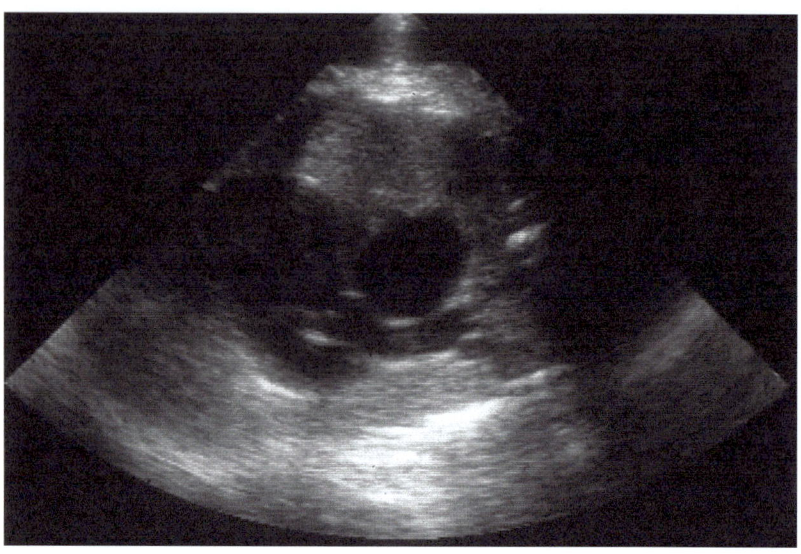

Abb. 12.47 Pulmonalaplasie: Sonderform der Pulmonalklappenanomalie. Durch die Aplasie der Pulmonalisklappe resultiert eine breite Verbindung zwischen rechtem Ventrikel und Truncus pulmonalis mit Pendelblutströmung

Assoziierte Anomalien

Assoziiert sind intrakardiale Anomalien wie Vorhofseptumdefekt, Lungenvenenfehlmündung und konotrunkale Herzfehler wie Fallot-Tetralogie, »double outlet right ventricle« und eine Transposition der großen Arterien. Neben einer gehäuften Kombination mit dem Noonan-Syndrom sind Pulmonalstenosen auch bei einer Rötelnembryopathie zu finden.

Weiterführende Diagnostik

Eine Erwägung der Karyotypisierung ergibt sich aus der (allerdings seltenen) Assoziation der PS mit Chromosomenaberrationen (z. B. Trisomie 21, 18).

Prognose

Zur Aufrechterhaltung einer pulmonalen Zirkulation und Vermeidung der Zyanose nach der postnatalen Kreislaufumstellung sind persistierende Links-rechts-Shuntverbindungen (Ductus arteriosus Botalli, ASD, VSD) erforderlich. Eine milde bis mäßige Einengung der rechten Ausflussbahn verursacht in der Regel keine neonatale Notfallsituation. Die Prognose unbehandelter Neugeborener mit Pulmonalatresie ist im Gegensatz dazu schlecht (Überleben 60–70 %).

Therapie

Die (minimal-invasive) Behandlungsindikation (häufig perkutaner, transvenöser Ballonkathetereingriff) wird vom Schweregrad der Obstruktion diktiert. Palliativoperationen sind z. B. die Erweiterung des stenotischen Klappenareals oder die Schaffung einer modifizierten Blalock-Taussig-Anastomose (Shuntanlage zwischen der A. subclavia und der Pulmonalarterie). Korrekturoperationen zielen auf die Rekonstruktion des Taschenklappenrings ab. Die Klappenaplasie ist durch den Ersatz des veränderten Herzanteils mit einem klappentragenden Konduit zu behandeln.

12.9 Aortenstenose

Die einfachste Form einer Aortenstenose (AS) beruht auf einer Obstruktion im Klappenniveau (80 %) durch verwachsene Kommissuren oder dysplastische Semilunarklappen. Wie bei der Pulmonalstenose sind auch hier fibromuskuläre, subvalvuläre (15 %) und supravalvuläre (5 %) Stenoseformen beschrieben. Eine Hypoplasie der gesamten Ausflussbahn kann als Extremfall des Krankheitsbilds eine Aortenatresie bedingen.

▪ Epidemiologie

Aortenstenosen machen 2,4–5 % aller angeborenen Herzvitien aus und kommen bevorzugt beim männlichen Geschlecht (4:1) vor. Das Wiederholungsrisiko beträgt 2 %, wenn bereits ein Kind betroffen ist, 6 % bei 2 betroffenen Kindern, 13–18 %, wenn die Mutter und 3 %, wenn der Vater von dem Herzfehler betroffen ist.

▪ Ätiologie

Drei unterschiedliche anatomische Defekte können eine supravalvuläre Enge der linksventrikulären Ausflussbahn bedingen: eine Membran im Sinus aortae, eine sanduhrförmige Verengung der aszendierenden Aorta oder eine diffuse Lumenreduktion des Arcus aortae und der Bogengefäße. Bei subvalvulärer AS ist eine fixierte Variante (Membran, fibromuskulärer Tunnel) von einer dynamischen Variante (Muskelwulst am Septum) zu unterscheiden. Bei diabetischer Stoffwechsellage der Mutter ist eine transiente dynamische AS beschrieben. Fetale Hyperglykämien und Hyperinsulinismus sind maßgebend für die meist asymptomatische, hypertrophe Kardiomyopathie, die durch eine vermehrte Glykogeneinlagerung verursacht ist.

Sonographie

▫ Abb. 12.48, ▫ Abb. 12.49 u. ▫ Abb. 12.50

Wie bei der Stenose des rechtsventrikulären Ausflusstrakts bleibt auch die Ultraschalldiagnose der einfachen AS aufgrund häufig nur dezenter sonographischer Zeichen schwierig. Führend ist eine Kaliberschwankung der großen Arterien als direktes Korrelat einer Ausflusstraktobstruktion. Sekundär können Veränderungen auch die Herzkammern betreffen. Der linke Ventrikel weist dann neben einem geringeren Volumen und einer Muskelhypertrophie (meist nur bei Klappenatresie) auch eine verminderte Kontraktilität auf. Eine Endokardfibroelastose – sonographisch als echoreiche Herzinnenwand erkennbar – begleitet ebenfalls nur schwere Formen.

Dopplersonographisch ist bei der einfachen AS ein beschleunigter antegrader Blutfluss (systolische Maximalgeschwindigkeit in Abhängigkeit von der verbleibenden Klappenöffnungsfläche >2 m/s) über der Engstelle quantifizierbar. Die kritische AS führt dagegen zum deutlich auffälligeren Ultraschallbefund. Bei der kritischen AS oder Aortenatresie findet sich eine retrograde Strömung im proximalen Aortenanteil aus dem Truncus pulmonalis über den Ductus arteriosus Botalli. Der Ventrikel dilatiert, das interventrikuläre Septum wölbt sich nach rechts. Die Öffnungsbewegung der Mitralklappe zeigt Einschränkungen (Dysplasie oder Stenose). Farbdopplersonographisch zeigt sich eine eingeschränkte oder fehlende Füllung des linken Ventrikels. Gegebenenfalls lässt sich poststenotisch eine Dilatation der Aorta ascendens darstellen (Sanduhr). Zur Überwachung der ventrikulären Funktionsbeeinflussung (kritische AS) sind engmaschige sonographische Kontrollen erforderlich.

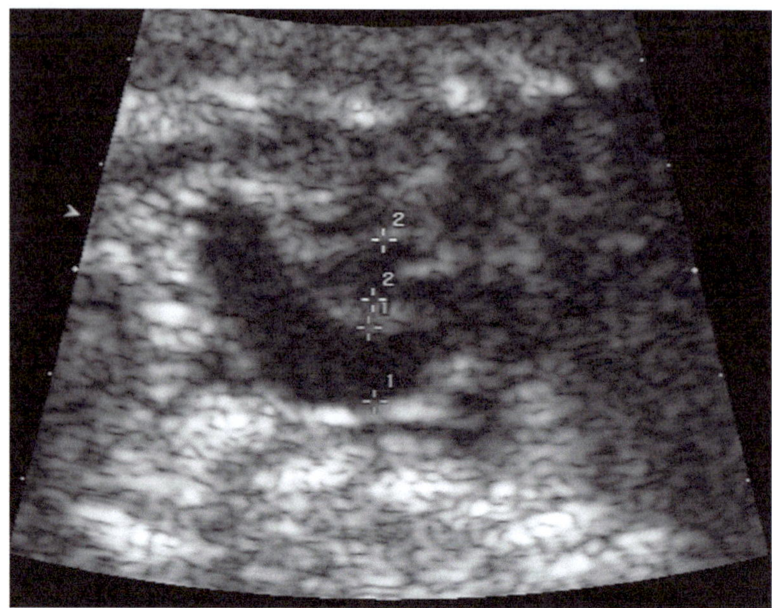

Abb. 12.48 Aortenstenose: Bei der Darstellung der beiden großen aus dem Herzen stammenden Arterien fällt die erhebliche Größendiskrepanz auf (*1* Truncus pulmonalis, *2* Aorta)

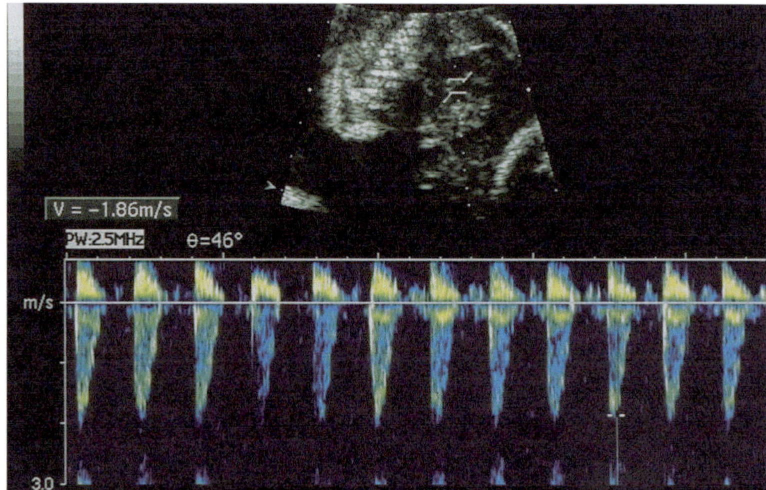

Abb. 12.49 Spektraldopplersonographie der Blutströmung im Bereich der stenotischen Aortenklappe: Erhöhung der maximalen systolischen Flussgeschwindigkeit über der verengten Klappe (das antegrade Spektraldopplersignal weist in der Abbildung nach unten)

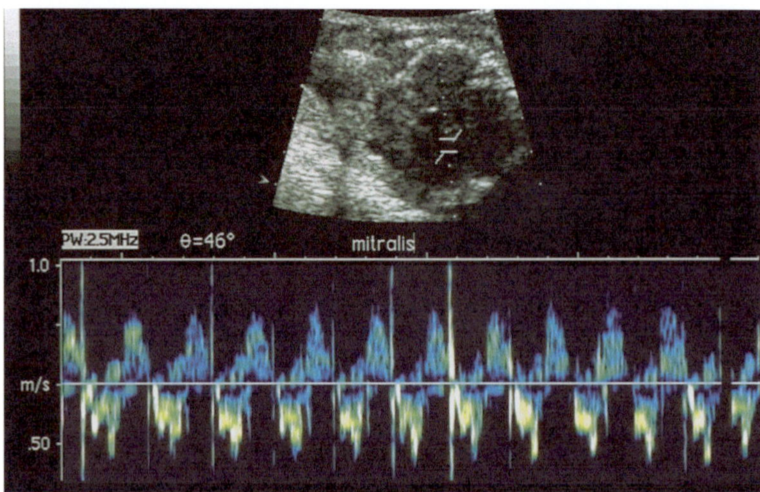

Abb. 12.50 Blutfluss über die Mitralklappe: geringgradige Regurgitation (das retrograde Spektraldopplersignal weist in der Abbildung nach oben) über die Atrioventrikularklappe links als Folge einer kritischen Aortenstenose

▪ Assoziierte Anomalien

Assoziierte Anomalien sind bei der AS selten. Ein gemeinsames Vorkommen der supravalvulären AS mit einem Williams-Syndrom ist beschrieben, ebenso die Assoziation der subvalvulären Form mit einem Noonan-Syndrom, einer Monosomie X0 oder einer Rötelnembryopathie (Gregg-Syndrom).

▪ Weiterführende Diagnostik

Durch die Assoziation der AS mit Aneuploidien ist zur Erweiterung der diagnostischen Möglichkeiten eine Karyotypisierung zu erwägen.

▪ Prognose

Der postnatale Zustand des Kindes ist wesentlich vom Grad der Obstruktion des linksventrikulären Ausflusstrakts abhängig. Die kritische AS mit Hypertrophie der linken Herzkammermuskulatur kann zur Reduktion des kardialen Outputs (Ventrikeldilatation und -dysfunktion) führen.

▪ Therapie

Frühe Interventionen mittels chirurgischer Valvotomie oder valvoplastischer Ballonkathetereingriffe verbessern die Überlebenschancen der Kinder. Die kritische AS ist ein Herzfehler, bei dem intrauterine Therapieansätze (pränatale Ballonkatheterdilatation) erfolgreich durchgeführt wurden. Indikation für diese mit relativ hohem Eingriffsrisiko verbundenen Interventionen ist die Verhinderung einer progredienten Schädigung des linken Ventrikels und der daraus resultierenden ungünstigen Prognose.

12.10 Fallot-Tetralogie

Die Fallot-Tetralogie (»tetralogy of Fallot«, TOF) ist eine Kombination aus einem großen (Malalignement-)Ventrikelseptumdefekts (80 % membranös, 20 % muskulär), einer breiten, überreitenden Aortenwurzel (Dextropositio aortae), einer infundibulären und gelegentlich auch valvulären Pulmonalstenose sowie einer sich daraus ergebenden rechtsventrikulären Hypertrophie (in utero noch nicht regelmäßig ausgebildet); sie wurde schon 1672 beschrieben. Gemeinsam mit der Transposition der großen Arterien, dem »double outlet right ventricle« und dem Truncus arteriosus communis wird die Fallot-Tetralogie zur Gruppe der konotrunkalen Herzvitien (25–30 % der kongenitalen Herzfehler) zusammengefasst. Ihnen gemeinsam sind komplexe Fehlbildungen des ventrikulären Ausflusstrakts mit gestörter ventrikuloarterieller Verbindung und/oder gestörtem Verhältnis der großen Arterien untereinander (Entwicklungsstörung des embryonalen Konotrunkus).

▪ Epidemiologie

Gemeinsam mit der Transposition der großen Arterien ist die Fallot-Tetralogie eines der häufigsten zyanotischen Herzvitien (7–12 % der kongenitalen Herzfehler). Ihre Inzidenz beträgt 2–2,6:10.000 Lebendgeburten. Das Wiederholungsrisiko beträgt 2,5 %, wenn bereits ein Kind betroffen ist, 8 % bei 2 betroffenen Kindern, 2,5 %, wenn die Mutter und 1,5 %, wenn der Vater von dem Herzfehler betroffen ist.

▪ Pathogenese

Ursache der Fallot-Tetralogie ist eine Hemmung der korrekten Rotation der bulbotrunkalen Region und die gestörte Fusion mit den Endokardkissen. Eine Hypoplasie der infundibulären Region ist für diese komplexe Störung charak-

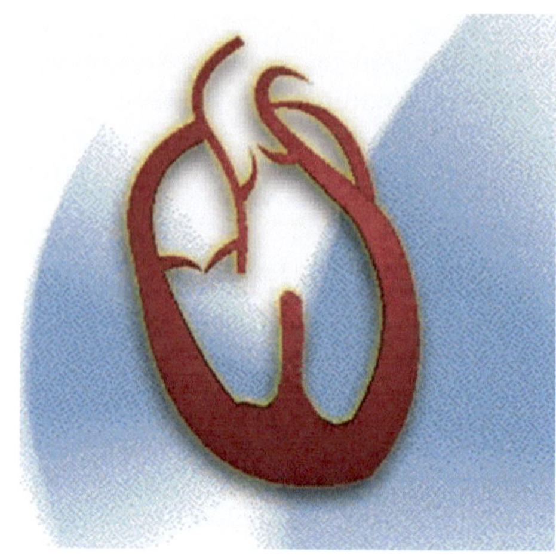

Abb. 12.51 Fallot-Tetralogie, schematisch: Die Fallot-Tetralogie besteht aus einem hochsitzenden Ventrikelseptumdefekt, was kombiniert mit einer Dextropositio aortae zum Überreiten der Körperschlagader über dem First des Ventrikelseptums führt. Des Weiteren ist eine Pulmonalstenose mit den beschriebenen Herzanomalien assoziiert

teristisch. Die Muskelverdickung des rechten Ventrikels aufgrund einer hochgradigen Pulmonalstenose ist dagegen meist erst postnatal nachzuweisen.

Hämodynamik

Die fetale Hämodynamik bleibt durch die Herzveränderungen weitgehend unbeeinflusst. Bei hochgradiger Perfusionseinschränkung im Truncus pulmonalis erfolgt die Lungendurchblutung retrograd über den Ductus arteriosus Botalli. Nachgeburtlich handelt es sich um ein duktusabhängiges Vitium. Daher ist nach dem Verschluss des Ductus arteriosus eine fortschreitende Zyanose zu erwarten. Ihr Schweregrad ist direkt von der Weite der rechtsventrikulären Ausflussbahn abhängig. Milde Formen der Fallot-Tetralogie sind durch eine Überflutung der Lungenstrombahn (»pink TOF«), schwere Formen durch bidirektionales Shunting, Zyanose und Polyzythämie kompliziert.

12

Sonographie

Abb. 12.52, Abb. 12.53, Abb. 12.54 u. Abb. 12.55

Die pränatale Diagnose setzt neben dem Vierherzkammerblick zur Darstellung des meist auf den membranösen Septumanteil begrenzten Malalignement-Ventrikelseptumdefekts auch das zusätzliche Aufsuchen der ventrikulären Ausflusstrakte voraus. Hier findet sich eine gegenüber dem Truncus pulmonalis relativ vergrößerte und nach rechts abgewichene Aorta (Dextropositio oder Überreiten der Aorta auf bis zu 50 % des Gefäßlumens). Die direkte Darstellung der Pulmonalstenose gelingt dagegen nicht immer. Diese kann ein Spektrum von geringgradigem Ausprägungsgrad bis hin zur Klappenatresie aufweisen. Die Farbdopplersonographie kann die retrograde Perfusion im Pulmonalishauptstamm aus der Aorta über den Ductus arteriosus nachweisen und die typische Y-Figur einer gemeinsamen Ausflussbahn beider Herzkammern (hochsitzender Ventrikelseptumdefekt mit Überreiten der Aorta) in die große Körperschlagader veranschaulichen. Im Lauf der Schwangerschaft ist eine Progression der Veränderungen möglich, die Entwicklung eines kardialen Hydrops fetalis ist aber selten. Als Fallot-Pentalogie wird eine Fallot-Tetralogie mit zusätzlichem ASD verstanden. Als seltene (1:30.000 Lebendgeburten), prognostisch ungünstige Sonderform (Herzinsuffizienz) ist eine Aplasie der Pulmonalklappe sekundär mit einer aneurysmatischen Dilatation des Pulmonalishauptstamms beschrieben.

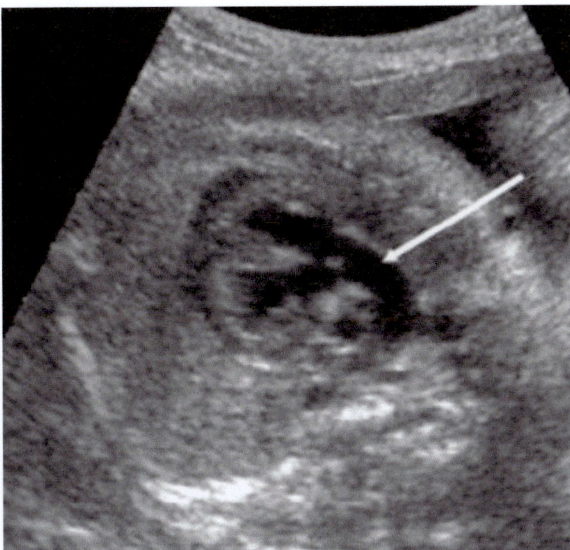

Abb. 12.52 Der rechte wie auch der linke Ventrikel münden in die aus dem Zentrum des Herzens entspringende Aorta (Herzspitze links)

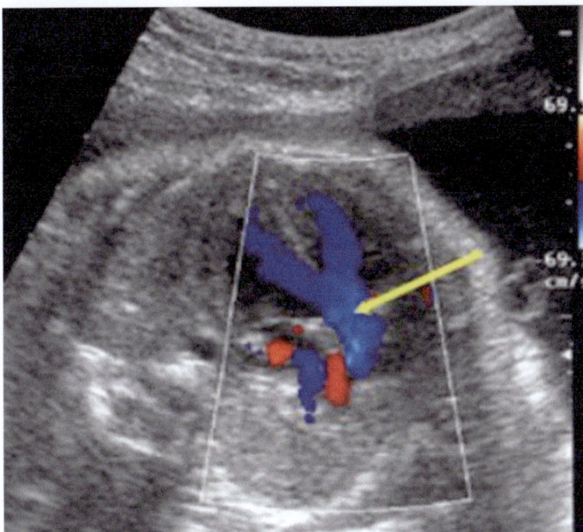

Abb. 12.53 Farbdopplersonographie der Fallot-Tetralogie: y-förmiger Blutausstrom aus beiden Herzkammern in die das Kammerseptum überreitende Aorta ascendens (Herzspitze oben links)

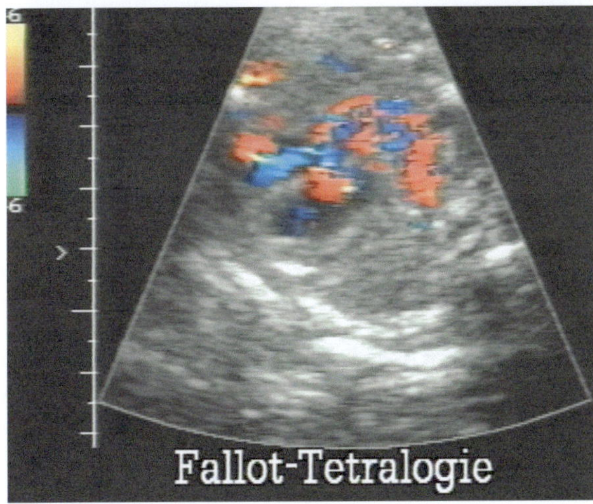

Abb. 12.54 Farbdopplersonographie der Fallot-Tetralogie: blaurote Blutströmung in den Aortenbogen. Über einen Ventrikelseptumdefekt erfolgt der Zustrom auch aus dem rechten Ventrikel (oben, Herzspitze unten links)

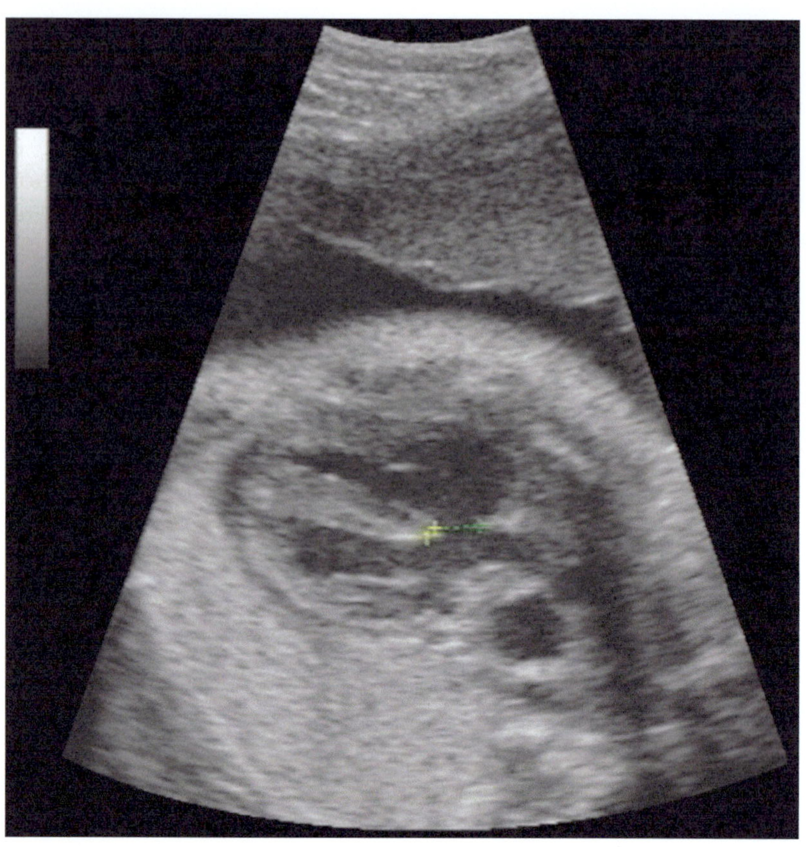

Abb. 12.55 Fallot-Tetralogie: Der Aortenbogen entspringt aus der Mitte des Herzens direkt über dem in der Abbildung markierten Ventrikelseptumdefekt (Herzspitze links)

Assoziierte Anomalien

Mit der Fallot-Tetralogie sind häufig extrakardiale Auffälligkeiten assoziiert. In 35 % handelt es sich dabei um Fehlbildungen des Gastrointestinaltrakts oder Spaltbildungen. Trisomie 21, 18 und Mikrodeletion 22q11 (14 %) sind die typischen Chromosomenstörungen, die mit dem Herzfehler in etwa 50 % verbunden sind.

Differenzialdiagnose

Differenzialdiagnostisch kommen folgende Vitien der Herzscheidewand infrage (3 % aller korrekturpflichtigen Herzvitien):

- Malalignment-VSD (VSD mit überreitender Aorta ohne Pulmonalstenose, Abb. 12.56)
- Pulmonalatresie mit VSD (früher als »extremer Fallot« bezeichnet)
- Truncus arteriosus communis (Differenzialdiagnose: Fallot-Tetralogie mit Pulmonalatresie)
- »double outlet right ventricle« mit ausgeprägter Dextropositio aortae (>50 % des Gefäßdurchmessers), Diskontinuität der Aorten- und Mitralklappe (Doppelflintenstellung der großen Arterien aus dem rechten Ventrikel entspringend) und VSD

Ein »double outlet right ventricle« ist häufig assoziiert mit komplexen kardialen Vitien. Aneuploidien kommen in 21–45 % und Heterotaxiesyndrome in 30–36 % der Fälle vor. Die Prognose ist in Abhängigkeit von den Begleitumständen ungünstig (Letalität bis 80 %). Nach erfolgreicher Switch-Operation kann in einfachen Fällen ein Überleben in ca. 95 % erreicht werden.

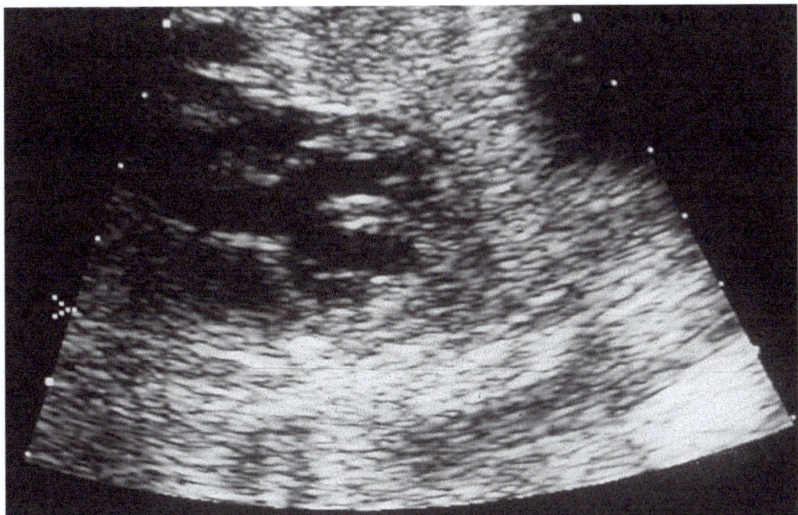

Abb. 12.56 Malalignment-Ventrikelseptumdefekt: Krankheitsbild ähnlich der Fallot-Tetralogie, ohne Pulmonalstenose (Herzspitze rechts)

Geburtshilfliches Vorgehen

Der Verlauf der Schwangerschaft ist durch das Vorhandensein des intrauterin meist asymptomatischen Herzfehlers nicht beeinflusst. Eine ausführliche interdisziplinäre Beratung bereits präpartal sowie die Geburt am Perinatalzentrum mit unmittelbarer herzchirurgischer Betreuung postpartal sind zu empfehlen.

Prognose

Die Prognose der Fallot-Tetralogie wird unbehandelt durch den Grad der pulmonalen Ausflussbehinderung bestimmt. Unbehandelt ist ein 2-Jahres-Überleben mit einer Wahrscheinlichkeit von 50 %, ein 10-Jahres-Überleben von 20 % zu erwarten. Beim zusätzlichen Vorliegen einer Pulmonalatresie überlebt nur die Hälfte aller Kinder das erste Lebensjahr. Nach chirurgischer Korrektur steigen diese Raten auf über 95 %.

Therapie

Unmittelbar postnatal kommt es in der Regel nicht zur Zyanose. Diese entwickelt sich erst im Rahmen der zunehmenden infundibulären Stenose mit Rechts-links-Shunt nach 6–8 Monaten. Postnatal ist die primäre chirurgische einzeitige Korrektur durch den Verschluss des Ventrikelseptumdefekts und die Behebung der Ausflussobstruktion der Pulmonalarterie zu erzielen (10-Jahres-Überlebensrate 85 %). Als Palliativeingriff kommt alternativ eine Blalock-Taussig-Operation (Shuntanlage zwischen A. subclavia und Pulmonalarterie, 20-Jahres-Überlebensrate 55 %) infrage. Ohne extrakardiale Anomalien hat die Fallot-Tetralogie gute Therapieaussichten.

12.11 Transposition der großen Arterien

Unter Transposition der großen Arterien (TGA) ist die spiegelbildliche Vertauschung der arteriellen Ausflusstrakte aus den beiden Herzkammern zu verstehen. Bei normaler atrioventrikulärer Verbindung entspringt die Aorta hierbei dem rechten und die A. pulmonalis dem linken Ventrikel. Ontogenetisch ist die TGA den konotrunkalen Herzvitien zuzuordnen (▶ Abschn. 12.10).

Epidemiologie

Mit 5,8 % aller Herzfehler bei Lebendgeburten bzw. mit 9,1 % bei Totgeburten ist die TGA eines der häufigen kongenitalen Herzvitien. Dabei handelt es sich um den häufigsten angeborenen Herzfehler, der in der Kindheit eine Zyanose verursacht. Wenn ein Kind des Paares aus einer vorangehenden Schwangerschaft bereits von einer TGA betroffen ist, beträgt das Wiederholungsrisiko 1,5 %, bei 2 Kindern 5 %. Eine deutliche Häufung ist bei Schwangerschaften von Müttern mit einer diabetischen Stoffwechselstörung zu registrieren.

Hämodynamik

Ein spiegelbildlicher Switch der aus den Herzkammern abgehenden großen Arterien macht eine postnatale Kreislaufumstellung der in utero parallel geschalteten Lungen- und Systemkreisläufe (fetale Zirkulation) zur Serienschaltung der Kreisläufe nach der Geburt unmöglich. In der einfachen Form der TGA entspringt die Aorta aus der rechten und der Truncus pulmonalis aus der linken Herzkammer (d-TGA). Mit dem abnormen Ursprung der Arterien können ein ASD, eine Aortenkoarktation (5 %), ein VSD und/oder eine Pulmonalstenose kombiniert vorkommen. Entwicklungsgeschichtlich handelt es sich um eine Verquickung von abnormer Rotation und Septierung des primitiven arteriellen Truncus. Da die Lungenzirkulation vorgeburtlich von untergeordnetem hämodynamischen Gewicht ist und nur wenig zum Gesamtauswurfvolumen des Herzens beiträgt, führt der anomale Ursprung der Arterien aus den Herzkammern zu keiner Alteration der kardialen Funktion des Fetus. Erst die Eröffnung der pulmonalen Strombahn mit dem ersten Atemzug lässt das Neugeborene mit einer transpositionsbedingten Persistenz der Kreislaufparallelschaltung zyanotisch und unter Umständen hypoxämisch werden. Eine oder mehrere offene Links-rechts-Kurzschlussverbindungen (Foramen ovale, persistierender Ductus arteriosus Botalli, ASD, VSD) ermöglichen initial die nachgeburtliche Oxygenierung eines Teils des Auswurfvolumens (Mischblutzirkulation).

Sonographie

▫ Abb. 12.57, ▫ Abb. 12.58, ▫ Abb. 12.59, ▫ Abb. 12.60 u. ▫ Abb. 12.61

Die sonographische Diagnose der TGA gelingt nicht durch die Inspektion des Herzens im Vierherzkammerblick. Erst die Erweiterung der Echokardiographie auf die Ebenen der beiden ventrikulären Ausflusstrakte ermöglicht die Diagnose durch die Darstellung des parallelen Abgangs und Verlaufs der großen Arterien in einer Ebene (fehlende Überkreuzung). Die B-Bild-Sonographie der parallel aus dem Herzen abgehenden fetalen Aorta und des Truncus pulmonalis (Doppelflinte) kann durch die farbdopplersonographische Darstellung der Flussverhältnisse unterstützt werden.

Zwei Formen der TGA sind anhand der atrioventrikulären (AV) und ventrikuloarteriellen (VA) Verbindungen zu differenzieren. Die **d-TGA** (komplette Form) entspricht einer AV-Konkordanz mit VA-Diskordanz. Bei der korrigierten Form, **l-TGA** (selten), sind eine AV-Diskordanz und eine VA-Diskordanz miteinander kombiniert. Die Aorta entspringt einem rechtsgelegenen, anatomisch linken Ventrikel und der Truncus pulmonalis einer links situierten, anatomisch rechten Kammer. Häufig sind mit der korrigierten TGA ein VSD (50 %), eine Mitralklappeninsuffizienz, eine Pulmonalstenose (50 %), eine Ebstein-Anomalie, eine Malposition des Herzens, Drehungsanomalien (selten) oder ein AV-Block Grad III vergesellschaftet. Damit heben sich die Defekte hämodynamisch auf, und die pränatale Diagnose ist dementsprechend schwierig. Ein »double outlet right ventricle« (inkomplette Form) ist von der Gefäßstellung her als Übergangsform zwischen der Transposition und dem Truncus arteriosus communis bzw. der Fallot-Tetralogie zu verstehen. Beide großen Arterien entspringen dem rechten Ventrikel. Ein Überreiten der Aorta von mehr als 50 % (>90 % aus Sicht der Kinderkardiochirurgie) wird als diagnostisch beweisend angesehen.

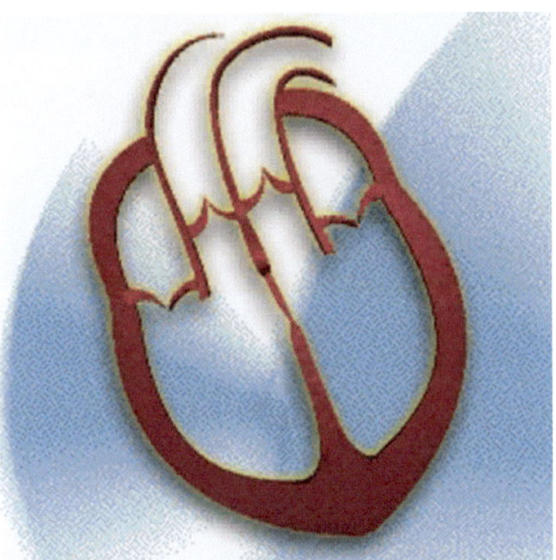

Abb. 12.57 Transposition der großen Arterien, schematisch: Normalerweise sind die großen Arterien sonographisch nicht in einer Schnittebene erfassbar. Bei der Vertauschung der großen Arterien in Bezug zu den Herzkammern kommen beide Gefäße simultan und nebeneinander zur Darstellung

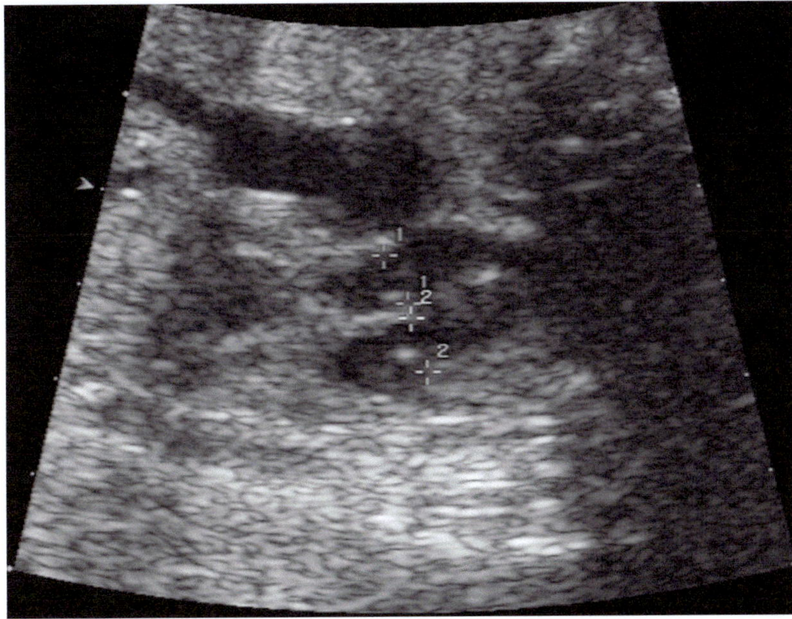

Abb. 12.58 Transposition der großen Arterien: doppelflintenartiger paralleler Abgang von Aorta (*1*) und Truncus pulmonalis (*2*) aus dem Herzen

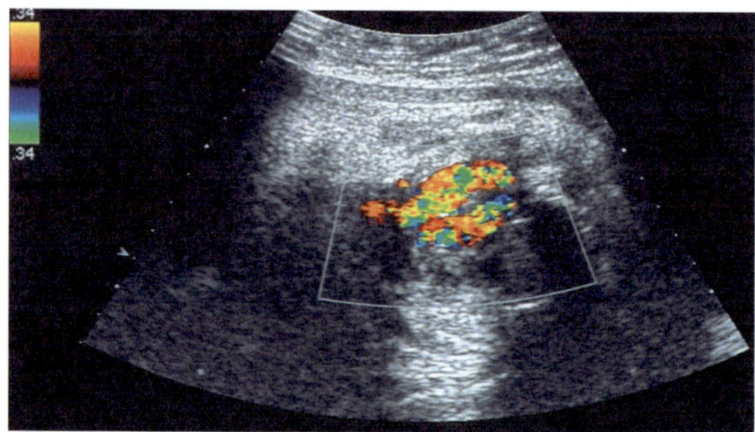

Abb. 12.59 Farbdopplersonographie bei Transposition der großen Arterien: Darstellung des Blutstroms analog zu Abb. 12.58

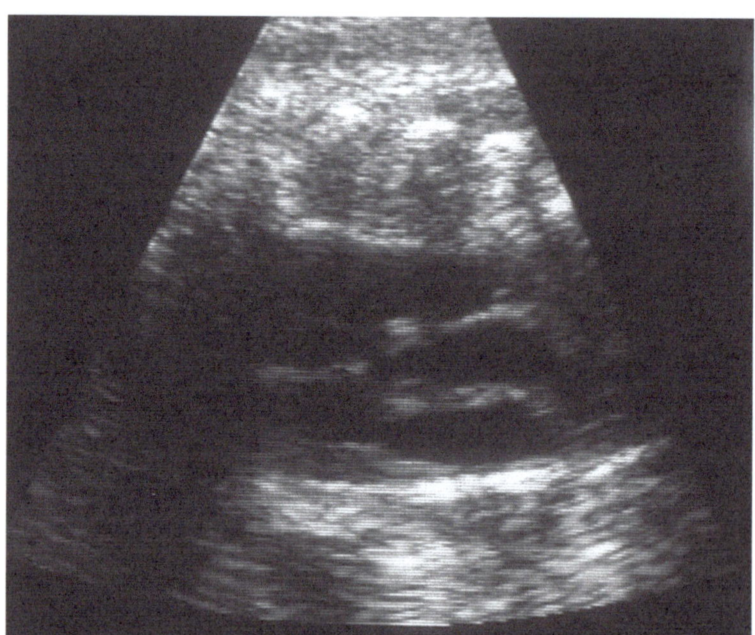

Abb. 12.60 Transposition der großen Arterien: paralleler Gefäßverlauf der Arterien

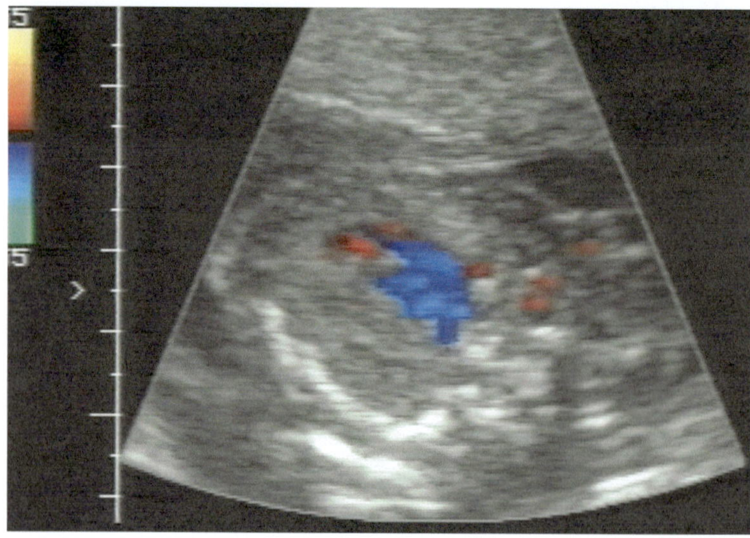

Abb. 12.61 Farbdopplersonographie bei Transposition der großen Arterien: paralleler blau dargestellter Blutstrom in beiden Arterien mit Ductus arteriosus Botalli (Herzspitze oben links)

▪ Assoziierte Fehlbildungen

Mit einer TGA sind häufig ein teils sehr großer VSD (30–40 %) und eine Pulmonalstenose (30 %) assoziiert. Fakultativ kommen Anomalien der AV-Klappen, eine totale Lungenvenenfehlmündung, eine Aortenkoarktation und ein univentrikuläres Herz vor, daneben auch extrakardiale Anomalien (<10 %) wie Drehungsanomalie, Lippen-Kiefer-Gaumen-Spalte, ösophagotracheale Fistelbildung, Omphalozele und selten Chromosomenaberrationen (z. B. Trisomie 18 und 13).

▪ Prognose

Die Prognose der d-TGA ist ohne Operation schlecht. Nach der Geburt kommt es durch eine mangelhafte systemische O_2-Sättigung zu einem lebensbedrohlichen hypoxischen Zustand. Ohne Korrektur versterben 90 % der Neugeborenen im ersten Lebensjahr. Die Prognose der l-TGA ist von den (pränatal häufig unterdiagnostizierten) Begleitfehlbildungen (Klappenanomalien) abhängig. Ohne zusätzliche Anomalien sind die Kinder postpartal asymptomatisch.

▪ Geburtshilfliches Vorgehen

Die sonographische Suche nach Begleitfehlbildungen gehört ebenso wie die Verlaufsbeobachtung hinsichtlich der (unwahrscheinlichen) Herzinsuffizienzentwicklung in utero (Pulmonalstenose) zu den Überwachungsempfehlungen. Eine vorzeitige Geburt oder Schnittentbindung ist bei komplikationsloser TGA aufgrund der kardialen Verfassung des Fetus bis zur Geburt nicht erforderlich. Eine Entbindung am Zentrum (interdisziplinäre Betreuung peri- und postnatal) ist allerdings in jedem Fall anzustreben.

▪ Therapie

Als Palliativeingriff kann die Verbindung beider Kreisläufe (Mischblut) durch eine Ballonatrioseptostomie nach Rashkind oder die chirurgische Schaffung einer Vorhoflücke eingesetzt werden. Die Operation nach Mustard hat die intraarterielle Ableitung des pulmonal-venösen Rückflusses und des systemisch venösen Rückflusses zum linken Ventrikel zum Ziel. Die anatomische Korrektur durch eine arterielle Switch-Operation mit einer perioperativen Mortalität von etwa 5 % ist als Standardtherapie der TGA allerdings meist zeitnah erforderlich (◻ Abb. 12.62). Die Ergebnisse des operativen Vorgehens werden wesentlich von den vorhandenen Begleitfehlbildungen bestimmt. Insgesamt ist mit 78 % Überlebenden in den ersten 4½ Jahren zu rechnen. Die korrigierte Form ohne assoziierte Malformationen (selten) kann bis ins Erwachsenenalter asymptomatisch und dadurch unentdeckt bleiben.

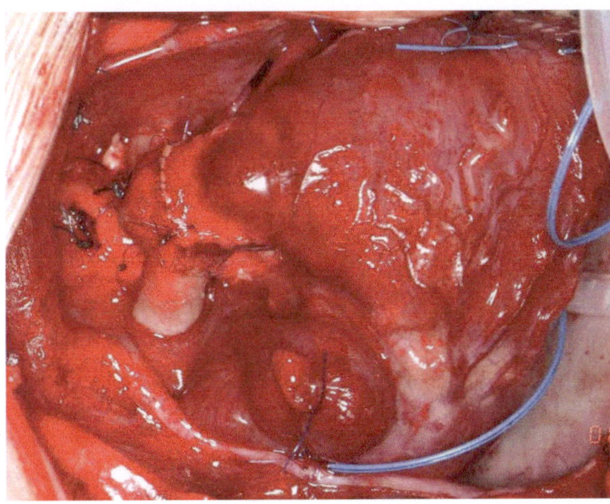

◻ Abb. 12.62 Intraoperativer Situs einer Switch-Operation zur Korrektur einer Transposition der großen Arterien

12.12 Truncus arteriosus communis

Ein Truncus arteriosus communis (TAC) ist als »single outlet ventricle« mit nur einer gemeinsamen ventrikulären Ausflussbahn definiert. Der TAC zählt zu den konotrunkalen Anomalien (▶ Abschn. 12.10). Eine großes gemeinsames Stammgefäß entspringt aus beiden Herzkammern mit einer in manchen Fällen insuffizient schließenden Semilunarklappe (70 % mit 3 Taschenklappen, 25 % mit 4 Taschenklappen, 30 % sind assoziiert mit einem DiGeorge-Syndrom). Die Pulmonalarterie, die Aorta und die Herzkranzgefäße entspringen aus diesem singulären Gefäßstamm. Ein stets vorhandener »hochsitzender« (membranöser) Malalignement-Ventrikelseptumdefekt ermöglicht den arteriellen Einstrom aus beiden Herzhälften in den gemeinsamen Gefäßtrunkus.

Epidemiologie

Der TAC ist eines der selteneren angeborenen Herzvitien (1,2 % aller Herzfehler). Eine Häufung ist bei mütterlichem Diabetes mellitus beschrieben.

Pathogenese

Bei der Herzentwicklung ist eine defekte konotrunkale Septierung (6./7. SSW) Ursache für die Entstehung eines TAC.

Formen

Vier Typen sind anhand der Beziehung der Lungenarterien zum gemeinsamen aus den Kammern entspringenden Gefäßstamm zu unterscheiden:

- **Typ I:** Es existiert ein gemeinsamer Gefäßstamm mit dem Abgang in eine rechte und linke Pulmonalarterie.
- **Typ II:** Beide Pulmonalarterien entspringen der Rückseite des TAC.
- **Typ III:** Die Pulmonalarterien entspringen den Seiten des TAC.
- **Typ IV:** Die Pulmonalarterien fehlen.

Hämodynamik

Die gemeinsame Klappe über dem (hochsitzenden) Ventrikelseptumdefekt erhält Mischblut aus beiden Kammern. Je nach Kompetenz dieser Klappe (Insuffizienz-/Stenoserate 25 %) ist postpartal die Entwicklung einer Herzinsuffizienz durch ventrikuläre Volumenbelastung oder im anderen Fall die Ausbildung einer pulmonalen Hypertonie möglich. Die pulmonale Perfusion erfolgt vorwiegend durch Kollateralen aus der deszendierenden Aorta.

Assoziierte Anomalien

Mit einem TAC sind in 20 % kardiale Anomalien der Mitralklappe, ein VSD, ASD, univentrikuläres Herz oder Fehlbildungen des Aortenbogens assoziiert. Der Ductus arteriosus Botalli ist in 50 % atretisch, in ca. 30 % liegt ein rechter Aortenbogen, in 10 % ein unterbrochener Aortenbogen vor. An extrakardialen Fehlbildungen (33 %) werden vermehrt Mittelliniendefekte und Aneuploidien, vor allem Mikrodeletion 22q11 (30 %), gefunden.

Sonographie

◘ Abb. 12.63

Sonographisch fällt ein aus der Mitte des Herzens entspringendes großes, einen Ventrikelseptumdefekt überreitendes arterielles Gefäß auf. Dopplersonographisch ist die Darstellung einer y-förmigen Ausstromfigur aus beiden Herzkammern charakteristisch. Eine die Prognose verschlechternde Regurgitation bei Klappeninsuffizienz ist ggf. farb- wie spektraldopplersonographisch nachweisbar.

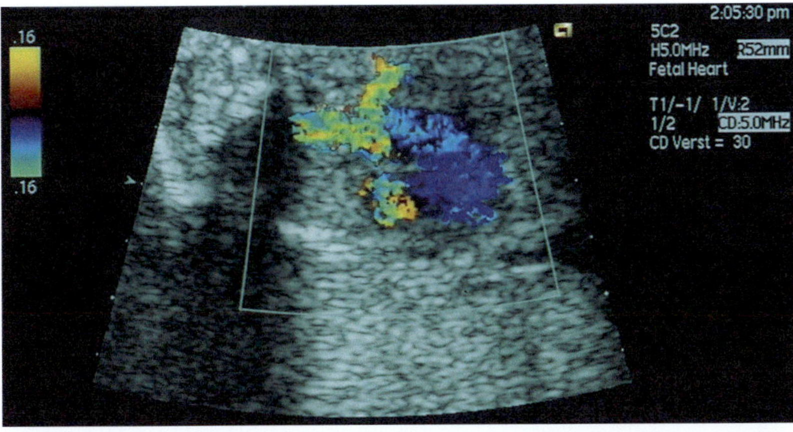

Abb. 12.63 Truncus arteriosus communis (»color flow mapping«): blau farbkodierter, aus dem Zentrum des Herzens entspringender gemeinsamer Bogen der großen Arterien

▪ Differenzialdiagnose

Von einem TAC ist eine Fallot-Tetralogie oder ein »double outlet right ventricle« mitunter nur schwer zu unterscheiden.

▪ Weiterführende Diagnostik

Eine Karyotypisierung ist bei allerdings seltener Assoziation von Chromosomenaberrationen mit einer TAC zu erwägen.

▪ Prognose und Therapie

Die Prognose eines TAC ist ungünstig. Unbehandelt führt der Herzfehler zum Tod in den ersten Lebensjahren. Die Wahrscheinlichkeit des Einjahresüberlebens liegt bei 20 (–60) %, und die überlebenden Kinder sind ohne Therapie lebenslang durch irreversible Veränderungen der Lungenstrombahn belastet. Im 4. Lebensjahr sind nur noch weniger als 70 % der betroffenen Kinder operabel. Die frühzeitige Korrektur ist daher angezeigt.

12.13 Herznahe Anomalien der großen Gefäße

Die fetale Echokardiographie zielt diagnostisch einerseits auf kardiale Anlagestörungen, die das Herz selbst betreffen, andererseits aber auch auf kongenitale Anomalien der aus dem Herz entspringenden oder in das Herz einmündenden großen Gefäße ab. Am häufigsten sind dabei die Ausbildung der Aorta in ihrem Bogenanteil und die Einmündung der Lungenvenen pathologisch verändert.

12.13.1 Coarctatio aortae

Die Aortenkoarktation (Coarctatio aortae) ist charakterisiert durch eine Obstruktion des distalen Aortenbogens oder des proximalen Anteils der deszendierenden Aorta.

▪ Epidemiologie

Die Aortenkoarktation ist mit 4,6 % aller Herzfehler kein seltenes Vitium. Die Schwierigkeit der pränatalen Entdeckung ist durch ihre vorgeburtliche Symptomarmut bedingt. Das Wiederholungsrisiko beträgt 2 %, wenn bereits ein Kind betroffen ist, 6 % bei 2 betroffenen Kindern, 4 % wenn die Mutter und 2 %, wenn der Vater von dieser Gefäßveränderung betroffen ist.

▪ Ätiologie

Die Ätiologie der Koarktation ist nicht vollständig geklärt. Hypothetisch wird eine Anlagestörung des Aortenbogens, aberrierendes duktales Gewebe im Bogenbereich oder ein verringerter Blutfluss in der Aorta ascendens, der über einen verstärkten Abstrom durch den Ductus arteriosus Botalli zur Minderperfusion des Aortenbogens führt, diskutiert.

▪ Formen

Die duktusnahe (juxtaduktale), erst postnatal erkennbare, gegenüber dem Ductus arteriosus lokalisierte Verengung (in das Lumen vorspringendes Segel) ist hierbei von einer isthmischen (tubulären), hämodynamisch bereits pränatal wirksamen Form (Hypoplasie des Aortenbogens zwischen der A. subclavia sinistra und dem Ductus arteriosus) zu unterscheiden. In ihrer Extremform stellt sich die Aortenkoarktation als Aortenbogenunterbrechung dar. Der Ductus arteriosus Botalli ist üblicherweise offen.

▪ Hämodynamik

Der Blutfluss durch den Isthmus aortae macht nur 10 % des fetalen Herzzeitvolumens aus. Deshalb treten in utero nur geringgradige Veränderungen der Hämodynamik auf.

Sonographie

Als indirektes sonographisches Pendant einer Aortenkoarktation kann eine (dezente) rechtsventrikuläre Dilatation bei schmaler linker Kammer etwa ab der 26. SSW erkennbar werden. Eine Größendiskrepanz zwischen rechter und linker Herzkammer ist deshalb diagnostisch wegweisend. Das physiologische Überwiegen der Größe sowohl des rechten gegenüber dem linken Ventrikel als auch des Truncus pulmonalis gegenüber der Aorta ascendens (3:2) wird durch eine Aortenkoarktation um jeweils ein Viertel gesteigert. Diese sonographischen Zeichen repräsentieren letztlich nur sekundäre Veränderungen, die durch die »stromabwärts« verlaufende hämodynamische Situation bedingt sind. Pränatal gehört die Koarktation der Aorta deshalb zu den vorgeburtlich nur schwer diagnostizierbaren Herzfehlern.

▪ Assoziierte Anomalien

Häufig ist die Aortenbogenveränderung mit einem VSD kombiniert. Eine bikuspidale Aortenklappe ist bei beiden Variationen in 25–50 % vorhanden. Die Koinzidenz einer tubulären Aortenkoarktation mit weiteren Herzanomalien (87–90 %) ist in den ersten beiden Lebensmonaten die zweithäufigste Ursache einer akuten Herzinsuffizienz des Neugeborenen. Infrage kommen VSD, ASD, AVSD, Aortenstenose, persistierende obere linke Hohlvene, TGA oder »double outlet right ventricle«. Eine Assoziation mit Chromosomenaberrationen wie Monosomie X0 oder seltener eine Trisomie 18 und 13 ist gelegentlich möglich. Ein gleichzeitiges Vorliegen extrakardialer Fehlbildungen ist untypisch.

▪ Prognose

Milde Formen werden intrauterin nicht symptomatisch und fallen nachgeburtlich meistens zufällig (durch die hämodynamischen Konsequenzen des Verschlusses des Ductus arteriosus Botalli) und erst im bereits fortgeschritteneren Alter aufgrund einer isolierten Hypertension in der oberen Körperhälfte auf. Dagegen führen schwere Formen (50 %) unbehandelt in 90 % zum Tod während der Neonatalperiode. Nach operativer Korrektur ist die Prognose allerdings als sehr günstig anzusehen. Dabei beeinflussen allerdings assoziierte intrakardiale Anomalien maßgeblich die Gesamtprognose der Coarctatio aortae.

12.13.2 Lungenvenenfehlmündung

Der fehlende Anschluss eines Teils oder aller Lungenvenen an den linken Vorhof führt zum Krankheitsbild der Lungenvenenfehlmündung.

▪ Epidemiologie

Lungenvenenfehlmündungen machen 4,9 % aller kardialen Vitien aus.

▪ Pathogenese

Ursache dieser kardialen Fehlbildung ist eine Störung der komplexen Anschlusssequenz der Pulmonalvenen an die Herzinnenräume im Rahmen der Herzentwicklung.

▪ Formen

Zu unterscheiden ist die totale Lungenvenenfehlmündung (»total anomalous pulmonary venous drainage«, TAPVD) mit aberrierendem Verlauf aller 4 Lungenvenen von der partiellen Lungenvenenfehlmündung (»partial anomalous pulmonary venous drainage«, PAPVD), wenn mindestens eine der Lungenvenen in den linken Vorhof mündet.

Anhand diverser Mündungsmöglichkeiten lassen sich 3 Typen unterscheiden:

- Die häufigste suprakardiale Variante (55 %) ist durch eine Einmündung in die obere Hohlvene, in die V. brachiocephalica oder in die V. azygos gekennzeichnet.
- Bei der intrakardialen Form (30 %) münden die Lungenvenen in den Sinus coronarius, der in das rechte Atrium drainiert.
- Die infrakardiale, zum Teil infradiaphragmale Fehlmündung (15 %) wird durch den Pulmonalvenenanschluss an das Pfortadersystem definiert. Eine infrakardiale TAPVD verursacht durch die häufig mit ihr kombinierte Obstruktion der Venen eine nachgeburtliche Notfallsituation.

Darüber hinaus werden Kombinationen der verschiedenen Mündungsvarianten als gemischter Typ zusammengefasst.

▪ Hämodynamik

Die heterotope Mündung aller Lungenvenen in die systemische Zirkulation erfordert zum postnatalen Überleben eine Rechts-links-Shuntverbindung (Foramen ovale, ASD, persistierender Ductus arteriosus Botalli; ◻ Abb. 12.64).

> **Sonographie**
> Vorgeburtlich ist die Diagnose besonders des supra- oder infrakardialen Typs schwierig. Die fehlende Kontinuität der Lungenvenen zum linken Atrium (Farbdopplersonographie) und ein kleinerer linker Vorhof können diagnostisch wegweisend sein.

▪ Assoziierte Anomalien

Lungenvenenfehlmündungen können mit weiteren kardialen Anomalien (AVSD), aber auch mit extrakardialen Fehlbildungen (Drehungsanomalien)

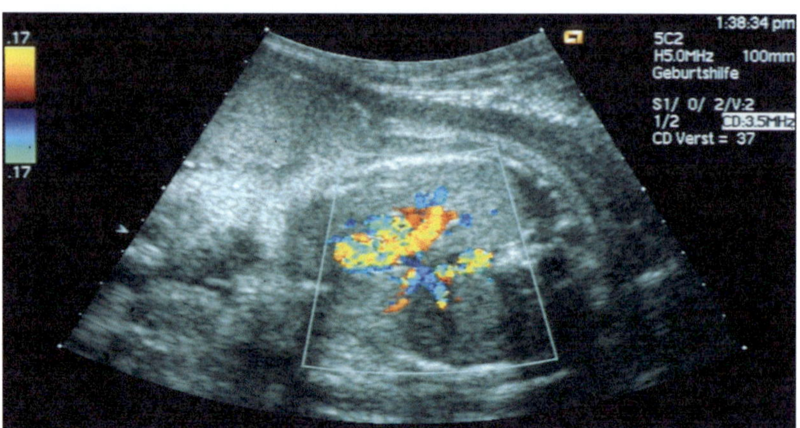

Abb. 12.64 Lungenveneneinmündung regulär (»color flow mapping«): farbkodierte, V-förmige Darstellung des herzwärts gerichteten Blutflusses aus den Lungenvenen der rechten Lunge (in der Abbildung unten) in den linken Vorhof (Hinterwand)

vorkommen. In postnatalen Analysen erweisen sich 30 % der Lungenvenenfehlmündungen als Teil kombinierter kongenitaler Anlagestörungen, wohingegen die pränatal diagnostizierten Fallserien einen Anteil von >90 % aufweisen (der diagnostische Hinweis erfolgt durch das Vorhandensein von Begleitanomalien).

Prognose und Therapie

Die Prognose der betroffenen Kinder wird durch den Grad der Pulmonalvenenobstruktion, die Größe des ASD und durch den Schweregrad der assoziierten Anomalien bestimmt. Ohne Obstruktion und ohne restriktiven Vorhofseptumdefekt sind die Kinder klinisch lange Zeit asymptomatisch. Die Obstruktion der Kreislaufverbindung verursacht dagegen Zyanose, Azidose, Tachypnoe und Kreislauflabilität. 20 % der Kinder mit TAPVD überleben das erste Lebensjahr. Die operative Korrektur ist mit einer perioperativen Mortalität von 10 % verbunden.

12.13.3 Weitere Anomalien herznaher Venen

Die sonographische Untersuchung der fetalen herznahen Venen umfasst die Darstellung der Lungenvenen, der V. cava inferior und superior, des Koronarsinus, der V. azygos und der V. brachiocephalica sinistra. Neben der Lungenvenenfehlmündung sind Anomalien des venösen Rückflusses zum Herzen selten. Sie umfassen als häufigste venöse Anomalie die persistierende linke obere Hohlvene, welche in den dilatierten Sinus coronarius mündet (bei 20 % fehlt die rechte V. cava superior). Assoziationen mit weiteren Herzfehlern sind möglich. Hohlvenen können darüber hinaus in den linken Vorhof münden. Das vollständige Fehlen oder die Unterbrechung der unteren Hohlvene kommt vor allem bei Drehungsanomalien vor. Der Blutfluss erfolgt dann über die zur Aorta parallel verlaufenden (»double vessel sign«) und strombedingt dilatierte V. azygos (Azygoskontinuität bei unterbrochener V. cava inferior).

12.14 Fetale Herzrhythmusstörungen

Neben anatomisch determinierten kongenitalen Herzfehlern kommt der Veränderung der Kontraktionsrhythmik des Herzens zentrale hämodynamische Relevanz hinsichtlich der Funktion des Herzens als zentraler Kreislaufpumpe zu.

Epidemiologie

Pränatale Herzrhythmusstörungen sind bei 2–10 % aller Feten zu beobachten.

Einteilung

- Extrasystolen
- Bradyarrhythmien (<100 SpM)
- Tachyarrhythmien (>180 SpM)

Die Entwicklung des autonomen Reizleitungssystems beginnt bereits früh im 1. Trimenon gemeinsam mit der anatomischen Entwicklung des gekammerten Herzens aus einer zunächst morphologisch extrem einfachen, schlauchförmig sich kontrahierenden Kreislaufpumpe. Die Herzfrequenz verändert sich mit zunehmender Reife. Mit Abschluss der Organogenese ist auch die Entwicklung der herzeigenen Reizleitungsfasern abgeschlossen. Ab der 14. SSW kommt zusätzlich die parasympathische Hemmung, ab der 21. SSW die sympathische Aktivierung des Herzens zum Tragen. Fetale Rhythmusstörungen kommen in aller Regel durch das noch nicht eingespielte Zusammenwirken von Aktivierung und Hemmung der Impulse zustande und haben daher meist eine günstige Prognose.

Sonographie

■ Abb. 12.65, ■ Abb. 12.66 u. ■ Abb. 12.67

Methode der Wahl zur Diagnostik fetaler Rhythmusstörungen ist der M-Mode. Um die Art der Rhythmusstörung einordnen zu können, ist dabei die gleichzeitige Darstellung von sich bewegenden Herzklappen-, Vorhofwand- und Kammerwandanteilen im Verlauf des M-Mode-Schallimpulses erforderlich. Daneben kann mithilfe der Spektraldopplersonographie bei weit gestelltem Messfenster die gleichzeitige Darstellung des Blutflusses im linksventrikulären Ein- und Ausflusstrakt zur Rhythmusdiagnostik genutzt werden. Als alternative Gefäßpaare können diagnostisch herangezogen werden:

- V. cava superior – Aorta ascendens
- Aortenbogen – V. brachiocephalica
- V. cava inferior – Aorta descendens
- V. azygos – V. pulmonalis
- A. renalis – V. renalis (sonographisch besonders gut zugänglich)

Weiterführende Diagnostik

Wenngleich die Detektion, Differenzierung und Überwachung fetaler Arrhythmien als Domäne der Ultraschalltechnik anzusehen sind, können in spezialisierten Zentren und bei entsprechender Indikation weiterführende Untersuchungsmodalitäten zum Einsatz kommen:

- transabdominales fetales EKG: Aufzeichnung des QRS-Komplexes (hoher Anteil an Störsignalen, Signalabsorption durch Vernix caseosa im 3. Trimenon, Überlagerung mit mütterlichen Signalen)

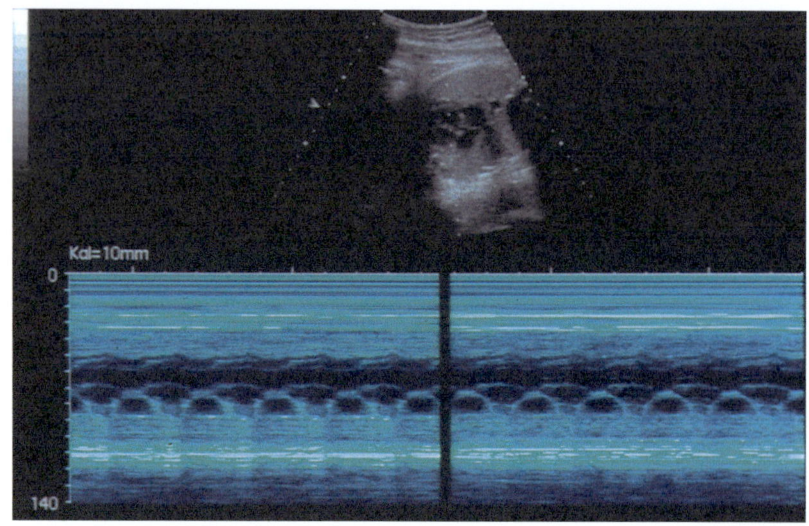

Abb. 12.65 M-Mode-Darstellung der kindlichen Herzfrequenz: normaler Sinusrhythmus

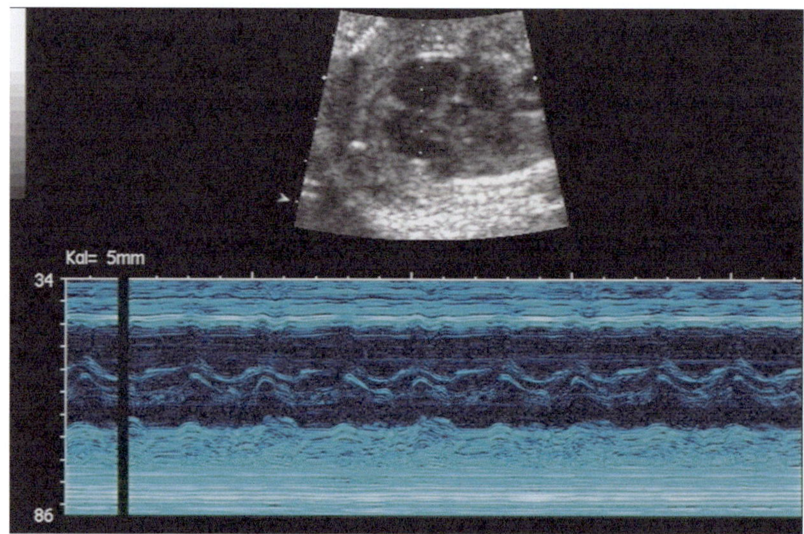

Abb. 12.66 M-Mode-Darstellung: Bigeminus

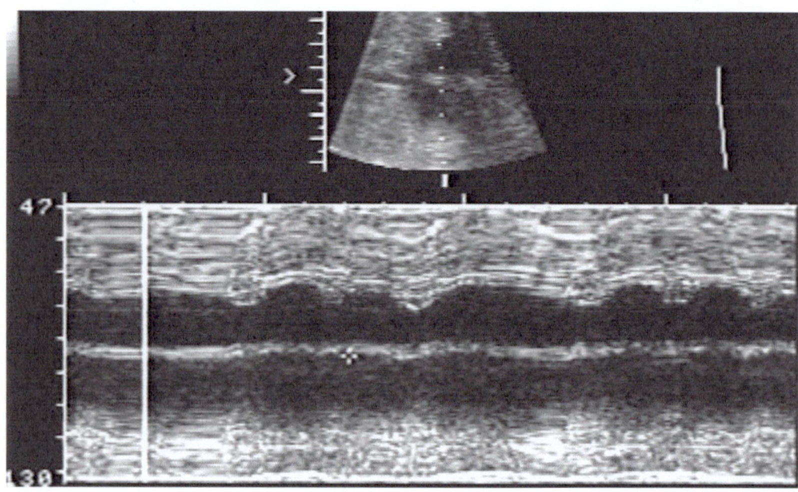

Abb. 12.67 M-Mode-Darstellung: absolute fetale Arrhythmie

- Magnetokardiographie: Darstellung des PQRST-Komplexes möglich (hoher apparativer Aufwand zur Registrierung der magnetischen Effekte, die im Rahmen der fetalen kardialen Erregungsausbreitung entstehen, hohe Kosten, hoher Anteil an Störsignalen)
- Gewebedopplersonographie (▶ Abschn. 1.3.5)
- »speckle tracking« (▶ Abschn. 1.3.6)

Extrasystolen

Extrasystolen sind zu 95 % die Ursache der fetalen Arrhythmie. Meist sind sie supraventrikulären Ursprungs und in ihrem Auftreten passager. Eine Assoziation mit kongenitalen Herzfehlern ist selten (1–2 %). Ursächlich ist meist die Unreife des Reizbildungs- und Leitungssystems bei noch nicht abgeschlossener Innervation des Myokards. 1,7 % aller Feten weisen zum Ende des 3. Trimenons sporadische supraventrikuläre Extrasystolen (mit wechselndem Überleitungsverhalten) auf. Auch eine mütterliche Medikamenteneinnahme (β-Sympathikomimetika) kommt kausal in Betracht. Sie werden vom Fetus gut toleriert und die Prognose ist günstig: 90 % der Extrasystolien sind 2 Wochen postpartal nicht mehr nachweisbar. Trifft eine Extrasystole allerdings auf einen refraktären AV-Knoten, besteht die Gefahr einer ventrikulären Bradykardie, deren Prognose jedoch durch postextrasystolische Potenzierung ebenfalls als günstig einzuschätzen ist.

Supraventrikuläre Extrasystolen treten meist vereinzelt und selten regelmäßig in einem festen Verhältnis zur normalen Vorhofkontraktion (3:1, 2:1 oder 1:1) auf (◘ Abb. 12.68, ◘ Abb. 12.69 u. ◘ Abb. 12.70). Differenzialdiagnostisch und prognostisch bedenklich sind allerdings ein AV-Block oder eine hypoxiebedingte Sinusbradykardie in Betracht zu ziehen. Andererseits kann durch Extrasystolie reaktiv eine supraventrikuläre Tachykardie mit nachfolgender Hydropsbildung und kardialer Dekompensation entstehen. Die Vorstellung am Zentrum zum Ausschluss eines anatomischen Herzfehlers und zunächst wöchentliche Kontrollen stellen die Behandlungsempfehlung dar. Die Erfordernis einer medikamentösen Therapie besteht bei unkomplizierten Extrasystolen nicht.

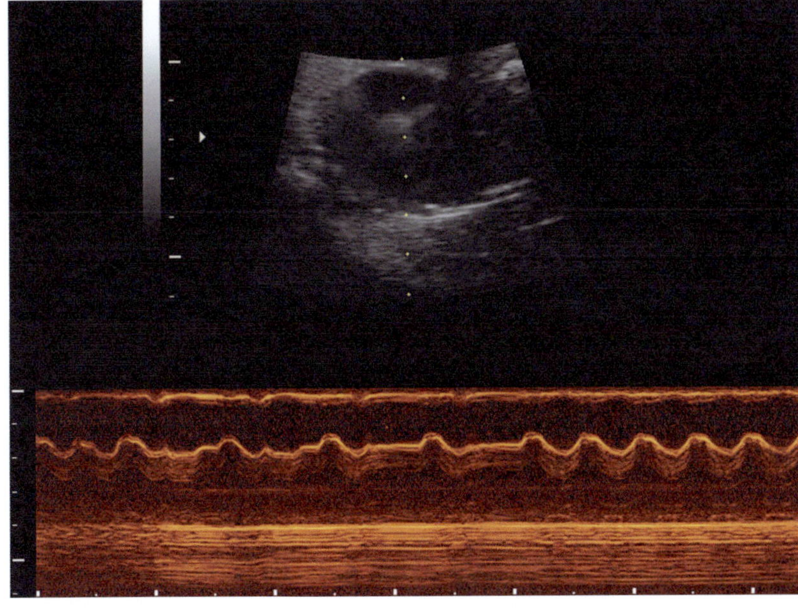

◘ **Abb. 12.68** M-Mode-Darstellung: supraventrikuläre Extrasystolen

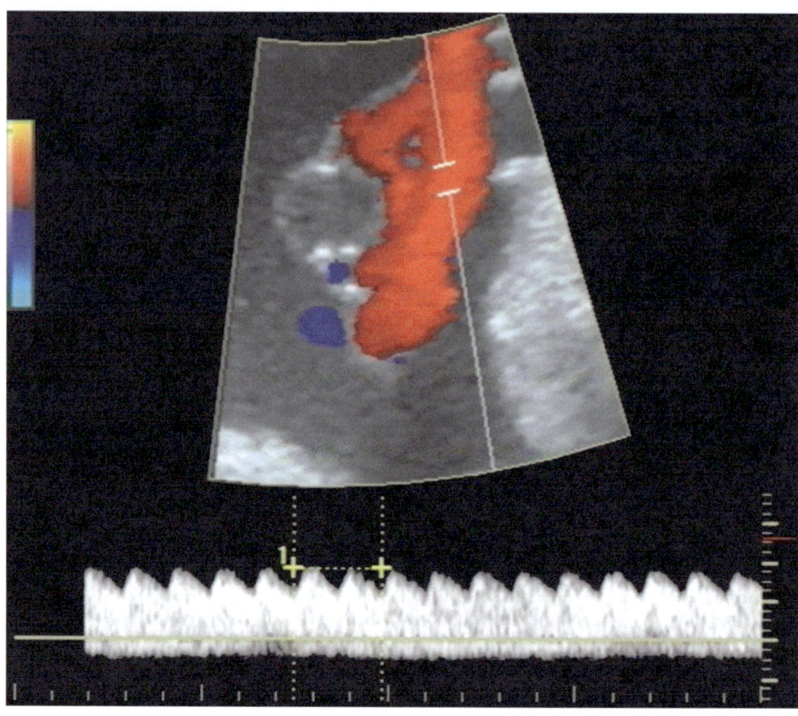

Abb. 12.69 Spektraldopplersonographie der A. umbilicalis: supraventrikuläre Extrasystolen mit Verminderung der maximalen Flussgeschwindigkeit

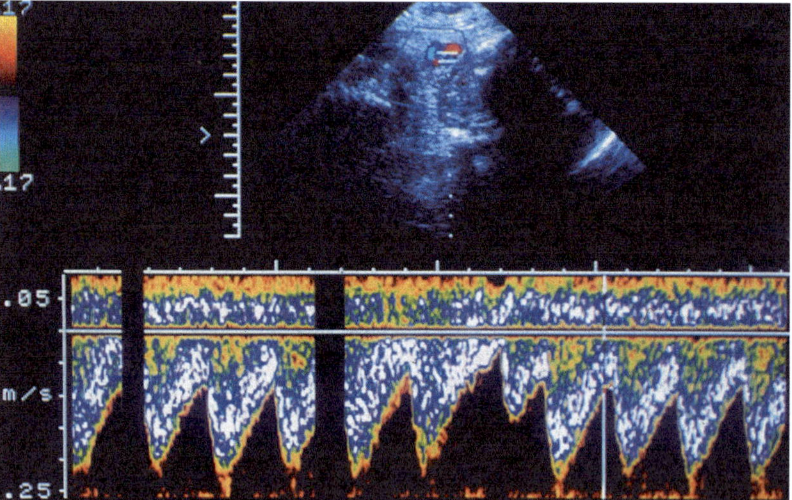

Abb. 12.70 Spektraldopplersonographie der A. umbilicalis: supraventrikuläre Extrasystole mit Verminderung der maximalen Flussgeschwindigkeit

Ventrikuläre Extrasystolen sind im Verhältnis zur supraventrikulären Variante der unregelmäßigen Herzrhythmusstörungen eine Rarität. Sie können bei myokardialer Dekompensation im Rahmen von kritischen Ausflusstraktobstruktionen, Aneurysmata oder Myokarditiden auftreten.

Bradyarrhythmien

Blockierte Extrasystolen Hierbei treffen atriale Extrasystolen auf einen refraktären AV-Knoten mit der Gefahr einer reaktiven ventrikulären Bradykardie. Kommt diese Form der artrioventrikulären Erregungsüberleitungsblockierung in regelmäßigem Verhältnis vor, resultiert ein Bigeminus.

Sinusbradykardie <110 SpM, atrioventrikuläre Überleitung 1:1. Die häufigste Ursache einer (sporadisch auftretenden, passageren) Sinusbradykardie ist eine fetale Hypoxie. Bradykarde Herzfrequenzperioden treten auch idiopathisch und bei Erhöhung des intraamnialen Drucks (Ultraschalluntersuchung) auf. Selten kommt es zu einer konstanten Sinusbradykardie (mit oder ohne Herzfehler). Es besteht eine (seltene) Assoziation zu diabetischen Müttern mit niederen Blutzuckerwerten. Die Sinusbradykardie kann auch als (einziges) Zeichen auf das Vorhandensein eines Long-QT-Syndroms hinweisen. Die Therapie der Sinusbradykardie besteht in der Beseitigung der auslösenden Ursache (ggf. Entbindung).

Atrioventrikuläre Blockierung (AV-Block) Eine Überleitungsstörung des AV-Bündels ist eine seltene fetale Herzrhythmusstörung (1:11.000–20.000 Lebendgeborene).

▪▪ Formen

Nach dem Ausmaß der Blockierung der Erregungsleitung werden verschiedene Grade des AV-Blocks unterschieden:

- **Grad I:** verzögerte Überleitungszeit zwischen Vorhof und Kammer
- **Grad II:** inkomplette Blockierung des AV-Knotens
  - Mobitz-Typ I (Wenckebach)
  - Mobitz-Typ II
- **Grad III:** kompletter Ausfall der Überleitung zwischen Vorhof und Kammern

Der AV-Block Grad III kommt deutlich häufiger als Grad II vor. Ursachen des AV-Blocks können das Fehlen oder die (partielle) fibröse Veränderung des AV-Knotens (ggf. im Rahmen kongenitaler Herzvitien) sein, immunologisch kommt die Existenz von Rho-(SSA-) und La-(SSB-)Autoantikörpern (»soluble substance A, B«) in Betracht, die zur Gruppe der antinukleären Antikörper (Lupus erythematodes, Sjögren-Syndrom) gehören und gegen die Myozyten des AV-Knotens gerichtet sind. Das Risiko einer Rho-Antikörper-positiven Schwangeren, einen AV-Block Grad III zu entwickeln, ist mit 1–2 % anzugeben, wobei das Wiederholungsrisiko 16 % beträgt. Da die durch Rho-Antikörper inflammationsvermittelte fibröse Umwandlung des AV-Knotens an die Plazentagängigkeit der Immunglobuline (ab 16. SSW) gebunden ist, ist das Auftreten des AV-Bocks zwischen der 16. und 20. SSW zu erwarten.

Die Diagnose erfolgt durch die Darstellung der in ihrem Rhythmus unabhängig voneinander schlagenden Vorhöfe und Ventrikel. Bei einer Herzkammerfrequenz <50 SpM ist die kardiale Hydropsentwicklung möglich. Beim AV-Block Grad III sind in 40–50 % der Fälle (prognosebestimmende) Herzfehler (AVSD, VSD, ASD) und häufig auch extrakardiale Fehlbildungen assoziiert. Eine Therapie wird daher nur bei einem AV-Block ohne AVSD-Malformation und einer Schlagfrequenz >50 SpM mit β-Sympathikomimetika, ggf. mit Kortikosteroiden eingeleitet. Solange keine Zeichen einer kardialen Dekompensation bestehen, kann eine vaginale Entbindung erfolgen.

▪▪ Prozedere bei pränataler Diagnose eines AV-Blocks Grad III

Echokardiographischer Ausschluss eines signifikanten Vitiums und/oder von Gefäßanomalien. Mögliche spontane Reversibilität ist unter Umständen bei Erstdiagnose oder inkomplettem Blockbild gegeben.

Isolierter immunologisch bedingter AV-Block:

- ggf. Therapieversuch mit indirekter Steroidgabe (Dexamethason 4 mg p.o., bei manifestem Blockbild häufig wenig erfolgreich), ggf. β_2-Sympatomimetika
- bei FHF >50–70/min engmaschige Verlaufskontrollen (keine Hydropsentwicklung)
- bei FHF <50/min und Zeichen der intrauterinen Herzinsuffizienz frühzeitige Geburtseinleitung und postnatale Versorgung mit einem permanentem Herzschrittmacher
- In seltenen Fällen kann auch eine intrauterine Plasmapherese erwogen werden.

AV-Block mit zusätzlichen Herzvitien und/oder Gefäßanomalien:

- Die zu fordernde fetale Herzfrequenz wird von der Art der kongenitalen Herzanomalie mitbestimmt. Hier wird häufiger eine frühzeitige Geburtseinleitung und Versorgung mit einem permanenten Schrittmacher notwendig.

Prognose eines AV-Blocks Grad III

10 % der Feten mit immunologisch bedingtem AV-Block Grad III entwickeln einen Hydrops. Insgesamt beträgt die Letalität des AV-Blocks 15–22 %. Zweidrittel der Überlebenden benötigen einen permanenten Herzschrittmacher. Das Langzeitüberleben ist dadurch eingeschränkt. Die Prognose eines AV-Block Grad III auf dem Boden eines komplexen Herzfehlers ist dagegen deutlich kritischer zu bewerten (Gesamtüberleben <20 %).

Prophylaxe

Die Prophylaxe eines immunologisch bedingten AV-Blocks Grad III besteht in der indirekten Kortikosteroidgabe bei Vorliegen hoher mütterlicher Rho-(SSA) und La-(SSB)-Autoantikörper-Spiegel (belastete Anamnese, manifeste Kollagenose): 4 mg Dexamethason bzw. Betamethason p.o., Beginn ≤16. SSW (Plazentagängigkeit). Indirekte Immunglobulingabe: 400 mg/kg mütterliches KG alle 3 Wochen (12.–24. SSW) bei Rho-(SSA)- und La-(SSB)-positiven Schwangeren und Zustand nach Kind mit AV-Block Grad III.

Tachyarrhythmien

Sinustachykardie 180–220 SpM, atrioventrikuläre Überleitung 1:1. Häufige Ursachen sind maternale Infektionen, ein Amnioninfektionssyndrom (AIS), eine maternale Thyreotoxikose, eine maternale β-Sympathikomimetikaeinnahme und die idiopathische Form (u. a. »jogging baby«). Nach Diagnose der Sinustachykardie (M-Mode-Sonographie) ist unspezifischen (Fieber, Laborparameter) wie auch spezifischen Entzündungsursachen (Amnioninfektionssyndrom) nachzugehen (Entzündungsparameter, Klinik, evtl. invasive Diagnostik). Neben einer ausführlichen Medikamentenanamnese sind bei Verdacht auch die Schilddrüsenparameter zu kontrollieren. Die Therapie erfolgt, wenn möglich, durch die Beseitigung der Ursache.

Ventrikuläre Tachykardie Vorhof normofrequent, Ventrikel 180–300 SpM, vollständige atrioventrikuläre Dissoziation. Ursächlich können selten Kardiomyopathien oder Herztumoren wirken. »Torsade de pointes« (transiente ventrikuläre Tachykardie) kommt selten im Rahmen des Long-QT-Syndroms mit dem Risiko der frühzeitigen Hydropsentwicklung vor. Zur Behandlung existiert kein etabliertes Therapieschema. Bei beginnendem Hydrops kann die maternale Gabe von Flecainid, Propranolol, Lidocain oder Magnesiumsulfat i.v. erwogen werden.

Vorhofflattern Atriale Frequenz zwischen 200 und 480 SpM, atrioventrikuläre Überleitung meist 2:1, selten 3:1 oder 4:1. Es handelt sich um eine sehr seltene Herzrhythmusstörung, die gehäuft im fortgeschrittenen Schwangerschaftsalter auftritt. Eine Assoziation mit Herzvitien kommt nicht vermehrt vor. Ursächlich sind atrial-kreisende Erregungen. Die extrem hohe Frequenz führt zur kardialen Dekompensation und zum Hydrops fetalis. Ohne Behandlung ist ein Verlauf bis zum intrauterinen Fruchttod nicht auszuschließen. Solange es noch nicht zum Vorliegen eines kardial bedingten Hydrops fetalis gekommen ist, wird therapeutisch Digoxin (Kardioversionsrate: 50 %) eingesetzt. Bei bestehendem Hydrops kann ein Therapieversuch mit Digoxin und Flecainid, Sotalol oder Amiodaron unternommen werden. Eine vorzeitige Entbindung ist in diesen Fällen zu erwägen. Da die Rezidivrate nach erfolgreicher Kardioversion gering ist, kann auf eine Maintanancebehandlung während der Schwangerschaft verzichtet werden.

Supraventrikuläre Tachykardien 220–280 SpM, atrioventrikuläre Überleitung 1:1, starre Frequenz! Häufigkeit: 1:4000–5000 Lebendgeborene. Ursächlich ist in 95 % ein »Reentry-Mechanismus«, in 5 % ein ektoper Schrittmacher. Infolge der sinkenden Auswurfleistung des Herzens ist die Entwicklung eines fetalen Hydrops mit Polyhydramnion zu erwarten. Die kritische fetale Herzfrequenz liegt aufgrund der damit verbundenen Verkürzung der diastolischen Füllungszeit (zu geringe passive Füllung sowie Abnahme der koronaren Perfusion) zwischen 210 und 220 Spm. Assoziierte Fehlbildungen sind sehr selten. Eine Therapie ist bei fetaler Unreife, Hydrops und Tachykardien in mehr als 25 % der Fälle indiziert. Allerdings existieren keine einheitlichen Therapieempfehlungen. Ohne bestehenden Hydrops kann mit Digoxin (Kardioversionsrate: 50–63 %) behandelt werden. Bei Therapieversagen bzw. bei Vorliegen eines Hydrops fetalis (zu geringer transplazentarer Transfer von Digoxin) ist Flecainid oder Amiodaron einzusetzen.

▪ Prognose

An spezialisierten Zentren liegt die Letalität von fetalen Herzrhythmusstörungen unter 5 %.

▪ Antiarrhythmische Therapie

▪▪ Digoxin

Digoxin ist das Antiarrhythmikum der ersten Wahl bei Feten ohne Hydrops fetalis. Eine Behandlungsindikation ist bei supraventrikulärer Tachykardie und Vorhofflattern gegeben. Wenn kein Hydrops fetalis besteht, ist eine gute transplazentare Passage gewährleistet, wobei die fetale Serumkonzentration 60 % der mütterlichen entspricht. Im Fall eines Hydrops fetalis ist die Plazentagängigkeit von Digoxin deutlich gegenüber den Werten der nicht hydropischen Situation vermindert (80–100 %), sodass auf kindlicher Seite keine ausreichenden Serumspiegel zu erzielen sind. Die Kombinationsbehandlung mit Amiodaron oder Flecainid erhöhen durch Medikamentenwechselwirkung auch den fetalen Digoxinspiegel. Die Halbwertszeit von Digoxin ist in der Schwangerschaft durch eine Erhöhung der glomerulären Filtrationsrate verkürzt. Dies begründet die höhere Erhaltungsdosis. Die orale Gabe erfolgt unter Serumspiegelkontrollen nach einer Schnelldigitalisierung in 48–72 h (Digoxin i.v. 0,3—0,5 mg alle 8 h) mit einem mütterlichen Zielspiegel von 2–2,5 ng/ml (Erhaltungsdosis abhängig vom maternalen Serumspiegel 0,15–0,2 mg alle 8 h). Zur Beurteilung des Therapieansprechens ist es essenziell zu beachten, dass mit diesem Schema therapeutische Spiegel erst nach einer Woche erreicht werden.

β-Rezeptoren-Blocker

β-Rezeptoren-Blocker (Sotalol, Propranolol) verlängern die Repolarisationszeit und wirken negativ inotrop (Kaliumkanalblockade).

Sotalol Die Plazentagängigkeit ist auch bei Hydrops fetalis noch gegeben. Ausreichende Wirkspiegel beim Fetus werden nach oralem Behandlungsbeginn im Lauf von 2–3 Tagen erreicht. Dosierung: zunächst 80–160 mg oral alle 12 h. In der Folge Steigerung der Dosis auf 160 mg alle 8 h. Aufgrund der proarrhythmischen Eigenschaften wird Sotalol nur bei hydropischen Feten zur Therapie von Vorhofflattern sowie einer supraventrikulären Tachykardie empfohlen.

Propranolol Die Plazentagängigkeit (25–35 %) ist deutlich geringer als die andere β-Blocker (Sotalol). Zur Therapie der ventrikulären Tachykardie ist eine Dosierung von 40–80 mg oral alle 8 h zu wählen. In der Folge Steigerung der Dosis auf 160 mg alle 8 h. Beachtet werden müssen die kardiopressive Wirkung der β-Blocker und mögliche postpartale Hypoglykämien.

Flecainid

Flecainid ist das Antiarrhythmikum der ersten Wahl bei Feten mit Hydrops fetalis. Behandlungsindikationen bestehen somit bei supraventrikulären Tachykardien und Vorhofflattern mit Hydrops fetalis. Das Medikament (Natriumkanalblockade) wirkt durch eine Verlängerung der Überleitung. Es ist auch bei einem Hydrops fetalis sehr gut plazentagängig. Die fetale Serumkonzentration erreicht 95 % der maternalen Spiegel. Auch unter hydropischen Bedingungen werden noch immer fetale Serumspiegel von 80 % erzielt. Dosierung: oral 100–400 mg täglich in 3 Einzeldosen. Die Herzfrequenz wird sehr schnell abgesenkt, was zu einer raschen Rückbildung des Hydrops fetalis führt. Beachtet werden muss dabei allerdings das unter Umständen lange Zeitintervall bis zur Kardioversion (3–14 Tage), welches, analog zu Digoxin, eine entsprechend ausdauernde Therapieerfordernis bedingt. Als Nebenwirkung, insbesondere bei Dauergabe, kann ein proarrhythmischer Effekt durch die Medikation auftreten.

Amiodaron

Indikationen sind supraventrikuläre Tachykardien und Vorhofflattern mit Hydrops. Das Medikament (Kaliumkanalblockade) wirkt über eine Verlängerung der Aktionspotenzialdauer. Die Plazentagängigkeit ist mit 10–40 % vor allem bei Hydrops fetalis gering. Durch die lange Halbwertszeit (1–3 Monate) wird dennoch langfristig ein ausreichender fetaler Wirkspiegel erzielt. Anfangsdosierung: 1200–1600 mg p.o. (maternal). Anschließend kann das Medikament in einer Dauerdosierung von 200 mg alle 8 h gegeben werden. Aufgrund der langen Halbwertszeit ist auch eine direkte Therapiealternative (Cordozentese) gegeben: 2,5–5 mg/kg fetales Körpergewicht über 10 min mehrfach pro Tag. Nebenwirkung (bei langdauernder Anwendung) sind Lungenfibrose, Photosensibilisierung oder interstitielle Pneumonie. Da Amiodaron 37 % Jod enthält, kann es beim Neugeborenen zur Hypothyreose (20 %) führen, die meist gut therapierbar und reversibel ist.

Adenosin

Die diagnostische Indikation des Medikaments besteht in der Identifizierung einer Reentry-Tachykardie, die nach einmaliger Adenosingabe sofort sistiert. Aufgrund der kurzen Halbwertszeit (wenige Minuten) wird es pränatal nicht therapeutisch eingesetzt.

12.15 Kardiale Tumoren

Kongenitale Neoplasien können in verschiedenen Organen vorkommen. Obwohl insgesamt selten, ist die pränatale Diagnose eines angeborenen Herztumors aufgrund ihres charakteristischen Ultraschallbefunds »in der Mitte des Herzens« häufig möglich. In Abhängigkeit von der Größe und Lokalisation können sie zu hämodynamischen Komplikationen oder Herzrhythmusstörungen führen.

Epidemiologie

Kardiale Tumoren gehören zu den häufigsten kongenitalen Tumoren. Sie werden bei Kindern in allen Altersstufen diagnostiziert. Eine pränatale Entdeckung gelingt in 0,08 % aller Schwangerschaften.

Histologie

Die Mehrzahl kardialer Tumoren ist gutartig. Am häufigsten finden sich Rhabdomyome (60 %), seltener Teratome (25 %) sowie Fibrome (12 %) und in Einzelfällen Rhabdomyosarkome, Hämangiome oder Myxome.

Sonographie

Eine intrakardiale echoreiche/echoarme solide Tumormasse, dargestellt im Vierherzkammerblick (B-Bild), stellt den typischen Befund einer kardialen Neoplasie dar, muss aber nicht immer als Leitsymptom gelten. Sie wird meist dann erkannt, wenn sie in das Lumen der Ventrikel oder Vorhöfe hineinragt oder im Bereich der Herzscheidewand lokalisiert ist. Mitunter lenkt eine gleichzeitig bestehende fetale Arrhythmie die Aufmerksamkeit auf den neoplastischen Befund im Zentrum des Herzens. Daneben werden Perikardergüsse oder ein kardialer Hydrops fetalis aufgrund eines obstruktiven Tumors beobachtet. Postnatal kann auskultatorisch ein Herzgeräusch wegweisend sein. Bei Neugeborenen mit kardialen Tumoren besteht ein erhöhtes Risiko des plötzlichen Kindstods (»sudden infant death syndrome«, SIDS).

Formen

Rhabdomyome

Rhabdomyome werden meist zwischen der 20. und 30. SSW als solide, glatt begrenzte und im Verhältnis zum Myokard echoreiche Tumormassen diagnostiziert (◘ Abb. 12.71, ◘ Abb. 12.72 u. ◘ Abb. 12.73). Diese Raumforderungen sind histologisch als benigne, aus Myozyten aufgebaute Hamartome zu verstehen, treten oft multipel auf und sind dann zu 60–80 % mit einer tuberösen Sklerose assoziiert. Diese Erkrankung wird autosomal-dominant vererbt, tritt aber klinisch mit stark unterschiedlicher Expressivität und Penetranz auf. In 80 % der Fälle handelt es sich um eine Neumutation in den Tumorsuppressorgenen TSCI1 und TSCI2. Zusätzlich zum Herztumor können die Kinder von weiteren Hamartombildungen in verschiedenen Organen (Gehirn, Niere) wie auch von einer Wachstumsrestriktion und Krampfleiden betroffen sein.

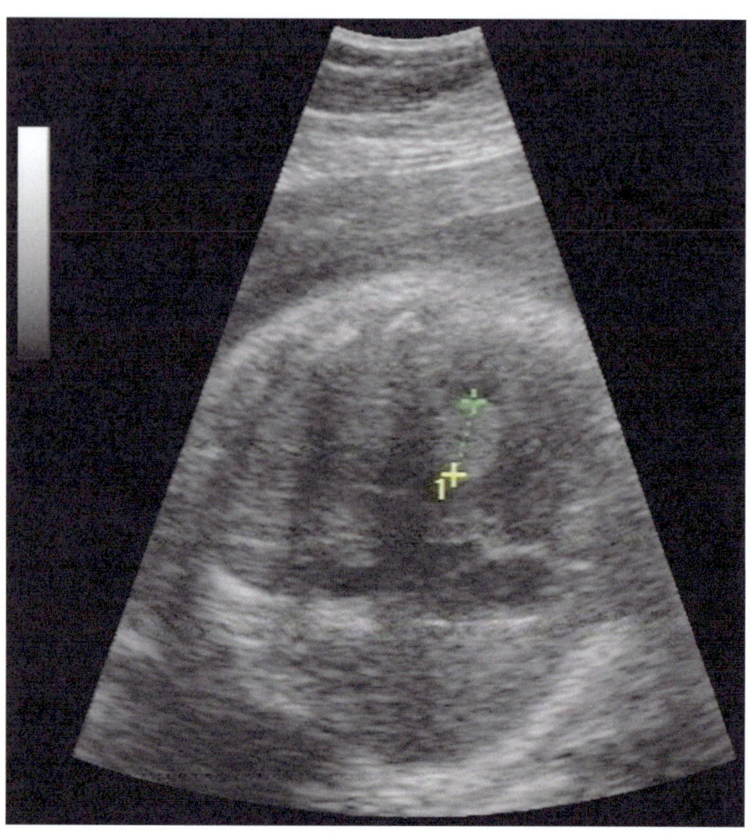

Abb. 12.71 Rhabdomyom: echoreicher, glatt begrenzter intrakardialer (intraseptaler) Tumor (markiert)

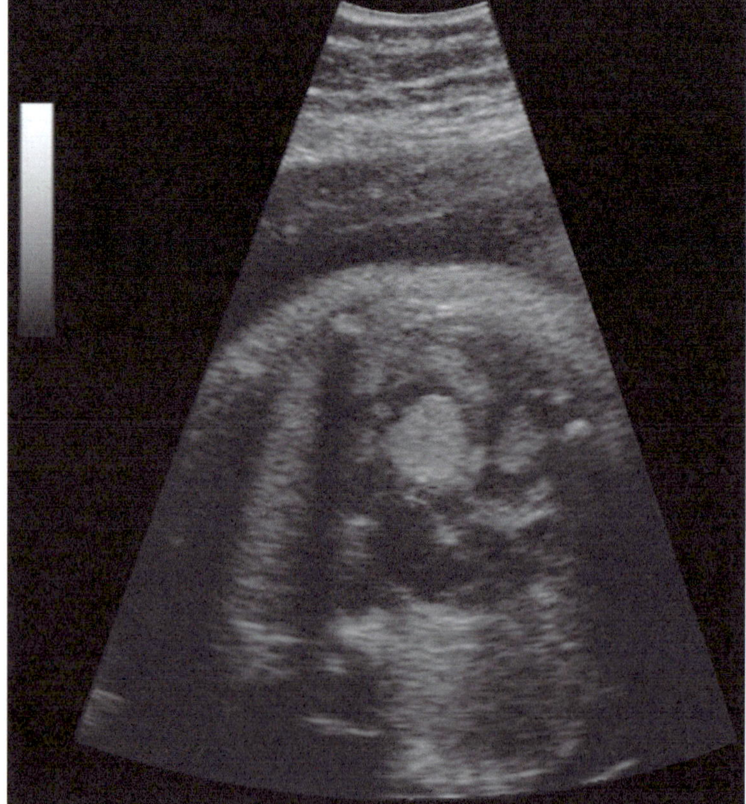

Abb. 12.72 Multiple Rhabdomyome: echoreiche, rundliche, glatt begrenzte Tumoren in beide Herzkammern hinein entwickelt (Herzspitze oben)

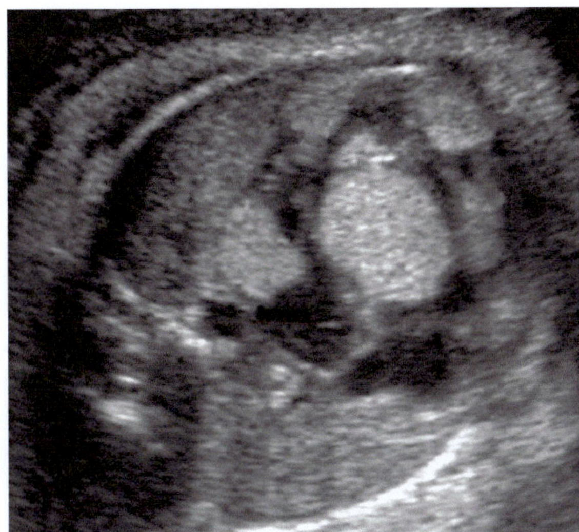

Abb. 12.73 Intrakardiales Rhabdomyom: Transversalschnitt des Thorax mit der Herzspitze oben rechts. Im Zentrum des Herzens besteht ein vom Ventrikelseptum ausgehender echoreicher Tumor mit Einengung der Ventrikellumina

Das Wachstum kardialer Rhabdomyome verläuft biphasisch: Eine kontinuierliche Größenzunahme bis zur 32. SSW ist gefolgt von einer Regressionsphase im 3. Trimenon und ersten Lebensjahr. Während der Fetalperiode verläuft die Tumorerkrankung meist asymtomatisch. Nur in Einzelfällen sind Ausflusstraktobstruktionen oder Rhythmusstörung zu befürchten. Prognostisch ungünstig wirken sich eine Tumorgröße >20 mm, Rhythmusstörungen und ein Hydrops fetalis aus. Assoziierte Anomalien (HLHS, Fallot-Tetralogie) sind selten (<5 %).

Extrakardiale Fehlbildungen werden nur sporadisch gefunden. Gesamtüberlebensraten sind in Höhe von 77 % zu erwarten. Zur weiterführenden Diagnostik empfiehlt sich eine fetale MRT, bei der sonographisch kaum differenzierbare renale Tumoren und besonders im 3. Trimenon nur schwer zu entdeckende zerebrale Kalzifizierungen erkannt werden können. Dies dient der endgültigen Diagnosesicherung einer tuberösen Sklerose. Die Folgen einer tuberösen Sklerose können sich bereits peripartal in einer Epilepsie (80 %) wie auch in mentaler Retardierung (30 %) äußern.

■■ Teratome

Wie Rhabdomyome treten auch Teratome bevorzugt im 2. Trimenon auf. Sonographisch ist eine variable Echogenität sowie ein multizystisches Bild typisch. Obgleich diese Tumoren histologisch benigne sind, ist aufgrund der oft ausgeprägten Wachstumsdynamik mit (intra-)kardialer Kompression und/oder Obstruktion und einer hohen prä- und postnatalen Mortalität zu rechnen. Der Tumor enthält meist auch zystische Areale.

■■ Fibrome

Kardiale Fibrome sind äußerst selten und werden in der Regel erst im 3. Trimenon diagnostiziert. Sonographisch findet sich eine typischerweise solitäre, echoreiche und vom Interventrikularseptum, seltener von der Ventrikelwand ausgehende Tumormasse mit echoarmen zentralen Nekrosen und randständigen Kalzifizierungen.

■ Differenzialdiagnose

Differenzialdiagnostisch sind Herzfehler mit Klappenanomalien oder Veränderungen der großen Gefäße, eine Ektopia cordis bzw. mediastinale Tumoren zu beachten.

Geburtshilfliches Vorgehen

Die Betreuung der Schwangeren ist bei der Diagnose eines intrakardialen Tumors abhängig von folgenden Faktoren:

- Gestationsalter
- klinisch/sonographisches Bild (Hydrops fetalis, Pleuraergüsse, Aszites, Perikarderguss)
- Begleiterkrankungen (tuberöse Sklerose)
- Histologie

Rhabdomyome sind prognostisch aufgrund der häufigen Assoziation mit neurologischen Defiziten als kritisch zu bewerten. Teratome und Fibrome können dagegen relativ unkompliziert einer postnatalen Chirurgie zugeführt werden. Der Entbindungszeitpunkt ist nach dem fetalen Zustand zu wählen. Bei drohendem Herzversagen, bei Hydropszeichen bzw. exzessivem Tumorwachstum muss die befundbedingte Erfordernis einer frühzeitigen Entbindung gegen das Risiko der Frühgeburtlichkeit abgewogen werden.

Prognose

Insgesamt sind vorgeburtliche Herztumoren mit einer ungünstigen Prognose verbunden (hohe prä-, peri- und postnatale sowie perioperative Mortalität).

Abdomen

Susanne Müller-Egloff

A. Strauss, *Ultraschallpraxis in Geburtshilfe und Gynäkologie*,
DOI 10.1007/978-3-662-49493-6_13, © Springer-Verlag Berlin Heidelberg 2017

13.1 Zwerchfellhernie

Das Zwerchfell wirkt als muskuläre Trennwand zwischen Brust- und Bauchraum. Der wichtigste Atemmuskel des Körpers entwickelt sich aus 4 Anteilen: dem Septum transversum, dem dorsalen Mesenterium des Ösophagus, der pleuroperitonealen Membran und der Körperwand. Durch Zwerchfelllücken nach kranial verlagerte Bauchorgane verursachen durch Kompression eine pulmonale Hypoplasie, die wiederum die hohe Mortalität des Krankheitsbilds definiert.

Formen

Es wird zwischen 4 Formen der Zwerchfellhernie differenziert: In 85–90 % der Fälle findet sich eine posterolaterale Zwerchfellhernie mit Bruchpforte durch den Pleuroperitonealkanal oder das Bochdalek-Dreieck. In 5 % der Fälle liegt eine Eventration des Zwerchfells vor, die einem Zwerchfellhochstand bei einem nur als dünne Membran angelegten Zwerchfell entspricht. Bei 1–2 % der Patienten tritt eine parasternale Zwerchfellhernie mit Bruchpforte durch die Larey-Spalte (links) oder das Foramen Morgagni (rechts) auf. Selten finden sich auch Hiatushernien mit einer Bruchpforte durch den Hiatus oesophageus. Die (seltene) ausgeprägteste Form, die Zwerchfellaplasie, ist durch das vollständige Fehlen einer thorakoabdominalen Trennung charakterisiert.

Epidemiologie

Angeborene Zwerchfellhernien treten mit einer Inzidenz von 1:2000–5000 Lebendgeburten auf. Ein Wiederholungsrisiko ist bei sporadischem Auftreten nicht bekannt. Dagegen ist bei familiärem Auftreten ein multifaktorieller Erbgang mit einem Wiederholungsrisiko von 2 % beschrieben.

Sonographie

▪ Abb. 13.1, ▪ Abb. 13.2, ▪ Abb. 13.3, ▪ Abb. 13.4 u. ▪ Abb. 13.5

Die pränatale sonographische Diagnose einer Zwerchfellhernie ist bei posterolateralem Defekt möglich. Dabei sind beim häufigeren linksseitigen Defekt (80 %) Dünndarm (90 %), Magen (60 %), Milz (54 %) und Kolon (56 %), beim selteneren rechtsseitigen Defekt (15 %) Leber und Gallenblase nach intrathorakal verlagert. Kommt es durch die intrathorakale Drucksteigerung (Herniation abdominaler Organe in den Brustkorb) und die Verlagerung des Magens zu einer Schluckstörung, entsteht als Nebenbefund ein (symptomatisches) Polyhydramnion.

- **Transversalschnitte:** Sonographisch fallen bei der Einstellung des Vierherzkammerblicks neben dem Herzen zystische Strukturen mit Peristaltik (Darmschlingen) auf. Der Dünndarm kann sich aber auch inhomogen echoreich darstellen. Prolabiert zusätzlich der Magen oder die Gallenblase, finden sich größere echoleere Strukturen. Die durch die Organverlagerung verursachte Mediastinal- und vor allem die Herzverlagerung (Dextropositio cordis bei linksseitiger Hernie) werden zum sonographisch wegweisenden Befund. Aufmerksamkeit ist bei rechtsseitigem Defekt geboten, denn Leberparenchym kann mit Lungenparenchym verwechselt werden, und die Abgrenzung ist oft schwierig.

- **Longitudinalschnitt:** Die Darstellung einer durchgängigen Zwerchfellkontur als dünne echoarme Kontur gelingt nicht durchgängig in beiden Körperhälften.

Die Einschätzung der drohenden, unter Umständen letalen Lungenhypoplasie gelingt durch die Lokalisation der Position der fetalen Leber (»liver up versus liver down«) und die Darstellung des verbliebenen Lungengewebes (Vierherzkammerblickebene) üblicherweise als »lung to head ratio«. Die Fläche der kontralateralen Lunge wird dabei mit dem Kopfumfang und der aktuellen Schwangerschaftswoche ins Verhältnis gesetzt. Die pränatale MRT-Untersuchung erlaubt zusätzlich ein Abschätzen des ipsilateralen Lungenvolumens.

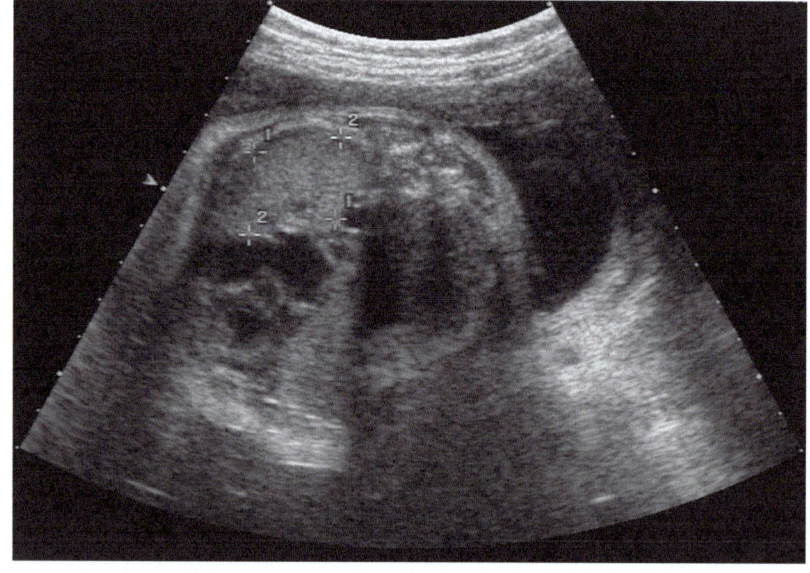

Abb. 13.1 Linksseitige Zwerchfellhernie: Dextropositio cordis durch die Verlagerung von abdominalen Organen (echoleer) in den linken Thoraxbereich (rechts). Auf die respiratorische Funktion des Kindes nach der Geburt lässt sich prognostisch durch die Bestimmung des Lungenrestvolumens (oder der Lungenfläche auf Höhe des Vierherzkammerblicks) auf der rechten Thoraxseite, dorsal des Herzens, rückschließen (Markierung)

Assoziierte Anomalien

In 50–75 % der Fälle finden sich mit Zwerchfellhernien assoziierte Anomalien: Neben numerischen Aneuploidien charakterisieren Lungenhypoplasie und Darmmalrotation die Zwerchfellherniensequenz. Neuralrohrdefekte, eine Lippen-Kiefer-Gaumen-Spalte und die Omphalozele gehören zur Schisissequenz. Rund 23 % der Kinder haben zusätzliche kardiovaskuläre Anomalien (Ventrikelseptumdefekt, Fallot-Tetralogie).

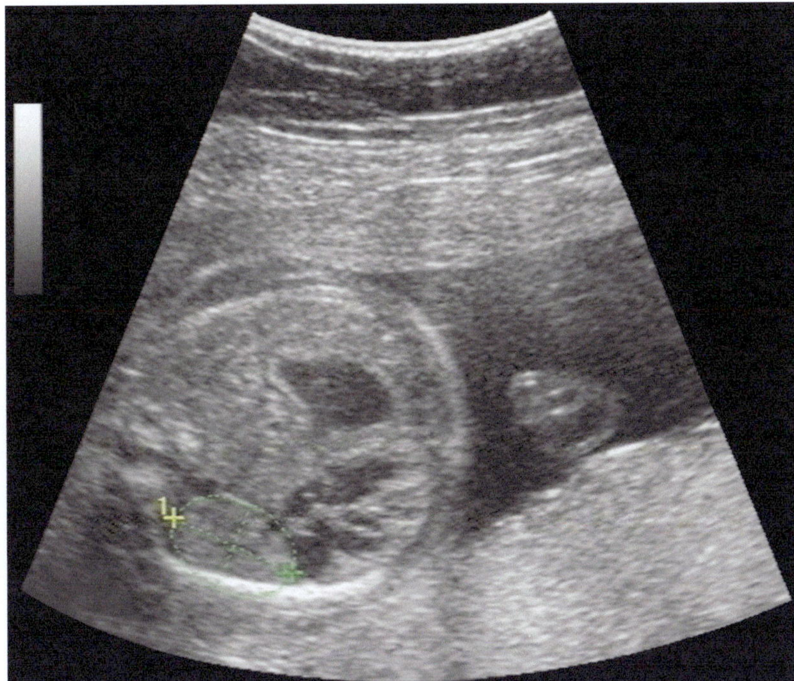

Abb. 13.2 Transversalschnitt eines Fetus mit linksseitiger Zwerchfellhernie: Verlagerung des echoleeren (flüssigkeitsgefüllten) Magens sowie des Dünn- und Dickdarms in den Thorax. Mediastinum, Lungen und Herz werden dadurch nach rechts verdrängt

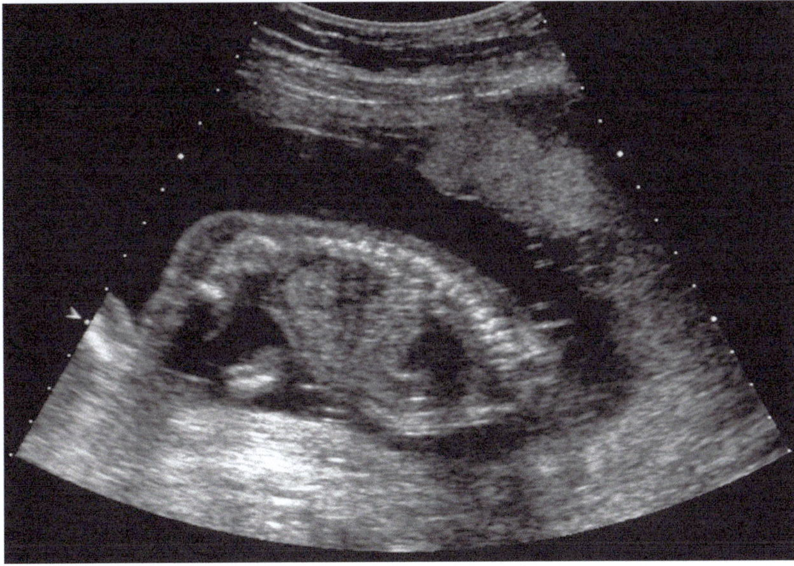

Abb. 13.3 Rechtsseitige Zwerchfellhernie: Pränataldiagnostisch wirkt vorwiegend die begleitende thorakale Flüssigkeitsansammlung (»Hydrothorax« unilateral) hinweisend

Differenzialdiagnose

Differenzialdiagnostisch ist bei echoleeren Raumforderungen im Thorax an einen einseitigen Pleuraerguss/Chylothorax, eine kongenitale zystische Lungenmalformation oder an seltene Erkrankungen wie Lungensequester, bronchogene Zysten und Bronchial-/Trachealatresie zu denken.

Weiterführende Diagnostik

In 4 % der Fälle sind Zwerchfellhernien mit Chromosomenstörungen (Trisomie 21, 13, 18) assoziiert. Eine Karyotypisierung ist daher zu erwägen.

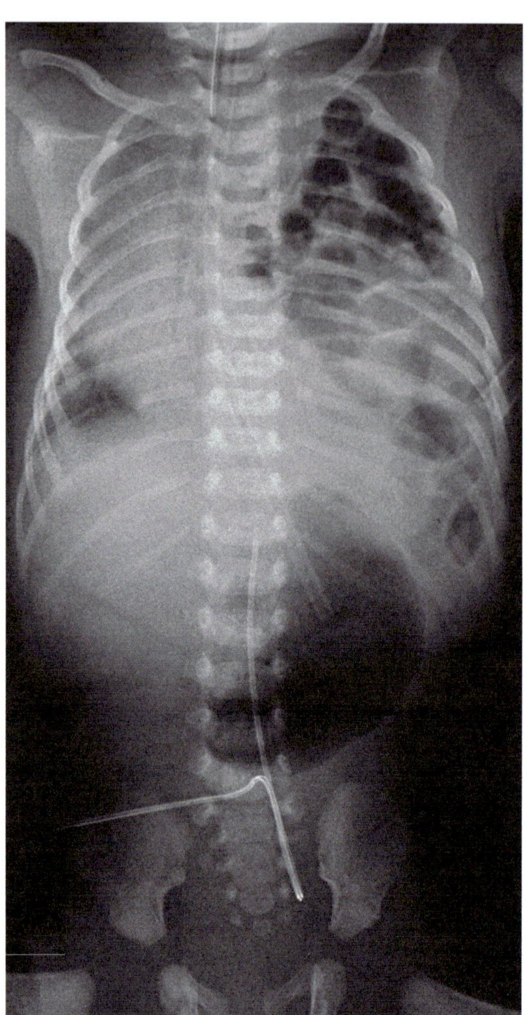

Abb. 13.4 Postnatale Röntgendarstellung einer linksseitigen Zwerchfellhernie: luftgefüllte Darmschlingen im Thorax bei nach rechts verdrängtem Herzschatten

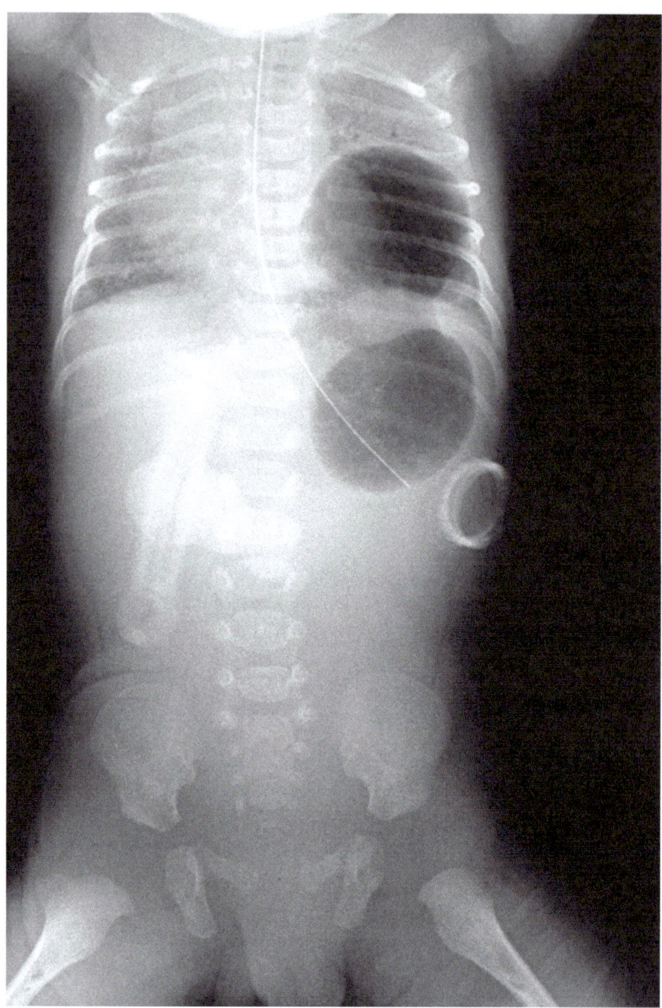

Abb. 13.5 Postnatale Röntgendarstellung einer linksseitigen Zwerchfellhernie mit teilweiser Herniation der Magenblase in den Brustkorb

Prognose

Als intrauterine Komplikation können aufgrund des Polyhydramnions vorzeitige Wehen, vorzeitiger Blasensprung und in der Folge eine Frühgeburt auftreten. Bei thorakaler Kompression besteht die Gefahr der Lungenhypoplasie (limitierender Faktor des Krankheitsbilds), bei kardialer Einfluss- bzw. Ausflussbehinderung die Gefahr der Herzinsuffizienz mit Hydrops fetalis. Legt man als Maß der zu erwartenden Lungenhypoplasie die Leberposition zugrunde, so berichten verschiedene Studien von einer Überlebensrate von 30–50 % bei intrathorakaler und von 75–80 % bei infradiaphragmaler Leberposition.

Geburtshilfliches Vorgehen und Therapie

Zur etablierten intrauterinen symptomatischen Therapie zählt die Entlastungspunktion bei Polyhydramnion, evtl. mit Karyotypisierung. Beim Verdacht auf eine letale Lungenhypoplasie kann der Schwangerschaftsabbruch erwogen werden.

Allerdings suchen verschiedene Studienzentren seit den späten 1990er-Jahren nach optimalen fetalchirurgisch-therapeutischen Ansätzen. Aktuell wird bei prognostisch besonders ungünstigen Fällen (»liver up« und geringe fetale Lungengröße) die Methode der fetoskopischen endoluminalen trachealen Okklusion (FETO) erprobt. Zwischen der 26. und 30. SSW wird unter Lokal- oder Regionalanästhesie ein intratrachealer Okklusionsballon fetoskopisch platziert; dieser führt zur intrapulmonalen Ansammlung von Lungenflüssigkeit, damit zu einem erhöhten transpulmonalen Druck und zur Dehnung des Lungengewebes. Die Produktion von Lungenflüssigkeit und fetale Atembewegungen stimulieren die Lungenreifung. Die Daten der prospektiv randomisierten Studien bleiben abzuwarten; die um 25 % verbesserte Mortalitätsprognose der behandelten Feten mit linksseitiger Zwerchfellhernie im Vergleich zum expektativen Vorgehen gibt allerdings Grund zur Hoffnung (Informationen unter www.totaltrial.eu oder www.clinicaltrials.gov).

Bei prognostisch günstiger Erkrankung ist die Spontangeburt bei möglichst reifem Kind in einem Perinatalzentrum anzustreben. Postpartal folgt eine operative Korrektur (Herabdrängen der abdominalen Organe und Defektdeckung) nach erfolgreicher neonatologischer Stabilisierung (Ventilation).

13.2 Bauchwanddefekte

Oberflächenveränderungen des Fetus sind bei ausreichend guten Untersuchungsbedingungen der sonographischen Diagnostik zugänglich. Die Hemmungsfehlbildungen der Bauchwand stellen dabei neben Spaltbildungen im Rückenbereich die häufigsten Veränderungen dar. Ein Bruchsack aus Amnion und Peritoneum unterscheidet dabei die Omphalozele von der Gastroschisis. Im Gegensatz zur Gastroschisis ist das Risiko einer Chromosomenabberation bei der Omphalozele deutlich erhöht!

13.2.1 Omphalozele

Bei der Omphalozele besteht eine Eviszeration der Bauchorgane mit Bruchsack. Sonderformen sind:

- Beckwith-Wiedemann-Syndrom: Trias aus Exomphalos, Makroglossie und Gigantismus (EMG-Syndrom)
- Cantrell-Pentalogie: supraumbilikaler Mittelliniendefekt, Defekt des unteren Sternums, Perikarddefekt, anteriorer Zwerchfelldefekt, Herzfehler

Epidemiologie

Die Inzidenz der Omphalozele liegt bei 1:6000–10.000 Lebendgeborenen. Die isolierte Omphalozele tritt meist sporadisch auf, daher besteht kein erhöhtes Wiederholungsrisiko. Ein Beckwith-Wiedemann-Syndrom ist mit einer Häufigkeit von 1:14.000 Lebendgeborenen zu erwarten. Eine Cantrell-Pentalogie ist selten (nur Einzelfälle beschrieben).

Pathogenese

Schon in der 3. SSW beginnt der Verschluss der Bauchwand durch die Fusion der 4 ektomesodermalen Platten (kephal, kaudal und 2-mal lateral). Aus einer Fusionsstörung der kephalen Platte können epigastrische Omphalozelen, Thoraxwanddeformationen, sternale Spaltbildungen, Zwerchfell- und Perikarddefekte und Herzfehler resultieren. Fusionsstörungen der kaudalen Platte verursachen vesikointestinale Fisteln, Darmagenesien, Blasenekstrophien und Analatresien. Die klassische Omphalozele entspricht einer Fusionsstörung der lateralen Platten. Der Fusionsvorgang ist allerdings erst zum Ende des 1. Trimenons vollständig abgeschlossen, weshalb bis zur 12. SSW bei periumbilikal prolabierenden Intestinalorganen mit Bruchsack von einem »physiologischen Nabelbruch« gesprochen wird. Vaskuläre Ursachen werden diskutiert, wenn die Retraktion der periumbilikal prolabierenden Darmschlingen nach intraabdominal ausbleibt und daraus eine Gastroschisis resultiert.

Sonographie

▣ Abb. 13.6, ▣ Abb. 13.7, ▣ Abb. 13.8 u. ▣ Abb. 13.9

Sonographisch lässt sich eine Verlagerung der abdominalen Organe (Darm, Leber, Magen) vor die Bauchwand darstellen, wobei das Organpaket von einem amnioperitonealen Bruchsack umgeben ist. Diese Herniation mit Bruchpforte (Position, Ausdehnung) an der Nabelschnurbasis ist sonographisch gut zu beurteilen. Bis zu einer SSL von 45 mm ist eine Omphalozele in der Regel noch als physiologisch einzustufen, sollte aber (engmaschig) kontrolliert werden.

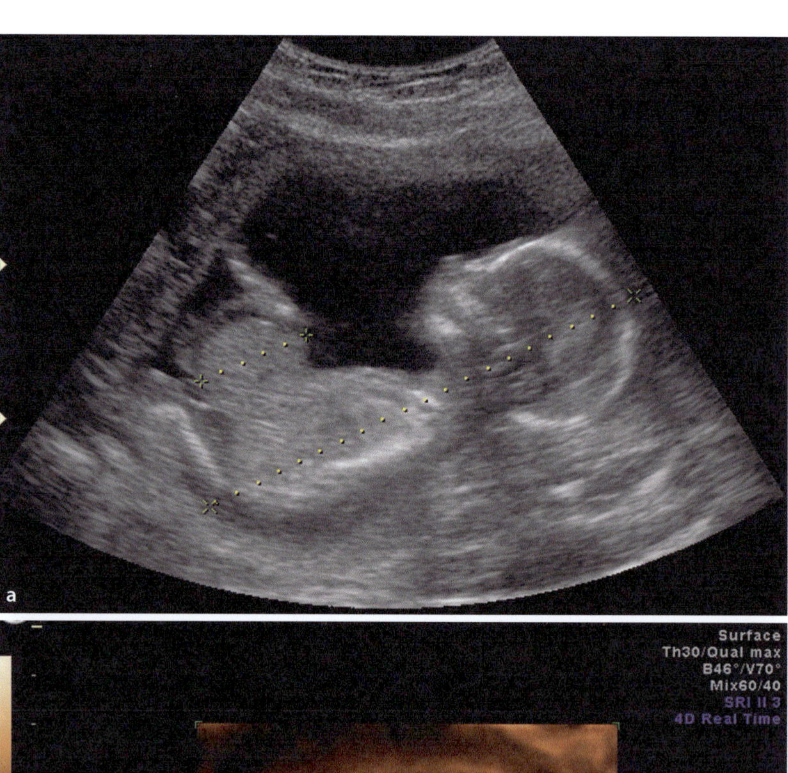

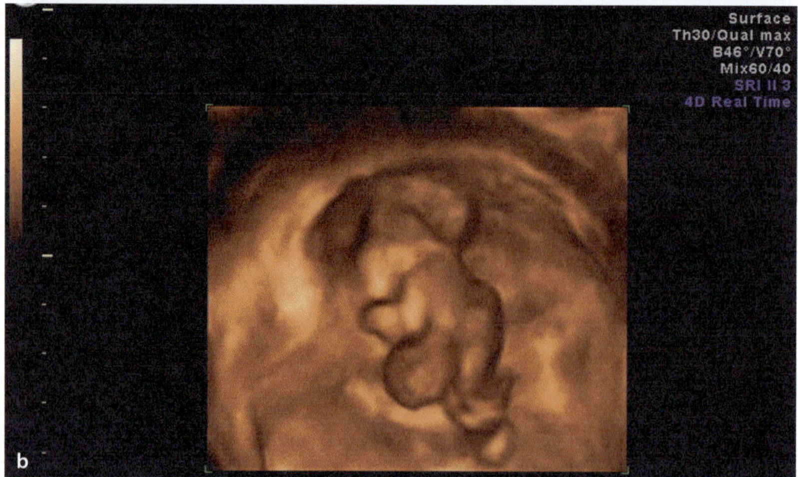

▣ **Abb. 13.6a,b** Omphalozele. **a** Sagittalschnitt (18. SSW): vor der Bauchwand echoarme, runde, umschlossene Raumforderung (Markierung), **b** 3D-Sonograhie

13

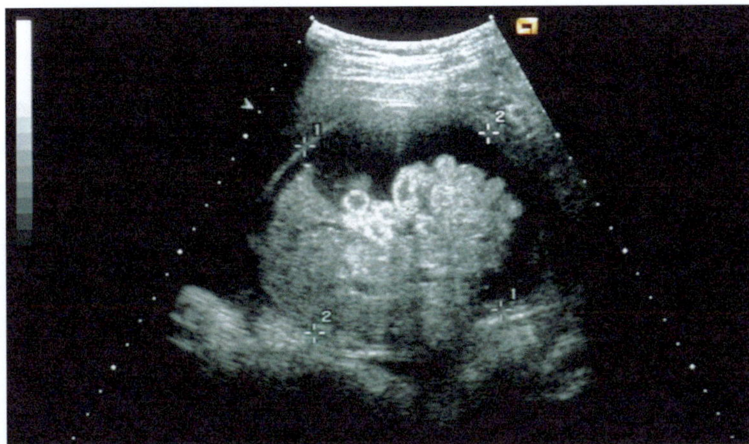

Abb. 13.7 Omphalozele: vor der fetalen Bauchwand echoarme, runde, umschlossene Raumforderung mit Dünndarmschlingen, Anteilen des Mesenteriums und Leber (Transversalschnitt)

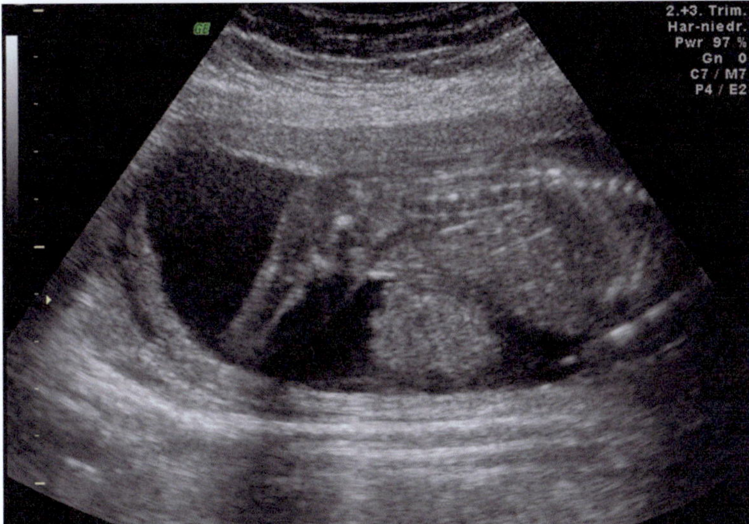

Abb. 13.8 Omphalozele (Sagittalschnitt): Bruchsack periumbilikal

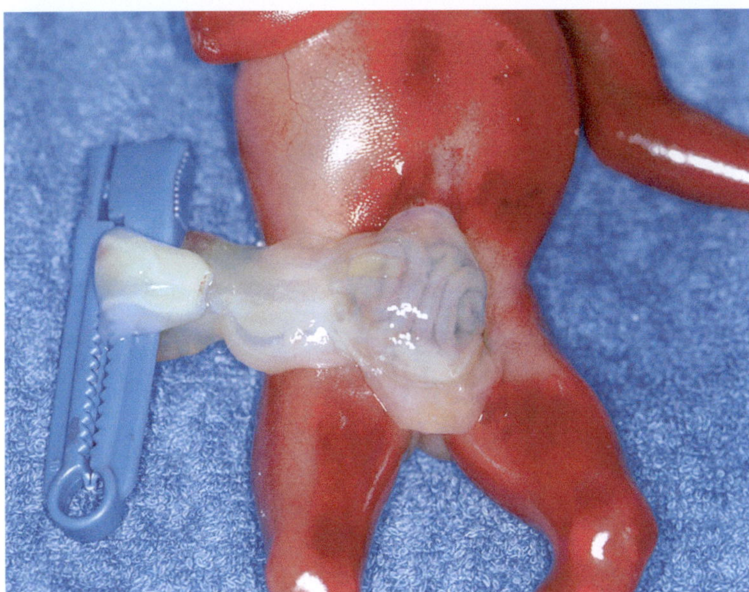

Abb. 13.9 Postnataler Situs bei Omphalozele: mit Darmschlingen gefüllter, intakter Bruchsack einer Omphalozele in enger nachbarschaftlicher Beziehung zum Nabelschnuransatz

▪ Assoziierte Anomalien

Insgesamt werden bei 45–67 % der Kinder assoziierte Anomalien beobachtet. In 35–58 % (4-fach häufiger, falls nur Darm im Bruchsack) liegt neben der Omphalozele eine Chromosomenstörung vor (Hinweiszeichen auf das Vorliegen einer Trisomie 13 und 18). Bei bis zu 47 % der Feten finden sich zusätzlich Herzfehler, in 40 % urogenitale Fehlbildungen, in 39 % Neuralrohrdefekte und bei 37 % gastrointestinale Anomalien (Volvulus, Dünndarmatresie, Meckel-Divertikel). Bei 20 % der betroffenen Kinder ist eine intrauterine Wachstumsrestriktion zu beobachten.

▪ Differenzialdiagnose

Gastroschisis, Eventration, Blasenekstrophie, Nabelschnurtumor (Zyste), Lymphangiom, Thorakopagus.

▪ Geburtshilfliches Vorgehen

Da die postnatale Komplikationsrate bei Ruptur des Bruchsacks steigt, ist zur möglichst schonenden Entwicklung und logistischen Optimierung der postnatalen Versorgung die Sectio caesarea zu favorisieren.

▪ Prognose

Die Prognose ist abhängig von Begleitfehlbildungen (20 % Überleben mit Herzfehler, 70 % ohne Herzfehler), der chirurgische Bauchwandverschluss ist meist unproblematisch.

13.2.2 Gastroschisis

Im Gegensatz zur Omphalozele besteht bei der Gastroschisis eine Eviszeration der Bauchorgane ohne Bruchsack.

▪ Epidemiologie

Die Inzidenz der Gastroschisis liegt bei 1:10.000–30.000 Lebendgeborenen und kommt gehäuft bei jungen Erstgebärenden vor. Das Auftreten erfolgt meist sporadisch und ohne zählbares Wiederholungsrisiko.

> **Sonographie**
>
> ▫ Abb. 13.10, ▫ Abb. 13.11, ▫ Abb. 13.12, ▫ Abb. 13.13, ▫ Abb. 13.14 u. ▫ Abb. 13.15
>
> Sonographisch lässt sich ein paraumbilikaler, meist rechtsseitiger Defekt der ventralen Bauchwand (kein Nabelbruch) mit Eviszeration abdominaler Organe (Dünndarm, Dickdarm, sehr selten Leber) ohne häutige Deckung darstellen.

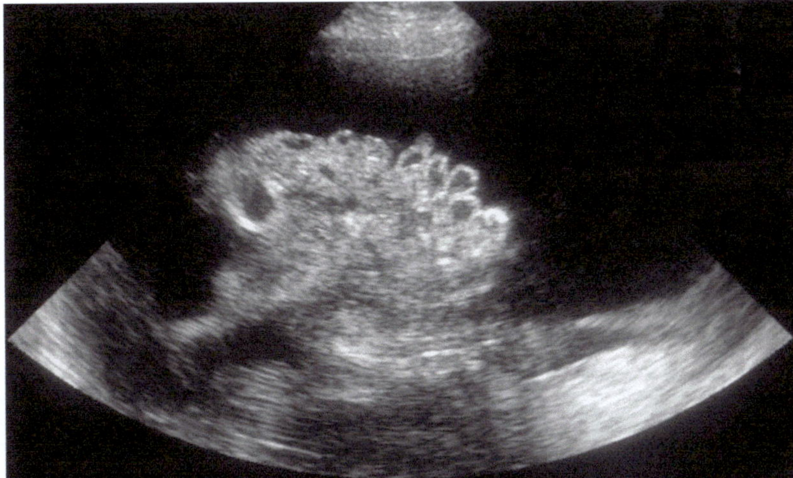

Abb. 13.10 Gastroschisis: wandverdickte Dünn- und Dickdarmschlingen (erhöhte Echogenität) schwimmen frei im Fruchtwasser

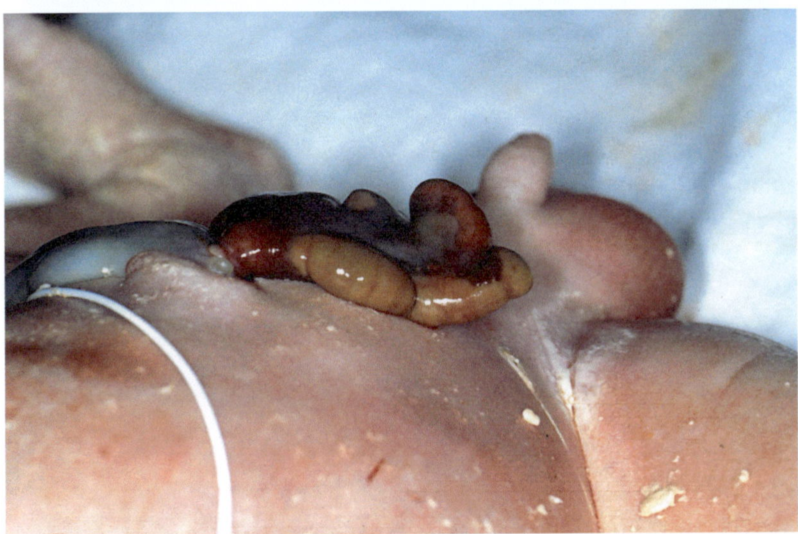

Abb. 13.11 Postpartaler Situs bei Gastrochisis: Bauchwandlücke mit Vorfall von Dünndarmschlingen ohne bedeckenden Bruchsack. Die Darmserosa ist intra- wie extrauterin dem Umgebungsmilieu ausgesetzt

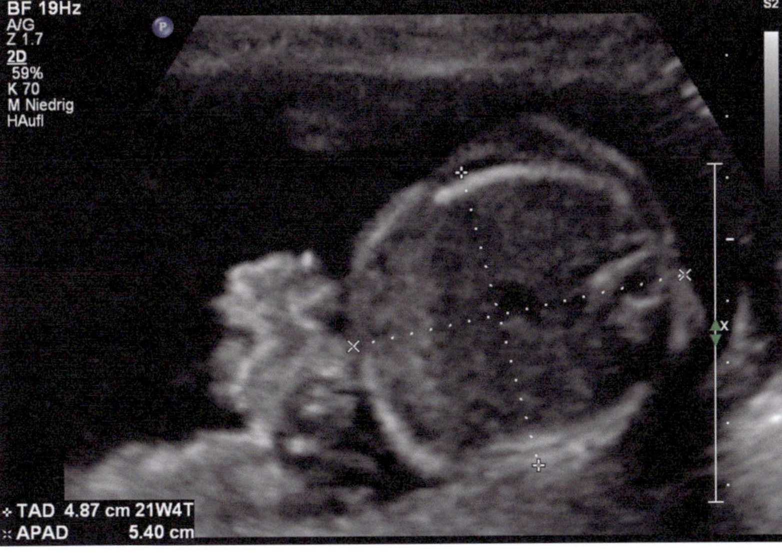

Abb. 13.12 Gastroschisis (Transversalschnitt): vorgefallene frei im Fruchtwasser schwimmende Darmschlingen vor der Bauchwand. Keine Deckung durch Bruchsack

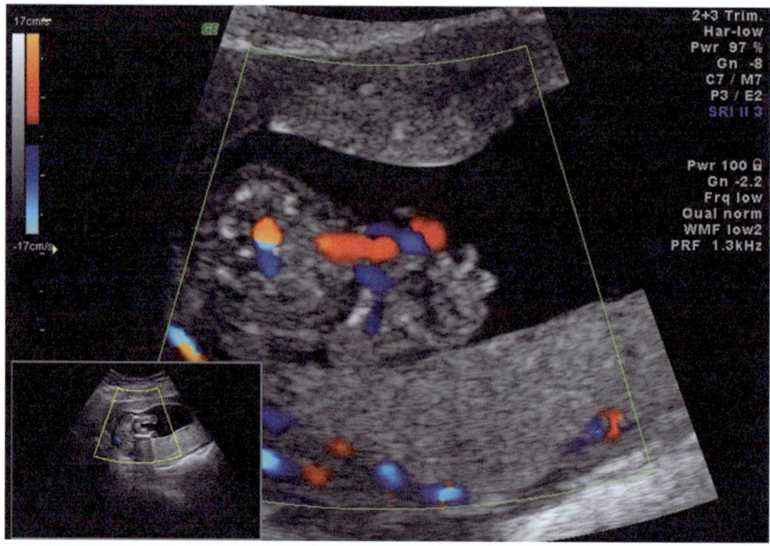

Abb. 13.13 Gastroschisis (»color flow mapping«): Darstellung der Gefäßversorgung des Befunds aus Abb. 13.12

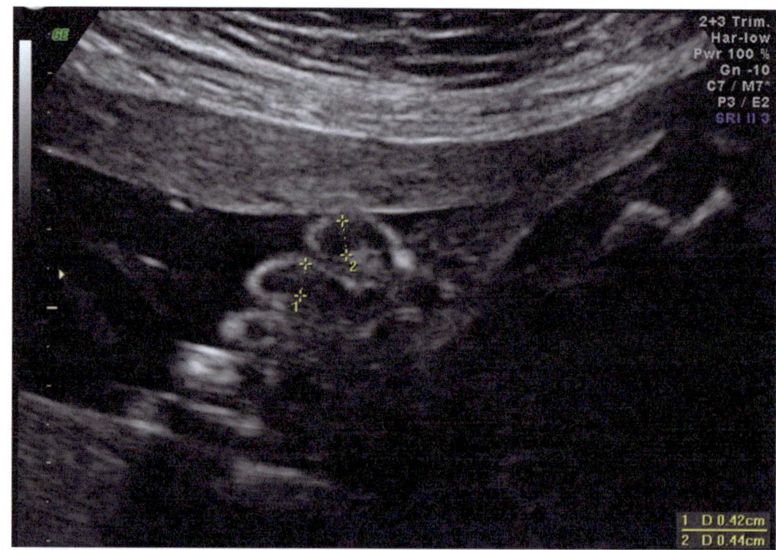

Abb. 13.14 Gastroschisis: Dilatationsgrad der Darmschlingen (zwischen den Markierungen) durch Kompression und ggf. vaskuläre Kompromittierung der herniierten Darmanteile. Als Zusatzkriterium kann die Dicke der Darmwand herangezogen werden (hier zart, d. h. nicht auffällig)

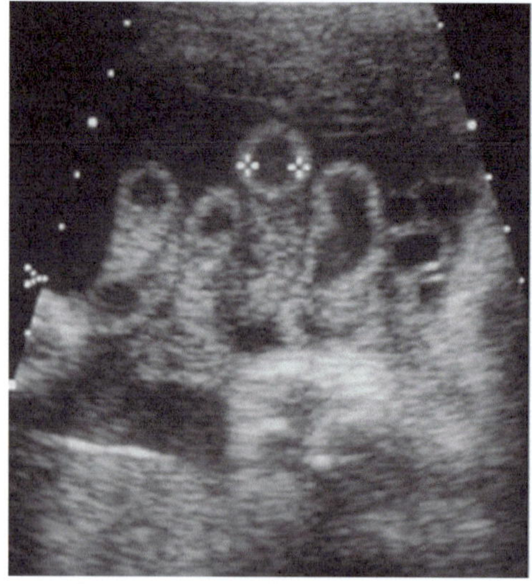

Abb. 13.15 Gastroschisis: frei im Fruchtwasser flottierende Darmschlingen. Echoreiche verdickte Darmwand als Hinweiszeichen auf (post-)entzündliche Veränderungen (mekoniuminduziert)

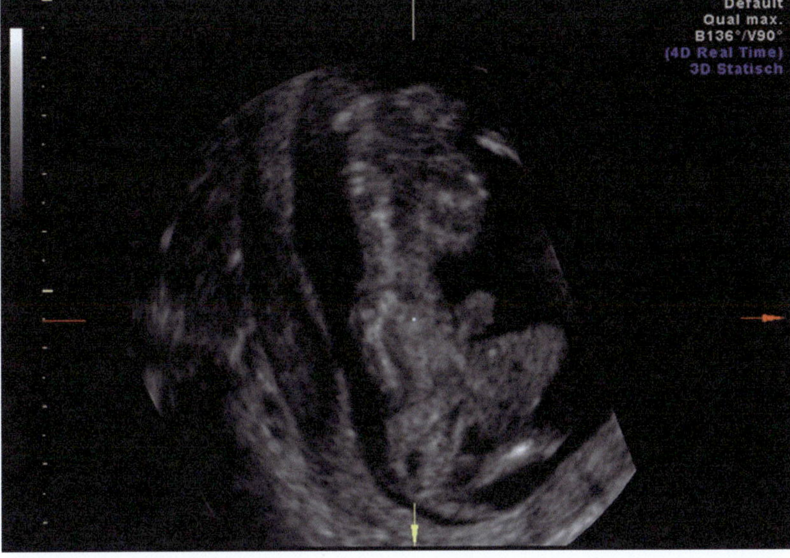

Abb. 13.16 Cantrell-Pentalogie: komplexe kongenitale Erkrankung des Fetus mit Exenzephalus, Omphalozele und Ectopia cordis mit infauster Prognose

Assoziierte Anomalien

Assoziierte Anomalien werden in maximal 15 % der Fälle beobachtet (Abb. 13.16). Typischerweise sind dies Malrotationen des Darms oder gastrointestinale Atresien. Bei 2 % der Kinder finden sich Herzvitien. Eine Assoziation mit Chromosomenstörungen besteht nicht. Probleme ergeben sich aus der potenziellen vaskulären Minderversorgung, die durch die Darmgefäßkompression bei meist kleinem Bauchwanddefekt entstehen kann, sowie aus der Fruchtwasserexposition der Intestinalorgane mit postpartaler nekrotisierender Enterokolitis und Malabsorptionsgefahr. Bei bis zu 77 % der Feten wird eine intrauterine Wachstumsrestriktion beobachtet.

Differenzialdiagnose

Omphalozele, Eventration, Nabelschnurtumor (Zyste).

Geburtshilfliches Vorgehen

Der primäre Kaiserschnitt ist aus denselben Gründen wie bei der Omphalozele anzustreben, jedoch nicht vor der 36. SSW. Allerdings wird der Entbindungszeitpunkt weiterhin kontrovers diskutiert: Mit der fetalen Reife steigt die Konzentration schädigender harnpflichtiger Substanzen im Fruchtwasser und damit das Risiko der fetalen Darmschädigung.

Prognose

Die Prognose ist insgesamt gut, unter anderem jedoch abhängig vom Ausmaß der intrauterinen Darmwandschädigung durch Fruchtwasserexposition und Durchblutungsstörung. Die Überlebenswahrscheinlichkeit ist mit 70–90 % anzugeben.

13.2.3 Blasen- und Kloakenekstrophie

Bei der Blasenekstrophie besteht eine Eviszeration der Blase, bei der Kloakenekstrophie zusätzlich eine Spaltbildung des Schambeins in Kombination mit einem kaudalen Neuralrohrdefekt.

▪ Epidemiologie

Die Inzidenz der Blasenekstrophie liegt bei 1:30.000 Geburten, die der Kloakenekstrophie bei 1:200.000 Geburten. Das sporadische Auftreten lässt keine erhöhte Wahrscheinlichkeit des Wiederauftretens in Folgeschwangerschaften erkennen.

Sonographie

Sonographisch lässt sich intraabdominal typischerweise keine Harnblase nachweisen, dies gelingt je nach Auflösungsvermögen des Ultraschallgeräts ab der 11. SSW. Stattdessen imponiert vor der kaudalen Bauchwand bzw. im Dammbereich eine inhomogene infraumbilikale Masse, die bei der Kloakenekstrophie auch Darm enthalten kann.

▪ Assoziierte Anomalien

Assoziierte Anomalien werden bei der Blasenekstrophie selten, bei der Kloakenekstrophie hingegen häufig beobachtet. Zu achten ist auf eine singuläre Nabelschnurarterie, Nierenfehlbildungen (60 %), Klumpfüße, komplexe Skelettfehlbildungen (72 %), kardiovaskuläre und gastrointestinale Anomalien bzw. Genitaldysmorphien. Selten ist die Blasenekstrophie Teil eines OEIS-Syndroms (»omphalocele, ecstrophy of the bladder, imperforate anus, spinal defect«).

▪ Differenzialdiagnose

Omphalozele, Gastroschisis, Steißbeinteratom.

▪ Geburtshilfliches Vorgehen

Die Prognose der Erkrankung wird durch den Geburtsmodus nicht beeinflusst. Wie bei allen Bauchwanddefekten ist allerdings ein Kaiserschnitt anzustreben.

13

▪ Prognose

Die Prognose der Blasenekstrophie ist insgesamt gut, unter anderem jedoch abhängig vom Erfolg der chirurgischen Rekonstruktion. Die Fertilität der Patienten ist nicht zwangsläufig eingeschränkt. Die Überlebenswahrscheinlichkeit wird mit 80 % angegeben. Bei der Kloakenekstrophie ist dagegen mit einer Mortalität von mehr als 55 % zu rechnen.

13.2.4 Body-stalk-Anomalie (Syndrom der kurzen Nabelschnur)

Bei diesem Fehlbildungssyndrom mit infauster Prognose findet sich eine vollständige Laparoschisis und Wirbelsäulenverkrümmung mit auffallend kurzer Nabelschnur. Es kommt äußerst selten vor. Meist kann die Diagnose schon im 1. Trimenon gestellt und auf Wunsch der Patientin eine Schwangerschaftsbeendigung eingeleitet werden (▶ Abschn. 9.2.8).

13.3 Drehungsanomalien

Der Situs solitus beschreibt die normale Orientierung der thorakalen Organe mit linksseitiger Herzanlage. Beim Situs inversus findet sich ein Spiegelbild dieser Konstellation mit rechtsseitiger Herzlage. Alle Zwischenformen dieser Lagetypen werden als Situs ambiguus bezeichnet. Dabei können diese thorakalen Lagetypen mit allen denkbaren abdominalen Drehungstypen kombiniert sein.

■ Pathogenese und Ätiologie

Um den 15. Tag der Embryogenese wird die Links-rechts-Achse determiniert. Asymmetrische Herzanlagen können in der 4. Woche durch eine Links- statt Rechtsrotation des Herzsschlauchs entstehen, Abdominalasymmetrien in der 5. Woche durch eine Magenrotation um 90° gegen den Uhrzeigersinn. Störungen dieser Prozesse führen zu einem breiten Spektrum möglicher Drehungsanomalien: von der normalen über die inverse Asymmetrie bis hin zu ihrer Aufhebung (Isomerismus). Die Ätiologie der Drehungsanomalien ist ungeklärt. Hinweise deuten sowohl auf genetische als auch auf Umweltfaktoren hin.

■ Situs inversus

◘ Abb. 13.17, ◘ Abb. 13.18, ◘ Abb. 13.19 u. ◘ Abb. 13.20

Die Prävalenz des vollständigen Situs inversus mit Dextrokardie wird mit 1:10.000 Lebendgeburten angegeben. Bei 5–60 % dieser Patienten finden sich

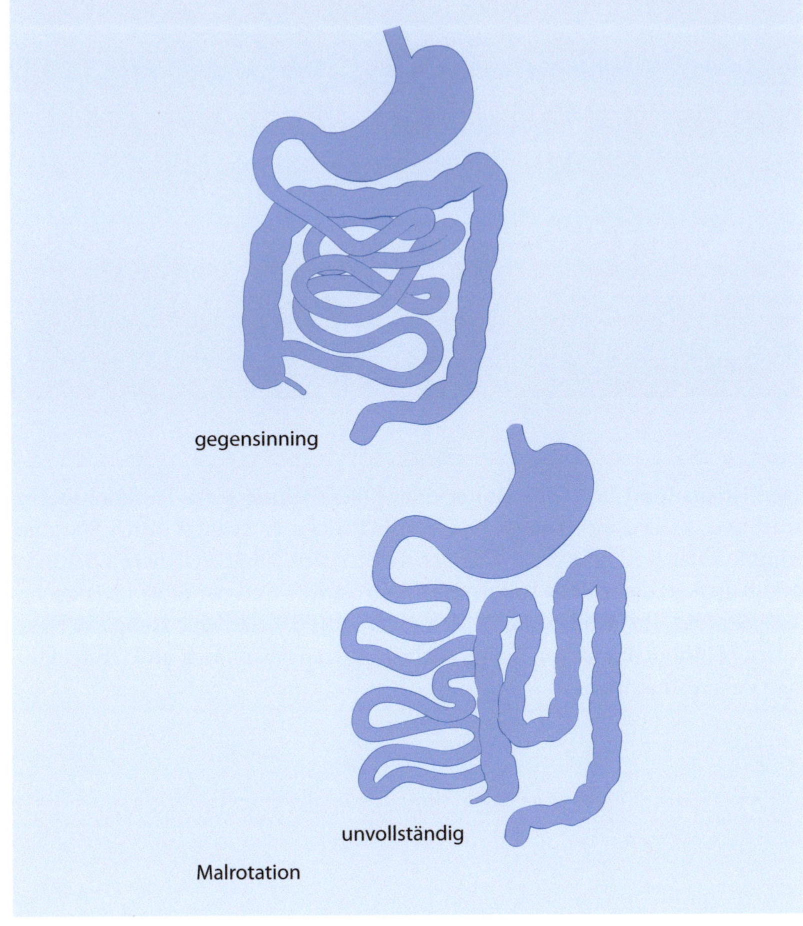

◘ **Abb. 13.17** Malrotation des kindlichen Verdauungstrakts: Bei einer Störung der Darmdrehung können Lageanomalien durch eine gegensinnige bzw. eine unvollständige Drehung der Nabelschleife entstehen. Dadurch ergeben sich verschiedene Formen abdominaler Drehungsanomalien (Situs inversus)

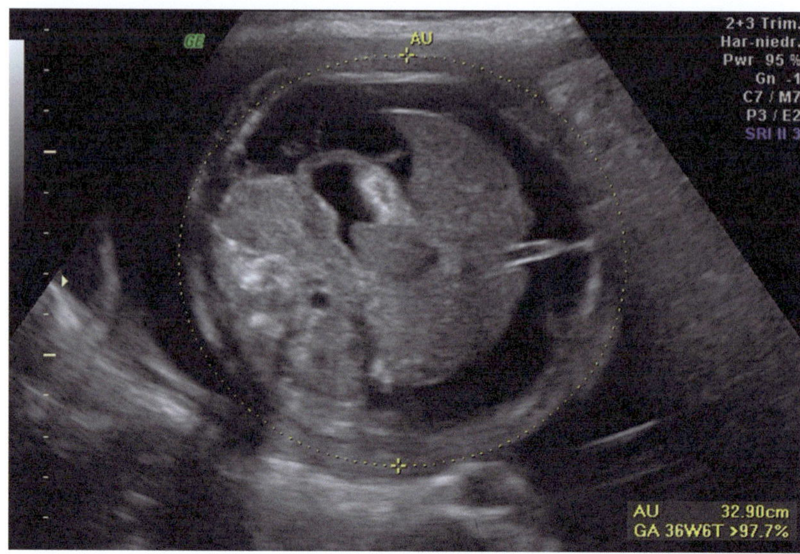

Abb. 13.18 Drehungsanomalie (Transversalschnitt): Die rechtsseitige Lage der Leber ist zugunsten einer intraabdominal mittigen Position verändert (freie Flüssigkeit)

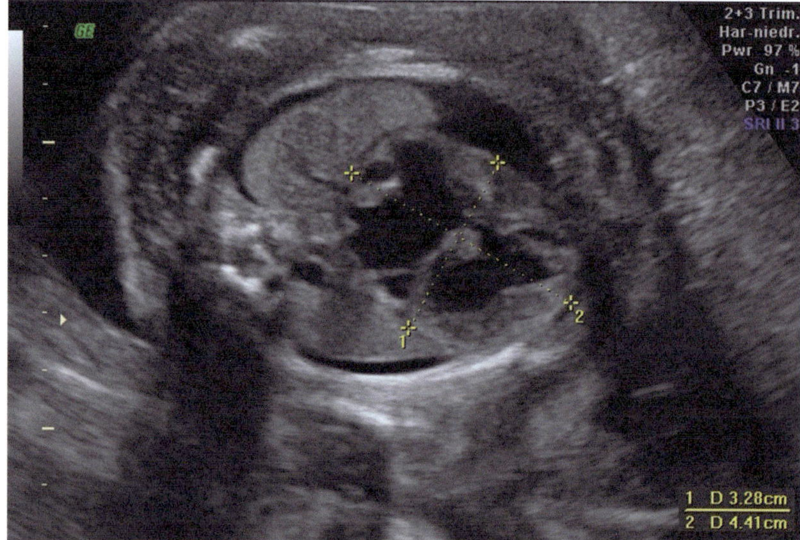

Abb. 13.19 Situs inversus thoracalis (Transversalschnitt): Mediastinalverlagerung, Dextrokardie bei Situs ambiguus und Hydrothorax. Linksisomerismus mit 2 linken morphologischen Vorhöfen, AVSD und AV-Block Grad III

Herzvitien. Rund 25 % leiden unter einer Ziliendyskinesie mit Funktionsbeeinträchtigung der Respirations- und Fertilitätsorgane. Bedingt durch Spermienimmotilität sind betroffene Männer meist unfruchtbar. Seltenere Rotationsanomalien sind der Situs solitus mit Dextrokardie und der Situs inversus mit Laevokardie – bei beiden finden sich in bis zu 100 % der Fälle komplexe Herzvitien (Kombinationen aus Septumdefekten, Transpositionen und Obstruktionen des Ausflusstrakts).

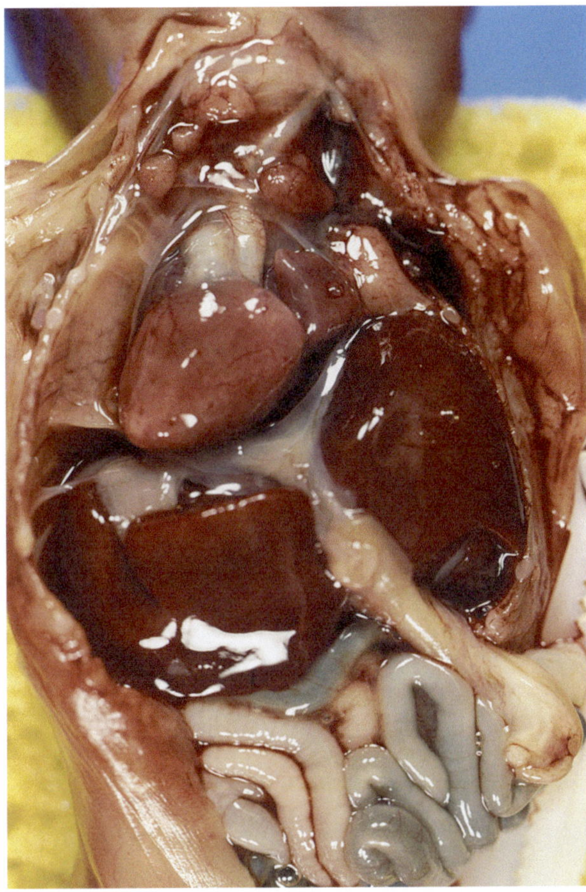

Abb. 13.20 Situs inversus: Die postpartale, postmortale Darstellung des thorakalen und abdominalen Situs nach Spätabort in der 22. SSW weist sowohl im Brustkorb als auch in der Bauchhöhle einen vollständigen Seitentausch der paarigen und unpaarigen Organe aus. Das Herz liegt rechts im Thorax, die Herzspitze weist nach rechts. Die Leber befindet sich links im Abdomen, Magen und Milz liegen rechts, die Darmanlage ist seitenverkehrt

Heterotaxiesyndrome

Abb. 13.21 u. Abb. 13.22

Heterotaxie- oder Kardiospleniesyndrome sind Fehlbildungen, die charakterisiert sind durch komplexe Herzfehler, Milzdysgenesien und eine Tendenz zur symmetrischen Anlage üblicherweise asymmetrischer Organe. Sie finden sich bei etwa 4 % aller Lebendgeborenen mit Herzfehlern, woraus sich eine Inzidenz von 2–3:10.000 ergibt.

- Die »**bilaterale Rechtsseitigkeit**« (Asplenie- oder Ivemark-Syndrom) beschreibt eine Drehungsanomalie mit variabel symmetrischer Anlage von typischerweise nur rechts angelegten Abdominal- und Thorakalorganen. Resultierend finden sich eine fusionierte mediale Leberanlage und häufig eine Asplenie, ein malrotierter Darm sowie eine beidseitige Anlage von 3 Lungenlappen mit kurzen Hauptbronchi, eine bilaterale V. cava superior (50 %) und in >90 % der Fälle Herzvitien (>90 % Lungenvenenfehlmündung, 85 % AV-Kanal, 70 % Pulmonalstenose/-atresie, 58 % TGA, 50 % singulärer Ventrikel und 42 % Dextrokardie).
- Die »**bilaterale Linksseitigkeit**« (Polyspleniesyndrom) beschreibt eine Drehungsanomalie mit variabel symmetrischer Anlage von typischerweise nur links angelegten Abdominal- und Thoraxorganen. Resultierend finden sich multiple Milzanlagen (bis zu 6), Gallengang- oder Gallenblasenatresie, ein malrotierter Darm sowie eine beidseitige Anlage von 2 Lungenlappen mit langen Hauptbronchi, eine Atresie der V. cava inferior mit kardialem Blutzufluss über das Azygos-/Hemiazygossystem sowie

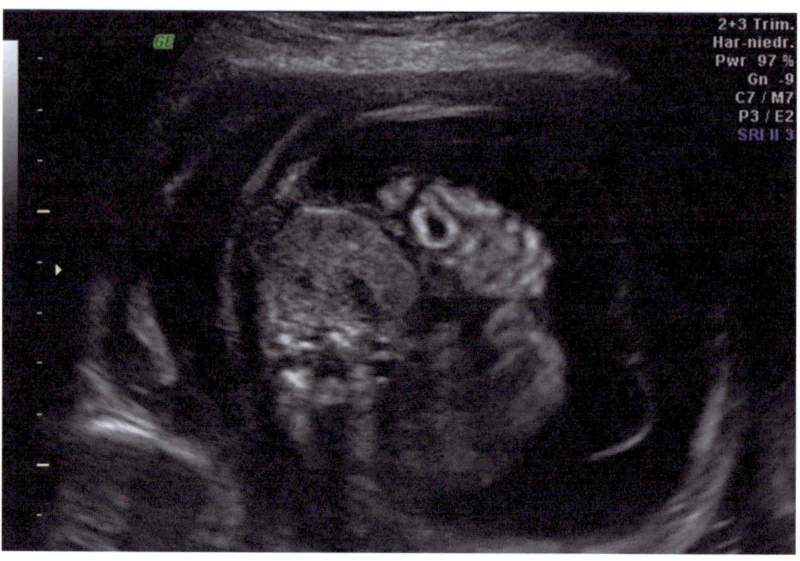

Abb. 13.21 Heterotaxiesyndrom (Transversalschnitt): massiver Aszites und echoreiche Darmschlingen (korrespondierender Befund zu Abb. 13.18)

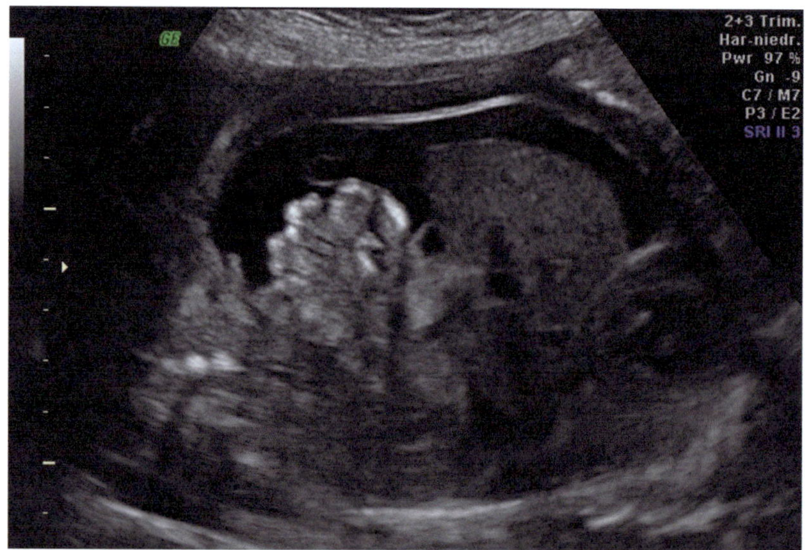

Abb. 13.22 Heterotaxiesyndrom (Sagittalschnitt): massiver Aszites und echoreiche Darmschlingen (korrespondierender Befund zu Abb. 13.18 u. Abb. 13.21)

eine bilaterale V. cava superior (33 %). Herzvitien finden sich etwas seltener als beim Aspleniesyndrom (70 % Lungenvenenfehlmündung, 43 % AV-Kanal, 37 % Vorhofseptumdefekt und 20 % TGA).

Sonographie

Drehungsanomalien fallen intrauterin typischerweise zunächst durch eine pathologische fetale Echokardiographie auf. Für die Diagnostik der abdominalen Seitenzugehörigkeit ist die Magendarstellung unzureichend, da das Vorliegen eines Heterotaxiesyndroms nicht in allen Fällen mit einer intestinalen Malrotation verbunden ist. Auch die Lokalisationsdiagnostik von Leber oder Milz ist unzuverlässig. Als Standard wird eine genaue Orientierung anhand der großen Gefäße empfohlen:

- **Situs solitus:** Aorta links und V. cava inferior rechts der Wirbelsäule.
- **Situs inversus:** Aorta rechts und V. cava inferior links der Wirbelsäule.
- **Asplenie:** Aorta und V. cava inferior auf derselben Seite der Wirbelsäule. Die V. cava inferior kommt hierbei meist ventral der Aorta zur Darstellung.
- **Polysplenie:** Eine fehlende V. cava inferior ist mit einer V. azygos-/-hemiazygos-Kontinuität mit Mündung in die V. cava superior kombiniert.

Assoziierte Anomalien

Beide Heterotaxiesyndrome sind mit fazialen Spaltbildungen, ZNS-Fehlbildungen, Hiatushernien und Nierendysgenesien assoziiert. Bei funktioneller gastrointestinaler Obstruktion kann sich ein Polyhydramnion entwickeln.

Weiterführende Diagnostik

Eine pränatale MRT-Diagnostik kann die Ultraschalldiagnostik ergänzen. Invasive Pränataldiagnostik ist bei komplexen Fehlbildungsmustern (mit Herzfehler) anzubieten.

Geburtshilfliches Vorgehen

Aufgrund der schlechten Prognose kann nach frühzeitiger Diagnose eine Schwangerschaftsbeendigung erfolgen. Bei Diagnose in fortgeschrittenem Gestationsalter wird das geburtshilfliche Vorgehen durch die Drehungsanomalien nicht wesentlich beeinflusst.

Prognose

Die hohen Mortalitätsraten beider Heterotaxiesyndrome sind vorwiegend kardial bedingt und betragen im ersten Lebensjahr beim Aspleniesyndrom 79 % und beim Polyspleniesyndrom 61 %.

13.4 Fetale Oberbauchsonographie – parenchymatöse Organe

Im kindlichen Oberbauch können an parenchymatösen Organen Leber, Pankreas und Milz sonographisch beurteilt werden. Veränderungen dieser Organsysteme wie auch des benachbarten Darmkonvoluts können sich auf Anlage- oder Funktionsstörungen der Organe selbst beschränken, aber auch aufgrund von Stoffwechselwirkungen den Gesamtorganismus mitbetreffen (Hydrops fetalis).

13.4.1 Leber

Kaudal des Zwerchfells (darstellbar als dünne, echoarme Struktur zwischen Thorax und Abdomen) befindet sich im rechten Oberbauch die fetale Leber (homogene Struktur, echoarm) mit dem Lebervenenstern (Transversalschnitt). Die Gallenblase ist im Leberbett als echoleere Struktur ventral der Mündungsstelle der V. umbilicalis in die Pfortader darstellbar. Im Zweifelsfall gelingt die Unterscheidung von intrahepatischen venösen Strukturen (glatt begrenzt, echoleer) mithilfe der Farbdopplersonographie.

Die Größenbestimmung der Leber kann in allen 3 Raumrichtungen erfolgen. Am praktikabelsten ist die Leberlängenbestimmung in einer Schnittebene paramedian rechts, vom Diaphragma zur Leberspitze (z. B. 20. SSW 27 mm, 30. SSW 39 mm). Eine Vergrößerung der Leber ist häufig kombiniert mit einer Splenomegalie. Ursachen einer Hepatomegalie sind:

- venöse Stauung (Herzinsuffizienz, Gallestauung)
- Steinbildungen
- parasitäre Erkrankungen
- Zysten
- Infektionen (Hepatitis, Zytomegalievirus, Röteln, Coxsackie-Virus B, Syphilis, Toxoplasmose)
- Speicherkrankheiten (Glykogenosen, Mukopolysaccharidosen, Lipidosen)
- Stoffwechselstörungen (Galaktosämie, Tyrosinämie)
- Lebertumoren (Hämangiome, Hepatoblastome, Metastasen)

Asymptomatische Leberzysten sind in 30 % mit polyzystischen Nierenveränderungen assoziiert.

Sonographie

Abb. 13.23, Abb. 13.24, Abb. 13.25, Abb. 13.26 u. Abb. 13.27

In der Leber erscheinen benigne Hämangiome im Ultraschall als intrahepatische, echoarme, glatt begrenzte Raumforderung. Durch die Ausbildung arteriovenöser Shuntverbindungen kann sich als Komplikation eine Herzinsuffizienz entwickeln.

Bei Hepatoblastomen, sonographisch echoreich und zum Teil mit Kalzifikationen, kann es zur Erhöhung des α-Fetoproteins (AFP) im maternalen Serum kommen. Meist ist nur ein Leberlappen betroffen. Auch bei einer chirurgischen Exzision ist die Prognose durch eine hohe Mortalität belastet (5-Jahres-Überlebensrate 36 %).

13

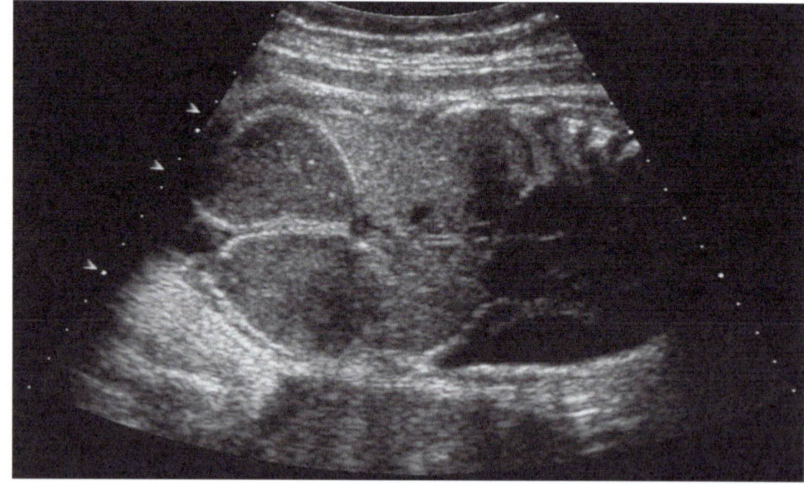

Abb. 13.23 Fetale Oberbauchsonographie: Der abdominale Situs ist nach kranial (rechts in der Abbildung) durch die sichelförmige, echoleere Kontur des Zwerchfells begrenzt. Darunter rechtsseitig gelegen als homogenes Organ die Leber (echoarm) mit den Lebervenen (echoleer). Weiter kaudal (links) das Darmkonvolut

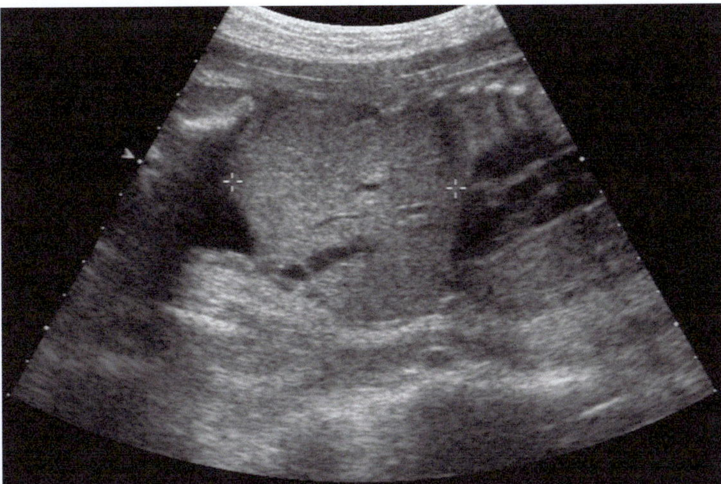

Abb. 13.24 Hepatomegalie: Sagittalschnitt durch das obere Abdomen. Die Leberlänge ist der maßgeblich bestimmende Parameter der Organgröße

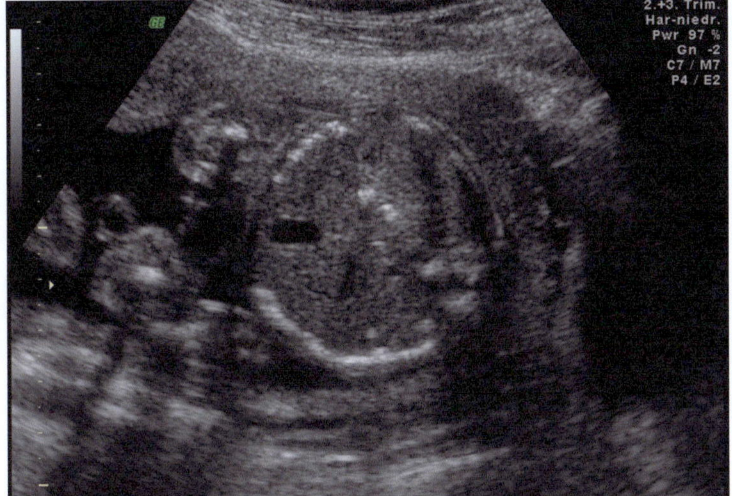

Abb. 13.25 Verkalkungen der Leber: Transversalschnitt durch das obere Abdomen bei Hepatomegalie (Wirbelsäule rechts, rechte Körperseite im Bild oben). Echoreiche Verkalkungsherde im Leberparenchym

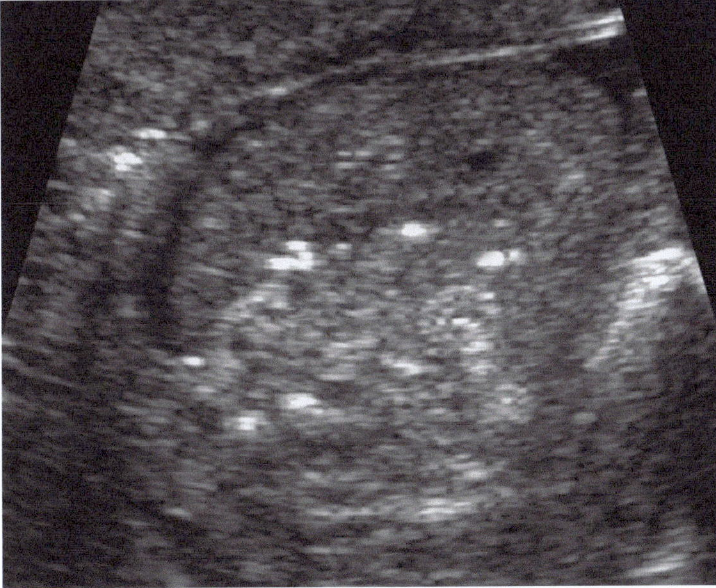

Abb. 13.26 Diffus verteilte Kalkherde in der fetalen Leber (Transversalschnitt): isoliert aufgetretener Zufallsbefund

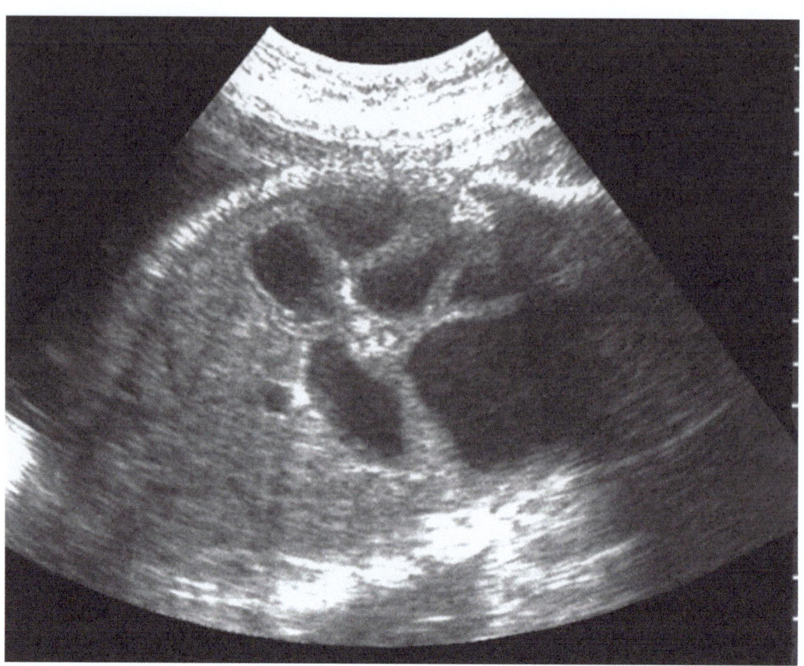

Abb. 13.27 Fetale Oberbauchsonographie: unterhalb der normal strukturierten Leber (links) massiv dilatierte, flüssigkeitsgefüllte Darmschlingen

13.4.2 Pankreas

Im linken Oberbauch ist kaudal der Herzspitze der Magen als glatt begrenzte, sich peristaltisch bewegende, echoleere Struktur darstellbar. Dorsal und lateral des Magens liegen die Milz und das Pankreas. Die V. lienalis ist farbdopplersonographisch dorsal des Magens darstellbar.

Die Bauchspeicheldrüse entwickelt sich aus einer ventralen und dorsalen Pankreasanlage. Aus der ventralen Portion entsteht der Pankreaskopf, aus der dorsalen der Pankreasschwanz. Beide Anteile vollziehen eine Drehung im Uhrzeigersinn. Im Fall einer unvollständigen Drehung resultiert unter anderem eine ringförmige Pankreasstruktur, das sog. Pancreas anulare. Dieses kann eine stenotische Einengung des Duodenums bewirken und sonographisch ein Double-bubble-Phänomen hervorrufen (2 übereinanderliegende echoleere, zystische Strukturen, entsprechend Magen und Duodenum). Peristaltische Wellen sind vorwiegend im kranialen Anteil darstellbar. Alternative Ursachen eines Double-bubble-Phänomens sind die Pylorusstenose oder eine Duodenalstenose anderer Ursache. Es besteht dann ggf. eine Assoziation zu Aneuploidien (Trisomie 21, ► Abschn. 13.5.2 und 16.1). Postnatal kommt es zu rezidivierendem Erbrechen und in der Folge zu Gedeihstörungen. Pränatal sind keine therapeutischen Interventionen erforderlich. Die nachgeburtliche Behandlung umfasst die chirurgische Überbrückung der Stenose durch retrokolische duodenojejunale Seit-zu-Seit-Anastomose.

Pankreaszyste

Angeborene, meist multiple, echoleere Zysten dorsal des Magens. Gehäuftes Auftreten in Kombination mit Nierenzysten. Die vorgeburtliche sonographische Abgrenzung fällt häufig schwer. Pränatal ist ein konservatives Management gerechtfertigt. Eine postnatale Operation ist nur selten bei großen, verdrängend wachsenden Zysten indiziert.

Ductus-choledochus-Zyste

Seltene, glattwandige, echoleere Aussackung des Ductus choledochus in Form einer solitären oder multiplen zystischen Struktur in unmittelbarer Nähe der Gallenblase. Sporadisches Auftreten, vor allem bei weiblichen Feten (Häufung in Japan). Die Ursache ist in einer Wandschwäche oder Obstruktion im distalen Anteil des Ductus mit sekundärer Dilatation des proximalen Anteils zu suchen. Differenzialdiagnostisch sind der flüssigkeitsgefüllte Magen, die Duodenalatresie, die zystische Nierenfehlbildung oder andere Zysten des Abdomens (Mesenterial-, Ovarial-, Leber-, Pankreaszyste) abzugrenzen. Postnatal können die Kinder an Bauchschmerzen (Pankreatitis) mit Ikterus leiden. Eine pränatale Therapie existiert nicht, die Geburt an einem Perinatalzentrum ist zur Optimierung der postnatalen Logistik vorteilhaft. Nach der Geburt ist eine sofortige Intervention erforderlich, um der Gefahr der portalen Hypertension und der biliären Zirrhose zu begegnen.

13.4.3 Milz

Die Milz ist als Bestandteil des retikuloendothelialen Systems wesentlich für das Immunsystem. Sie ist im linken Oberbauch lokalisiert. Die Milz erscheint als Organ echoarm und kontrastiert wenig zum umgebenden Gewebe. Die Größenbestimmung der Milz erfolgt durch die Messung in allen Raumrichtungen (20. SSW 18×8×10 mm, 30. SSW 34×15×17 mm), vorzugsweise von der vorderen Bauchwand zur Wirbelsäule. Bisher gibt es nur wenige Fälle einer pränatal diagnostizierten Splenomegalie. Ursachen einer Milzvergrößerung sind hämolytische Anämie, Speicherkrankheiten, Infektionen (Zytomegalievirus, Syphilis, Hepatitis, Toxoplasmose), Herzinsuffizienz, Neoplasmen (Leukämie, Lymphom), Zysten, Beckwith-Wiedemann-Syndrom. Ein Milztumor erscheint echoreich.

13.4.4 Zysten des Mesenteriums, Omentums und des Retroperitoneums

Zysten des Mesenteriums (◘ Abb. 13.28), Omentums und Retroperitoneums kommen selten vor. Ihre Ursachen sind unklar. Eventuell kann der Verschluss eines Lymphgefäßes oder ektopisches Lymphgewebe Zysten hervorrufen. Diese Zysten kommen meist einzeln im Bereich des Mesenteriums, Omentums und Retroperitoneums vor, sind bis zu einige Zentimetern groß und flüssigkeitsgefüllt (serös, chylös oder hämorrhagisch). Die Diagnose ist abhängig von der Größe und Lokalisation. Sonographisch handelt es sich um echoleere, glatte Raumforderungen.

Differenzialdiagnostisch sind abzugrenzen:

- Zysten aus dem Bereich des Ovars (1:6000): meist benigne, Vergrößerung im 2. Trimenon durch Gonadotropinstimulation, im 3. Trimenon oft Regression durch verminderte Gonadotropinkonzentration aufgrund der zunehmenden Reife des fetalen Hypothalamus, postnatale Operationsindikationen sind deshalb restriktiv zu stellen (◘ Abb. 13.29)
- Zysten der Nieren (DD Nierenbeckenkelchsystemdilatation)
- Zysten des Pankreas
- Zysten der Milz
- Zysten der Leber: selten, meist rechts bei Gallengangobstruktion, Assoziation mit polyzystischen Nieren (◘ Abb. 13.30, ◘ Abb. 13.31 u. ◘ Abb. 13.32)

- Zysten des Ductus choledochus: zystische Dilatation des intrahepatischen Ganganteils unklarer Ätiologie. Die Gefahr der Entwicklung einer biliären Zirrhose mit allen Spätfolgen motiviert eine frühzeitige postnatale Operation, die perioperative Mortalität beträgt 10 %
- Duodenalatresie bzw. Darmduplikatur

An potenziellen Komplikationen sind Ruptur, Blutung, Obstruktion und sehr selten eine maligne Entartung denkbar.

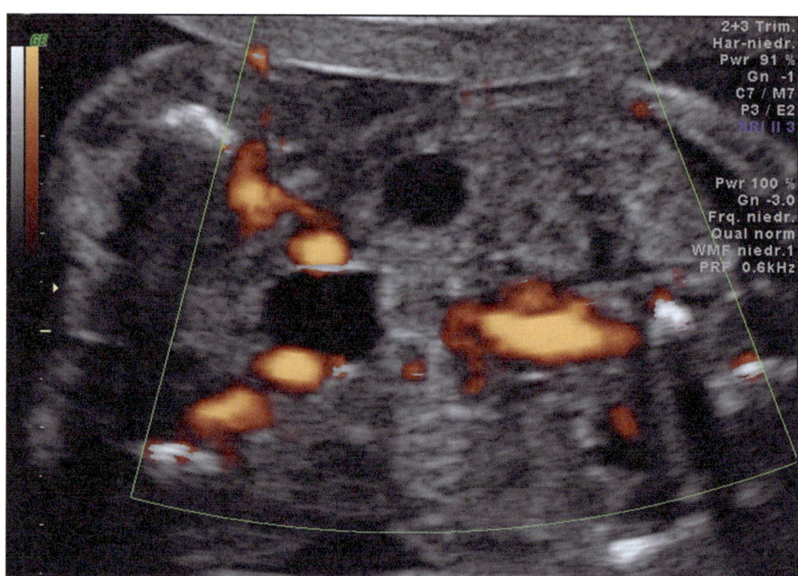

Abb. 13.28 Mesenterialzyste (»color flow mapping«): abdominaler Frontalschnitt mit neben der echoleeren Harnblase (erkennbar am perivesikalen Anschnitt beider Umbilikalarterien) gelegenen glatt begrenzten echoleeren Mesenterialzyste

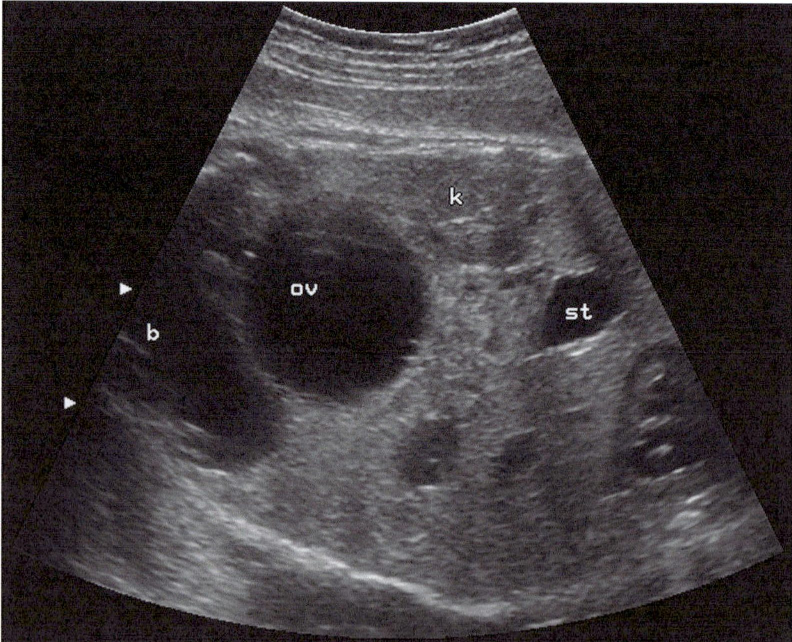

Abb. 13.29 Fetale Ovarialzyste: echoleere Raumforderung im unteren (mittleren) fetalen Abdomen (Markierung: ov). Sonomorphologische Differenzialdiagnostik: gefüllte Harnblase, Mesenterialzyste, Hydroureter, Nierenzyste, Oberbauchzyste. *b* »bladder«, *k* »kidney«, *st* »stomach«

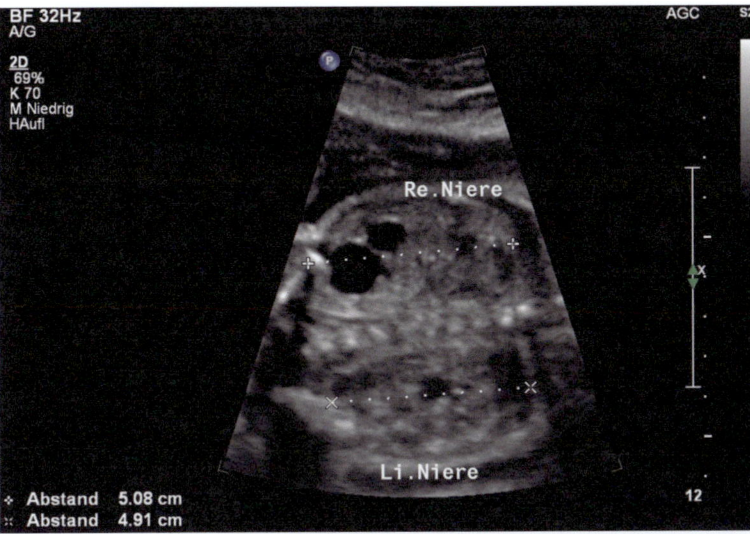

Abb. 13.30 Nierenzysten rechts: differenzialdiagnostische Befunde in Abgrenzung zu intraabdominalen Zysten (echoleer, glatt und scharf begrenzt)

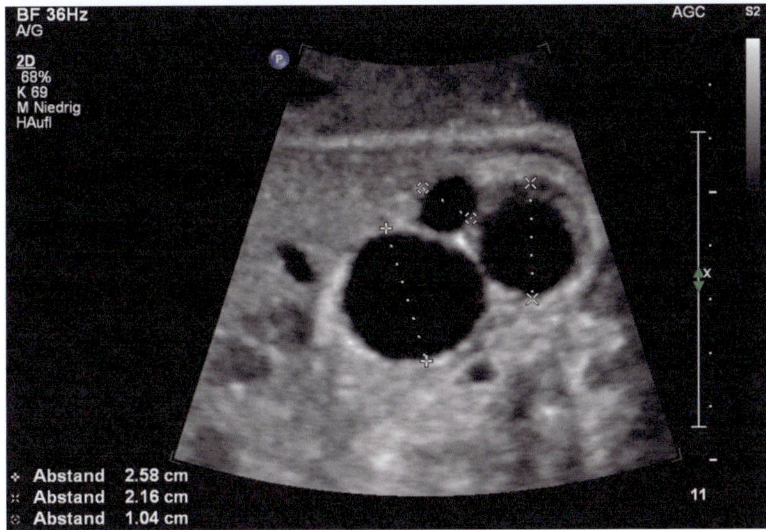

Abb. 13.31 Nierenzysten: korrespondierende Befunde zu Abb. 13.30

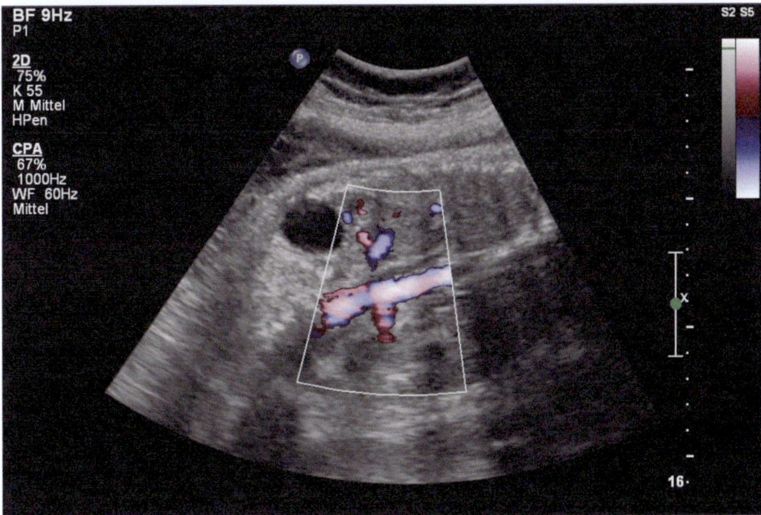

Abb. 13.32 Nierenzyste: Hilfe zur Lokalisation eines Befunds bietet neben der B-Bild-Darstellung die Beurteilung der Topographie umgebender (ggf. versorgender) Gefäße (hier Aorta abdominalis mit dem Abgang der Nierengefäße beidseits)

■ **Prognose**

Da die Zysten häufig asymptomatisch (Zufallsbefund) sind und eine Spontanremission möglich ist, sind pränatale und häufig auch postnatale operative Interventionen (mit Ausnahme der Ductus-choledochus-Zyste) sehr restriktiv zu indizieren.

13.5 Obstruktionen des Gastrointestinaltrakts

Angeborene Engstellen oder Verschlüsse im Bereich des Verdauungstrakts führen in Abhängigkeit von der Höhe der Obstruktion zu sehr heterogenen Symptomen und einem sonographisch unterschiedlich ausgeprägten Erscheinungsbild.

13.5.1 Ösophagusatresie

In der 4. SSW unterbleibt die vollständige Trennung von Trachea und Ösophagus. In 90 % der Fälle ist bei ösophagotrachealer Fistel eine (partielle) Magenfüllung möglich.

■ **Epidemiologie**

Eine Ösophagusatresie wird bei 1:3000 Lebendgeburten beobachtet.

■ **Formen**

In der Einteilung nach Vogt wird zwischen 3 Typen der Ösophagusatresie unterschieden: Bei Typ I (1 %) findet sich eine isolierte, langstreckige Atresie ohne Fistel zur Luftröhre. Typ II und III weisen dagegen eine kurzstreckige Atresie auf, bei Typ II (3 %) ohne, bei Typ III (96 %) mit Trachealfistel.

Sonographie

▣ Abb. 13.33

Meist fällt eine Ösophagusatresie im 2. Trimenon durch ein Polyhydramnion (Schluckstörung) auf. Die fehlende sonographische Magendarstellung sowie eine dilatierte ovoide Raumforderung retrokardial (proximaler Ösophagus = ösophagealer Blindsack) sind selten sonographisch hinweisend. Die Detektionsrate liegt bei 44 %. Im Zweifel und zum Nachweis eines ösophagealen Blindsacks kann eine fetale MRT hilfreich sein.

■ **Assoziierte Fehlbildungen**

Etwa 25 % der Fälle sind assoziiert mit Chromosomenaberrationen (Trisomie 18, 21), und in ca. 50 % finden sich weitere Fehlbildungen (Herzvitien).

■ **Klinik und Therapie**

Vorgeburtlich ist ggf. ein symptomatisches Polyhydramnion durch Amniondrainage oder medikamentös (Indometacin) behandelbar. Typische postnatale Symptome einer Ösophagusatresie sind schaumiges Regurgitieren sowie postprandiales Erbrechen. Komplizierend kann eine Aspirationspneumonie hinzutreten. Daher ist bei pränatalem Verdacht eine Geburt im Perinatalzentrum ratsam, um die optimale neonatologische bzw. kinderchirurgische Versorgung zu gewährleisten. Eine operative Korrektur vor der ersten oralen Nahrungsaufnahme ist anzustreben.

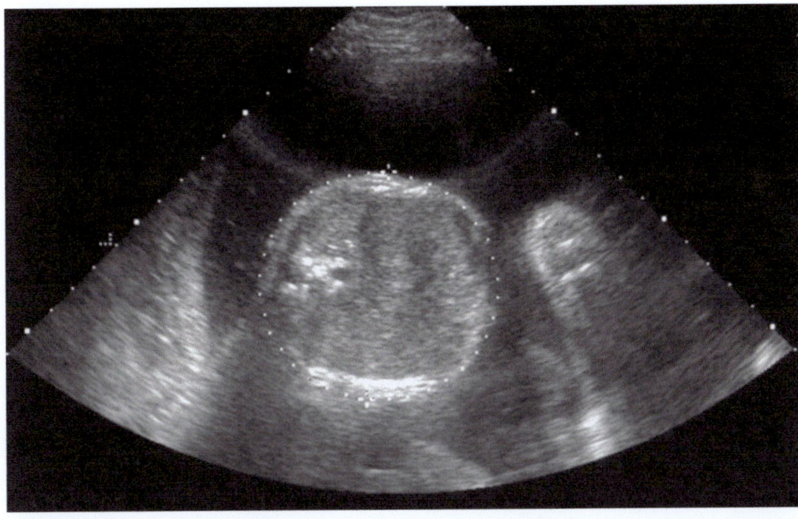

■ **Abb. 13.33** Ösophagusatresie: Im oberen Abdomen ist keine Magenblase darstellbar (indirektes Hinweiszeichen). Sekundär entwickelt sich durch die Schluckstörung das Polyhydramnion

■ Differenzialdiagnose

Differenzialdiagnostisch muss an eine mechanische Schluckstörung anderer Genese (CCAML, Zwerchfellhernie, Duodenalatresie) oder an eine muskuloskelettale Erkrankung gedacht werden.

■ Prognose

Bei isoliertem Befund und Geburt nach der 32. SSW liegt die postoperative Überlebensrate bei >95 %.

13.5.2 Duodenalatresie

Die in der 5. SSW physiologische Obliteration des Duodenallumens durch Epithelproliferation wird durch ausbleibende Vakuolisierung in der 11. SSW nicht aufgehoben. Selten kann bei Obstruktion durch ein Pancreas anulare das klinische Bild einer Duodenalatresie entstehen.

■ Epidemiologie

Eine Duodenalatresie tritt sporadisch auf. Sie wird bei 1:5000 Lebendgeburten beobachtet. Selten liegt ein autosomal-rezessiver Erbgang vor.

Sonographie

■ Abb. 13.34 u. ■ Abb. 13.35

Sonographisch pathognomonisch ist das **Double-bubble-Phänomen**. Es entspricht der prä- und poststenotischen Dilatation von Magen und proximalem Duodenum. Daneben wird die Duodenalatresie ab dem 2. Trimenon meist von einem Polyhydramnion begleitet.

■ Assoziierte Fehlbildungen

In 50 % der Fälle finden sich assoziierte Fehlbildungen, darunter 40 % Trisomie 21, häufig Skelettdysplasien, andere gastrointestinale, aber auch kardiale und renale Fehlbildungen.

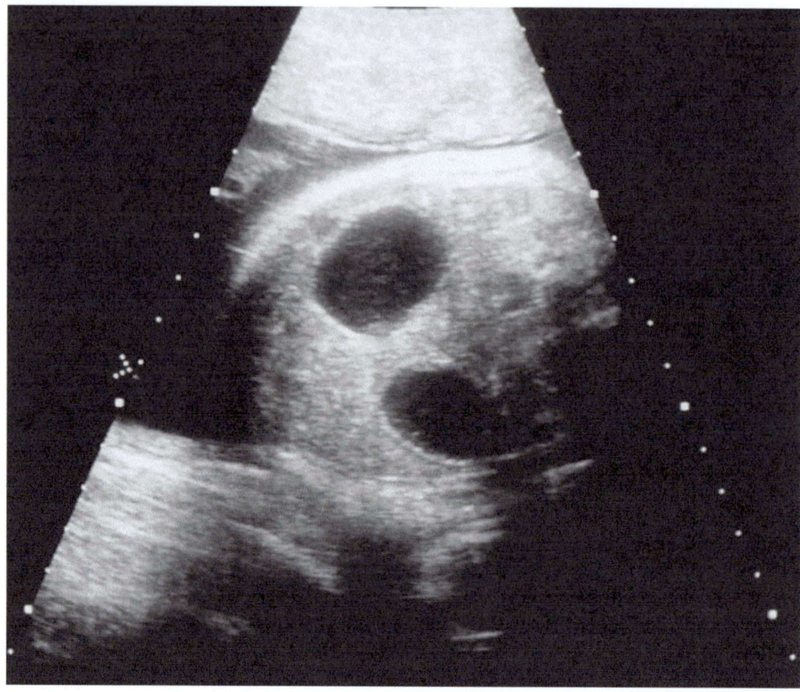

Abb. 13.34 Duodenalatresie (Double-bubble-Phänomen): Im Transversalschnitt durch das fetale Abdomen findet sich eine echoleere Struktur neben der Magenblase entsprechend des dilatierten Zwölffingerdarms

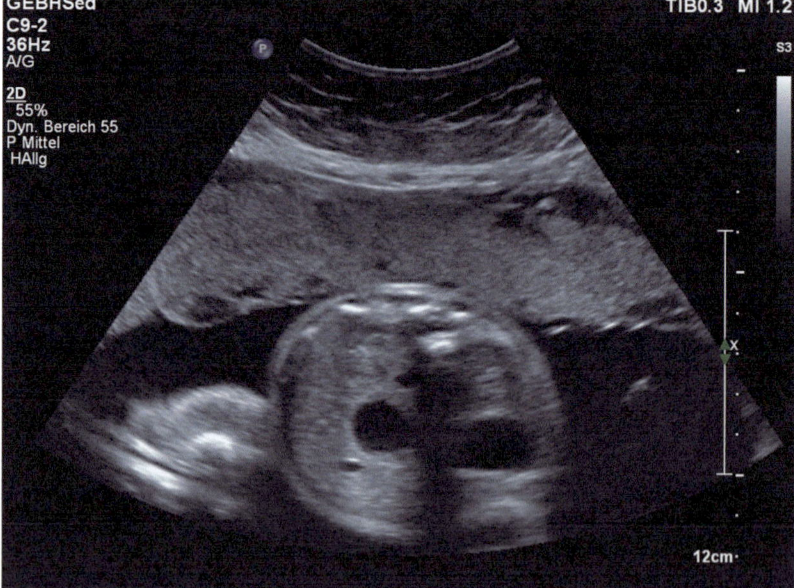

Abb. 13.35 Duodenalatresie (Double-bubble-Phänomen): Transversalschnitt mit 2 zystischen abdominalen Raumforderungen im fetalen Oberbauch

Differenzialdiagnose

Differenzialdiagnostisch müssen abdominale Zysten in Betracht gezogen werden (Abb. 13.36 u. Abb. 13.37).

Klinik und Therapie

Der pränatale Umgang mit exzessiver Fruchtwasservermehrung entspricht den Therapieoptionen bei der Ösophagusatresie. Das klinische Leitsymptom der Duodenalatresie nach der Geburt ist das Erbrechen im Strahl; daneben können

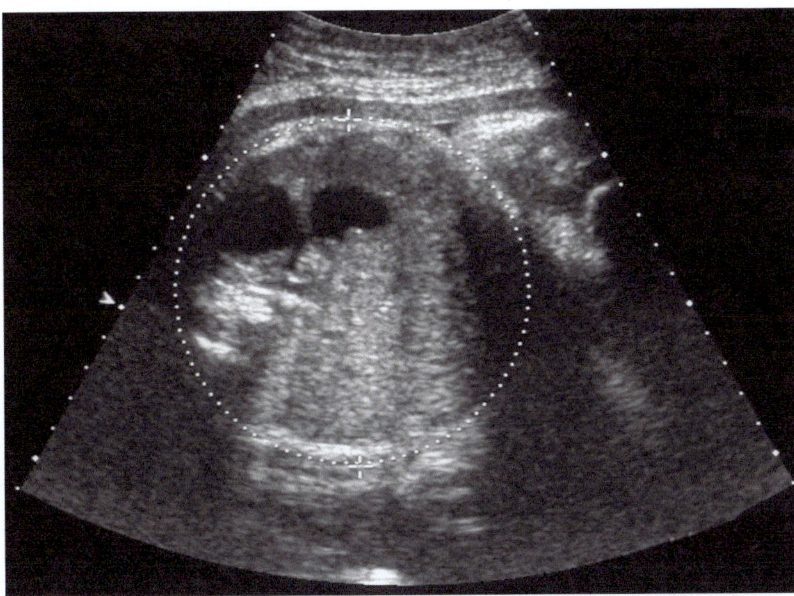

Abb. 13.36 Milzzyste: echoleere Struktur (oben) im Transversalschnitt des oberen Abdomens dorsal der Magenblase (Wirbelsäule links). Differenzialdiagnostische Abgrenzung zur Duodenalatresie

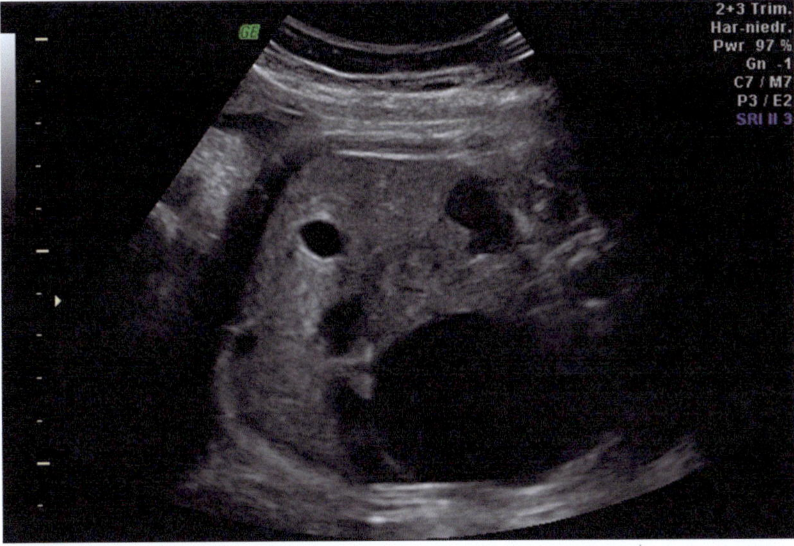

Abb. 13.37 Dilatierter fetaler Magen: echoleere, obstruktionsbedingt massiv vergrößerte Magenblase im linken Oberbauch (Durchmesser >25 mm). Sonderform der Magenausgangsenge ohne Duodenalerweiterung. Daher kein klassisches Double-bubble-Phänomen darstellbar

entfärbte, trockene »Hungerstühle« auftreten. Wie auch bei der Ösophagusatresie ist zur optimalen neonatologischen und kinderchirurgischen Betreuung eine Geburt im Perinatalzentrum anzustreben. Die operative Korrektur wird, wenn nötig, möglichst bald postpartal angestrebt.

Prognose

Bei isoliertem Befund und Geburt nach der 32. SSW ist mit einem postoperativen Überleben von >95 % zu rechnen. Die Gesamtüberlebensrate ist dabei von Art und Schwere der Begleitfehlbildungen abhängig.

13.5.3 Darmobstruktion

Darmobstruktionen können intrinsisch (vollständige oder partielle Atresien) bzw. extrinsisch (Volvulus, Peritonealstrang, Mekoniumobstruktion, neurogen) bedingt sein. Die Hälfte der Engstellen betrifft den Dünndarm, die anderen 50 % sind Analatresien und 5 % treten multipel auf.

Epidemiologie

Darmobstruktionen werden bei 1:2000 Lebendgeburten beobachtet.

Sonographie

Abb. 13.38 u. Abb. 13.39

Bei einer Dünndarmobstruktion finden sich typischerweise neben einem Polyhydramnion flüssigkeitsgefüllte Darmschlingen und rege Peristaltik. Bei Perforation kann Aszites oder Peritonitis auftreten (echoreiche Areale). Die Analatresie ist bei typischerweise normaler Fruchtwassermenge (Flüssigkeitsresorption und -ausscheidung ungestört) und inaktivem Kolon (Mekonium wird erst postpartal abgesetzt) sonographisch nicht zu diagnostizieren.

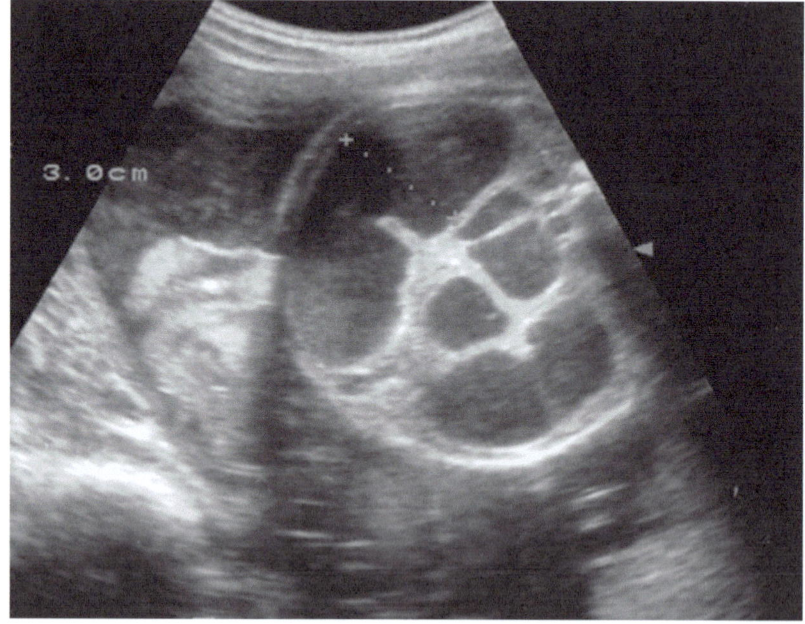

Abb. 13.38 Multiple Dünndarmstenosen: im Transversalschnitt durch das kindliche Abdomen (Wirbelsäule rechts) ausgeprägte Dilatation der echoarmen Dünndarmschlingen

13

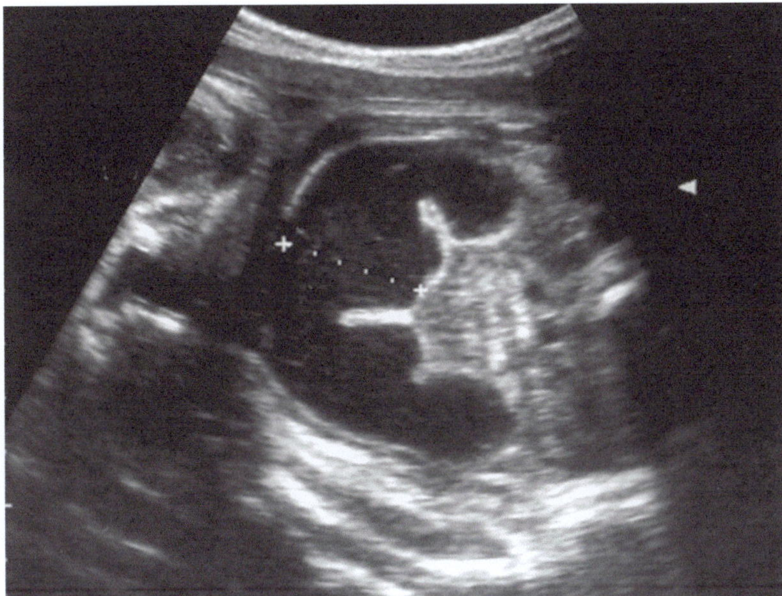

Abb. 13.39 Dickdarmobstruktion: Aufgetriebene echoleere Darmschlingen füllen das kindliche Abdomen im Transversalschnitt fast vollständig aus (Wirbelsäule rechts)

Assoziierte Fehlbildungen

Die Analatresie ist zu 80 % mit Begleitfehlbildungen assoziiert. Bei tiefen Atresien finden sich urogenitale Fehlbildungen (21 %), Wirbelfehlbildungen (20 %), andere Fehlbildungen des Magen-Darm-Trakts (7 %) und Herzfehlbildungen (9 %). Bei hohen Atresien kommen urogenitale Fehlbildungen (40–60 %), Wirbelfehlbildungen (40 %), andere Fehlbildungen des Magen-Darm-Trakts (15 %) und Herzfehlbildungen (9 %) vor. In 10 % der Fälle liegt gleichzeitig eine Ösophagusatresie vor.

Differenzialdiagnose

Differenzialdiagnostisch kommt ein Morbus Hirschsprung, Megazystis-Mikrokolon-Hypoperistaltik-Syndrom (»megacystis microcolon intestinal hypoperistalsis syndrome«, MMIHS) und eine kongenitale Chloriddiarrhö in Betracht.

Prognose

Bei isoliertem Befund und Geburt nach der 32. SSW sowie nur minimaler Darmresektion liegt die postoperative Überlebenswahrscheinlichkeit bei >95 %. Prognostisch problematisch ist nach ausgedehnter Darmresektion das (letale) Short-bowel-Syndrom.

Therapie

Besteht ein pränataler Verdacht, sollte zu einer Geburt im Perinatalzentrum geraten werden. Da die Diagnose oft erst postpartal gestellt wird, ist dann eine frühzeitige Verlegung in ein kinderchirurgisches Zentrum indiziert. Wie bei allen gastrointestinalen Obstruktionen ist eine frühzeitige operative Korrektur anzustreben.

13.6 Darmveränderungen

Die sonographische Magendarstellung gelingt unter günstigen Untersuchungsbedingungen schon ab der 9. SSW. Ein deutlich gefüllter Magen zeigt sich im linken Oberbauch jedoch erst später, da das Schlucken größerer Fruchtwassermengen motorisch erst jenseits der 25. SSW möglich ist. Der Darm stellt sich bis zum 3. Trimenon echoarm dar, danach treten durch Mekonium echoreiche Areale in den Schlingen auf. Das Lumen des Dünndarms (sonographische Breite) nimmt maximal 7 mm, dasjenige des Kolons maximal 20 mm ein. Leber und Milz finden sich als echoarme, homogene parenchymatöse Organe im rechten bzw. linken Oberbauch, die Gallenblase liegt als ovoide, echoleere Struktur unterhalb der Umbilikalvene.

13.6.1 Morbus Hirschsprung

Ein Morbus Hirschsprung (kongenitales Megakolon, Aganglionose) beruht auf einer kongenitalen Fehlanlage der intramuralen parasympathischen Ganglien in Kolonsegmenten, wodurch es zur Darmsegmentparalyse kommt.

Epidemiologie

Ein Morbus Hirschsprung ist bei 1:3000 Lebendgeburten zu erwarten. Die Erkrankung tritt meist sporadisch auf. In nur 5 % ist sie familiär gehäuft.

Sonographie

Abb. 13.40

Sonographisch lässt sich mitunter eine echoreiche Mekoniumakkumulation mit Darmlumendilatation >20 mm darstellen. Selten besteht begleitend ein Polyhydramnion.

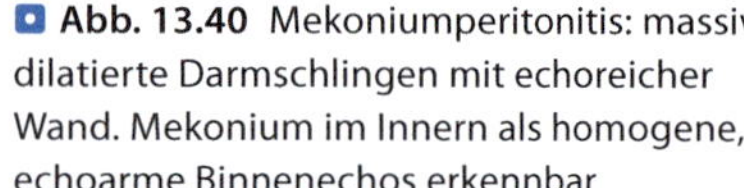

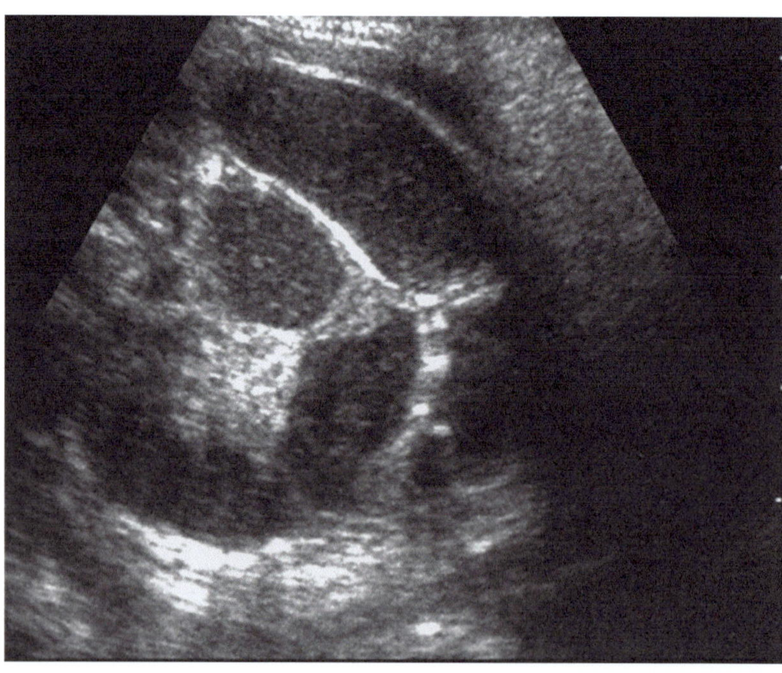

Abb. 13.40 Mekoniumperitonitis: massiv dilatierte Darmschlingen mit echoreicher Wand. Mekonium im Innern als homogene, echoarme Binnenechos erkennbar

■ Assoziierte Anomalien

Die Erkrankung ist gelegentlich mit einer Trisomie 21 assoziiert.

■ Differenzialdiagnose

Differenzialdiagnostisch kommen Darmobstruktionen, das Megazystis-Mikrokolon-Hypoperistaltik-Syndrom (MMIHS) und eine kongenitale Chloriddiarrhö infrage.

■ Prognose

Die neonatale Mortalität der Erkrankung liegt bei 20 %.

■ Klinisches Bild und Therapie

Ein unspezifisches Anzeichen einer Aganglionose kann ein verzögerter postnataler Mekoniumabgang (später als 48 h) darstellen. Die meisten Kinder mit Morbus Hirschsprung zeigen allerdings eine normale Mekoniumpassage und erst später chronische Obstipationszustände, typischerweise bei der Umstellung von Muttermilch auf adaptierte Milch. Bei der rektalen Untersuchung findet sich eine leere Ampulle. Im Anschluss an diese Obstipationszustände treten evtl. explosionsartige Entleerungen von dünnflüssigen Fäzes auf. Unmittelbar postnatal ist eine Operation selten notwendig. Dennoch ist eine frühzeitige pädiatrische Mitversorgung anzustreben.

13.6.2 Echoreicher Darm

Die Ätiologie des »echoreichen Darms« ist multifaktoriell. Diskutiert wird eine Darmatonie mit vermehrter Eindickung und Austrocknung von Mekonium (z. B. bei Trisomie 21) bzw. zähem, verdichtetem Mekonium (z. B. bei IUGR, zystischer Fibrose), verschlucktes Blut und Darmwandhypertrophie bzw. Verkalkung nach peritonealer Reizung.

Sonographie

▣ Abb. 13.41 u. ▣ Abb. 13.42

Es findet sich ein im Vergleich zum übrigen Gastrointestinaltrakt echoreiches Areal (Echogenität entspricht den Knochen) im fetalen Abdomen.

■ Assoziierte Anomalien

Eine starke Echogenitätsvermehrung des Darms im 2. Trimenon gilt als Risikomarker für das Auftreten einer Trisomie 21 (ungefähr Faktor 7). Zum Ausschluss einer Trisomie und/oder einer zystischen Fibrose kann eine Chorionzottenbiopsie oder eine Amniozentese erwogen werden.

■ Differenzialdiagnose

Bei den verschiedenen diskutierten Ätiologien ist auch die Differenzialdiagnose vielgestaltig. Eine Peritonitis tritt meist in Assoziation mit einer der oben genannten stenotischen Ereignisse nach Perforation auf.

■ Prognose

Bei echter Mekoniumperitonitis ist mit einer neonatalen Mortalität von 50 % zu rechnen.

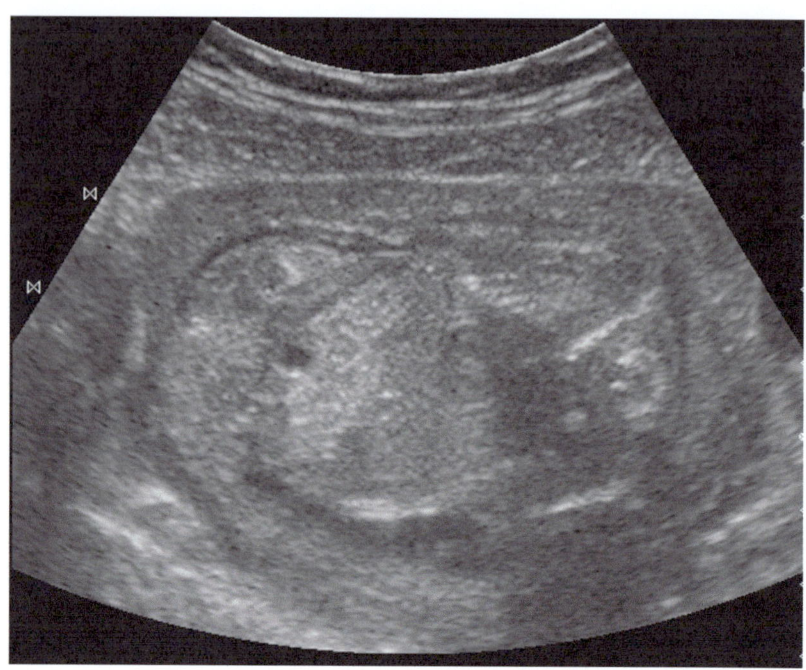

Abb. 13.41 Echoreicher Darm durch Eindickung von Mekonium oder als Hinweiszeichen einer Trisomie 21. Nebenbefund: Oligohydramnion

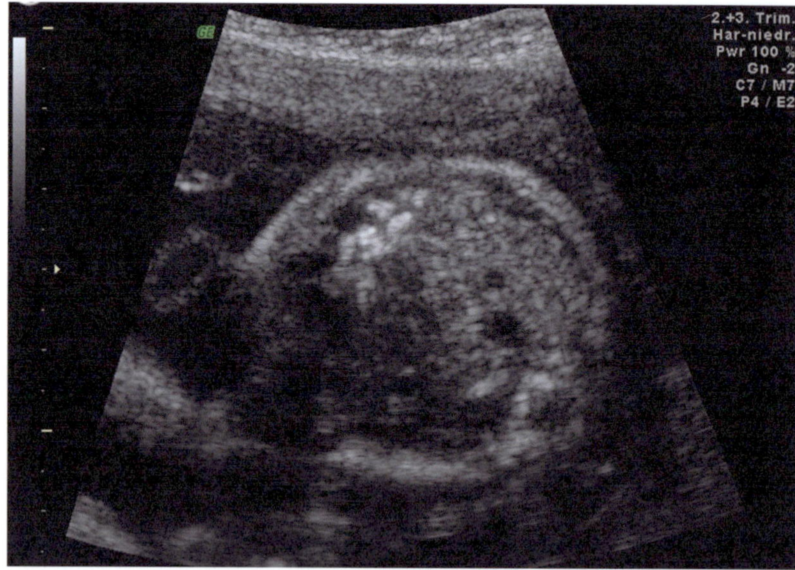

Abb. 13.42 Echoreiche Darmschlingen (Transversalschnitt): oben in der Abbildung des fetalen Abdomens echoreiche Darmschlingen als Softmarker einer numerischen Chromosomenaberration (22. SSW)

13.7 Obstruktive Uropathie

Die obstruktive Uropathie ist die häufigste kongenitale Anomalie der ableitenden Harnwege. Sie ist bei Knaben häufiger (Geschlechterverhältnis 5:1). In einem Drittel der hochsitzenden Abflussstörungen sind beide Harnleiter betroffen. Die unilaterale Ureterobstruktion tritt links häufiger als rechts auf.

▪ Pathogenese

Ursachen für kongenitale renale Abflussstörungen sind Klappenbildungen, Adhäsionen, Narben, Stränge oder Knicke der Harnleiter, Stenosen durch aberrierende Gefäße, ein abnorm angelegtes Nierenbecken oder eine abnorme vesikale Ureterinsertion. Neben anatomischen Ursachen kann funktionell der Reflux von Urin aus der Harnblase ursächlich für eine Erweiterung von Teilen des Urogenitaltrakts werden. Je nach der Ätiologie findet sich eine uni- oder bilaterale Abflussbehinderung, die hoch- (Ureterabgangsstenose) oder tiefsitzend (posteriore Urethralklappe, Urethralatresie) sein kann. Als LUTO (»lower urinary tract obstruction«) wird der Komplex der obstruktiven Veränderungen des unteren Urogenitaltrakts bezeichnet.

Sonographie

▫ Abb. 13.43, ▫ Abb. 13.44, ▫ Abb. 13.45, ▫ Abb. 13.46 u. ▫ Abb. 13.47

Sonographisch ist bei renalen Abflussstörungen eine echoleere, glatt begrenzte Raumforderung im Bereich des Nierenbeckens (echoreich) charakteristisch. Erweiterungen des Nierenbeckenkelchsystems (NBKS) von 3 mm (19. SSW), 5 mm (24 SSW) bzw. 7 mm (am Termin) sind unabhängig von ihrer Lokalisation als Normvarianten zu werten. Eine milde NBKS-Dilatation zwischen 5 und 10 mm entspricht einem leichten Harnstau, der in 10 % der Fälle einen progredienten Verlauf nimmt. Ab der 20. SSW ist eine Dilatation >10 mm als pathologische Hydronephrose einzustufen. Der Aufstau der Ureteren (geschlängelter Verlauf, Megaureter) oder sogar der (deutlich) dilatierten Harnblase (Megazystis, zwischen dem intraabdominalen Verlauf der Nabelschnurarterien zu identifizieren; konstanter Blasendurchmesser >15 mm ab Ende des 1. Trimesters) zeigt sich als echoleere Raumforderung im Unterbauch. Eine bilaterale Ureterobstruktion oder eine posteriore Urethralklappe führt zur deutlichen Verminderung der Fruchtwassermenge (Oligo-/Anhydramnion). Dagegen ist bei einer unilateralen, hochsitzenden Abflussstörung die Fruchtwassermenge nicht beeinträchtigt.

▪ Assoziierte Anomalien

Bei Feten mit Erkrankungen der ableitenden Harnwege treten gehäuft Herzfehler, ZNS-Fehlbildungen, gastrointestinale Anomalien (Morbus Hirschsprung), Ösophagusatresien, Analatresien, Syndaktylien, kongenitale Hüftluxationen und ein adrenogenitales Syndrom auf. Des Weiteren sind Aneuploidien mit obstruktiven Uropathien assoziiert.

▪ Differenzialdiagnose

Differenzialdiagnostisch ist bei echoleeren Raumforderungen im Bereich der Nierenloge auch eine zystische Nierendysplasie, Milz- oder Mesenterialzyste denkbar. Im Unterbauch ist von der dilatierten Harnblase eine Ovarialzyste, ein Hydro(metro)kolpos, ein Urinom und vesikoureteraler Reflux (Geschlechterverhältnis männlich zu weiblich 1:8) abzugrenzen.

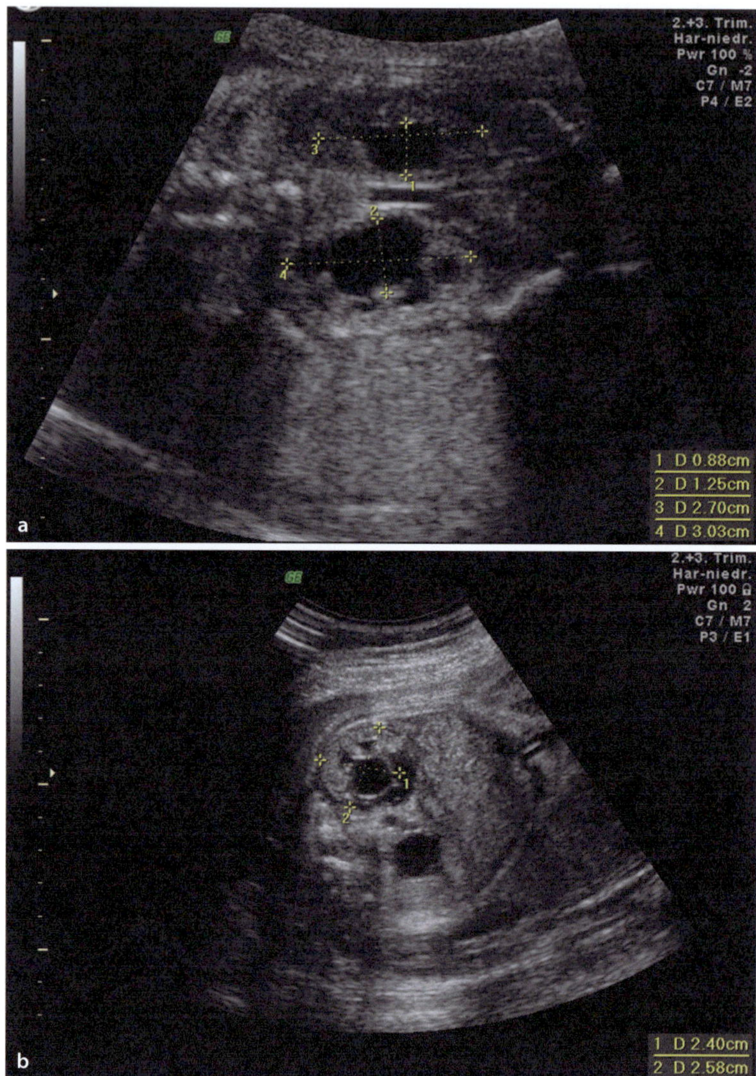

Abb. 13.43a,b Fetale Niere. **a** Koronarschnitt: bilaterale milde Dilatation der echoleeren Nierenbecken (Grad I), Nierenparenchym unverändert. Anhydramnion, **b** Transversalschnitt: bilaterale Erweiterung der Nierenbeckenkelchsysteme. Anhydramnion

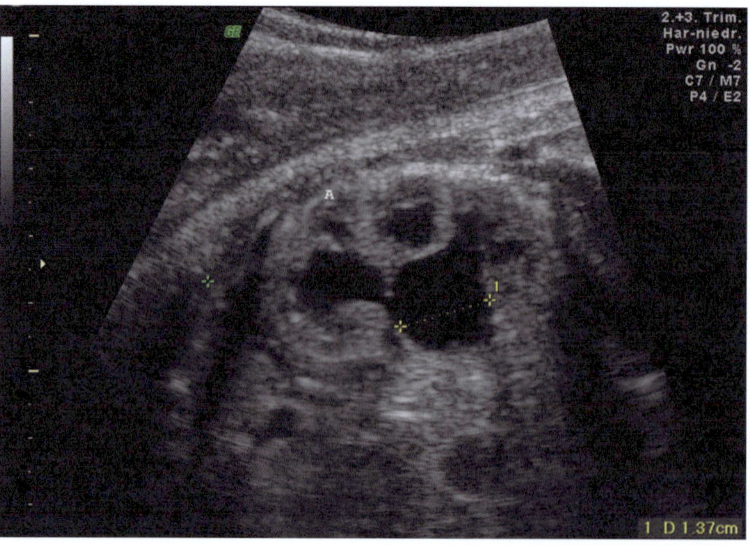

Abb. 13.44 Unilaterale Hydronephrose: deutliche Dilatation des Nierenbeckens mit noch einzeln abgrenzbaren Kelchen (Grad II). Durchmesser des Ureterabgangs 14 mm

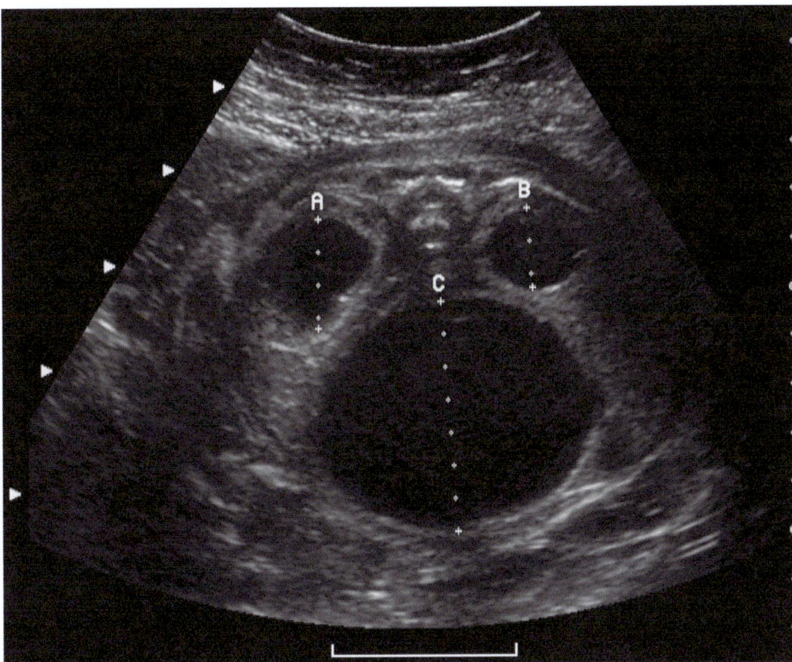

Abb. 13.45 Fetale Nieren und Harnblase im Transversalschnitt: Dilatation der beiden Nierenbecken (Grad II) bei gleichzeitig bestehender Megazystis (Ursache: tiefsitzende obstruktive Uropathie)

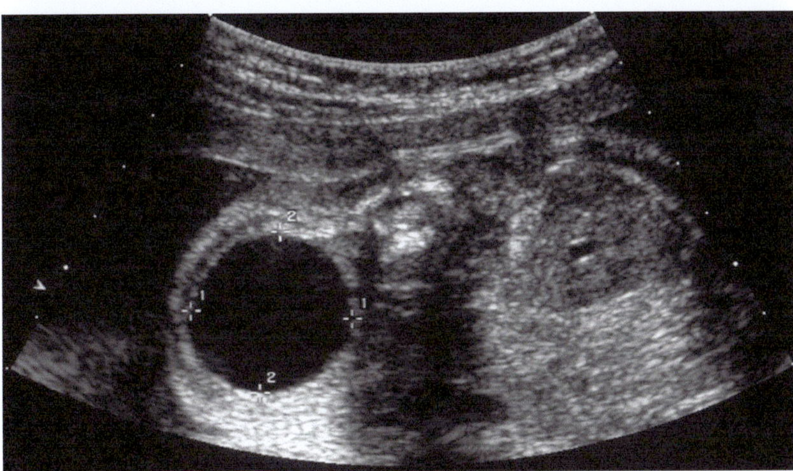

Abb. 13.46 Fetale Nieren im Transversalschnitt: exzessive unilaterale Dilatation des NBKS (Grad III). Die Kelchstruktur der abführenden Harnwege ist aufgehoben, die kontralaterale Niere unauffällig (rechts)

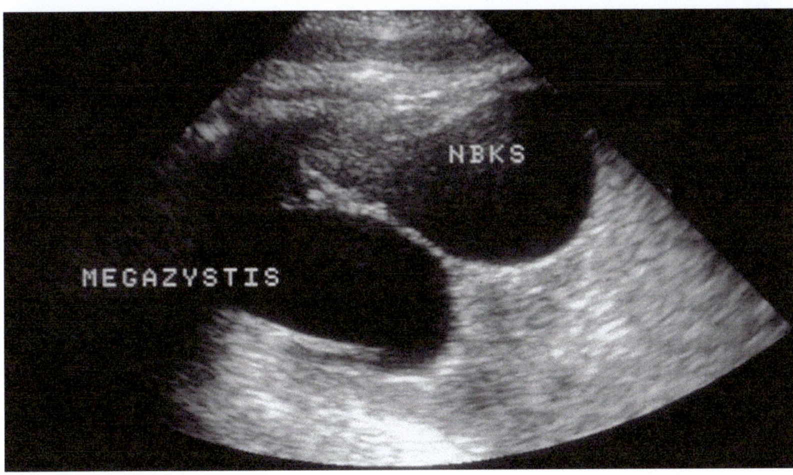

Abb. 13.47 Megazystis und erweitertes NBKS (Grad III): im kaudalen Teil große, fast das gesamte Abdomen einnehmende echoleere Raumforderung. Darüber retroperitoneal die durch den Rückstau des Urins entstandene Hydronephrose (echoleer). Die massiv dilatierte Harnblase und der konsekutive Harnstau im oberen Teil der ableitenden Harnwege kommen durch den Verschluss der Urethra (posteriore Urethralklappe) zustande

Weiterführende Diagnostik

NBKS-Dilatationen im 2. Trimenon sind mit einer Risikoerhöhung für Chromosomenanomalien assoziiert. Bei einer bilateralen milden Dilatation (ab 5 mm) ohne weitere fetale Auffälligkeiten oder Risikofaktoren liegt dieses Risiko bei 0,5 %. Unabhängig von dieser Risikokonstellation sollte bei allen deutlichen obstruktiven Befunden eine Karyotypisierung diskutiert werden. Zum Ausschluss einer Nierenfunktionsstörung (Nierendysplasie, Nierenparenchymdruckatrophie) kann bei massivem Harnstau zudem eine fetale Blasenpunktion zur Urinanalyse zur Anwendung kommen. Eine günstige Prognose ist bei folgenden Urinwerten zu erwarten: Natrium <100 mEq/ml, Chlorid <90 mEq/ml, Osmolarität <210 mOsm, β_2-Mikroglobulin.

Eine persistente Megazystis (>15 mm) ist zu 23 % mit Chromosomenstörungen (Trisomie 13 und 18) assoziiert.

Prognose

Die Prognose der unilateralen Abflussbehinderung ist günstig. Eine beide Nieren betreffende Insuffizienz der Ausscheidungsleistung ist in diesen Fällen nicht zu erwarten. Bei 50–80 % der Feten mit pränatal diagnostiziertem milden Harnstau tritt bis zur Geburt eine Spontanremission ein. Bei einer bilateralen oder urethralen Stauung ist die Prognose dagegen umso ungünstiger, je früher die Stauung in der Schwangerschaft auftritt. Im Verlauf können eine Niereninsuffizienz, ein Anhydramnion und eine (prognostisch entscheidende) sekundäre Lungenhypoplasie auftreten. Eine Verschmälerung des Nierenparenchymsaums (echoarm) wirkt sich prognostisch ungünstig aus.

Die Prognose von Urethralobstruktionen ist abhängig vom Grad der Obstruktion und vom Schwangerschaftsalter bei Primärdiagnose. Die partielle LUTO hat eine eher günstige Prognose. Die Mortalität einer kompletten LUTO hingegen liegt bei 60–90 % (Oligohydramnie, intraabdominale Kompression mit Lungenhypoplasie und pulmonal arterielle Hypertonie sowie Assoziation mit letalen Chromosomenanomalien).

Therapie

▫ Abb. 13.48, ▫ Abb. 13.49 u. ▫ Abb. 13.50

Unilaterale Abflussstörungen sind meist nicht therapiepflichtig. Milde Formen der Hydronephrose sind postnatal in pädiatrischer Betreuung zunächst konservativ zu behandeln. Eine postnatale Kontrollsonographie am 4. Lebenstag sollte bei allen Feten mit NBKS-Dilatation >6 mm empfohlen werden. Operative Korrekturen sind nur selten erforderlich.

Bei tiefsitzender Obstruktion (LUTO) kann pränatal eine diagnostische/therapeutische Harnblasenentlastungspunktion und ggf. eine dauerhafte Ableitung (transabdominale vesikoamniale Stenteinlage) der fetalen Blase in die Fruchthöhle indiziert sein. Wenige Zentren erproben die Möglichkeiten endoskopischer Interventionen (endoskopische Vesikostomie, zystoskopische Laserung), wobei sich hier noch keine praxisrelevanten Erfolge abzeichnen.

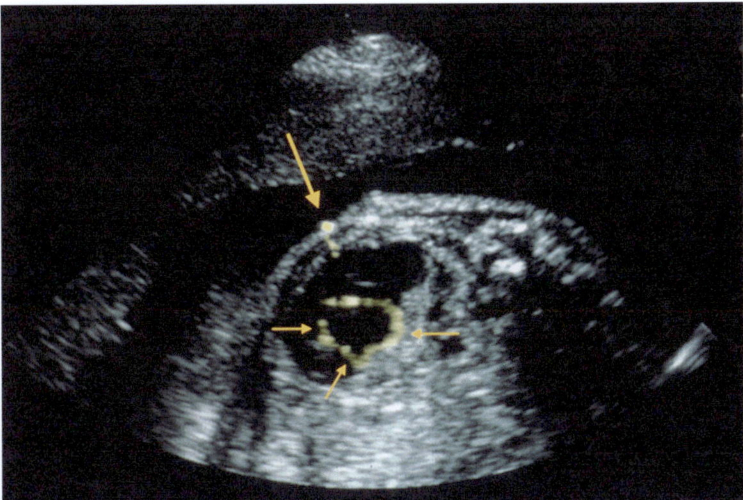

Abb. 13.48 Zustand nach Einlage eines pyeloamnialen Shunts bei ausgeprägtester progredienter Nierenbeckenabgangsstenose. Die Pfeile markieren die Hautdurchstichstelle wie auch den Verlauf des Pig-tail-Katheters im stark erweiterten Nierenbecken

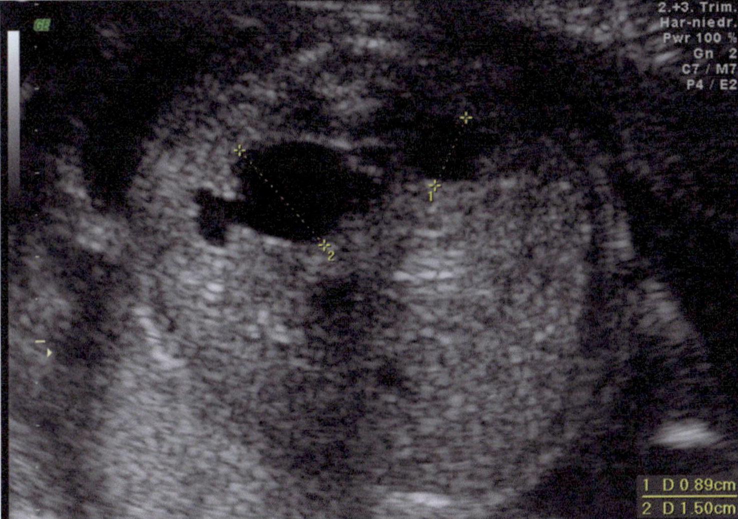

Abb. 13.49 Bilaterale Hydronephrose im Transversalschnitt (Grad II)

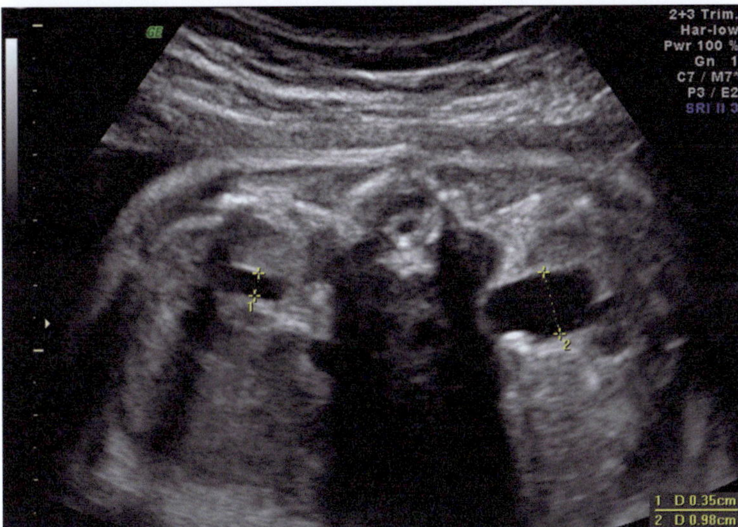

Abb. 13.50 Bilaterale milde Hydronephrose (Transversalschnitt) mit mäßiger Links-rechts-Asymmetrie

13.8 Bilaterale Nierenagenesie

Bei der bilateralen Nierenagenesie handelt es sich um ein letales Krankheitsbild mit beidseitigem Fehlen der Nieren und durch konsekutiven Fruchtwassermangel verursachter Lungenhypoplasie. Leitsymptom ist die Oligo-/Anhydramnie ab der 15.–16. SSW.

▪ Epidemiologie

Die Inzidenz der bilateralen Nierenagenesie beträgt 1:4000 Lebendgeborene. Die Geschlechterverteilung ist mit 2,5:1 zu Ungunsten des weiblichen Geschlechts belastet. Das Wiederholungsrisiko beträgt insgesamt 3,5–4,5 %, bei familiärem Auftreten ist es deutlich höher (25–50 %). Auch das Risiko des Auftretens von Nierendysplasien ist in betroffenen Familien gesteigert.

▪ Pathogenese

Durch eine fehlende Kontaktaufnahme der Ureterknospe mit dem nephrogenen Blastem um die 5. SSW entfällt die Stimulation der Nephronbildung.

▪ Ätiologie

Die Ätiologie ist unbekannt. Diskutiert wird eine Assoziation mit der Trisomie 7, dem 4p-Syndrom bzw. einem Extrachromosom 22. Aufgrund der Beschreibung von familiären Häufungen wurden verschiedene gonosomalrezessive und autosomal-dominante Erbgänge vermutet. Ein Diabetes gilt als prädisponierend.

Sonographie

▫ Abb. 13.51, ▫ Abb. 13.52, ▫ Abb. 13.53, ▫ Abb. 13.54, ▫ Abb. 13.55 u. ▫ Abb. 13.56

Ab der 15.–17. SSW kann das Auftreten eines Oligo-/Anhydramnions Hinweis auf eine fehlende fetale Urinproduktion sein. Die aus der verminderten Fruchtwassermenge resultierenden schlechteren sonographischen Untersuchungsbedingungen erschweren den frühen Nachweis der beidseitigen Nierenagenesie im B-Bild. Können auch während serieller Untersuchungen **keine Blasenfüllung** nachgewiesen (die Lokalisation der Harnblase ist farbdopplersonographisch zwischen dem intraabdominalen Verlauf der beiden Aa. umbilicales gut möglich) und das **Nierengewebe** (retroperitoneal, paravertebral) wie auch farbdopplersonographisch die beiden **Aa. renales** nicht dargestellt werden, ist die Diagnose einer bilateralen Nierenagenesie zu stellen. Perirenales Fettgewebe (echoarm) in der Nierenloge, bei Fehlen der Niere kompensatorisch vermehrt, oder vergrößerte Nebennieren können die Diagnostik allerdings erheblich erschweren. Bei Beckenendlage kann ein Versuch der vaginalsonographischen Darstellung überlegt werden.
In der Folge entwickelt sich als Potter-Sequenz durch das fehlende Fruchtwasser sekundär eine Lungenhypoplasie (schmaler Thorax), Gelenkkontrakturen, Klumpfüße und Gesichtsdeformitäten. Daneben werden bei den betroffenen Kindern auch dysplastische Ohren beschrieben.

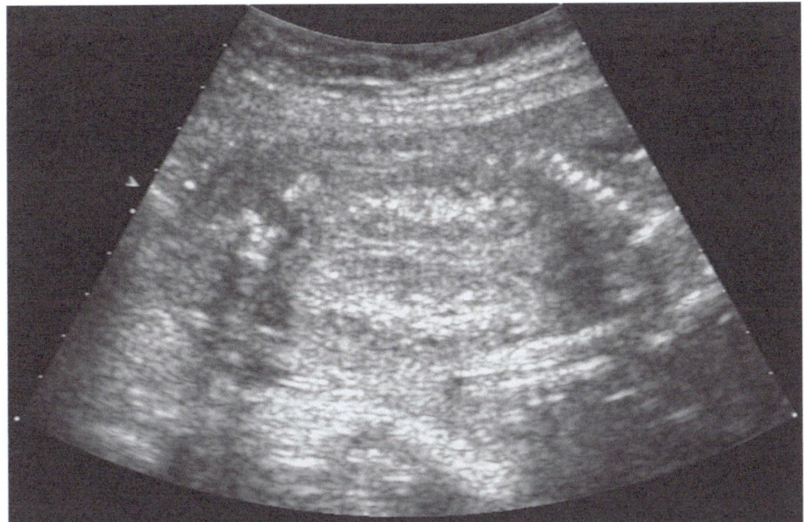

Abb. 13.51 Bilaterale Nierenagenesie: Im Koronarschnitt ist im Retroperitoneum beidseits der Wirbelsäule keine Nierenstruktur abgrenzbar

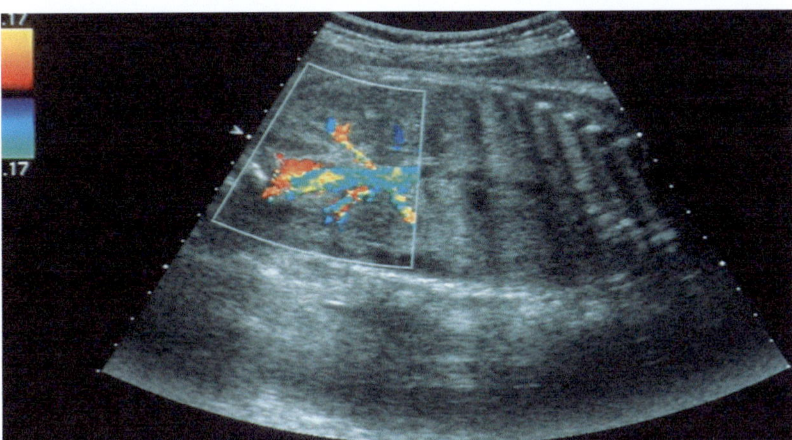

Abb. 13.52 Normalbefund der Nierengefäße: Bei erschwerter Darstellbarkeit der Nieren (lagebedingt, maternale Adipositas) kann durch den farbdopplersonographischen Nachweis des regulären Abgangs beider Nierenarterien aus der Aorta das Vorliegen einer Nierenagenesie ausgeschlossen werden

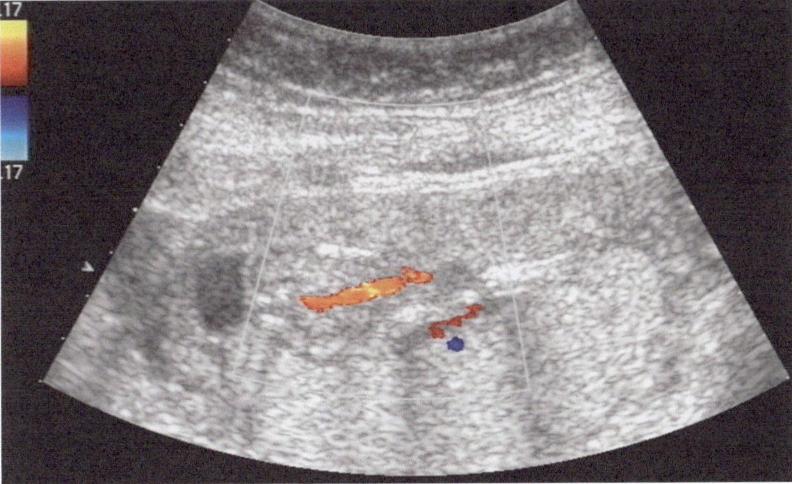

Abb. 13.53 Fehlen der Nierengefäße: farbdopplersonographische Darstellung der Aorta (rot). Die Nierenarterien fehlen beidseits

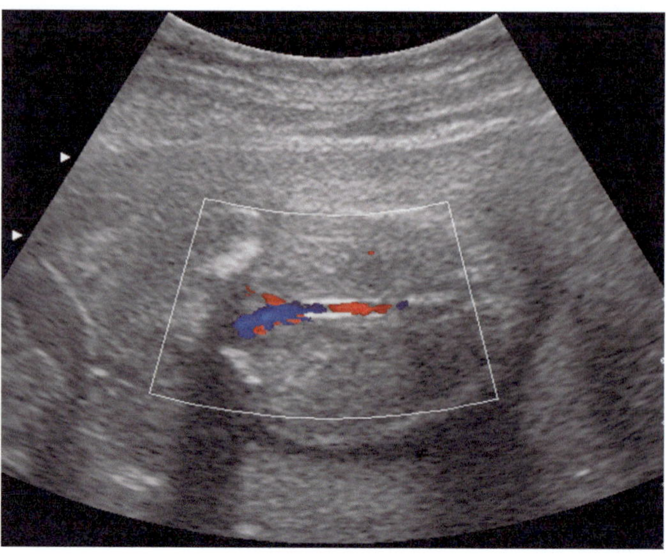

Abb. 13.54 Fetale Aorta mit Bifurkation: Der Abgang der Nierenarterien ist bei bilateraler Nierenagenesie beidseits nicht darstellbar

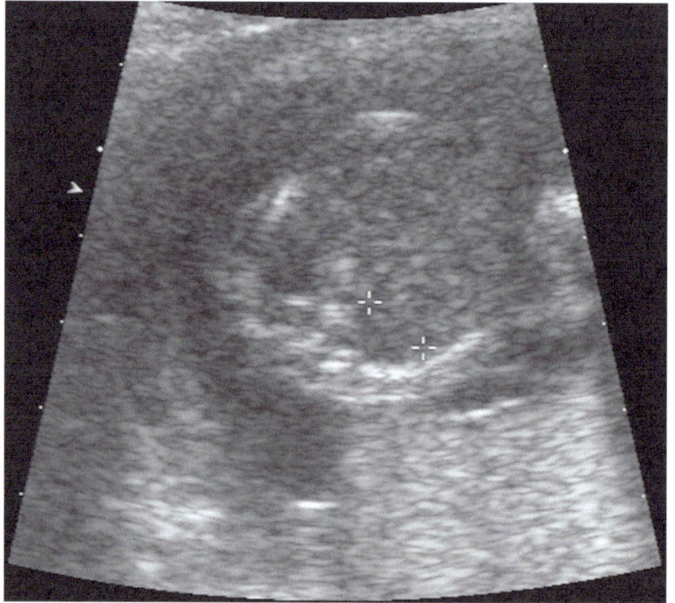

Abb. 13.55 Transversalschnitt durch das obere Abdomen (Wirbelsäule links unten) mit der Nebenniere: Differenzialdiagnostisch kann die echoarme Nebenniere (zwischen den Markierungen) mit dem Nierenparenchym verwechselt werden

Assoziierte Anomalien

Die Hälfte aller betroffenen Kinder weist weitere Fehlbildungen auf, vor allem des kardiovaskulären und des muskuloskelettalen Systems. Herzvitien (Ventrikelseptumdefekt, Fallot-Tetralogie, hypoplastisches Rechtsherzsyndrom, Transposition der großen Gefäße, Coarctatio aortae) treten dabei in bis zu 14 % der Fälle auf. An Skelettfehlbildungen (40 %) kommen Sirenomelien, Radiusaplasie und digitale Fehlbildungen vor. ZNS-Anomalien (11 %), insbesondere Neuralrohrdefekte, Mikrozephalie, Holoprosenzephalie, gastrointestinale Fehlbildungen (19 %), selten auch Zwerchfellhernien und Lippen-Kiefer-Gaumen-Spalten können gemeinsam mit dem Fehlen der Nieren vorkommen.

Differenzialdiagnose

Erkrankungen der Ausscheidungsorgane, die ebenfalls mit einer Verminderung der Fruchtwassermenge einhergehen, sind Obstruktionen der ableitenden

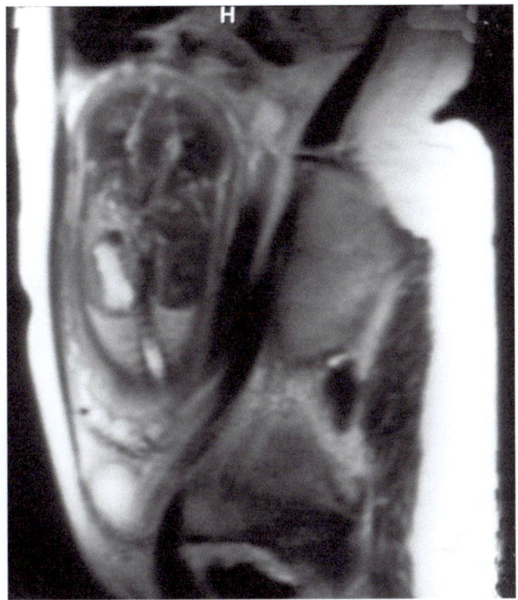

Abb. 13.56 MRT des Retroperitoneums bei bilateraler Nierenagenesie: mütterliche Bauchseite im Bild links, Kind in Schädellage, Frontalschnitt durch den retroperitonealen Bereich, keine Nieren darstellbar

Harnwege mit einer möglichen sekundären Schädigung des Nierengewebes, (bilaterale) zystische Nierendysplasien und das Prune-belly-Syndrom. Bei ausgeprägter Plazentainsuffizienz ist das Oligohydramnion mit einer allgemeinen Wachstumsrestriktion verbunden. Neben der Verminderung der Fruchtwasserproduktion kann auch der Verlust nach außen (vorzeitiger Blasensprung) für das Oligohydramnion verantwortlich sein. Bei einer bilateralen Nierenaplasie (Nierengewebe mikroskopisch nachweisbar) bzw. Nierenhypoplasie (funktionsloses Nierengewebe vorhanden) ist ebenfalls eine Potter-Sequenz zu erwarten. Eine einseitige Nierenagenesie mit einer Inzidenz von 1:1000 Lebendgeborenen ist dagegen mit einer normalen Fruchtwassermenge und einem postnatal ungestörten Leben verbunden.

▪ Weiterführende Diagnostik

Sind die sonographischen Untersuchungsbedingungen ungünstig (fehlendes Fruchtwasser, Kindslage, Adipositas) oder steht bei Oligohydramnion die Differenzialdiagnose eines vorzeitigen Blasensprungs im Raum, kann eine Amnioninfusion (▶ Abschn. 20.3) die sonographischen Darstellungsmöglichkeiten entscheidend verbessern. Aus differenzialdiagnostischen Gründen und aufgrund einer möglichen Assoziation mit einer Aneuploidie ist dem betroffenen Paar (im Zuge der Amnioninfusion) eine Karyotypisierung anzubieten. Durch das Anfärben der Amnioninfusionslösung lässt sich in unklaren Fällen auch die invasive Blasensprungdiagnostik simultan erzielen.

▪ Geburtshilfliches Vorgehen

Nach Diagnosestellung ist bei infauster Prognose mit dem Elternpaar ein Schwangerschaftsabbruch oder das Austragen der Schwangerschaft mit Sterbebegleitung des Kindes postpartal zu diskutieren.

▪ Prognose

Die Prognose der bilateralen Nierenagenesie ist infaust. Die betroffenen Kinder versterben meist schon unmittelbar postpartal an den Folgen der letalen Lungenhypoplasie.

13.9 Prune-belly-Syndrom

Das Prune-belly-Syndrom (PBS, Eagle-Barrett-Syndrom oder Triadensyndrom) beschreibt das gemeinsame Vorkommen einer Bauchwanddysplasie (Hypoplasie oder Aplasie), einer Megazystis mit dilatierten Ureteren und eines Kryptorchismus.

▪ Epidemiologie

Die Inzidenz wird mit 1:35.000–50.000 Lebendgeborenen angegeben. Über 90 % der Betroffenen sind Jungen. Bei Zwillingsschwangerschaften ist das PBS 4-mal häufiger als bei Einlingsschwangerschaften. Das Wiederholungsrisiko wird bei sporadischem Auftreten mit 3,5–4,5 % angegeben. Bei den erblichen Formen sind bis zu 25–50 % zu erwarten.

▪ Pathogenese

Die Ätiologie des PBS ist unklar. Die Blasendilatation wird nicht durch eine obstruktive Fehlbildung, sondern durch desorganisierte Detrusormuskulatur bedingt. Pathogenetisch existieren 2 Theorien: Bei der Theorie eines primären Mesodermdefekts wird eine frühe embryologische Fehlentwicklung postuliert, welche das Mesoderm im Bereich des fetalen Urogenitaltrakts und der vorderen Bauchwand betrifft. Alternativ kann eine chronische Abflussbehinderung auf dem Boden einer passageren Urethralstenose (zur Geburt ist die Urethra typischerweise nicht stenotisch verändert) zur Megazystis und sekundär zu den Bauchwandveränderungen führen. Die Megazystis, verbunden mit einer Hypertrophie der Blasenmuskulatur, bedingt die Behinderung der Deszendierung der Hoden und damit des Kryptorchismus. Durch den chronischen Harnstau können über eine Dilatation der Ureteren (Megaureter) auch die Nierenbecken erweitert werden. Die häufig vorhandene primäre Nierendysplasie lässt sich aus einer Druckatrophie des Nierenparenchyms allerdings nicht ableiten. Sekundär entwickelt sich ein schweres Oligohydramnion, das seinerseits zur Potter-Sequenz mit Lungenhypoplasie, Skelettdeformitäten (Klumpfußstellung, Kontrakturen) und flachem Profil führen kann.

▪ Klinik

Aufgrund der schwach ausgeprägten Atemhilfsmuskulatur der aufgetriebenen vorderen Bauchwand (»prune«, Backpflaume) können die betroffenen Kinder postnatal nur in eingeschränktem Maß husten. Dies führt zu einer erhöhten Anfälligkeit für bronchopulmonale Infekte. Der Kryptorchismus bedingt eine eingeschränkte Fertilität. Verbleiben die Gonaden intraabdominal, so ist von einer erhöhten Entartungswahrscheinlichkeit auszugehen. Die Hormonproduktion bleibt jedoch normal. Die Skelettdeformitäten haben einen stark variablen Ausprägungscharakter in Abhängigkeit vom Zeitraum und von der Stärke der Zwangshaltung aufgrund der Fruchtwasserverminderung.

Sonographie

▪ Abb. 13.57, ▪ Abb. 13.58, ▪ Abb. 13.59, ▪ Abb. 13.60 u. ▪ Abb. 13.61

Die Lokalisation der Nieren und harnableitenden Strukturen gelingt ab der 10.–13. SSW. Ab Mitte des 2. Trimenons ist die zyklische Harnblasendynamik zu beobachten. Sonographisch führendes Symptom des PBS ist die (enorme) Megazystis und das Oligohydramnion. Diese sind ab der 16. SSW (Beginn der renalen Ausscheidung) präsent. Aszites, aufgedehnte Ureteren und eine Hydronephrose können hinzutreten. Urinöser Aszites stellt das sonographische Pendant des natürlichen Verlaufs mit Ruptur der Harnblase dar. Skelettfehlstellungen können je nach Ausprägungsgrad und Sichtverhältnissen (erschwert durch Oligohydramnie) ebenso wie die Abflachung des Profils dargestellt werden.

Assoziierte Anomalien

Herzfehler werden bei 10 % der betroffenen Kinder beobachtet. Ein Zusammenhang mit chromosomalen Aberrationen wird diskutiert (Trisomie 13 und 18 sowie Monosomie X0).

Differenzialdiagnose

Schwere LUTO (»lower urinary tract obstruction«) bzw. Pseudo-prune-belly-Syndrom, Megazystis-Mikrokolon-Hypoperistaltik-Syndrom (MMIHS, vor-

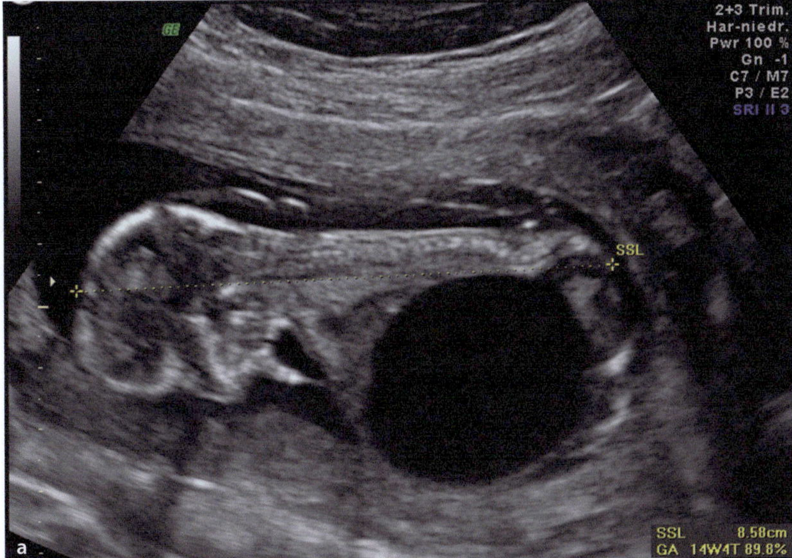

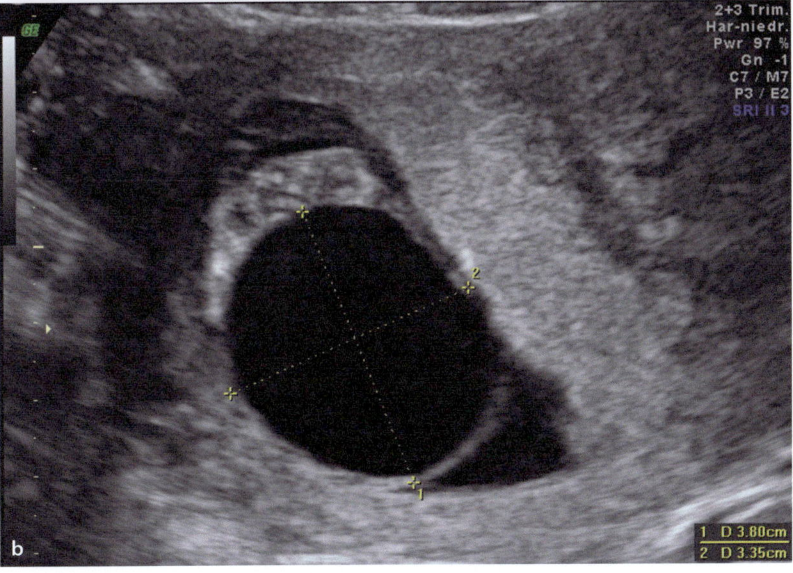

Abb. 13.57a,b PBS. **a** Sagittalschnitt: Die echoleere abdominale Raumforderung entspricht der großen Megazystis im Rahmen des PBS. Die hypoplastische Bauchdecke ist dabei trommelartig balloniert, **b** Transversalschnitt

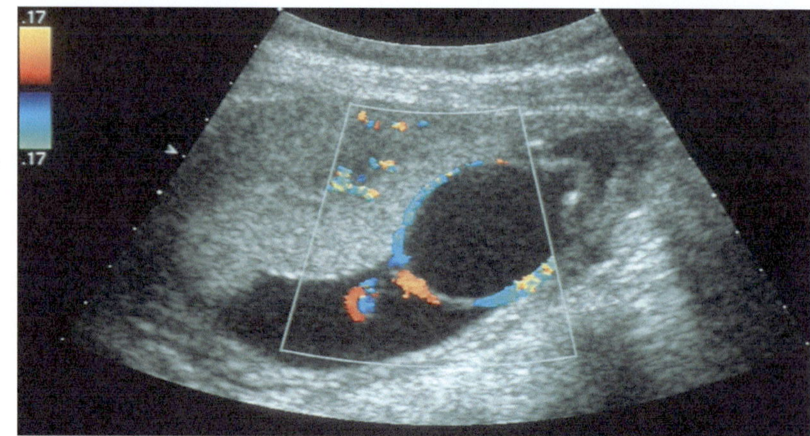

Abb. 13.58 Megazystis: Bei einem Fetus mit PBS ist das untere Abdomen von der Megazystis ausgefüllt. Im Transversalschnitt ist die echoleere glatte Raumforderung als dilatierte Harnblase an ihrer Lage zwischen den farbdopplersonographisch dargestellten Umbilikalarterien zu erkennen

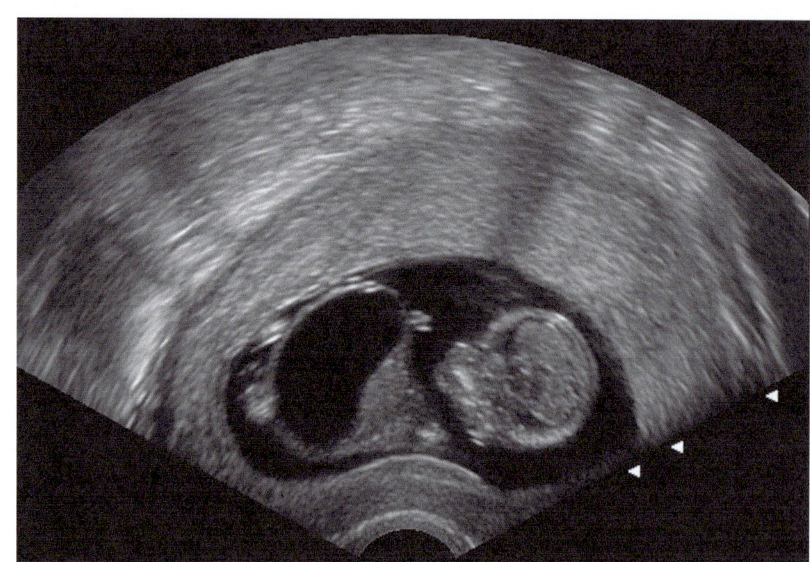

Abb. 13.59 Megazystis: enorm erweiterte echoleere Harnblase als einzige, unterhalb der Leber darstellbare abdominale Struktur

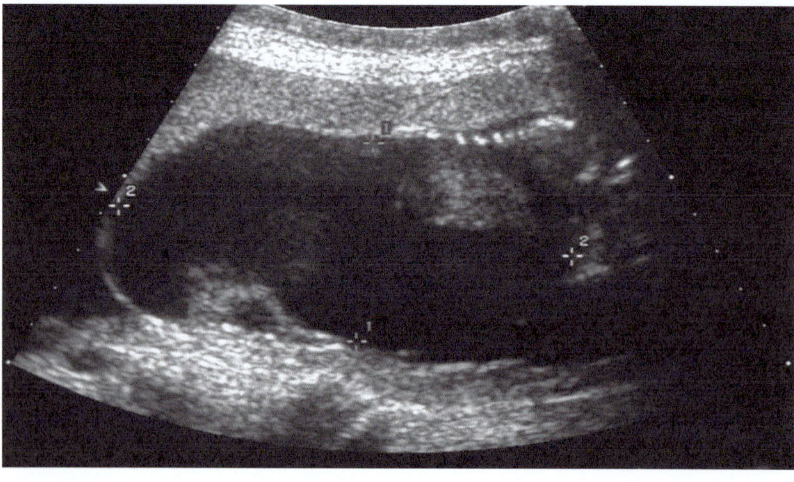

Abb. 13.60 Urinöser Aszites füllt das gesamte Abdomen (Markierung) als »freie Flüssigkeit« nach intrauteriner Blasenruptur bei PBS aus (Sagittalschnitt)

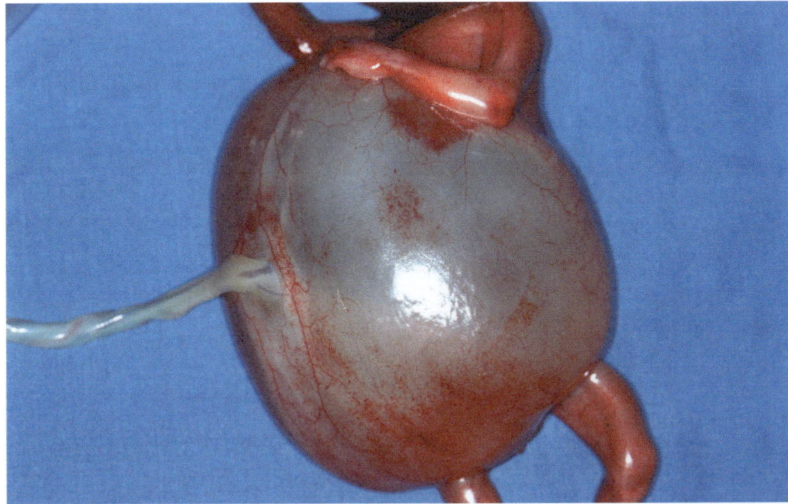

Abb. 13.61 Postnatale Darstellung eines Fetus mit PBS: ballonartig aufgetriebenes Abdomen und trommelartig gespannte hypoplastische Bauchdecke

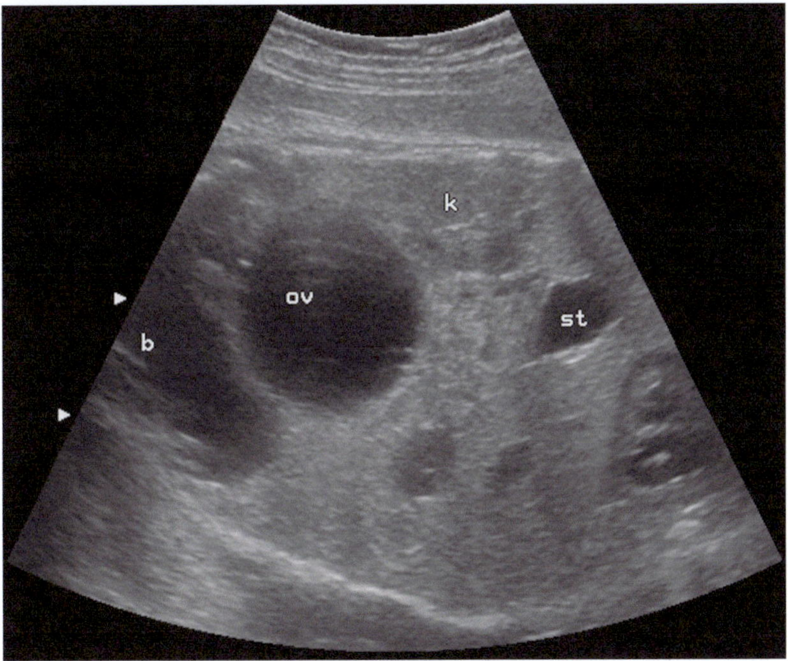

Abb. 13.62 Fetale Ovarialzyste: Differenzialdiagnose zur Megazystis. Mit der Harnblase (*b*) zu verwechselnde echoleere Ovarialzyste (*ov*). Niere (*k*), Magen (*st*)

wiegend beim weiblichen Geschlecht), isolierte Megazystis, Ovarialzyste (Abb. 13.62), Mesenterialzyste, Hydro-/Metrokolpos.

Weiterführende Diagnostik

Eine wiederholte fetale Blasenpunktion (erste Punktion fördert »alten« Urin; zweite Punktion im Abstand von wenigen Tagen) kann neben der temporären Entlastung der Harnblase über Urinelektrolytanalyse (Na, Cl, Osmolarität, β_2-Mikroglobulin) zur Nierenfunktionsdiagnostik genutzt werden. Dies ist für eine prognostische Einschätzung von besonderer Bedeutung. Intrauterine Therapiemaßnahmen verbieten sich bei eingeschränkter Nierenfunktion. Eine Karyotypisierung ist wegen der Assoziation zu chromosomalen Aberrationen zu diskutieren.

Prognose

Die Prognose des PBS ist vom Zeitpunkt des Auftretens der Megazystis und vom Zeitpunkt der Diagnose abhängig. Entscheidend wirken sich der Grad der Schädigung des Nierenparenchyms sowie das Ausmaß der sekundären Veränderungen (Lungenhypoplasie, Skelettdeformitäten, Bauchdeckenhypoplasie) aus. Neben dem genetischen Befund muss mit den betroffenen Eltern die ganze Bandbreite der Prognose (invasive pränatale Urinanalyse), von leichten Einschränkungen bis zum Verlust der Nierenfunktion (lebenslange Dialysepflicht, Nierentransplantation), besprochen werden. Die hypoplastische Bauchdecke stellt nicht nur ein kosmetisches Problem dar, sondern kann auch zu einer erhöhten bronchopulmonalen Infektanfälligkeit führen. Anhand der Prognose ist die Einteilung in 3 Typen möglich (Tab. 13.1).

Tab. 13.1 Klassifikation und Prognose des Prune-belly-Syndroms

Typ	Prognose
I	Infaust – bei Oligo-/Anhydramnie und schwerer Lungenhypoplasie, evtl. schwere assoziierte Anomalien
II	Chronische Niereninsuffizienz, durch Stau bedingte Druckatrophie des Nierenparenchyms (Megazystis, Megaureter, Hydronephrose), jedoch normale Lungenentwicklung
III	Milde Form ohne nachhaltigen Schaden für Niere und/oder Lunge

Therapie

Pränatal ist ein PBS durch die Ableitung des Urins über einen vesikoamnialen Shunt behandelbar (Reduktion der Blasenfüllung und konsekutiv Vermehrung der Fruchtwassermenge). Der Zeitpunkt des Eingriffs entscheidet über den Grad der Nierenschädigung und der Lungenhypoplasie. Die sonographisch gesteuerte Anlage einer dauerhaften suprapubischen Drainage der Harnblase (Double-pig-tail-Katheter, 3 French) ist nur bei ungestörter Ausscheidungsleistung der Nieren (normale Elektrolytverteilung bei der diagnostischen Zystozentese) indiziert. Führt die gleichzeitig bestehende Nierendysplasie oder die sekundäre Störung der Sekretions- und Rückresorptionsleistung zu einer desolaten Nierenfunktion (Niere kann den Urin nicht ausreichend konzentrieren), ist auch der Abbruch der Schwangerschaft zu diskutieren.

13.10 Nierendysplasien

Kongenitale zystische Nierenerkrankungen (Nierendysplasien) sind durch polyzystische Parenchymveränderungen der Nieren charakterisiert. Die ehemals üblichen morphologischen Klassifikationen nach Potter (Typ I–IV) sind inzwischen überholt. Die Einteilung erfolgt heute in autosomal-rezessiv (Chromosom 6p) und autosomal-dominant (16q und 4q) vererbte sowie »andere« polyzystische Nierendysplasien.

13.10.1 Autosomal-rezessive polyzystische Nierenerkrankungen (ARPKD)

Die auf Chromosom 6p vererbte Multisystemerkrankung ist eine Ziliopathie, bei der das Protein Fibrocystin fehlkodiert ist. Neben einer generalisierten Dilatation der renalen Sammelrohre findet sich immer auch eine Leberfibrose und Gallengangsdysgenesie. Mit einer Inzidenz von 1:40.000 hat die Erkrankung eine Penetranz von 100 %, aber eine sehr variable Expression. Die Erkrankung tritt überwiegend schon präpartal in Erscheinung und zeigt dann in bis zu 90 % der Fälle dilatierte Sammelrohre. Wird die Erkrankung erst im ersten Lebensjahr apparent, ist meist nur 25 % des Nierengewebes betroffen.

Sonographie

■ Abb. 13.63, ■ Abb. 13.64, ■ Abb. 13.65, ■ Abb. 13.66, ■ Abb. 13.67, ■ Abb. 13.68 u. ■ Abb. 13.69

Das pränatale Bild der ARPKD ist extrem variabel und entsprechend schwierig zu diagnostizieren; manchmal wird die Manifestation erst im 3. Trimenon sonographisch apparent. Generell finden sich bilateral veränderte Nieren mit inhomogenen, echoarmen bis echoreichen Binnenechos (»pepper and salt«), im Verlauf auch kleine Zysten. Initial kann die Nierengröße normal sein, im Verlauf aber auch extreme Ausmaße erreichen bis hin zur Verdrängung anderer Organe, Zwerchfellhochstand und deutlichen Vergrößerung des Abdomenumfangs. Bei ausgeprägter Erkrankungsmanifestation führt eine Niereninsuffizienz zu Oligohydramnion, Lungenhypoplasie und pulmonaler Hypertonie mit nahezu infauster neonataler Prognose. Je nach Nierenfunktion besteht oft eine Verminderung der Fruchtwassermenge (Oligo-/Anhydramnie). Das Nierenparenchym ist dabei aufgrund der eingeschränkten Untersuchungsbedingungen (Oligohydramnion) in der Regel nur schwer abgrenzbar. Die Begleitanomalien in Leber, Gallenblase und Pankreas sind sonographisch nicht darstellbar.

■ Prognose

Betroffene Kinder haben eine schlechte Prognose. Insgesamt ist bei 40 % der Neugeborenen eine Beatmung nötig, die Einjahresüberlebensrate liegt bei 9–13 %. Eine genetische Untersuchung der kindlichen DNA ist zur Abgrenzung der Differenzialdiagnosen und Abschätzung des Wiederholungsrisikos bei Geschwisterkindern unabdingbar. Die genetische Beratung der Eltern und eine Begleitung durch versierte Perinatologen oder pädiatrische Nephrologen sind sicherzustellen.

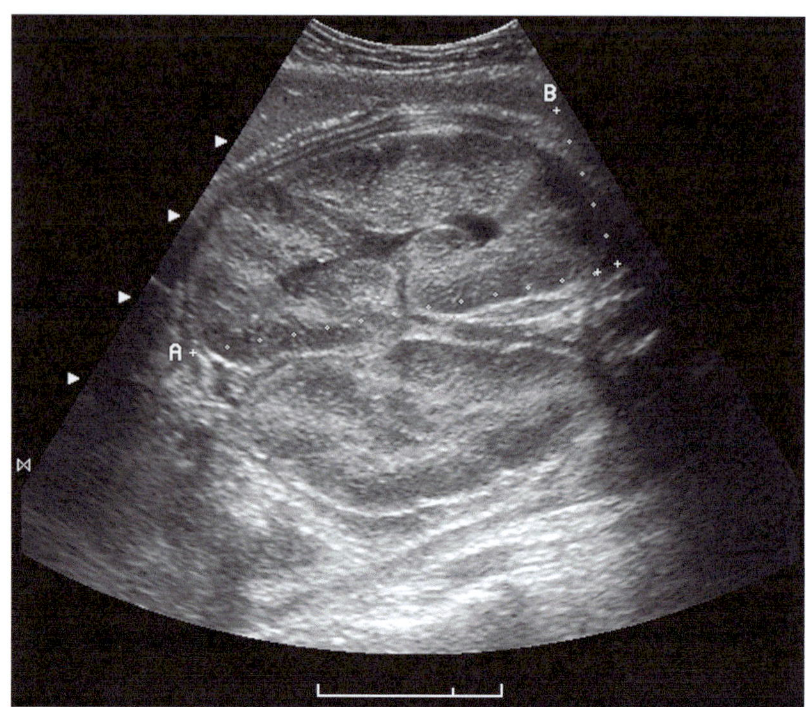

Abb. 13.63 Bilaterale kleinzystische Nierendysplasie: deutliche Vergrößerung beider Nieren im Transversalschnitt. Pfeffer-und-Salz-Muster der sonographischen Binnenechos

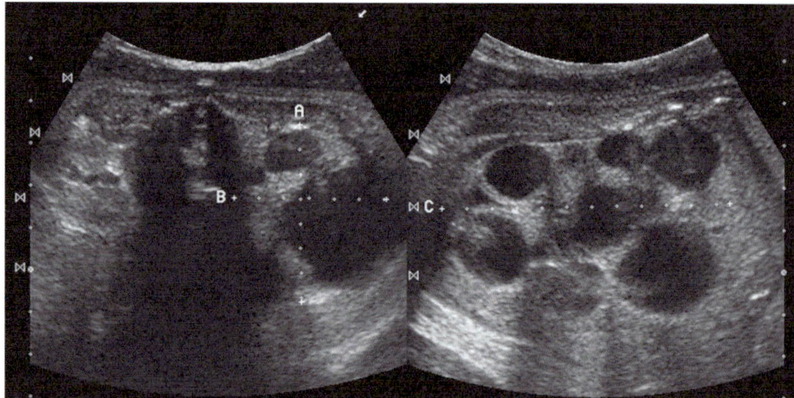

Abb. 13.64 Bilaterale zystische Nierendysplasie: Transversalschnitt durch das fetale Abdomen in Höhe der vergrößerten Nieren. Multiple Zysten unterschiedlicher Größe

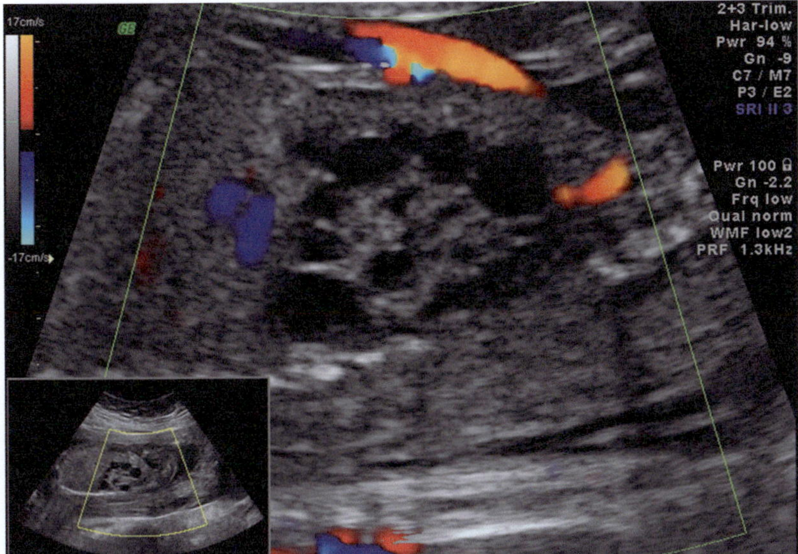

Abb. 13.65 Zystische Nierendysplasie: Sagittalschnitt der Niere mit multiplen Zysten

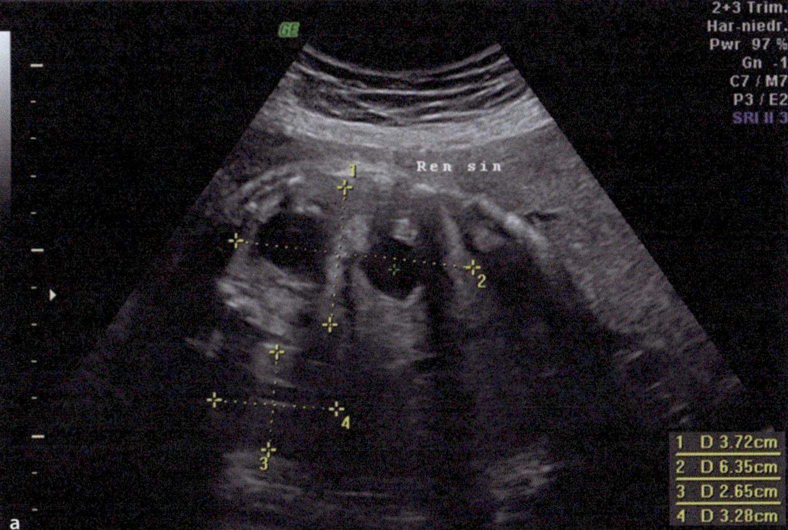

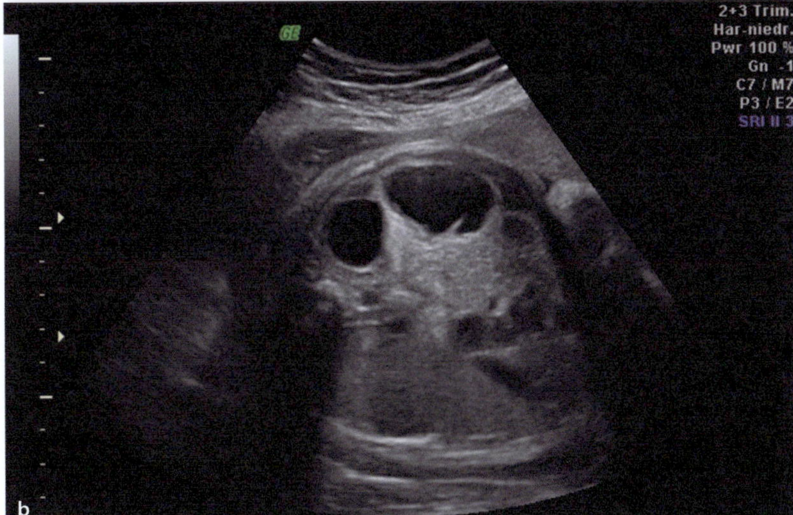

Abb. 13.66a,b Unilaterale zystische Nierendysplasie. **a** Sagittaldarstellung schräg: Darstellung einer vergrößerten Niere mit echoarmem/echoreichem Parenchym und mehreren echoleeren Zysten unterschiedlicher Größe. Gegenseite ohne Zeichen der zystischen Dysplasie, **b** Transversalschnitt

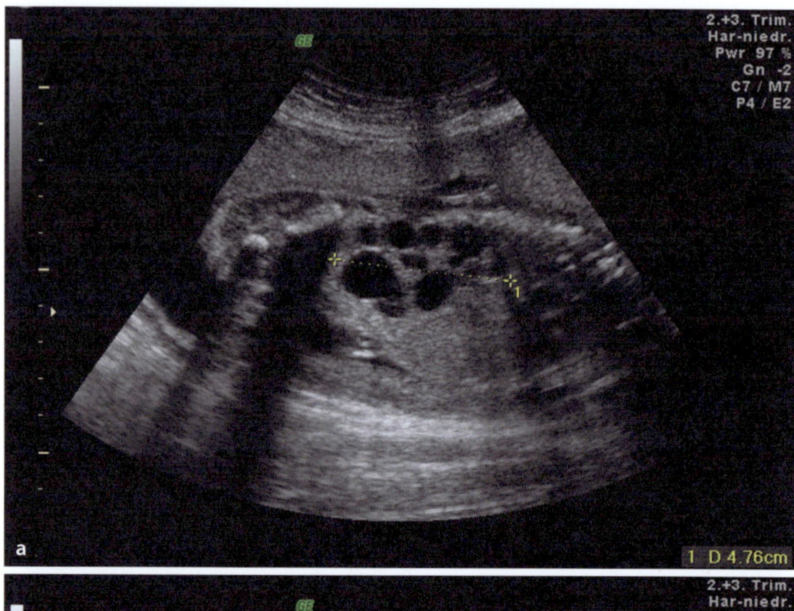

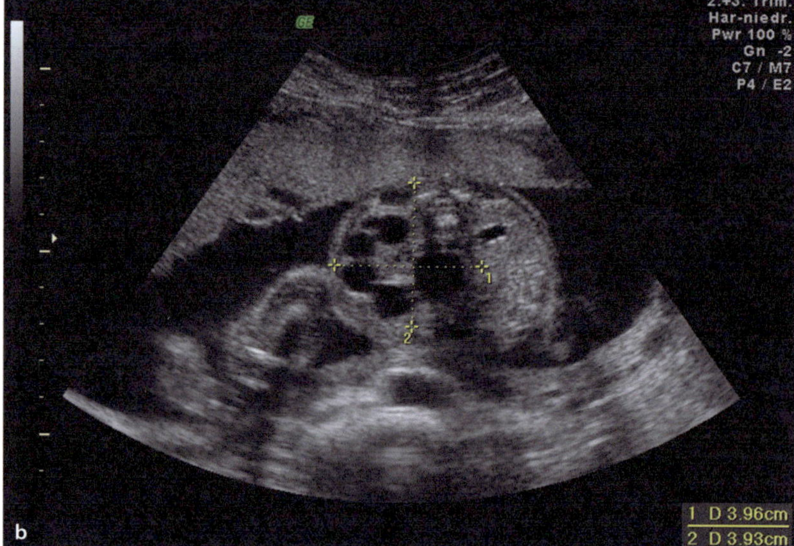

Abb. 13.67a,b Unilaterale zystische Nierendysplasie. **a** Sagittalschnitt: Darstellung einer vergrößerten Niere mit echoarmem Parenchym und multiplen echoleeren Zysten unterschiedlicher Größe, **b** Transversalschnitt: Der Größen- und Strukturunterschied der dysplastisch vergrößerten Niere zur nicht betroffenen gegenseitigen Niere (lediglich spaltförmige Erweiterung des Nierenbeckens) stellt sich hier deutlicher dar

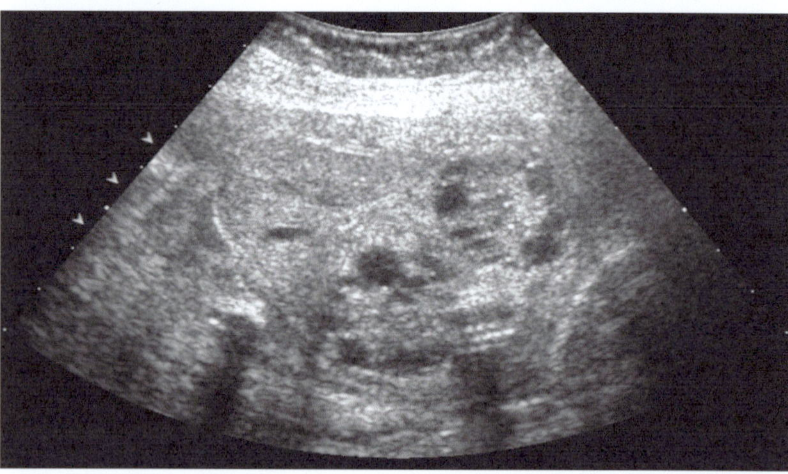

Abb. 13.68 Zystische Nierendysplasie (Transversalschnitt): Die kleinzystischen Veränderungen der nicht vergrößerten Nieren sind bilateral in gleicher Weise präsent

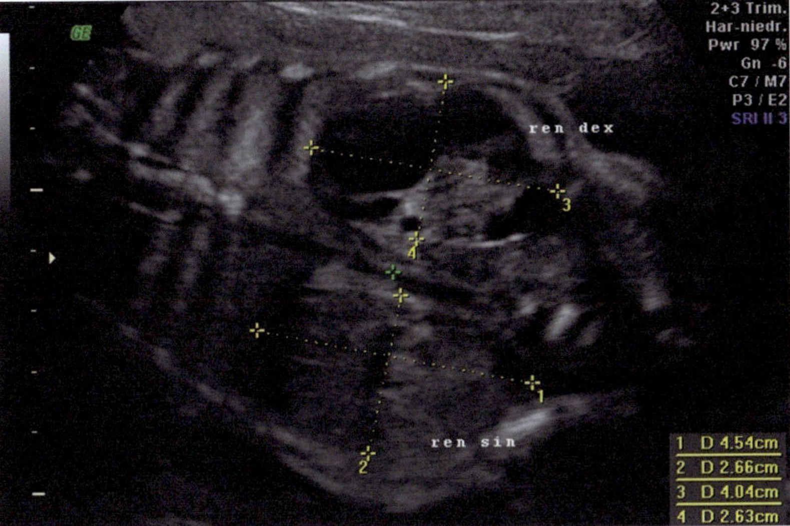

Abb. 13.69 Unilaterale zystische Nierendysplasie (Frontalschnitt): Darstellung zweier nicht vergrößerter Nieren mit links echoarmem unauffälligem Nierenparenchym und rechts vollständig zystischem Umbau des Nierengewebes

13.10.2 Autosomal-dominante polyzystische Nierenerkrankungen (ADPKD)

Die auf Chromosom 16 bzw. 4 vererbte Multisystemerkrankung ist ebenfalls eine Ziliopathie, bei der die Proteine Polycystin 1 (ADPKD 1) bzw. Polycystin 2 (ADPKD 2) fehlkodiert sind. Die Existenz einer ADPKD 3 liegt nahe, wenngleich die betroffenen Gene noch nicht benannt werden konnten. Wie auch bei der ARPKD ist die Penetranz zwar 100 %, doch die Expressivität ist äußerst variabel. In der Regel erkranken die Betroffenen erst im Erwachsenenalter (20. bis 50. Lebensjahr oder sogar später). Begleitend manifestieren sich Leber- und Pankreaszysten, Gefäßaneurysmen und Bindegewebeerkrankungen werden gehäuft beobachtet. Die renale Zystenbildung findet neben den Nephronen auch in den Sammelrohren statt. Mit einer Inzidenz von 1:1000 ist die ADPKD eine der häufigsten Erbkrankheiten.

Sonographie
Tritt die ADPKD schon pränatal in Erscheinung, so ist sie sonographisch nicht sicher von der ARPKD zu unterscheiden. Allerdings findet sich meist nur eine moderate Nierenvergrößerung und die kortikomedulläre Differenzierung ist erhalten. Häufiger finden sich kleinere Zysten, die Fruchtwassermenge bleibt normal.

Prognose

Die Prognose im Kindesalter ist sehr gut, im Erwachsenenalter hängt sie von der Ausprägung der klinischen Manifestation ab. Die genetische Beratung der Eltern und die Begleitung durch versierte Perinatologen oder pädiatrische Nephrologen ist auch hier sicherzustellen.

13.10.3 Andere zystische Nierenerkrankungen

Auch andere Multisystemerkrankung mit renaler Ziliopathie sind beschrieben und zeigen eine große klinische Bandbreite von Symptomen. Gallenwege,

Leber, Pankreas, Bindegewebe, Retina und Gehirn können betroffen sein. Folgende Syndrome fallen in den Formenkreis: Meckel-Gruber-Syndrom, kongenitale Nephrose (finnischer und nicht finnischer Typ), Nephronophthisis, Bardet-Biedl-Syndrom, Joubert-Syndrom, »renal cysts and diabetes syndrome«, Jarcho-Levin-Syndrom, Beemer-Syndrom, Jeune-Syndrom, Hippel-Lindau-Syndrom, tuberöse Sklerose und Heterotaxiesyndrom

▪ Weiterführende Diagnostik

In Abhängigkeit von der Familienanamnese und der Art der Nierendysplasie ist eine genetische Beratung und ggf. eine Karyotypisierung zu erwägen. Ein intensives Organscreening strebt den Ausschluss weiterer Fehlbildungen und die Klassifikation eines evtl. kausal bestehenden Syndroms an. Die pränatale Kernspintomographie kann insbesondere bei durch Oligohydramnion eingeschränkten Untersuchungsbedingungen eine gute Parenchymdarstellung der Nieren und damit eine Erweiterung der Diagnostik ermöglichen.

▪ Geburtshilfliches Vorgehen

Die restriktiv zu stellende Indikation einer evtl. notwendigen invasiven Intervention (Shuntanlage bei Obstruktion der ableitenden Harnwege) ist ebenso wie der Zeitpunkt eines derartigen Eingriffs abhängig von der Dynamik der Erkrankung (Harnausscheidung, Darstellbarkeit der gefüllten Harnblase, Nierenparenchymdicke, Nierenbeckenkelchsystemdilatation). Diese kann durch engmaschiges Ultraschallmonitoring eingeschätzt werden.

13.11 Nierentumoren

Kongenitale tumoröse Veränderungen des Nierengewebes sind Raritäten. Diese können ein- oder selten beidseitig auftreten und sind sonographisch schwer abzugrenzen. Die vorgeburtliche Diagnose von Tumoren im Bereich der Nieren ist deshalb selten.

13.11.1 Mesoblastisches Nephrom

Beim mesoblastischen Nephrom handelt es sich um ein fetales renales Hamartom. Der einseitige, solide, mesenchymale Tumor (35–450 g) tritt ohne Kapsel und unter Infiltration von Nachbarorganen auf. Das mesoblastische Nephrom ist in aller Regel benigne und stellt den häufigsten renalen Tumor in der Perinatologie dar.

Sonographie

In der Nierenloge findet sich ein unilateraler echoarmer Tumor mit meist homogenen Binnenechos und ausgeprägten Vaskularisationszeichen (erinnert an das Bild eines Uterusmyoms). Die Druckatrophie des restlichen Nierenparenchyms kann vorkommen. Begleitend kann ein Polyhydramnion auftreten.

▪ Assoziierte Anomalien

Gleichzeitig mit einem mesoblastischen Nephrom können eine Polydaktylie, eine Malformation des Gastrointestinaltrakts, ein Hydrozephalus und eine Anomalie im Urogenitaltrakt bestehen.

■ **Differenzialdiagnose**

Differenzialdiagnostisch kommen der Wilms-Tumor, andere renale Tumoren (Teratom, Neuroblastom) und die intraabdominale Form des Lungensequesters infrage. Milztumoren sind sehr selten.

■ **Geburtshilfliches Vorgehen**

In Abhängigkeit von der Tumorgröße, dem Schwangerschaftsverlauf, den assoziierten Anomalien und einem evtl. auftretenden Polyhydramnion (fetale Polyurie) besteht die Gefahr der Entwicklung eines vorzeitigen Blasensprungs, vorzeitiger Wehen und damit von Frühgeburtlichkeit. Dieser ist durch Tokolytika und ggf. Amniondrainage des Polyhydramnions zu begegnen.

■ **Prognose**

Die operative Resektion des Tumors stellt eine kurative Option der Behandlung dar. Es besteht jedoch die Möglichkeit eines Rezidivs, besonders nach inkompletter Operation. Als adjuvante Behandlung kommen Chemotherapie und/oder Bestrahlung in Betracht.

13.11.2 Kongenitales Nephroblastom (Wilms-Tumor)

Beim kongenitalen Nephroblastom (Wilms-Tumor) handelt es sich um ein metanephritisches Blastom (◘ Abb. 13.70). Es besteht die Möglichkeit der simultanen multifokalen Entwicklung in beiden Nieren. Das Nierenparenchym wird dabei durch den Tumor ersetzt. Eine Metastasierung ist lokal, hämatogen und lymphogen möglich.

■ **Epidemiologie**

Die Inzidenz des Wilms-Tumors beträgt bei ausgeglichener Geschlechterverteilung 1:10.000 Lebendgeburten bzw. 7,8:1.000.000 Kinder im Alter <15 Jahren. Der Tumor tritt meist sporadisch auf. Einem gelegentlichen familiären Auftreten liegt eine autosomal-dominante Vererbung mit variabler Penetranz (63 %) und Expression zugrunde. Bei bilateraler Neoplasie wird häufiger eine familiäre Belastung beobachtet als bei unilateralem Vorkommen. Das Wieder-

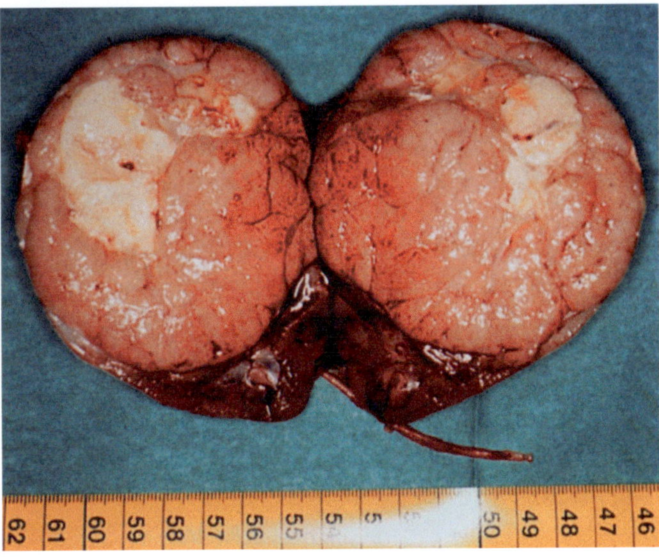

◘ **Abb. 13.70** Schnittfläche eines operativen Präparats eines kongenitalen Wilms-Tumors

holungsrisiko ist bei unilateralem Auftreten sehr gering (<1 %), bei Tumoren auf beiden Seiten etwas höher (1–2 %). Die Nachkommen sind in 5 % unilateral und in 35 % bilateral betroffen.

Sonographie

Abb. 13.71 u. Abb. 13.72

Eine sonographische Diagnose erfolgte bisher in den seltensten Fällen pränatal. Bei einem Tumor im Bereich des Nierenlagers handelt es sich meist um das mesoblastische Nephrom. Eine Differenzialdiagnose ist pränatal nicht sicher möglich. Wichtig ist die Beurteilung der Gegenseite.

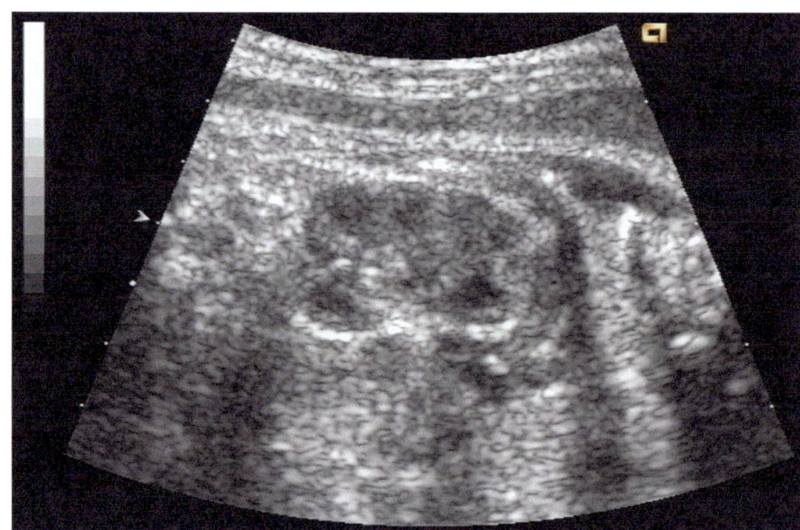

Abb. 13.71 Nebenniere: Im Sagittalschnitt lässt sich oberhalb der Niere eine ihr kappenförmig aufsitzende Struktur als ein echoarmes, etwas unregelmäßig begrenztes Organ abgrenzen (rechts)

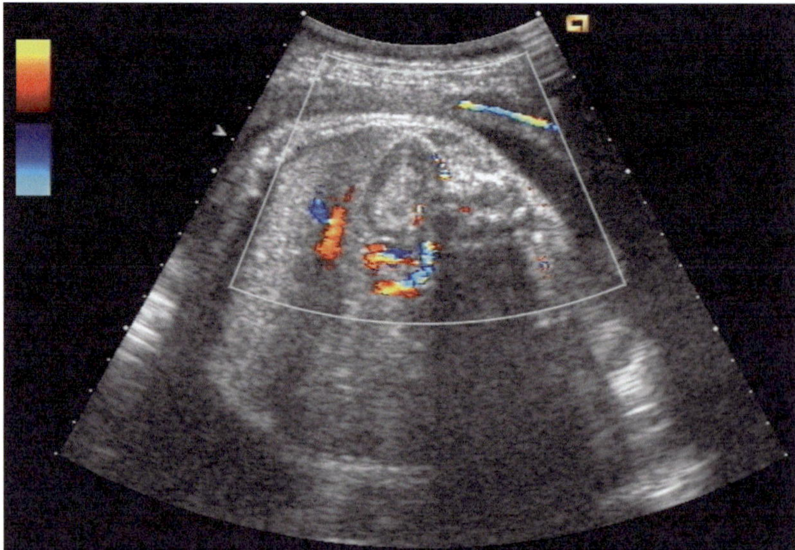

Abb. 13.72 Nebenniere: Im schrägen Transversalschnitt ist neben den Nierengefäßen auch die (in dieser Ebene oval konturierte) Nebenniere mit ihrer Vaskularisation darstellbar (farbdopplerkodierte Signale rechts)

▪ Assoziierte Anomalien

Assoziierte Anomalien werden in 14 % der Fälle beobachtet. Hierbei ist besonders der Urogenitaltrakt (Kryptorchismus, Hypospadie, Nierenverschmelzung, Intersexualität) mit 28 % mitbetroffen, bei beidseitigem Auftreten noch häufiger. Daneben ist eine Verbindung zu Trisomie 18, Monosomie X0, Deletion 11p13 und verschiedenen Translokationen beschrieben.

▪ Differenzialdiagnose

Wie beim mesoblastischen Nephrom.

▪ Weiterführende Diagnostik

Eine Karyotypisierung (prä- oder postnatal) ist aufgrund der Assoziation zu Aneuploidien zu erwägen.

▪ Prognose und Therapie

Die Prognose ist abhängig von der Histologie, dem Lymphknotenbefall und der Tumorgröße. Für die Gesamtprognose gilt ein 2-Jahres-Überleben von 90 % in den Stadien I–III, von 60 % im Stadium IV bei günstiger Histologie und von 35 % im Stadium IV bei ungünstiger Histologie. Die postnatale Therapie besteht in der Tumorresektion gefolgt von einer adjuvanten Systembehandlung.

13.12 Kongenitales adrenales Neuroblastom

Die fetalen Nebennieren sind, bedingt durch den proportional vergrößerten Kortex, in Relation zum Körpergewicht 10- bis 20-mal größer als beim Erwachsenen. Die Medulla entspringt dem Ektoderm, der Kortex dem Mesoderm (6. SSW). Sonomorphologisch sind die Nebennieren ab der 10. SSW als echoarmer Ring mit einem zentralen echoreichen Areal am kranialen Nierenpol abzugrenzen.
Das kongenitale adrenale Neuroblastom (Adrenoblastom, embryonales Adenosarkom) entsteht durch einen Defekt der Neuroblastenreifung. Meist ist nur eine Nebenniere betroffen. Die Diagnose wird häufig erst im 3. Trimenon gestellt, zum Zeitpunkt der Geburt treten bei der Hälfte der Patienten Metastasen auf.
Die Tumorzellaussaat erfolgt per continuitatem zu zwei Dritteln in die Niere oder Leber bzw. zu einem Drittel subkutan und in die Plazenta.

▪ Epidemiologie

Mit 12,3 % aller perinatalen Neoplasien ist dieser Nebennierentumor die häufigste abdominale tumoröse Neubildung bei Neugeborenen. Die Inzidenz beträgt 1:7100–10.000 aller Lebendgeburten. In 20 % wird ein genetischer Defekt vermutet.

▪ Histologie

Man findet hoch maligne, niedrig differenzierte Neuroblastome, Ganglioneuroblastome oder reife Ganglioneurome. Häufig treten unterschiedlich maligne Anteile im selben Tumor auf. Die Histologie stellt jedoch keinen guten Prognoseparameter dar.

Sonographie

Abb. 13.73, Abb. 13.74 u. Abb. 13.75

Im 3. Trimenon fällt ein zystisch-solider Tumor kranial der Niere auf, evtl. mit Kalzifizierungen. Separat davon kommen die Nieren zur Darstellung. Gegebenenfalls sind auch nur Metastasen als echoarme, inhomogene Raumforderungen nachweisbar. Ein sonographisches Hinweiszeichen kann die Entwicklung eines Hydrops sein. Die Freisetzung von Katecholaminen (75–90 %) führt zu maternalen Symptomen wie Übelkeit, Erbrechen, Nervosität, Schwitzen, Kopfschmerz und Hypertonus (Mirror-Syndrom). Die mütterliche Symptomatik in Zusammenhang mit einem suspekten fetalen Tumor deutet diagnostisch auf ein fetales Adrenoblastom hin. Hilfreich kann auch die Bestimmung der Vanillinmandelsäure (Katecholaminmetabolit) im (Sammel-)Urin sein. Die sonographische Diagnose eines kongenitalen adrenalen Neuroblastoms ist nicht nur pränatal, sondern auch bei Kindern nach der Geburt schwierig. Häufig lässt sich eine Diagnose erst histologisch stellen.

Assoziierte Anomalien

Entwicklungsstörungen der Neuralleiste im Sinn eines Morbus Hirschsprung.

Differenzialdiagnose

Es kommen ein Wilms-Tumor, das renale mesoblastische Nephrom, Nebennierenblutungen, multizystische Nieren oder auch subdiaphragmatische Lungensequester in Betracht. Bei Tumoren oder Metastasen im Bereich der Leber ist insbesondere an ein Hamartom oder ein Hämangiom zu denken. Ein (adrenales) Tumorwachstum kann differenzialdiagnostisch als indirektes Hinweiszeichen gewertet werden.

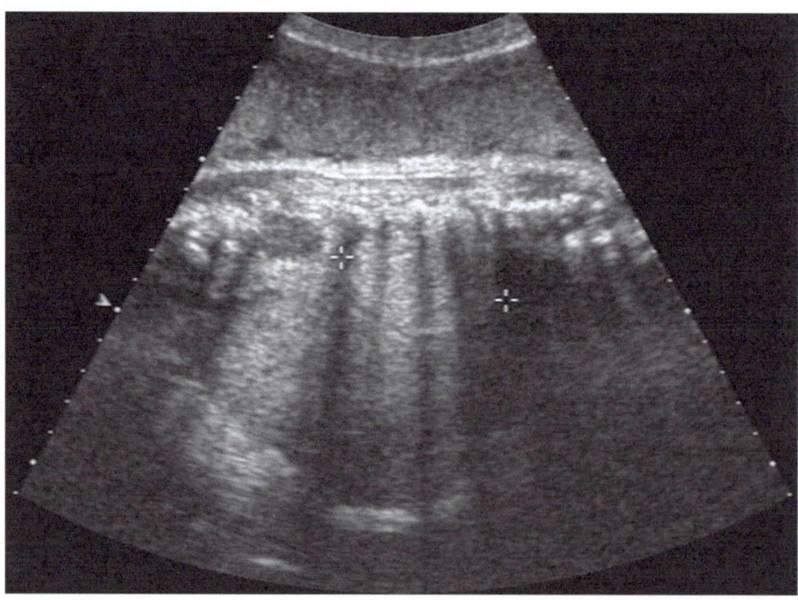

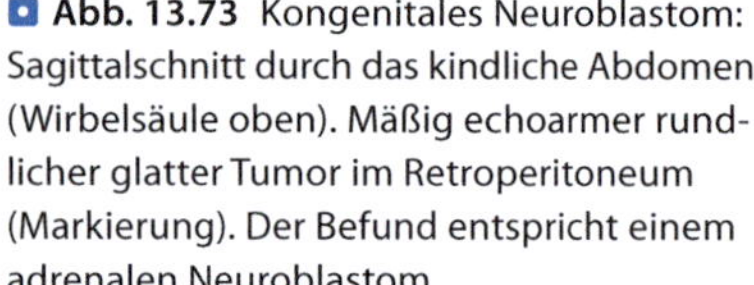

Abb. 13.73 Kongenitales Neuroblastom: Sagittalschnitt durch das kindliche Abdomen (Wirbelsäule oben). Mäßig echoarmer rundlicher glatter Tumor im Retroperitoneum (Markierung). Der Befund entspricht einem adrenalen Neuroblastom

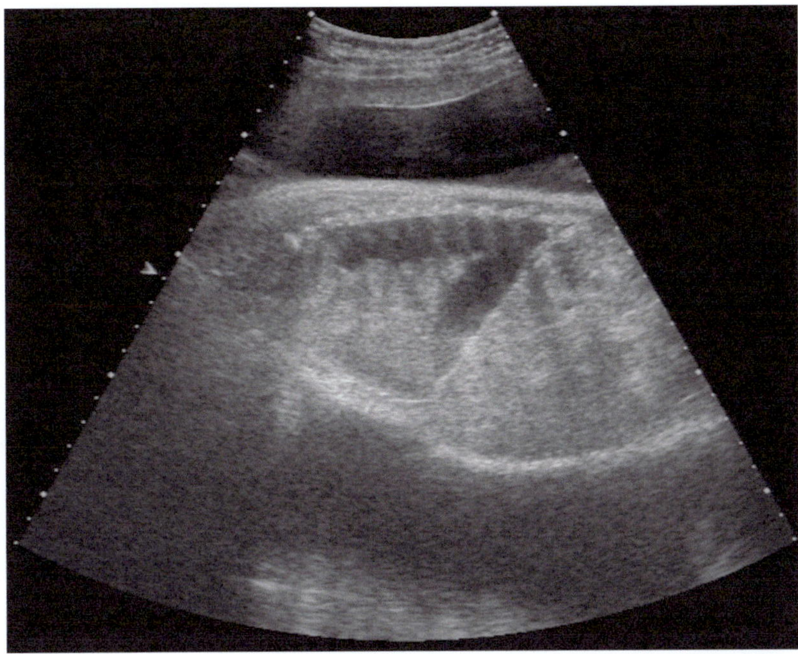

Abb. 13.74 Pleuraergüsse bei kongenitalem thorakalem Neuroblastom: Sagittalschnitt durch den kindlichen Thorax und das fetale Abdomen mit ausgeprägter intrathorakaler Flüssigkeitsansammlung

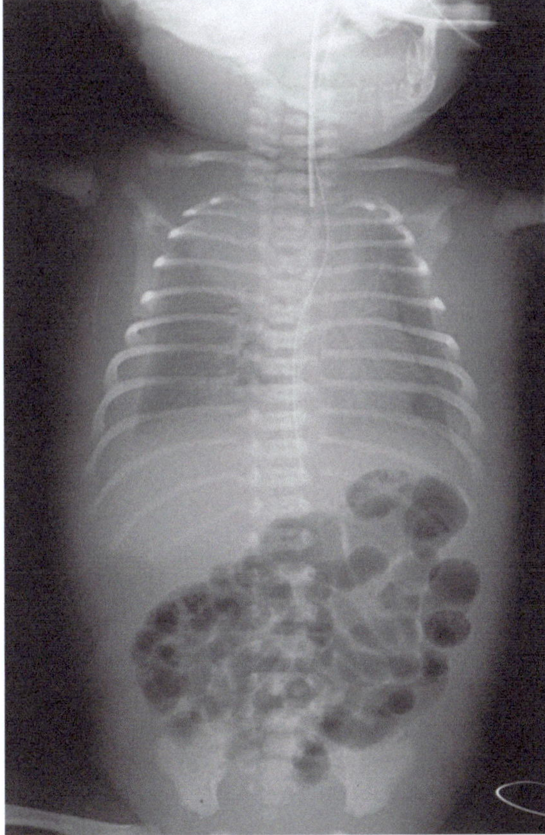

Abb. 13.75 Postnatale Röntgenübersichtsaufnahme des Thorax bei kongenitalem Neuroblastom: Linksverlagerung von Ösophagus und Trachea im oberen Mediastinum. Bilateraler Hydro-/Chylothorax (entsprechend dem pränatalen Befund in Abb. 13.74)

▪ Geburtshilfliches Vorgehen

Eine pränatale MRT zur Diagnosesicherung und Metastasensuche wird empfohlen. Das geburtshilfliche Vorgehen richtet sich nach Tumorgröße, Hydropszeichen und dem Vorhandensein von Lebermetastasen. Die Möglichkeit der Entwicklung eines Hämatoperitoneums ist sowohl nach Spontanpartus als auch nach Sectio caesarea beschrieben.

▪ Prognose

Selten wurden Totgeburten beobachtet. Die Prognose ist abhängig von Alter und Stadium. Je jünger die Patienten zum Zeitpunkt der Diagnose sind, desto besser ist die Prognose. Die Höhe der Katecholamine stellt ebenso wie die Histologie keinen sicheren Prognosefaktor dar. Es sind spontane Remissionen auch im metastasierten Stadium beschrieben.

▪ Therapie

Die therapeutischen Optionen bestehen in postnataler Operation, Radiatio und Chemotherapie.

13.13 Steißbeinteratom

Solide fetale Tumoren treten äußerst selten auf und sind histologisch oft Teratome. Es handelt sich dabei um Keimzelltumoren, bestehend aus Anteilen aller 3 Keimblätter.

▪ Epidemiologie

Das Steißbeinteratom Typ I–IV wird mit einer Inzidenz von 1:40.000 als häufigster fetaler Tumor beobachtet. Der Tumor kommt meist sporadisch vor und enthält histologisch Gewebe aus allen 3 Keimblättern. Selten ist das familiäre Auftreten mit autosomal-dominanter Vererbung. Die Geschlechtsverteilung männlich zu weiblich beträgt 1:4.

▪ Embryologie

Theorien zur Entstehung von Teratomen:

- Während der Wanderung aus dem Dottersack bleiben totipotente Zellen zurück und entwickeln sich nicht in normales Mesoderm weiter, wobei die resultierenden Teratome axial oder paraaxial zu liegen kommen.
- Es finden sich parthenogenetisch entstandene Zellen (unbefruchtete Zellen), die aus einer einzelnen Keimzelle hervorgehen, was (wenn überhaupt) nur die ovariellen Teratome betrifft.
- Besonders in der Laienpresse kursiert eine immer wieder verbreitete Theorie, bei Teratomen handele es sich um einen degenerierten Zwilling. Danach wird angenommen, dass Teratome auf eine frühembryonale Störung nach Art einer parasitären Zwillingsbildung zurückzuführen sind. Die Veränderungen können auch in den Körper eingeschlossen werden (Inklusion). Dieses Entstehungsmuster könnte auf Steißbeinteratome, Hirnteratome, mediastinale und abdominale Teratome zutreffen.

▪ Formen

Nach der Lokalisation werden 4 Typen mit variierender Prognose unterschieden (▪ Tab. 13.2).

■ **Tab. 13.2** Klassifikation der Steißbeinteratome

Typ	Lokalisation	Histologie
I	Extern (postsakral), mit Haut überdeckt (55–75 %)	Benigne (relativ gut differenzierte Anteile aller 3 Keimblätter)
II	Extern, mit hohem präsakralem Anteil (11–18 %)	Undifferenziert (meist neuroepithelial)
III	Präsakral, mit geringem externem Anteil (7–13 %)	Maligne (solider Dottersack oder endodermaler Sinustumor, α-Fetoprotein-Erhöhung)
IV	Nur präsakral (19 %)	

Sonographie

■ Abb. 13.76, ■ Abb. 13.77, ■ Abb. 13.78, ■ Abb. 13.79 u. ■ Abb. 13.80

Der zystisch-solide Tumor (inhomogenes Binnenmuster bei glatter Oberfläche) im Bereich des Sakrums (mit teils intra-, teils extrakorporalem Anteil) wird meist erst im 2. oder 3. Trimenon diagnostiziert. In 36 % der Fälle sind kalzifizierte Tumorareale darstellbar. Typ IV mit rein präsakralem Befund stellt eine schwierige pränatale Diagnose dar. Die Kranialverlagerung der Harnblase durch den Tumor kann hier als indirektes Hinweiszeichen wirken. Farbdopplersonographisch ist die ausgeprägte Hypervaskularisation (*Cave:* Herzinsuffizienz mit potenziellem Hydrops fetalis) nachweisbar. Eine Blutung in den Tumor kann zu einer bedrohlichen Anämie führen. Folgende Kriterien können zum Abschätzen einer ungünstigen Prognose herangezogen werden: Tumorgröße (>10 cm), schnelles Tumorwachstum (>150 cm^3 pro Woche), solides Tumorgewebe mit hoher Vaskularisationsdichte, Zeichen einer Herzinsuffizienz und Polyhydramnie.

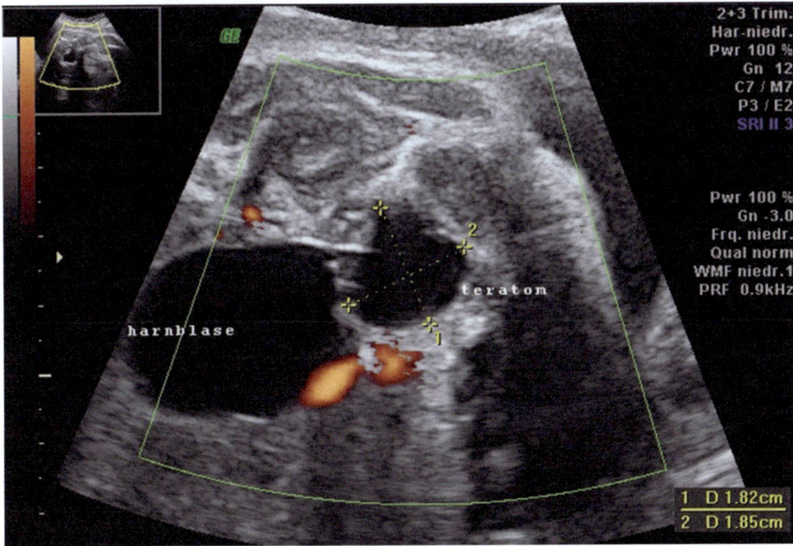

■ **Abb. 13.76** Steißbeinteratom: kaudal der flüssigkeitsgefüllten Harnblase pelviner, zystischer unregelmäßig, aber scharf begrenzter Tumor

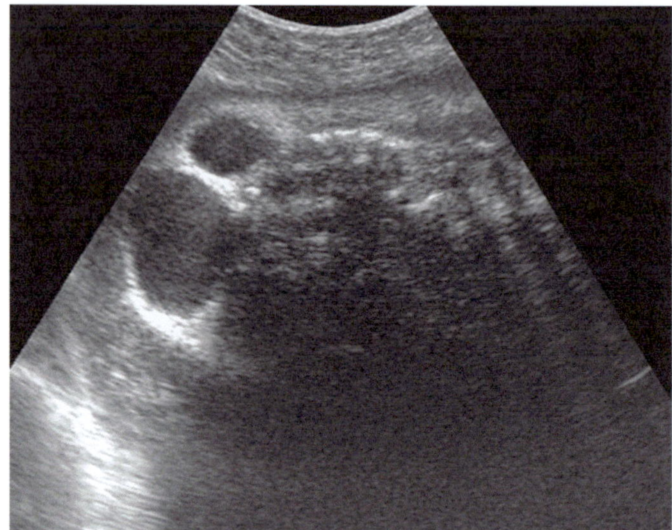

Abb. 13.77 Steißbeinteratom: Gesamtausdehnung des zystischen, echoleeren, glatten, mehrkammerigen Steißtumors (links) aus Abb. 13.76 in einem schrägen Schnitt durch den kaudalen Pol des kindlichen Stamms

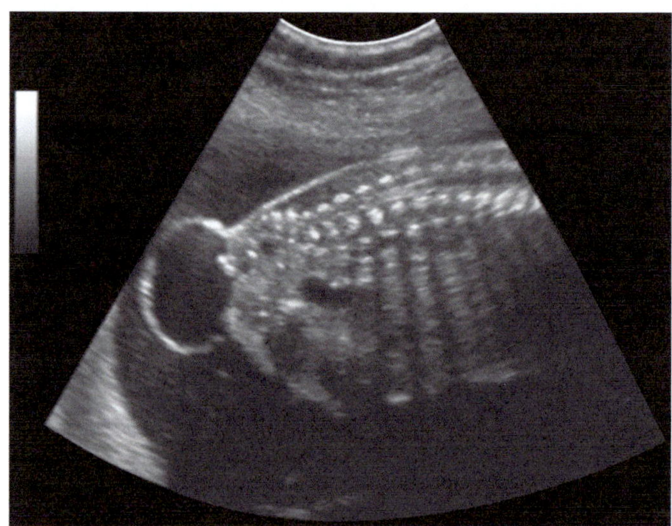

Abb. 13.78 Zystisches Steißbeinteratom: echoleerer, zystischer, extrakorporaler Tumor im Sakralbereich. Die echoreichen intraabdominalen Tumorbereiche lassen die Ausdehnung der Geschwulst nach intrapelvin erkennen. Eine Differenzierung zu zystischen Neuralrohrdefekten ist durch die Darstellung einer intakten Struktur der Wirbelsäule möglich

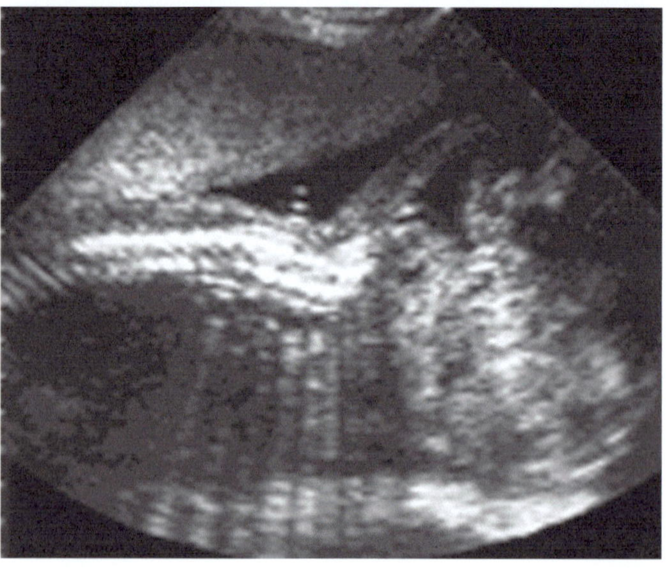

Abb. 13.79 Steißbeinteratom: Sagittalschnitt durch einen großen (12 cm), runden, überwiegend solide imponierenden Tumor am fetalen Steiß (rechts). Dieses Steißbeinteratom ist dabei vorwiegend extern entwickelt, jedoch von Haut überdeckt

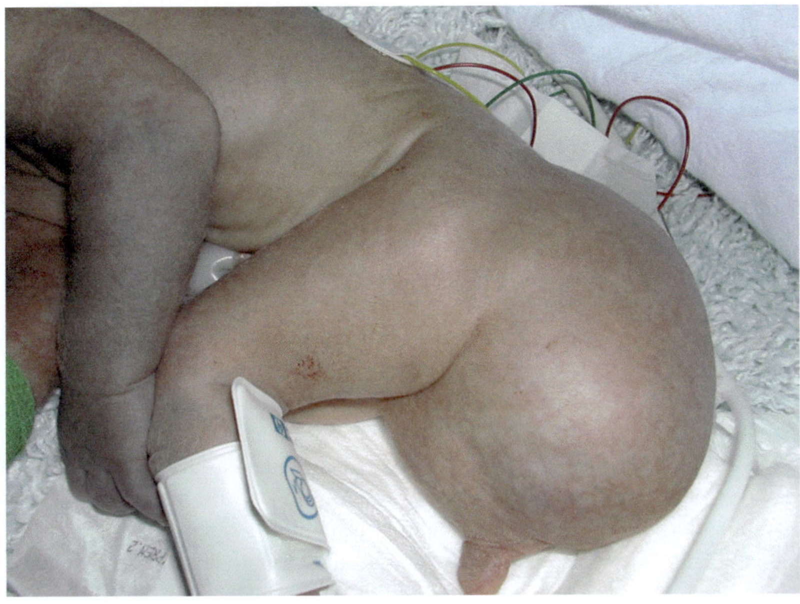

Abb. 13.80 Postpartaler Befund: großes kongenitales Steißbeinteratom unmittelbar nach Entbindung des Kindes per Kaiserschnitt

Assoziierte Anomalien

Begleitfehlbildungen finden sich bei 5–25 % der Kinder (Spina bifida, obstruktive Uropathien, Gaumenspalten und Fußdeformitäten). Gelegentliche Assoziationen zu Chromosomenaberrationen (7q-) kommen vor. Im Zusammenhang mit fetalen Steißbeinteratomen ist auf der mütterlichen Seite ein »maternal mirror sydrome« (Hypertonus, periphere und pulmonale Ödeme und Proteinurie, entsprechend dem Bild einer Präeklampsie) möglich.

Differenzialdiagnose

Gegebenenfalls kann eine Abgrenzung zur Myelomeningozele schwierig sein. Im Fall eines Teratoms ist die Wirbelsäule intakt, man findet eine intraabdominale oder präsakrale Ausdehnung. Weitere, schwierige Differenzialdiagnosen stellen die neuroendokrine Zyste, das Chordom, Sarkom und Ependymom dar.

Weiterführende Diagnostik

Zur Erfassung einer möglichen nervalen Störung sind insbesondere die sonographische Abschätzung der Blasenfunktion und die Bewegung der unteren Extremitäten von Bedeutung. Darüber hinaus sollte auf die Möglichkeit der Entwicklung eines Polyhydramnions und auf Hydropszeichen (kardial, anämisch) geachtet werden. In jedem Fall sollte eine eingehende Fehlbildungsdiagnostik erfolgen. Auch der Nachweis erhöhter α-Fetoprotein-Werte ist möglich.

Geburtshilfliches Vorgehen

Eine engmaschige Verlaufsbeobachtung soll zur frühzeitigen Erkennung einer fetalen Dekompensation (Hydrops) beitragen. Bei zystischem nicht vaskularisiertem Tumor kann präpartal eine intrauterine Punktion erwogen werden. Günstigster Geburtsmodus bei großem Tumor ist die Sectio caesarea (*Cave:* Einblutung durch mechanisches Trauma). Unmittelbar postnatal sind die sterile Abdeckung des Teratoms und ein vorsichtiges Handling erforderlich, da Blutungen aus Tumorgefäßen infolge einer Traumatisierung lebensbedrohlich sein können. Die postnatale α-Fetoprotein-Bestimmung beim Kind kann Hinweise auf die Dignität des Tumors geben. Mittels Sonographie, CT und MRT ist die Ausdehnung des Tumors im kleinen Becken zu beurteilen. Die chirurgische Entfernung ist in jedem Fall erforderlich.

▪ Prognose

Die Prognose wird vor allem von der Histologie und der Größe bestimmt. Metastasen kommen in Abhängigkeit vom Typ vor: Typ I keine, Typ II 6 %, Typ III 20 %, Typ IV 76 %. Für undifferenzierte Teratome ist eine Sterblichkeitsrate von 37–55 % beschrieben. Bei benignen Teratomen beträgt die Mortalität 3–12 %. Die häufigste Todesursache stellen hierbei Blutungen bei der chirurgischen Versorgung dar. Wenn das Teratom nur von einer dünnen oberflächlichen Membran umgeben ist, kann es zu einem lebensbedrohlichen Flüssigkeits- und Wärmeverlust kommen.

Zweidrittel der bei der Geburt nicht direkt erkennbaren, rein intrakorporalen Tumoren fallen erst in den ersten 2 Lebensmonaten auf, 10 % davon sind maligne. Teratome, die im Säuglings- oder Kleinkindalter durch Harnwegsobstruktion oder Subileus diagnostiziert werden, sind zu 90 % maligne. Als Spätkomplikation kann aufgrund einer langfristigen (intrauterinen) Nervenkompression in bis zu 25 % eine persistierende Harn- oder Stuhlinkontinenz auftreten.

▪ Therapie

Eine intrauterine Therapie des Steißbeinteratoms wird nur an wenigen Zentren experimentell durchgeführt (▫ Abb. 13.81). Neben der Laserung der zuführenden Gefäße ist bei Hydrops verursachenden Tumoren auch die Radiofrequenzablation einsetzbar. Aufgrund der damit assoziierten hohen Mortalitätsrate bleibt die postnatale Chirurgie allerdings auch weiterhin die Therapie der Wahl.

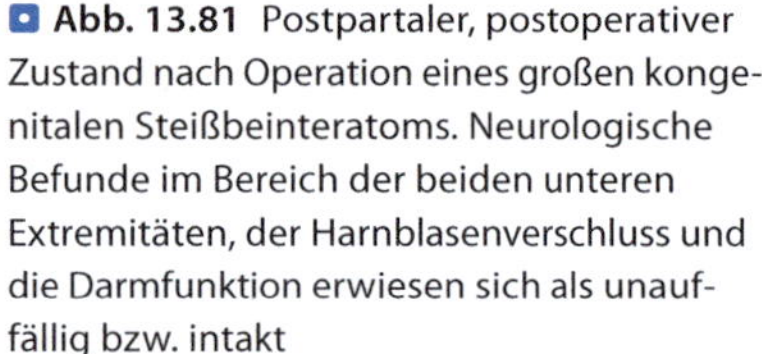

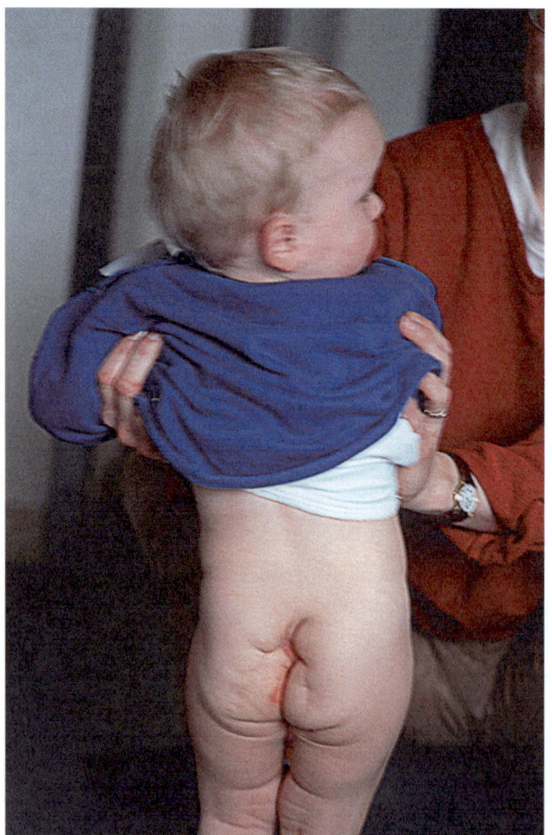

▫ Abb. 13.81 Postpartaler, postoperativer Zustand nach Operation eines großen kongenitalen Steißbeinteratoms. Neurologische Befunde im Bereich der beiden unteren Extremitäten, der Harnblasenverschluss und die Darmfunktion erwiesen sich als unauffällig bzw. intakt

13.14 Sonographische Geschlechtsbestimmung

Das kindliche Geschlecht wird bei der Befruchtung festgelegt. Bis zur 7. SSW erfolgt die Entwicklung des Embryos jedoch im Sinne eines Intersex. In der 6. SSW entwickelt sich der Urnierengang oder Wolff-Gang, aus dem bei männlichen Embryonen der Ductus deferens entsteht. Aus dem Müller-Gang entwickeln sich bei weiblichen Embryonen Eileiter, Uterus und der größte Teil der Vagina. Das äußere Genitale bildet sich aus den Kloakenfalten. Aus den Genitalhöckern entwickelt sich der Phallus bzw. die Klitoris und aus den Genitalwülsten die Skrotalwülste bzw. die Labia majora. Der penile Anteil der Urethra bildet sich im 3. Monat. Zu dieser Zeit befinden sich die Hoden in der Inguinalregion. Ihr Deszensus beginnt ab dem 7. Monat. Abgeschlossen ist er bei 62 % der Feten in der 30. SSW und bei 93 % in der 32. SSW. Ohne die Einwirkung von Testosteron (8.–10. SSW) entwickelt sich auch bei chromosomal männlichen Anlagen ein weibliches äußeres Genitale.

Indikationen

Die häufigste Motivation zur pränatalen Geschlechtsbestimmung (Sonographie) ist die Neugier der werdenden Eltern. Eine medizinische Indikation zur Geschlechtsbestimmung besteht vor allem dann, wenn bei den Eltern eine X-chromosomal vererbbare Erkrankung vorliegt (Tab. 13.3):

- **X-chromosomal-rezessiv:** Männer erkranken, und bei einem erkrankten Mann sind die Töchter Konduktorinnen, die Söhne gesund. Konduktorinnen übertragen die Erbanlage zu 50 % auf ihre Söhne.
- **X-chromosomal-dominant:** Erkrankte Männer übertragen die Erkrankung auf alle Töchter, die Söhne sind dagegen alle gesund. Erkrankte Frauen übertragen die Erbanlage auf 50 % ihrer Kinder.

Tab. 13.3 Beispiele X-chromosomal vererbbarer Erkrankungen

Rezessiv	Dominant
Farbblindheit (1:500–2000) Muskeldystrophie Typ Duchenne (1:3000) Hämophilie A (1:10.000) Hämophilie B (1:25.1000) Lesch-Nyhan-Syndrom (1:300.000)	Incontinentia pigmenti (1:75.000) orofaziodigitales Syndrom (1:80.000)

Auch zur Klärung der Zygotie bei Mehrlingen ist die sonographische Geschlechtsbestimmung geeignet, da ein unterschiedliches Geschlecht immer Dizygotie bedeutet. Sollten bei einer Chorionzottenbiopsie oder Amniozentese in der Zellkultur Mischzellpopulationen beobachtet werden, so kann mittels sonographischen Nachweises eines männlichen Fetus eine maternale Zellkontamination nachgewiesen werden. Bei bestimmten Skelettdysplasien kann eine Klärung der genotypischen/phänotypischen Diskrepanz von diagnostischer Relevanz sein. Des Weiteren bestehen bei verschiedenen Krankheitsbildern geschlechtsspezifische Häufungen. Differenzialdiagnostische Fragen können so erhellt werden: So ist zum Beispiel die hintere Urethralklappe vornehmlich bei männlichen Feten zu finden. Eine Ovarialzyste oder ein Hydrokolpos ist dagegen nur bei weiblichen Feten möglich.

Sonographie

Abb. 13.82, Abb. 13.83 u. Abb. 13.84

Wenn nicht medizinisch indiziert, sollte eine Geschlechtsbestimmung nur in Rücksprache mit der Mutter bzw. beiden Elternteilen erfolgen und immer auf die Irrtumsmöglichkeit bei der sonographischen Diagnose hingewiesen werden. Die Mitteilung des Geschlechts ist nach Gendiagnostikgesetz erst ab dem 2. Trimenon erlaubt!

Die frühestmögliche Darstellung des fetalen Geschlechts mit relativ genauer Treffsicherheit (nahezu 100 % bei idealen Schallbedingungen) kann beim Ersttrimesterscreening ab der 13. SSW bzw. bei einer SSL ≥69 mm vorgenommen werden. Es wird das fetale Becken in mediosagittaler Ansicht aufgesucht und der genitale Tuberkel dargestellt. Dieser ist zwar bei beiden Geschlechtern noch annähernd gleich groß, zeigt jedoch in unterschiedliche Richtung. Beim weiblichen Geschlecht findet er zwischen den Labia majora eine horizontale bzw. kaudale, beim männlichen eine sagittale bzw. ventrale Ausrichtung (kranial des kleinen Skrotums >30° nach ventral).

Im fortgeschrittenen Schwangerschaftsalter erfolgt die Darstellung am geeignetsten im koronaren oder tangentialen Schnittbild. Das männliche Geschlecht kann durch die Identifizierung von Penis (Urethra) oder Skrotum in der 20. SSW in nahezu 100 % der Fälle dargestellt werden.

Beim weiblichen Geschlecht erfolgt die Darstellung der Labia majora als 2 parallele echoreiche Linien. Dazwischen befindet sich eine weitere echoreiche Struktur, die den geschlossenen Labia minora entspricht. Das weibliche Geschlecht erscheint somit insgesamt als 3 parallele »helle« Schallreflexe. Eine Diagnose kann so bereits in der 15. SSW möglich sein. Im weiteren Verlauf der Schwangerschaft imponieren die großen Labien zunehmend wulstförmig (Gefahr der Verwechslung mit dem Skrotum). Als hilfreicher zusätzlicher Parameter gilt die Ausrichtung der Klitoris oder des Penis in einem medianen sagittalen Schnitt. Die Klitoris ist kaudal gerichtet, der Penis dagegen nach kranial.

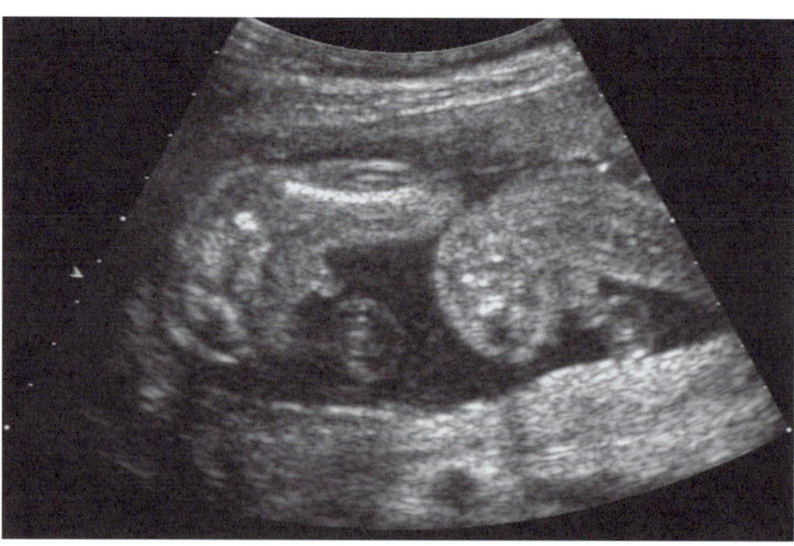

Abb. 13.82 Normale männliche äußere Genitale bei beiden Zwillingen in der 20. SSW

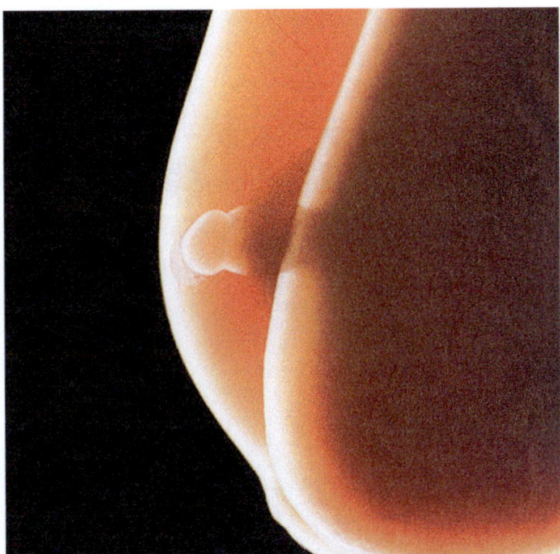

Abb. 13.83 Normales männliches äußeres Genitale in der 15. SSW

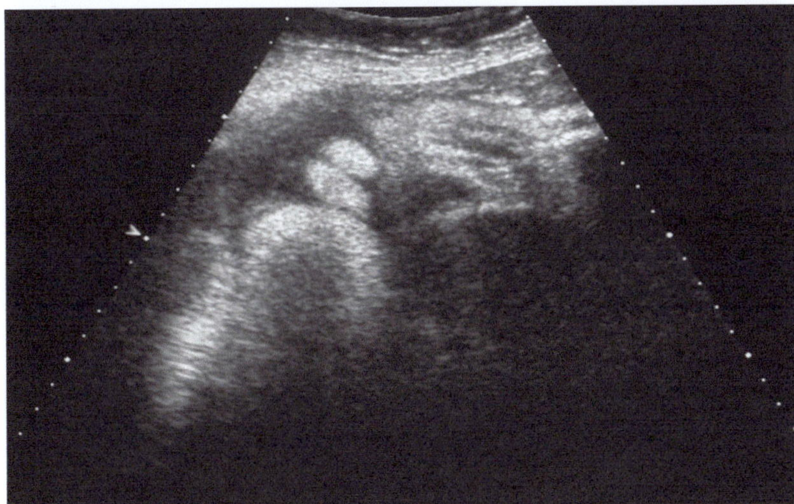

Abb. 13.84 Normales weibliches äußeres Genitale: echoreiche Doppelkontur der großen Labien

Mögliche Fehlerquellen

Zu nennen sind gestationsalter- oder lagebedingte Sichteinschränkung, fehlgedeutete Nabelschnuranteile, fetale Finger, Dorsalverlagerung des Skrotums und ein Ödem der Labia majora. Gelegentlich kann der Genitalhöcker in der 12. SSW wie ein Penis imponieren.

Pathologische Befunde

- **Hydrozele** (Abb. 13.85): Hierbei handelt es sich um eine Flüssigkeitsansammlung entlang des Processus vaginalis; milde Formen finden sich relativ häufig und zeigen Spontanremission. Bei einer Zunahme während der Schwangerschaft spricht dies allerdings oft für die kommunizierende Form mit Assoziation zu einer Leistenhernie.
- **Kryptorchismus:** Ab der 34. SSW sollten die Hoden ins Skrotum deszendiert sein; ist dies sonographisch nicht darstellbar, liegt die Verdachtsdiagnose nahe, die postpartal überprüft werden muss. In Kombination mit Hypo-/Epispadie kann der Kryptorchismus Zeichen eines Pseudohermaphroditismus sein (Ursache: 50–70 % Androgenrezeptordefekt, Differenzialdiagnose: adrenogenitales Syndrom, s. unten).

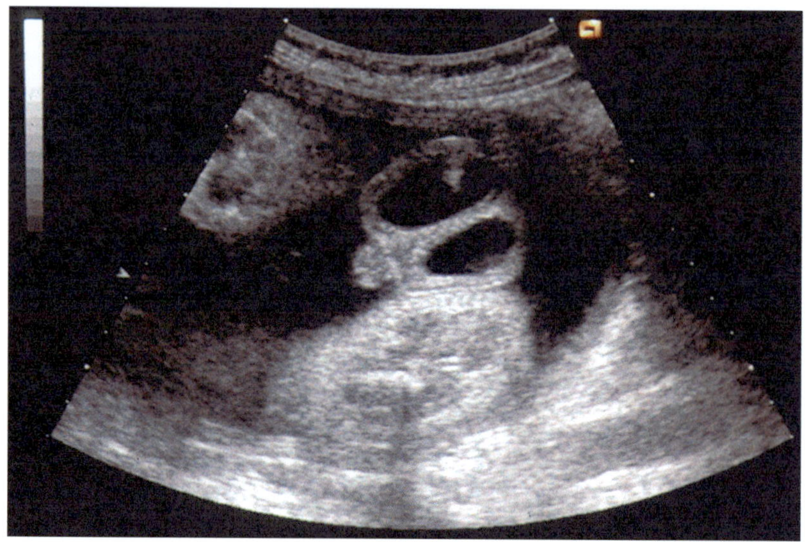

Abb. 13.85 Bilaterale Hydrozele: Bei der transversalen Darstellung des Hodensacks finden sich beidseits Flüssigkeitsansammlungen, die die Hoden gut kontrastierend umgeben

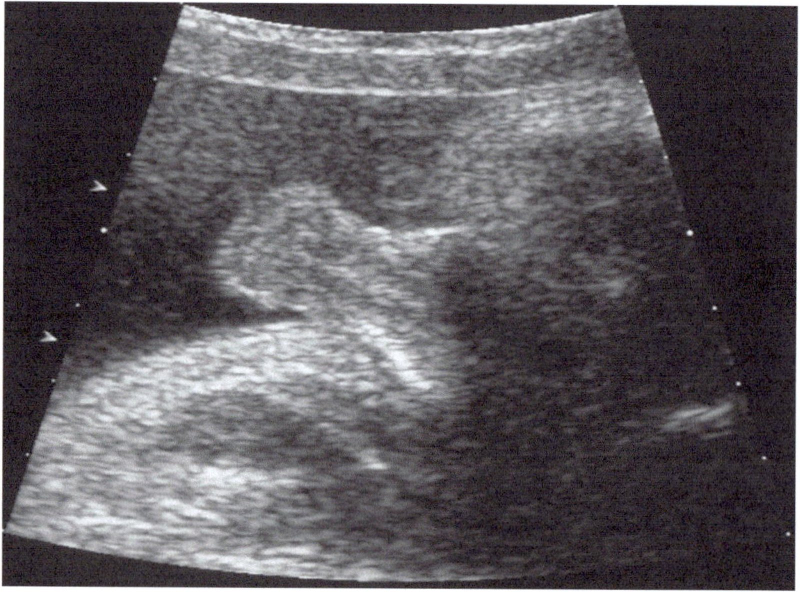

Abb. 13.86 Hypospadie: Die Glans des fetalen Penis ist pilzförmig verändert

- **Hypospadie** (Abb. 13.86 u. Abb. 13.87): Die Prävalenz bei männlichen Neugeborenen beträgt 1 %; 50 % liegen anterior (glandulär/koronar), 30 % mittig am Penisschaft und 20 % posterior (penoskrotal, skrotal oder perineal). Je nach Meatuslokalisation sind sonographisch unterschiedliche Bilder zu erwarten. Bei ausgeprägter Hypospadie findet sich das »tulip sign« als kurzer, stumpfer Penis zwischen den Skrotalfalten. Mildere Ausprägungen können sonographisch durch eine Erweiterung des Penis an der Glans auffallen. Bei 40 % der Kinder finden sich andere urogenitale Fehlbildungen, bei bis zu 10 % liegt eine Assoziation mit chromosomalen Störungen und Syndromen vor, vor allem mit Trisomie 13/18, Triploidie und 13p-Syndrom.
- **Epispadie:** Sie ist häufig Symptom einer chromosomalen, syndromalen oder metabolischen Erkrankung mit fehlender Darstellung des Penisschafts bei XY-Chromosomensatz.

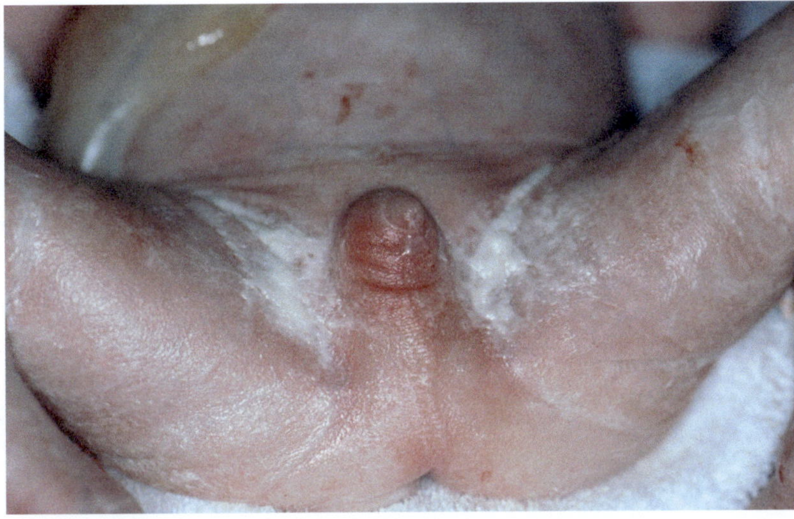

Abb. 13.87 Hypospadie: postnataler Befund der Hypospadie aus Abb. 13.86

- **Klitorishypertrophie:** Tritt die Klitoris im 3. Trimenon deutlich über das Niveau der Labia majora hervor, ist an eine Klitorishypertrophie zu denken (weitere Diagnostik s. unten).

Bei Verdacht auf Intersexualität sollten eine Chromosomenanalyse und eine genaue Untersuchung des Urogenitaltrakts erfolgen. Als mögliche Ursache sollte immer eine maternale Hyperandrogenämie als Ursache (z. B. Ingestion oder endogene Produktion bei Ovarial- oder Nebennierentumor) ausgeschlossen werden. Die häufigste Ursache eines Intersex bei chromosomal weiblichen Feten (46XX) ist das andrenogenitale Syndrom (Inzidenz: 1:5000–15.000). Eine Amniozentese sollte in diesen Fällen zur Bestimmung des 21-Hydroxylase-Defekts durch Messung des 17-β-Hydroxyprogesterons in Betracht gezogen werden. Zusätzlich ist eine Dexamethasonbehandlung der Mutter zu erwägen. Bei männlichem Chromosomensatz und Pseudohermaphroditismus finden sich in 50–70 % der Fälle Androgenrezeptordefekte.

Skelettsystem

Alexander Strauss

A. Strauss, *Ultraschallpraxis in Geburtshilfe und Gynäkologie*,
DOI 10.1007/978-3-662-49493-6_14, © Springer-Verlag Berlin Heidelberg 2017

14.1 Wachstums- und Entwicklungsstörungen des Skelettsystems

Das fetale Skelettsystem ist mesodermalen Ursprungs. Pränatale Ultraschalldiagnostik ist zur Detektion und Differenzierung von Skelettveränderungen mit einer Sensitivität von 30 % (Screeningultraschall) und einer Treffsicherheit der korrekten Differenzierung von 70–80 % (weiterführende Diagnostik) verbunden. Falschpositivraten in Höhe von 5 % sind dabei in Kauf zu nehmen. Nicht zuletzt zur prognostischen Unterscheidung der einzelnen Krankheitsbilder ist mit zunehmender Kenntnis der zugrunde liegenden genetischen Veränderungen die molekulargenetische Analytik (invasive Pränataldiagnostik) wegweisend.

14.1.1 Kraniosynostosen

Kraniosynostosen kommen mit einer Häufigkeit von 0,3–0,5‰ aller Geburten vor. Zumeist entwickelt sich der vorzeitige Nahtverschluss der syndesmotischen Schädelknochenverbindung als sporadischer und isolierter Befund. In 15 % der Fälle sind Syndrome als zugrunde liegende Ursache zu identifizieren. Dabei können über 150 Varianten unterschieden werden, unter anderem das Crouzon-Syndrom, Pfeiffer-Syndrom, Muenke-Syndrom und Apert-Syndrom (► Abschn. 15.4). Syndromalen Kraniosynostosen gemeinsam sind allerdings typische Gesichtsdysmorphien, bedingt durch einen fast durchgängig vorhandenen vorzeitigen Nahtverschluss beider Koronarnähte mit der Folge einer Brachyzephalie. Zusätzlich verändern eine Mittelgesichtshypoplasie, ein mehr oder weniger ausgeprägter Exophthalmus und eine Prognathie die fetale Physiognomie in typischer Weise.

Sonographie

◘ Abb. 14.1, ◘ Abb. 14.2 u. ◘ Abb. 14.3

Wegweisende Hinweise auf einen vorzeitigen Verschluss der Schädelnähte geben der Verlust der echoarmen Spalten zwischen den Schädelknochen sowie die veränderten Schädelmaße, -proportionen und -formen. Der Suturbereich kann in manchen Fällen auch Einziehungen aufweisen. Die 3D-Sonographie kann sich zur Differenzierung von Art und Ausmaß des Nahtverschlusses als hilfreich erweisen.

- **Crouzon-Syndrom** (kraniofaziale Dysostose): nur Kopf und Gesichtsveränderungen. Ätiologie: Mutation im FGFR2-Gen.
- **Apert-Syndrom** (faziodigitales bzw. akrozephales Syndaktyliesyndrom): bilateraler vorzeitiger Kranznahtverschluss (gelegentlich kombiniert mit dem Verschluss der Sagittal- und Lambdanaht). Brachy- oder Turrizepha-

lie, prominente Stirn, Mittelgesichtshypoplasie mit eingesunkener Nasenwurzel, Hypertelorismus und Exophthalmus. Pathognomonisch kommen Syndaktylien an Finger und Zehen beidseits vor. Postnatal können sich infolge der koronaren Kraniosynostose die Sagittal- und Lambdanaht nicht schließen. Ätiologisch liegt eine Mutation im FGFR2-Gen (»fibroblast growth factor receptor gene«) zugrunde (Chromosom 10, 10q26).

- **Pfeiffer-Syndrom** (akrozephales Syndaktyliesyndrom Typ V): dem Apert-Syndrom ähnelnde Symptomkombination. Brachydaktylie, Polydaktylie, Daumen und Großzehen breit und mit Deviation nach medial. Kleeblattschädel bei Typ II. Ätiologie: Mutation im FGFR1- oder FGFR2 Gen.
- **Muenke-Syndrom:** uni- oder bilateraler Kranznahtverschluss, Klino-/Brachydaktylie (weniger ausgeprägt), Verbreiterung der Großzehen. Ätiologie: Mutation im FGFR3-Gen.

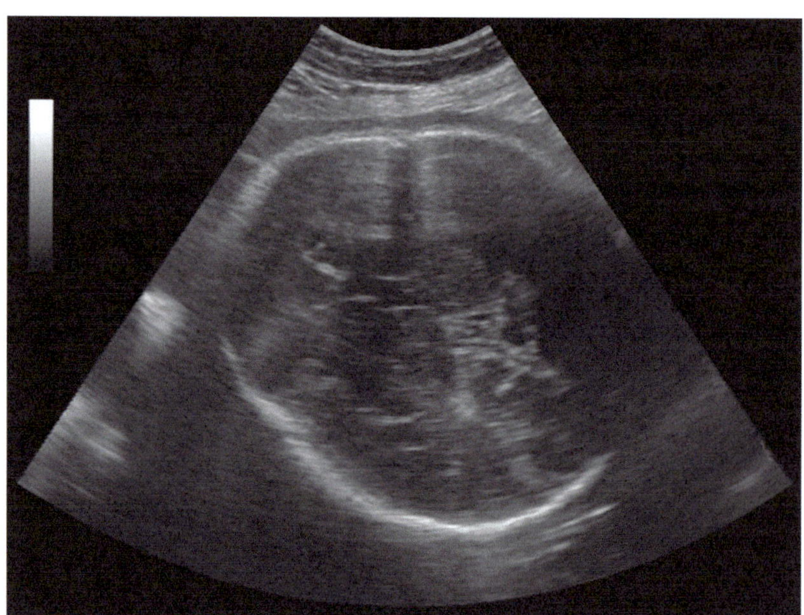

Abb. 14.1 Vorzeitiger Verschluss der Kranznaht: Transversalschnitt mit zur Kleeblattform des Schädels führenden Einziehungen

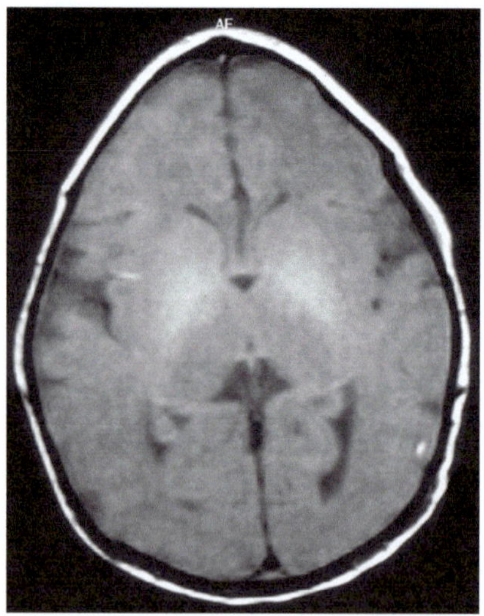

Abb. 14.2 MRT eines prämaturen Nahtverschlusses der Stirnnaht: Die Stirn (oben) ist bugförmig vorgewölbt

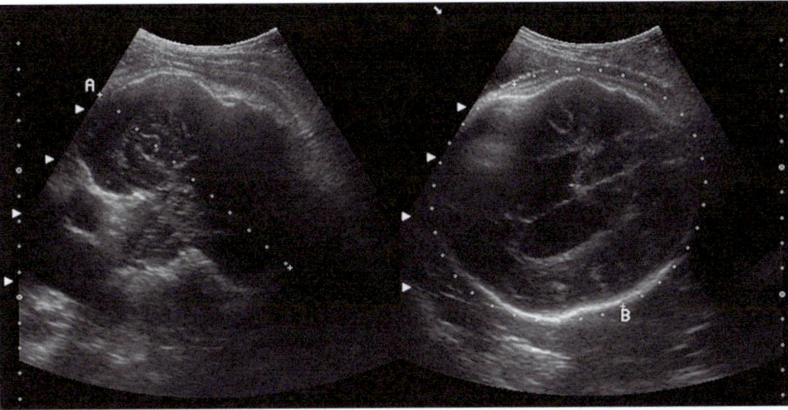

■ Abb. 14.3 Kraniosynostose (Pfeiffer-Syndrom): vorzeitiger Koronarnahtverschluss im Transversalschnitt

Prognose und Therapie

Allen Krankheitsbildern mit ausgeprägten Kraniosynostosen ist die Erfordernis zur ausgedehnten neurochirurgischen Behandlung erforderlich. Die Folgen der Mittelgesichtshypoplasie können sich in der Erschwernis der Respiration äußern. Mentale Retardierung und Entwicklungsverzögerungen sind häufig (Muenke-Syndrom 35 %, Apert-Syndrom 50 %).

14.1.2 Skelettdysplasie (Zwergwuchsformen)

Skelettdysplasien stellen eine äußerst heterogene Gruppe kongenitaler Anomalien dar. Eine allgemeine Entwicklungsstörung des Knochen- und Knorpelgewebes führt zu unterschiedlichen Formen eines meist disproportionierten Minderwuchses. Dabei manifestieren sich Skelettdysplasien durch die unterschiedliche Kombination und Ausprägung von pathologischer Größe, Form und Dichte von Anteilen des Skeletts. Ihre Inzidenz beträgt 0,21–0,76‰ bei Lebendgeburten und 1 % bei IUFT.

Die einheitliche Systematisierung der Krankheitsbilder ist bisher nur in Ansätzen gelungen. 50–60 der inzwischen beschriebenen mehr als 300 verschiedenen Skelettveränderungen sind pränatal diagnostizierbar. Die Prognose von ca. 50 % der Erkrankungen ist infaust. Ihre Ultraschalldiagnose ist je nach Entität mitunter schon zum Ende des 1. Trimenons zu stellen. Darüber hinaus bedingen verschiedene Varianten von skelettalen Entwicklungsstörungen eine Erhöhung der Nackentransparenz. Die sonographischen Befunde, ihr Vererbungsmodus und die molekulargenetischen Diagnosemöglichkeiten wie auch eine prognostische Bewertung ausgewählter Skelettdysplasien sind in ■ Tab. 14.1 sowie in ■ Abb. 14.4, ■ Abb. 14.7, ■ Abb. 14.8, ■ Abb. 14.9, ■ Abb. 14.10 und ■ Abb. 14.11 dargestellt.

Tab. 14.1 Skelettdysplasien: sonographische Kriterien, Erbgang, molekulargenetische Diagnostik und Prognose

	Thanatophore Dysplasie (Typ I)	Thanatophore Dysplasie (Typ II)	Achondroplasie	Osteogenesis imperfecta congenita (Typ II/III)	Osteogenesis imperfecta congenita (Typ IV/V)	Hydrophosphatasie	Achondrogenesis
Schädel	Makrozephalie, prominente Stirn	Makrozephalie, Kleeblattschädel	Makrozephalie, prominente Stirn	Normal groß, hohe sonographische Transparenz, eindrückbar	Normal	Normal groß, evtl. hohe sonographische Transparenz, eindrückbar	Dorsonuchales Ödem
Gesicht	Eingesunkene Nasenwurzel	Eingesunkene Nasenwurzel	Eingesunkene Nasenwurzel	Unauffällig	Unauffällig	Unauffällig	Kleine Nase, flaches Profil
Achsenskelett	Normal lang	Normal lang	Normal lang	Normal lang	Normal lang	Normal lang	Verkürzt
Wirbel	Platyspondylie	Platyspondylie	Platyspondylie	Sonographisch unruhig	Normal	Normal	Minimale Ossifizierung
Thorax	Hypoplastisch	Hypoplastisch	Normal bis fassförmig	Hypoplastisch	Normal	Fakultativ hypoplastisch	Fassförmig hypoplastisch
Rippen	Kurz, in sich proportioniert	Kurz, in sich proportioniert	Unauffällig	Rippenfrakturen	Unauffällig	Fakultativ Rippenfrakturen	Kurz
Mikromelie	Ausgeprägt proportioniert	Ausgeprägt proportioniert	Rhizomele Mikromelie	Proportioniert, evtl. nur Beine oder Arme betroffen	Einzelne Knochen betroffen	Mehrere, gelegentlich nur einzelne Knochen betroffen	Extrem
Lange Röhrenknochen	Gebogen	Gerade	Gerade	Gebogen, Frakturen erkennbar	Einzelne Knochen gebogen	Einzelne Knochen gebogen	Stummelförmig
Hände	Plump, Brachydaktylie	Plump, Brachydaktylie	Dreizackhand	Meist unauffällig	Unauffällig	Unauffällig	Paddelförmig
Füße	Plump, Brachydaktylie	Plump, Brachydaktylie	Brachydaktylie	Meist unauffällig	Unauffällig	Unauffällig	Paddelförmig
Assoziierte Fehlbildungen (innere Organe/ZNS)	Fakultativ Hydrocephalus internus	Fakultativ Hydrocephalus internus	Selten Hydrocephalus internus	Keine	Keine	Keine	Hydrops fetalis
Molekulargenetische Diagnostik	FGFR3	FGFR3	FGFR3	COL1A1- und COL1A2-Gen	COL1A1- und COL1A2-Gen	TNSALP-Gen	Typ IB DTDST-Gen, Typ II COL2A1-Gen
Erbgang	AD	AD	AD	AD	AD	AR	Typ IB AR, Typ II AD
Letalität	Letal	Letal	Nicht letal	Letal	Nicht letal	Letal	Letal

14

Tab. 14.1 (Fortsetzung)

	Hydrogenesie	Short-rib-Syndrom	Ellis-van-Creveld-Syndrom	Asphyxierende Thoraxdysplasie Jeune	Kampomele Dysplasie	Diastrophische Dysplasie	Spondyloepiphysäre Dysplasie
Schädel	Evtl. Makrozephalie	Normal	Meist normal	Unauffällig	Unauffällig, dorsonuchales Ödem	Unauffällig	Unauffällig
Gesicht	Flaches Profil	Lippenspalte, faziale Dysmorphie	Herzfehler	Meist normal	Flaches Profil, Mikrognathie	Ausgeprägte Mikrognathie	Flaches Profil, Gaumenspalte
Achsenskelett	Verkürzt	Normal	Normal	Normal	Normal	Normal	Verkürzt
Wirbel	Platyspondylie	Normal	Normal	Normal	Normal	Meist normal	Platyspondylie
Thorax	Hypoplastisch, fassförmig	Hypoplastisch	Manchmal hypoplastisch	Lang, glockenförmig, evtl. hypoplastisch	Normal bis hypoplastisch, keine Skapula	Normal	Fassförmig
Rippen	Kurz	Kurz, horizontal	Normal	Kurz, evtl. horizontal	Elf Rippenpaare	Normal	Normal
Mikromelie	Ausgeprägt, proportioniert	Ausgeprägt	Akromesomele Mikromelie, mäßig bis ausgeprägt	Mäßig bis ausgeprägt	Mäßiggradig mesomel	Ausgeprägt	Mäßig bis ausgeprägt
Lange Röhrenknochen	Gerade, evtl. relativ breit	Gerade	Gerade	Gerade	Mäßig gebogen, Sagittalknick der Tibia	Gerade	Gerade
Hände	Plump	Meistens postaxiale Polydaktylie	Meistens Polydaktylie	Kurz, gelegentlich Polydaktylie	Unauffällig	Hitchhiker-Daumen	Normal
Füße	Plump	Meistens postaxiale Polydaktylie	Meistens Polydaktylie	Kurz, gelegentlich Polydaktylie	Klumpfüße	Klumpfüße	Normal
Assoziierte Fehlbildungen (innere Organe/ZNS)	Keine	Hydrops je nach Typ: Dandy-Walker-Malformation, Situs inversus, zystische Nierendysplasie	Hydrocephalus internus (selten)	Zystische Nierendysplasie	»Sex reversal« bei zytogenetisch männlichen Feten, Hydronephrose	Keine	Keine
Molekulargen. Diagnostik	COL2A1-Gen		EVC1, EVC2	Nein	SOX9	DTDST-Gen	COL2A1-Gen
Erbgang	AD	AR	AR	AD	AD	AR	AD
Letalität	Letal	Letal	Fakultativ letal	Fakultativ letal	Meistens letal	Nicht letal	Nicht letal

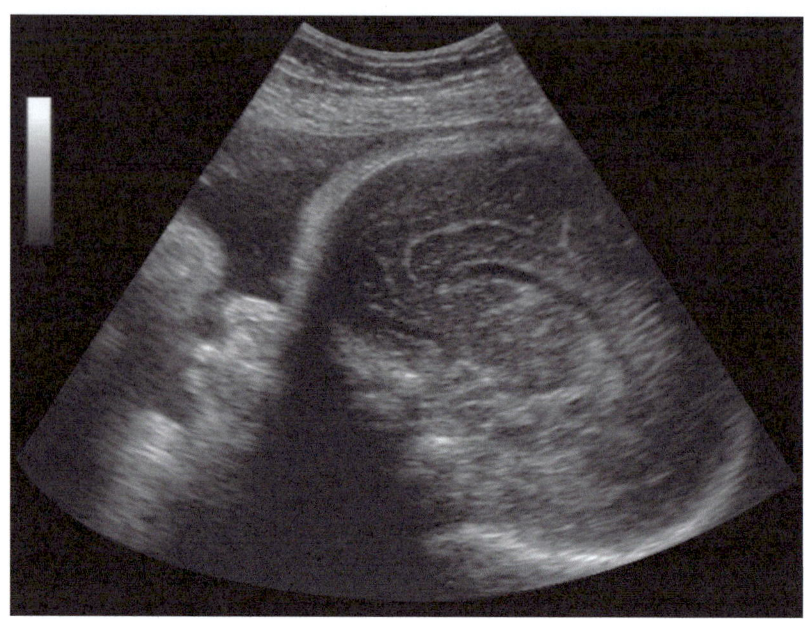

Abb. 14.4 Achondroplasie: Profil mit deutlicher Prominenz der Ossa frontalia (vorspringende Stirn und eingesunkene Nasenwurzel)

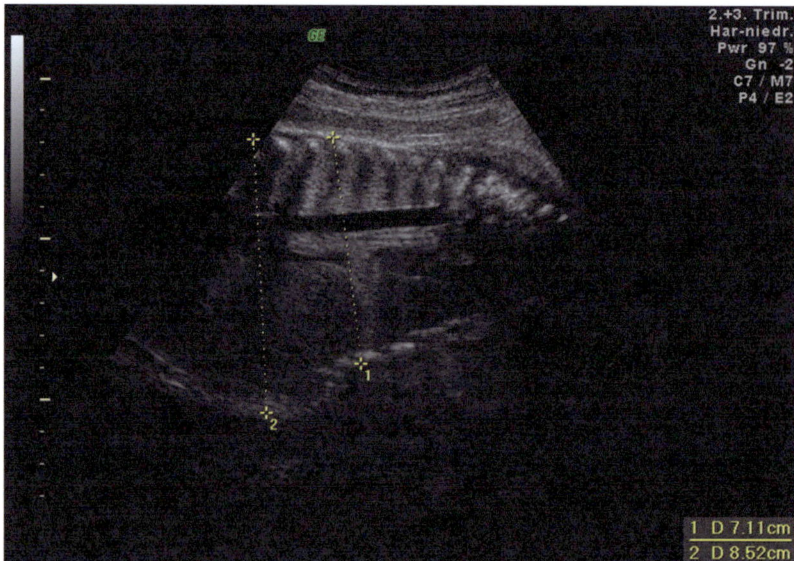

Abb. 14.5 Short-rib-Syndrom: asphyxierender Zwergwuchs. Der echoreiche Anschnitt der Rippen zeigt bereits pränatal die glockenförmige Form des Thorax bei ausladendem Abdomenmaß (links) an

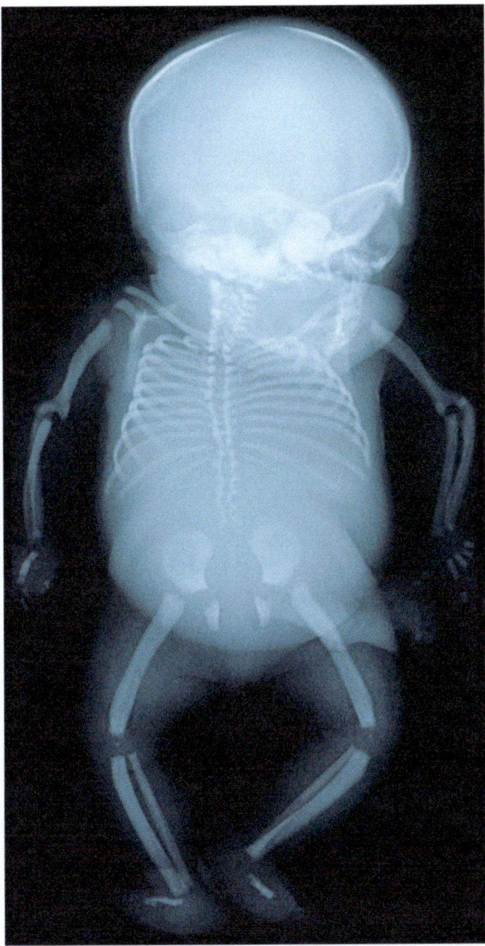

Abb. 14.6 Babygramm: Postnatale Ganzkörper-Röntgendarstellung eines Neugeborenen mit der letalen Form eines asphyxierenden Minderwuchses

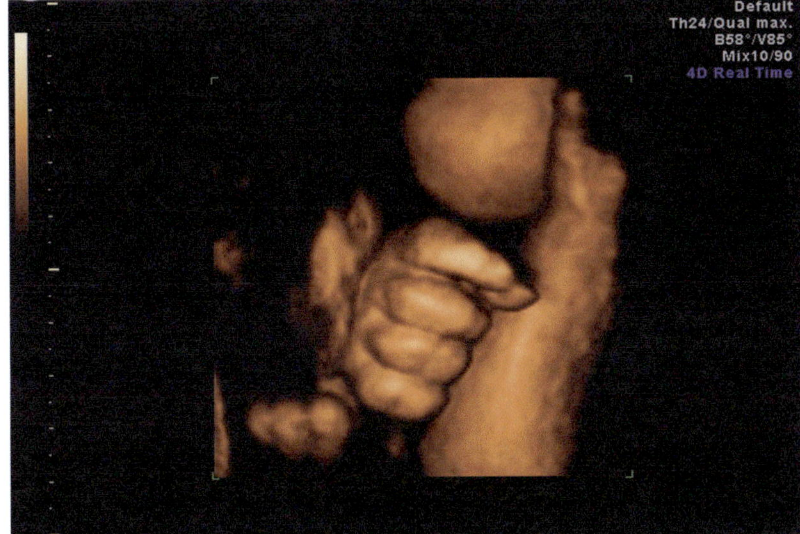

Abb. 14.7 3D-sonographische Extremitätendarstellung: Spezifizierung von Anlagestörungen (hier Normalbefund der rechten Hand-Finger)

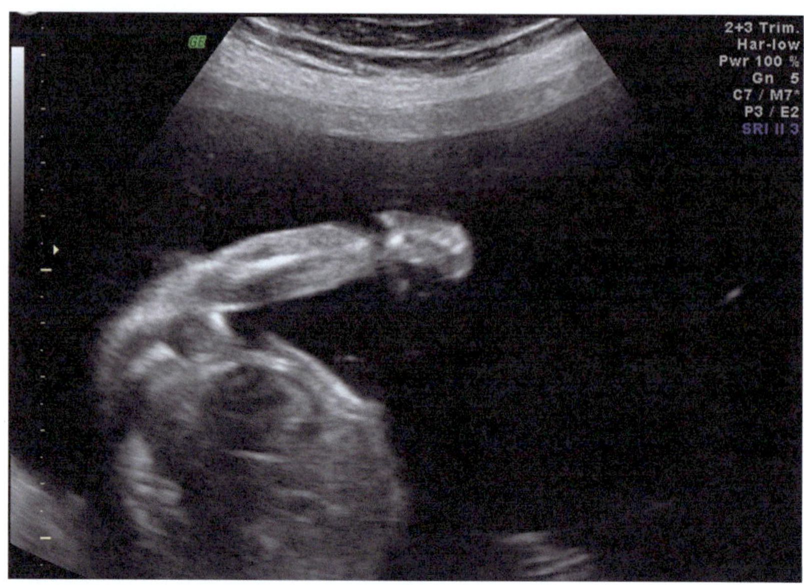

Abb. 14.8 Peromelie: transversale Reduktionsanomalie mit Fehlanlage der Finger

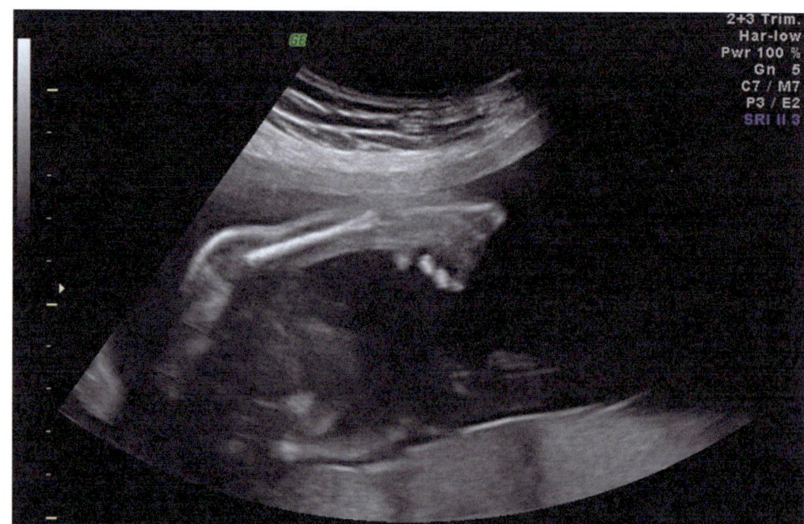

Abb. 14.9 Hackenfußstellung (Pes calcaneus): Der Fuß befindet sich in einer übermäßigen Dorsalextension; die Plantarflexion ist behindert/verunmöglicht

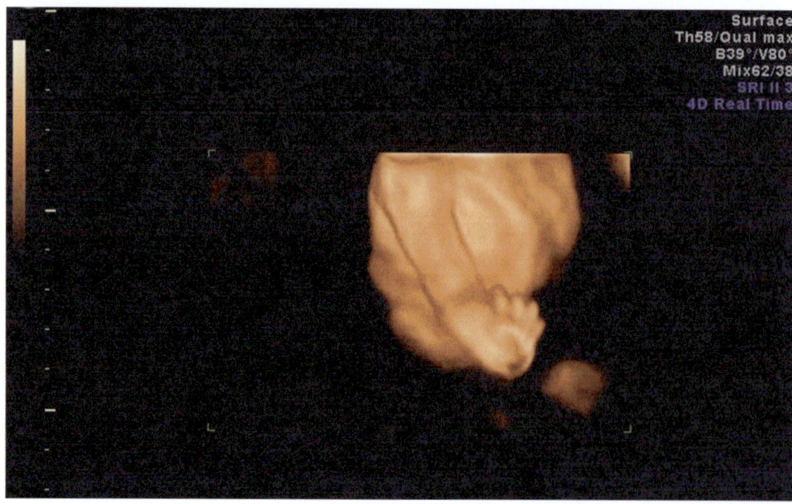

Abb. 14.10 3D-Darstellung des Hackenfußes: korrespondierender Befund zu Abb. 14.10

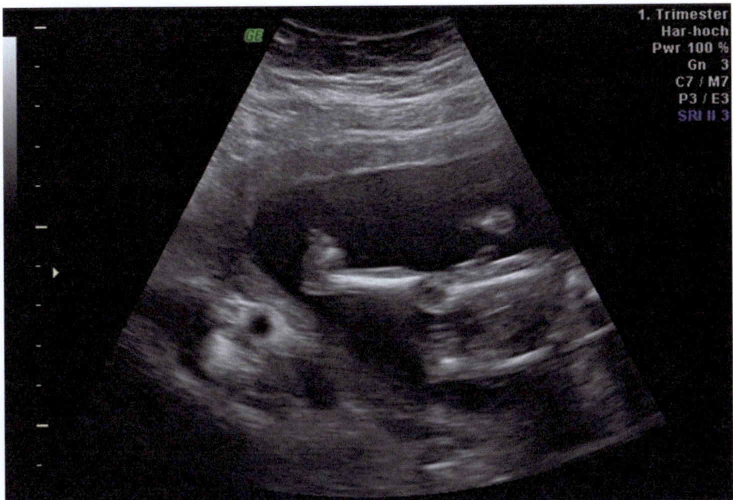

Abb. 14.11 Arthrogryposis multiplex congenita: Fehlstellung der unteren Extremität bzw. des Fußes infolge der muskulonervalen Dysfunktion, die der Gelenkssteifigkeit zugrunde liegt

14.2 Extremitätenfehlbildungen

Die Röhrenknochen entwickeln sich intrauterin über endochondrale Ossifikation. Kongenitale Fehlbildungen, die auf die Extremitäten beschränkt sind, stellen nicht nur aufgrund ihrer Vielfalt ein diagnostisches Problemfeld dar. Der sonographischen Diagnostik sind die fetalen Extremitäten nicht immer ohne Weiteres in allen Strukturdetails zugänglich. Die Entdeckungsrate kongenialer Extremitätendefekte liegt nicht zuletzt beeinflusst vom Vorhandensein von Begleitfehlbildungen zwischen 25 und 54 %.

Extremitätenfehlbildungen (0,4 % aller Geburten) können auftreten

- als isolierte Knochenfehlbildungen (Fehlentwicklung oder Entwicklungsstörung, unter anderem auch exogen bedingt durch Medikamente, Strahlenexposition, Strangulation bei Amnionbandsyndrom)
- infolge generalisierter Knochenentwicklungs- und Wachstumsstörungen (Skelettdysplasien)
- in Zusammenhang mit Syndromen, monogenen Erbkrankheiten, Aneuploidien

Sonographie

Die sonographische (Basis-)Knochendiagnostik beinhaltet die Biometrie der langen Röhrenknochen, die Einschätzung des Mineralisationsgrades, die Beurteilung der Knochenbiegung sowie die Suche nach Frakturhinweisen. Wenngleich das 2. Trimenon diagnostisch die am besten geeigneten Voraussetzungen zur Beurteilung des Skelettsystems bietet (optimales Größen-Übersichtlichkeits-Verhältnis) manifestieren sich skelettale Anomalien mitunter erst im (späteren) Verlauf der Schwangerschaft. Die Darstellung der Hand- und Fußknochen bzw. die Beurteilung der Stellung der Extremitätenanteile gelingt bei verminderter Fruchtwassermenge und/oder fortgeschrittenem Gestationsalter nicht immer sicher.
Leitsymptome von Skelettdysplasien sind neben symmetrischen oder asymmetrischen Knochenverkürzungen, -verformungen oder -frakturen auch das Fehlen bzw. die Überzähligkeit von Knochenanlagen sowie die Achsendeviation von Händen und/oder Füßen.

14.2.1 Mikromelie: symmetrische Verkürzung aller Extremitätenanteile

Bei der **thanatophoren Dysplasie** liegt eine Störung der enchondralen Ossifikation vor, die zur Ausbildung deutlich verkürzter, gebogener Röhrenknochen führt. Sie wird autosomal-rezessiv vererbt und ist mit einer Inzidenz von 1:30.000 Geburten die häufigste letale Skelettdysplasie (asphyxierender Zwergwuchs). Sonographisch pathognomonisch wirken sich eine hohe Stirn und eine Sattelnase aus. Urogenitale, intestinale und kardiale Begleitfehlbildungen sowie ein Polyhydramnion treten hinzu. Der Erkrankungsgruppe liegt ein Gendefekt auf Chromosom 7 zugrunde.

Auch bei der enchondralen Ossifikationsstörung der **Achondrogenesis (Typ I–III)** liegt eine deutliche Hypomineralisation und Dystrophie sämtlicher Röhrenknochen vor. Die letale Erkrankung (asphyxierender Zwergwuchs) hat eine Inzidenz von 1:43.500 Geburten, wird autosomal-rezessiv vererbt und fällt intrauterin durch Hydrops fetalis und/oder Polyhydramnion auf (◘ Abb. 14.12).

Die letale, autosomal-rezessiv vererbte **dyssegmentale Dysplasie (Rolland-Langer-Dinno-Syndrom)** ist ebenfalls durch eine Mikromelie charakterisiert. Daneben treten Wirbelfehlbildungen, eine okzipitale Enzephalozele und ein schmaler Thorax (asphyxierender Zwergwuchs, »Short-rib-syndrome«) auf.

Die autosomal-rezessiv vererbte **kampomele Dysplasie** mit einer Inzidenz von 1:200.000 Geburten zeigt eine milde Mikromelie mit sehr deutlicher Krümmung der Röhrenknochen. Die phänotypisch weiblichen Kinder haben zu 50 % einen männlichen Karyotyp. Sonographisch finden sich oft ein Hydrozephalus, Mikrognathie, eine Lippen-Kiefer-Gaumen-Spalte, ein Herzfehler und eine Hydronephrose. Die Erkrankung führt (unmittelbar) postnatal häufig zu respiratorischen Komplikationen mit hoher Mortalität.

Bei der autosomal-rezessiv vererbten **diastrophischen Dysplasie (Zwergwuchs)** bestehen, bedingt durch einen generalisierten destruierenden Knorpelschaden, vorwiegend Gelenkkontrakturen, die zu nicht letalen, generalisierten Habitusveränderungen führen. Pränatal sind zu diagnostizieren: Klumpfußbildung, Handfehlstellungen (gespreizte Finger, »hitchhiker thumb«), Lippen-Kiefer-Gaumen-Spalte und skoliotische Wirbelsäulenverkrümmung.

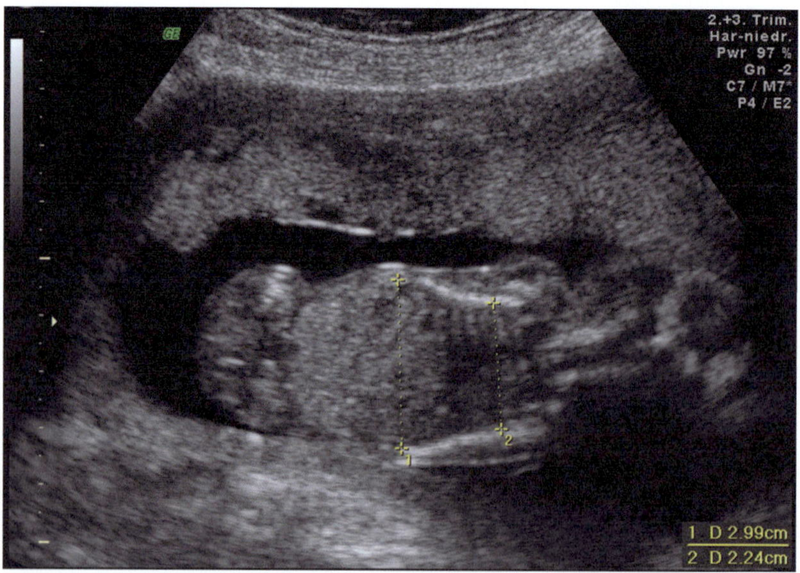

◘ **Abb. 14.12** Asphyxierender Zwergwuchs: Die letale Form der Thoraxhypoplasie durch zu kurz entwickelte Rippen führt in der Frontaldarstellung zur skelettalen Sektkorkenmorphologie und einer augenscheinlichen Diskrepanz der Weite des Abdomens zum Thorax

Bei der **Osteogenesis imperfecta** wird zwischen 5 verschiedenen Erkrankungstypen unterschieden (▶ Abschn. 14.3).

14.2.2 Rhizomelie: überproportionale Verkürzung des proximalen Extremitätenanteils

Bei der Rhizomelie sind Humerus und Femur verkürzt. Die autosomal-dominant vererbte heterozygote **Achondroplasie** wird oft erst im 3. Trimenon diagnostiziert, da die relativ milde Knochenverkürzung erst dann zum Tragen kommt. Die Knorpeldysplasie ist nicht mit speziellen Begleitfehlbildungen assoziiert. Die Kinder sind in ihrer mentalen Entwicklung nicht beeinträchtigt. Allerdings kann sich bei kleinem Foramen magnum und Spinalkompression sekundär ein Hydrozephalus entwickeln. Der postnatale Lebensabschnitt ist vor allem von orthopädischen Komplikationen geprägt.

Die **Chondrodysplasia punctata** tritt mit einer Inzidenz von 1:11.1000 Geburten auf. Folgende Formen werden unterschieden:

- Die **rhizomele (letale) Variante** wird autosomal-rezessiv vererbt und betrifft besonders die oberen Extremitäten. Neben der Rhizomelie finden sich Verkalkungen der Epiphysen (»epiphyseal stipples«) der Hand- und Fußwurzelknochen, Kontrakturen, Gesichtsdeformitäten (extrem flaches Profil, Mikrogenie – Binder-Fazies), Ichtyosis, Katarakt und, falls mit längerem Überleben verbunden, schwere psychomotorische Einschränkung.
- Die **nicht rhizomelische Variante** (Conradi-Hünermann-Syndrom) ist eine mildere Verlaufsform, die nach einem heterogenen Modus vererbt wird. Sonographisch sind Kontrakturen zu diagnostizieren, daneben fallen pränataldiagnostisch ein fetaler Aszites und Polyhydramnie auf.

14.2.3 Mesomelie: überproportionale Verkürzung des distalen Extremitätenanteils

Die mesomelische Dysplasie, bei der Radius, Ulna/Tibia und Fibula verkürzt sind, fasst eine heterogene Gruppe von Fehlbildungssyndromen zusammen, die bis auf eines autosomal-dominant vererbt werden. Dazu zählen das Nievergelt-, Langer- (autosomal rezessiv), Robinow- und das Reinhardt-und-Werner-Syndrom. Bis auf das Robinow-Syndrom gehen alle genannten Syndrome mit normaler Intelligenzentwicklung einher und ziehen vor allem kinderorthopädische Probleme nach sich. Je nach Ausprägung wird die Diagnose oft erst im Kindesalter gestellt. Bislang ist eine pränatale Diagnose nicht die Regel.

Beim Ellis-van-Creveld-Syndrom (chondroektodermale Dysplasie) treten neben Akromesomelie eine postaxiale Polydaktylie, die Dysplasie ektodermaler Gewebe (Nägel, Zähne, feines Haar), ein langer schmaler Thorax und Herzfehler (50 %) auf. Ein Drittel dieser Kinder verstirbt im ersten Lebensjahr.

14.2.4 »Limb reduction defects«: vollständiges oder partielles Fehlen von Gliedmaßen

Formen

Amelie Fehlen von gesamten Gliedmaßen.

Hemimelie Fehlen eines Teils einer Gliedmaße (z. B. Radiusaplasie). Diese Störung der Extremitätenanlage wird z. B. bei einem **Holt-Oram-Syndrom** beobachtet (▶ Abschn. 15.3). Dieses wird autosomal-dominant vererbt (Mutation auf Chromosom 12, q23-24.1). Die betroffenen Kinder weisen neben einer Radiusaplasie Herzfehler auf, meist einen Vorhofseptumdefekt Typ II oder einen Ventrikelseptumdefekt. Die Prognose der Erkrankung hängt vom Ausprägungsgrad der Herzbeteiligung ab. Die Hemimelie ist auch Teil des autosomal-rezessiven Krankheitsbildes TAR-Syndrom (»thrombocytopenia absent radius syndrome«), welches als Thrombozytopenie (<100.000/mm^3) mit bilateraler Radiusaplasie bei vorhandenem Daumen, Klumpfuß, Handfehlstellung, Herzfehler (33 %), Nierenfehlbildung, Spina bifida und Syndaktylie vorkommt. Die Prognose ist ungünstig (hohe Sterblichkeit in den ersten Lebensmonaten, 8 % mentale Retardierung durch meist milde zerebrale Blutungen). Als Ursache des TAR-Syndroms wurde die Mikrodeletion auf Chromosom 1, q21.1 identifiziert. Intrauterin ist evtl. eine Nabelschnurpunktion mit Thrombozytentransfusion erforderlich.

Phokomelie Bei diesem Defekt der proximalen interkalaren Extremitätenentwicklung fehlt der proximale Extremitätenanteile (Humerus, Femur), es besteht eine teilweise oder vollständige Fehlanlage der distalen Röhrenknochen des Unterarms und -schenkels. Die Hände und Füße sind dagegen normal angelegt oder nur wenig verändert, sitzen allerdings an der Schulter bzw. der Hüfte. Phokomelie kommt unter anderem beim autosomal-rezessiven **Roberts-Syndrom** (Mutationen im ESCO2-Gen, Chromosom 8, p21.1) vor. Hierbei liegt eine Tetraphokomelie mit Mittelgesichtsspalte vor. Häufig tritt zusätzlich eine intrauterine Wachstumsrestriktion auf. Aus dem Krankheitsbild resultiert eine hohe peripartale Mortalität. Exogene Ursache ist eine Thalidomidexposition in graviditate.

Peromelie Bei transversaler terminaler Reduktionsanomalie kommt es zum Fehlen einzelner Finger, einer Hand oder seltener eines Fußes bei zum Teil normal angelegtem Unterarm oder Unterschenkel (◻ Abb. 14.13). Die nahezu immer unilateral auftretende Peromelie ist dabei sonographisch durch die Teilanlage von Unterarm und Unterschenkel mit abgerundeten Stümpfen und bürzelartigen rudimentären Finger-/Zehenanlagen charakterisiert (u. a. bei Poland-Syndrom).

Acheira Fehlen der Hand (◻ Abb. 14.14).

Apodia Fehlen des Fußes.

Acheiropodia Fehlen von Hand und Fuß.

- **Ätiologie**

Ätiologisch werden »limb reduction defects« neben dem erblichen Vorkommen bei diversen syndromalen Erkrankungen (▶ Kap. 15) auch mit Chorionzottenbiopsien, die früh im 1. Trimenon (8./9. SSW) erfolgen, in Zusammenhang gebracht.

14.2.5 Hand- und Fußfehlbildungen

Polydaktylie: überzählige Finger oder Zehen

Die Polydaktylie wird als **postaxial** bezeichnet, wenn Zusatzfinger an der ulnaren oder fibularen Seite angelegt sind, und als **präaxial**, wenn die radiale oder

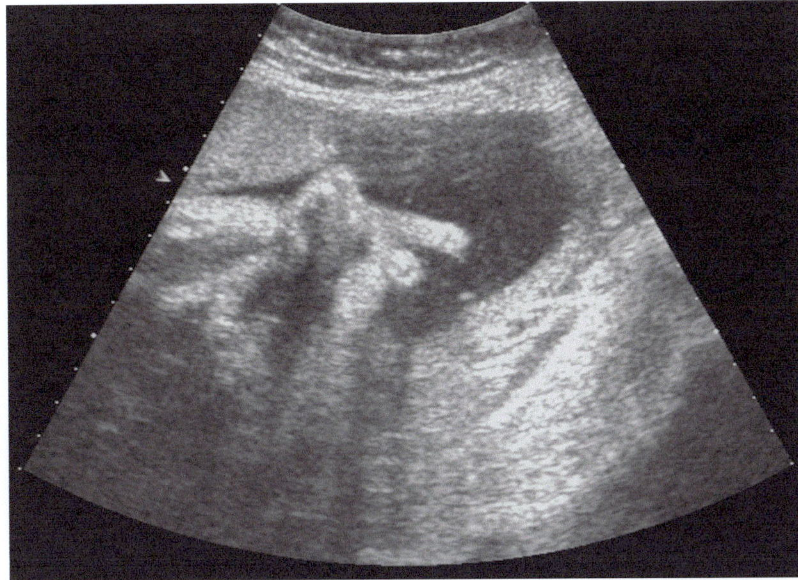

Abb. 14.13 Daumenaplasie: Bei der Darstellung der einzelnen Finger fehlt bei gestrecktem Zeige- und Mittelfinger, gebeugtem IV. und V. Finger der Daumen (oben) vollständig

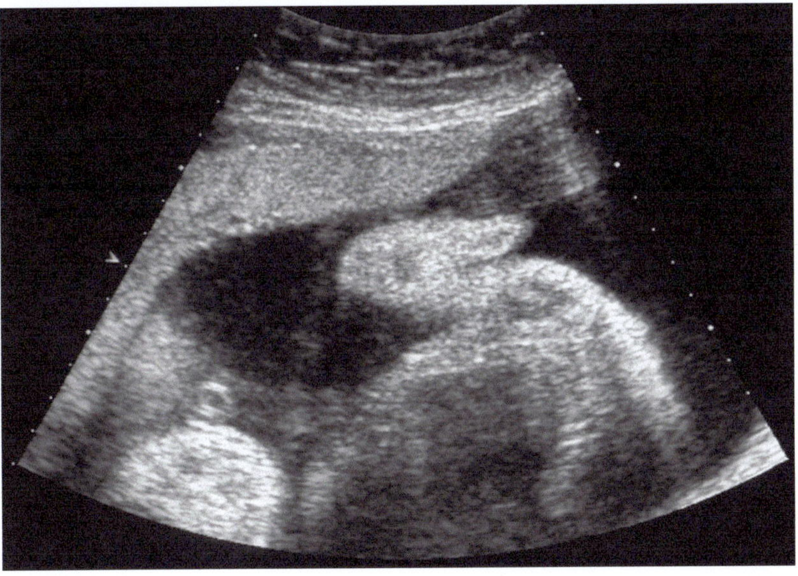

Abb. 14.14 Acheira der rechten Hand: Oberarm und Unterarm im Ellenbogengelenk maximal gebeugt bei vollständigem Fehlen der gesamten Hand

tibiale Seite betroffen ist (Abb. 14.15). Sie kann Symptom vieler Syndrome sein (»short rib polydactyly syndrome«, Osteochondrodysplasie, Carpenter-Syndrom, Ellis-van-Creveld-Syndrom, Meckel-Gruber-Syndrom, Towne-Syndrom, Trisomie 13, Bloom-Syndrom, Conradi-Hünermann-Syndrom, Goltz-Syndrom, Smith-Lemli-Opitz-Syndrom). Aufgrund der begleitenden Lungenhypoplasie gelten die 3 Formen des Short-rib-Polydaktylie-Syndroms als primär letal. Die Prognose der übrigen Syndrome wird vom Ausprägungsgrad der jeweiligen Begleitfehlbildungen bestimmt.

Bei dem X-chromosomal-rezessiv vererbten otopalatodigitalen Syndrom Typ II ist die Polydaktylie mit Lippen-Kiefer-Gaumen-Spalte, Taubheit, Syndaktylie, gebogenen Röhrenknochen, Mikrognathie und Klinodaktylie kombiniert.

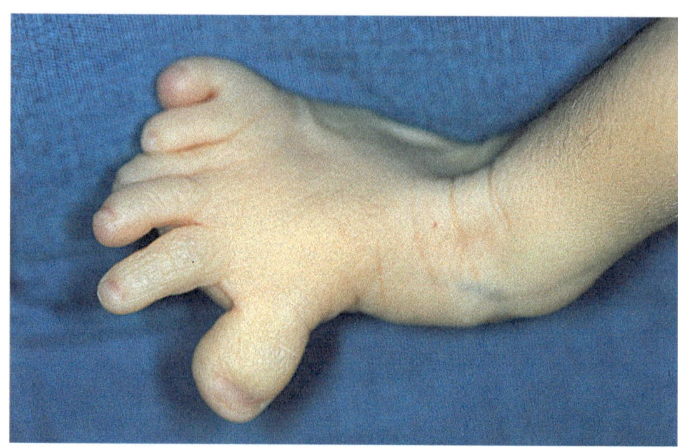

Abb. 14.15 Hexadaktylie: postpartale Abbildung eines Fußes mit 6 Zehen bei zusätzlicher Spaltbildung zwischen Zehe I und II

Syndaktylie: ausbleibende Weichteil- oder Knochentrennung von Extremitäten

Die Finger wie auch die Zehen können durch das Ausbleiben der Trennung in separate Strahlen (Syndaktylie, Abb. 14.16), aber auch durch das Bild einer Spalthand (Abb. 14.17 u. Abb. 14.18) oder eines Spaltfußes verändert sein. Wie auch die Polydaktylie ist die Syndaktylie Symptom vieler Syndrome. Stellvertretend sei das autosomal-dominant vererbte kraniofaziale Fehlbildungssyndrom (Apert-Syndrom, ► Abschn. 15.4) mit einer Inzidenz von 1:160.000 genannt. Neben Syndaktylien finden sich ein Turmschädel, Gesichtsdysmorphien, Mikromelie sowie kardiale, urogenitale und intestinale Fehlbildungen.

Klinodaktylie: Richtungsdeviation eines oder mehrerer Finger oder Zehen

Eine Klinodaktylie wird besonders (pathognomonisch) bei der Trisomie 18 beobachtet. Eine Mittelphalanxhypoplasie mit Klinodaktylie des V. Fingers ist als Hinweiszeichen auf eine Trisomie 21 zu werten.

Klumpfuß, Pes equinovarus

Klumpfüße werden mit einer Inzidenz von 1,2:1000 Lebendgeburten und einer Geschlechterverteilung (männlich-weiblich) von 2:1 beobachtet. Morphologisch zeigt sich eine mediale Deviation und Inversion der Fußsohle. Ursächlich finden sich:

- genetische Erkrankungen
- Umgebungsbedingungen (Oligo-/Anhydramnion, uterine Raumforderungen, Amnionband)
- Skelettdysplasien
- neurologische Störungen (Spina bifida)
- Arthrogryposis multiplex congenita bzw. Pena-Shokeir-Syndrom

Sonographie

Abb. 14.19 u. Abb. 14.20

Für die Diagnose maßgeblich ist die gleichzeitige Darstellbarkeit des Unterschenkels in seinem gesamten Verlauf und der Fußsohle eines Beins in einer Ultraschallebene. Die pränatale Detektionsrate beträgt 50 %. Bei verminderter Fruchtwassermenge oder Beckenendlage ist die diagnostische Abgrenzung zur lagebedingten Zwangshaltung ohne zugrunde liegende Skelettpathologie mitunter schwierig.

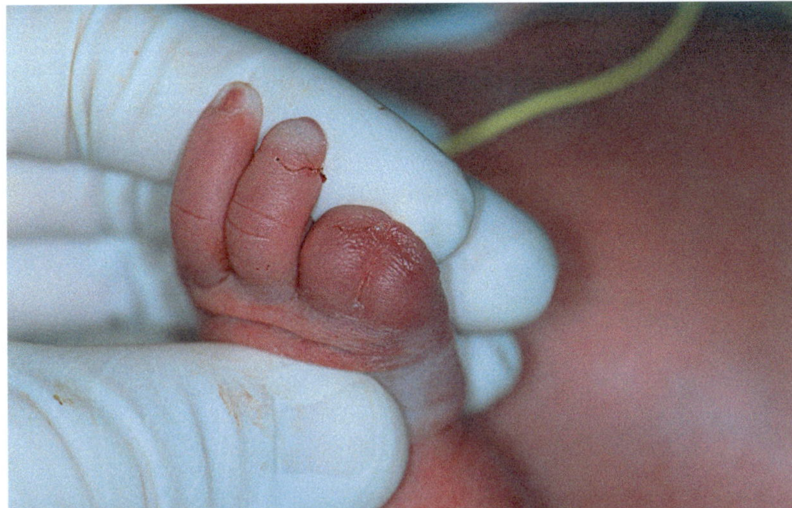

Abb. 14.16 Syndaktylie: postnatale Aufnahme einer Hand mit Verwachsung des IV. und V. Fingers bei gleichzeitiger starker Flexion

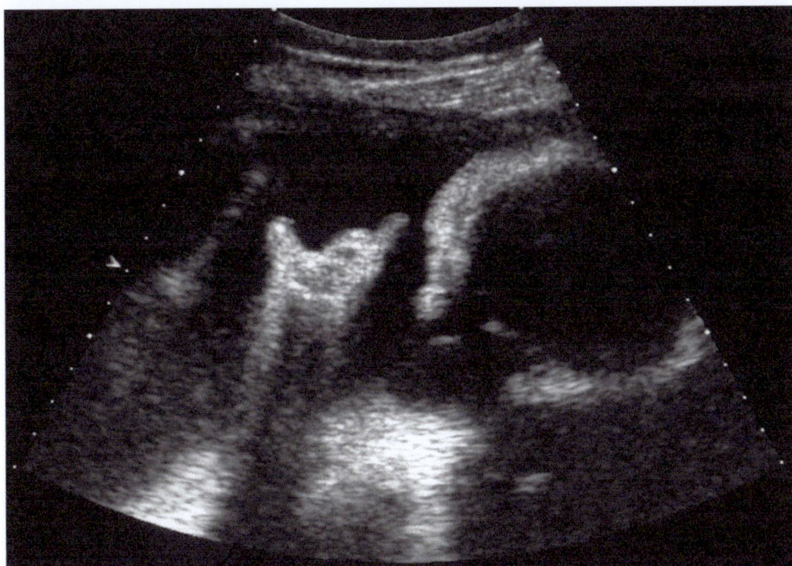

Abb. 14.17 Spalthand: Unterarm, Hand und Finger. Zwischen dem Daumen und den Fingern IV und V breiter, spaltförmiger Defekt (Finger II und III ausgeprägt deformiert)

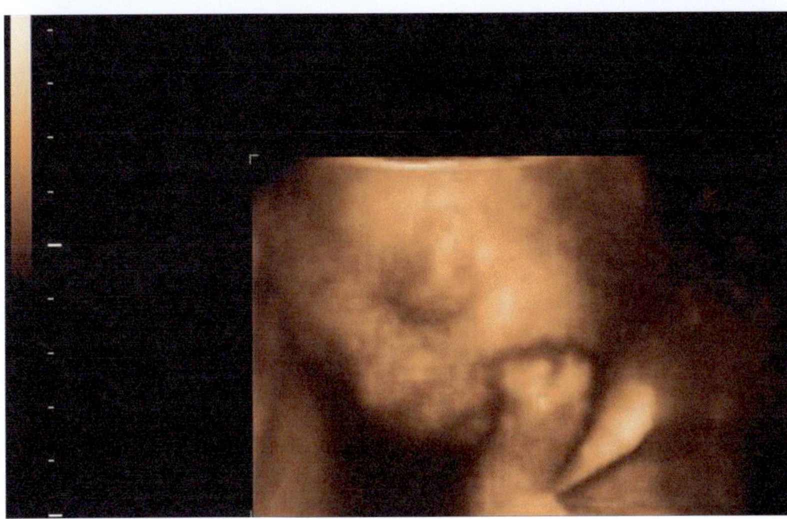

Abb. 14.18 3D-Darstellung eines Fetus im Profil mit pathologischer Veränderung des Handskeletts im Sinne einer Spalthand

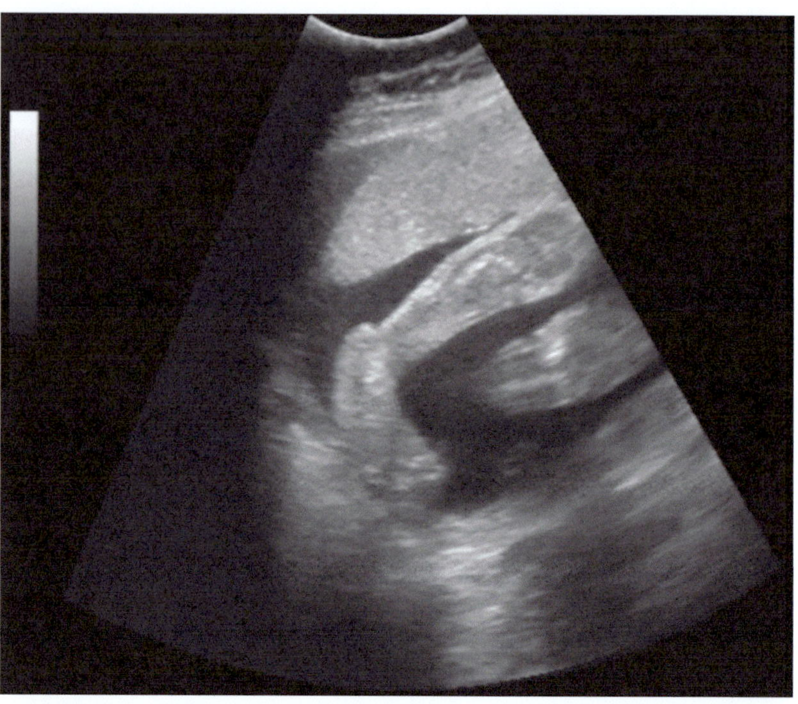

Abb. 14.19 Klumpfuß: Knie, Unterschenkel und Fußsohle kommen in einer sonographischen Ebene zur Darstellung. Dies gelingt nur bei ausgeprägter Supinationsstellung im Sprunggelenk

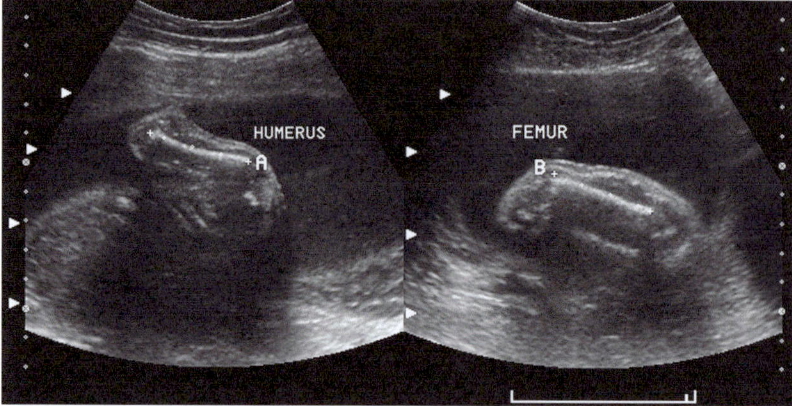

Abb. 14.20 Mikromelie: Verkürzung der proximalen und distalen Röhrenknochen

Arthrogryposis multiplex congenita

Unter Arthrogryposis multiplex congenita (1:3000–5000 Geburten) ist eine kongenitale allgemeine Steifigkeit der großen und kleinen Gelenke zu verstehen, welche in der Folge zu entsprechend schwerwiegenden Fehlstellungen der betreffenden Extremitätenanteile führt. Ursächlich ist eine frühe Entwicklungsstörung mit bindegewebigem Umbau der Muskulatur zu sehen.

Ausprägungsformen:

- alle Extremitäten (50 %)
- Beine (40 %)
- Arme (10 %)
- Rücken (selten)

Sonographisches (und klinisches) Korrelat der Erkrankung ist die (relative) vollständige Bewegungsarmut des Fetus. In der Folge treten ossäre Veränderungen wie Kamptodaktylie oder Klumpfußstellungen hinzu. Differenzialdiagnostisch sind das Pena-Shokeir-Syndrom wie auch eine Trisomie 18 abzugrenzen.

14.3 Osteogenesis imperfecta

Osteogenesis imperfecta (OI) bezeichnet eine Gruppe (Typ I–VII) angeborener Knochenmineralisationsstörungen. Diagnostisch fallen echoarme Knochen (»Glasknochen«) und bereits intrauterin multiple Frakturen auf, die zu einer sukzessiven Verkürzung und Verkrümmung der Knochen führen.

Epidemiologie

Bis zu 90 % der Fälle dieser Kollagenstoffwechselstörung werden autosomal-dominant vererbt. Die Gesamtinzidenz von OI beträgt 1:10.000–15.000 Geburten.

Formen

Gemäß der 2010 modifizierten und erweiterten Klassifikation nach Sillence können 7 phänotypische Klassen der Osteogenesis imperfecta unterschieden werden:

- **Typ I** (Hoeve-Syndrom, Lobstein-Krankheit) wird autosomal-dominant vererbt (1:28.500 Lebendgeborene). Die Kinder haben blaue Skleren, brüchige Knochen (typischerweise treten jedoch keine Frakturen auf) und sind taub. Bei Typ A der Erkrankung tritt eine abnorme Zahnentwicklung (Dentinogenesis imperfecta) auf, die bei Typ B nicht beobachtet wird. Insgesamt kommt es zu einem leichteren Verlauf der OI mit Symptomen überwiegend außerhalb des Skelettsystems.
- **Typ II** (Vrolik-Krankheit) wird autosomal-rezessiv vererbt (1:54.000 Lebendgeborene). 20–30 % der Fälle weisen diesen Typus der OI auf, das Wiederholungsrisiko liegt bei <25 % (seltene Formen nicht erblich). Diese Form der Erkrankung ist gekennzeichnet durch seine sehr schwerwiegende Ausprägung: abnorme Knochenbrüchigkeit, die typischerweise mit multiplen Frakturen bereits intrauterin zu verformten und verkürzten Knochen führt. Die Folge ist Minderwuchs durch kurze und dicke Extremitätenknochen, einen zu engen Thorax und intrauterine Wachstumsrestriktionsprozesse. Die Betroffenen sind ebenso wie Typ I gekennzeichnet durch blaue Skleren. Typ II ist im Verlauf aufgrund der ausgeprägten Lungenhypoplasie (»short-rib«) letal.
- **Typ III** kann autosomal-rezessiv (meist) oder autosomal-dominant vererbt werden. Die Skleren der Patienten sind in der Kindheit blau, nehmen später jedoch andere Farben an. Bereits intrauterin treten häufig Frakturen auf, die Extremitätenknochen sind dadurch verbogen, die Wirbelsäule ist verformt (Minderwuchs). Schwere Verlaufsform.
- **Typ IV** wird autosomal-dominant vererbt. Er stellt die mildeste Variante der OI dar. Die Kinder zeigen blaue, später weiße Skleren, weisen allerdings eine normale Knochenlänge mit nur geringer Verkrümmung der Röhrenknochen auf. Die Ossifikation des Schädels, der Rippen und der Wirbelsäule verläuft normal. Wie beim Typ I tritt bei Typ A der Erkrankung eine abnorme Zahnentwicklung auf, die bei Typ B nicht beobachtet wird. Kennzeichen der OI Typ IV sind dabei ihre verglichen mit Typ III leichter ausgeprägter Minderwuchs und geringere Frakturneigung.
- **Typ V** wird charakterisiert durch einen sehr variablen, insgesamt aber meist günstigen Verlauf und die hyperplastische Kallusbildung.
- **Typ VI:** Obwohl Betroffene dieses Typs klassische klinische Symptome der OI zeigen, konnte bislang keinerlei Mutation auf den hierfür bekannten Kollagengenen nachgewiesen werden. Die Skleren sind normal bis leicht bläulich. Es kommt zu keiner Dentinogenesis imperfecta.

- **Typ VII** ist durch eine Rhizomelie im Arm- und Beinbereich (Verkürzung der proximalen Extremitätenanteile) gekennzeichnet. Diese Besonderheit ist bislang nur bei OI-Betroffenen eines Indianerstamms in Quebec aufgetreten.

Trotz der vorhandenen systematischen Klassifikation weist die Symptomatik der OI typenübergreifend eine so ausgeprägte Streubreite auf, dass die Zuordnung zu den Erkrankungstypen nicht immer eindeutig möglich ist.

Sonographie

Abb. 14.21, Abb. 14.22 u. Abb. 14.23

Die Osteogenesis-imperfecta-Typen II und III können pränatal anhand der zum Teil extrem kurzen und verdickten Röhrenknochen (gleichmäßige Mikromelie) und des glockenförmigen Thorax diagnostiziert werden. Daneben sind multiple Frakturen der Extremitätenknochen wie auch Rippenfrakturen (u. U. perlschnurartig Auftreibungen) durch die Kontinuitätsunterbrechung bzw. Achsendeviation der Knochenstruktur darstellbar. Aus multiplen Frakturen resultiert ggf. kindliche Bewegungsarmut. Das Achsenskelett ist nicht verkürzt. Sonographisch beweisend ist allerdings die generelle **Knochendemineralisation** (Knochentransparenz). Hiervon sind Röhrenknochen, aber auch Geflechtknochen (Caput membranaceum) betroffen. Die Ultraschalldarstellung des Schädels ist zur pränatalen Dichteeinschätzung besonders geeignet (Darstellbarkeit der schallkopfnahen intrazerebralen Strukturen, Gehirnhälfte). Darüber hinaus kann bei entsprechendem Schallkopfdruck der Schädel komprimiert werden. Weitere kongenitale Fehlbildungen kommen im Rahmen einer OI nicht gehäuft vor (► Abschn. 14.1).

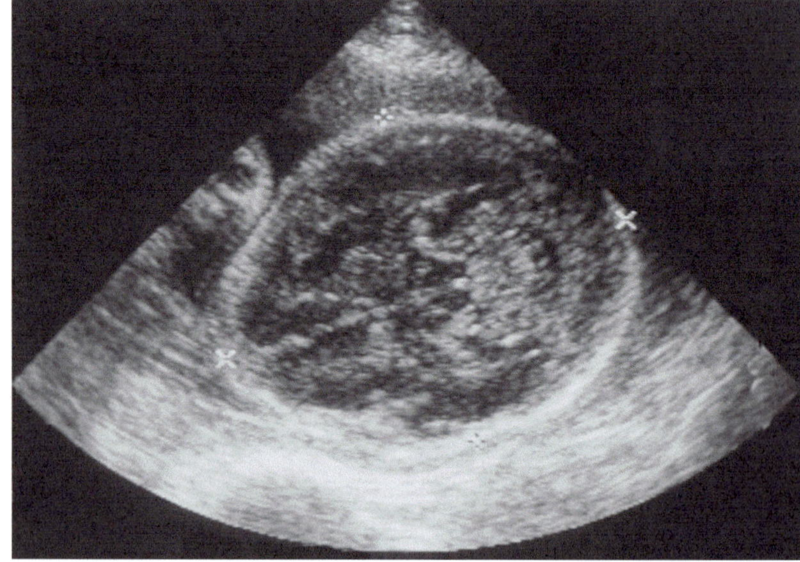

Abb. 14.21 Osteogenesis imperfecta, Transversalschnitt durch den kindlichen Kopf: deutliche Minderung der Knochendichte. Die erhöhte Transparenz der Calvaria ist vorwiegend an der fehlenden Auslöschung (typischer Artefakt bei normalem Mineralisationsgrad der Knochen) der Strukturen des Gehirns in der schallkopfnahen Hemisphäre erkennbar

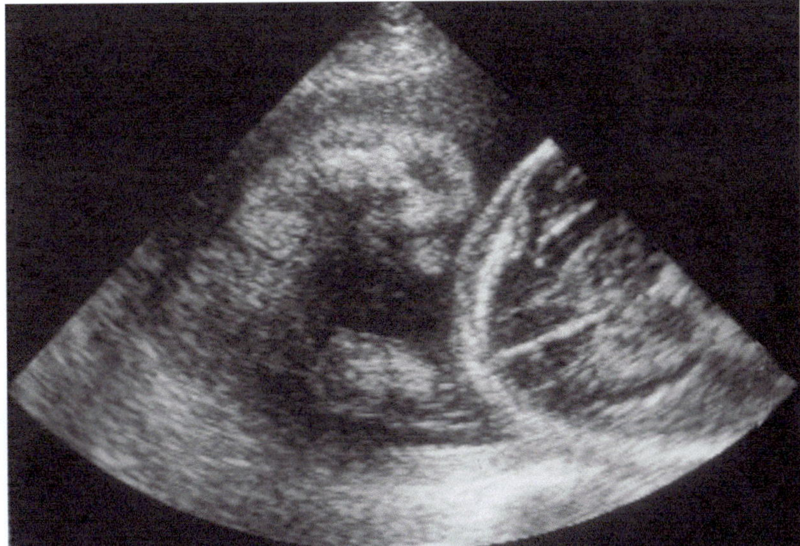

Abb. 14.22 Osteogenesis imperfecta: Darstellung der Mikromelie der proximalen Extremität. Stark verkürzte, verdickte Röhrenknochen

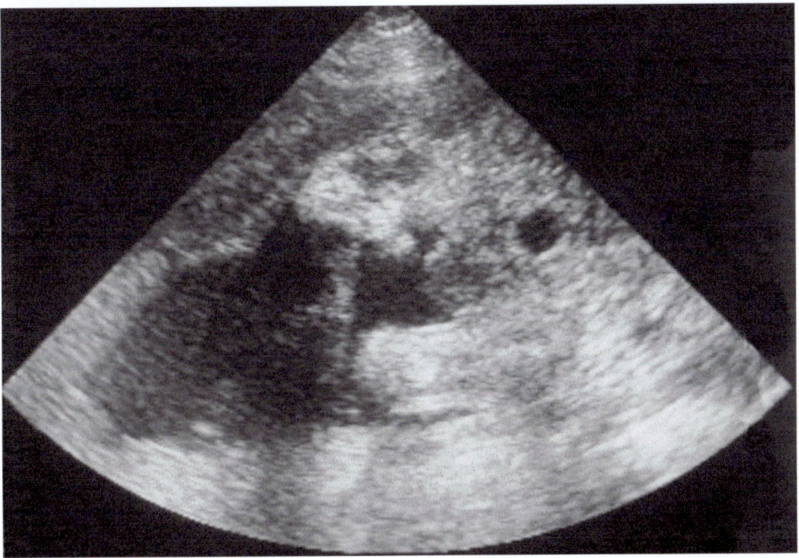

Abb. 14.23 Osteogenesis imperfecta: Darstellung der beiden stark verkürzten und durch multiple Frakturen formveränderten, verdickten Oberschenkelknochen (fetales Abdomen mit der echoleeren Harnblase rechts)

Differenzialdiagnose

Auch bei der Hypophosphatasie besteht eine erhöhte intrauterine Frakturneigung. Diese Erkrankung ist mit einer Inzidenz von 1:100.000 Lebendgeborenen selten und wird dabei autosomal-rezessiv vererbt. Der Erkrankung liegt eine Mutation des TNSALP-Gens (Chromosom 1, 1p34-36), das für die alkalische Phosphatase kodiert, zugrunde. Pathogenetisch zeigt sich ein Demineralisationszustand der Knochen vergleichbar der OI, allerdings in Kombination mit einer verminderten Aktivität der alkalischen Phosphatase. Es wird eine neonatale oder kongenitale von einer juvenilen und latenten adulten Form (eher milder Verlauf) unterschieden. Sonographisch erscheinen die Knochen der Feten mit Hypophosphatasie transparent, kurz und gebogen. Daneben sind Frakturhinweise zu finden. Die Fruchtwassermenge ist oft vermehrt. Andere Formen von Skelettdysplasien müssen sicher ausgeschlossen werden, bevor bei der infausten Prognose der Erkrankung die weitere Schwangerschaftsbetreuung diskutiert und geplant werden kann.

▪ Weiterführende Diagnostik

Die gemäß der ursprünglichen Sillence-Klassifikation (1979) anhand des klinischen Erscheinungsbildes definierten 4, in ihrer Modifikation (2010) 7 Erkrankungstypen können heute durch molekulargenetische Diagnostik aktuell in insgesamt 15 Typen unterteilt werden. Die verantwortlichen Chromosomenveränderung sind Punktmutationen oder ein alternatives Splicing im COL1A1- oder COL1A2-Gen (95 % der Fälle), die über Störungen der Kollagenbiosynthese (Kollagentyp I) zu den unterschiedlichen Formen der OI führen. Das Wiederholungsrisiko beträgt 5–7 %. In 10 % der Fälle werden autosomal-rezessive Mutationen der Gene CRTP und LEPRE1 (Regulation der Kollagensynthese/-modifizierung) gefunden. Dabei besteht die Möglichkeit, das Kollagen, das von den Plazentazotten produziert und über Chorionzottenbiopsie gewonnenen wird, biochemisch zu analysieren und so die Kollagensynthesestörung zu differenzieren.

▪ Geburtshilfliches Vorgehen

Bei einer sicheren Diagnose der Osteogenesis imperfecta Typ II ist, neben den anderen Möglichkeiten der Betreuung einer pränatal diagnostizierten Erkrankung mit infauster Prognose, ggf. auch ein Schwangerschaftsabbruch zu diskutieren. Bei Kindern mit Osteogenesis imperfecta Typ I, III oder IV sollte zur Minimierung der mechanischen Knochenbelastung bei der Geburt die Entbindung per Sectio caesarea erfolgen.

▪ Prognose

Die Prognose der OI ist sehr unterschiedlich und abhängig von dem zugrunde liegenden Typ der Erkrankung. Intrakranielle Blutungen durch Schädelfrakturen können zum intrauterinen Fruchttod (IUFT) führen. Auch der variable Ausprägungsgrad von vorgeburtlichen Frakturen (Rippen) kann zur relevanten Bewegungseinschränkung (z. B. des Thorax) bis hin zum IUFT führen. Die Lebensqualität der betroffenen Menschen wird geprägt durch die Frakturfolgen und der zum Krankheitsbild gehörenden Taubheit. Typ IV hat die beste Prognose, da bei dieser relativ milden Verlaufsform Frakturen und Deformierungen unüblich sind. Typ I und III sind durch signifikante Behinderungen gezeichnet. Die Kinder überleben allerdings in der Regel die Erkrankung. Einzig der Typ II einer Osteogenesis imperfecta gilt als letal.

14.4 Kaudales Regressionssyndrom

Ein kaudales Regressionssyndrom ist eine komplexe Kombination angeborener Fehlbildungen, die vorwiegend das untere Drittel der Wirbelsäule und das Becken betreffen. Zugrunde liegt eine Differenzierungsstörung des kaudalen Mesoderms während der 3.–7. SSW.

▪ Epidemiologie

Die Inzidenz des kaudalen Regressionssyndroms liegt bei 1:25.000–60.000 Lebendgeborenen. Männliche Neugeborene sind hierbei 2- bis 3-mal häufiger betroffen als weibliche. Die Pathogenese ist bisher noch unklar. Bei Kindern diabetischer Mütter mit unbefriedigender präkonzeptioneller Stoffwechsellage konnte ein erhöhtes Risiko einer kaudalen Regression gegenüber der Normalbevölkerung nachgewiesen werden, sodass der mütterliche (Prä-)Diabetes als einer der wichtigsten Risikofaktoren angesehen wird. Als weitere mögliche Ursachen der Entstehung gelten eine genetische Prädisposition (familiäre Häufungen), der Einfluss organischer Lösungsmittel, Infektionskrankheiten sowie eine embryonale Hypoperfusion, vor allem der unteren Extremitäten. Ebenso findet sich ein gehäuftes Auftreten bei VACTERL-Assoziation (»vertebral defects, anal atresia, cardiac defects, tracheo-esophageal fistula, renal abnormalities, limb abnormalities«), OEIS-Komplex (»omphalocele, exstrophy of the bladder, imperforate anus, spine defect«) oder Currarino-Triade (anorektale, sakrale Fehlbildung mit präsakraler Raumforderung = ASP-Assoziation). Das Wiederholungsrisiko gilt als äußerst gering, ist jedoch bei Diabetikerinnen erhöht.

Klinik

Das klinische Erscheinungsbild des kaudalen Regressionssyndroms ist sehr variabel. Je nach Ausmaß des Gewebedefekts im kaudalen Mesoderm reicht das Spektrum von milden Fehlbildungen (schwach ausgeprägte lumbosakrale Hypogenesie mit einer isolierten Verminderung der unteren Sakralwirbel, d. h. sonographisch endet die Wirbelsäule nicht spitz zulaufend, sondern abrupt) bis zu schweren Formen. In absteigender Häufigkeit findet sich eine Agenesie kaudal des Sakralwirbelkörper 1, der Lendenwirbelkörper 1–5, der Brustwirbelkörper (BWK) 11 oder 12 bzw. als ausgeprägteste Variante des BWK 9:

- Sakralhypoplasie mit Fehlen einzelner Os-coccygis- und Os-sacrum-Elemente
- Sakralagenesie
- Lumbalagenesie, evtl. kombiniert mit weiteren Wirbelkörperfehlbildungen (Segmentationsstörungen)

Aufgrund eines variablen Ausprägungsgrads der Agenesieerscheinungen kaudal des Brust-, Lenden- bzw. Sakralwirbelsäulenbereichs stellen hypoplastische untere Extremitäten die am häufigsten anzutreffenden Symptome dar. Ebenso findet man häufig Beckenanomalien, wie z. B. die Hüftdysplasie. In seltenen Fällen kommt es zu einem völligen Fehlen der gesamten Beckenknochen. Je nach Höhe der Defekte sind klinisch neurologische Ausfälle zu erwarten (Störungen der Mastdarm- und Harnblasenmotorik wie Blasenentleerungsstörung, schlaffe Lähmungen im Bereich der unteren Extremitäten wie Fußfehlstellungen).

Sonographie

Abb. 14.24, Abb. 14.25, Abb. 14.26, Abb. 14.27, Abb. 14.28 u. Abb. 14.29

Zu den sonographischen Merkmalen, die zur Verdachtsdiagnose des kaudalen Regressionssyndroms führen, gehören im 1. Trimenon eine verminderte Scheitel-Steiß-Länge (SSL) sowie ein deformierter Dottersack um die 9. SSW. Weiterhin ist eine Vorwölbung der kaudalen Wirbelsäulenregion (darstellbar ab der 11. SSW) und das Fehlen der normalen Krümmung des Sakrums im Sagittalschnitt (17. SSW) als auffällig anzusehen. Die Wirbelsäule erscheint verkürzt und endet abrupt. Teilweise sind deformierte Wirbelkörper im Bereich der Lendenwirbelsäule, Beckenfehlbildungen oder gar das Fehlen jeglicher Beckenknochen zu finden. Die unteren Extremitäten können eine generelle Hypoplasie und/oder Beugekontrakturen (u. a. Fußfehlstellungen) aufweisen. Auffallend ist die verminderte Beweglichkeit der unteren Extremitäten. Eine gezielte Suche nach möglicherweise assoziierten Fehlbildungen der inneren Organe ist angezeigt.

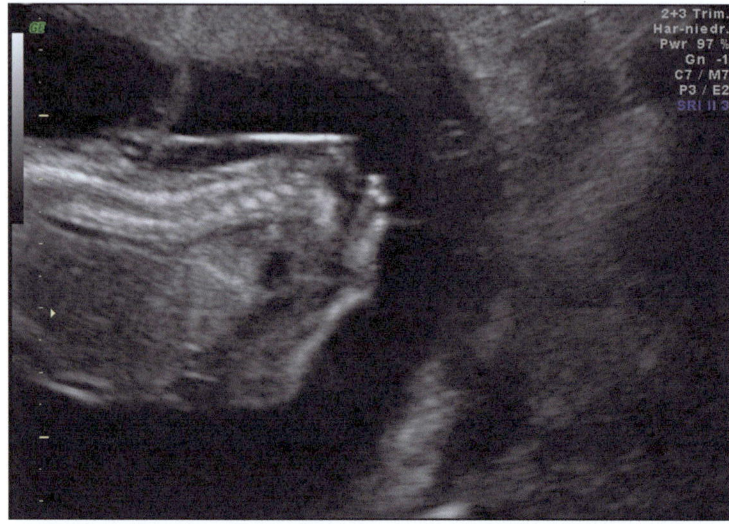

Abb. 14.24 Kaudales Regressionssyndrom (Sagittalschnitt): Das fehlende spitze Zulaufen der Lumbalwirbelsäule weist auf einen deformierten Sakralbereich hin (Sakralagenesie im Rahmen des komplexen Fehlbildungssyndrom des unteren Rumpfes bzw. der unteren Wirbelsäule)

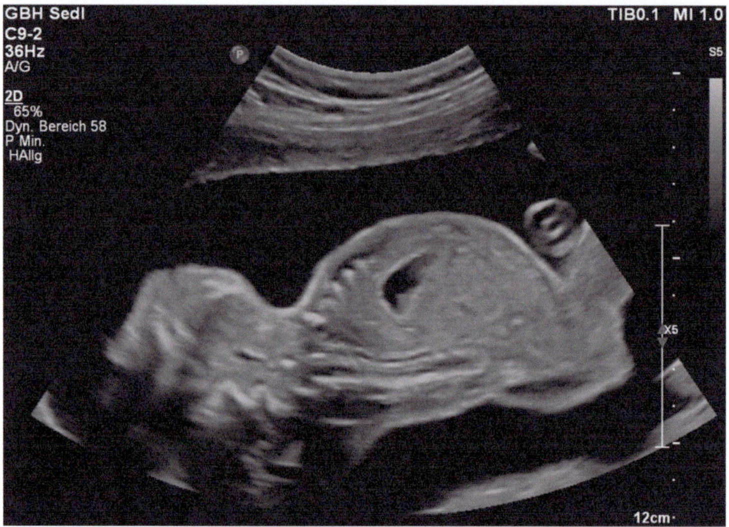

Abb. 14.25 Kaudales Regressionssyndrom (Sagittalschnitt): Fehlen der normalen Krümmung des Os sacrum bei pathologisch verändertem Lumbosakralbereich

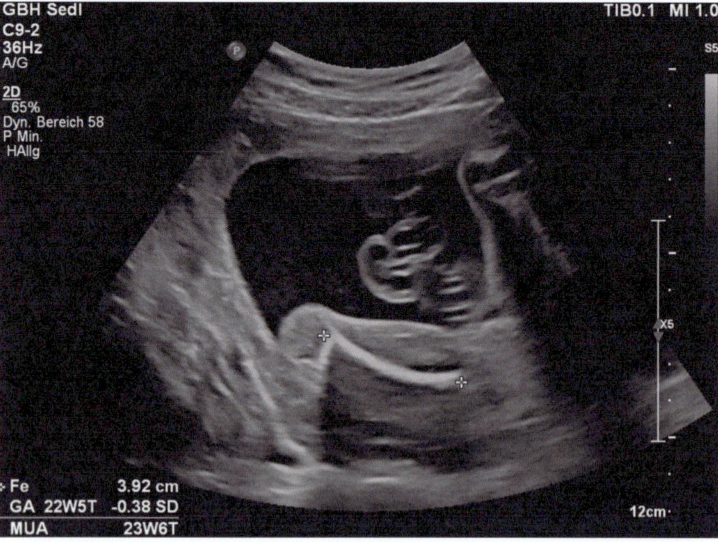

Abb. 14.26 Kaudales Regressionssyndrom: Hypoplasie der unteren Extremitäten erkennbar an der deutlichen Verkürzung des Oberschenkelknochens (<3. Perzentile)

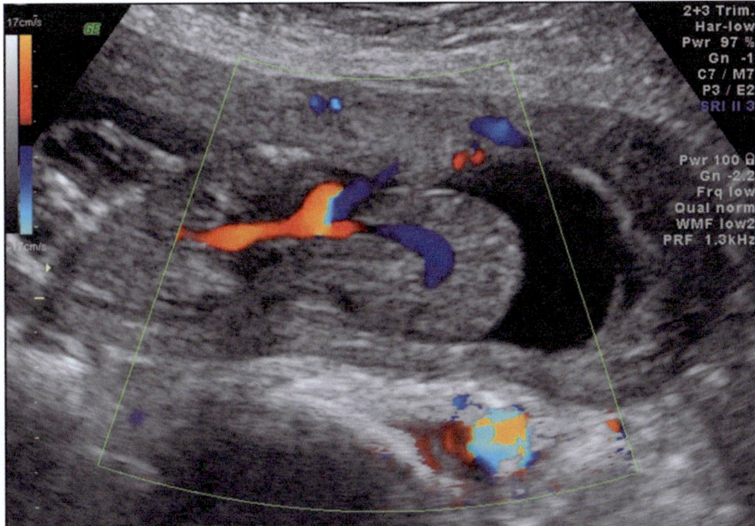

■ **Abb. 14.27** OEIS-Komplex: farbdopplersonographische Darstellung der Omphalozele inklusive Nabelschnurgefäßverlauf

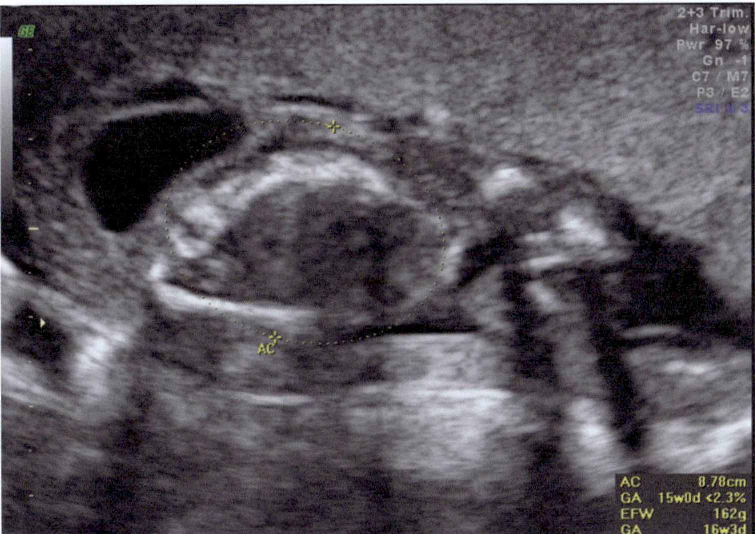

■ **Abb. 14.28** OEIS (Transversalschnitt): Durch Skelettfehlbildungen (Wirbel-/Rippenveränderungen) deformierter Thorax-Abdomen-Übergang

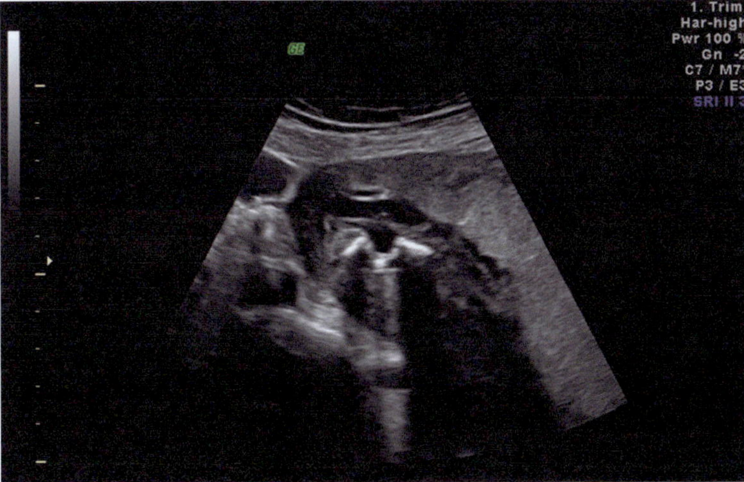

■ **Abb. 14.29** OEIS (Transversaldarstellung): Spinaldefekt der kaudalen Wirbelbögen. Differenzialdiagnostisch vom kaudalen Regressionssyndrom abzugrenzen (korrespondierende Befunde zu ■ Abb. 14.28)

■ Assoziierte Anomalien

Nierenagenesie und Uterusfehlbildungen (Agenesie der Wolff- oder Müller-Gänge), Ovarialagenesie, vergrößerte Harnblase, anale Fehlbildungen, v. a. Analatresie, rektovaginale Fistelbildung, Lungenhypoplasie, Rückenmarkdefekte und Herzfehler.

■ Differenzialdiagnose

Differenzialdiagnostisch ist von einem kaudalen Regressionssyndrom das dominant vererbte **Currarino-Syndrom** (Mutation/Deletion des HLXB9-Gens, Chromosom 7, q36) mit einer zur beschriebenen Symptomatik des Regressionssyndroms zusätzlichen Raumforderung vor dem Sakrum und die **Sirenomelie** abzugrenzen. Hierunter versteht man das Fehlen einer ganzen unteren Gliedmaße oder das Verschmelzen beider unteren Gliedmaßen zu einer Extremität. Pathogenetisch liegt diesem Erkrankungsbild ein sog. »vascular steal phenomenon« durch eine meist aberrierende Nabelarterie zugrunde, die den unteren Extremitäten Blut entzieht und somit die Ausbildung zweier getrennter unterer Gliedmaßen verhindert. Die Sirenomelie ist, im Gegensatz zum kaudalen Regressionssyndrom, meist mit einem Oligohydramnion verbunden. Assoziiert können eine bilaterale Nierenagenesie, Bauchwanddefekte, Analatresie, fehlende Genitalien sowie schwerwiegende Herzfehler vorliegen. Diese Gesamtheit an Fehlbildungen macht eine Sirenomelie zu einer Erkrankung mit infauster Prognose.

■ Geburtshilfliches Vorgehen

Da ein kausaler Zusammenhang mit einer (unbefriedigend eingestellten) diabetischen Stoffwechsellage der Schwangeren besteht, zielt die Prophylaxe von potenziellen Schädigungen bereits präkonzeptionell auf ein adäquates Blutzuckermanagement. Weiterhin sollten engmaschige Blutzuckerkontrollen, vor allem in den ersten Schwangerschaftswochen, erfolgen. Falls erforderlich, sollte rasch ein geeignetes Stoffwechselniveau hergestellt werden (u. U. intensivierte Insulintherapie). Entscheidungen zum Geburtsmodus werden dagegen durch die Präsenz und den Ausprägungsgrad des Syndroms nicht beeinflusst (mit Ausnahme der vaginalen Beckenendlagengeburt).

■ Prognose

Die Prognose des sehr variabel ausgeprägten kaudalen Regressionssyndroms ist abhängig vom Ausmaß der assoziierten Fehlbildungen und Komplikationen. Meistens leiden diese Patienten langfristig unter persistierenden neurologisch und orthopädisch geprägten Einschränkungen. Die mentale Entwicklung ist in der Regel nicht beeinträchtigt.

■ Therapie

Für die Langzeittherapie ist eine umfassende interdisziplinäre Zusammenarbeit, vor allem von Kinderorthopäden und Urologen, erforderlich.

Syndromale Erkrankungen

Alexander Strauss

A. Strauss, *Ultraschallpraxis in Geburtshilfe und Gynäkologie*,
DOI 10.1007/978-3-662-49493-6_15, © Springer-Verlag Berlin Heidelberg 2017

15.1 Cornelia-de-Lange-Syndrom

Das Cornelia-de-Lange-(CDL-) oder Brachmann-de-Lange-Syndrom vereinigt die Kombination zentralnervöser und fazialer Anomalien mit Gliedmaßenauffälligkeiten, intrauteriner, aber auch postpartaler Wachstumsrestriktion und mentaler Retardierung. Die Erstbeschreibung erfolgte durch den deutschen Pädiater W. Brachmann (1916) und die niederländische Kinderärztin Cornelia de Lange (1933).

▪ Epidemiologie

Die Inzidenz des CDL-Syndroms beträgt 1:10.000–30.000 Lebendgeborene. Empirische Studien beziffern die Wahrscheinlichkeit des Wiederauftretens des Krankheitsbildes in derselben Familie mit bis zu 2–5 %.

▪ Ätiologie

Das Cornelia-de-Lange-Syndrom folgt einem autosomal-dominanten Erbgang. Die Ursache des Syndroms ist noch nicht eindeutig geklärt. Es tritt sowohl familiär als auch sporadisch auf, zudem werden eine Duplikation des 3q26.3-Gens oder eine Mutation des NIPBL-Gens angeschuldigt, welche sich jedoch nur bei 50 % der betroffenen Individuen nachweisen lassen.

▪ Klinik

Kinder mit einem Cornelia-de-Lange-Syndrom weisen charakteristische faziale sowie körperliche Dysmorphien auf.

▪▪ Faziale Anomalien

- Hypertrichose
  - lange, buschige Wimpern
  - Synophrys (zusammengewachsene Augenbrauen)
  - tiefer Haaransatz
- Hypertelorismus
- Stubsnase mit breitem Nasenrücken
- verstrichenes Philtrum, schmale Oberlippe, nach unten gezogene Mundwinkel

▪▪ Körperliche Anomalien

- Intrauterine Wachstumsrestriktion
- postnataler Minderwuchs
- Mikrozephalie
- Herzvitien (Septumdefekte)
- otoakustische Anomalien mit resultierenden Augenprobleme sowie Hörbeeinträchtigungen
- Extremitätenanomalien, die proximalen und/oder unteren Gliedmaßen oder bevorzugt die distalen oberen Extremitätenteile betreffend

- gastrointestinale Anomalien (Anlagestörungen, Malrotation) mit der Folge von Aspirationsneigung und gastroösophagealer Refluxsymptomatik, häufigem Husten, Würgen und Erbrechen, Trinkschwäche

Neurologische und mentale Entwicklung

Es kommt zu Krampfleiden. Die geistige Entwicklung kann interindividuell stark variieren. Die Kinder entwickeln mit dem Alter autistische Züge, sind hyperaktiv und rastlos. Die Sprachentwicklung ist meist deutlich eingeschränkt und kann in einigen Fällen ganz ausbleiben. Die betroffenen Patienten können jedoch Möglichkeiten entwickeln, mit differenzierten Zeichen (Mimik, Gestik, Laut) zu kommunizieren. Das rezeptive Sprachverständnis ist besser als das aktive Ausdrucksvermögen.

Sonographie

Abb. 15.1, Abb. 15.2, Abb. 15.3 u. Abb. 15.4

Das CDL-Syndrom stellt vorgeburtlich mangels gesicherten genetischen Nachweises eine sonographische Verdachtsdiagnose dar, welche sich aus der Summe der zu diagnostizierenden Anomalien ergibt. Die Diagnose wird postnatal anhand der Entwicklungsretardierung und der charakteristischen Dysmorphiezeichen gestellt. Eine pathologisch verdickte Nackentransparenz und Gliedmaßenauffälligkeiten sind bereits im 1. Trimenon erkennbar. Bei Fortschreiten der Schwangerschaft (2. Trimenon) übernimmt eine ausgeprägte Wachstumsrestriktion die Rolle des führenden Symptoms. Über das allgemein verminderte Wachstum hinaus ist insbesondere die Entwicklung des kindlichen Köpfchens reduziert (Mikrozephalie, Mikrognathie, Brachyzephalie). Das Herz kann mit Septumdefekten (ASD, VSD) betroffen sein. Das Genitale ist mit Maldescensus testis oder Hypospadie beteiligt. An den Extremitäten kommen Mikromelie, Syndaktylie, Oligodaktylie, Dysplasie der Ulna und Kontrakturen im Bereich der oberen Extremitäten vor. Differenzialdiagnostisch wegweisend kann der Nachweis eines besonders starken, sonographisch als Doppelkontur um die Schädelkalotte nachweisbaren Haarwuchses sein.

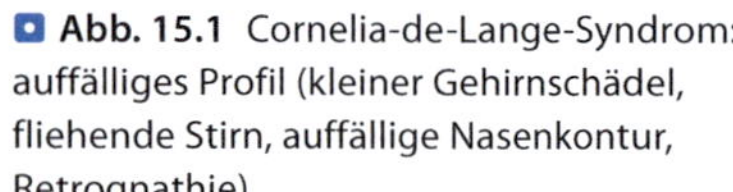

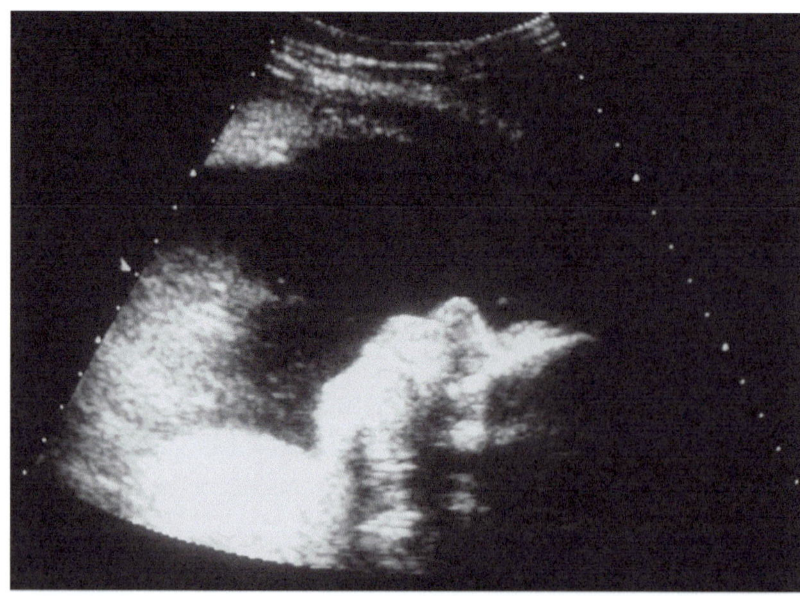

Abb. 15.1 Cornelia-de-Lange-Syndrom: auffälliges Profil (kleiner Gehirnschädel, fliehende Stirn, auffällige Nasenkontur, Retrognathie)

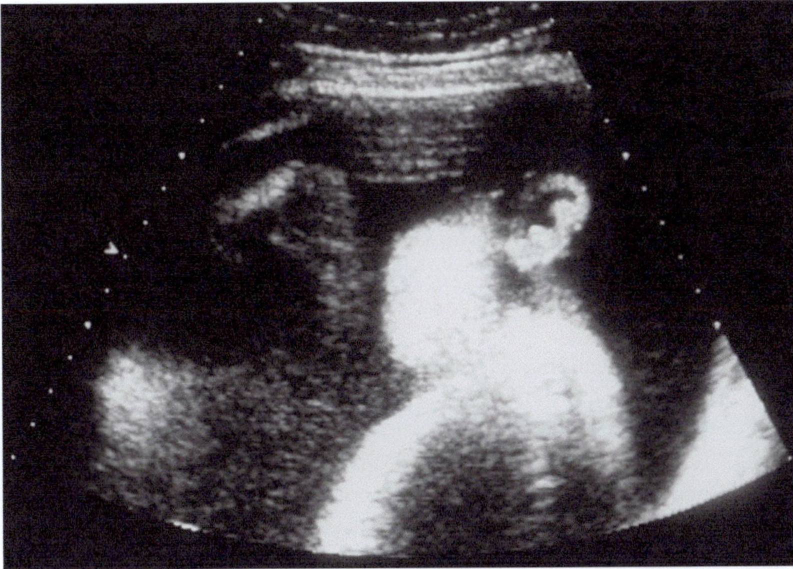

Abb. 15.2 Cornelia-de-Lange-Syndrom: tiefer Ohransatz mit prominenter Ohrmuschel

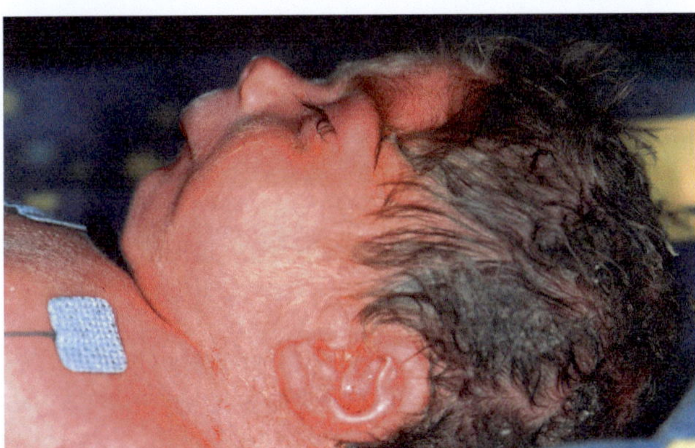

Abb. 15.3 Cornelia-de-Lange-Syndrom: postnatale Profilaufnahme des Kindes aus Abb. 15.2. Auch die Darstellung des Ohransatzes korrespondiert mit der vorangehenden pränatalen Abbildung

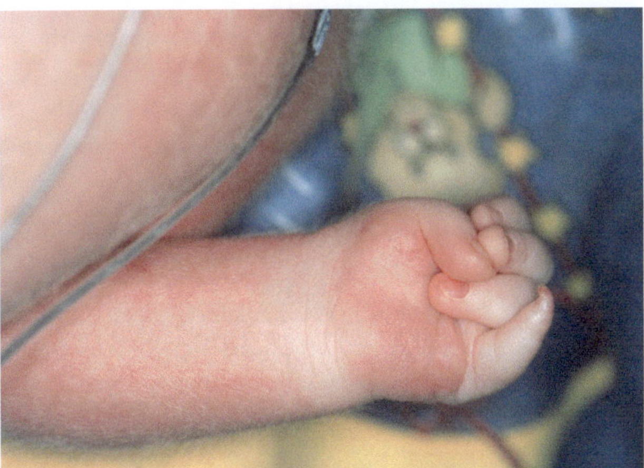

Abb. 15.4 Klinodaktylie bei Cornelia-de-Lange-Syndrom

Differenzialdiagnose

Differenzialdiagnostisch kommen folgende Krankheitsbilder in Betracht:

- Apert-Syndrom (auffällige Nackentransparenz, Gliedmaßenanomalien)
- Chromosomenaberrationen (auffällige Nackentransparenz, Gliedmaßenanomalien)
- Fanconi-Anämie (kurze radiale Strahlen)
- Holt-Oram-Syndrom (kurze radiale Strahlen, Herzfehler)
- Multiples-Pterygium-Syndrom (auffällige Nackentransparenz, Gliedmaßenanomalien)
- Smith-Lemli-Opitz-Syndrom (auffällige Nackentransparenz, Gliedmaßenanomalien)
- Thrombozytopenie-Radiusaplasie-Syndrom (TAR-Syndrom)

Weiterführende Diagnostik

Eine Chorionzottenbiopsie oder eine Amniozentese kann aufgrund der beschriebenen partiellen Trisomie des Chromosoms 3 diagnostisch hilfreich sein. Zur Beurteilung zentralnervöser Auffälligkeiten kann die additive pränatale MRT-Diagnostik diskutiert werden.

Prognose

Die Prognose ist unmittelbar postnatal nur schwer abschätzbar. Schwere und Behandelbarkeit der zentralnervösen und kardialen Fehlbildungen sind hierbei die entscheidenden Parameter. Eine normale körperliche und geistige Entwicklung ist in Einzelfällen möglich.

Therapie

Eine operative Korrektur der Herzfehler und der Extremitätenfehlbildungen ist entsprechend der Gesamtkonstellation zu indizieren. Der individuelle Ausprägungsgrad des Syndroms bestimmt nach ausführlicher interdisziplinärer Beratung der Eltern den Therapieplan. Krampfleiden und Trinkschwierigkeiten werden unter entsprechender pädiatrischer Aufsicht medikamentös bzw. diätetisch behandelt.

15.2 Beckwith-Wiedemann-Syndrom

Das Exomphalos-Makroglossie-Gigantismus-(EMG-)Syndrom wurde erstmals von J. Bruce Beckwith (1969) und Hans-RudolfWiedemann (1964) beschrieben. Die Mehrzahl der typischen Merkmale des Syndroms – fetale Makrosomie, Makroglossie, Omphalozelenbildung und renale Fehlbildungen – werden damit bereits im Namen des Syndroms genannt.

Epidemiologie

Die Inzidenz des Beckwith-Wiedemann-Syndroms wird mit 1:12.000–15.000 Geburten angegeben. Erwachsene mit Beckwith-Wiedemann-Syndrom gebären selbst gehäuft Zwillinge. Das Auftreten der EMG-Erkrankung ist sporadisch. Es existieren allerdings Berichte über autosomal-dominante und autosomal-rezessive sowie multifaktorielle Vererbungsfälle (15 %). Ursächlich sind mehrere genetische Defekte auf Chromosom 11, p11-15. Hierbei können Mikrodeletionen, Hypermethylierungen und Disomien zu einem Verlust von aktiven Genen führen. Diese Veränderungen führen schließlich zu einem Defekt des Gens für IGF-2 (»insulin-like growth factor 2«) und des H19 Gens. Die Expression des normalerweise inaktivierten mütterlichen Gens soll hierbei ursächlich wirken.

Sonographie

Abb. 15.5, Abb. 15.6, Abb. 15.7 u. Abb. 15.8

Neben dem Polyhydramnion wird die Omphalozele häufig zum pränatal wegweisenden Befund. Es lassen sich zusätzlich eine Makrosomie bei allgemeiner Organhypertrophie mit Vergrößerung der echoreichen Nieren sowie eine Makroglossie mit Protrusion der Zunge finden. Gelegentlich können auch Hemihypertrophien, Kryptorchismus, Hypospadie, Kardiomyopathie und plazentare Störungen wie partielle Molen, Plazentomegalie sowie eine lange Nabelschnur vorhanden sein.

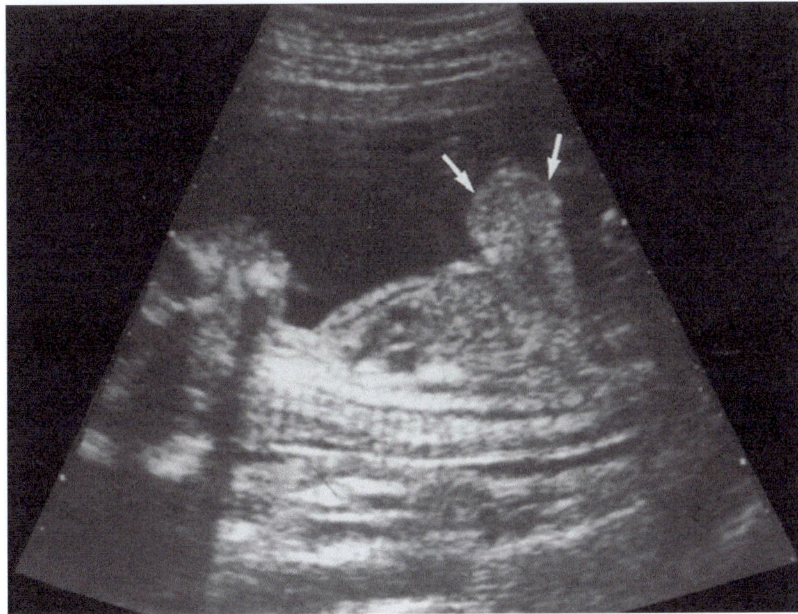

Abb. 15.5 Omphalozele (Markierung) bei einem Fetus mit Beckwith-Wiedemann-Syndrom im Sagittalschnitt (Wirbelsäule unten)

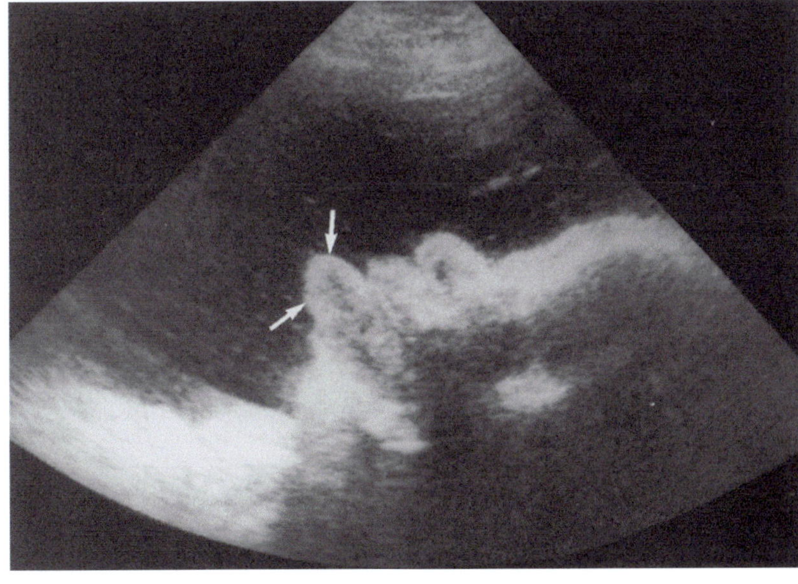

Abb. 15.6 Makroglossie (Markierung) mit Protrusion der Zunge bei einem Fetus im Profil mit Beckwith-Wiedemann-Syndrom

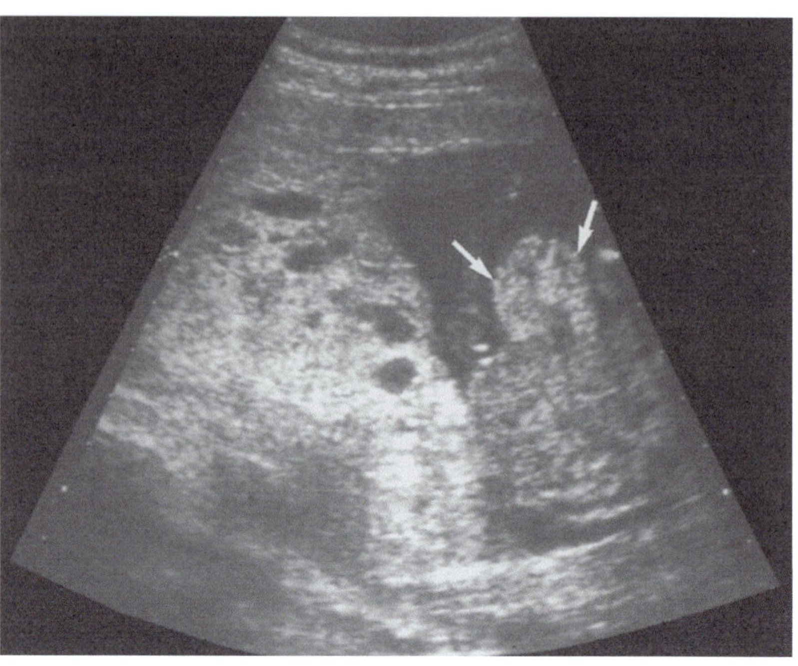

Abb. 15.7 Beckwith-Wiedemann-Syndrom mit Omphalozele (Transversalschnitt): In der Plazenta stellen sich multiple echoleere Areale dar, Hinweis auf Hydrops, Bild ähnlich der partiellen Blasenmole

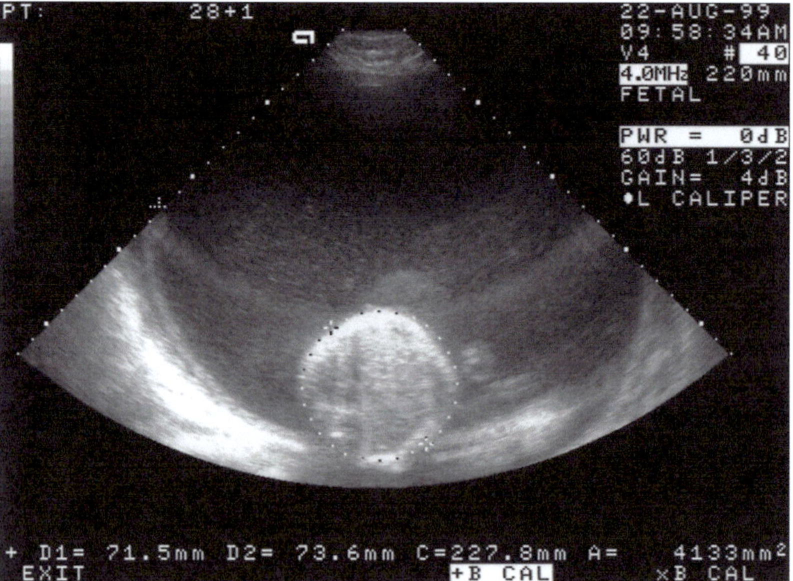

Abb. 15.8 Polyhydramnion als Symptom der Schluckstörung und organomegalen Entwicklungsveränderung bei Beckwith-Wiedemann Syndrom

Klinik

Feten mit EMG-Syndrom weisen ein erhöhtes Frühgeburtsrisiko auf. Dieses ist zum Teil durch das die Erkrankung begleitende Polyhydramnion und die kindliche Makrosomie bedingt. Betrachtet man das Größenwachstum der Kinder, fällt auf, dass sie intrauterin und postnatal bis zum 4.–6. Lebensjahr deutlich über der 90. Perzentile ihres jeweiligen Altersnormwerts liegen, danach allerdings eine normale Wachstumsdynamik aufweisen. Die kindliche Makroglossie bedingt oftmals respiratorische Probleme. Irving (1967) beschrieb eine typische Fältelung der Ohrmuschel. Koseff (1972) berichtete von Flecken an der Spitze der Ohrmuschel. Viszeromegalie, insbesondere im Bereich der Nebennieren (adrenokortikale Zytomegalie), und Nierendysplasien können beobachtet werden. Die Bauchwand weist typischerweise einen Defekt im Sinne einer Omphalozele auf. In der Neonatalperiode kommt es gehäuft zum Auftreten von Hypoglykämien sowie zu einer Hyperviskosität des Blutes.

▪ Assoziierte Anomalien

Bei Kindern mit Beckwith-Wiedemann-Syndrom treten in der Folge vermehrt Nebennierenkarzinome, Nephroblastome, Neuroblastome, Hepatoblastome und Rhabdomyosarkome auf.

▪ Geburtshilfliches Vorgehen

Die pränatale Diagnose ermöglicht ein entsprechendes peripartales Management mit Vermeidung geburtsmechanischer Komplikationen (Makrosomie). Darüber hinaus können postnatale Hypoglykämien antizipiert und ausgeglichen sowie die Behandlung einer Hyperviskosität des Blutes frühzeitig eingeleitet werden. Die perinatale Mortalitätsrate von 20 % kommt durch neonatale Hypoglykämien, Krämpfe und Herzfehler zustande. Die mentale Entwicklung der EMG-Betroffenen verläuft dagegen ungestört.

Postnatal wird eine Nierensonographie alle 3 Monate bis zum 3. Lebensjahr und danach im 6-monatigen Intervall empfohlen. Die Tumorsuche (Thoraxröntgen, MRT) soll im Kindesalter erfolgen.

15.3 Holt-Oram-Syndrom

Das 1960 erstmals von der britischen Pädiaterin Mary Holt und dem Kardiologen Samuel Oram beschriebene Syndrom ist gekennzeichnet durch Skelettmalformationen, vor allem der oberen Extremität (Hypoplasie oder Aplasie des Radius), sowie Herzfehler (Vorhofseptumdefekt, Ventrikelseptumdefekt).

Als Synonyme werden folgende Begriffe verwendet:

- atriodigitale Dysplasie
- »cardiac limb syndrome«
- »upper limb cardiovascular syndrome«
- »cardiomelic syndrome«
- »heart upper limb syndrome«

▪ Epidemiologie

Die Inzidenz des Holt-Oram-Syndroms beträgt 1:100.000. Die Erkrankung wird autosomal-dominant mit variabler Expressivität vererbt. Der betroffene Genlokus liegt auf dem langen Arm von Chromosom 12, 12q23-24.1, Gen TBX5. 85 % der Fälle treten allerdings sporadisch aufgrund einer Neumutation auf.

Sonographie

▫ Abb. 15.9, ▫ Abb. 15.10 u. ▫ Abb. 15.11

Der Daumen ist hypoplastisch bzw. sonographisch nicht darstellbar. Eine Syndaktylie der Finger (Klumphand), eine Phokomelie, die Hypoplasie des Radius sowie Strukturauffälligkeiten im Bereich der Ulna, des Humerus und der Klavikula sind bei der Untersuchung der oberen Extremität zu beachten. Ein kongenitales Herzvitium ist bei 85 % aller betroffenen Feten nachweisbar. Insbesondere Scheidewanddefekte (ASD, VSD), aber auch die Fallot-Tetralogie oder die Aortenkoarktation sind mit den digitalen Fehlbildungen kombiniert.

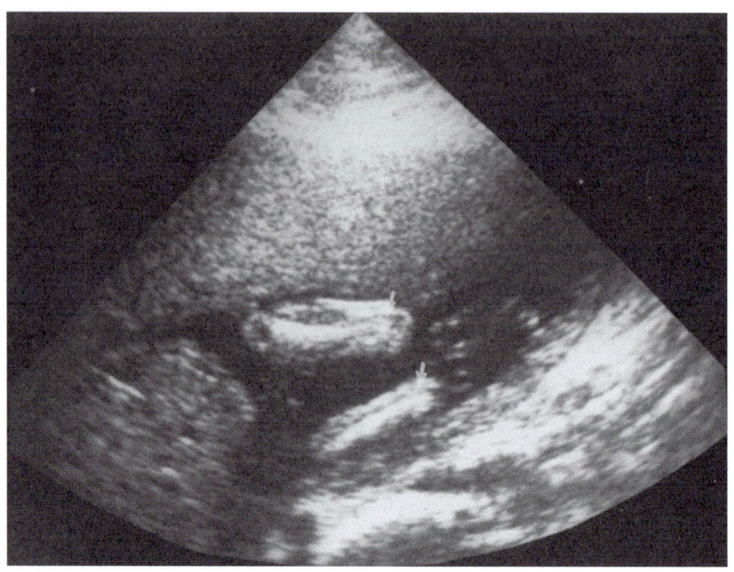

Abb. 15.9 Holt-Oram-Syndrom: Längsschnitt durch beide fetale Unterarme. Dabei ist aufgrund der Radiusaplasie jeweils nur ein langer Röhrenknochen (Ulna) darstellbar

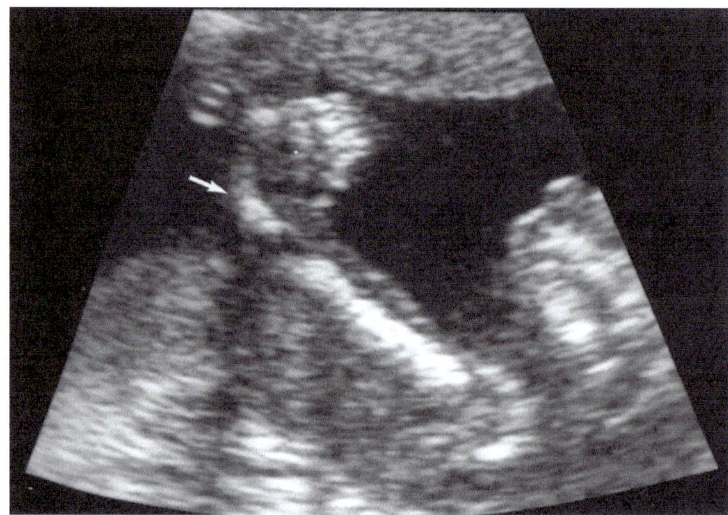

Abb. 15.10 Holt-Oram-Syndrom: longitudinaler Schnitt durch den fetalen Arm mit normal entwickeltem Humerus, jedoch stark verkürztem und deformiertem Unterarm (Radiusaplasie). Nur ein kleiner Teil der Ulna (Markierung) ist darstellbar. Die Hand steht im rechten Winkel zum Unterarm

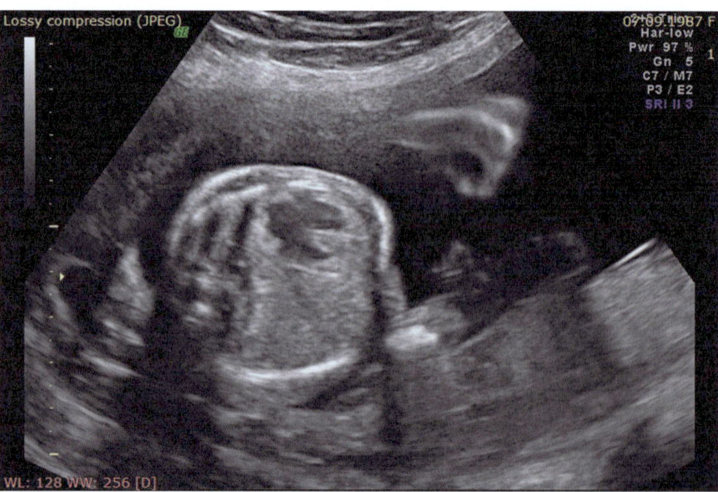

Abb. 15.11 Holt-Oram-Syndrom: großer Ventrikelseptumdefekt

Klinik

Charakteristisch sind Anomalien im Bereich der oberen Extremität. Der Daumen weist eine Hypo- bzw. Dysplasie und ggf. eine Digitalisierung (Dreigliedrigkeit) auf. Bei weiblichen Individuen ist die Digitalisierung des Daumens oft ausgeprägter. Daneben kann die Dysplasie auch die Handwurzelknochen betreffen. Syndaktylien, Dysplasien im Bereich des Schultergürtels, eine Phokomelie sowie Malformationen des Humerus, der Ulna oder des Radius (u. a. radioulnare Synostose) gehören in variabler Expression zum Krankheitsbild. Die untere Extremität ist nicht betroffen. Im Bereich des Stamms können zudem skelettale Anomalien an den Rippen, an der Skapula und im Bereich der Klavikula, ein Pectus carinatum und eine Skoliose vorkommen. Das Herz ist vorwiegend durch Defekte der Scheidewand (ASD, VSD) in das Krankheitsbild miteinbezogen. Durch die Herzvitien bedingte irreguläre Arrhythmieformen (z. B. Rechtsschenkelblock) oder Sinusbradykardie komplizieren die Symptomatik. Hypertelorismus ist zusätzlich möglich.

Differenzialdiagnose

Differenzialdiagnostisch sind weitere Syndrome wie das Cornelia-de-Lange-Syndrom, die Fanconi-Anämie, das Nager-Syndrom, das Roberts-Syndrom, die TAR-Thrombozytopenie und die VATER-Assoziation zu erwägen. Darüber hinaus sind das isolierte Fehlen des Radius und numerische Aneuploidien (Trisomie 13, Trisomie 18) als diagnostische Alternativen möglich. Das Okihiro-Syndrom wird verursacht durch Veränderungen im Gen SALL4, Chromosom 20. Es liegen analog zum Holt-Oram-Syndrom Armfehlbildungen und gelegentlich auch Herzfehler vor. Zusätzlich besteht häufig die Duane-Anomalie (besondere Form des Schielens, bei der nicht nach außen geblickt werden kann), Nierenfehlbildungen und/oder Nierenpositionsstörungen, Hörstörungen, Ohrfehlbildungen und Fußfehlbildungen.

Weiterführende Diagnostik

Eine Karyotypisierung ist zum Ausschluss von Differenzialdiagnosen und zur Diagnose des Holt-Oram-Syndroms zu erwägen.

Geburtshilfliches Vorgehen

Weder die Schwangerschaftsbetreuung noch der Entbindungsmodus wird durch das Holt-Oram-Syndrom wesentlich beeinflusst (Ausnahme: kardiale Dekompensation).

Prognose

Die kindliche Prognose ist abhängig von der Beteiligung des Herzens und der Schwere des jeweiligen Herzfehlers. Die funktionelle Einschränkung im Bereich der oberen Extremitäten (abhängig vom Ausprägungsgrad der Fehlstellung) bedingt die Notwendigkeit einer kinderorthopädischen Korrektur. Die mentale Entwicklung der Kinder verläuft ungestört. Die Lebenserwartung ist nicht eingeschränkt.

15.4 Apert-Syndrom

Das Apert-Syndrom, 1896 nach dem französischen Kinderarzt Eugene Apert benannt, ist ein komplexes Akrozephalosyndaktylie-Fehlbildungssyndrom.

Epidemiologie

Das Apert-Syndrom wird autosomal-dominant mit vollständiger Penetranz vererbt. Es wird einmal unter 100.000–160.000 Lebendgeborenen beobachtet. Meistens handelt es sich um Neumutationen (80 %), begünstigt durch fortgeschrittenes väterliches Alter. Das Wiederholungsrisiko ist bei Spontanmutation nicht erhöht, bei einem erkrankten Elternteil ist es mit einer Wahrscheinlichkeit von 50 % zu erwarten. Von den insgesamt 5 bekannten kraniofazialen Fehlbildungssyndromen (Apert-, Crouzon-, Carpenter-, Pfeiffer- und Saethre-Chotzen-Syndrom) sind die Fehlbildungen beim Apert-Syndrom am stärksten ausgeprägt.

Ätiologie

Dem Apert-Syndrom liegt eine Mutation im FGFR2-Gen (»fibroblast growth factor receptor gene«) zugrunde (Chromosom 10, 10q26). Dadurch wird die Diagnose (bei familiärer Belastung) durch Chorionzottenbiopsie bereits ab Ende des 1. Trimenons möglich.

Sonographie

Abb. 15.12, Abb. 15.13, Abb. 15.14 u. Abb. 15.15

Bei geeigneten Untersuchungsbedingungen kann etwa ab der 15. SSW das genannte charakteristische Fehlbildungsmuster je nach Ausprägung sonographisch aufgedeckt werden. Zu den typischen Ultraschallbefunden zählen neben der Kraniosynostose (Turmschädel) auch die bilateral-symmetrische Syndaktylie (Löffelhand) und die Mittelgesichtshypoplasie (hohe, vorspringende Stirn und eingesunkene Nasenwurzel). Weitere Skelettfehlbildungen sind faziale Spaltbildung, Prognathie (insgesamt auffälliges Profil), Ventrikelseptumdefekte und kurze Röhrenknochen der oberen Extremitäten. Kardial finden sich Pulmonalstenosen und eine reitende Aorta. An ZNS-Anomalien werden Hydrozephalus und Balkenmalformationen beschrieben. Liegt eine fetale Schluckstörung vor, kann ein Polyhydramnion auftreten.

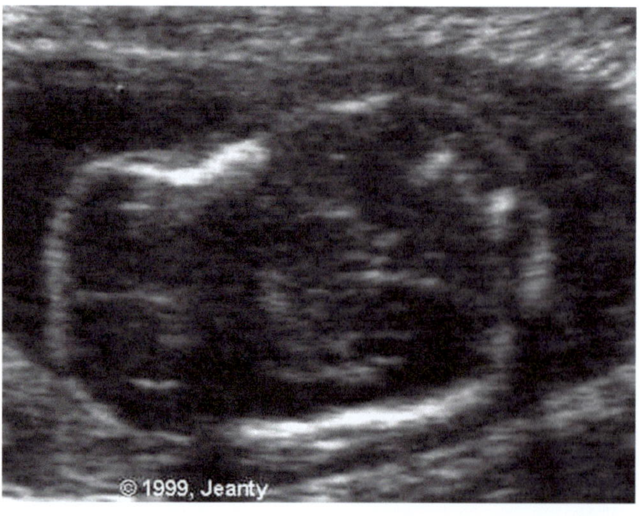

Abb. 15.12 Apert-Syndrom: Kraniosynostosis – Verengung der Schädelkalotte im Bereich der Kranznaht

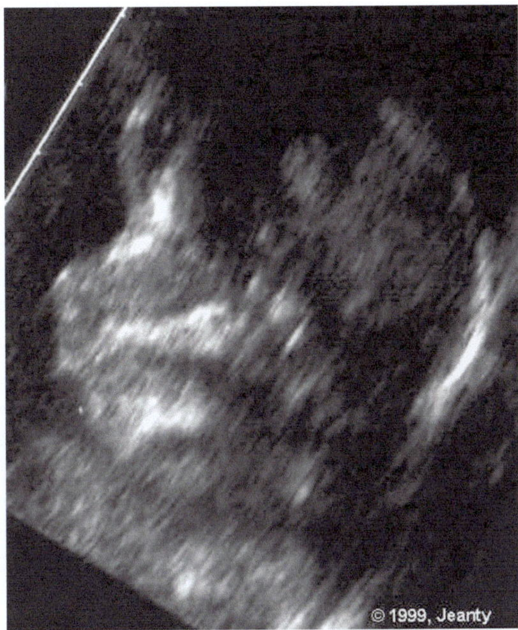

Abb. 15.13 Apert-Syndrom: auffälliges Profil mit tief eingesunkener Nasenwurzel

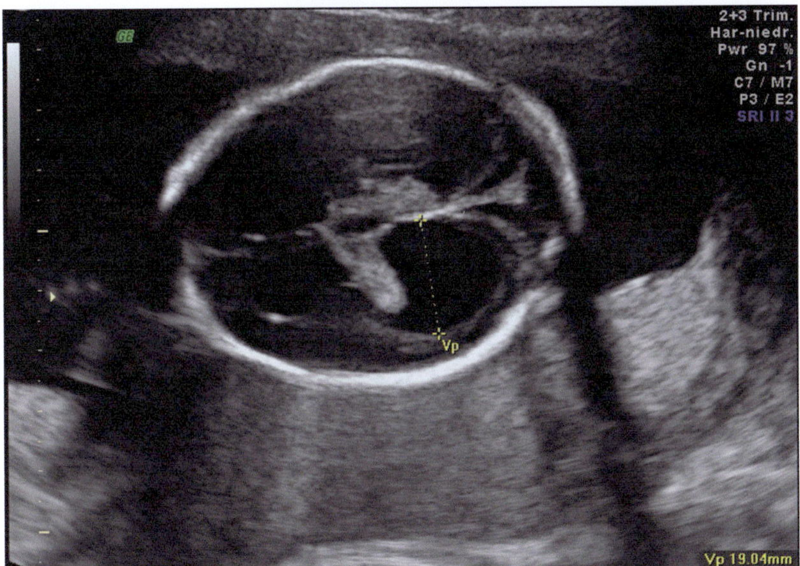

Abb. 15.14 Apert-Syndrom: Erweiterung der Gehirnseitenventrikel im Vorder- und Hinterhornbereich

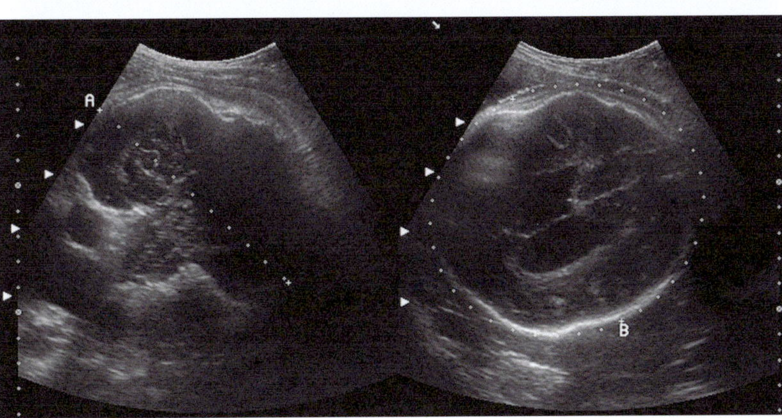

Abb. 15.15 Differenzialdiagnose: Kleeblattschädel im Transversalschnitt als Symptom des Pfeiffer-Syndroms (Kraniosynostose)

■ **Klinik**

Das Krankheitsbild ist gekennzeichnet durch Fehlbildungen von Schädel und Gesicht wie Turmschädel durch prämature Kraniosynostose, Hydrozephalus als Folge des Hirndrucks, der durch die Schädeldeformität entsteht, eingesunkene Nasenwurzel, flache Orbita, tiefsitzende Ohren, Gaumenspalte, Exophthalmus, Hypertelorismus. Darüber hinaus bestehen Fehlbildungen des Skeletts, z. B. Syndaktylien an Händen und Füßen, Löffelhände, Symphalangie, Brachydaktylie, kurze Röhrenknochen der oberen Extremitäten und Skoliose, des Herzens sowie des Urogenital- und Intestinaltrakts. Postnatal zeigen sich häufig Intelligenzminderung (50 %), Schwerhörigkeit und Erblindung durch Optikusatrophie. Die Varianz der Merkmale des Apert-Syndroms ist dabei sehr hoch, die Symptome sind bei den Betroffenen sehr unterschiedlich stark ausgeprägt (▶ Abschn. 14.1).

■ **Geburtshilfliches Vorgehen**

Nach Austragen der Schwangerschaft wird ein spezifisches peripartales Management nicht generell empfohlen. Aufgrund der hohen perinatalen Mortalität (Hirndruckproblematik) wird allenfalls die Entbindung am Zentrum empfohlen, ggf. als primäre Sectio caesarea (in Abhängigkeit vom Schädel- oder ZNS-Befund). Eine Schwangerschaftsbeendigung kann ggf. nach frühzeitiger Diagnose erfolgen.

■ **Prognose**

Je nach Ausprägung der kranialen Malformationen werden Hydrozephalus und die Beeinträchtigung des Hör- und Sehvermögens beobachtet (Letzteres oft therapeutisch nicht zu korrigieren). Schwere mentale Retardierung kann sich als Folgeerscheinung entwickeln. Die häufigste zentralnervöse Auffälligkeit der Kinder ist allerdings die Hyperaktivität. Bewegungseinschränkungen, bedingt durch Gelenkfehlstellungen und Gleichgewichtsstörungen sowie skoliotische Wirbelsäulenverkrümmungen haben trotz kinderorthopädischer Behandlungen meist dauerhaften Bestand.

■ **Therapie**

Überlebenden Kindern stehen multiple Korrekturoperationen ihrer kranialen Störungen und ihrer Extremitätenfehlbildungen bevor. Postnatal ist zur Verhinderung von Folgeschäden baldmöglichst die Kraniotomie und bei bereits manifest erhöhtem Hirndruck die ventrikuloperitoneale Shuntanlage notwendig. Daneben kann eine konservative und/oder operative kinderorthopädische Funktionsverbesserung der Extremitätenfunktion (chirurgische Syndaktylietrennung mit anschließender Stellungskorrektur der Finger und Zehen) angestrebt werden. Mittelohroperationen sind zum funktionellen Ersatz der beim Apert-Syndrom zum Teil nicht ausgebildeten Gehörknöchelchen möglich.

15.5 Meckel-Gruber-Syndrom

Das vom deutschen Anatom Johann Friedrich Meckel der Jüngere 1822 erstmalig beschriebene Krankheitsbild ist pathogenetisch auf eine fehlerhafte Induktion mesodermaler Wachstumsfaktoren und ihrer Komponenten zurückzuführen. Das Meckel-Gruber-Syndrom ist durch die Kombination einer okzipitalen Enzephalozele, Polydaktylie und (bilaterale) polyzystische Nieren gekennzeichnet, ggf. begleitet von Leberzysten, -fibrose, Gallengangsdysplasien und Fehlbildungen der Genitalien.

Epidemiologie

Das Meckel-Gruber-Syndrom, auch Dysencephalia splanchnocystica, wird mit einer Inzidenz von 1:140.000 Lebendgeburten beobachtet. In bestimmten Bevölkerungsgruppen (Finnland, Gujarat/Indien, jüdische Bevölkerung) kommt es jedoch gehäuft vor (1:9000). Bei einem betroffenen Kind beträgt das Wiederholungsrisiko 25 %.

Ätiologie

Für die autosomal-rezessiv vererbte Erkrankung sind 3 Subtypen mit unterschiedlichen Gendefekten bekannt:

- **Typ I** (finnischer Typ): Chromosom 17, q23
- **Typ II** (arabischer Typ): Chromosom 11, q13
- **Typ III** (indischer Typ): Chromosom 8, q21.13-q22.1

Bei heterozygoten Eltern liegt das Erkrankungsrisiko bei 1:3, heterozygote Träger sind phänotypisch gesund. Eine pränatale Gendiagnostik ist bislang allerdings nicht für alle Fälle möglich.

Sonographie

Abb. 15.16, Abb. 15.17, Abb. 15.18 u. Abb. 15.19

Bedingt durch die Nierenfunktionsstörung entwickelt sich typischerweise ein schweres Oligohydramnion. Wird während der Schwangerschaft ein Oligohydramnion und/oder eine bilaterale schwere Nierenanomalie diagnostiziert, sollte das zentrale Nervensystem eingehender nach Anomalien im Sinne eines Meckel-Gruber-Syndroms untersucht werden. Der zusätzliche Nachweis einer okzipitalen Enzephalozele ist dann für die Klassifikation des Krankheitsbilds beweisend. Zusätzlich sind das Retroperitoneum und der intraabdominale Raum auf Zystenbildungen zu inspizieren.

Bei anamnestischem Verdacht auf ein Meckel-Gruber-Syndrom können frühzeitige Ultraschallkontrollen erfolgen. Ein sicherer Erkrankungsausschluss ist sonographisch allerdings meist erst im 2. Trimenon (16.–20. SSW) möglich. Eine Embryo-/Fetoskopie kann bei belasteter Anamnese (betroffenes Geschwister) oder hochgradigem sonographischen Verdacht im Einzelfall auch schon im ersten Schwangerschaftsdrittel erwogen werden. Je nach Ausprägung der ZNS-Störung kann auch das α-Fetoprotein (maternales Serum, Fruchtwasser) erhöht sein.

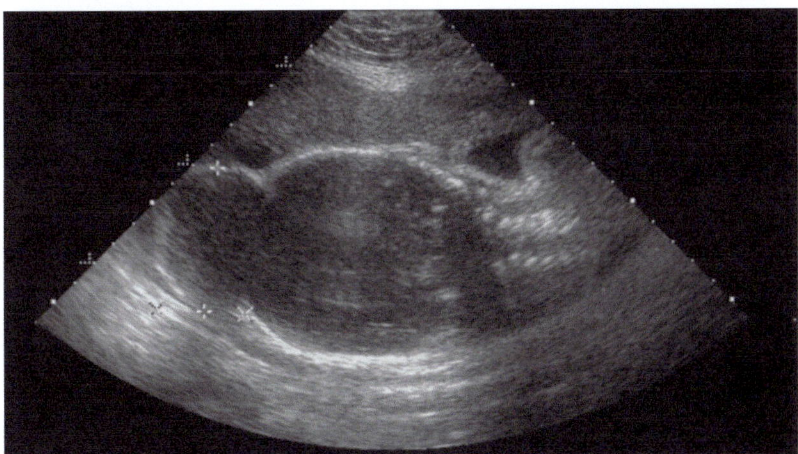

Abb. 15.16 Meckel-Gruber-Syndrom: Der Koronarschnitt durch den fetalen Kopf im 3. Trimenon zeigt eine Enzephalozele. Die halbrunde glatte Kontur der Calvaria ist durch eine kugelige Vorwölbung von Hirnhaut und ZNS-Gewebe im Bereich des kindlichen Scheitels unterbrochen

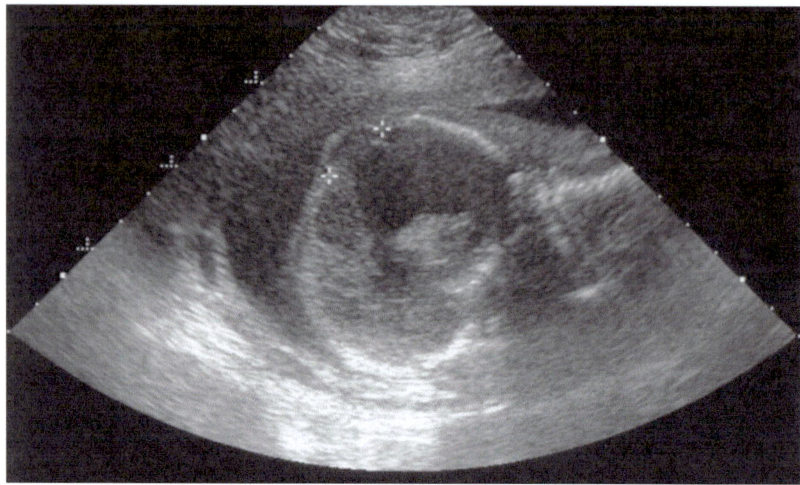

Abb. 15.17 Meckel-Gruber-Syndrom: Enzephalozele als kugelförmige Raumforderung am Hinterhaupt des Fetus (Markierung). Die Großhirnstruktur ist pathologisch verändert, das Ventrikelsystem erweitert

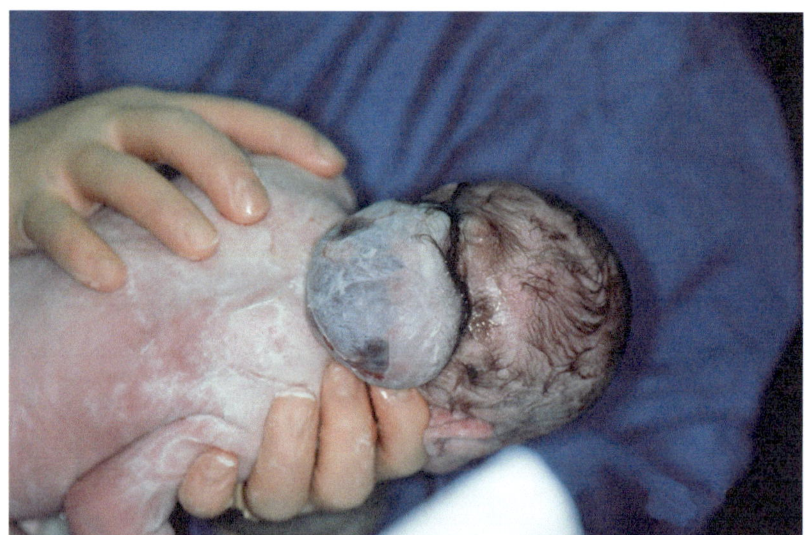

Abb. 15.18 Meckel-Gruber-Syndrom: postnatale Aufnahme einer okzipitalen Enzephalozele

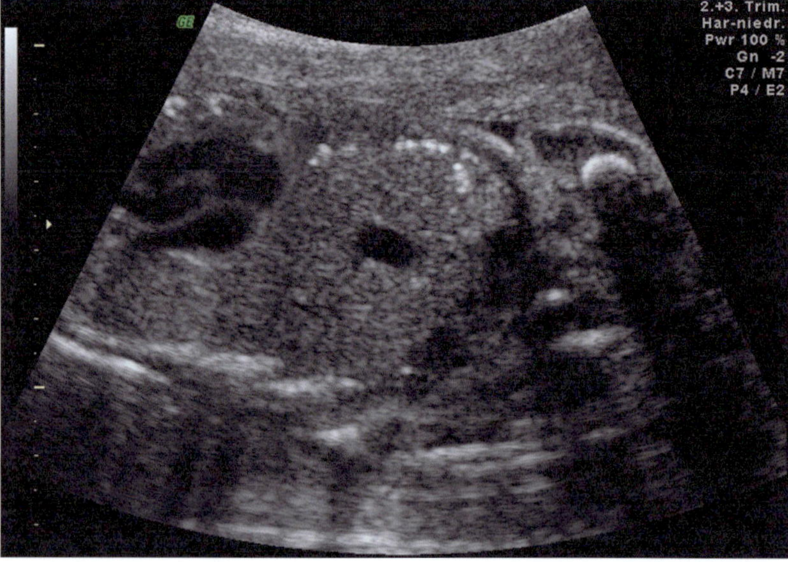

Abb. 15.19 Meckel-Gruber Syndrom: Vollständiges Fehlen von Fruchtwasser (Anhydramnion)

Assoziierte Anomalien

Das Syndrom kann mit einer großen Anzahl weiterer fetaler Fehlbildungen einhergehen und wird damit oft fälschlicherweise anderen Syndromen zugeordnet. Zu diesen zählen Hydrozephalus, Mikrozephalie, Dandy-Walker-Malformation, Zerebellumhypoplasie, Arnold-Chiari-Malformation, Mayer-Rokitansky-Küster-Hauser-Syndrom, Duodenalatresie und Leberanomalien.

Prognose und geburtshilfliches Vorgehen

Die Prognose des Meckel-Gruber-Syndroms ist als infaust zu betrachten. Die meisten Neugeborenen überleben nur wenige Tage, selten bis zu 2 Jahre. Bei frühzeitiger Diagnose kann ein Schwangerschaftsabbruch erwogen werden. Sollten sich die Eltern gegen eine vorzeitige Beendigung der Schwangerschaft entscheiden, stellt die differenzialdiagnostische und damit auch prognostische Einschätzung des Krankheitsbilds die wichtigste pränataldiagnostische Aufgabe dar. Bei der prinzipiell operablen isolierten Enzephalozele ist der Kaiserschnitt (maternales Trauma) zum Schutz des kindlichen Gehirngewebes vor der Vaginalflora und der mechanischen Belastung durch die vaginale Geburt die Entbindungsmethode der Wahl. Dieser ist dagegen aufgrund der gesamtprognostischen Implikation im Fall des Meckel-Gruber-Syndroms nicht indiziert.

15.6 Weitere Syndrome

Der Begriff »Syndrom« (griechisch syndromos, begleitend, zusammentreffend) beschreibt das gleichzeitige Vorliegen verschiedener Krankheitszeichen, deren kausaler Zusammenhang mehr oder weniger bekannt ist oder zumindest vermutet werden kann. Die Entstehung und Entwicklung einer derartigen Kombination einheitlicher oder in vergleichbaren Fällen zumindest ähnlicher Symptome sind dagegen per definitionem unbekannt. Wenn sowohl Ätiologie als auch Pathogenese bekannt sind, ist nicht mehr von einem Syndrom, sondern von einem Krankheitsbild zu sprechen.

15.6.1 Noonan-Syndrom

Das Noonan-Syndrom, 1963 benannt nach der amerikanischen Kinderkardiologin Jacqueline Noonan, ist ein Fehlbildungskomplex mit genetischer Ursache, der in seinem Erscheinungsbild dem Ullrich-Turner-Syndrom sehr ähnlich ist (◘ Abb. 15.20). Anders als die Monosomie X0 kann das Noonan-Syndrom nicht nur bei Mädchen, sondern auch bei Jungen auftreten. Es ist eines der häufigsten genetischen Syndrome und die zweithäufigste Ursache für angeborene Herzfehler. Die Inzidenz in Deutschland beträgt 1:500–2500 Geburten.

Der Symptomenkomplex des Noonan-Syndroms (auch »Pseudo-Turner-Syndrom«) beinhaltet Hypertelorismus, Ptosis sowie große und tief sitzende Ohren (Noonan-Fazies). Weiterhin sind Kleinwuchs und Pulmonalstenose typisch. Die meisten weiteren Symptome sind sehr variabel, zu ihnen zählen unter anderem milde geistige Retardierung, Mikrobrachyzephalie, Pterygium colli, tiefer Haaransatz, buschige, zusammengewachsene Augenbrauen (Synophrys), Augenfehlbildungen, Strabismus, Epikanthus, Myopie, antimongoloide Lidachse, Nase mit antevertierten Nares, zum Teil Reduktionsanomalien der Extremitäten, Kielbrust oder Trichterbrust, Kryptorchismus, Nierenfehlbildungen (einseitige Nierenagenesie, Lageanomalie, strukturelle Anomalie), VSD, ASD, Fallot-Tetralogie, Aortenstenose, hypertrophisch-obstruktive Kardio-

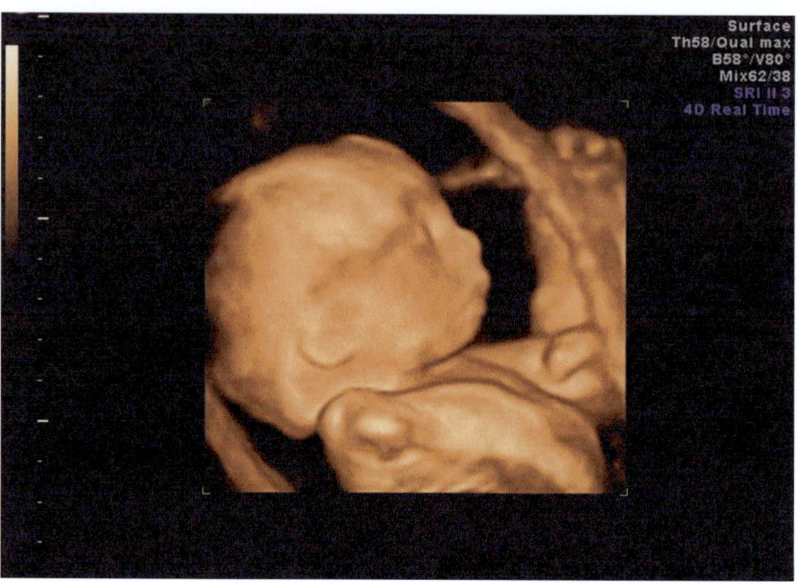

Abb. 15.20 Noonan-Syndrom: 3D-Sonographie des fetalen Kopfes mit tiefsitzenden Ohren im Rahmen der auffälligen Fazies

myopathie. Aufgrund der Vielzahl dieser variablen Symptome ist die rein klinische Diagnosestellung beim Noonan-Syndrom oft unsicher.

Etwa die Hälfte der Fälle von Noonan-Syndrom treten sporadisch auf. In ca. 40–50 % liegt dagegen eine Mutation im PTPN11-Gen vor (Chromosom 12p). Dieses Gen codiert für das Enzym SHP-2, welches eine wichtige Rolle in der Regulation der Signalweiterleitung von Wachstumsfaktoren und Differenzierungsfaktoren spielt. Daneben sind auch in der Proteinkinase RAF1, die am oberen Ende des MAP-Kinase-Wegs (»mitogen-activated protein kinase«) steht, Mutationen bei Noonan-Patienten gefunden worden. Jedoch muss nach heutigem Wissensstand eine weitere genetische Heterogenität für das Noonan-Syndrom angenommen werden. Die Vererbung des Syndroms erfolgt meist über die Mutter (3:1), da die männlichen Patienten in der Regel nicht fortpflanzungsfähig sind.

Die sonographische Diagnose ist durch die vielgestaltigen Ausprägungsformen des Noonan-Syndroms erschwert. Viele der milderen Fälle entgehen vollständig der vor- wie nachgeburtlichen Aufmerksamkeit. Die molekulargenetische Befundung des PTPN11-Gens kann zur Sicherung einer Verdachtsdiagnose herangezogen werden. Die Analyse der Eltern ergibt Rückschlüsse auf das Risiko in Folgeschwangerschaften. Differenzialdiagnostisch abzugrenzen sind ein kardiofaziokutanes Syndrom, Cherubismus sowie das Costello-Syndrom.

Da es keine Therapie der Ursachen des Noonan-Syndroms gibt, werden vor allem die Symptome behandelt, wobei hier die Herzfehler im Vordergrund stehen. Durch die Gabe von Wachstumshormonen wird ggf. versucht, den Kleinwuchs zu behandeln.

15.6.2 Fryns-Syndrom

Das Fryns-Syndrom, 1979 durch den belgischen Genetiker Jean-Pierre Fryns erstmalig beschrieben, umfasst die seltene Form eines Dysmorphiesyndroms, welches sich auf die Augen, die Extremitäten (starke Unterentwicklung der Beine), die Lunge und das Zwerchfell auswirkt (Abb. 15.21 u. Abb. 15.22). Die Häufigkeit wird auf 0,7:10.000 Geburten geschätzt. Die Vererbung erfolgt

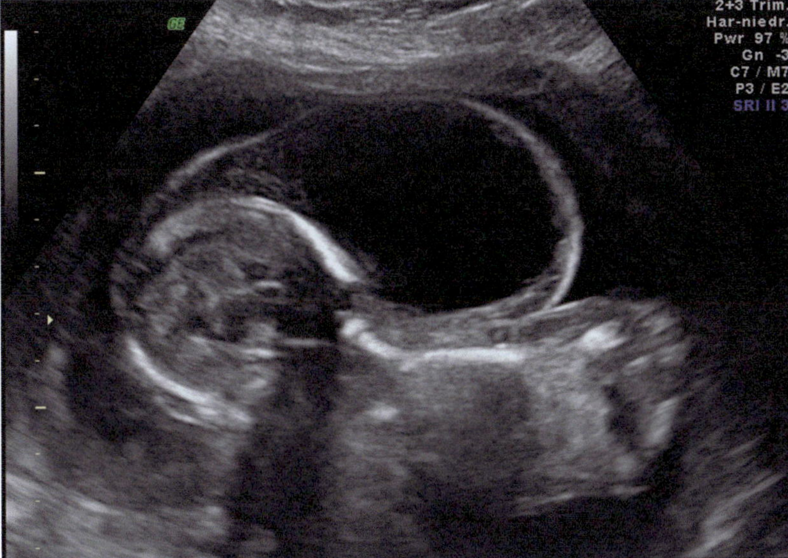

Abb. 15.21 Fryns-Syndrom: ausgeprägtes Nackenhygrom

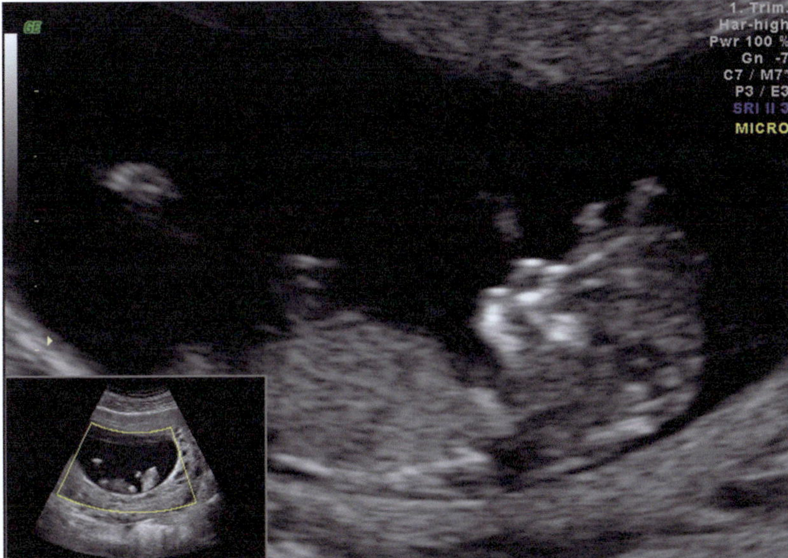

Abb. 15.22 Fryns-Syndrom: faziale Dysmorphie mit prominenter Stirnformation

autosomal-rezessiv, eine genaue genetische Ursache konnte bislang allerdings nicht identifiziert werden.

Diagnostisch sind Hornhauttrübung, Zwerchfellhernie, Hypoplasie der Beine, Lungenhypoplasie, schmaler Thorax, Herzfehler, Mikrophthalmus, Dysplasie der Retina, Hypoplasie der Nägel, Phalangenhypoplasie, Kamptodaktylie, Uterus bicornis, dicker Hals und kleines Kinn sowie ZNS-Anomalien zu beachten. Differenzialdiagnostisch abzugrenzen ist das Pallister-Killian-Syndrom. Es existiert keine ursächliche Behandlungsmöglichkeit. Prognostisch bestimmt das Ausmaß der Lungenhypoplasie die Überlebenschancen. Die Letalität liegt bei über 80 %.

15.6.3 Smith-Lemli-Opitz-Syndrom

Das Smith-Lemli-Opitz-Syndrom (SLOS) ist die häufigste kongenitale Störung der Cholesterolbiosynthese (◘ Abb. 15.23). Es zählt zu den seltenen Erbkrankheiten. Die Inzidenz liegt bei etwa 1:10.000–60.000 Geburten. Die Diagnose wird überwiegend bei Jungen gestellt, wahrscheinlich da eine leichtere Ausprägung der Symptomatik bei Mädchen die Detektion/Zuordnung erschwert.

Die Krankheit beruht auf einer Mutation auf dem Chromosom 11 (Genort 11q13.4). Es konnten mittlerweile über 70 verschiedene Mutationen nachgewiesen werden. Das SLOS folgt einem autosomal-rezessiven Erbgang und beruht auf einer mangelnden 7-Dehydrocholesterol-Reduktase-Aktivität (DHCR-7).

Die Symptomatik ist variabel und ihr Schweregrad unterschiedlich. Beschrieben sind sowohl vor oder bald nach der Geburt letal verlaufende Ausprägungen mit vielen körperlichen Fehlbildungen (Smith-Lemli-Opitz-Syndrom Typ II) als auch milde Formen mit nur wenigen Merkmalen und günstiger Prognose bezüglich der Lebenserwartung. Je niedriger der Cholesterinwert ist, desto schwerer ist die Symptomatik des Syndroms ausgeprägt.

Zur sonomorphologischen Diagnosestellung können beitragen: kraniofaziale Fehlbildungen, Mikrozephalie, zerebrale und mentale Fehlentwicklungen (Holoprosenzephalie, Irritabilität, selbstverletzendes/autistisches Verhalten), Herzfehlbildungen, urogenitale Fehlbildungen (Hypospadie, Kryptorchismus), Polydaktylie, Syndaktylie der Zehen II/III, Muskelhypotonie, Schluckstörungen, gastroösophagealer Reflux, intestinale Dysmotilität, Pylorusstenose, prominente Stirn, kleine Nase, breite Nasenwurzel, antevertierte Nares, Mikrogenie, Gaumenspalte, Trübungen der Linse und Blepharoptose. Typ II des Syndroms zeigt zusätzlich das Bild eines Pseudohermaphroditismus. Bei den Betroffenen mit männlichem Karyotyp kommt ein weibliches äußeres Genitale vor.

Eine Diagnose erfolgt mittels des Nachweises eines erhöhten 7-Dehydrocholesterol-Spiegels im Plasma und im Gewebe. Eine Mutationsanalyse kann den Verdacht sichern.

Differenzialdiagnostische Abgrenzungserwägungen kommen aufgrund des variablen klinischen Erscheinungsbildes unter anderem infrage: fetales

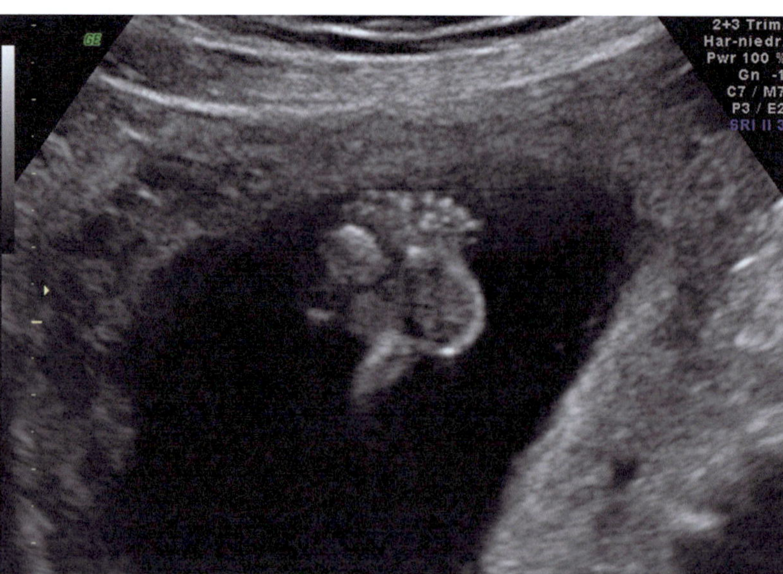

◘ **Abb. 15.23** Smith-Lemli-Opitz-Syndrom: Polydaktylie bei beiden Füße

Alkoholsyndrom, McKusick-Kaufman-Syndrom, Cornelia-de-Lange-Syndrom, ATR-X-Syndrom (»alpha-thalassemia X-linked intellectual disability syndrome«), Lathosterolose, Desmosterolose, Dubowitz-Syndrom, okulodigitoösophageal-duodenales Syndrom, Noonan-Syndrom, Pallister-Hall-Syndrom und Trisomie 13 und 18. Vom SLOS Typ II sind als Differenzialdiagnose zu unterscheiden: C-Syndrom, Zellweger-Syndrom, Hydrolethalus-Syndrom, orofaziales-digitales Syndrom, Holoprosenzephalie-Polydaktylie-Syndrom und Meckel-Syndrom.

Die Therapieansätze erfolgen grundsätzlich symptomatisch. Eine Cholesterolsubstitution hat möglicherweise einen positiven Einfluss auf das Wachstum der betroffenen Kinder. Vereinzelt wird auch von Verhaltensbesserungen berichtet. Eine Substitution verhindert jedoch nicht die Schwere der mentalen Beeinträchtigung.

15.6.4 Zellweger-Syndrom

Das Zellweger-Syndrom ist eine 1964 erstmalig durch den schweizerisch-amerikanischen Kinderarzt Hans Ulrich Zellweger beschriebene genetisch bedingte Stoffwechselkrankheit, die durch das Fehlen von Peroxisomen charakterisiert ist (◘ Abb. 15.24). Dem Symptommuster entsprechend wird von einem zerebrohepatorenalen Syndrom gesprochen. Die Prävalenz liegt bei 1:100.000 Neugeborenen. Die Erkrankung wird autosomal-rezessiv vererbt. Mutationen in sämtlichen, für Peroxisomen codierenden Genen, insbesondere das PEX1-(ATPase) und PEX5-Gen (Serin-Lysin-Leucin-Rezeptor) betreffend. Durch die Störung der peroxisomalen Biosynthese kommt es zu massiven Funktionsstörungen von Organen (Akkumulation von Wasserstoffperoxid), insbesondere von Leber und Niere.

Die Diagnose wird durch den Nachweis von Anomalien von Fettsäuren (überhöhte Serumkonzentration an Pipecolinsäure, Eisen und Transferrin, zahlreiches Vorliegen von überlangkettigen Fettsäuren) und/oder den mikroskopischen Nachweis des Fehlens von Peroxisomen (ggf. nach Anlegen einer Kultur mit Hepatozyten oder Fibroblasten) möglich. Eine genetische Abklä-

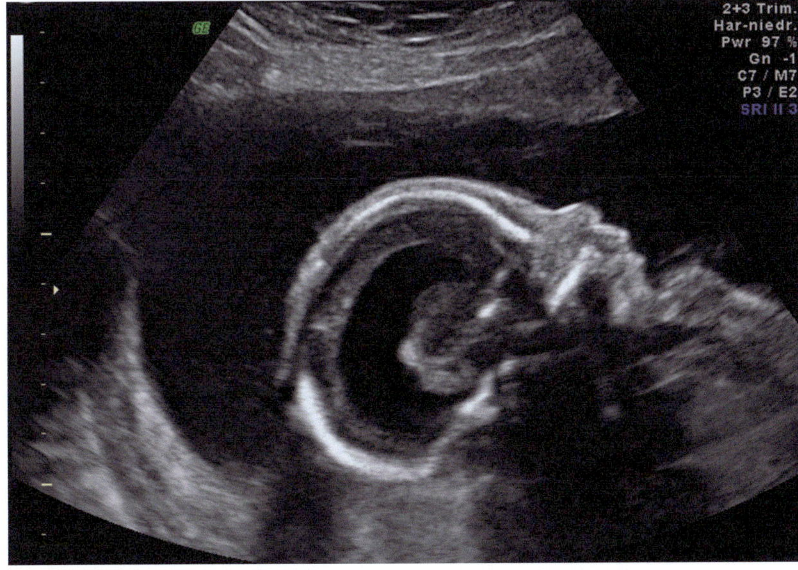

◘ **Abb. 15.24** Zellweger-Syndrom: hohe Stirn und ausgeprägte Dilatation der inneren Liquorräume

rung gelingt vorgeburtlich im Zuge der invasiven Pränataldiagnostik durch Chorionzottenbiopsie oder Amniozentese.

Morphologisch erkennbare Veränderungen kommen bei betroffenen Feten vor, dazu gehören: Gaumenspalte, hohe Stirn, Kahnschädel (Skaphozephalus), mandibuläre Retrognathie, Gehirnventrikeldilatation, Mikro-/Agyrie, zerebrale Zysten, Hypertelorismus, Linsentrübung, starke Hornhautkrümmung, Epikanthus medialis, Blindheit, Lungenhypoplasie, Hepatomegalie, Thymusdysplasie, Nierendysplasie, Vierfingerfurche, IUGR, verminderte Ossifikation, Muskelhypotonie, Kamptodaktylie und Unterentwicklung der weiblichen Geschlechtsorgane. Hinzu kommen psychomotorische Störungen und eine kognitive Beeinträchtigung.

Als Differenzialdiagnosen zu beachten sind diverse weitere Peroxisomopathien, die Refsum-Thiébaut-Krankheit, 3-Oxoacyl-CoA-Thiolase-Mangel, Pseudo-Zellweger-Syndrom (Aktivitätsverlust der Acyl-CoA-Oxidase), Chondrodystrophia punctata, Hyperpipecolazidämie und Smith-Lemli-Opitz-Syndrom.

Eine ursächliche Therapie des Zellweger Syndroms ist nicht möglich. Die Säuglinge überleben in der Regel nur wenige Monate.

15.6.5 Pena-Shokeir-Syndrom

Beim Pena-Shokeir-Syndrom (PSS) handelt es sich um eine selten auftretende autosomal-rezessiv vererbbare Genmutation, die oft zur Früh- oder Totgeburt führt (▣ Abb. 15.25 u. ▣ Abb. 15.26). Die Erstbeschreibung erfolgte 1974 durch Pena und Shokeir. Aufgrund der großen symptomatischen Ähnlichkeit zur Trisomie 18 wird das Pena-Shokeir-Syndrom als Pseudotrisomie 18 bezeichnet.

Das PSS kommt mit einer Häufigkeit von 1:12.000 Geburten vor. Die Wiederholungswahrscheinlichkeit liegt zwischen 0,01 und 25 %. Dabei spielen der Verwandtschaftsgrad der Elternteile und das Auftreten ähnlicher Krankheiten in beiden Familien eine Rolle. Das Syndrom kann nicht auf eine eindeutig definierte Ursache (Erbgutveränderung) zurückgeführt werden, die Diagnose erfolgt nur aufgrund von Symptomen. Man unterscheidet 2 Typen:

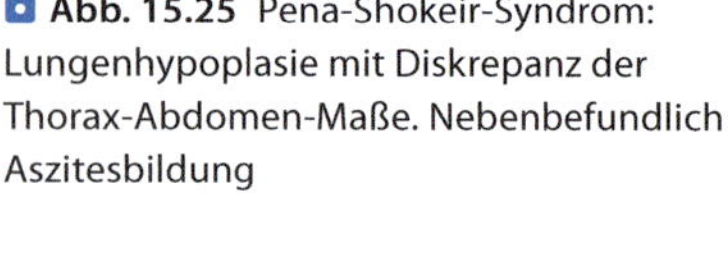

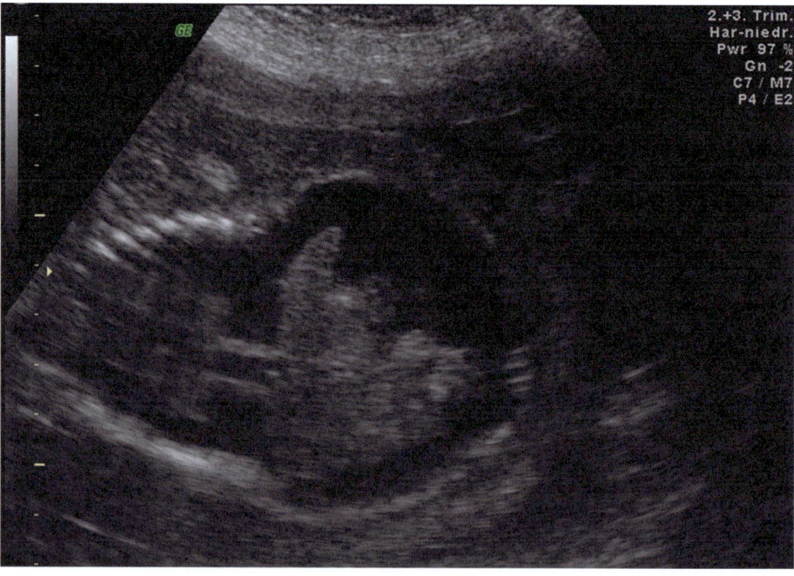

▣ Abb. 15.25 Pena-Shokeir-Syndrom: Lungenhypoplasie mit Diskrepanz der Thorax-Abdomen-Maße. Nebenbefundlich Aszitesbildung

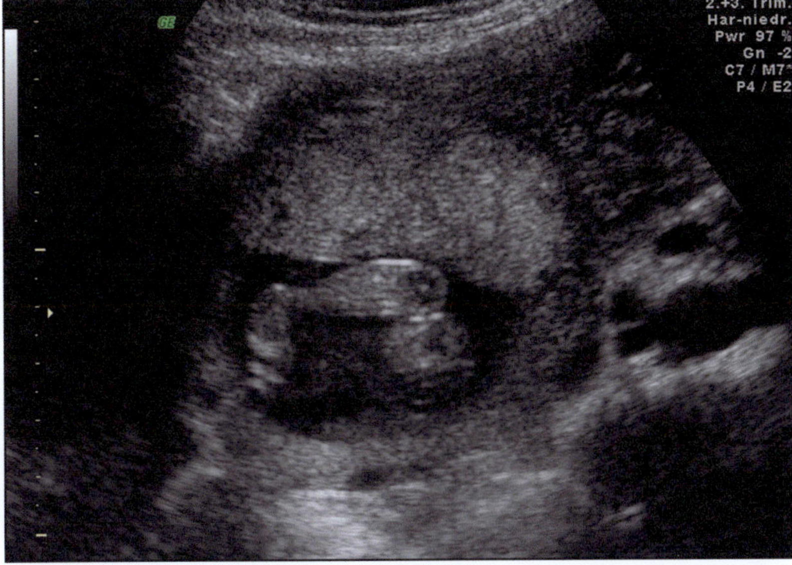

Abb. 15.26 Pena-Shokeir-Syndrom: Kontrakturen der Gelenke führen zur Klumpfußstellung beidseits

- **Typ I:** fetale Akinesie-Hypokinesie-Sequenz, FADS (»fetal akinesia deformation syndrome«)
- **Typ II:** zerebrookulofazioskelettales Syndrom (COFS-Syndrom)

Diagnostisch lässt sich mittels Ultraschall ein für das Pena-Shokeir-Syndrom typisches Polyhydramnion (Schluckstörung) und die Unterentwicklung diverser Organe (v. a. Lungenhypoplasie), Gelenkkontrakturen (Arthrogryposis) und eine eingeschränkte Bewegungsfähigkeit (Akinesie) diagnostizieren. Differenzialdiagnostisch ist unter anderem das Multiple-Pterygium-Syndrom abzugrenzen. Kausale Therapieoptionen existieren nicht. Die Erkrankung ist nicht mit einem längerfristigen Überleben vereinbar.

Chromosomenstörungen

Susanne Müller-Egloff

A. Strauss, *Ultraschallpraxis in Geburtshilfe und Gynäkologie*,
DOI 10.1007/978-3-662-49493-6_16, © Springer-Verlag Berlin Heidelberg 2017

16.1 Trisomie 21 (Down-Syndrom)

Langdon Down beschrieb im Jahr 1866 erstmals die Charakteristika (geringe Elastizität der Haut, flaches Profil, kleine Nase, hoher Gaumen, mongoloide Lidspaltenstellung) eines erblichen Krankheitsbildes, das durch die Verdreifachung des Chromosoms 21 bedingt ist.

▪ Epidemiologie

Eine Trisomie 21 kommt bei etwa 1:600–800 Kindern vor. Die Inzidenz ist vor allem vom Lebensalter der Mutter abhängig. So beträgt das Risiko zwischen 20–24 Jahren 0,006 %, mit 30 Jahren 0,5 % und mit 40 Jahren 2 %. Bei 95 % der Betroffenen tritt sie als freie Trisomie auf, 2–4 % sind Mosaiktrisomien und 1–2 % Translokationstrisomien, die familiär gehäuft vorkommen. Das Wiederholungsrisiko beträgt bei freier Trisomie 21 im Verwandtenkreis ersten Grades 1 %. Bei elterlichen balancierten Translokationen, insbesondere wenn diese die Mutter betreffen, ist jedoch von einem höheren Risiko auszugehen.

Sonographie

▫ Abb. 16.1, ▫ Abb. 16.2, ▫ Abb. 16.3, ▫ Abb. 16.4, ▫ Abb. 16.5, ▫ Abb. 16.6, ▫ Abb. 16.7, ▫ Abb. 16.8, ▫ Abb. 16.9, ▫ Abb. 16.10 u. ▫ Abb. 16.11

Erstes sonographisches Hinweiszeichen auf ein Down-Syndrom kann eine Verdickung der fetalen Nackentransparenz bereits im 1. Trimenon darstellen. Als Serummarker gelten erhöhte freie β-HCG bzw. erniedrigte PAPP-A-Werte. Die Trisomie 21 ist in bis zu 50 % mit einem Herzfehler (AV-Kanal, Ventrikelseptumdefekt) assoziiert. Im Gastrointestinaltrakt sind gehäuft Stenosen oder Atresien vorhanden (v. a. Duodenalstenosen, seltener Ösophagus- und Analatresien). Auch ein Mikrozephalus gilt als Hinweiszeichen einer Trisomie 21.

»Soft marker« für ein Down-Syndrom sind kurze Hände und Füße (Brachydaktylie, besonders Hypoplasie der Mittelphalanx des kleinen Fingers), Klinodaktylie (Schiefstellung der Finger und Zehen) und Sandalenlücken. Weitere charakteristische »weiche Zeichen« sind ein tiefer Ohrenansatz, ein flaches Profil durch eine kurze Nase mit eingesunkener Nasenwurzel (Aplasie oder Hypoplasie des Nasenknochens) und eine Hypoplasie der Maxilla und der Mandibula, wodurch ein Vorstehen der meist normal großen Zunge imponiert. Auch eine milde Hydronephrose, eine Veränderung der Fruchtwassermenge, ein »echogenic spot« im Ventrikellumen des Herzens oder ein kurzer Femur wurden als Softmarker diskutiert; sie erhöhen das Risiko nach neuesten Studien aber, wenn überhaupt, nur marginal.

Die einzig relevanten sonographischen Hinweiszeichen bleiben aktuell die verdickte Nackentransparenz und ein echoreiches Ultraschallmuster des kindlichen Darms. Die postnatal ins Auge fallenden Stigmata des Krankheitsbildes – Plantarfurche, mongoloide Lidachsenstellung und hoher Gaumen – sind vor der Geburt nicht zu diagnostizieren.

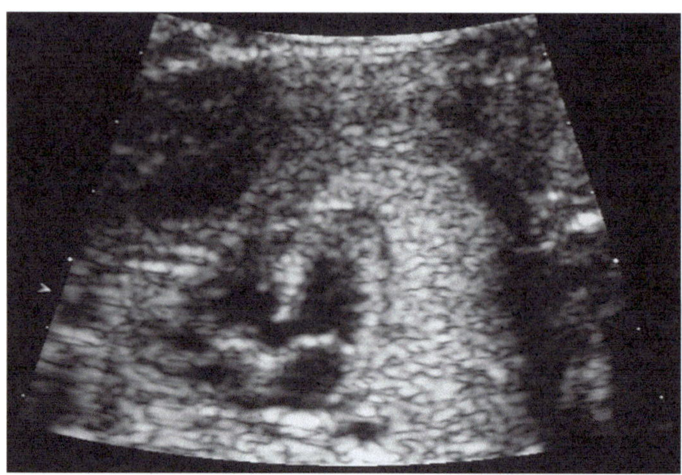

Abb. 16.1 Ventrikelseptumdefekt bei Trisomie 21: Im Vierherzkammerblick (Herzspitze oben) stellt sich die Trennwand der beiden Herzkammern als echoreiche Membran in der Mitte des Herzens dar. Unmittelbar unterhalb der Atrioventrikularklappenebene besteht eine Lücke im Interventrikularseptum

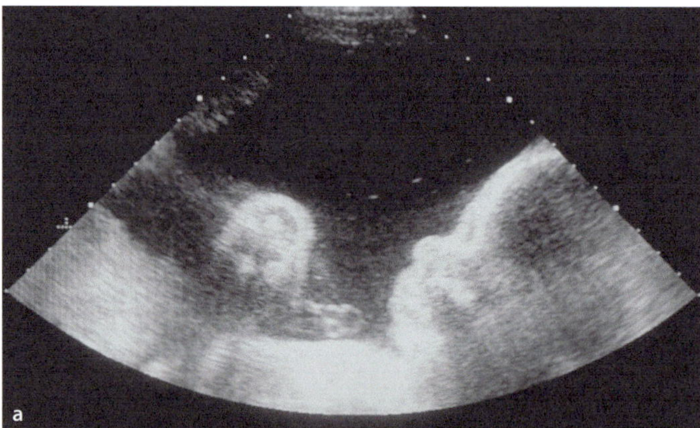

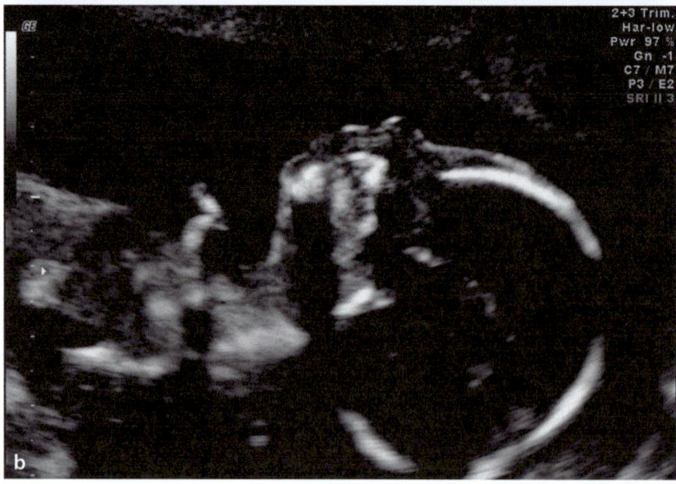

Abb. 16.2a,b Trisomie 21. **a** Polyhydramnion als sonographisches Hinweiszeichen (nebenbefundlich abgeflachtes fetales Profil), **b** flaches Profil des Fetus

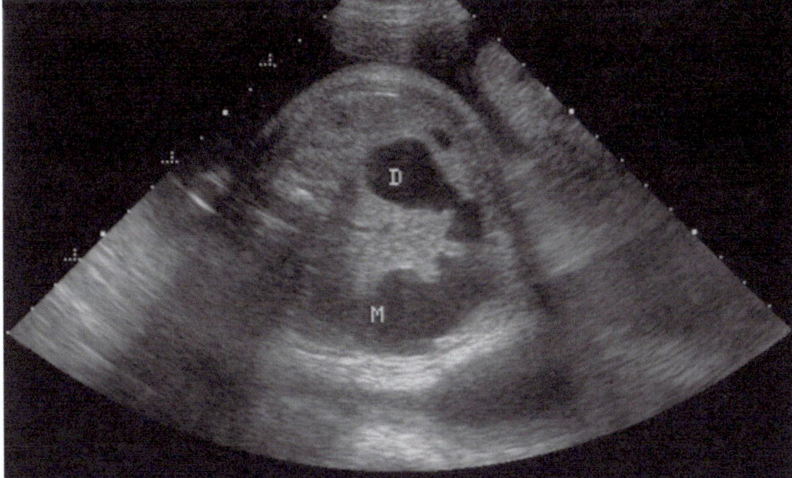

Abb. 16.3 Duodenalstenose bei Trisomie 21: pathologische Verengung des proximalen Zwölffingerdarms. Im Transversalschnitt stellt sich neben der echoleeren Magenblase (*M*) eine zweite echoleere Raumforderung, entsprechend einem dilatierten Anteil des Duodenums (*D*), dar (»Double-bubble-Phänomen«)

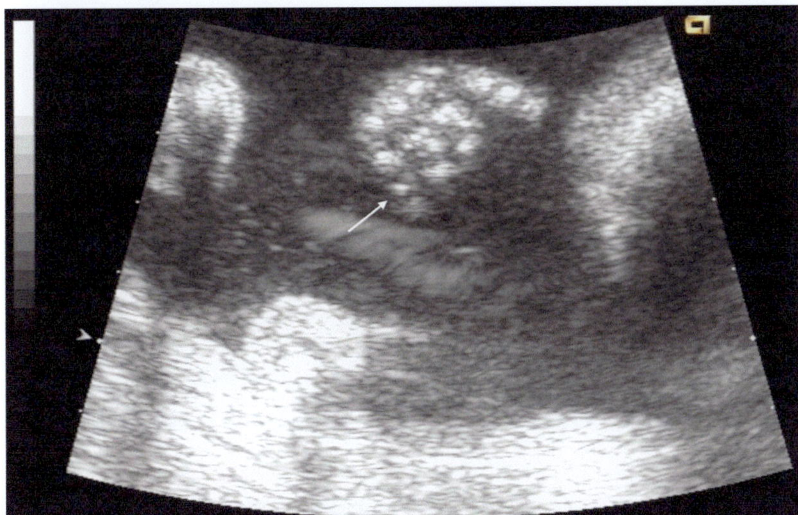

Abb. 16.4 Hypoplasie der Mittelphalanx des V. Fingers (Markierung): Daraus resultiert eine für das Down-Syndrom charakteristische Klinobrachydaktylie des kleinen Fingers

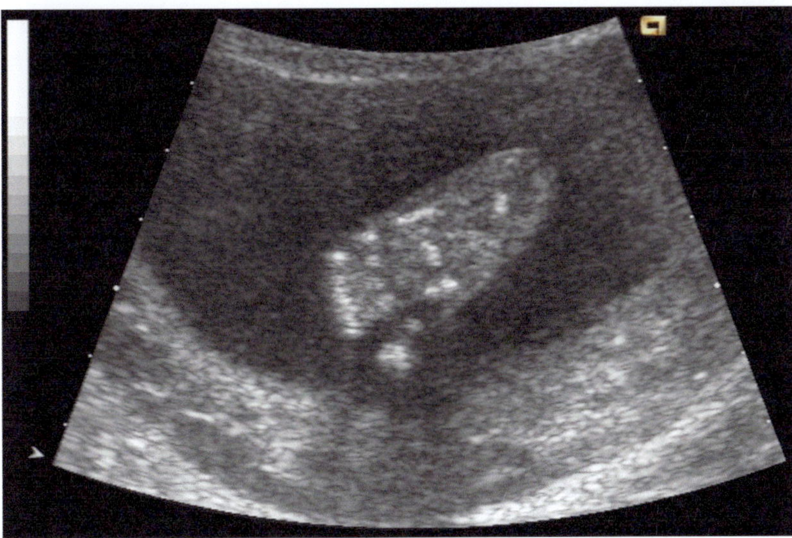

Abb. 16.5 Sandalenlücke: Fußsohle eines Fetus mit Down-Syndrom. Zwischen der I. und II. Zehe findet sich eine charakteristische u-förmige Lückenbildung

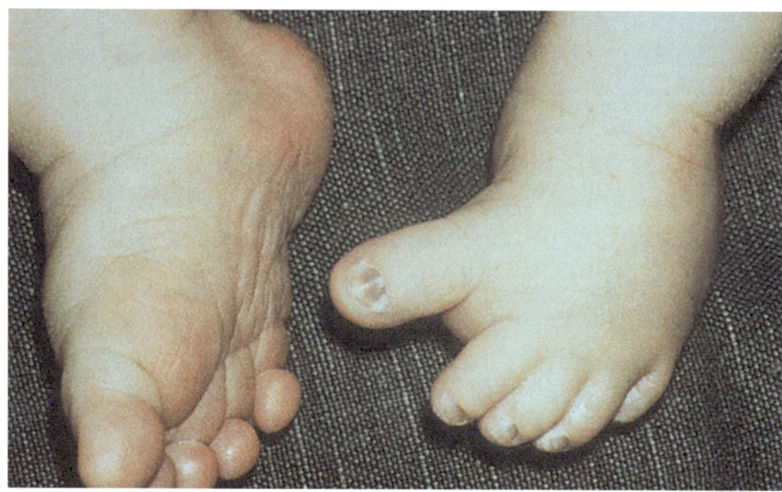

Abb. 16.6 Sandalenlücke: postnatale Aufnahme der Füße eines Kindes mit Down-Syndrom. Zwischen der I. und der II. Zehe findet sich eine für die Trisomie 21 charakteristische u-förmige Lücke

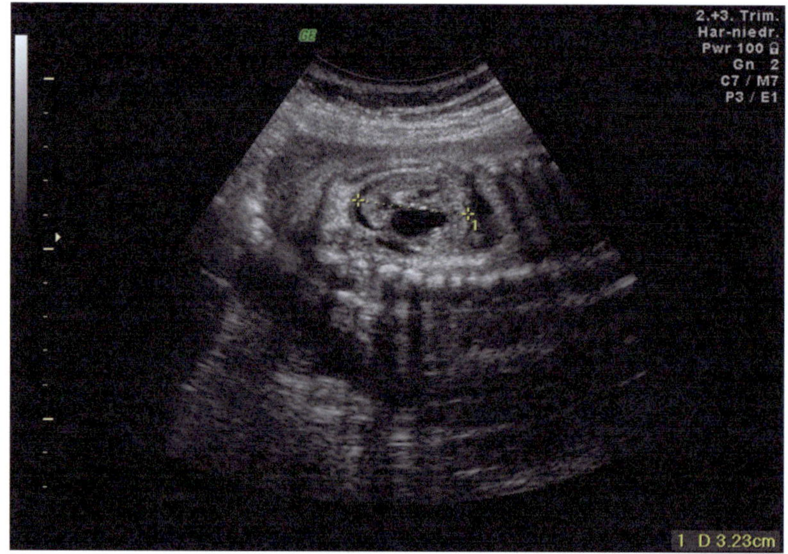

Abb. 16.7 Sonographischer Softmarker einer Trisomie 21: milde Nierenbeckenkelchsystemdilatation im 2. Trimenon (Paramediansagittalschnitt)

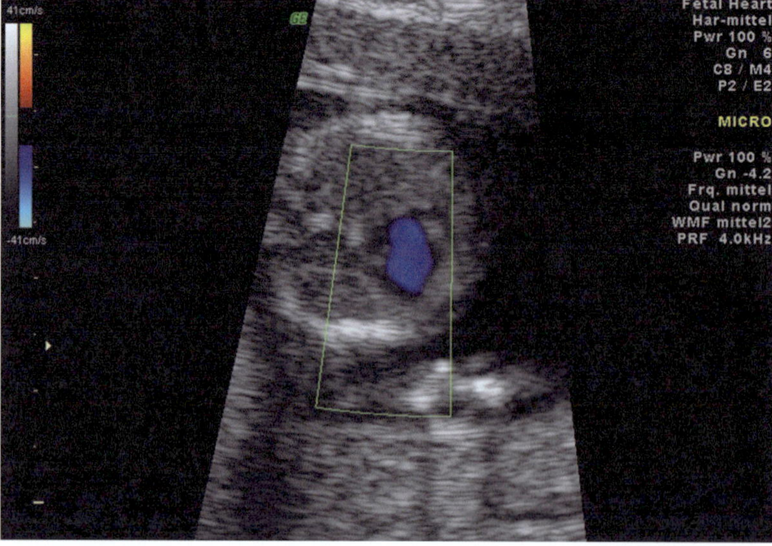

Abb. 16.8 Frühes echokardiographisches Hinweiszeichen im 1. Trimenon (»color flow mapping«, 14+3 SSW): AVSD. 50% aller Trisomie-21-Fälle sind mit kongenitalem Endokardkissendefekt verbunden

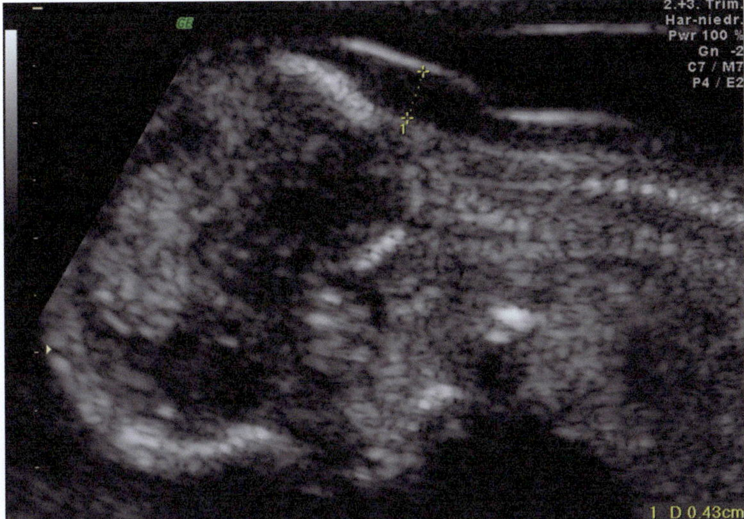

Abb. 16.9 Nackentransparenzmessung (Mediansagittalschnitt): Risikobestimmung für numerische Aneuploidien, kongenitale Anomalien und fetale Erkrankungen im Rahmen des Ersttrimesterscreenings. Hier deutlich erhöhter Messwert

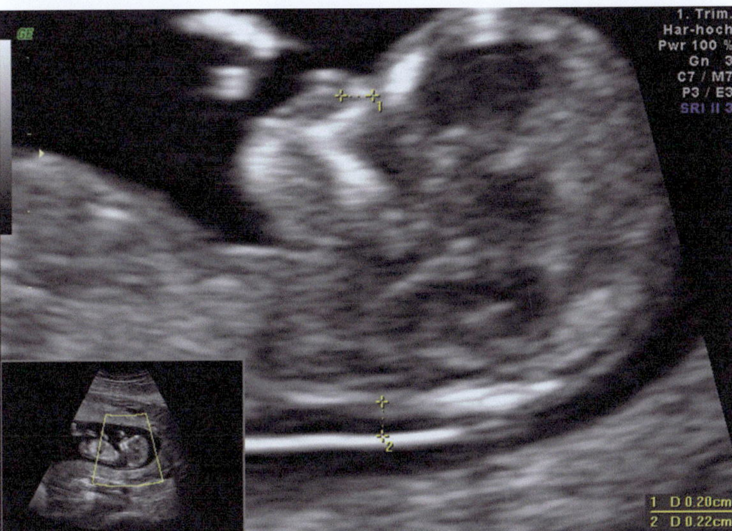

Abb. 16.10 Nasenbein- und Nackentransparenzdarstellung (Mediansagittalschnitt): Risikobestimmung für numerische Aneuploidien. Hier Normalbefund (15+0 SSW)

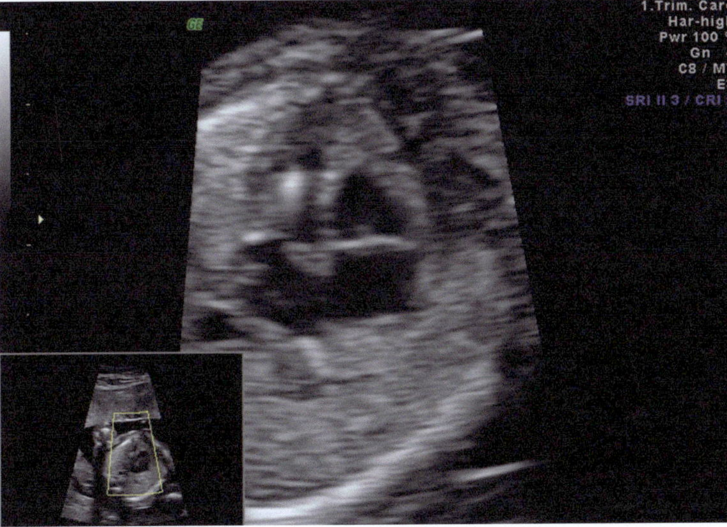

Abb. 16.11 Intraventrikulärer echogener Fokus (Golfballphänomen) in der Herzkammer: sonographisches Hinweiszeichen (»white spot«) für numerische Chromosomenstörungen (Softmarker)

Weiterführende Diagnostik

Das lediglich biochemische Serummarkerscreening (Triple-Diagnostik) wurde weitgehend durch das kombiniert biochemisch-sonographische Ersttrimesterscreening mit Nackentransparenzmessung abgelöst, dieses erlaubt – wenn gewünscht – eine Risikoabschätzung zum Ende des 1. oder Beginn des 2. Trimenons. Daneben steht neuerdings NIPT (»non-invasive prenatal testing«) zur Bestimmung der fetalen Chromosomen 13, 18, 21 und der Geschlechtschromosomen im mütterlichen Blut zur Verfügung. Eine sichere Diagnose gelingt aber nur durch invasive pränatale Diagnostik (Amniozentese, Chorionzottenbiopsie, Fetalblutentnahme). Für die Beratung werdender Eltern kann darauf hingewiesen werden, dass ein unauffälliges Organscreening im 2. Trimenon mit einer Halbierung der individuellen Risikoeinschätzung einhergeht.

Postnatale Symptome

Die Kinder zeigen meist eine ausgeprägte Minderbegabung. Der Intelligenzquotient liegt meist zwischen 25–60. Die Ausprägung kann jedoch erheblich variieren. Klinisch zeigen die Kinder eine Muskelhypotonie (Taschenmesserphänomen) und eine verzögerte motorische Entwicklung. Das Leukämierisiko ist 18-fach erhöht, und die Kinder weisen eine deutlich erhöhte Infektanfälligkeit auf.

Geburtshilfliches Vorgehen

Das Vorgehen bei pränataler Diagnose eines Down-Syndroms ist gesellschaftlich umstritten. Intensive interdisziplinäre medizinische wie auch psychosoziale Beratung ist zur individuellen Lösung des krisenhaften Dilemmas erforderlich, das sich aus der Diagnose für die Eltern ergibt. Häufig optieren die Eltern bei dem prinzipiell ohne Einschränkung der Lebenserwartung einhergehenden körperlich-geistigen Krankheitsbild für einen Schwangerschaftsabbruch.

Prognose

Die Prognose ist vor allem vom Vorliegen und der Art des Herzfehlers und dem Leukämierisiko abhängig. Es kann eine vorzeitige Alterung mit seniler Demenz schon ab dem 30. Lebensjahr beobachtet werden. Die Lebenserwartung ist jedoch nicht wesentlich vermindert.

16.2 Trisomie 18 und Trisomie 13

Die Trisomie 18 (Edwards-Syndrom, Erstbeschreibung 1960) ist nach dem Down-Syndrom die zweithäufigste numerische Aneuploidie. Dabei ist das Chromosom 18 in jeder Körperzelle des Kindes 3-fach vorhanden. Die Trisomie 13 (Pätau-Syndrom, Erstbeschreibung 1960) ist durch die numerische Chromosomenaberration des Chromosoms 13 (Trisomie) bedingt.

16.2.1 Trisomie 18

Epidemiologie

Das Edwards-Syndrom tritt fast immer als freie Trisomie 18 auf. Deutlich seltener als bei der Trisomie 21 kommt es zu Translokationen und Mosaiken. Die Inzidenz des Krankheitsbildes beträgt 1:3000 Kinder mit Überwiegen des weiblichen Geschlechts von 4:1. Als Ursache wird eine höhere pränatale Sterblichkeit beim männlichen Geschlecht vermutet. Das Risiko steigt ab einem maternalen Alter von 35 Jahren deutlich. Bei freier Trisomie 18 ist das Wiederholungsrisiko nicht erhöht.

Sonographie

▫ Abb. 16.12, ▫ Abb. 16.13, ▫ Abb. 16.14 u. ▫ Abb. 16.15

Ein frühes Hinweiszeichen kann eine Verdickung der Nackentransparenz darstellen. Die biochemischen Serumparameter PAPP-A und β-HCG sind gegenüber gesunden Schwangerschaften häufig deutlich erniedrigt. Darüber hinaus ist eine Assoziation zu Plexus-choroideus-Zysten, insbesondere bei beidseitigem Auftreten, beschrieben worden. Die Ätiologie und Pathogenese sind unklar. Plexuszysten zeigen meist eine regressive Tendenz im Verlauf der Schwangerschaft. Aufgrund neuerer Daten sind Plexuszysten als Softmarker für eine Trisomie 18 zu werten. Ein weiteres, in der Frühschwangerschaft darstellbares Hinweiszeichen kann die Megazystis sein.
Im 2. Trimenon liegt der Verdacht einer Trisomie 18 vor allem bei gleichzeitigem Auftreten von Polyhydramnie (21 %) und fetaler Wachstumsrestriktion (59 %) nahe. Gehäuft finden sich ferner eine kleine, dicke Plazenta (stärker als 50 mm) und eine singuläre Nabelschnurarterie (13 %). In diesen Fällen ist in etwa 20 % mit assoziierten Fehlbildungen zu rechnen, insbesondere auf der Seite der fehlenden Nabelschnurarterie (z. B. Nierenagenesie).
Ein charakteristisches Merkmal (80 %) stellt die Flexionshaltung beider Hände dar (Klinodaktylie: Finger III und IV überkreuzen die Finger II und V). Auch im Bereich der unteren Extremitäten können Fehlstellungen beobachtet werden. Eine kurze dorsalflektierte Großzehe und ein prominenter Kalkaneus bestimmen das Erscheinungsbild der sog. Wiegenkufenfüße (20 %).
Die Trisomie 18 ist in ebenfalls 80 % der Fälle mit Herzfehlern assoziiert: In über 90 % dieser Fälle liegt ein Ventrikelseptumdefekt, ein »double outlet right ventricle« oder eine Fallot-Tetralogie vor. Hochverdächtig ist zudem die Kombination von Herzfehler und IUGR, da eine Wachstumsrestriktion bei einem isolierten Herzfehler nicht typisch ist.
Weitere Fehlbildungen betreffen das ZNS (30–40 %), den Darm (Omphalozelen in 20 %), die Nieren (15 %) und das Zwerchfell (20 %). Im Bereich des Gesichts werden Mikrognathie (70 %), ein kleiner Mund, enge Lidspalten, tiefer Ohrenansatz und ein ausladender Hinterkopf beschrieben.

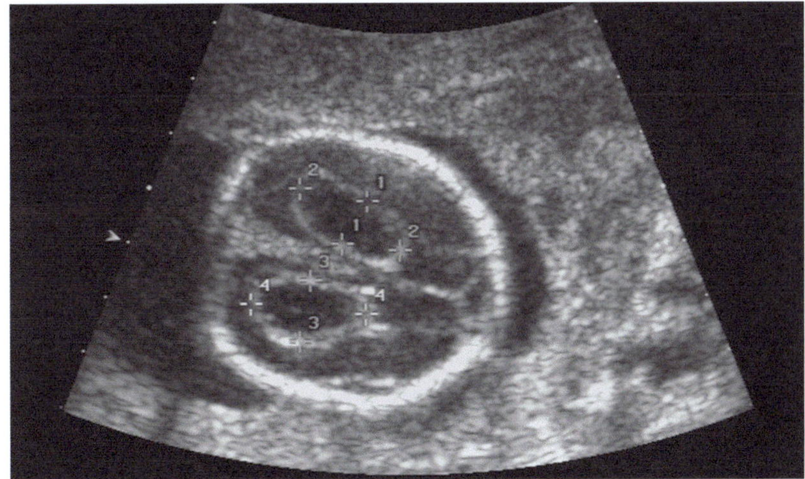

▫ **Abb. 16.12** Bilaterale Zysten des Plexus choroideus (Markierung) im Transversalschnitt des ZNS bei Trisomie 18

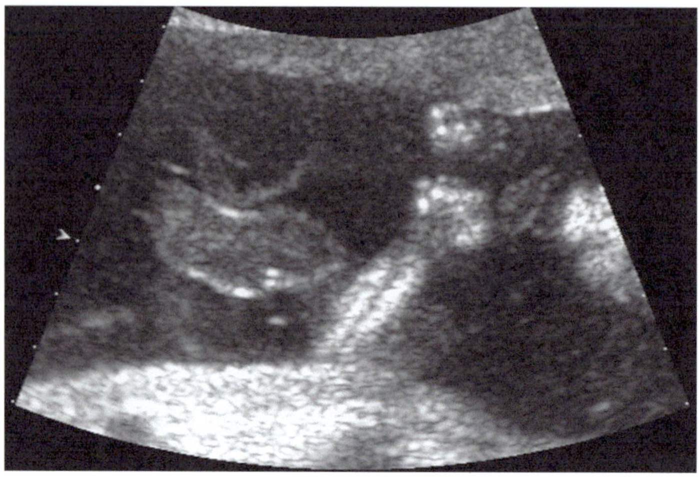

Abb. 16.13 Klinodaktylie bei Trisomie 18: Während wiederholter pränataler Untersuchungen sind die Finger nie gestreckt darstellbar. Die Faust ist daneben durch das Überkreuzen der Finger II und V durch die Finger III und IV in seiner Form bestimmt (Abb. 16.14)

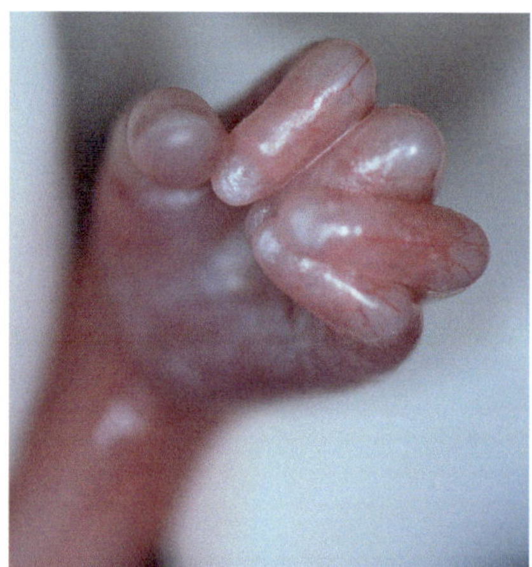

Abb. 16.14 Klinodaktylie bei Trisomie 18: postnatale Aufnahme der für die Trisomie 18 charakteristischen Fingerfehlstellung mit Überkreuzen der Finger II und V durch die Finger III und IV

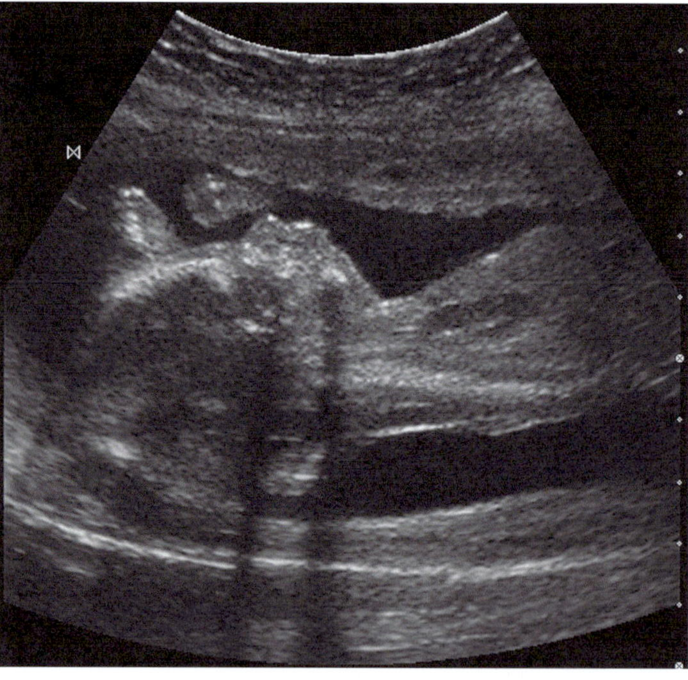

Abb. 16.15 Abgeflachtes Profil bei Trisomie 18: Retrogenie und abgeflachte Stirn

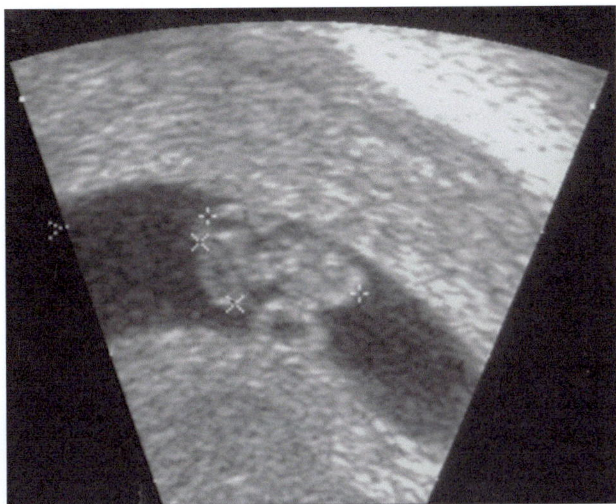

Abb. 16.16 Trisomie 20: auffällige Kopfanlage (links) in der 8. SSW. Unauffälliger Dottersack unterhalb des Embryos

Weiterführende Diagnostik

Wie bei allen Chromosomenaberrationen ist eine sichere Diagnose nur durch eine invasive Maßnahme zu erzielen. Ein unauffälliges Organscreening vermindert das Risiko deutlich (schließt das Risiko praktisch aus).

Differenzialdiagnose

Differenzialdiagnostisch zu den häufigsten numerischen Aneuploidien (Trisomie 21, 18 oder 13) können non-disjunction-basierte Veränderungen des Chromosomensatzes auch weitere Autosomen betreffen. Die im Zuge derartiger Chromosomenaberrationen auftretenden embryonalen Veränderungen sind in der Regel schwerwiegender und manifestieren sich nur im 1. Trimenon, sofern sie überhaupt bildgebend erfassbar sind (meist Frühaborte; Abb. 16.16).

Prognose

Häufig versterben die Kinder bereits intrauterin. Lebend geborene Kinder mit Trisomie 18 versterben meist postpartal oder im ersten Lebensjahr. Bei Diagnosestellung kann eine Schwangerschaftsbeendigung erwogen werden.

16.2.2 Trisomie 13

Epidemiologie

Die Inzidenz ist vom Lebensalter der Mutter abhängig und beträgt insgesamt 1:5000. Meistens liegt eine freie Trisomie in Folge einer chromosomalen »non-disjunction« bei der Reifeteilung der Gameten vor. Nicht selten werden aber auch Mosaike und Translokationstrisomien beobachtet. Translokationstrisomien treten familiär gehäuft auf.

Sonographie

Abb. 16.17 u. Abb. 16.18

Ein frühes Hinweiszeichen (1. Trimenon) kann wie bei der Trisomie 21 und 18 eine vergrößerte fetale Nackentransparenz darstellen. Wie auch bei der Trisomie 18 sind biochemischen Serumparameter PAPP-A und β-HCG häufig niedrig.

Darüber hinaus sind Fehlbildungen an Kopf, Gesicht, Herz und Händen zu erwarten (Diagnose im frühen 2. Trimenon): Über 90 % der Feten entwickeln eine Wachstumsrestriktion, die schon in niedrigem Gestationsalter als erstes Symptom apparent werden kann. Bei 80 % der Feten finden sich darüber hinaus Herzfehler, bei 75 % Lippen-Kiefer-Gaumen-Spalten und ZNS-Störungen (Holoprosenzephalie, Balkenagenesie, Dandy-Walker-Malformation, Hydrozephalus). Typische Handfehlstellungen zeigen 65 % der Feten (Polydaktylie und Klinodaktylie), seltener (30 %) finden sich Nierenzysten, Hydronephrose oder Omphalozelen.

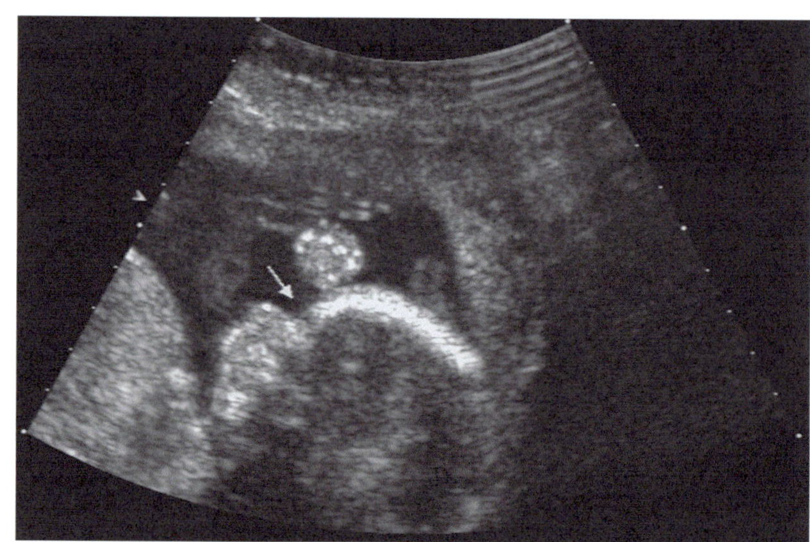

Abb. 16.17 Trisomie 13: Profil eines Kindes mit stark eingesunkener Nasenwurzel (Pfeil) und Mikrognathie

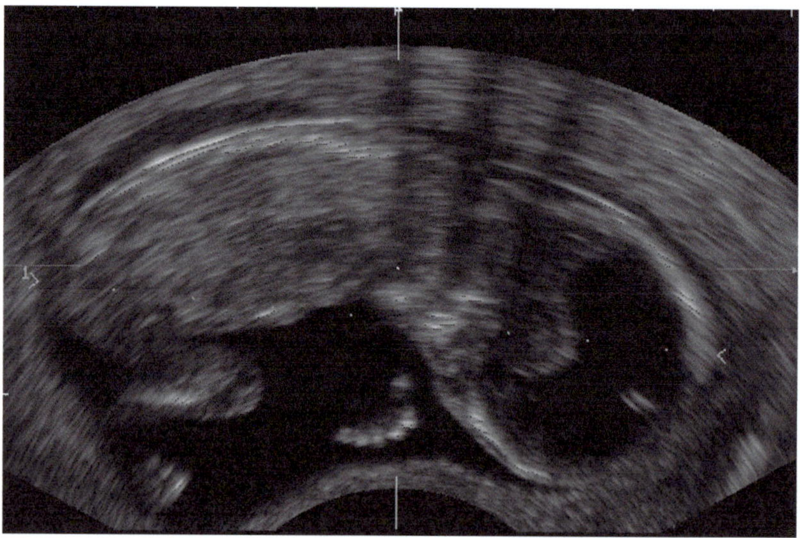

Abb. 16.18 Trisomie 13: Holoprosenzephalie und Hexadaktylie in der Frühschwangerschaft (14. SSW)

Weiterführende Diagnostik

Zur Bestätigung des sonographischen Verdachts stehen die invasiven Methoden der Pränataldiagnostik zur Verfügung. Aufgrund der Häufigkeit körperlicher Anomalien reduziert ein unauffälliges sonographisches Organscreening das Risiko für das Vorliegen einer Trisomie 13 deutlichst.

Prognose

Die Prognose der Trisomie 13 ist infaust. Etwa 50 % der Neugeborenen versterben binnen der ersten 4 Lebenswochen, 75 % binnen der ersten 6 Monate und nicht einmal 5 % überleben bis zum 3. Lebensjahr. Bei pränataler Diagnosestellung kann ein Schwangerschaftsabbruch erwogen werden.

16.3 Triploidie und Fehlverteilung gonosomaler Chromosomen

Während der Meiose trennen sich die homologen Chromosomenpaare einer diploiden Zelle (46,XX oder 46,XY) paritätisch auf die beiden Tochterzellen auf. Dadurch entsteht ein haploider Chromosomensatz (23,X oder 23,Y). Als Störung dieses Mechanismus kommt es infolge einer »non-disjunction« (Nichtauseinanderweichen) eines oder mehrerer Chromosomenpaare zu numerischen Chromosomenaberrationen. Zahlenmäßige Veränderungen einzelner Chromosomen innerhalb des haploiden Satzes führen zu Aneuploidien (Mono- oder Trisomien); aus einer Vervielfachung des gesamten (haploiden) Genoms resultiert eine Polypoidie.

16.3.1 Triploidie

Bei der Triploidie liegt ein 3-facher Chromosomensatz vor, d. h. der fetale Chromosomensatz zählt 69,XXX, 69,XXY oder 69,XYY.

Epidemiologie

Die Inzidenz ist nicht vom Lebensalter der Eltern abhängig und liegt bei 2 % aller Konzeptionen. Es ist davon auszugehen, dass 15 % aller Spontanaborte einen triploiden Chromosomensatz tragen. Nur 0,1 % der konzipierten Triploidien, d. h. etwa 1:50.000 Lebendgeburten, werden bis zum Termin ausgetragen. Ein erhöhtes Wiederholungsrisiko ist nicht beschrieben.

Sonographie

▫ Abb. 16.19 u. ▫ Abb. 16.20

Als frühes Hinweiszeichen (1. Trimenon) zeigt sich selten eine erhöhte fetale Nackentransparenz; häufig ist die NT-Messung normal. Biochemische Marker sind deutlich relevanter: Bei Triploidien paternalen Ursprungs findet sich eine Erhöhung des freien β-HCG auf bis zu 8 MOM bei normalem PAPP-A, bei Triploidien maternalen Ursprungs hingegen liegen ausgeprägt niedrige freie β-HCG- und PAPP-A-Werte vor (noch niedriger als bei den Trisomien 13/18). Darüber hinaus sind eine asymmetrische Wachstumsrestriktion für eine Triploidie mütterlichen Ursprungs bzw. eine auffällige Plazentastruktur (hydropisch, vakuolig, wolkiges Echomuster) für eine Triploidie väterlichen Ursprungs kennzeichnend. Des Weiteren werden Oligohydramnie, Herzvitien, zerebrale Ventrikeldilatation und Dandy-Walker-Malformationen als häufigste pränatalsonographische Befunde beschrieben.

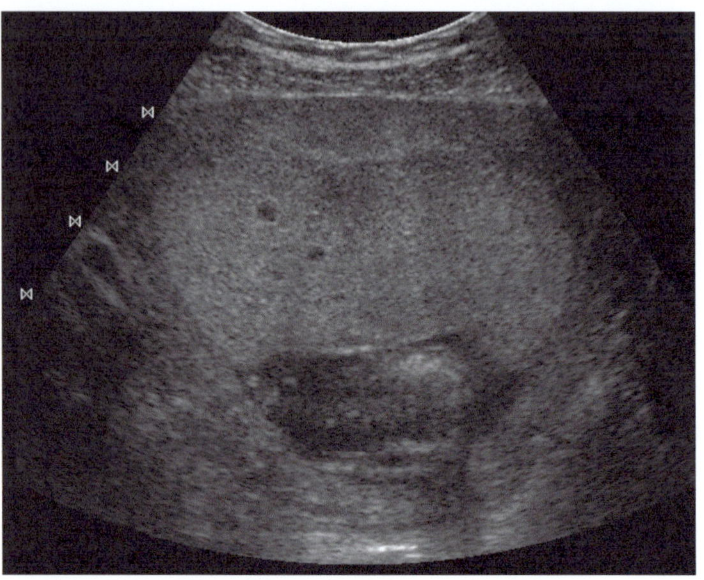

Abb. 16.19 Triploidie: stark vergrößerte, vorwiegend verdickte Vorderwandplazenta ventral des Fetus bei triploider Chromosomenaberration

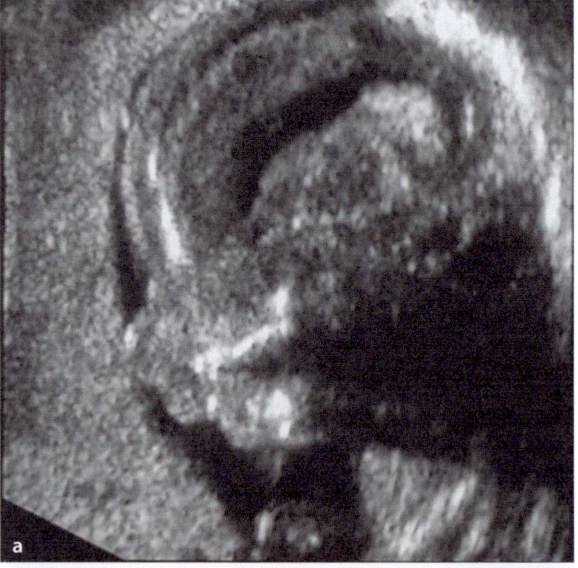

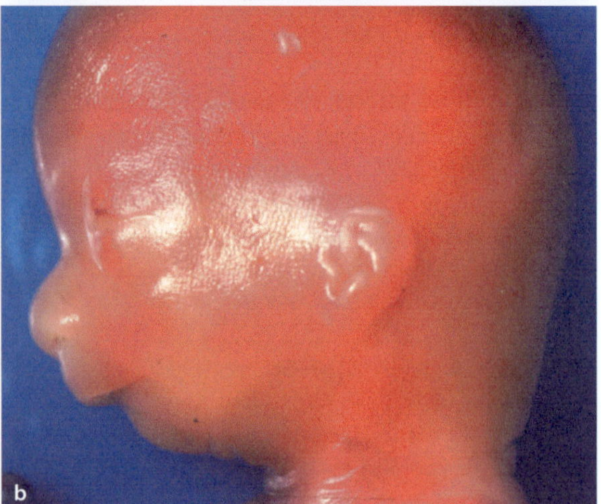

Abb. 16.20a,b Triploidie. **a** Auffälliges fetales Profil durch Retrogenie im Ultraschall, **b** postpartale Aufnahme des kindlichen Profils mit Retrogenie und tiefsitzenden dysplastischen Ohren

■ Weiterführende Diagnostik

Zur Bestätigung des sonographischen Verdachts stehen wie bei allen vermuteten Chromosomenaberrationen die invasiven Methoden der Pränataldiagnostik zur Verfügung.

■ Prognose

Die Prognose einer Triploidie ist infaust, selten überleben die Feten bis zum Geburtstermin. Neugeborene versterben in der Regel binnen der ersten Lebensstunden, die längste dokumentierte Überlebenszeit liegt bei 10,5 Monaten.

16.3.2 Fehlverteilung gonosomaler Chromosomen

Zu dieser Gruppe von Chromosomenaberrationen gehören Trisomien bzw. Monosomien der Geschlechtschromosomen. Im Gegensatz zu autosomalen Chromosomenaberrationen sind die Folgen für das betroffene Kind deutlich weniger schwerwiegend. Sie gelten zunehmend nach Ansicht der meisten genetischen Berater - auch beim Klinefelter-Syndrom - nicht mehr als Indikation für einen Schwangerschaftsabbruch.

Klinefelter-Syndrom (47,XXY) Die Inzidenz des Klinefelter-Syndroms beträgt 1:650 männliche Neugeborene. Eine Assoziation mit Organfehlbildungen ist nicht typisch, daher wird die pränatale Diagnose meist nur zufällig über invasive Karyotypisierung gestellt. Postnatale Probleme umfassen asymmetrisches Wachstum, Gonadendystrophie mit folgender Infertilität, Gynäkomastie und ausbleibende Pubertät; zudem besteht ein deutlich erhöhtes Dysgerminomrisiko. Eine geistige Retardierung ist nicht beschrieben. Über eine Häufung von asozialen Verhaltensmustern besteht keine einheitliche Auffassung.

XYY-Syndrom (47,XYY) Die Häufigkeit des XYY-Syndroms beträgt 1:1000 männliche Neugeborene und ist nicht mit pränatal zu diagnostizierenden Fehlbildungen assoziiert. Postnatal wird die Diagnose evtl. zufällig durch die Abklärung von Hyperaktivität, Konzentrationsstörungen und ggf. gesteigertem Wachstum gestellt. In einem stabilen Umfeld mit emotionalem Ausgleich und ausreichender körperlicher Aktivität entwickeln sich die Knaben normal; die Reproduktionsfähigkeit ist, wenn überhaupt, nur minimal beeinträchtigt (1 % entwickeln eine Oligozoospermie). Nachkommen weisen einen normalen Chromosomensatz auf.

Triple-X-Syndrom (47,XXX) Die Inzidenz des Triple-X-Syndroms liegt bei ungefähr 1:1000 weiblichen Neugeborenen; allerdings ist davon auszugehen, dass bei nur 10 % der Betroffenen die Diagnose tatsächlich bekannt ist. Mosaike sind häufig und zeigen noch weniger ausgeprägte klinische Symptome. Wie beim XYY-Syndrom sind keine typischen, pränatal zu diagnostizierenden Organfehlbildungen bekannt. Postnatal wird eine potenziell leicht verlangsamte psychomotorische Entwicklung diskutiert, einige Studien gehen von einem möglicherweise um 10 % verminderten IQ gegenüber dem der chromosomal unauffälligen Geschwisterkindern aus. Die Fertilität der Mädchen ist dahingehend verändert, dass 3–5 % Zeichen einer POF (prämaturen ovariellen Erschöpfung) entwickeln können. Nachkommen weisen einen normalen Chromosomensatz auf.

16.4 Monosomie X0 (Ullrich-Turner Syndrom)

Das Syndrom wurde nach dem deutschen Kinderarzt Otto Ullrich (1894–1975) und dem amerikanischen Endokrinologen Henry Hubert Turner (1892–1970) benannt. Ullrich beschrieb erstmals 1930 die Merkmalskombination, und Turner stellte 1938 deren Eigenständigkeit heraus. Erst 1959 wurde von Ford nachgewiesen, dass beim Turner-Syndrom anstatt der normalen Anzahl von 46 Chromosomen nur 45 vorhanden sind, wobei nur ein Geschlechtschromosom in Form eines X-Chromosoms vorliegt. Auch Mosaike (X0/XX, X0/XXX und X0/XY) sind möglich. Die Monosomie X0 verursacht eine Trias bestehend aus sexuellem Infantilismus, Kleinwuchs und Dysmorphiesyndrom.

▪ Epidemiologie

Die Inzidenz beträgt 1:2500–3000 weibliche Lebendgeborene. Der Anteil an frühen Aborten ist 9 %. Rund 98 % aller betroffenen Embryonen sterben bereits im 1. Trimenon. Das Alter der Mutter ist ohne Einfluss hinsichtlich des Auftretens der Monosomie X0. Das Alter des Vaters ist dagegen oft erhöht.

Sonographie

▫ Abb. 16.21, ▫ Abb. 16.22, ▫ Abb. 16.23, ▫ Abb. 16.24, ▫ Abb. 16.25 u. ▫ Abb. 16.26

Pathognomonisch ist die Entwicklung eines zystischen Hygroma colli schon im ersten Trimenon als Ausdruck einer Entwicklungsfehlbildung des lymphatischen Systems. Der Anschluss des jugulären Lymphsacks an die venösen Gefäße erfolgt verspätet oder ist gestört. Es kann eine Fehlbildung der Lymphgefäße insgesamt vorliegen oder die Anzahl der Lymphgefäße reduziert sein. Diese septierten Hygrome können vom Kopf bis zur Lumbalregion reichen. Teilweise besteht eine hohe Proteinkonzentration in der Flüssigkeitsansammlung, welche wiederum eine Hypoproteinämie mit konsekutiver Entstehung eines generalisierten Ödems und Hydrops fetalis begünstigt. Im Ersttrimesterscreening kann auch eine mildere NT-Verdickung auffallen, daneben leicht verminderte PAPP-A- bei normalen freien β-HCG-Werten. Bei 25–48 % sind kardiovaskuläre Fehlbildungen nachweisbar (Anomalien des linksventrikulären Ausflusstrakts wie bikuspide Aortenklappe, Coarctatio aortae, Aortenisthmusstenose, Aortenhypoplasie, Mitralklappenprolaps). Daneben finden sich Gonadendysgenesien (präpartal kaum zu beurteilen), Fehlbildungen des Urogenitaltrakts (Hufeisennieren, Nierenagenesie oder -hypoplasie, Pyelektasie) und eine verkürzte Femurlänge.

▪ Klinik

Die Neugeboren können auf den ersten Blick klinisch unauffällig erscheinen. Sind lymphatische Fehlentwicklungen vorhanden, ist die Entwicklung prallelastischer lymphangiektatischer Ödeme an Händen, Füßen, Unterarmen und Unterschenkeln schon intrauterin möglich. Das Gesicht wirkt »alt« mit vergleichsweise großem Mund, tiefen Hautfalten unterhalb der Augenlider, großen, modellierten Ohren und loser Haut im Nackenbereich als Folge zystischer Hygrome während der Fetalperiode. Durch Flüssigkeitsverlust, Sklerosierung und Vernarbung des überdehnten Nackengewebes entsteht ggf. das Pterygium colli (flughautähnliche, vom Mastoid zum Akromion ziehende Hautfalte).

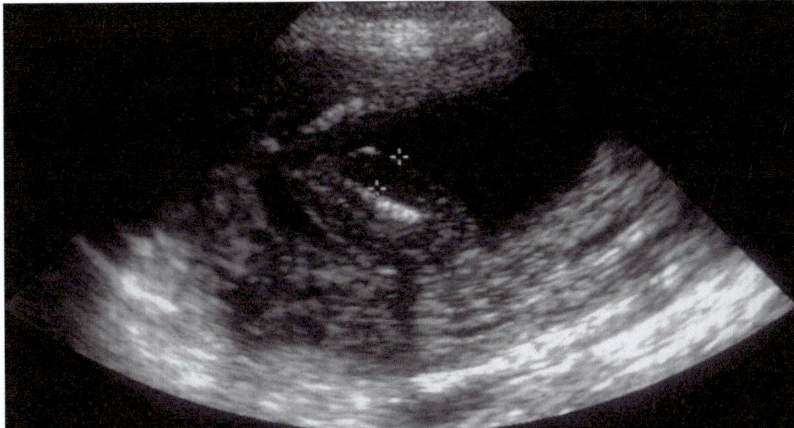

Abb. 16.21 Monosomie X0: prätibiales Ödem

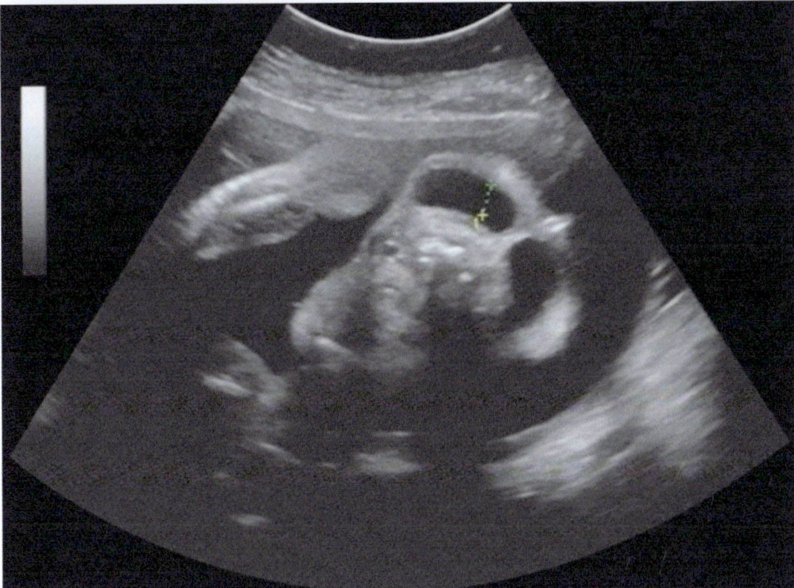

Abb. 16.22 Monosomie X0: septiertes Nackenhygrom

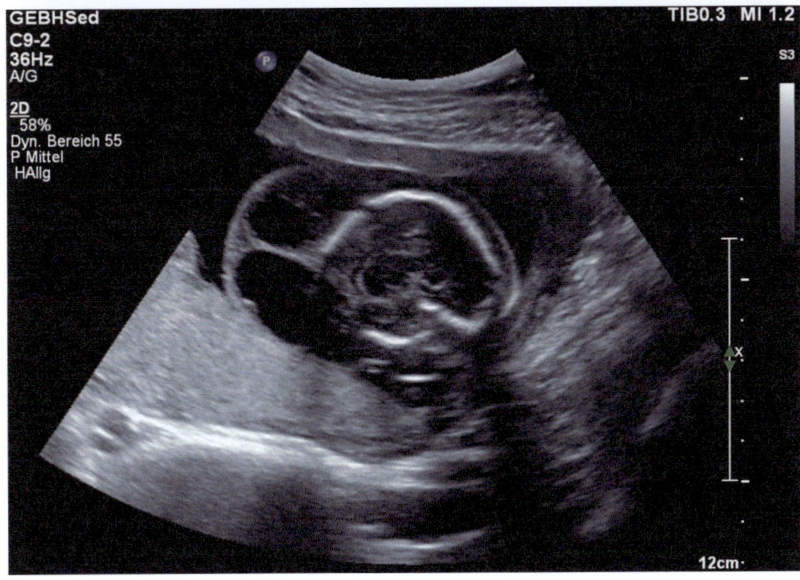

Abb. 16.23 Gekammertes Nackenhygrom bei Monosomie X0: fetaler Kopf im Transversalschnitt

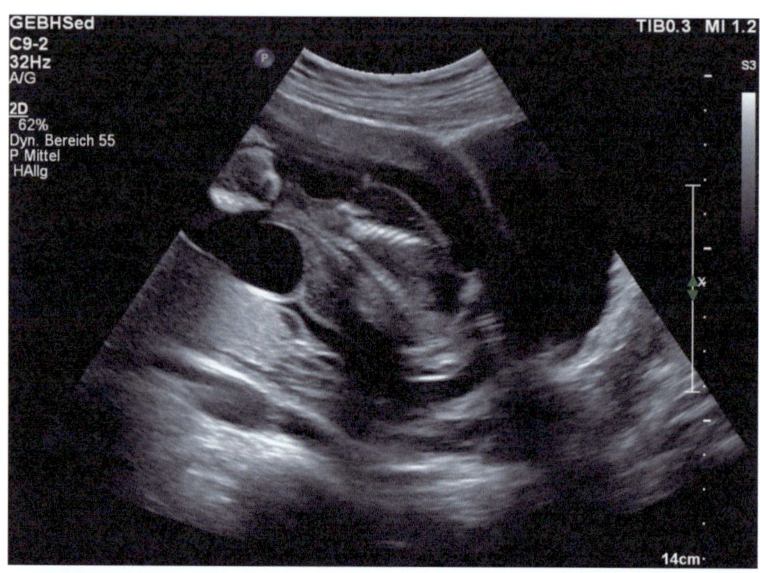

Abb. 16.24 Ausgeprägtes echoleeres Nackenhygrom (Frontalschnitt) bei Fetus mit Ullrich-Turner-Syndrom

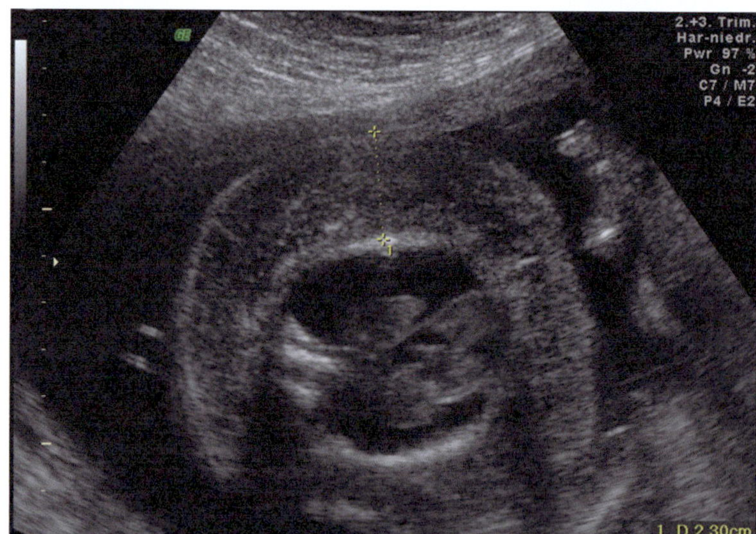

Abb. 16.25 Monosomie X0 (Transversalschnitt): Hydrops mit ausgeprägtem Hautödem (Markierung) und Aszites

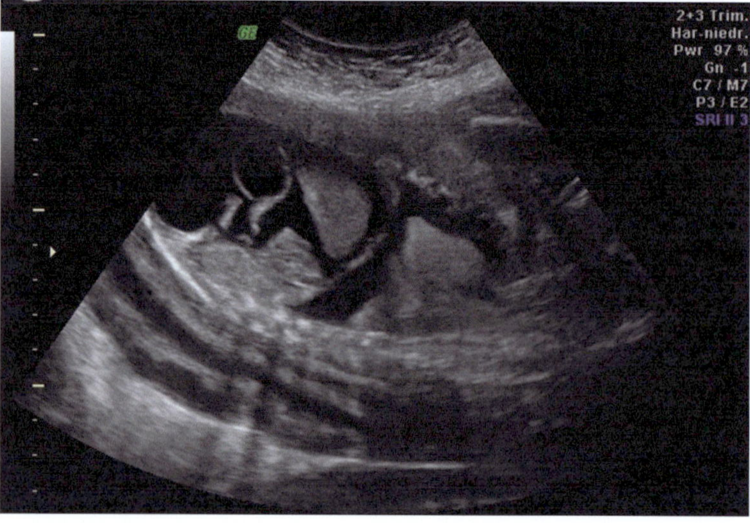

Abb. 16.26 Monosomie X0 (Sagittalschnitt): generalisierter Hydrops (Hautödem, Aszites und Hydrothorax)

Im Kleinkindalter bilden sich die Hand- und Fußödeme zurück, es entsteht eine orangenartige Hautstruktur mit schlaffem Bindegewebe und zahlreichen Pigmentnävi. Die Mädchen weisen einen breiten und flachen Thorax (Schildthorax) mit weitem Mamillenabstand und ein sphinxähnliches Gesicht bei tiefem Haaransatz und inversem Haarstrich auf. An inneren Fehlbildungen kommen Aortenisthmusstenose und Urogenitalfehlbildungen (Hufeisenniere) vor. Das Skelettsystem kann mit Cubitus valgus, Fehlbildungen der Wirbelsäule, vergröberter Knochenstruktur im Bereich der Hand und kleinem Karpalwinkel beteiligt sein.

Bei der Jugendlichen/Erwachsenen ist sexueller Infantilismus das führende Symptom. Bis zum 3. Lebensmonat findet die ovarielle Differenzierung statt, danach erfolgt eine Degeneration der Keimdrüsen (seltener bei Vorliegen eines Mosaiks X0/XX). Die Ovarien imponieren als bindegewebige Stränge (»streak ovaries«). Es bestehen eine primäre Amenorrhö sowie ein Minderwuchs (Körperhöhe 140–150 cm). Die Intelligenz ist normal entwickelt. Bei Vorliegen eines Mosaiks mit XY-Anteilen kann es in den Ovarien zu gehäuftem Auftreten von Gonadoblastomen und Dysgerminomen kommen. Auch das Endometriumkarzinom sowie extragonadale Tumoren (Gliome, Ganglioneurinome, Adenokarzinome des Verdauungstrakts und Schilddrüsenkarzinome) treten gehäuft auf.

▪ Differenzialdiagnose

Nackenödem bei Trisomie 21 oder kardialen Anomalien, Hydrops fetalis immunologischer oder nicht immunologischer Ursache (pränatale Infektion, Tumor, Herzinsuffizienz).

▪ Geburtshilfliches Vorgehen

In Abhängigkeit vom Hygroma colli sowie vom Allgemeinzustand des Fetus (Hydrops fetalis) ist die Spontangeburt möglich. Bei Hydrops kommt es häufig zum IUFT im 1. oder 2. Trimenon.

▪ Prognose

Die Diagnose des zystischen Hygroma colli zieht meist eine infauste Prognose nach sich. Sind die Feten hingegen sonographisch unauffällig, sind bei lebendgeborenen Kindern ohne relevante Organfehlbildungen die Lebenserwartung und die intellektuelle Entwicklung nicht eingeschränkt. Die Prognose richtet sich nach dem Ausprägungsgrad zusätzlicher Anomalien.

▪ Therapie

Etwa ab dem 13. Lebensjahr ist die Pubertätsinduktion mit einem Östrogenpräparat indiziert. Nach Erreichen der vorausberechneten Endlänge wird auf eine Östrogen-Gestagen-Kombination umgestellt, evtl. zusätzlich mit DHEAS (Dehydroepiandrosteron). Anabole Steroide können als Wachstumsinitiator eingesetzt werden. Heutzutage werden Wachstumshormongaben zur Verbesserung der Endlänge schon im Kleinkindalter erfolgreich eingesetzt. Der Infertilität von Frauen mit Turner-Syndrom ist nur durch eine (in Deutschland nicht zugelassene) Eizellspende zu begegnen.

16.5 Strukturelle Chromosomenaberrationen

Zu einer Störung der normalen Chromosomenstruktur führt eine Translokation (z. B. reziproke oder Robertson-Translokation), Inversion, Duplikation, Deletion, Isochromosomen- oder Ringchromosomenbildung (intrachromosomal oder interchromosomal). Strukturveränderungen ohne Verlust oder Zugewinn von chromosomalem Material führen zu balancierten Karyotypen, die häufig keinen Einfluss auf den Phänotyp haben und über mehrere Generationen vererbt werden können (◘ Abb. 16.27 u. ◘ Abb. 16.28). Bei Verlust oder Zugewinn von Chromosomensegmenten im Zuge von unbalancierten Strukturveränderungen des Karyotyps können partielle Monosomien oder Trisomien von Chromosomenfragmenten entstehen. Diese sind für alle Autosomen bekannt und verursachen diverse Fehlbildungs-, Retardierungs- oder Dysmorphiesyndrome.

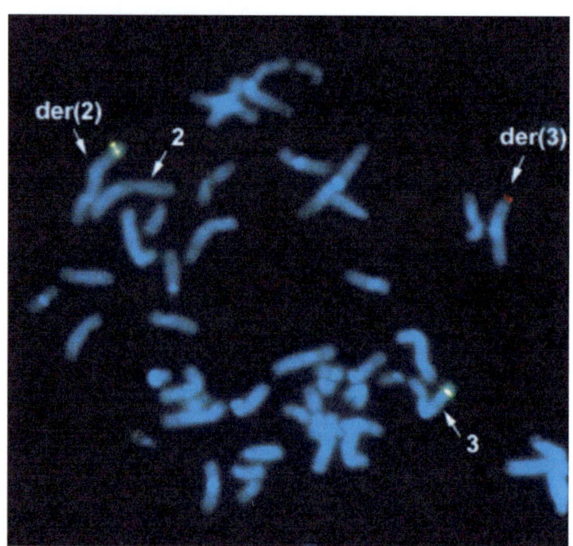

◘ **Abb. 16.27** Karyogramm eines Kindes mit struktureller Chromosomenstörung: balancierte reziproke Translokation von Chromosom 2 auf das Chromosom 3 (ungeordneter Chromosomensatz). Die Pfeile markieren die Translokation

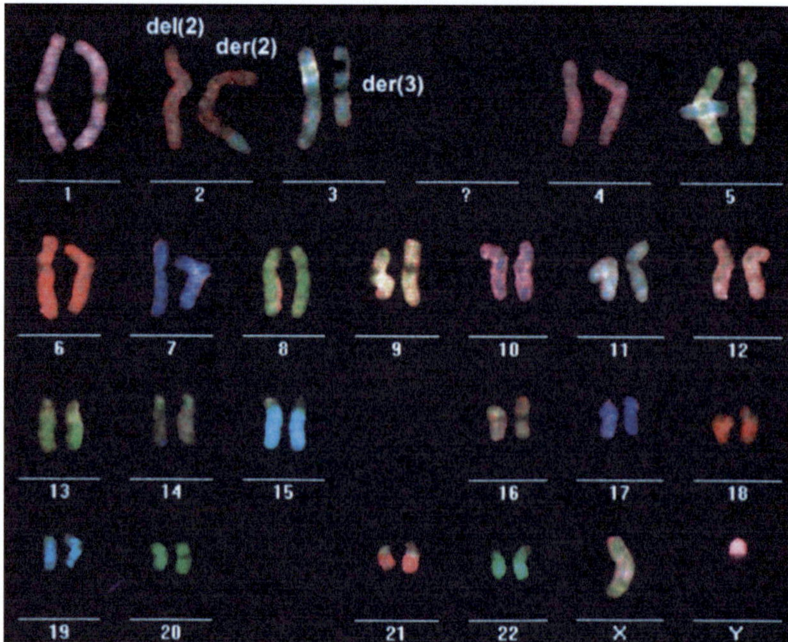

◘ **Abb. 16.28** Karyogramm eines Kindes mit struktureller Chromosomenstörung: balancierte reziproke Translokation von Chromosom 2 auf das Chromosom 3 (Chromosomen in Gruppen sortiert)

16

▪ Epidemiologie

Für die genetische Beratung muss zwischen ererbten und De-novo-Erkrankungen unterschieden werden. Da etwa 50 % der Chromosomenaberrationen de novo in der Gametogenese eines Elternteils entstehen, ist in diesen Fällen die Kenntnis des elterlichen Chromosomensatzes wichtig. Die Häufigkeit balancierter Translokationen bei phänotypisch unauffälligen Eltern beträgt 1:500 Lebendgeburten. Das Risiko der Geburt eines Kindes mit einer unbalancierten strukturellen Aneuploidie beträgt in Abhängigkeit vom betroffenen Chromosom und der Lage der Brüche 0–60 %.

▪ Klinik

Die häufigsten gemeinsamen Symptome bei autosomalen strukturellen Chromosomenaberrationen stellen die körperliche und geistige Entwicklungsretardierung, das Vorkommen von Dysmorphiezeichen (Kopf, Hände, Füße), Auffälligkeiten der Hautleisten/-furchen und Fehlbildungen innerer Organe dar. Selten sind Infertilität bei Männern oder monogen bedingte Erkrankungen (z. B. Neurofibromatose bei balancierter Translokation 17q) die Folge des Strukturbruchs eines Chromosoms.

16.5.1 Cri-du-chat-Syndrom

▪ Genetik

Partielle Monosomie 5p.

▪ Epidemiologie

Die Inzidenz beträgt 1:50.000. Auftreten meist sporadisch, 20 % bei balancierter Translokation mit erhöhtem Wiederholungsrisiko.

▪ Klinik

Auffallend ist eine kraniofaziale Dysmorphie mit Veränderungen von Kopf und Gesicht. Fast alle Neugeborenen haben einen abnorm kleinen, dolichozephalen Kopf, weit auseinanderliegende Augen (Hypertelorismus), eine verbreiterte und abgeflachte Nasenwurzel und Mikrognathie. Kennzeichnend ist das eigenartige Schreien, das besonders beim Neugeborenen und Säugling dem Miauen einer Katze täuschend ähnelt. Der Muskeltonus ist überwiegend vermindert, Herzvitien sind häufig. Neben der Wachstumsrestriktion ist in allen Fällen eine psychomotorische und geistige Entwicklungsverzögerung verschiedenen Ausmaßes (Persistenz archaischer Reflexe) beobachtet worden (IQ <20).

> **Sonographie**
> Pränatal können unspezifische kraniofaziale Dysmorphiezeichen, ein auffallend kleiner, dolichozephaler Kopf, Wachstumsrestriktion und evtl. Herzfehler auffallen.

▪ Prognose

Die Letalität ist gering, geistige und körperliche Retardierung sind ausgeprägt.

16.5.2 DiGeorge-Syndrom

Synonym: Velocardia-facial-Syndrom.

■ **Genetik**

Mikrodeletion auf dem Chromosom 22 (22q11).

■ **Häufigkeit**

Es handelt sich um eine meist sporadisch auftretende Erkrankung, die bei 1:50.000 Lebendgeborenen auftritt. Nur wenige Einzelberichte beschreiben eine familiäre Häufung.

■ **Klinik**

Das klinische Bild der Erkrankung ist sehr variabel und kann mild ausfallen. Das Vollbild zeigt allerdings eine Kombination schwerer Anomalien, darunter Aplasie des Thymus mit T-Zell-Defekt und Immunschwäche, Hypoplasie der Parathyreoideae mit Hypokalzämie und Krämpfen, Herzfehler (besonders konotrunkale Defekte), faziale Dysmorphien (Hypertelorismus, kurze Lidachsen, Epikanthus, breite, kurze Nase mit evertierter Nasenbodenebene, kurzes Philtrum, kleiner gespitzter Mund, Mikroretrogenie, tiefsitzende, dysmorphe Ohren), Arrhinenzephalie, Nierenaplasie und Skelettfehlbildungen.

Sonographie

Pränatalsonographisch können Herzfehler, einige faziale Dysmorphien (Mikroretrogenie, Hypertelorismus, tiefsitzende Ohren), Nierenaplasie und Skelettfehlbildungen erfasst werden.

■ **Prognose**

Die Prognose der Erkrankung ist variabel und hängt von der Ausprägung der verschiedenen möglichen Störungen ab.

16.5.3 Wolff-Hirschhorn-Syndrom

■ **Genetik**

Monosomie 4p.

■ **Häufigkeit**

Es handelt sich um eine meist sporadisch auftretende Erkrankung, die bei 1:50.000 Lebendgeborenen auftritt, in nur 10–20 % findet sich eine balancierte Translokation, die ein erhöhtes Wiederholungsrisiko birgt.

■ **Klinik**

Das klinische Bild der Erkrankung ist gekennzeichnet durch eine ausgeprägte körperliche und geistige Retardierung, kraniofaziale Dysmorphiezeichen (Mikrozephalie, Hypertelorismus, Epikanthus, Mikrognathie, tiefsitzende Ohren, Spaltbildungen, ■ Abb. 16.29 u. ■ Abb. 16.30) und Herzvitien (Ventrikelseptumdefekt).

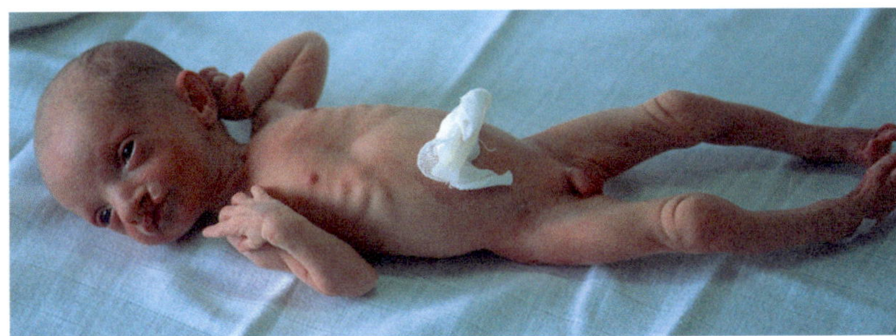

Abb. 16.29 Wolff-Hirschhorn-Syndrom: postnatale Aufnahme eines Kindes mit Mikrozephalie, ausgeprägter intrauteriner Wachstumsrestriktion und tiefsitzenden Ohren

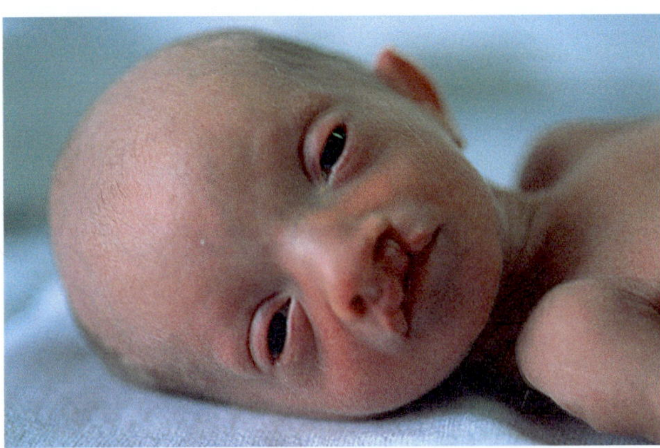

Abb. 16.30 Wolff-Hirschhorn-Syndrom: kraniofaziale Dysmorphie mit Hypertelorismus, Lippenspalte, Mikrozephalus

Sonographie

Pränatalsonographisch können Herzfehler, einige faziale Dysmorphien (Mikrozephalie, Mikro[retro]gnathie, Hypertelorismus und tiefsitzende Ohren) und eine Wachstumsrestriktion diagnostiziert werden.

Prognose

Es ist eine hohe perinatale und Säuglingsmortalität zu erwarten. Überleben die Kinder das erste Lebensjahr, ist die Lebenserwartung unklar. Geistige und körperliche Retardierung sind kennzeichnend, zerebrale Krampfleiden sehr häufig.

Pränataldiagnostik

Eine ausschließlich sonographische pränatale Diagnose ist schwierig, da sich meist nur unspezifische Fehlbildungen erfassen lassen. Es stehen im Allgemeinen neben einer generellen Wachstumsrestriktion auch kraniofaziale Dysmorphien, kardiale Vitien (Aortenfehlbildungen, Septumdefekte), urogenitale Veränderungen (Hufeisennieren, Nierenzysten, Nierenaplasien) oder Spaltfehlbildungen (Lippen-Kiefer-Gaumen-Spalten, Meningomyelozelen) im Vordergrund. Bei anamnestischem oder ultrasonographischem Verdacht sollte eine invasive Diagnostik zur fetalen Karyotypisierung angeboten werden.

Rasante Fortschritte im Feld der Molekulargenetik (Array-CGH, ► Abschn. 17.6.2) bieten Möglichkeiten der genaueren Differenzialdiagnostik, und es ist zu erwarten, dass die Liste der pränatal eindeutig diagnostizierbaren Syndrome stetig wächst. Die Online-Datenbank OMIM (Online Mendelian Inheritance in Man, www.ncbi.nlm.nih.gov/omim) ermöglicht den zeitaktuellsten Überblick.

Eine Auswahl weiterer seltener, pränataldiagnostisch erfassbarer, struktureller Chromosomenaberrationen liegen unter anderem dem Williams-Beuren-Syndrom (Chromosom 7), Langer-Giedion-Syndrom (Chromosom 8), Prader-Labhart-Willi-Syndrom und Angelman-Syndrom (beide Chromosom 15), Lisenzephalie- und Smith-Magenis-Syndrom (beide Chromosom 17) zugrunde. Die weitere genetische Beratung muss individuell je nach Prognose der jeweiligen Aneuploidie erfolgen.

16.6 Monogene Erbkrankheiten

Grundlage der Betrachtung monogener Erkrankungen sind die Mendel-Gesetze mit der Unterscheidung in rezessive und dominante Merkmale. Es handelt sich dabei um eine Frage der Gendosis: Bei einer dominanten Erkrankung kommt es bei einem Gendefekt einer Kopie (Allele) bereits zur Erkrankung, während bei einer rezessiven Erkrankung ein Defekt bei beiden Kopien vorliegen muss. Bei Stoffwechselstörungen ist eine funktionsfähige Kopie oft ausreichend (evtl. nur 50 % Enzymaktivität), während die für die Zell- oder Gewebestruktur zuständigen Gene bei einem Defekt neben dem normalen auch das veränderte Produkt bilden. Dies führt dann zur Erkrankung oder Fehlbildung. Für über 1000 der bisher ca. 5000 weltweit bekannten monogenen Erbkrankheiten stehen Gentests zur Verfügung. Diese kommen nicht im Screeningverfahren, sondern nur bei direkter Fragestellung und ausführlicher humangenetischer Beratung (Materialgewinnung in der Regel über Chorionzottenbiopsie) zum Einsatz.

16.6.1 Autosomal-rezessive Vererbung

Eine Erkrankung mit diesem Erbgang wird manifest bei homozygoter Mutation, während der homozygote Wildtypträger und Heterozygote (Überträger) nicht erkranken. Sind beide Eltern heterozygot, besteht ein Risiko von 25 % für ein krankes Kind. Diese Erkrankungsgruppe ist sehr selten (>1:10.000) und betrifft zumeist Stoffwechselstörungen (Tab. 16.1). Höhere Inzidenzen finden sich unter Verwandtenehen oder in Isolaten (Amish-People oder Aschkenasim-Juden). Oft ist die Heterozygotenhäufigkeit einer Population bekannt, und Heterozygotentests können molekulargenetisch oder biochemisch durchgeführt werden.

Tab. 16.1 Autosomal-rezessiv vererbte Erkrankungen

Erkrankung	Häufigkeit	Sonographische Auffälligkeiten
Zystische Fibrose	1:2000	Echoreicher Darm
Tay-Sachs-Syndrom	1:3000	
α_1-Antitrypsin-Defekt	1:4000	
Adrenogenitales Syndrom	1:5000	Unklares Genitale
Phenylketonurie	1:5000–10.000	Herzfehler
Spinale Muskelatrophien	1:20.000	
Morbus Gaucher	1:25.000	
Meckel-Gruber-Syndrom	1:90.000	Enzephalozele, Hexadaktylie, zystische Nierendysplasie
Homocystinurie	1:45.000–200.000	

Die **zystische Fibrose** (Mukoviszidose) ist die häufigste autosomal-rezessive Erkrankung der weißen Bevölkerung. Die Erkrankungshäufigkeit liegt bei 1:2000–2500 mit einer Heterozygotenfrequenz von 1:20–25. Visköses Sekret führt zur Obstruktion von pulmonalen und intestinalen Drüsenausführungsgängen. Beim Neugeborenen manifestiert sich die Krankheit in vielen Fällen als Mekoniumileus, bei Männern gelegentlich ausschließlich als (Aplasie) beider Vasa deferentes. Das Gen liegt auf Chromosom 7 (Mutation ΔF508, Deletion von 3 Basen). In Exon 10 ist die häufigste Mutation (70 % in Deutschland) lokalisiert. Allerdings sind mehr als 1000 verschiedene Mutationen bekannt. Nicht nur Homozygote, sondern auch Compound-Heterozygote können die Erkrankung ausbilden. Das Genprodukt, ein Membranprotein, welches für den Transport von Chloridionen durch die Zellmembran zuständig ist, wurde bisher gut charakterisiert und verspricht erste Ansätze für eine Gentherapie.

16.6.2 Autosomal-dominante Vererbung

Bei diesem Erbgang erkranken Heterozygote und Homozygote sowie 50 % der Nachkommen von Heterozygoten (◘ Tab. 16.2). Schwere Verlaufsformen bleiben oft ohne Nachkommen. Dafür gibt es eine beachtliche Anzahl an Neumutationen. Die Erkrankungen (Fehlbildungen) sind oft äußerlich sichtbar, allerdings können folgende zusätzliche Parameter das Gesamtbild beeinflussen: unvollständige Penetranz, Spätmanifestation, Pleiotropie oder das Vorliegen eines Keimzellmosaiks. Risikoberechnungen können durch das Bayes-Theorem präzisiert werden.

Beim **Marfan-Syndrom** tritt eine Störung der Kollagensynthese auf, bei der meist das Skelett, die Augen und das kardiovaskuläre System betroffen sind. Die Erkrankung zeichnet sich durch eine variable Expressivität aus. Das Gen liegt auf Chromosom 15. Bisher sind 80 verschiedene Mutationen beschrieben, die zu unterschiedlichen Funktionsstörungen führen. Genotyp-Phänotyp-Korrelationen sind für bestimmte Bereiche im Gen möglich, jedoch sind diese für das neonatale Marfan-Syndrom nicht zuverlässig. Es besteht Heterogenität durch ein Gen auf Chromosom 5q, welches zu einem ähnlichen Krankheitsbild ohne kardiovaskuläre Symptome führt.

◘ **Tab. 16.2** Autosomal-dominant vererbte Erkrankungen

Erkrankung	Häufigkeit	Sonographische Auffälligkeiten
Polyzystische Nieren (adult)	1:1000	
Crouzon-Syndrom	1:2500	Frontonasale Dysplasie
Neurofibromatose Typ I	1:3000	
Apert-Syndrom	1:10.000	Frontonasale Dysplasie (multizystische Nierendysplasie)
Chorea Huntington	1:10.000	
Familiäre Polyposis coli	1:10.000	
Myotone Dystrophie	1:10.000	
Achondroplasie	1:10.000–30.000	Skelettauffälligkeiten
Retinoblastom	1:20.000	
Marfan-Syndrom	1:25.000	Herzfehlbildung

Chorea Huntington ist eine neurodegenerative Erkrankung mit vollständiger Penetranz, die zu unwillkürlichen choreatischen Bewegungen, psychischen Störungen und Demenz führt und die ausschließlich durch Spätmanifestation gekennzeichnet ist. Das Gen liegt auf Chromosom 4. Expandierende Trinukleotide – CAG (Cytosin-Arginin-Guanin) – werden in bis zu 37 Repeats bei Gesunden gefunden, über 39 Repeats führen zur Erkrankung.

16.6.3 X-chromosomale Vererbung

Rezessive Erkrankungen treten fast nur bei Männern in Erscheinung, da für das X-Chromosom Hemizygotie vorliegt. Frauen sind meist nur Überträgerinnen. Töchter erkrankter Männer sind Überträgerinnen, während alle Söhne gesund sind. Bei Überträgerinnen erkranken 50 % der Söhne, während 50 % der Töchter selbst zu Überträgerinnen werden (Tab. 16.3).

Die **Muskeldystrophie Duchenne** tritt mit einer Häufigkeit von etwa 1:3000 Jungen auf. Diese sind zunächst gesund, bekommen aber später Probleme beim Treppensteigen. Ab dem 8.–12. Lebensjahr werden die meisten Kinder gehunfähig. Die Lebenserwartung beträgt weniger als 20 Jahre. Das Gen liegt auf dem Genlokus Xp21. Das Genprodukt Dystrophin wird nicht ausreichend gebildet. Bei einem Drittel aller Erkrankungen handelt es sich um Neumutationen, während bei etwa 60 % Deletionen des Genbereichs verantwortlich sind. In einigen Fällen wurden Keimzellmosaike beschrieben.

Nach der Lyon-Hypothese wird in jeder weiblichen Zelle der größte Teil eines der beiden X-Chromosomen nach dem Zufallsprinzip inaktiviert. Damit tritt eine Dosiskompensation für Gene ein, die kein homologes Gen auf dem

Tab. 16.3 X-chromosomal-rezessiv vererbte Erkrankungen

Erkrankung	Häufigkeit	Sonographische Auffälligkeiten
Farbblindheit	1:500–2000	
Martin-Bell-Syndrom (Fragiles-X-Syndrom)	1:1000	
Muskeldystrophie Duchenne	1:3000	
Hämophilie A	1:10.000	Hydrops fetalis
Hämophilie B	1:25.000	Hydrops fetalis
Lesch-Nyhan-Syndrom	1:300.000	
Norrie-Syndrom	Selten	
Wiskott-Aldrich-Syndrom	Selten	

Tab. 16.4 X-chromosomal-dominant vererbte Erkrankungen

Erkrankung	Häufigkeit	Sonographische Auffälligkeiten
Incontinentia pigmenti	1:75.000	
Orofaziodigitales Syndrom	1:80.000	Zystennieren
Aicardi-Syndrom	Selten	

Y-Chromosom besitzen. Frauen sind damit funktionell hemizygot, und X-rezessive Erkrankungen treten somit in unterschiedlicher Ausprägung auf. Bei der dominanten Vererbung erkranken hemizygote Männer und heterozygote Frauen. Dabei erkranken alle Töchter und keine Söhne von betroffenen Männern und 50 % aller Kinder von betroffenen Frauen. Männer sind oft deutlich schwerer betroffen. Die Erkrankungen verlaufen häufig letal (◘ Tab. 16.4).

16.6.4 Nomenklatur

Als **Allel** wird die Ausprägung eines Gens bezeichnet. Bei einem diploiden Chromosomensatz liegen die 2 Allele auf dem jeweils gleichen Genlokus/Chromosomenabschnitt. Dabei stellt der **Wildtyp** ein in der jeweiligen Bevölkerungsgruppe häufiges oder »normales« Allel dar, während die Mutation eine Veränderung in der DNA im Vergleich zum Wildtyp meint. Bei **Homozygotie** sind beide Allele identisch, bei **Heterozygotie** unterschiedlich. **Hemizygotie** ist das natürliche Vorliegen nur eines Allels, bei dem rezessive und dominante Wirkung identisch sind. Die **Heterogenität** beschreibt unterschiedliche Mutationen im gleichen Gen (allelische Heterozygotie, Compound-Heterozygotie) oder das Vorhandensein unterschiedlicher Gene (nicht allelische Heterozygotie).

Das Vorkommen von 2 oder mehr Allelen am gleichen Genort wird **Polymorphismus** genannt. Unter **Pleiotropie** versteht man einen Gendefekt (z. B. Protein) der verschiedene Manifestationen haben kann. **Variable Expressivität** liegt vor, wenn die Krankheitserscheinungen sich in der Ausprägung variabel präsentieren und gelegentlich nur Mikrosymptome zu finden sind. Bei **reduzierter Penetranz** sind nicht alle Träger einer Mutation betroffen. Manche Erkrankungen, insbesondere Karzinome sind durch **somatische Mutationen** gekennzeichnet, die postzygotisch auftreten.

Bei Mosaiken liegen 2 oder mehr genetisch unterschiedliche Zelllinien in einem Gewebe vor. Das Auftreten von **Keimzellmosaiken** muss bei monogenen Erkrankungen in die Risikoberechnung miteinbezogen werden. Unter **Antizipation** versteht man eine von Generation zu Generation schwerer oder früher auftretende Manifestation. **Expandierende Trinukleotide** sind Wiederholungen (Repeats) von meist 3 Nukleotiden, die der Antizipation unterliegen, dabei haben Gesunde wenige Repeats, Erkrankte oft mehrere hundert Repeats.

Invasive Pränataldiagnostik und genetische Untersuchungsmethoden

Methoden der invasiven Pränataldiagnostik

Susanne Müller-Egloff

A. Strauss, *Ultraschallpraxis in Geburtshilfe und Gynäkologie*,
DOI 10.1007/978-3-662-49493-6_17, © Springer-Verlag Berlin Heidelberg 2017

17.1 Genetische Beratung

Die genetische Beratung erklärt den Zusammenhang und die Entstehung einer Erkrankung mit den genetischen Grundlagen. Sie erläutert den Stand der aktuellen diagnostischen und therapeutischen Möglichkeiten und exploriert das Erkrankungsrisiko einer Familie. Im Wesentlichen liefert sie die Informationen über eine genetische Disposition als Hilfestellung für die eigene Entscheidung (Gendiagnostikgesetz, ► Abschn. 2.4).

▪ Inhalt

Inhalt einer genetischen Beratung ist die ausführliche Anamnese mit Stammbaumerstellung (◘ Abb. 17.1) und ggf. die klinische Untersuchung einschließlich der Untersuchung auf Dysmorphiezeichen und Minorformen. Die Durchführung zytogenetischer, biochemischer oder molekulargenetischer Labordiagnostik schließt sich an. Die Beratung und/oder Untersuchung anderer Familienmitglieder sowie die interdisziplinäre Beratung sind ein weiterer Untersuchungsbestandteil. Daraus lässt sich das individuelle Risiko für die Patientin berechnen, über das Basisrisiko von 2–5 % bei jedem Neugeborenen hinaus ein Kind mit einer Fehlbildung oder einer genetischen Erkrankung zu bekommen (◘ Tab. 17.1 u. ◘ Tab. 17.2).

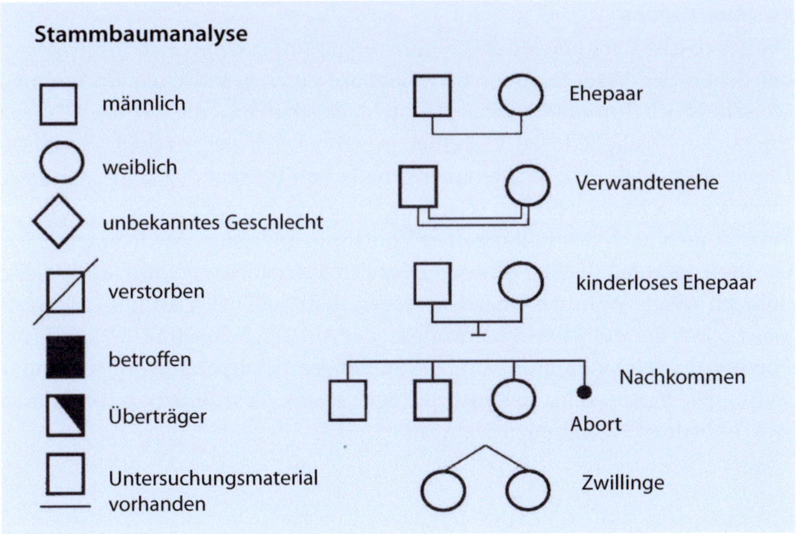

Stammbaumanalyse

männlich
weiblich
unbekanntes Geschlecht
verstorben
betroffen
Überträger
Untersuchungsmaterial vorhanden
Ehepaar
Verwandtenehe
kinderloses Ehepaar
Nachkommen
Abort
Zwillinge

◘ **Abb. 17.1** Stammbaumanalyse

Tab. 17.1 Häufigkeit genetischer Erkrankungen

Art der genetischen Erkrankung		Häufigkeit pro 1000 Lebendgeborene
Kongenitale chromosomale Störungen		5
Monogene Erkrankungen	Autosomal-dominant	1
	Autosomal-rezessiv	2
	X-chromosomal-rezessiv	2
Multifaktorielle Erkrankungen oder Fehlbildungen		90
Mitochondriale Vererbung/»genomic imprinting«		?

Tab. 17.2 Chromosomenstörungen bei Geburt

Art der Chromosomenstörung	Häufigkeit
Balancierte Translokation	1:500
Nichtbalancierte Translokation	1:2000
Perizentrische Inversion oder Deletionen, Insertionen, Duplikationen, Isochromosomen, Markerchromosomen	1:100
Trisomie 21	1:700
Trisomie 18	1:3000
Trisomie 13	1:5000
47,XXX	1:1000
47,XXY	1:1000
47,XYY	1:1000
45,X	1:10.000
Polyploidien	Einzelfälle

Indikationen

Die genetische Beratung muss Patientinnen und/oder deren Familien (Eltern), bei denen der Verdacht oder die Diagnose einer genetischen Erkrankung (einschließlich Tumorerkrankung) besteht, angeboten werden, ebenso Patientinnen mit Risikofaktoren vor einer geplanten Schwangerschaft. Beispiele: Familienmitglieder, die Träger einer genetischen Erkrankung sind oder diese übertragen, Verwandtenehen (Häufung in bestimmten ethnischen Gruppen), Patientinnen nach Bestrahlung oder Einnahme mutagener Medikamente, Patientinnen mit habituellen Aborten oder Fertilitätsstörungen und Schwangere höheren Alters. Während einer Schwangerschaft ergibt sich die Indikation zur genetischen Beratung bei Entdeckung fetaler Auffälligkeiten im Ultraschall, bei Poly- oder Oligohydramnion und bei auffälligen Laborparametern (Hormonwerte). Die Patientin hat das ausdrückliche Recht, diese Beratung abzulehnen (was unbedingt zu dokumentieren ist).

Labordiagnostik

Indikationen zur Labordiagnostik und insbesondere zur zytogenetischen Untersuchung ergeben sich aus einer Gedeihstörung, geistigen Retardierung, Fehlbildung des ZNS, Dysmorphie, Extremitätenfehlbildung, Fehlbildung innerer Organe und Auffälligkeiten der Geschlechtsmerkmale sowie im Rahmen der pränatalen Diagnostik bei erhöhtem mütterlichen Alter oder Auffälligkeiten in der Schwangerschaft. Eine biochemische Untersuchung ist bei Verdacht auf eine Stoffwechselerkrankung bzw. zum Nachweis von Speicherprodukten und/oder Enzymen indiziert. Molekulargenetische Untersuchungen werden bei Verdacht auf eine monogene Erkrankung durchgeführt.

Wiederholungsrisiko

Die Risikoberechnung ist von vielen Faktoren abhängig, insbesondere von der Heterogenität und vom Erbgang der Erkrankung. Folgende Parameter sind zu berücksichtigen: verminderte Penetranz, variable Expressivität, mögliche Neumutation, mögliche Phänokopie, Keimzellmosaik, genomische Prägung, Antizipation und fragliche späte Manifestation. Zusätzlich ist das Bayes-Theorem zur Risikoabschätzung für bedingte Wahrscheinlichkeiten hilfreich. Bei multifaktoriellen Erkrankungen gibt es in vielen Fällen empirisch erfasste Risikoziffern, welche in der Regel von den untersuchten Populationen abhängen. Das Risiko einer altersabhängigen Chromosomenstörung bei Geburt des Kindes einer 30-Jährigen beträgt etwa 3:1000, das einer 40-Jährigen dagegen etwa 16:1000.

Nomenklatur angeborener Fehlbildungen

- Eine **Fehlbildung** ist der morphologische Defekt eines Organs oder Organteils, der primär oder sekundär entstehen kann.
- Eine **Disruption** ist ein nachträglich eintretender Defekt eines ursprünglich normal entwickelten Organs.
- Eine **Deformation** ist dagegen auf mechanisch bedingte Form- und Lageveränderungen zurückzuführen.
- Eine **Dysplasie** stellt einen Gewebedefekt eines Organs dar, dessen Entwicklung noch nicht abgeschlossen ist (Tumor).
- Die **Agenesie/Aplasie** charakterisiert die Nichtanlage bzw. das Fehlen eines Organs.
- Die **Dysmorphie** beschreibt kleine, mit anthropometrischen Messungen erfassbare, charakteristische Abweichungen der äußeren Körperformen.
- Eine **Sequenz** bezeichnet mehrere Anomalien, die pathogenetisch auf eine einzelne Störung zurückzuführen sind (Potter-Sequenz).
- Ein **Felddefekt** liegt dagegen vor, wenn nach Einwirkung einer Noxe auf ein Entwicklungsfeld während der Embryonalperiode nachfolgend mehrere Organe geschädigt sind.
- Eine **Assoziation** beschreibt einzelne Defekte, die sich pathogenetisch nicht verbinden lassen.
- Bei einem **Syndrom** dagegen liegt ein Krankheitsbild mit obligat kombinierten Symptomen vor.

Ursachen von angeborenen Fehlbildungen

Als Ursachen für angeborene Fehlbildungen kommen häufig multifaktorielle Ereignisse (20 %) in Betracht. Seltener sind monogene (7,5 %) oder chromosomale (6 %) Störungen. Mütterliche Erkrankungen (3 %), kongenitale Infektionen (2 %) sowie Alkohol, Drogen, Medikamente und Strahlen (1,5 %) können ebenfalls eine ursächliche Rolle spielen. In der Mehrzahl der Fälle bleibt die Ursache jedoch unbekannt (60 %).

- **Tumorgenetik**

Hinweisende Faktoren für eine mögliche genetische Ursache sind frühes Erkrankungsalter, familiäre Häufung und das Auftreten mehrerer Primärtumoren. Dabei sind eine monogene Vererbung sowie Chromosomenaberrationen als Ursache möglich. Die »Two-hit-Hypothese« vermutet ein Allel mit einer entsprechenden Mutation, das über die Keimbahn ererbt wird, während ein zweites Allel gleichzeitig durch eine somatische Mutation inaktiviert wird. Zum Beispiel ist das Mammakarzinom insgesamt in 5 % genetisch bedingt, wobei die bekannten Mutationen BRCA1 und BRCA2 auch mit weiteren Tumoren assoziiert sind.

17.2 Amniozentese

Wichtige, aber nicht alle Veränderungen des kindlichen Erbguts sind mit der Fruchtwasseruntersuchung (»amniocentesis«, AC) zu erfassen. Es stehen verschiedene Punktionstechniken zur Verfügung. Unter einer Amniozentese versteht man die transabdominale Punktion der Amnionhöhle zur Fruchtwasserentnahme. Dabei handelt es sich um den Standardeingriff zur pränatalen Karyotypisierung. Die Standardamniozentese ist ab der 15. SSW durchführbar. Alternativ wird in seltenen Fällen dieselbe Eingriffstechnik in der 13.–14. SSW als Frühamniozentese angeboten. Hierbei ist eine deutliche Erhöhung des Eingriffsrisikos (Tenting-Phänomen) und eine gesteigerte Rate an nicht auswertbaren Befunden (Kulturversagen) zu erwarten.

- **Untersuchungsziele**

Untersuchungsziele der Fruchtwasseruntersuchung sind die Karyotypisierung, Bestimmung der α-Fetoprotein-(AFP-)Konzentration im Fruchtwasser, Diagnostik intrauteriner Infektionskrankheiten, kindliche Blutgruppenbestimmung, morphologische Analyse von Lymphozyten bei familiären Stoffwechselerkrankungen, photometrische Bilirubinbestimmung bei Immuninkompatibilität oder Ringelrötelninfektion, Lungenreifediagnostik über die Bestimmung der Lecithin-Sphingomyelin-Ratio, Diagnostik eines Amnioninfektionssyndroms durch die Anfertigung eines Gram-Präparats und die Bestimmung der Leukozytenzahl oder der intraamnialen Glukosekonzentration.

- **Indikationen**

Die Indikationen zur Chromosomenuntersuchung mittels AC sind ein erhöhtes mütterliches Alter, ein auffälliges Serummarkerscreening, ein auffälliger Ultraschallbefund, eine familiäre Belastung und die Karyotypisierung bei Mehrlingsschwangerschaften.

- **Untersuchungsmaterial und -technik**

Als Untersuchungsmaterial werden im Fruchtwasser (15–20 ml) gelöste, abgeschilferte fetale Epithelien (Urothel, Haut, Bronchialepithel) bzw. gelöste biochemische Stoffe verwendet. Die Untersuchung wird unter sterilen Kautelen als transkutane, transabdominale, ultraschallgesteuerte Punktion mit einer 90–150 mm langen Spinalnadel mit Mandrin (20–22 Gauge) durchgeführt. Die paraplazentare Punktionsroute wird aufgrund geringerer Komplikationsraten bevorzugt.

Sonographisch geführter Untersuchungsgang

▪ Abb. 17.2, ▪ Abb. 17.3, ▪ Abb. 17.4, ▪ Abb. 17.5, ▪ Abb. 17.6 u. ▪ Abb. 17.7

Die praktische Durchführung beinhaltet zunächst die orientierende Ultraschalluntersuchung mit Markierung der Punktionsstelle und Desinfektion des maternalen Abdomens. Die Punktion der Fruchthöhle erfolgt unter kontinuierlicher sonographischer Sicht.

Entfernung des Mandrins. Aspiration von 1–2 ml Fruchtwasser. Diese werden zum Ausschluss einer Kontamination der Probe verworfen. Zur Untersuchung wird anschließend etwa 1 ml Amnionflüssigkeit pro SSW entnommen. Vor der Entfernung der Punktionsnadel aus der Fruchthöhle Absetzen der Spritze zur Vermeidung der Kontamination der Punktionsflüssigkeit mit maternalen Zellen. Entfernen der Punktionsnadel. Sonographische Kontrolle der kindlichen Vitalparameter (Herzaktion, kindliche Bewegungen) und der Fruchtwassermenge unmittelbar nach der Amniozentese sowie nochmals 24 h nach dem Eingriff. Eine Blutgruppenbestimmung ist Voraussetzung zur Amniozentese. Rhesus-negativen Schwangeren ist zur Vermeidung der Sensibilisierung eine Anti-D-Prophylaxe zu verabreichen.

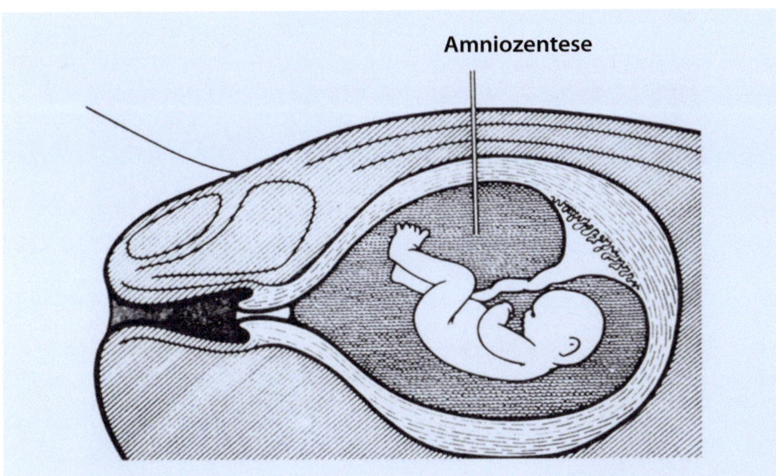

▪ **Abb. 17.2** Schema der Amniozentese: Unter kontinuierlicher Ultraschallkontrolle wird die Fruchthöhle mit einer Spinalnadel transabdominal punktiert

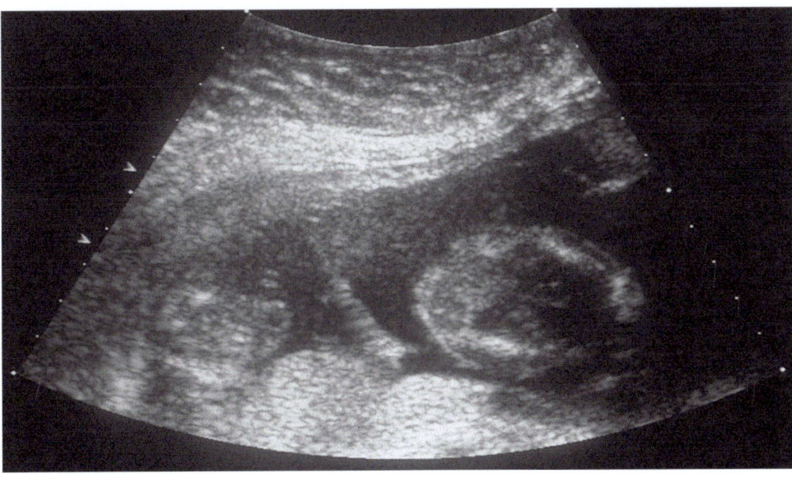

▪ **Abb. 17.3** Amniozentese: Die Punktionsnadel wird von links oben in die Fruchthöhle eingeführt. Der Fetus (Abdomen) kommt in der Abbildung rechts zu liegen

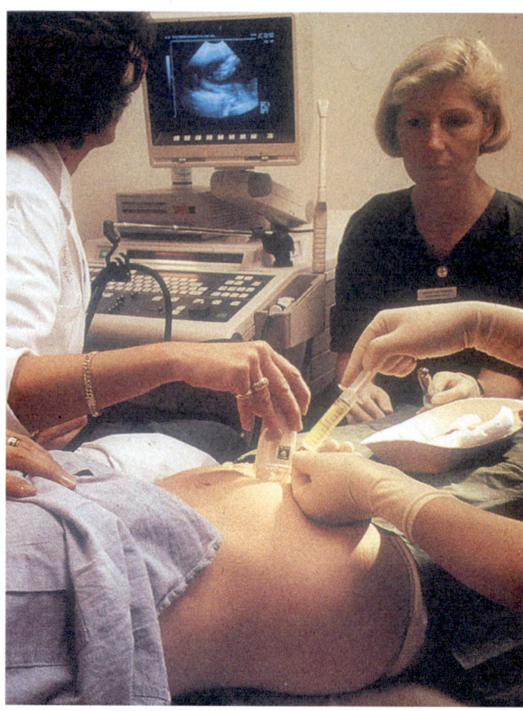

Abb. 17.4 Amniozentese: Das mütterliche Abdomen wird im Bereich des geplanten Einstichs desinfiziert. Neben dem Punkteur ist zur Führung des Schallkopfs eine weitere Person erforderlich. Der Eingriff wird unter Ultraschallführung vorgenommen

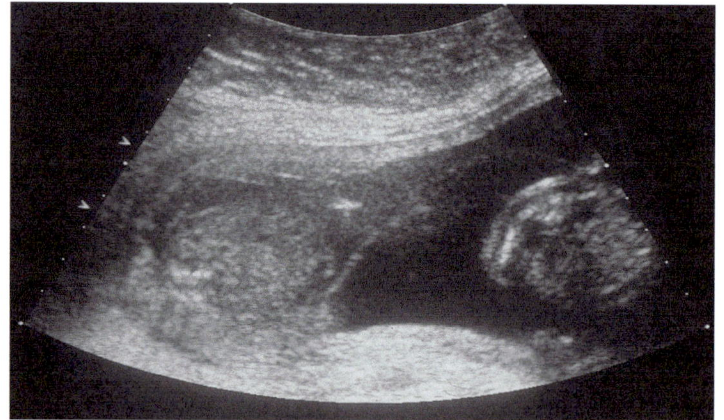

Abb. 17.5 Amniozentese bei einer Geminigravidität: Die Trennwand der beiden Amnionhöhlen liegt in der Mitte der Abbildung zwischen den Thoraces beider Zwillingskinder. Die Punktionskanüle wird von links oben zunächst in die im Bild linke Fruchthöhle eingeführt (echoreiche Nadelspitze) und die Fruchtwasserprobe aspiriert

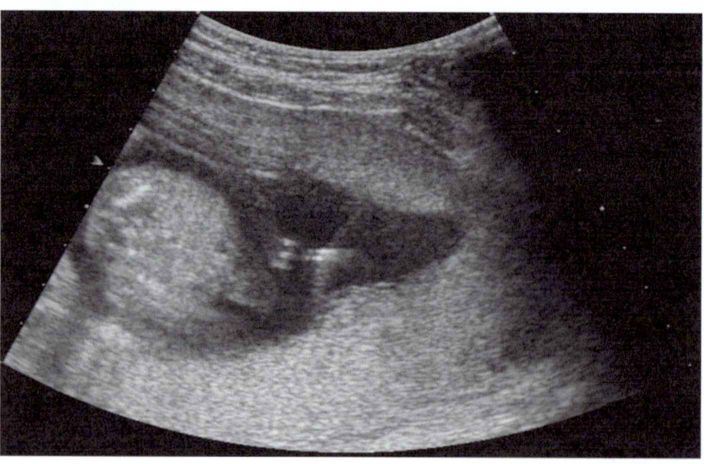

Abb. 17.6 Amniozentese bei einer Geminigravidität: Ausgehend von der Amniozentese der ersten Fruchthöhle in Abb. 17.5 wird die amniale Trennwand zwischen den beiden Amnionhöhlen durchstoßen und so die zweite Fruchthöhle erreicht (Gewinnung von 2 separaten Fruchtwasserproben durch einen transabdominalen Einstich). Die echoreiche Spitze der Punktionsnadel befindet sich knapp in der im Bild rechten Fruchthöhle

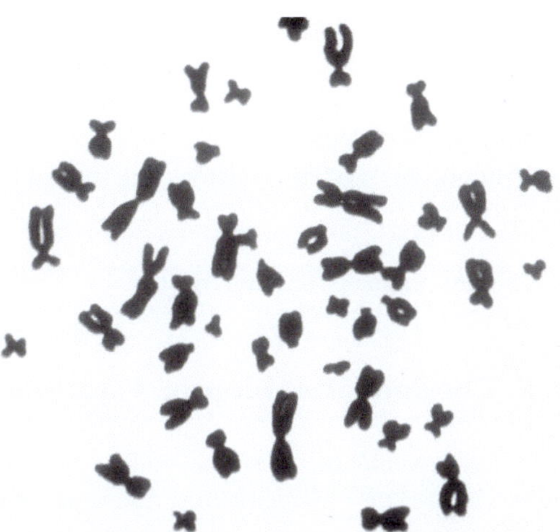

Abb. 17.7 Karyogramm (46,XY): unauffälliger Chromosomensatz als Ergebnis einer Amniozentese

Komplikationen

Als Komplikationen sind die Auslösung eines Aborts in 0,1–0,7 %, vorzeitiger Blasensprung, vorzeitige Wehen, intrauterine Infektion (Chorioamnionitis), intraamniale bzw. extraamniale Blutung und das Tangieren des Fetus mit der Nadelspitze möglich. Die niedrigste Komplikationsrate weisen Zentren vor, die mehr als 50 Amniozentesen pro Jahr durchführen. Sehr selten kann es zur Amnionstrangbildung als Spätkomplikation kommen. Die Frühamniozentese (13.–14. SSW) ist mit einem Abortrisiko von etwa 1,3 % behaftet. Als technische Erschwernis des Eindringens in die Fruchthöhle ist das Tenting-Phänomen zu beachten. Dabei werden die Eihäute aufgrund ihrer besonderen Elastizität speziell in niedrigerem Gestationsalter und bei kindlichen Chromosomenstörungen vor der Nadelspitze hergeschoben.

Vorteile

Vorteile einer Amniozentese gegenüber anderen Karyotypisierungsmethoden (Chorionzottenbiopsie/Plazentazentese, Cordozentese) sind ein relativ geringes Eingriffsrisiko, die Möglichkeit einer biochemischen Fruchtwasseranalyse als Zusatzdiagnostik (α-Fetoprotein, Acetylcholinesterase), die direkte Diagnostik an fetalen Zellen, die Möglichkeit der Infektionsdiagnostik durch PCR, serologische Untersuchungen oder ein direkter Erregernachweis sowie eine hohe diagnostische Sicherheit durch eine geringe Rate an unklaren Befunden (Kulturversagen, Mosaikbefunde). Die Fruchtwasserentnahme hat sich als komplikationsärmste Methode zur Karyotypisierung in der Mehrlingsschwangerschaft bewährt (*Cave:* Verwechslung der Fruchthöhlen).

Nachteile/Grenzen

Eine allgemeine Limitation jeder zytogenetischen Diagnostik ist durch die optische Auflösung der Chromosomen gegeben. Strukturelle Chromosomenaberrationen, deren Größe unter dem erreichten optischen Auflösungsvermögen liegt, können nicht erkannt werden. Molekulargenetische Untersuchungsmethoden werden das Diagnosespektrum hier in Zukunft deutlich erweitern, können im Moment aber nur bei gezielten Fragestellungen eingesetzt werden.

Die Nachteile der Amniozentese im Besonderen sind – trotz der Möglichkeit eines vorläufigen Ergebnisses mittels FISH-Technik (▶ Abschn. 17.6.2) – die langen Kulturzeiten von 10–14 Tagen und damit die Dauer (für die Eltern wie für den Untersucher) bis zur endgültigen Diagnosestellung. Fruchtwasser bietet keine direkte Möglichkeit der Anämiediagnostik. Unsicherheiten in der Infektionsdiagnostik sind bedingt durch mangelhafte intrauterine Antikörperproduktion und sehr lange Kultivierungszeiten beim direkten Erregernachweis.

▪ Kontraindikationen

Eine Amniozentese ist zu vermeiden bei Abortus imminens, mütterlicher HIV- oder Hepatitis-B- und -C-Infektion, Gefahr der Boosterung immunologischer Unverträglichkeiten, zervikaler Infektion (relativ), vorzeitiger Wehentätigkeit (relativ) und vaginaler Blutung (relativ).

17.3 Chorionzottenbiopsie, Plazentazentese

Die Chorionzottenbiopsie (»chorionic villous sampling«, CVS) kann ab der vollendeten10. SSW zur Karyotypisierung durchgeführt werden. Sie ermöglicht somit die erste Information über das Erbgut des Kindes. Von dieser »frühen« Punktion des Chorion frondosum ist die Gewinnung von plazentaren Zellen im weiteren Verlauf der Schwangerschaft abzugrenzen. Die Plazentazentese unterscheidet sich somit vorwiegend durch das Gestationsalter (2. bzw. 3. Trimenon) und weniger durch die Punktionstechnik von der Chorionzottenbiopsie.

▪ Indikationen

Die Indikationen sind weitgehend identisch mit der Fruchtwasseruntersuchung. Nachteilig wirkt sich aus, dass sich keine Fruchtwasserbestandteile (α-Fetoprotein, Acetylcholinesterase, Bilirubin) analysieren lassen. Nur die Karyotypisierung bzw. die molekulargenetische Untersuchung sind möglich.

▪ Untersuchungsmaterial

Als Untersuchungsmaterial werden Chorionzotten aus dem Chorion frondosum bzw. aus den Plazentazotten verwendet. Die Untersuchung wird unter sterilen Kautelen als transkutane, transabdominale, ultraschallgesteuerte Punktion mit einer 90–150 mm langen Spinalnadel mit Mandrin (20 Gauge) durchgeführt. Alternativ eignet sich die transzervikale Punktionsroute durch vaginales Einführen eines speziellen (stumpfen) Kathetersets bei nochmals etwas gesteigertem Eingriffsrisiko.

Sonographisch geführter Untersuchungsgang

◻ Abb. 17.8, ◻ Abb. 17.9, ◻ Abb. 17.10, ◻ Abb. 17.11, ◻ Abb. 17.12 u. ◻ Abb. 17.13

Die Punktionsvorbereitungen entsprechen denen der Amniozentese.

Die transabdominale Punktion einer möglichst dicken Plazentastelle erfolgt unter kontinuierlicher sonographischer Sicht. Bei der Auswahl der Punktionsrichtung ist das Eingehen in Richtung des plazentaren Nabelschnuransatzes zu vermeiden. Entfernung des Mandrins. Aufsetzen einer 10-ml-Spritze, gefüllt mit 1 ml heparinisiertem Nährmedium, und Aufbau eines Unterdrucks. Durch fächerförmiges Vor- und Zurückführen der Punktionsnadel werden die Chorionzotten »gezupft«. Entfernung der Punktionskanüle aus dem Abdomen unter Aufrechterhaltung des Sogs. Kontrolle des aspirierten Materials unmittelbar im Anschluss an die Chorionzotten-/Plazentabiopsie unter dem Auflichtmikroskop. Bei einer zu geringen Menge an Untersuchungsmaterial (<30 µg) ist ein Zweiteinstich indiziert. Die Postpunktionskontrollen die Rhesusprophylaxe entsprechen denen der Amniozentese.

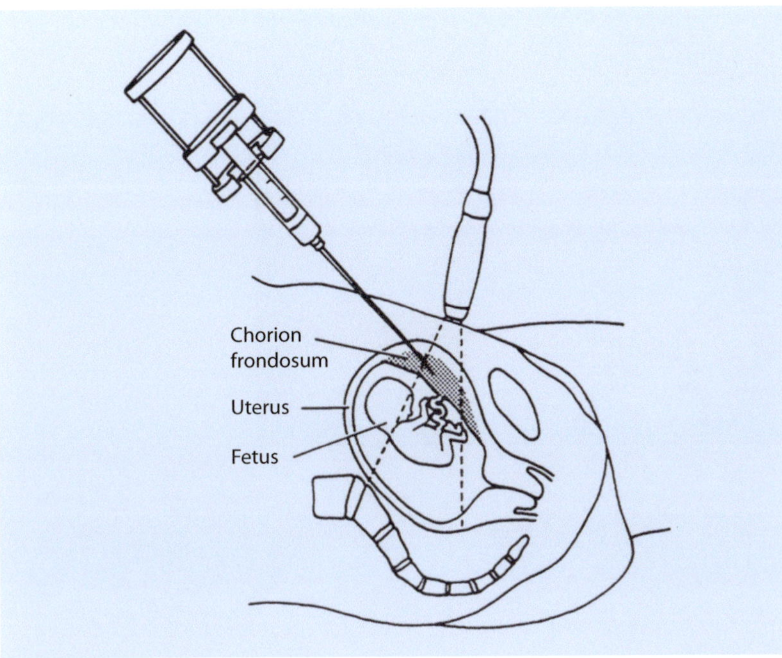

■ **Abb. 17.8** Schema der transabdominalen Chorionzottenbiopsie: Unter kontinuierlicher Ultraschallkontrolle wird die (Vorderwand-) Plazenta transabdominal punktiert. Unter Sog in der Punktionskanüle werden Teile des Chorion frondosum »abgezupft«. Die Fruchthöhle bleibt dabei intakt

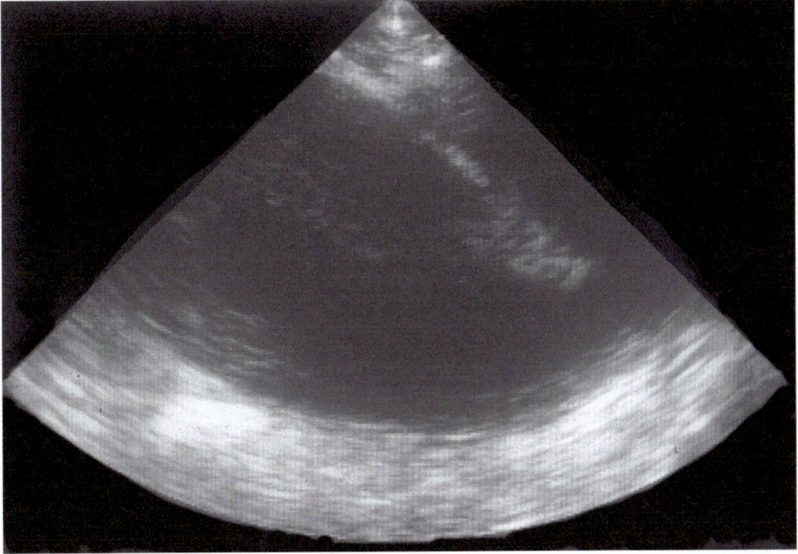

■ **Abb. 17.9** Chorionzottenbiopsie: Die echoreiche 20-Gauge-Punktionsnadel wird in der Abbildung von rechts oben in die Vorderwandplazenta eingeführt

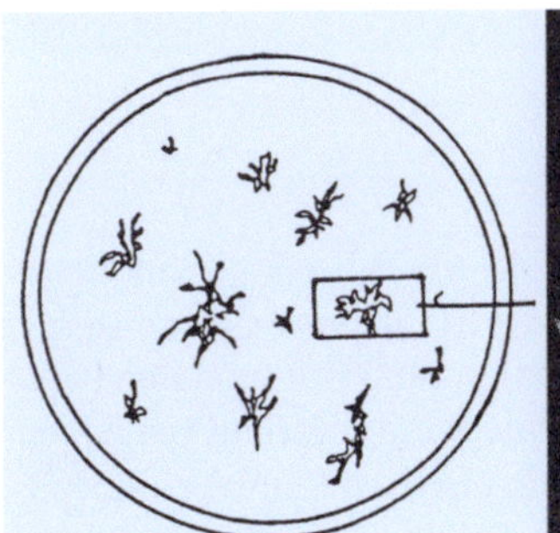
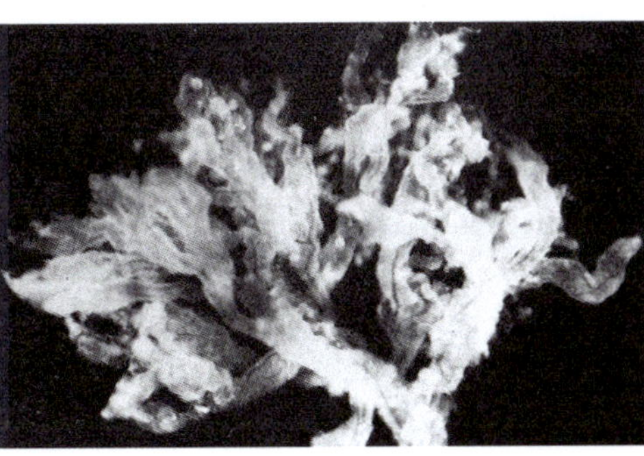

■ **Abb. 17.10** Chorionzottenbiopsie: Nach der Punktion lässt sich das Punktionsmaterial (Gewebeart, Menge des Aspirats) unter dem Mikroskop als Chorionzottenbäumchen identifizieren

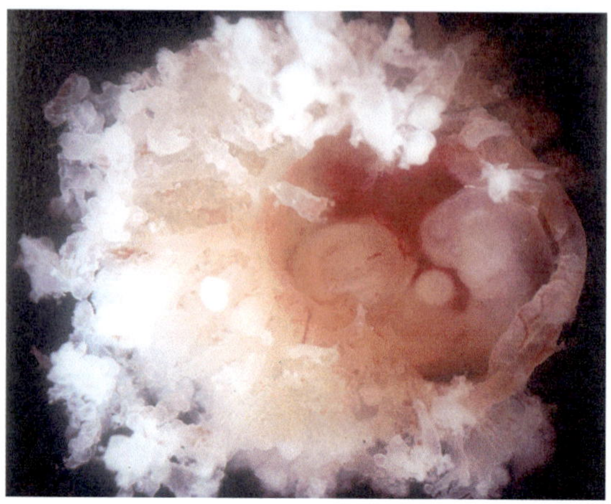

Abb. 17.11 Fruchthöhle mit Embryo und Chorion frondosum in der 9. SSW

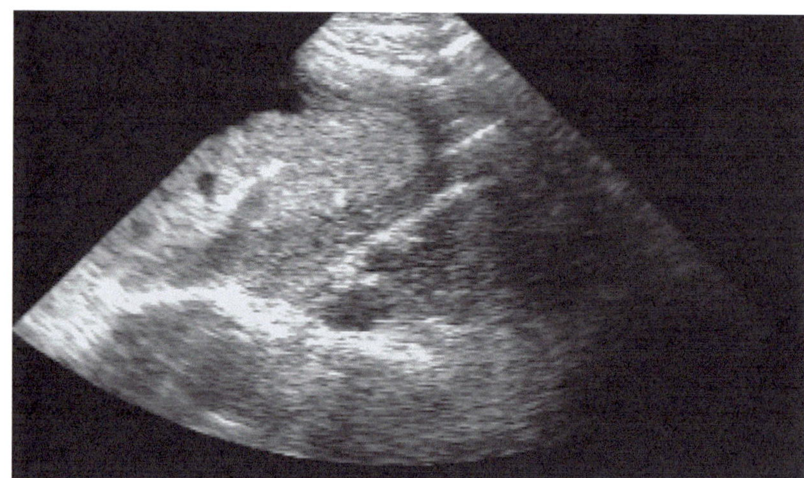

Abb. 17.12 Chorionzottenbiopsie einer Hinterwandplazenta: Die echoreiche Punktionsnadel wird in der Abbildung von rechts außen an der Fruchthöhle vorbei zum Mutterkuchen geführt

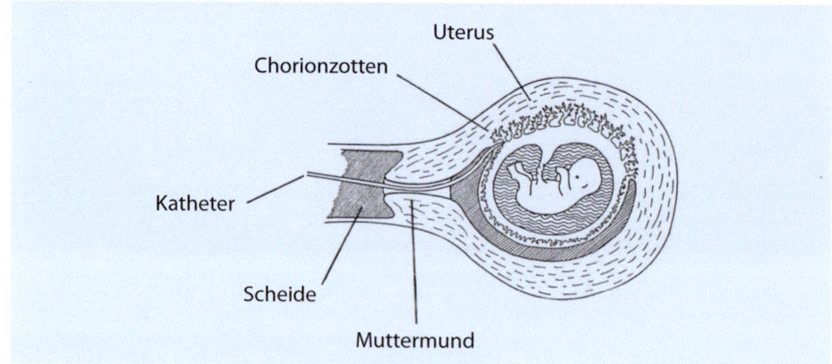

Abb. 17.13 Schema der transzervikalen Chorionzottenbiopsie: Unter kontinuierlicher Ultraschallkontrolle wird die (Vorderwand-)Plazenta durch einen transvaginal und transzervikal eingebrachten Katheter erreicht. Die Fruchthöhle wird nicht punktiert

Komplikationen

Als Komplikationen sind die Auslösung eines Aborts in 1–1,6 %, eine retro- oder intraamniale Blutung, ein retroplazentares Hämatom, ein vorzeitiger Blasensprung, vorzeitige Wehentätigkeit oder eine intrauterine Infektion (Chorioamnionitis) möglich. Rund 0,5 % der Punktionen sind aufgrund von fehlendem oder zu wenig Material erfolglos. Die Rate an unklaren Kulturbefunden ist mit etwa 1 % um den Faktor 10 höher als bei der Fruchtwasseruntersuchung.

■ **Vorteile**

Vorteil der Chorionzottenbiopsie ist vorwiegend der frühe Eingriffszeitpunkt. Die rasche Diagnostik mit der kurzen Wartezeit (24–48 h) bis zum Vorliegen des Ergebnisses durch Direktpräparation von vitalen Zellen des Chorion frondosum entlastet die häufig unter erheblicher psychischer Belastung stehenden Eltern. Eine Plazentazentese ist, anders als die Amniozentese, auch bei pathologischer Fruchtwassermenge (Oligo-/Anhydramnion) möglich.

■ **Nachteile/Grenzen**

Eine allgemeine Limitation der zytogenetischen Diagnostik ist durch die optische Auflösung der Chromosomen gegeben. Strukturelle Chromosomenaberrationen, deren Größe unter dem erreichten optischen Auflösungsvermögen liegt, können nicht erkannt werden. Molekulargenetische Untersuchungsmethoden werden das Diagnosespektrum hier in Zukunft deutlich erweitern, können im Moment aber nur bei gezielten Fragestellungen eingesetzt werden.

Als spezifischer Nachteil wirkt sich bei einer Chorionzottenbiopsie im Vergleich zur Amniozentese das etwas höhere Abortrisiko (Amniozentese: 0,5–0,7 % vs. CVS: 1–1,6 %) und die fehlende Möglichkeit der Bilirubin-, AFP- oder ACHE-Bestimmung aus. Die Rate an Fehleinschätzungen des kindlichen Karyotyps durch Plazentamosaikbefunde und technische Probleme bei ungünstiger Plazentalokalisation (Hinterwand, Placenta praevia) sind ebenso wie eine fragliche Assoziation mit Extremitätenanomalien (»limb defects«) bei sehr früher Punktion (<70 Tage post conceptionem) bei der Chorionzottenbiopsie zu berücksichtigen; hier werden ursächlich Störungen des Plazentabetts diskutiert, die zu Mangeldurchblutung und Fehlentwicklung führen könnten. Subjektiv wird die Punktion von den Patientinnen meist als etwas schmerzhafter empfunden als eine Amniozentese.

■ **Kontraindikationen**

Abortus imminens, zervikale Infektionen (relativ), vorzeitige Wehentätigkeit (relativ), vaginale Blutung (relativ), maternale HIV- oder Hepatitis-B- und -C-Infektion, Gefahr der Boosterung immunologischer Unverträglichkeiten, ungünstige Plazentalokalisation (relativ), Mehrlingsschwangerschaften bei nicht eindeutiger Plazentenzuordnung (relativ), Gestationsalter geringer als 11. SSW.

17.4 Cordozentese

Eine Nabelschnurpunktion (Cordozentese, »fetal blood sampling«/FBS) wird zur ultraschallgesteuerten, direkten transabdominalen Gewinnung von kindlichem Blut unter sterilen Kautelen durchgeführt. Am besten geeignet sind hierfür der Ansatz oder der Ursprung der Nabelschnur oder der intrahepatische Verlauf der kindlichen Nabelvene (z. B. bei Hydrops fetalis). Die Cordozentese ist technisch ab der 18. SSW möglich; der Durchmesser der Nabelvene sollte mehr als 4 mm betragen.

■ **Untersuchungsziele**

Die Untersuchungsziele der Nabelschnurpunktion umfassen die rasche Karyotypisierung, Bestimmung des kindlichen Blutbilds (Hämoglobin, Hämatokrit, mittleres korpuskuläres Erythrozytenvolumen, Retikulozytenzahl, Thrombozytenzahl) und Blutgruppenbestimmung, Blutgasanalyse (fragliche Indikation), Diagnostik intrauteriner Infektionskrankheiten (DNA-Nachweis mittels PCR, ab der 22. SSW IgM-Nachweis), morphologische Analyse von Lymphozyten bei familiären Stoffwechselerkrankungen oder Enzymdefekten, Diagnostik bei Alloimmunerkrankungen und Hydrops fetalis. Die Diagnostik bei pränatalen Infektions- und bei Alloimmunerkrankungen ist aufgrund des geringeren Eingriffsrisikos heute weitgehend durch die Analyse von Fruchtwasser (Amniozentese) ersetzt.

Indikationen

Die Indikation zur Chromosomenuntersuchung aus kindlichem Blut ist bei erhöhtem mütterlichem Alter, auffälligem Serummarkerscreening, auffälligem Ultraschallbefund (differenzierte sonographische Fehlbildungssuche, 19.–22. SSW), familiärer Belastung und zur Karyotypisierung bei Mehrlingsschwangerschaften gegeben. Darüber hinaus dient die Cordozentese als Bestätigungstest zur Klärung von unklaren Chromosomenverteilungen bzw. Mosaikbefunden nach anderen Karyotypisierungsmethoden (Amniozentese, Chorionzottenbiopsie).

Untersuchungsmaterial und -technik

Als Untersuchungsmaterial werden 2–3 ml Nabelschnurblut sowie Lymphozyten zur Karyotypisierung verwendet. Die Untersuchung wird als transkutane, transabdominale ultraschallgesteuerte Punktion mit einer 90–150 mm langen Spinalnadel mit Mandrin (20 Gauge) durchgeführt.

Sonographisch geführter Untersuchungsgang

Abb. 17.14, Abb. 17.15 u. Abb. 17.16

Die praktische Durchführung einer Cordozentese beginnt mit einer orientierenden Ultraschalluntersuchung und der exakten Markierung der Punktionsstelle am mütterlichen Abdomen. Ab der kindlichen Lebensfähigkeit (>25. SSW) ist bei der Punktion Sectiobereitschaft herzustellen. Eine Hautdesinfektion im Bereich des gesamten mütterlichen Abdomens erfolgt mit dem Ziel der sterilen Ultraschallkopfbeweglichkeit. Gegebenenfalls wird zum Eingriff eine Lokalanästhesie bzw. eine maternale Sedierung vorgenommen. Die eigentliche Punktion der Nabelschnur erfolgt unter kontinuierlicher sonographischer Sicht. Ein Vorderwandnabelschnuransatz ermöglicht die transplazentare, extraamniale direkte Punktion der Nabelvene. Die Hinterwandplazenta gewährt zwar mehr Verkehrsraum in der Amnionhöhle, ein mögliches Problem bei dieser Punktionsroute ist jedoch die eingeschränkte Zugangsmöglichkeit durch eine ungünstige Kindslage (Blockade des Zugangs zum Nabelschnuransatz). Eine zu tangentiale Punktionsrichtung (Gefahr der langstreckigen Nabelschnurläsion) ist zu vermeiden. Das Eingehen in eine freie Schlinge der Nabelschnur, weit entfernt von Ansatz und Ursprung, kann aufgrund der Mobilität des Zielgewebes technisch schwierig sein.

Nach Entfernung des Mandrins werden aus der Nabelvene 2–3 ml kindliches Blut aspiriert. Nach erfolgreicher Blutgewinnung Entfernen der Punktionsnadel aus der Nabelschnur und der Fruchthöhle. Eine sonographische Kontrolle der kindlichen Vitalparameter (Herzaktion, kindliche Bewegungen), der Fruchtwassermenge und der Nabelschnurdurchblutung (Dopplersonographie) erfolgt unmittelbar nach der Cordozentese und nochmals 24 h post punctionem. Eine Blutgruppenbestimmung ist Voraussetzung für den Eingriff. Rhesus-negativen Schwangeren ist zur Vermeidung einer Sensibilisierung eine Prophylaxe mit Anti-D erforderlich. Eine perioperative Tokolyse ist in der Regel nicht erforderlich.

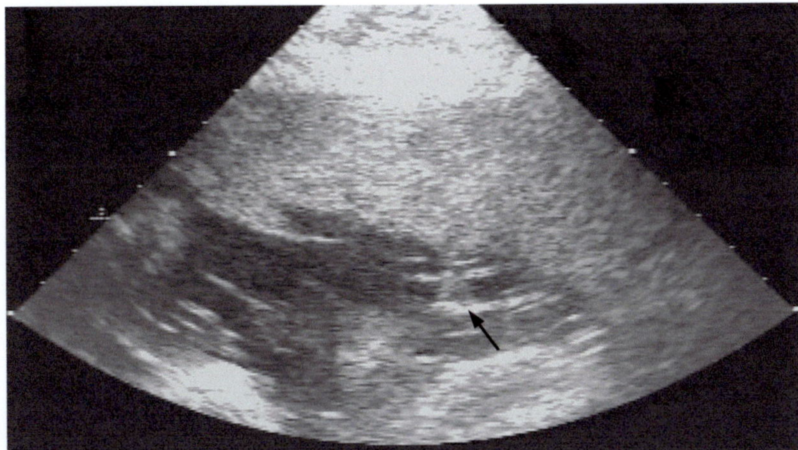

Abb. 17.14 Cordozentese bei Vorderwandplazenta und parazentralem Ursprung der Nabelschnur. Die Punktionsnadel ist von rechts oben durch die Plazenta an die Nabelvene herangeführt

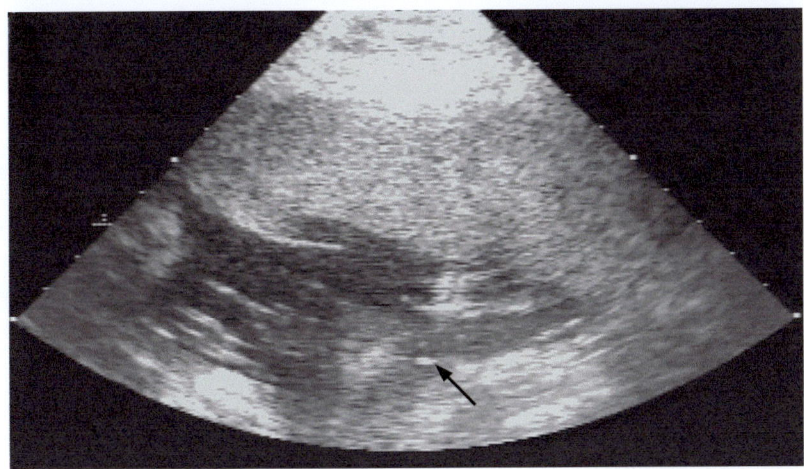

Abb. 17.15 Nabelschnurpunktion bei Vorderwandplazenta: Ausgehend von der Situation in Abb. 17.14 wird die Punktionsnadel (echoreiche Spitze) in die Nabelschnur (Nabelvene) vorgeschoben

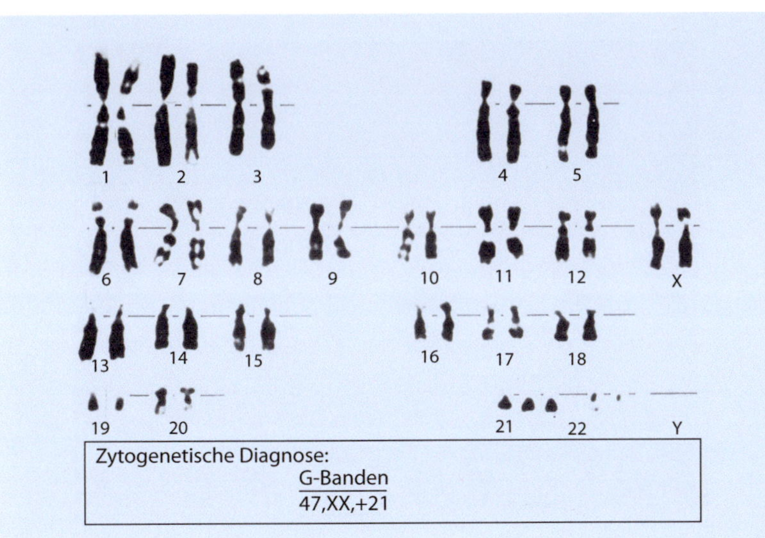

Abb. 17.16 Karyogramm (47,XX): auffälliger Chromosomensatz (Trisomie 21) als Ergebnis einer Cordozentese

▪ Komplikationen

Als Komplikationen ist in 1–2 % der Fälle die Auslösung eines Aborts zu erwarten. Je nach Risikokonstellation (durch Hydrops fetalis oder Plazentainsuffizienz gesundheitlich kompromittierte Feten) kann das Fehlgeburts-/Frühgeburtsrisiko aber auch auf bis zu 20 % steigen. Vorzeitiger Blasensprung, vorzeitige Wehen, intrauterine Infektion (Chorioamnionitis), intraamniale bzw. extraamniale Blutung und das Tangieren des Fetus mit der Nadelspitze sind als Punktionsrisiken aufklärungspflichtig. Eine spezielle Gefahr der Cordozentese ist die akzidentelle Punktion einer der Nabelschnurarterien und der daraus resultierende arterielle Vasospasmus. Auch eine Nabelschnurhämatombildung bzw. Gefäßthrombosierung kann sich für das Ungeborene fatal auswirken (◘ Abb. 17.17, ◘ Abb. 17.18 u. ◘ Abb. 17.19). Die resultierende fetale Bradykardie während oder nach dem Eingriff kann zum Abbruch des Eingriffs und/oder

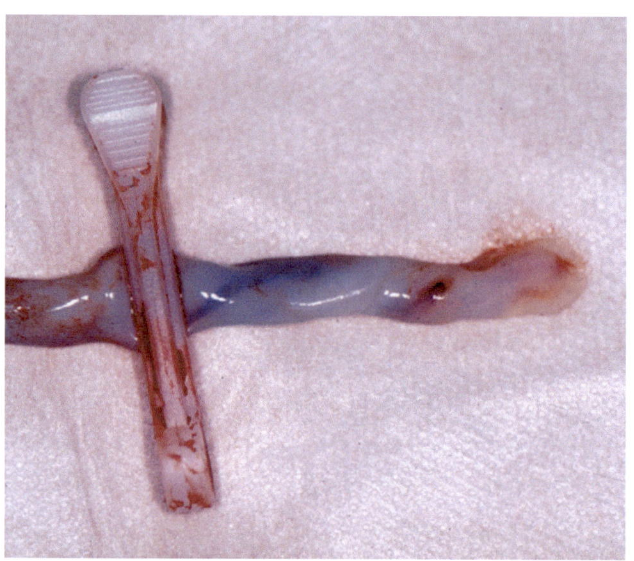

◘ Abb. 17.17 Postnatale Aufnahme der Nabelschnur eine Woche nach Cordozentese: punktförmige Einblutung an der Stelle der ehemaligen Einstichstelle

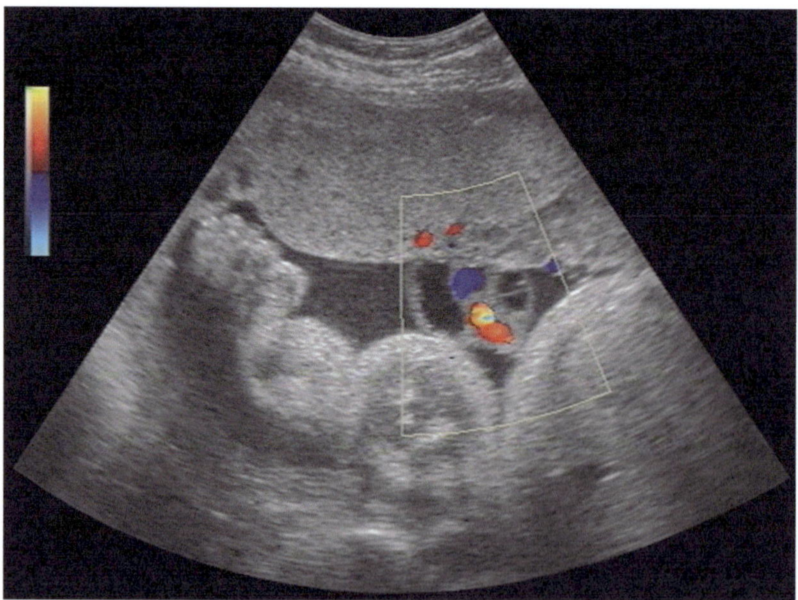

◘ Abb. 17.18 Postinterventionelles Nabelschnurhämatom (intrauteriner Befund): farbdopplerkodierte Differenzierung der Gefäßanschnitte vom »nicht durchbluteten« Hämatom in der Nabelschnursulze

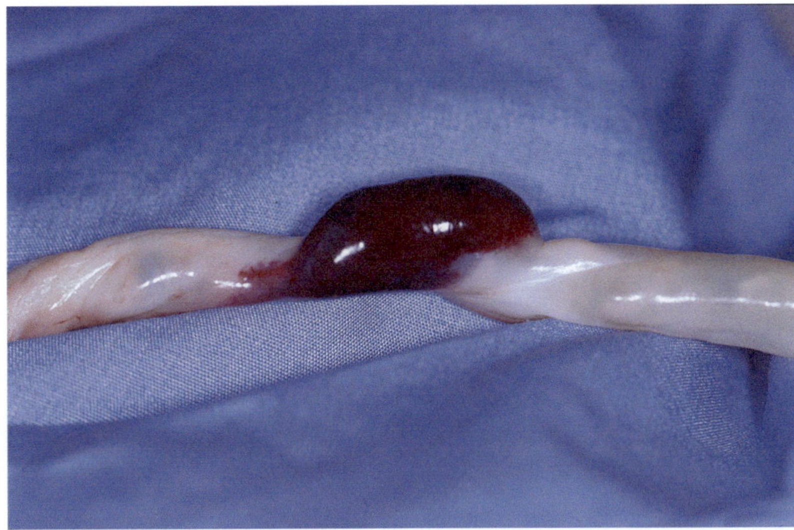

Abb. 17.19 Postnataler Befund, korrespondierend zu Abb. 17.18

zur Notfallentbindung Anlass geben. In 0,5 % der Fälle gelingt es nicht, ausreichend Material zu gewinnen. Dann wird eine Repunktion oder der Wechsel auf eine andere Untersuchungstechnik (Amniozentese, Chorionzottenbiopsie) erforderlich.

Vorteile

Vorteile der Cordozentese ist die rasche und sichere Diagnostik des fetalen Karyotyps – die Cordozentese ist die einzige pränatale Karyotypisierungsmethode, bei der auch unklare Chromosomenverteilungen oder Mosaikbefunde ohne Anlegen einer Langzeitkultur zeitnah beurteilt werden können. In 48–72 h liegt das Ergebnis der Chromosomenuntersuchung vor. Eine sichere Zuordnung der Befunde zu fetalem Untersuchungsmaterial macht die Cordozentese auch für die Diagnostik bei Mehrlingsschwangerschaften geeignet. Die Möglichkeit der Infektionsdiagnostik durch PCR, serologische Untersuchungen oder direkten Erregernachweis ergänzt die Anwendungsmöglichkeiten.

Nachteile

Nachteil dieser Form der invasiven Pränataldiagnostik ist das zum Teil erhebliche Punktionsrisiko bei Hydrops fetalis. Die Eingriffstechnik ist wegen des kleinen Zielvolumens im Vergleich zu anderen Karyotypisierungsmöglichkeiten (Amniozentese, Chorionzottenbiopsie) anspruchsvoller.

Kontraindikationen

Cordozentesen sind kontraindiziert bei Abortus imminens, vorzeitiger Wehentätigkeit, vorzeitigem Blasensprung (relativ), vaginaler Blutung, HIV-, Hepatitis-B- und -C-Infektion, Amnioninfektionssyndrom, florider zervikaler Infektion (relativ) und Gefahr der Boosterung immunologischer Unverträglichkeiten (relativ).

17.5 Molekulargenetische Blutgruppendiagnostik

Alle Transfusionen und die Gabe von Hämotherapeutika beruhen auf einem serologischen Blutgruppennachweis. Benötigt werden dazu jene Zellen, auf denen die Merkmale A, B oder 0 lokalisiert sind. Diese Merkmale sind durch endständige Zuckerreste der Kohlenhydratkette von Glykoproteinen und Glykolipiden an der Zelloberfläche determiniert. Die individuelle Eigenschaft A oder B wird durch die auf dem Chromosom 9q34 lokalisierten Gene mit 7 Exons und 1059 Basenpaaren festgelegt. A und B unterscheiden sich hierbei in 7 Positionen mit 353 Aminosäuren, was die hohe Antigenität der Blutgruppenmerkmale A und B erklärt. Molekulare Blutgruppendiagnostik ist in der Pränatalmedizin in seltenen Konstellationen von Bedeutung: wenn eine klinische Fragestellung der präpartalen Bestimmung der fetalen Blutgruppe bedarf. Die neue diagnostische Methode ersetzt die früher zur Gewinnung fetaler Erythrozyten unabdingbare, riskante fetale Nabelschnurpunktion, denn molekulare Blutgruppendiagnostik kann auch an Zellen angewandt werden, die durch Amniozentese gewonnen wurden. Die unterschiedliche Nukleotidsequenz der Blutgruppengene erlaubt ihren spezifischen Nachweis mithilfe der sequenzspezifischen Polymerasekettenreaktion (»polymerase chain reaction«, PCR).

17.5.1 Rhesussystem

Die genetischen Eigenschaften des Rhesussystems werden durch die Rh-Gene RhCE und RhD festgelegt. Der Unterschied zwischen diesen Genen ist gering (<10 %). Sie kodieren die nicht glykolisierten Proteine RhCcEe und RhD. Im Unterschied zum AB0-System haben hier die Gene direkt (und nicht die von ihnen kodierten Eiweißkörper) antigene Eigenschaften. Sie bestehen aus 417 Aminosäuren, welche direkt in die Zellmembran eingebettet sind. Ihre Funktion ist allerdings bisher unbekannt. Vermutet wird eine Aufgabe beim Molekültransport durch die Zellmembran. Der Nachweis der Gene gelingt daher nur auf den gentragenden Erythrozyten und ihren Vorläuferzellen. Genlokus ist 1p34 bis 1p36. Individuen unterscheiden sich zunächst durch die An- oder Abwesenheit des Proteins D (»RhD+« bzw. »RhD–«). Etwa 18 % der Europäer, weniger als 7 % der Afrikaner und weniger als 1 % der Asiaten sind Rhesus-negativ (Rh–). Das Vorhandensein oder Fehlen des Merkmals RhD bedeutet einen Unterschied von 37 Aminosäuren. Als Konsequenz ergibt sich allerdings eine Immunisierungsrate von 85 % im Fall einer Fehltransfusion mit rhesusinkompatiblem Blut. Des Weiteren unterscheiden sich einzelne Individuen durch die verschiedene Expression der Merkmale Cc und Ee. Diese beiden Merkmale unterscheiden sich nur in 2 Aminosäuren voneinander, wodurch nur 5 % der mit dem falschen C- oder E-Merkmal Transfundierten immunisiert werden. Selten kommt es nach Gabe von RhD-kompatiblen Transfusionen zur Entstehung von Alloantikörpern durch die Expression von sog. Partial-D-Typen, die durch Punktmutationen entstehen.

17.5.2 Molekulargenetische Rh-Diagnostik

Die Hälfte aller mütterlichen Alloimmunisierungen wird durch D-Inkompatibilitäten hervorgerufen. Der fetale Blutgruppennachweis hilft bei vorhandener mütterlicher Immunisierung (meist durch eine vorangegangene Schwangerschaft), das Monitoring der Schwangerschaft festzulegen. Anfangs war der fetale Blutgruppennachweis nur nach Gewinnung von fetalen Erythrozyten via Cordozentese möglich. Seit 1993 steht als molekulargenetische Alternative die Blutgruppenbestimmung an Amnionzellen mittels PCR zur Verfügung. Die weniger riskante Amniozentese ersetzt damit bezüglich der Indikation »Blutgruppenbestimmung« die Nabelschnurpunktion. Wird bei einer sensibilisierten Mutter (Rh-negativ) ein ebenfalls Rh-negativer Fetus diagnostiziert, entfällt das sonst notwendige Anämiemonitoring komplett, da die mütterlichen Antikörper nur gegen das Merkmal Rh-positiv gerichtet sind. Dies reduziert Kosten und die Anzahl der evtl. notwendigen und den Feten gefährdenden Cordozentesen. Wegen der verschiedenen vorhandenen Rh-Varianten sind hierbei mehrere Abschnitte des Gens per PCR zu untersuchen. Bei Nicht-Europäern schränken nicht exprimierte Rh-Gene die Aussagekraft der Methode ein. Insgesamt gelingt die Bestimmung der Rh-Eigenschaft allerdings verlässlich.

Die molekulargenetische Blutgruppenbestimmung ist neben dem AB0- und dem Rhesussystem auch für die Blutgruppenmerkmale im Kell- und Kidd-System geeignet.

17.5.3 Ausblick

Eine fetale Blutgruppenbestimmung aus mütterlichem Blut ist zu erwarten, im Rahmen der aktuell verfügbaren NIPT-Methoden aber noch nicht möglich. Derzeit ist eine Bestimmung der fetalen Blutgruppe noch relativ teuer und nicht überall verfügbar. Durch die Reduktion der Invasivität des Eingriffs (Amniozentese statt Cordozentese) wird sich die molekulargenetische Blutgruppendiagnostik des Fetus durchsetzen.

17.6 Weiterführende zytogenetische Diagnostik: FISH und Array-CGH

Neben der konventionellen zytogenetischen Diagnostik stehen seit einigen Jahren weitere Verfahren zur Verfügung, die bei spezifischen Fragestellungen noch genauere Aussagen über das fetale Genom zulassen. Die FISH (Fluoreszenz-in-situ-Hybridisierung) stellt ein Verfahren da, mit dem einzelne Chromosomenabschnitte farbig markiert werden können, und findet Einsatz in der Schnelldiagnostik nach Amniozentese und zur Abklärung unklarer Translokationen (auch postpartal). Auch die Array-CHG-Diagnostik weist Chromosomenveränderungen nach, die aufgrund ihrer Größe in der konventionellen Chromosomenanalyse nicht detektierbar sind, und liefert einen »genomweiten Befund«. Klinisch relevant ist die Methode vor allem bei der Detektion von Mikrodeletions- und Mikroduplikationssyndromen, schwierig bleibt die Interpretation von genomweiten Befunden von »unklarer Signifikanz«.

17.6.1 Fluoreszenz-in-situ-Hybridisierung (molekularzytogenetische Diagnostik)

Meist kommt die Fluoreszenz-in-situ-Hybridisierung (FISH) als Schnelltest nach Amniozentese zum Einsatz. Fluoreszenzfarbstoffmarkierte DNA-Proben werden an bestimmte Zielsequenzen gebunden, womit ganze Chromosomen (z. B. das Chromosom 21) oder auch deutlich kleinere chromosomale Abschnitte farbig dargestellt werden können. Im Zellkern stellt sich so z. B. eine Trisomie 21 in Form von 3 deutlich fluoreszierenden Signalen dar.

▪ Indikation

In der Pränataldiagnostik ermöglicht die FISH-Technik eine schnelle Abklärung numerischer Chromosomenanomalien, z. B. bei Verdacht auf Trisomie 21, 18, 13 oder Geschlechtschromosomen X/Y nach Amniozentese. Das Ergebnis liegt schon nach ca. 3 Tagen vor, weil die Untersuchung mittels spezifischer DNA-Sonden an unkultivierten Fruchtwasserzellen durchgeführt werden kann. Dieser »Schnelltest« ersetzt allerdings nicht die konventionelle Chromosomenanalyse nach Langzeitkultivierung, die in jedem Fall zur Ermittlung des gesamten Karyotyps und somit der auch seltener vorkommenden chromosomalen Aberrationen parallel durchgeführt werden muss. Außerdem kommt die Technik zur Abklärung unklarer chromosomaler Translokationen mittels »chromosome painting« zum Einsatz. Hierbei werden ganze Chromosomenpaare spezifisch mit Fluoreszenzfarbstoffen kodiert, dies erlaubt die Detektion der Herkunft unklarer Chromosomenabschnitte. Voraussetzung für diesen Einsatz der Methode ist allerdings eine präzise Fragestellung (Familienanamnese, Ultraschallbefund), da nur so die jeweils geeignete DNA-Sonde eingesetzt werden kann. Als alternative Methode zur Diagnostik bei Verdacht auf Translokationen, Mikrodeletionen oder Mikroduplikationen setzt sich zunehmend die Array-CGH-Methode durch.

17.6.2 Array-CGH (Microarray, Chip-Array)

Der Oberbegriff »Microarray« bezieht sich allgemein auf molekularbiologische Methoden, die eine gleichzeitige Analyse tausender Einzelnachweise aus einer nur kleinen Menge biologischen Materials erlauben. Weil diese »Arrays« – ähnlich einem Computerchip – großen Informationsgehalt auf minimalem Raum enthalten, werden sie auch »Genchips« bezeichnet.

Die Array-CGH (»comparative genome hybridization«) stellt eine Screeningmethode für Chromosomenveränderungen (Stückverluste oder Verdopplungen) dar, die aufgrund ihrer submikroskopischen Größe der konventionellen Chromosomenanalyse entgehen. Mithilfe der Array-CGH werden gleichzeitig tausende unterschiedliche Regionen im menschlichen Genom auf ihre Kopieanzahl überprüft, sodass diese Methode auch als **molekulare Karyotypisierung** bezeichnet wird. Das gesamte zu untersuchende Genom wird mit dem von vielen klinisch unauffälligen Personen im Hinblick auf Verluste und Zugewinne von genetischem Material verglichen. Identische DNA-Mengen der Testperson und der Referenz-DNA werden mit verschiedenen fluoreszierenden Farbstoffen markiert und im Anschluss auf dem Array kohybridisiert.

Der Microarray selbst ist ein Glasobjektträger, auf dem sich in einem Rastermuster immobilisierte genomische DNA-Fragmente (Oligonukleotide) befinden. Liegt ein genomischer Verlust oder Zugewinn in der Patientenprobe im Vergleich zur Referenz-DNA vor, so kommt es zu einer Verschiebung im Hybridisierungsverhältnis. Dies äußert sich in einer Farbveränderung des Fluoreszenzsignals, die von einem Laserscanner detektiert wird. Anschließend werden die Daten extrahiert und mit einer speziellen Software ausgewertet. So kann genomweit sowohl ein Verlust (Deletion) als auch ein Hinzugewinn (Duplikation) von Chromosomenstücken erkannt werden. Somit werden mit der Analyse auch die zunehmende Zahl klinisch bekannter Mikrodeletions- sowie Mikroduplikationssyndrome erfasst. Für die Diagnostik müssen fetale Zellen durch Amniozentese, Chorionzottenbiopsie oder Nabelschnurpunktion gewonnen werden; ein Ergebnis liegt in wenigen Tagen vor.

▪ Indikation

Die Array-CGH findet in der Pränatalmedizin ihren Platz als Ergänzung zur klassischen Zytogenetik und wird dann eingesetzt, wenn ein fetales Fehlbildungssyndrom mit dringendem Verdacht auf ein zugrunde liegendes genetisches Muster vermutet wird und die klassische Zytogenetik einen unauffälligen Befund erbracht hat. Ebenso kann die Methode zur Abklärung eines pathologischen Karyotyps in der Zellkultur oder einer genomischen Veränderung in Bruchpunktregionen von balanciert erscheinenden Translokationen zum Einsatz kommen.

Einige Mikroaberrationssyndrome sind relativ häufig und sehr gut beschrieben, wie z. B. das DiGeorge-Syndrom (▶ Abschn. 16.5.2) oder das Williams-Beuren-Syndrom.

▪ Nachteile/Grenzen

Die humangenetischen Fachgesellschaften raten derzeit vom Einsatz der Methode in der Routinediagnostik bzw. bei Softmarker-Auffälligkeiten ab, weil die sichere Aussage bei Verdacht auf eine Chromosomenimbalance bisher nur für schon gut bekannte Mikrodeletions- und Mikroduplikationssyndrome möglich ist, nicht jedoch für genomweit erhobene Befunde ohne pathogenetischen Nachweis eines Zusammenhangs zwischen Kopienzahlveränderung und Phänotyp (Befunde mit unklarer Signifikanz). Tatsächlich verbessert sich der Kenntnisstand hierzu aber rapide, und es ist langfristig zu erwarten, dass die Methode dann zunehmend auch pränatal großzügiger eingesetzt werden wird.

Betreuungsoptionen zwischen Konzeption und Implantation

Susanne Müller-Egloff

A. Strauss, *Ultraschallpraxis in Geburtshilfe und Gynäkologie*,
DOI 10.1007/978-3-662-49493-6_18, © Springer-Verlag Berlin Heidelberg 2017

18.1 Embryonenschutzgesetz

Das deutsche Embryonenschutzgesetz (EschG) wurde im Dezember 1990 verabschiedet und ist seit Januar 1991 in Kraft. Es ist das weltweit strengste Embryonenschutzgesetz und gliedert sich in Strafvorschriften und Definitionen:

§§ 1 bis 4: Verbot einer missbräuchlichen Anwendung der künstlichen Befruchtung für andere Zwecke als Schwangerschaft und Erhaltung des Embryos sowie Verbot der Geschlechtswahl. Unter Strafe wird gestellt,

- § 1 (1): „wer es unternimmt, eine Eizelle zu einem anderen Zweck künstlich zu befruchten, als eine Schwangerschaft der Frau herbeizuführen, von der die Eizelle stammt" und/oder pro Zyklus mehr als 3 Embryonen retransferiert
- § 2 (1): „wer einen extrakorporal erzeugten Embryo zu einem nicht seiner Erhaltung dienenden Zweck verwendet"
- § 2 (2): „wer zu einem anderen Zweck als der Herbeiführung einer Schwangerschaft bewirkt, dass sich ein menschlicher Embryo extrakorporal weiterentwickelt"
- § 3: wer die künstliche Befruchtung einer Eizelle herbeiführt mit einer Samenzelle, die nach ihrem Geschlechtschromosom ausgewählt worden ist, es sei denn, dies dient der Vermeidung einer Muskeldystrophie oder einer ähnlich schwerwiegenden Erbkrankheit. Die Strafandrohungen betragen Freiheitsstrafen bis zu einem Jahr oder Geldstrafen
- § 4: wer eine eigenmächtige Befruchtung oder Übertragung eines Embryos ohne Einwilligung der Betroffenen vornimmt bzw. wer wissentlich eine Eizelle mit dem Samen eines Verstorbenen befruchtet.

Die übrigen Paragraphen befassen sich mit:

- dem Verbot von Keimbahntherapie und Klonen (§§ 5 bis 7)
- der Ausführung des Embryonenbegriffs § 8 (1): „Als Embryo gilt bereits die befruchtete, entwicklungsfähige menschliche Eizelle vom Zeitpunkt der Kernverschmelzung an, ferner jede einem Embryo entnommene totipotente Zelle"
- Ausführungen zum Arztvorbehalt (§§ 9 bis 13): Es wird festgelegt, dass sowohl Befruchtung wie Übertragung und Konservierung menschlicher Embryonen nur von einem Arzt vorgenommen werden dürfen und dass die Mitwirkung an derartigen Maßnahmen stets freiwillig ist

Aus § 2 wurde von vielen Juristen eine Strafbarkeit der Präimplantationsdiagnostik (PID) herausgelesen, obwohl bekannt war, dass die PID nicht ausdrücklich im Gesetzestext geregelt wurde. Zur Klärung wurde am 7. Juli 2011 schließlich das **Präimplantationsdiagnostikgesetz** (PräimpG, BT-Drs. 17/5452) erlassen, welches die Einführung eines neuen § 3a ESchG beinhaltet und die PID in engen Grenzen zulässt: So bedarf es des hohen Risikos einer schwerwiegenden Erbkrankheit oder der hohen Wahrscheinlichkeit einer Tot- oder Fehlgeburt gemäß § 3a II ESchG. Hinzu kommen die Erfordernisse der schriftlichen Einwilligung der Frau (§ 3a II ESchG) nach umfassender Aufklärung und Beratung, der Zustimmung einer interdisziplinär zusammengesetzten Ethikkommission und eines speziell qualifizierten Arztes in einem dafür zugelassenen PID-Zentrum (vgl. § 3a III EschG).

Die **Pränataldiagnostik** bleibt vom EschG unberührt. Nach dem Wegfall der embryopathischen (»eugenischen«) Indikation regelt der reformierte § 218 die Abruptio aus mütterlich-medizinischer Indikation.

18.2 Präimplantationsdiagnostik

Bei der Präimplantationsdiagnostik (PID, »prenatal genetic diagnosis« [PGD]) handelt es sich um die genetische Untersuchung von 1–2 Zellen einer künstlich befruchteten Eizelle im 8- bis 12-Zell-Stadium vor dem Retransfer in den Uterus.

18.2.1 Hintergrund

Noch zur Jahrtausendwende war die PID in Deutschland durch das Embryonenschutzgesetz verboten. Der Selbstanzeige eines Reproduktionsmediziners im Jahr 2010 vor dem Bundesgerichtshof folgte im November 2010 ein Urteil, das Präimplantationsdiagnostik in bestimmten Fällen für zulässig erklärt. Daraufhin wurde das ESchG im Jahr 2011 um das Gesetz zur Regelung der Präimplantationsdiagnostik erweitert. Voraussetzung für eine PID ist demnach, dass ein oder beide Eltern Anlageträger für eine schwere Erbkrankheit sind oder dass bei einem Elternpaar ein hohes Risiko für Fehl- oder Totgeburten besteht. Die PID darf nur an lizensierten Zentren durchgeführt werden, und jede einzelne Fragestellung muss von einer interdisziplinär zusammengesetzten Ethikkommission nach medizinischen, psychischen, sozialen und ethischen Gesichtspunkten überprüft und mit einer Zweidrittelmehrheit befürwortet werden. Je nach Bundesland ist diese Ethikkommission in der Landesärztekammer oder dem Gesundheitsministerium angesiedelt.

Die Polkörperdiagnostik (PKD) als Methode der »Präfertilisationsdiagnostik« und bis 2010 einzig in Deutschland legaler »Kompromiss« zur PID, gibt Aufschluss über das mütterliche (nicht das väterliche) Erbgut. Sie kommt weiterhin infrage zum Ausschluss einer bekannten mütterlichen Chromosomentranslokation oder Mutation, die zu Fehl- oder Totgeburten bzw. Kindern mit einer Chromosomenstörung führen kann.

18.2.2 Methodik

PID setzt eine künstliche Befruchtung voraus. Hormonelle Stimulation, Eizellgewinnung, Befruchtung und Kultivierung erfolgen wie bei der intrazytoplasmatischen Spermieninjektion (◘ Abb. 18.1, ◘ Abb. 18.2 u. ◘ Abb. 18.3). Durch Biopsie werden den Embryonen im 8- bis 12-Zell-Stadium 1–2 Zellen zur ge-

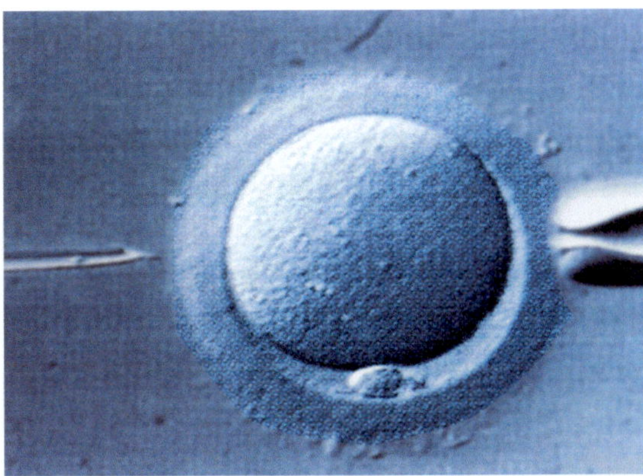

Abb. 18.1 Intrazytoplasmatische Spermieninjektion: Aspiration der Oozyte (Fixierung)

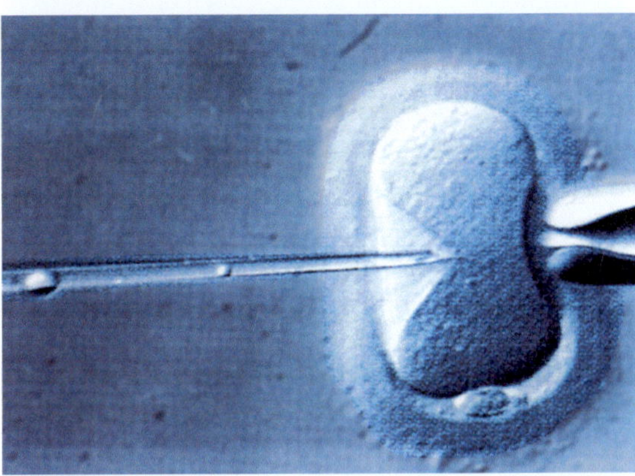

Abb. 18.2 Intrazytoplasmatische Spermieninjektion: Einführen der Glaskanüle in die Eizelle

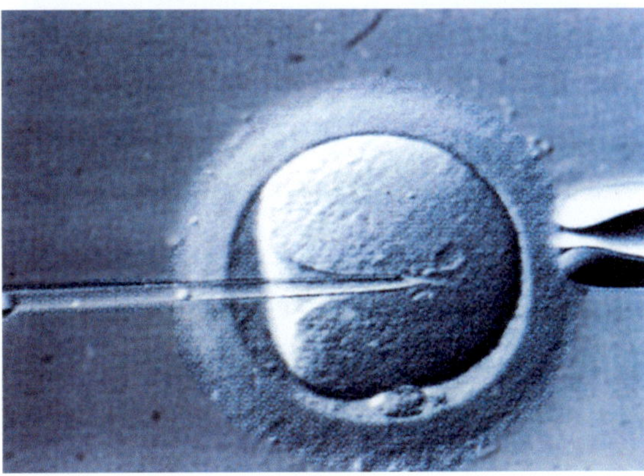

Abb. 18.3 Intrazytoplasmatische Spermieninjektion: Injektionsphase des Spermiums

netischen Untersuchung entnommen. Nach den bisherigen Erfahrungen hat diese Zellentnahme keine negativen Auswirkungen auf die Entwicklung des Embryos. Zu diesem Zeitpunkt ist nach derzeitigem Wissensstand keine Totipotenz mehr gegeben. Eine Zellentnahme vor Abschluss des Totipotenzstadiums käme einem Embryonenverbrauch gleich, der laut Embryonenschutzgesetz in Deutschland verboten ist. Die momentan gebräuchlichen Labormethoden sind:

- PCR zur allgemeinen Gendiagnostik
- Fluoreszenz-in-situ-Hybridisierung (FISH) zur Geschlechtsbestimmung bei geschlechtsbezogenen Erbkrankheiten und zur Diagnostik auf Chromosomenstörungen

Bei unauffälligem Untersuchungsergebnis werden gemäß den Richtlinien zur künstlichen Befruchtung 2 der maximal 3 Embryonen in den Uterus retransferiert. Auch bei unauffälligem Befund der PID sind Chromosomenstörungen und Fehlbildungen selbstverständlich nicht ausgeschlossen. Eine pränataldiagnostische Begleitung der Schwangerschaft wird durch PID nicht ersetzt.

Bei auffälligem Untersuchungsergebnis kann die Frau nicht gezwungen werden, sich den Embryo einsetzen zu lassen. Sowohl die Kryokonservierung als auch das Verwerfen von Embryonen kann im Widerspruch zum derzeit gültigen deutschen Embryonenschutzgesetz gesehen werden.

18.2.3 Fehldiagnosen

Fehldiagnosen sind sehr selten, jedoch nicht ausgeschlossen. Hauptursache von falsch-negativen Befunden sind Verunreinigungen, die zur Analyse von mütterlichem oder väterlichem Genom anstelle des embryonalen Genoms führen. Für die FISH-Technik (◘ Abb. 18.4) charakteristisch ist die Hybridisierungsineffizienz, bei der Signale zu schwach sind oder fehlen und somit nicht erfasst werden. Für die PCR typisch ist das Problem der »preferential amplification« (»allelic drop out«), bei der von 2 Allelen nur eines kopiert wird, was zu Fehldiagnosen führen kann. Daher wird im jetzigen Stadium der PID zur Sicherung der Diagnose eine zusätzliche Pränataldiagnostik empfohlen.

18.2.4 Sonderformen

Bei der Blastozystenbiopsie werden mehrere Zellen eines bis zur Blastozyste in vitro gereiften Embryos entnommen (◘ Abb. 18.5). Dabei wird Throphektoderm (plazentares Gewebe) untersucht. Problematisch sind sowohl die erhöhte Rate an Mosaikbefunden (etwa 7 %) als auch die niedrige Anzahl von Blastozysten in der Kultur. Bei der Polkörperbiopsie wird noch vor der Befruchtung der Polkörper der Eizelle untersucht, was lediglich eine Aussage über das mütterliche Genom erlaubt (◘ Abb. 18.6).

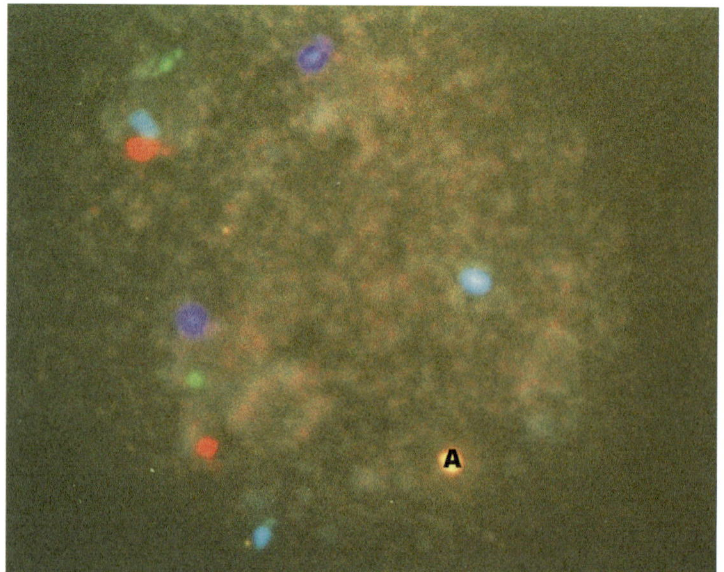

◘ **Abb. 18.4** Mehrfarben-FISH-Diagnostik (Einzelzellanalyse)

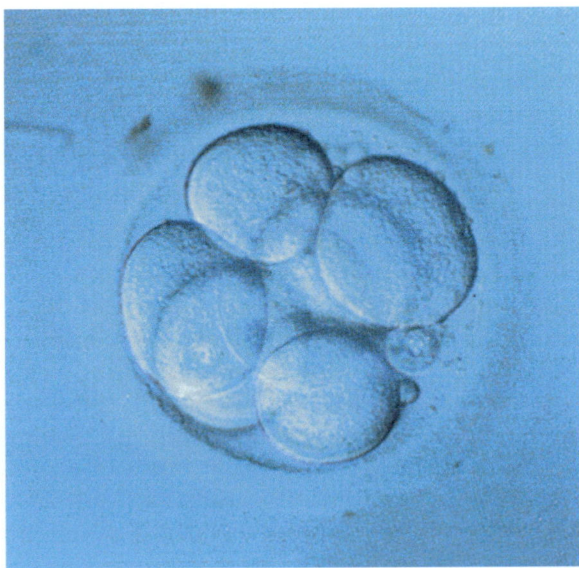

Abb. 18.5 Blastozystenbiopsie: Blastozyste im Achtzellstadium

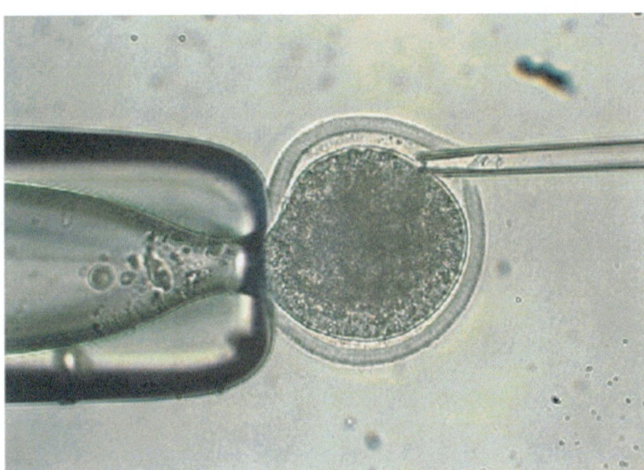

Abb. 18.6 Polkörperdiagnostik: Punktion der Zona pellucida und Aspiration des Polkörperchens zur Präimplantationsdiagnostik

18.2.5 Indikationen

Die Präimplantationsdiagnostik als früheste Form der vorgeburtlichen Diagnostik noch vor Einnistung des Embryos soll einer besonders strengen Indikationsstellung unterliegen. Die Indikation ist somit nicht anhand eines Katalogs, sondern immer anhand des Einzelfalls (Überprüfung durch Ethikkommission) sorgfältig abzuwägen. Bisher wurde die PID zum Beispiel eingesetzt bei Mukoviszidose (zystischer Fibrose), Muskeldystrophie Duchenne, Hämophilie A, Morbus Tay-Sachs, α_1-Antitrypsinmangel, Retinitis pigmentosa, Lesch-Nyhan-Syndrom und Fragiles-X-Syndrom. Da es sich nicht bei allen genannten Störungen um letale Krankheiten handelt und zum Teil bei einer möglichen Therapie in den letzten Jahren Fortschritte gemacht wurden, sind die genannten Beispiele nicht unumstritten. Insgesamt muss mit einer Rate von etwa 25–50 % an auffälligen Befunden gerechnet werden, da die meisten Erkrankungen, die eine PID nach sich ziehen, mit dieser Wahrscheinlichkeit weitervererbt werden. Die Schwangerschaftsrate pro Zyklus liegt mit 17 % unter der durchschnittlichen Schwangerschaftsrate von etwa 25 % für IVF/ICSI in entsprechend spezialisierten Zentren.

18.2.6 Beratung

Die Paare werden über die Untersuchungsrisiken (Degeneration des Embryos), die Begrenztheit der Aussage (Befund bezieht sich nur auf untersuchtes Gen oder Chromosom) sowie den zeitaufwendigen Ablauf von Planung, Vorbereitung und Durchführung der PID intensiv aufgeklärt. Sie können sich nach der Beratung in jedem Fall auch gegen eine Präimplantationsdiagnostik und für eine Schwangerschaft entscheiden und damit bewusst das Risiko eines betroffenen Kindes eingehen. Ebenso stehen den Paaren – alternativ oder ergänzend – alle weiteren diagnostischen Verfahren der Pränataldiagnostik, wie z. B. Ultraschallscreening, Chorionzottenbiopsie und Amniozentese, offen. Da bei der PID nur 1–2 Zellen zur genetischen Untersuchung zur Verfügung stehen, ist das Ergebnis weniger zuverlässig als bei Auswertung mehrerer Zellen (aus der Zellkultur), sodass eine Überprüfung der Diagnose durch konventionelle Pränataldiagnostik empfohlen wird. Vor der Entscheidung zur PID sollten die Hilfe suchenden Paare ausführlich über alternative Vorgehensweisen aufgeklärt werden. Auch eine Zukunftsperspektive ohne Kinder oder eine Adoption sollten offen angesprochen werden.

18.2.7 Indikationsgebundene Diagnostik versus Screening

Weltweit wird die Präimplantationsdiagnostik von einem Präimplantationsscreening unterschieden. Für die PID ist Voraussetzung, dass es sich bei dem Paar selbst um Träger einer genetischen Erkrankung handelt, die durch PID diagnostizierbar ist und nach der gezielt beim Embryo gesucht wird. Im Gegensatz dazu wird bei einem Screening gleichzeitig nach mehreren Erkrankungen gefahndet, ohne dass bei dem Elternpaar eine Erkrankung vorliegt bzw. ein konkreter Verdacht besteht. Ein Screening kann unter anderem Paaren angeboten werden, bei denen es trotz wiederholter reproduktionsmedizinischer Versuche aus unbekannten Gründen bislang nicht zu einer Schwangerschaft gekommen ist. Auch für Paare mit rezidivierenden Aborten soll diese Methode die Chance auf eine Schwangerschaft bis zur Geburt erhöhen. In Deutschland wird derzeit über eine Einführung der PID diskutiert, während ein Screening mehrheitlich abgelehnt wird.

Beratung der Schwangeren in einer Not- und Konfliktlage

Susanne Müller-Egloff

A. Strauss, *Ultraschallpraxis in Geburtshilfe und Gynäkologie*,
DOI 10.1007/978-3-662-49493-6_19,

Die deutsche Regelung zum Schwangerschaftsabbruch findet sich im Strafgesetzbuch (§§ 218 und 219 in der Fassung vom 29.06.1995). Generell ist jeder Schwangerschaftsabbruch rechtswidrig, sofern sich das befruchtete Ei eingenistet hat.

Paragraph 218 legt fest, dass Maßnahmen vor Abschluss der Einnistung straffrei bleiben (z. B. Intrauterinpessar, »Pille danach«), während nach der Einnistung Geld- oder Freiheitsstrafen verhängt werden können. In § 218a werden die Voraussetzungen aufgeführt, unter denen ein Schwangerschaftsabbruch straffrei bleibt. Hierbei handelt es sich im Wesentlichen um die viel diskutierte und mehrfach geänderte Beratungs- und Fristenlösung. Danach ist laut Absatz 1 der Abbruch zwar rechtswidrig, bleibt aber straffrei, wenn

- die Schwangere den Eingriff verlangt und sich mindestens 3 Tage vor dem Eingriff beraten lassen hat,
- der Abbruch von einem Arzt vorgenommen wird (der nicht identisch mit dem beratenden Arzt sein darf) und
- seit der Empfängnis nicht mehr als 12 Wochen vergangen sind (12. SSW post conceptionem oder 14. SSW post menstruationem).

Nicht rechtswidrig und ebenfalls straffrei gemäß Absatz 2 ist der Schwangerschaftsabbruch, wenn unter Berücksichtigung der gegenwärtigen und zukünftigen Lebensverhältnisse der Schwangeren ein Abbruch nach ärztlicher Erkenntnis angezeigt ist, um eine Gefahr für das Leben oder die Beeinträchtigung des körperlichen oder seelischen Gesundheitszustands der Schwangeren abzuwenden, und die Gefahr nicht auf eine andere für sie zumutbare Weise abgewendet werden kann.

Unter diesem Absatz ist mittlerweile zum einen die ehemals »mütterliche« oder »medizinische« Indikation subsumiert, die ohne zeitliche Frist bis zur Geburt bzw. bis zum Einsetzen muttermundwirksamer Wehen gilt, da in Deutschland nach gesellschaftlichem Konsens das Leben der Mutter Vorrang vor dem Leben des ungeborenen Kindes hat. Seit dem Wegfall der ehemals »kindlichen« oder »embryopathischen« Indikation 1995 wird unter diesen Absatz – ebenfalls ohne Frist – der Abbruch wegen Erkrankung oder Behinderung des Kindes subsumiert. Hier kommt es ausschließlich auf die »Zumutbarkeit« für die Schwangere an.

Während bis 1995 nur bis zur Grenze der extrauterinen Lebensfähigkeit aus kindlicher Indikation abgetrieben werden durfte (22. SSW post conceptionem oder 24. SSW post menstruationem), ist durch die Subsumierung unter die mütterliche Indikation diese zeitliche Begrenzung entfallen. Der Abbruch bleibt bis zur Geburt straffrei. Nach der Geburt wären bei ungewollt lebend geborenem Kind hingegen alle Maßnahmen der Betreuung/Reanimation zu ergreifen, da auch unter den Bedingungen des § 218a (2) eine postnatale Kindstötung wie Totschlag bzw. Mord geahndet würde. Ebenfalls nicht rechtswidrig ist der Abbruch nach sexuellem Missbrauch innerhalb von 12 Wochen post conceptionem oder 14 SSW post menstruationem.

§ 218b besagt, dass Ärzte, die unter falschen Voraussetzungen einen Schwangerschaftsabbruch durchführen (Fehlen der Indikation oder der Beratung), bestraft werden. § 218c regelt die ärztlichen Pflichten bei einem Schwangerschaftsabbruch inklusive der Verpflichtung zur Aufklärung über mögliche physische und psychische Auswirkungen des Eingriffs. § 219 führt aus, wie die Beratung der Schwangeren in der Konfliktlage zu erfolgen hat. Generell dient laut Gesetzgeber die Beratung dem Schutz des ungeborenen Lebens. Die Frau soll zur Fortsetzung der Schwangerschaft ermutigt werden, und das Recht des Ungeborenen gegenüber der Frau wird betont. Der Schwangerschaftsabbruch wird als Ausnahmesituation in einer akuten und anders nicht zu bewältigenden Notlage dargestellt. Die Beratung darf nur durch anerkannte Beratungsstellen erfolgen (staatlich z. B. Pro Familia, kirchlich z. B. Donum vitae). Gemäß § 219a ist jegliche Werbung für einen Schwangerschaftsabbruch verboten, gemäß § 219b ebenso das In-Verkehr-Bringen von Hilfsmitteln zum Abbruch einer Schwangerschaft.

Pränatale Therapie

Methoden der pränatalen Therapie

Alexander Strauss

A. Strauss, *Ultraschallpraxis in Geburtshilfe und Gynäkologie*,
DOI 10.1007/978-3-662-49493-6_20, © Springer-Verlag Berlin Heidelberg 2017

20.1 Fetale Analgesie und Relaxierung

Fragen um die Erfordernis einer fetalen Analgesie und/oder Relaxierung ergeben sich bei jeder invasiven Prozedur am Fetus (Punktion, offene fetale Chirurgie). Bisher konnte hierfür kein einheitliches bzw. verbindliches Vorgehen festgelegt werden.

20.1.1 Pharmakokinetik in der Schwangerschaft

Bei der (indirekten) Medikamentengabe während der Schwangerschaft mit dem Ziel, fetale Wirkspiegel zu erzielen, ist die veränderte mütterliche Pharmakokinetik zu berücksichtigen. So führt die Erhöhung der glomerulären Filtrationsrate (+50 %) in graviditate zu einer reduzierten Halbwertszeit der applizierten Pharmaka (z. B. Barbiturate). Hydrophile Medikamente konzentrieren sich eher auf der maternalen Seite, lipophile kumulieren in der fetoplazentaren Zirkulation.

20.1.2 Plazentarer Transfer

Bisher existiert kein Modell, welches den Stofftransport aller interessierenden Moleküle über die Plazentaschranke hinweg befriedigend erklärt. Hauptmechanismus ist die Diffusion. Dieser passive Transport geschieht in Abhängigkeit vom Molekulargewicht (Grenze 250–500 Dalton) der Substanzen. Bei Hydrops fetalis ist die Passagemöglichkeit stark beeinträchtigt (▶ Abschn. 7.4). Dies bedeutet, dass das Anfluten eines Medikaments auf der fetalen Seite lange Zeit in Anspruch nehmen kann (▶ Abschn. 12.14).

20.1.3 Fetale Analgesie

- **Indikationen**

Die ärztliche Ethik gebietet, auch bereits intrauterin Patienten keine vermeidbaren Schmerzen zuzufügen. Ob, wann und wie eine fetale Schmerzbekämpfung notwendig ist und durchgeführt werden soll, ist allerdings noch immer nicht abschließend geklärt. Eindeutige Hinweiszeichen (deutlich erhöhte fetale Kortisolausschüttung, funktionelle MRT-Befunde) bei längeren intrauterinen Eingriffen (>10 min) weisen auf ein Schmerzempfinden und damit auf die Erfordernis einer fetalen Analgesie zumindest ab dem Beginn des 2. Trimenons (≥18. SSW) hin. Offen ist allerdings die Frage, welche Erhöhung des Prozedurrisikos durch Verlängerung des Eingriffs und durch die zusätzliche fetale Verletzungsgefahr in Kauf zu nehmen ist, um eine Schmerzlinderung beim Ungeborenen zu erzielen.

Prozedere

- transplazentar (indirekte Therapie) durch orale oder intravenöse systemische Gabe an die Mutter (Opiode), verbunden mit den durch hohe Wirkspiegel bei der Mutter auftretenden Nebenwirkungen
- systemische fetale Gabe durch die Nabelschnur (Midazolam und Remifentanil) mit einem zusätzlichen Punktionsrisiko für die Nabelschnur, die im Rahmen der eigentlich geplanten Prozedur mitunter gar nicht betroffen ist
- lokale fetale Gabe durch lokale Punktion (Lokalanästhetika)

20.1.4 Fetale Relaxierung

Indikationen

Im Gegensatz zur fetalen Analgesie hat sich die fetale Relaxierung mit Cumarinderivaten bereits ihren festen Stellenwert in der invasiven Pränataltherapie gesichert. Sie ist bei allen Eingriffen sinnvoll, bei denen fetale Bewegungen den Erfolg der Prozedur gefährden bzw. das Risiko des Eingriffs erhöhen: Nabelschnurpunktionen, Pleura- und Blasenpunktion, intraperitoneale und intrakardiale Punktionen sowie fetoskopische Eingriffe.

Prozedere

Muskelrelaxanzien können ausschließlich direkt in die kindliche Zirkulation (durch Nabelschnurpunktion) verabreicht werden. Zur korrekten Dosierung der hochpotenten Muskelrelaxanzien ist eine möglichst exakte fetale Gewichtsschätzung (aktuelle Berechnung durch Biometrie am Interventionstag) zugrunde zu legen. Vecuroniumbromid wird in einer Dosis von 0,1 mg/kg, Atracuriumbesilat in einer Dosis von 0,5–1 mg/kg in die Nabelschnur verabreicht. Die Halbwertszeit der beiden Substanzen beträgt 20 min.

Für die Dauer von 2 h nach medikamentöser Intervention (Analgesie oder Muskelrelaxation) im Rahmen intrauteriner Eingriffe ist ein fetales Herzfrequenzmonitoring bzw. eine CTG-Überwachung indiziert. Sonographisch trägt die Überwachung der fetalen Bewegungen sowie eine dopplersonographische Beurteilung der fetalen Flussparameter zur Abschätzung des postinterventionellen Wohlbefindens des Fetus bei.

20.2 Amniondrainage

Die Fruchtwassermenge wird im Verlauf der Schwangerschaft in Sinne eines durch das Gestationsalter beeinflussten dynamischen Gleichgewichts reguliert. In der 16. SSW gelten 200 ml, in der 35. SSW 980 ml, um den Entbindungstermin 800 ml und in der 42. SSW 540 ml als unter physiologischen Bedingungen zu wertende Mittelwerte. Veränderungen der Fruchtwassermenge im Sinne eines Poly- oder Oligohydramnions sind mit einer gesteigerten perinatalen Morbidität und Mortalität verbunden (13–29 %). Die Grenzen des Bereichs normalen Fruchtwasservolumens werden in Form von Perzentilenkurven als Longitudinalbetrachtung über den Schwangerschaftsverlauf angegeben. Das fetale Outcome ist abhängig von der Ursache des Polyhydramnions und von möglichen Frühgeburtskomplikationen.

◘ Tab. 20.1 Ursachen für ein Polyhydramnion	
Ursache	**Häufigkeit [%]**
Idiopathisch	60
Intrauterine Infektionen (TORCH)	12–19
Kindliche Anomalien (u. a. ZNS, Respirationstrakt, Obstruktionen des Gastrointestinaltrakts, Schluckstörung, muskuloskelettale Anomalie, Tumor)	k.A.
Diabetes mellitus	5–19
Mehrlingsschwangerschaft (FFTS)	5–13
Hydrops fetalis	7
Immunologische Unverträglichkeit (u. a. Rhesus- oder irreguläre Antikörper, z. B. Kell, Kidd)	k.A.
Abnormer Karyotyp (z. B. Trisomie 18, 21)	3–5
Fetale Schluckstörung (u. a. gastrointestinale Obstruktion, neurologische Erkrankung, Anenzephalus)	1–3

▪ Epidemiologie

Ein Polyhydramnion kompliziert 0,2–1,6 % aller Schwangerschaften.

▪ Ätiologie

Mögliche Ursachen für ein Polyhydramnion sind in ◘ Tab. 20.1 dargestellt.

> **Sonographie**
>
> Die Diagnostik erfolgt klinisch wie sonographisch. Dazu werden die MVP (»maximum vertical pocket«) oder der AFI (»amniotic fluid index«, Vierquadrantenmethode = Summe der 4 tiefsten senkrecht zur Uteruswand gemessenen Fruchtwasserdepots) bestimmt. Unabhängig von einem gestationswochenspezifischen Grenzwertverlauf (Perzentilen) spricht man für den gesamten Verlauf der Schwangerschaft von einem milden Polyhydramnion ab einer MVP mit 80–150 mm bzw. einem AFI >250 mm und von einem schweren Polyhydramnion ab einer MVP >150 mm oder einem AFI >400 mm (► Abschn. 9.3). Diesen Kriterien des schweren Polyhydramnions entsprechen etwa 5 % der Fälle. Bedingt durch die zugrunde liegende Störung einerseits und die sekundären Frühgeburtsbestrebungen andererseits, ist unbehandelt mit einem durch die jeweilige Ursache bedingten unvorteilhaften perinatalen Outcome zu rechnen.

▪ Weiterführende Diagnostik

Der Nachweis einer Zuckerstoffwechselstörung als Ursache eines Polyhydramnions ist durch einen oralen Glukosetoleranztest möglich. Eine infektiologische Ursache kann mittels serologischer Untersuchungen (TORCH) ausgeschlossen werden. Gegebenenfalls (sonographische Hinweiszeichen) ist mit den Eltern auch die Karyotypisierung zu erwägen.

▪ Geburtshilfliches Vorgehen

Bei milden (asymptomatischen) Formen ist die expektative Schwangerschaftsbetreuung möglich. Ein (Gestations-)Diabetes als Ursache ist durch eine mütterliche Diät und ggf. eine intensivierte Insulintherapie zu behandeln. Häufig besteht allerdings keine kausale Therapiemöglichkeit. Symptomatisch kann in Fällen fetaler Anämie eine intrauterine Transfusion, alternativ ggf. eine invasive Reduktion der Fruchtwassermenge, bei intrakavitären fetalen Flüssigkeitsansammlungen eine Drainage (Thorakozentese, thorakoamniales Shunting, CCAML-Resektion) erwogen werden. Im Vordergrund stehen dabei die Prävention von Komplikationen und die Tragzeitverlängerung.

Medikamentöse Therapie

- Die Verabreichung des Prostaglandinsynthesehemmers Indometacin an die Mutter wirkt fruchtwassermengenreduzierend. Dosierung: 4-mal 25 mg/Tag p. o., Tagesdosis 50–200 mg. Die Ansprechdauer beträgt 4–20 Tage. Gleichzeitig kann ein gewisser tokolytischer Effekt erzielt werden.
- Sulindac (200 mg/12 h) weist eine geringere Wirksamkeit zur Fruchtwassermengenreduktion auf, hat dafür aber keinen Effekt auf den Ductus arteriosus.
- Nimesulid ist ein reiner Cyclooxygenase-2-Hemmer, hat keinen Effekt auf den Ductus arteriosus und eine ausgeprägtere tokolytische Wirkung.
- Diuretika sind dagegen wenig sinnvoll (Reduktion der uteroplazentaren Perfusion, Hämokonzentration).

Praktische Durchführung

Abb. 20.1, Abb. 20.2 u. Abb. 20.3

Neben der medikamentösen Behandlung des Polyhydramnions steht die (wiederholte) Drainage von Fruchtwasser als invasive Therapievariante zur Verfügung. Die intendierte intraamniale Druckreduktion (Verminderung der Frühgeburtsbestrebungen) ist bereits nach der Entnahme einer vergleichbar kleinen Flüssigkeitsmenge (100–300 ml) erreicht. Da auch diese Maßnahme symptomatisch eingesetzt wird, ist eine Reakkumulation des Fruchtwassers zu erwarten. Die serielle Drainage begrenzter Mengen an Amnionflüssigkeit (bis zu 500 ml/Punktion) in kürzeren Intervallen (je nach Dynamik alle 7–14 Tage) ist dabei gegenüber einer großvolumigen Fruchtwasserentnahme (1500–2000 ml/Eingriff) bei längeren Entlastungsintervallen im Einzelfall abzuwägen. Bei FFTS kann die Druckentlastung durch Amniondrainage (ggf. im Rahmen eines fetoskopischen Lasereingriffs) zur verbesserten Perfusion des Donors und zur Abnahme des Hydrops fetalis führen. In 19 % der Fälle ist durch eine einmalige Drainage so eine dauerhafte Normalisierung der Fruchtwassermengen beider Zwillinge zu erzielen.

Die Punktion wird in mütterlicher Seitenlage links durchgeführt. Die Patientin sollte dabei möglichst bequem liegen, da die Punktion bis zu 1 h dauern kann. Ein kontinuierliches Ultraschallmonitoring während der gesamten Prozedur sollte gewährleistet sein. Die Entlastung erfolgt über eine 19-Gauge-Nadel und unter Verwendung einer Rollerpumpe. Darüber hinaus sind eine perioperative antibiotische Prophylaxe und ggf. auch wehenhemmende Maßnahmen erforderlich. Das entnommene Fruchtwasser kann zusätzlich zur Karyotypisierung und/oder invasive infektiologische Diagnostik zur ätiologischen Abklärung des Polyhydramnions genutzt werden.

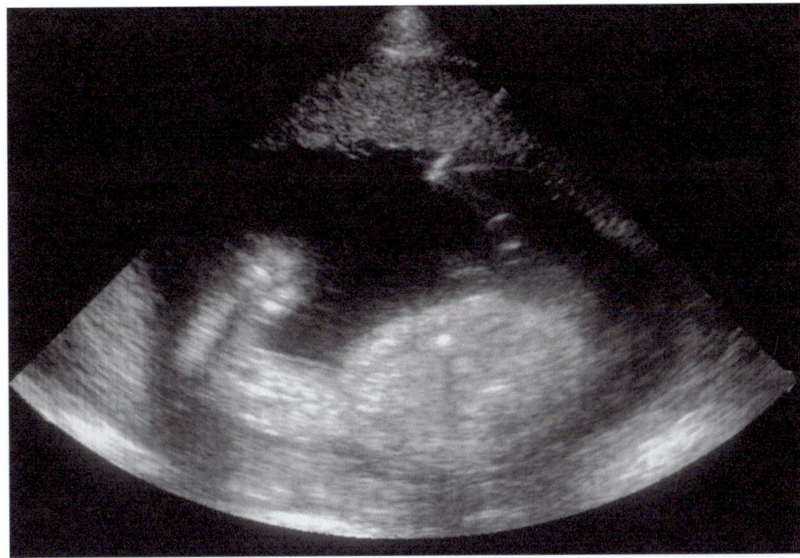

Abb. 20.1 Amniondrainage: Das Polyhydramnion (Fetus am Boden der Fruchthöhle) wird von oben rechts transplazentar zur Fruchtwasserentlastung punktiert (19-Gauge-Kanüle in situ)

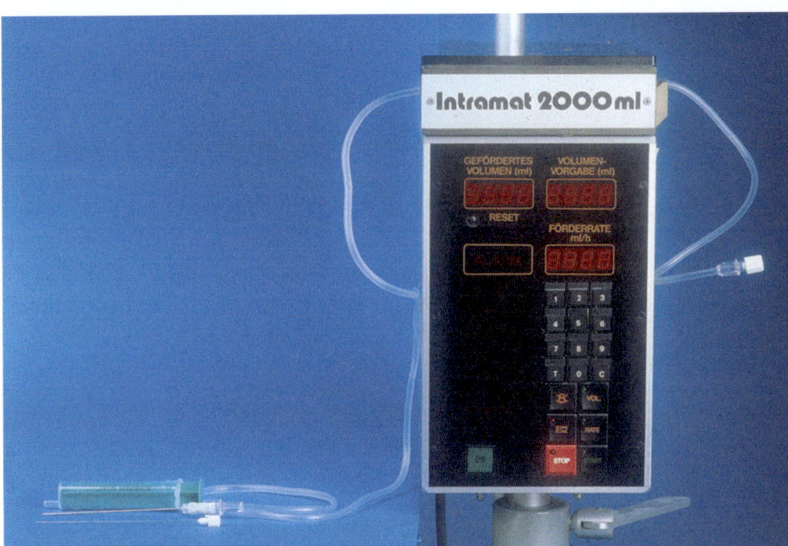

Abb. 20.2 Punktionsset zur Amniondrainage: 19-Gauge-Spinalnadel, Spritze zur Asservierung von Fruchtwasser, steriles Infusionsschlauchsystem, Rollerpumpe

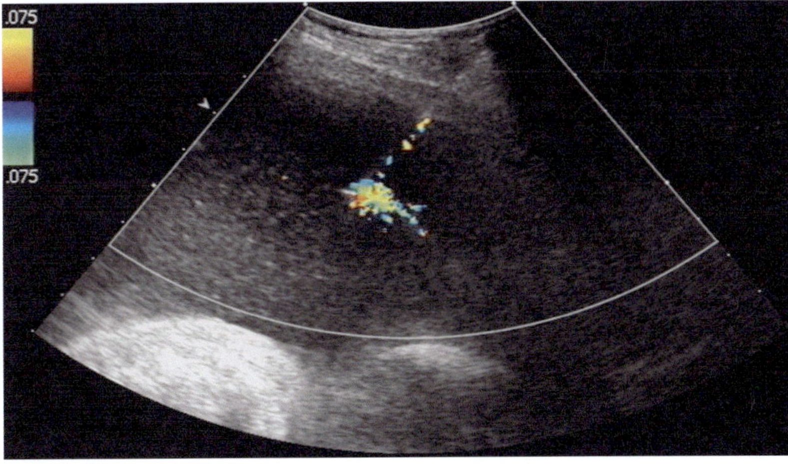

Abb. 20.3 Farbkodierte Darstellung der Aspirationsströmung einer Amniondrainage bei Polyhydramnion. Der Fetus liegt am unteren Bildrand

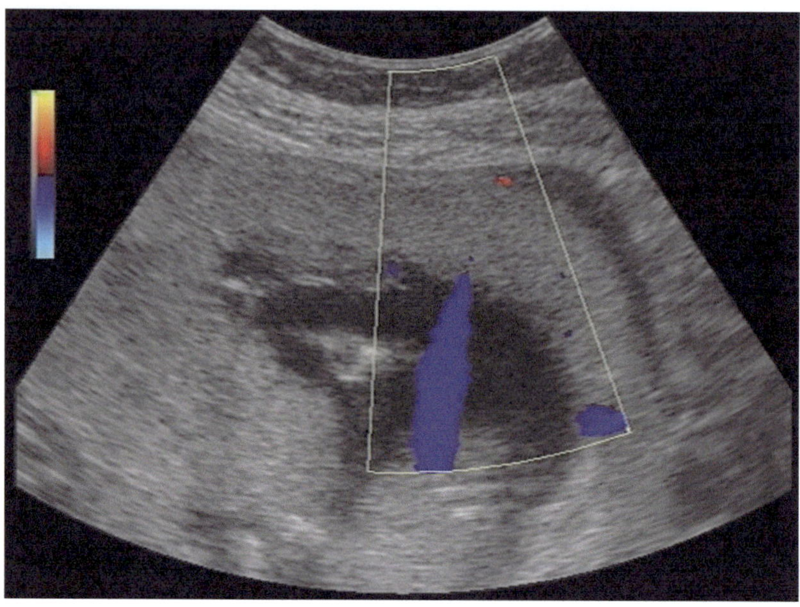

Abb. 20.4 Postinterventionelle Plazentablutung (Eingriffskomplikation): farbdopplersonographische Darstellung einer venösen Blutung aus der Plazenta in die Fruchthöhle nach transplazentarer Amniozentese (Sistieren nach ca. 30–60 s)

▪ Risiken

Als vordringliches Risiko der Fruchtwasserdrainage ist die vorzeitige Plazentalösung, besonders bei der großvolumigen Entnahme, zu befürchten. Amniale Abhebungen können Folgepunktionen erschweren. Darüber hinaus kommen, wie bei jedem invasiven pränatalen Eingriff, als Risiken vorzeitige Wehen, vorzeitiger Blasensprung, intrauterine Infektionen, fetale und maternale Blutungen (Abb. 20.4), fetale Verletzungen und eine punktionsassoziierte Bradykardie vor. Das punktionsassoziierte Risiko des Schwangerschaftsverlusts beträgt 1–1,5 %.

20.3 Amnioninfusion

Eine Verringerung der Fruchtwassermenge im Sinne eines Oligo-/Anhydramnions mit einem »amniotic fluid index« (AFI) <50 mm wird im 2. Trimenon in 0,2 % und im 3. Trimenon in 3–5 % aller Schwangerschaften beobachtet.

▪ Ätiologie

Ursachen einer hochgradigen Fruchtwassermengenverminderung können sein:

- Fetus: kongenitale Anomalien (2. Trimenon 26–35 %), chromosomale Aberrationen (5–10 %), Störungen des Urogenitaltrakts (33–57 %), Übertragung
- Mutter: vorzeitiger Blasensprung (3–17 %), plazentare Insuffizienz (IUGR, IUFT), schwangerschaftsassoziierter Hypertonus, Präeklampsie, Antiphospholipid-Antikörper-Syndrom, Kollagenosen, diabetische Gefäßerkrankungen, Hypovolämie (Blutung, Schock), Infektion in der Schwangerschaft
- Medikamente: Prostaglandinsynthesehemmer (82 %), ACE-Hemmer
- Plazenta: partielle vorzeitige Plazentalösung, FFTS
- idiopathisch

Sonographie

Die Diagnostik erfolgt vor allem klinisch wie sonographisch (AFI). Als Kriterium eines Oligohydramnions gilt eine MVP < 20 mm bzw. ein AFI < 50 mm (Vierquadrantenmethode). Ein Anhydramnion wird durch einen AFI < 20 mm bestimmt. Diagnostisch bedingt das Oligohydramnion ein weiteres Problem durch das Fehlen eines physikooptischen Fensters rund um das Kind. Je Ursache ist es mit einer erhöhten perinatalen Morbidität und Mortalität vergesellschaftet. Im Besonderen stellt es jedoch durch die sekundäre Lungenhypoplasie einen bedrohlichen Zustand dar. Diese ist durch Kompression und mangelnde fetale Atembewegungsmöglichkeiten bedingt. Kontrakturen und Klumpfüße sind weitere typische Folgen eines längerfristig bestehenden Oligo-/Anhydramnions. Zum Nachweis eines nutritiv bedingten Oligohydramnions ist speziell der kindliche Wachstumsverlauf zu beurteilen.

▪ Weiterführende Diagnostik

Zum Nachweis einer Fruchtwasserproduktionsstörung (Nierenagenesie) ist der differenzierte sonographische Fehlbildungsausschluss erforderlich. So sind auch mögliche sekundäre kindliche Veränderungen (Lungenhypoplasie, Extremitätenveränderungen) zu erheben. Aufgrund des fehlenden Kontrasts zum Fruchtwasser, welches den Fetus unter physiologischen Bedingungen umgibt, sind die Bedingungen einer Ultraschalldarstellung allerdings stark eingeschränkt. Eine infektiologische Ursache kann mittels einer TORCH-Serologie ausgeschlossen werden. Gegebenenfalls (sonographische Hinweiszeichen) ist mit den Eltern auch die Karyotypisierung zu erwägen.

Praktische Durchführung

▫ Abb. 20.5, ▫ Abb. 20.6 u. ▫ Abb. 20.7

Unter einer Amnioninfusion wird die transabdominale Instillation von Fruchtwasserersatzlösung in die Fruchthöhle verstanden (▫ Tab. 20.2).

Diagnostische Amnioninfusion

Zur invasiven Diagnostik eines vorzeitigen Blasensprungs kann eine Amnionauffüllung mit einer mit Indigokarminblau angefärbten Fruchtwasserersatzlösung eingesetzt werden. Das Ablaufen der blauen Indikatorflüssigkeit über die Vagina nach abdominaler Installation gilt als beweisend für ein bestehendes Leck der Eihäute. Gleichzeitig kann eine Karyotypisierung aus Fruchtwasser(-resten) bzw. Spülflüssigkeit erfolgen. Ein entscheidender Diagnostikzugewinn ist allerdings durch die Verbesserung der sonographischen Visualisierung des Fetus gegeben (Nieren, Extremitäten, Körperoberfläche).

Therapeutische Amnioninfusion

Die Normalisierung der Fruchtwassermenge über (serielle) therapeutische Amnioninfusionen wird bei bestehendem Anhydramnion (»Fetus liegt trocken«, AFI <20 mm) mit dem Ziel einer Verbesserung der intrauterinen Bedingungen der fetalen Lungen- und Extremitätenentwicklung vorgenommen. Solange darstellbare, wenngleich sehr geringe Fruchtwasserdepots vorhanden sind (Oligohydramnion, AFI 20–50 mm oder mehr), ist eine Indikation zur Intervention in therapeutischer Richtung dagegen nicht gegeben. Bei obstruktiver Uropathie (als Ursache des Anhydramnions) kann ggf. zusätzlich ein vesikoamnialer Shunt angelegt werden (<20. SSW zur Prävention der Folgeerscheinungen der Fruchtwassermengenverminderung). Versuche kontinuierlicher Amnioninfusionsansätze (u. a. bei vorzeitigem Blasensprung mit kontinuierlichem erneuten Verlust des Fruchtwassers) sind aufgrund ihrer hohen Komplikationsraten (Infektionsrisiko) wieder verlassen worden. Die Tragzeitverlängerung und damit auch die Maturierung der fetalen Lungen stellen die Hauptziele dieser Indikationsgruppe für Amnioninfusionen dar. Durch die Instillation der Flüssigkeit kann darüber hinaus Einfluss auf die fetalen Blutflussparameter (Dopplerparameter, CTG) genommen werden. Diese Indikation zur Amnioninfusion kann auch noch nach der 28. SSW gegeben sein.

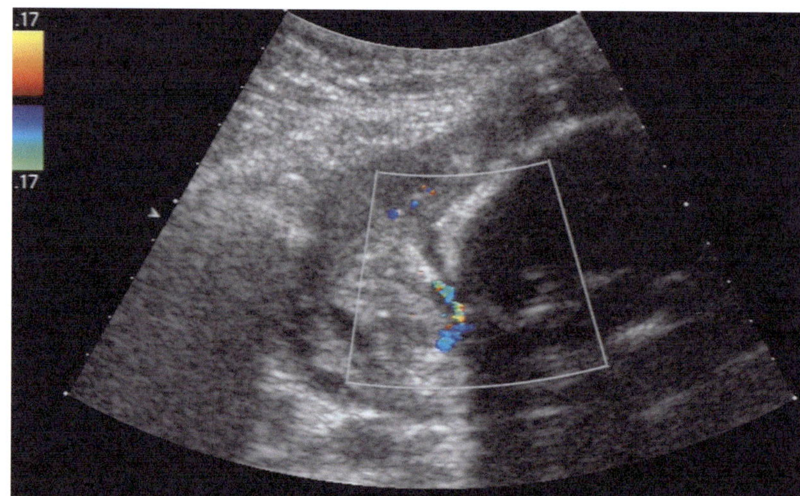

Abb. 20.5 Amnioninfusion: Die Fruchthöhle (Anhydramnion) ist in der dargestellten Ebene vollständig durch den kindlichen Kopf und ein daneben liegendes Nabelschnurkonvolut ausgefüllt. Von links oben ist die Punktionsnadel (20 Gauge) in den Fruchthöhlenspalt eingeführt. Farbdopplersonographisch (blau-grün) kann der Flüssigkeitseinstrom dargestellt werden

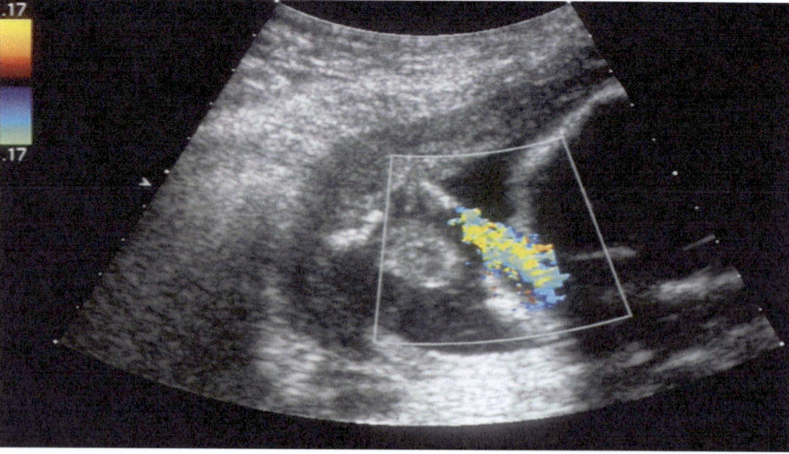

Abb. 20.6 Amnioninfusion: Im weiteren Verlauf der Fruchtwasserinfusion entfaltet sich die Fruchthöhle zunehmend, erkennbar am Fruchtwasserdepot um die Nadelspitze. Weiterhin Farbdopplerdarstellung (gelb) des Flüssigkeitseinstroms

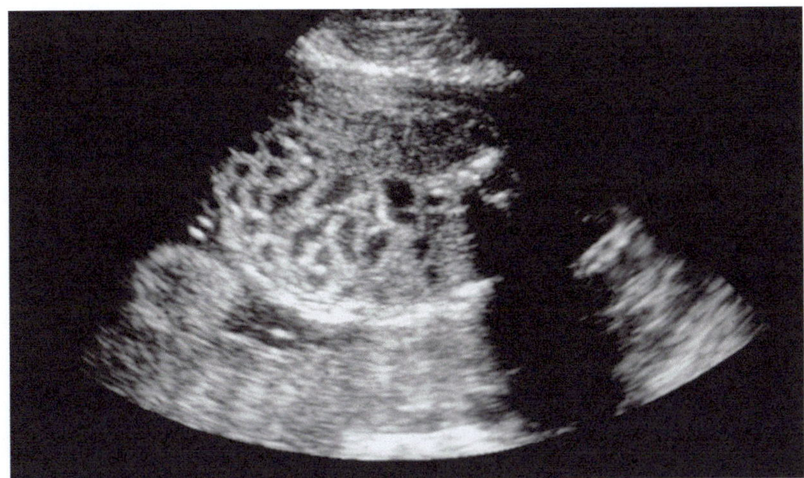

Abb. 20.7 Amnioninfusion (30 min nach Fruchtwasserauffüllung): Durch das Schlucken der Infusionslösung deutliche Flüssigkeitsfüllung der Dünndarmschlingen (schwammartiges Echomuster) im Transversalschnitt durch das fetale Abdomen

Tab. 20.2 Amnioninfusion: Indikationen, Technik, Komplikationen

Interventionskriterien	Anhydramnion, AFI <20 mm Thorax unter Kompression Magenblase nicht darstellbar Harnblasenfüllung nicht gegeben
Punktionstechnik	Transabdominale Freihandpunktion 20-Gauge-Punktionsnadel mit Mandrin (90–150 mm) Infusionslösung Glukose 5 %, kaliumfrei (Cave: wehenauslösend), warm (37°C) Infusionsmenge: – 180 ml in der 18.–20. SSW – 250 ml in der 24.–28. SSW – 200 ml in der 21.–23. SSW langsame Infusionsgeschwindigkeit perioperative Antibiotikaprophylaxe genetische/biochemische/serologische Untersuchung des Punktats (diagnostische Blauauffüllung)
Komplikationen	Fehlinfusion extraamnial, intravaskulär, intrafunikulär, intrakavitär vorzeitiger Blasensprung vorzeitige Wehentätigkeit intrauterine Infektion (2 %) Blutung Verletzung des Fetus fetale Bradykardie punktionsassoziierte Schwangerschaftsverlustsrate 2 %
Kontraindikationen (absolut)	Amnioninfektionssyndrom (maternales Fieber, uterine Druckdolenz, Laborparameter)
Kontraindikationen (relativ)	Frühgeburtsbestrebungen (individuelle Abwägung) vorzeitiger Blasensprung Gestationsalter >28. SSW

20.4 Blutgruppenunverträglichkeit

Bei Blutgruppenunverträglichkeit von Mutter und Kind kann es zur maternalen Produktion von Antikörpern der IgG-Klasse gegen diese Blutgruppenmerkmale des Kindes kommen. Diaplazentar übertragen können diese einen verstärkten Abbau der mit diesen Antikörpern beladenen Erythrozyten in der Milz des Fetus nach sich ziehen. In ca. 15 % aller Schwangerschaften ist die werdende Mutter Rhesus-negativ von der Vater Rhesus-positiv. Die Einführung der Rhesus- oder Anti-D-Prophylaxe (300 µg Anti-D) Ende der 1960er-Jahre hat die Inzidenz des Morbus haemolyticus neonatorum (MHN) um ein Vielfaches reduziert. Bei 98 % der MHN-erkrankten Feten sind Anti-D-Antikörper ursächlich, bei den übrigen Feten (gesamt 2 %) sind es Anti-c- (66 %), Anti-E- (14,6 %), Anti-Kell- (9,8 %) und Anti-C-, Anti-Duffy- und Anti-Kidd-Antikörper (je 2,7 %). Klinisch signifikante Antikörper (positiver direkter Coombs-Test) werden bei 0,24 % aller Schwangeren beobachtet.

Die immunologisch bedingte Zerstörung der fetalen roten Blutkörperchen ist verantwortlich für Symptome des MHN (fetale Erythroblastose):
- Anämie (Hämolyse)
- Splenomegalie (Ort der Phagozytose von zerstörten Erythrozyten)
- Hepatomegalie (intensive Hämatopoese, mit dem Versuch die Hämolyse zu kompensieren)
- Ikterus (Umwandlung von Hämoglobin der zerstörten Erythrozyten in Bilirubin)

Ätiologie

Zur mütterlichen Sensibilisierung gegen kindliche Blutgruppeneigenschaften kommt es durch die (schwangerschaftsunabhängige) Übertragung blutgruppenunverträglichen Blutes oder eine fetomaternale Transfusion im Rahmen einer vorangehenden Schwangerschaft bzw. Geburt oder Fehlgeburt. Als häufigste Ursache der maternofetalen Blutgruppeninkompatibilität findet sich eine Rhesuskonstellation mit maternalen Anti-D-IgG-Antikörpern. Etwa 14–18 % der Bevölkerung in Deutschland sind Rhesus-negativ. Die klassische Rhesusinkompatibilität wurde durch die Prophylaxe mit Anti-D in den vergangenen Jahrzehnten zahlenmäßig immer stärker zurückgedrängt (aktuell 0,6 % aller Lebendgeburten). Seltener, aber ähnlich bedrohlich kann sich unter einer Anzahl weiterer (als »irregulär« bezeichneter) Antigen-Antikörper-Konstellationen ein Anti-c-, ein Anti-E- oder ein Anti-Kell-Titer(-anstieg) bei der werdenden Mutter auswirken.

Maternale Serologie

Nach den Mutterschaftsrichtlinien erfolgt im 1. und 3. Trimenon ein Antikörpersuchtest, der in der Regel die maternale Sensibilisierung (potenzielle Risikokonstellation für den Fetus) aufdeckt. Neben der absoluten Höhe der bei der Mutter nachgewiesenen Antikörperkonzentration ist der Longitudinalbeobachtung des Titers hohe Beachtung zu schenken. Um Verlaufsveränderungen (Boosterung) des Antikörpertiters (bei immunologisch relevanten Antikörpern) erfassen zu können, ist bei auffälligem Ergebnis eine Kontrolle alle 2 Wochen sinnvoll. Im Allgemeinen gilt ein Titeranstieg von 2 oder mehr Verdünnungsstufen als relevant (Voraussetzung: identische Laborbedingungen, d. h. Bestimmung am selben Ort). Weiterführende invasive Diagnostik ist bei derartigen Titerveränderungen oder bei hoher Antikörperkonzentration (z. B. Anti-D >1:32) zu erwägen. Diese für das Rhesussystem etablierte kritische Konzentrationsgrenze des maternalen

Antikörpertiters existiert allerdings besonders für Konstellationen, welche das Kell- und Kidd-System betreffen, nicht (besondere Gefährlichkeit dieser Entitäten von Blutgruppenunverträglichkeiten).

- Antikörper mit Risiko für MHN:
  - Rh: D, E, c, C, C^w, e
  - Kell: K1, Kp^a, k, Js^a, Js^b
  - Duffy: Fy^a
  - MNS: M, S, s, N
  - Kidd: Jk^a
- Antikörper ohne Risiko für MHN:
  - Lewis: Le^a, Le^b
  - Lutheran: Lu^a, Lu^b
  - I
  - Duffy: Fy^b
  - P
  - Jk^b

Sonographie

Abb. 20.8

Zeichen des Hydrops fetalis sind erst bei einer schweren Anämie des Fetus (Hämoglobinwerte ≤4 g/dl) zu erwarten. Als frühe Indikatoren der fetalen Anämie gelten dagegen die Erhöhung (>95. Perzentile) der maximalen systolischen Flussgeschwindigkeit im arteriellen Gefäßsystem (A. cerebri media oder Aorta descendens, positiver prädiktiver Wert 73 %; negativer prädiktiver Wert 66 % gesteigertes HZV und Abnahme der Blutviskosität). Darüber hinaus können das farbdopplersonographisch detektierte Auftreten einer Trikuspidal- und seltener einer Mitralklappeninsuffizienz sowie Blutflussmuster im Ductus venosus als nicht invasive Anämieparameter diagnostisch herangezogen werden. Als Zeichen einer schweren Anämie können im fortgeschrittenen Stadium der Blutarmut (ab Hb 4,0–5,0 g/dl) Kardiomegalie, Hepatosplenomegalie, echoreicher Darm, Verdickung der Plazenta, Hydrops fetalis und Polyhydramnion hinzukommen.

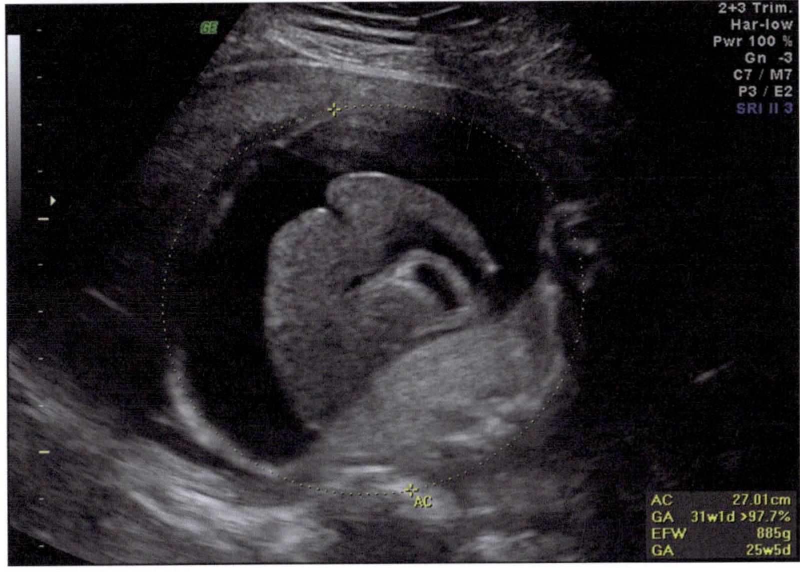

Abb. 20.8 Morbus haemolyticus neonatorum: anämiebedingte intrakavitäre Flüssigkeitsansammlung (Aszites)

▪ Amniozentese

Die invasive Diagnostik mittels Amniozentese ermöglicht die Bestimmung der fetalen Blutgruppenantigene (u. a. AB0, Rhesus, Kell, Kidd und HPA 1) mittels PCR aus Fruchtwasser (geringstes Risiko der invasiven Punktionsverfahren). Diese Diagnostik macht es insbesondere bei Heterozygotie des Kindsvaters bezüglich einer bedrohlichen Blutgruppeneigenschaft, gegen welche die mütterlichen Antikörper gerichtet sind, möglich, durch die Bestimmung der ererbten fetalen Blutgruppeneigenschaften (kindliche Blutgruppenbestimmung) eine intrauterine Gefährdung zu präzisieren bzw. auszuschließen.

Von Liley wurde 1961 erstmalig ein photometrisches Verfahren zur Bilirubinbestimmung (Photometrie bei 450 nm) im Fruchtwasser eingeführt. Bei Vorliegen einer klinisch relevanten Blutgruppeninkompatibilität kann im 2. Trimenon mit diesem Verfahren, das auf serieller Amniozentese (Intervall 10–14 Tage) beruht, durch Extinktionsmessung im photometrischen Bereich von Bilirubin eine indirekte Risikoabschätzung des Grades der fetalen Anämie erfolgen (unterschiedliche Risikograduierung durch Liley-Zonen, ◘ Abb. 20.9). Vorteil der Methode ist das im Vergleich geringe Eingriffsrisiko. Problematisch ist dagegen der deduktive Untersuchungsansatz mit im Vergleich zur Cordozentese unsichererem Ergebnis (z. B. durch Blutkontamination des Fruchtwassers, u. a. durch wiederholte Punktionen).

▪ Diagnostische Cordozentese

Der tatsächliche fetale Hämoglobin- oder Hämatokritwert lässt sich direkt nur über eine diagnostische Nabelschnurpunktion (Cordozentese) feststellen. Diese ist indiziert, wenn sich die Fruchtwasserextinktionswerte (Bilirubin bei 450 nm) im oberen Bereich der Liley-Zone II befinden oder sonographisch der Verdacht auf eine kindliche Anämie besteht. Hat die Mutter bereits ein Kind mit schwerer fetaler Erythroblastose geboren, so sollte bereits im 2. Trimenon das kindliche Blutbild invasiv abgeklärt werden. Für jede dieser Cordozentesen ist Transfusionsbereitschaft (▶ Abschn. 20.6) herzustellen.

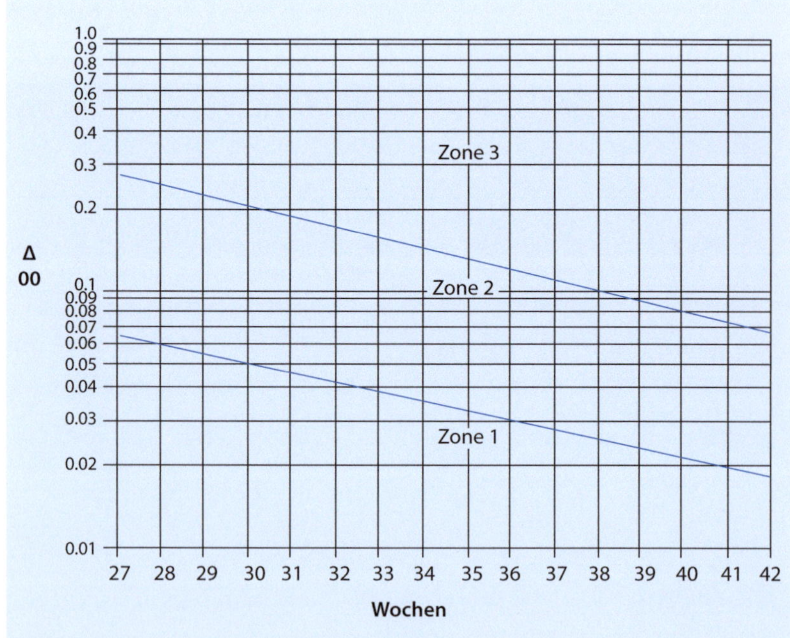

◘ **Abb. 20.9** Liley-Zonen: gestationsaltersabhängige Grenzwerte der photometrischen Bilirubin-Extinktionswerte (bei 450 nm) und Einteilung in Risikozonen (Interventionsindikationsgruppen) nach Liley: *Zone I*: milde/keine Gefahr, intermediäres Risiko für MHN. Kurzfristiger invasiver Kontrollbedarf (7–14 Tage). *Zone III* und oberer Bereich von *Zone II*: Transfusionsbedarf oder – je nach Gestationsalter und Komorbidität – Entbindung

Therapie

Die Behandlung des Morbus haemolyticus fetalis kann intrauterin durch (serielle) Bluttransfusionen erfolgen. Als Interventionsgrenze kann dabei ein Hämatokrit <30 % gelten. Mögliche Zugangswege zur fetalen Zirkulation:

- intravenös (Umbilikalvene in der Nabelschnur oder intrahepatisch)
- intraperitoneal oder kombiniert intravasal und intraperitoneal
- Im Notfall kann auch eine intrakardiale Transfusion (Zugang: rechter Ventrikel) vorgenommen werden.

Erythrozytenkonzentrate Als Spenderblut werden Blutkonserven der Blutgruppe 0 Rh-negativ eingesetzt, möglichst frisch (K^+-arm), CMV-negativ, bestrahlt und angewärmt. Auch die Verwendung mütterlichen Blutes ist, unter der Voraussetzung der AB0-Kompatibilität, möglich.

Prämedikation Falls nötig (Nabelschnurtransfusion) kann eine Relaxierung des Fetus mit Vecuroniumbromid i.v. 0,1 mg/kg des geschätzten fetalen Gewichts in die Nabelschnurvene erfolgen. Zur fetalen Analgesie (die Nabelschnur besitzt keine Schmerzrezeptoren) sind Midazolam und Remifentanil ebenfalls über die Nabelvene anwendbar.

Transfusionsvolumen und -intervall Der Zielhämatokrit der Nabelschnurtransfusion beträgt 40 %. Bei kombiniertem Zugang, intravasal und intraperitoneal, ist additiv jenes Blutvolumen, welches für das Erreichen eines Hämatokrits von 60 % benötigt würde, in den kindlichen Peritonealraum zu geben. Bei Hydrops fetalis sollte der Hämatokrit nach Transfusion nicht größer als 25 % sein bzw. das 4-Fache des Ausgangswerts nicht überschreiten, da bei immunologischen Hydrops und großem Transfusionsvolumen das Risiko einer fatalen kindlichen Transfusionskomplikation deutlich gesteigert ist. Der mittlere Abfall des Hämatokrits im Intervall beträgt etwa 1,14 % pro Tag (Hb-Abfall pro Tag: 0,3 g/dl); bei kombiniertem Vorgehen weniger (intraperitoneale Bluttransfusion = Retardapplikationsform von Erythrozyten). Eine neuerliche Transfusionsnotwendigkeit (intravasal) ergibt sich demnach in einem Intervall von 10–14 Tagen.

Komplikationen

Die punktionsassoziierte Schwangerschaftsverlustrate beträgt pro Punktion 1–3 %. Das Komplikationsspektrum entspricht dem der diagnostischen Eingriffe (Amniozentese, Chorionzottenbiopsie). Weitere potenzielle Komplikationen ergeben sich aus der direkten Manipulation der Nabelschnur: fetale Bradykardie durch Vasospasmus bei akzidenteller Punktion einer der Umbilikalarterien, Nabelschnurtamponade oder Blutung aus der Nabelschnur. Bei fetalem Hydrops steigt das Eingriffsrisiko auf bis zu 20 %. Nach intraperitonealer Transfusion werden vermehrt Leisten- und Nabelhernien beobachtet. Die Erkrankung kann durch (wiederholte) diagnostische/therapeutische Punktionen eine Boosterung erfahren.

Prognose

Die Prognose einer Schwangerschaft, die durch Blutgruppenunverträglichkeit verkompliziert wird, ist bei adäquater (pränatalmedizinisch/-invasiver) Betreuung gut. Die Überlebenswahrscheinlichkeit bei Rhesusinkompatibilität liegt nach entsprechender Schwangerschaftsüberwachung und ggf. notwendiger Therapie insgesamt bei 84 %. Bei bereits bestehendem Hydrops fetalis sinkt diese auf 74 %, wogegen bei rechtzeitiger Diagnose und Behandlung (d. h. ohne Hydrops) 94 % der Feten die immunologische Bedrohung schadlos überstehen.

20.5 Intrauterine Transfusion

Die Transfusion von Blutzellen in die fetale Zirkulation repräsentiert historisch einen der ersten therapeutischen Ansätze in der pränatalen Therapie. Die Erythroblastosis fetalis, eine Anämie anderer Ursache (intrauterine Infektionserkrankung, Hämoglobinopathie) bzw. eine Thrombozytopenie (antithrombozytäre Antikörper) definieren in Abhängigkeit ihres Schweregrades auch schon vorgeburtlich die Indikation zur Transfusion der entsprechenden Blutbestandteile. Weniger häufig bzw. unter experimentellen Bedingungen kann auch eine intravaskuläre Gammaglobulin- bzw. Steroidzufuhr zum Fetus durchgeführt werden. Die intravenöse und/oder intraperitoneale Stammzelltransplantation bei Immundefizienzen unterschiedlicher Genese, Hämoglobinopathien und Stoffwechselspeicherkrankheiten befindet sich nach wie vor im Stadium des Experiments. Führendes therapeutisches Motiv der pränatalen Verabreichung von Stammzellen ist die fehlende Abstoßung im Präimmunstadium vor der 15. SSW. Zudem entfällt die Latenz zwischen vorgeburtlicher Diagnose und postnataler Therapie.

▪ Punktionstechnik

Die transabdominale Punktion der Nabelschnur (20-Gauge-Einmalpunktionsnadel mit Mandrin) zielt auf die direkte intravaskuläre, wenn möglich intravenöse Transfusion (»intrauterine intravascular transfusion«, IVT) ab (Punktionsrisiko: 1–3 %). Technisch schwieriger ist dagegen eine intravaskuläre intrahepatische Transfusion. Diese Punktionsvariante ist bei unzugänglicher Nabelschnur (Kindslage, Plazentalokalisation, Fruchtwassermenge) erforderlich. Alternativ bzw. in Ergänzung der Standardpunktion der Nabelschnur stehen die intraperitoneale Transfusion (»intrauterine intraperitoneal transfusion«, IPT) mit einem Punktionsrisiko von 3–5 % und die intrakardiale Transfusionsoption (»intrauterine intracardiac transfusion«, ICT) mit einem Punktionsrisiko von 2–17 % zur Verfügung. Beide Transfusionsrouten sind bei Misslingen des vaskulären (venösen) Zugangs bzw. als Notfalleingriff nutzbar.

▪ Indikationen

Die Normalisierung der hämatologischen Parameter und die damit verbundene Tragzeitverlängerung markieren neben der Vermeidung intrauteriner fetaler Blutungen und hypoxischer (zerebraler) Schäden die übergeordnete Eingriffsintention der intrauterinen Transfusion.

Die Blutgruppenunverträglichkeit zwischen Mutter und Fetus in der Schwangerschaft begründet je nach verantwortlichem Antikörper die Punktionsindikation ab einem Titer von >1:32 (Anti-D, C) bzw. >1:4 (Kell, Kidd). Bei manifestem Morbus haemolyticus neonatorum (MHN) ist ein durchschnittlicher Abfall des Hämatokritwerts von 1,14 % pro Tag zu erwarten. Die Kombination einer intravaskulären mit einer intraperitonealen Blutübertragung verlängert die Zeitspanne bis zur nächsten Transfusion. Darüber hinaus ermöglicht die IPT, von Liley 1963 erstmalig durchgeführt, die Therapie von Feten vor der 18. SSW mit einer Nabelvenendicke <4 mm. Die Volumenberechnung für die intraperitoneale Applikation der Erythrozyten erfolgt nach Brosman (Transfusionsvolumen [ml] = 20 – SSW × 10).

Die intrakardiale Eingriffsvariante kommt – bei höherem Eingriffsrisiko – in niedrigem Gestationsalter, bei Hydrops fetalis und als Notfalleingriff bei akuter fetaler Blutung zum Einsatz. Es erfolgt die fetale transthorakale Punktion des rechten, retrosternal gelegenen Ventrikels. Das transfundierte Volumen entspricht 50 % der übertragenen Blutmenge der IVT. Bei transfusionspflichtiger fetaler Erkrankung sind mithilfe dieser Therapiestrategie Überlebensraten von 74–94 % zu erwarten. Bei Hydrops fetalis ist mit einer geringeren Belastbarkeit des Fetus (besonders bei größeren Volumina) zu rechnen.

Antithrombozytäre Antikörper können bei entsprechender immunologischer Reaktion zu einer deutlich verkürzten Lebenszeit der Thrombozyten durch vermehrten vorzeitigen Abbau in der Milz führen. Dabei ist zwischen der Autoimmunthrombozytopenie, die 3–4 % aller Schwangerschaften betrifft, und der Alloimmunthrombozytopenie zu unterscheiden. Die Autoimmunthrombozytopenie stellt die häufigste Ursache für Thrombozytopenien im 1. und 2. Trimenon dar. Da antithrombozytäre Antikörper oft nicht nachweisbar sind, ist die Ausschlussdiagnose klinisch und laborchemisch zu treffen.

Während die Autoimmunthrombozytopenie nur sehr selten schwere Auswirkungen für das Kind zeigt, führt im Gegensatz dazu die Alloimmunthrombozytopenie beim Fetus und Neugeborenen deutlich häufiger zu thrombozytopenisch bedingten lebensbedrohlichen Hämorrhagien. Ursächlich für die fetale und neonatale Alloimmunthrombozytopenie (FNAIT) sind dabei mütterliche Antikörper (IgG) gegen väterliche Antigene, hauptsächlich Anti-HPA-1a (75 %) und Anti-HPA-5b (15 %), die diaplazentar zu den fetalen Thrombozyten gelangen. Die Prävalenz wird mit 1: 800–1000 angegeben. Die FNAIT tritt häufig (bis 60 %) bereits in der ersten Schwangerschaft auf, eine Sensibilisierung in vorangehenden Graviditäten ist nicht erforderlich. Das Wiederholungsrisiko liegt in Abhängigkeit vom Genotyp des Vaters (heterozygot oder homozygot) bei 50 oder 100 %.

Meist liegen Hautblutungen (Petechien und Hämatome) vor. In bis zu 20–30 % der Fälle ist mit dem Auftreten intrakranieller Blutungen zu rechnen (ca. 50 % aller intrakraniellen Blutungen sind durch FNAIT verursacht). Milde Formen, häufiger bei Reaktion gegen Anti-HPA-5b, bleiben dagegen oft asymptomatisch.

Die Diagnose wird durch Antikörperbestimmung bei der Mutter gestellt. Dabei kann die Höhe des Antikörperspiegels nicht als Indiz für den Schweregrad der FNAIT herangezogen werden. Während der Schwangerschaft kann nur durch Cordozentese die mögliche Thrombozytopenie des Kindes eindeutig diagnostiziert werden. Die Bestimmung des Genotyps der Eltern für Blutplättchenantigene ist Grundlage der humangenetischen Beratung über das Wiederholungsrisiko.

Feten mit der Diagnose FAIT werden therapeutisch durch intravaskuläre Transfusion mit Thrombozytenkonzentraten versorgt, die für die Merkmale HPA 1a und HPA 5b negativ sind. Zielgröße: >200.000 Thrombozyten/µl. Allerdings ist die Lebenszeit der transfundierten Blutplättchen kurz (≤7 Tage), sodass unter Umständen wiederholte Transfusionstermine im Verlauf der Schwangerschaft angesetzt werden müssen. Insbesondere vor der Entbindung per Kaiserschnitt (atraumatisch), die zwischen der 32. und 37. SSW zu planen ist, soll der Ausgleich der Thrombozytopenie einer geburtstraumatischen peripartale (Hirn-)Blutung (1:15.000–37.000 Geburten) entgegenwirken.

Alternativ/additiv ist eine Behandlung mit hochdosierten Immunglobulinen (1–2 g/kgKG pro Woche) mit oder ohne Kortikosteroiden möglich, insbesondere bei Thrombozytenzahlen <20.000/µl zum Zeitpunkt der ersten Punktion oder bei schwerem Erkrankungsverlauf einer FNAIT in der vorangegangenen Schwangerschaft (Hirnblutung bei einer schweren Thrombozytopenie des Geschwisterkindes mit <20.000/µl). Ein therapeutischer Nutzen dieses nicht invasiven Ansatzes ist allerdings nicht in jedem Fall gegeben.

Das Wiederholungsrisiko einer FNAIT beträgt in Folgeschwangerschaften 75–90 %. Zur Prävention würde ein (derzeit nicht flächendeckend etabliertes) Screening der Schwangeren auf eine thrombozytäre Risikokonstellation dienen.

Praktische Durchführung

Abb. 20.10 u. Abb. 20.11

Die praktische Durchführung einer IVT entspricht der diagnostischen Nabelschnurpunktion (Ultraschallführung, sterile Kautelen). Als Punktionsinstrument wird eine sonographisch möglichst gut visualisierbare 20-Gauge-Einmalpunktionsnadel (90–150 mm) verwendet. Bei Vorderwandplazenta und gut zugänglichem Nabelschnuransatz ist die transplazentare, extraamniale Punktionsroute zu favorisieren. Die Verminderung der bewegungsinduzierten Komplikationen wird durch eine weitgehende fetale Relaxierung während der Punktion durch Atracuriumbesilat i.v. (0,5–1 mg/kg) mit kurzer Halbwertszeit (≤20 min) erreicht. Nach Aspiration von etwa 1 ml kindlichen Blutes erfolgt die umgehende Bestimmung des fetalen Blutbilds. Die Entscheidung über die Notwendigkeit einer Transfusion hängt von den Hämatokrit- bzw. Hämoglobinwerten ab.

Transfundiert wird ein gefiltertes, bestrahltes CMV-negatives Erythrozytenkonzentrat der Blutgruppe 0 Rh-negativ (ggf. mütterliches Eigenblut) bzw. ein Thrombozytenkonzentrat oder Gerinnungsfaktoren. Die Transfusionsmenge richtet sich nach dem fetalen Blutvolumen (16 % des sonographisch geschätzten kindlichen Körpergewichts) und dem Grad der kindlichen Anämie bzw. Thrombopenie. Berechnung der Transfusionsmenge:

$$\text{Transfusionsvolumen} = \frac{\text{Zielhämatokrit} - \text{Ausgangshämatokrit}}{\text{Konservenhämatokrit}} \times 16\,\% \text{ des fetalen Schätzgewichts}$$

Als Transfusionsgrenze kann ein Hämatokrit von <30 % angesehen werden. Die Blutübertragung wird dabei vorgeburtlich aufgrund der technischen Limits als hypervolämische Transfusion durchgeführt. Die Transfusion erfolgt in Schritten von jeweils 10 ml/min mit 1 min Pause vor der Gabe des nächsten Aliquots. Eine postoperative fetale Hämatokritbestimmung sichert den Therapieerfolg. Nach Entfernung der Punktionsnadel aus der Nabelvene, der Fruchthöhle und dem mütterlichen Abdomen entspricht die Nachbetreuung der Überwachung der diagnostischen Cordozentese. Eine perioperative antibiotische Prophylaxe ist zu empfehlen.

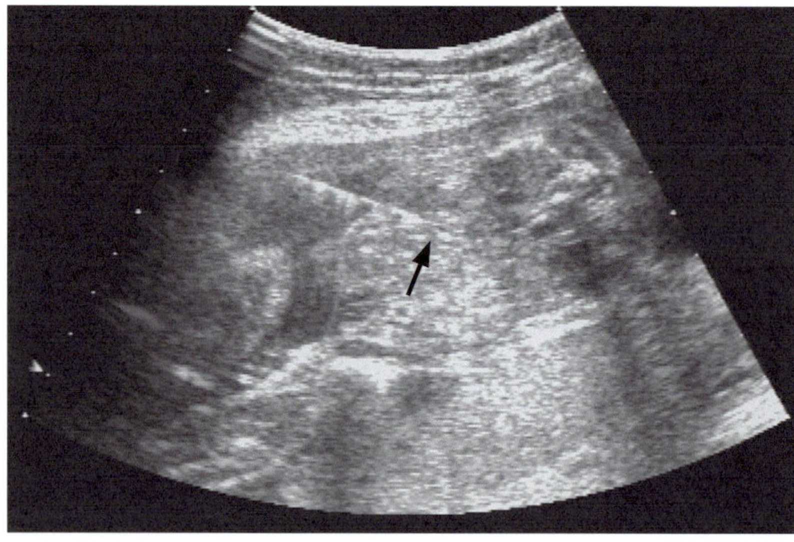

Abb. 20.10 Intraperitoneale Transfusion: Die Punktionsnadel wird transabdominal (von links oben) in das kindliche Abdomen geführt (Transversalschnitt, Wirbelsäule und fetale Nieren rechts)

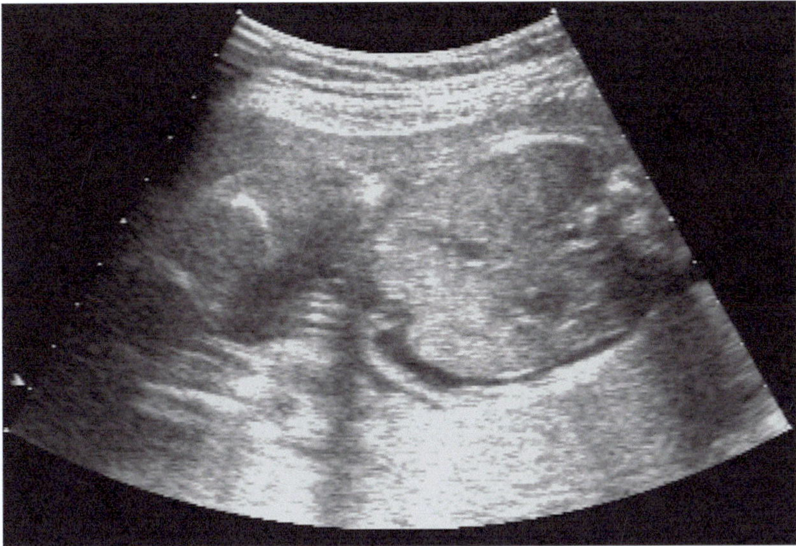

Abb. 20.11 Intraperitoneale Transfusion: Im Zug der Transfusion entsteht zwischen den Darmschlingen und der Bauchwand ein dem Transfusionsvolumen entsprechender echoleerer Flüssigkeitssaum (Punktionsnadel noch in situ)

Komplikationen

Die Nabelschnurtransfusion kann besonders durch ein Nabelschnurhämatom (Fehltransfusion in die Wharton-Sulze), einen Vasospasmus bei arterieller Punktion, eine fetale Bradykardie, eine intraamniale Blutung, vorzeitige Wehentätigkeit, vorzeitigen Blasensprung, eine intrauterine Infektion und eine Verletzung des Kindes kompliziert sein. Eine immunologische Sensibilisierung der Mutter ist besonders bei wiederholter Transfusion möglich. Das punktionsbedingte Fehl- bzw. Frühgeburtsrisiko beträgt bei der IVT 2–5(–20) %. Bei der intraperitonealen Transfusion ist zusätzlich das Risiko der Obstruktion des zentralvenösen Rückflusses, verursacht durch die intraperitoneale Druckerhöhung, zu beachten. Durch eine Reaspiration eines Teils des Transfusionsbluts aus dem fetalen Abdomen kann die resultierende Bradykardie zum Teil wieder aufgehoben werden. In 0,5–1 % der Fälle ist die Transfusion aus technischen Gründen erfolglos.

Kontraindikationen

Abortus imminens, vorzeitige Wehentätigkeit, vorzeitiger Blasensprung (relativ), vaginale Blutung, HIV- oder Hepatitis-C-Infektion, Amnioninfektionssyndrom, floride zervikale Infektionen (relativ), Gefahr der Boosterung immunologischer Unverträglichkeiten (relative).

20.6 Embryo-/Fetoskopie und offene Fetalchirurgie

Die Embryoskopie und Fetoskopie eignen sich besonders zur Beurteilung der kindlichen Körperoberfläche, des Gesichtsbereichs und der Extremitäten. Unter therapeutischen Aspekten steht zahlenmäßig die fetoskopische Behandlung des FFTS im Vordergrund. Hinsichtlich des Eingriffsrisikos ist der endoskopische Zugang zur Fruchthöhle mit einer nicht unerheblichen Komplikationsrate verbunden, die allerdings deutlich geringer ist als diejenige der offenen Fetalchirurgie.

20.6.1 Embryo- und Fetoskopie

▪ Indikationen

Fortschritte der hochauflösenden zweidimensionalen Ultraschalldiagnostik, aber auch der 3D-/4D-Sonographie rücken die Embryo-/Fetoskopie unter ihrem diagnostischen Aspekt immer mehr in den Hintergrund. Dennoch können sie für die Eingriffe unter Studienaspekten wie auch bei Verdacht auf seltene Krankheitsbilder oder zur schwierigen Feindifferenzierung von Oberflächendefekten indiziert sein, z. B. bei Door-Syndrom (geistige Retardierung kombiniert mit Nagelhypoplasien, Dysmorphien).

Therapeutisch wird die Fetoskopie vor allem bei sich diskordant entwickelnden Mehrlingsgraviditäten eingesetzt. Die fetoskopische Laserkoagulation anastomosierender Gefäßverbindungen bei fetofetalem Transfusionssyndrom stellt die Behandlungsmethode der Wahl dieser häufigen Schwangerschaftskomplikation bei monochorialen Mehrlingen dar. Ebenso kommt die fetoskopische Nabelschnurligatur, unter anderem bei einer Akranius-Akardius-Geminischwangerschaft, zur Anwendung. Die fetoskopisch gesteuerte FBS (»fetal blood sampling«, Nabelschnurblutentnahme), Nabelschnurtransfusion und die Anlage fetoamnialer Drainagen (Shunts) sind ebenfalls möglich, sie sind allerdings durch risikoärmere ultraschallgesteuerte Prozedurvarianten weitgehend ersetzt worden und daher nur noch speziellen Situationen vorbehalten. In Einzelfällen kann fetoskopisch gesteuert Haut-, Leber-, Nieren- oder Muskelgewebe biopsiert und zum Ausschluss hereditärer Erkrankungen untersucht werden.

Erfolgversprechende Ansätze der intrauterinen endoskopischen Chirurgie (Trachealokklusion, Vesikostomie, retrograde Urethrozystoskopie, NTD-Repair (»neural tube defect, Neuralrohrdefekt), CCAML-Chirurgie, Hydrothoraxtherapie), die in dafür ausgewiesenen Einheiten zum Teil zunächst offenchirurgisch etabliert werden, können durch die Zunahme der Expertise mit pränataler Endoskopie zunehmend in den Bereich der minimal-invasiven Eingriffstechniken übertragen werden. Ebenso können hochgradige Kehlkopf- und Luftröhrenverengungen oder -verschlüsse (fetales CHAOS, z. B. bei Larynxatresie) endoskopisch angegangen werden.

▪ Eingriffszeitpunkt

Die Embryoskopie ist ab der 10. SSW, die Fetoskopie zwischen der 15. und 25. (bis 28.) SSW optimal durchzuführen. In höherem Gestationsalter herrschen durch trübes Fruchtwasser zunehmend erschwerte Sichtverhältnisse. Dennoch ist die Fetoskopie prinzipiell bis ins 3. Trimenon hinein möglich.

Embryoskopie

Bei der Embryoskopie wird ein starres Endoskop (Ø 2–5 mm) ultraschallgesteuert transzervikal an die Amnionmembran herangeführt. Vom extraembryonalen Zölom aus kann so der Embryo durch das transparente Chorion capsularis inspiziert werden. Dabei gelingt die Ganzkörperdarstellung mit Weitwinkeloptik bei noch geringer Scheitel-Steiß-Länge in 75–90 %. In über 20 % der Fälle kommt es allerdings als Komplikation dieser direkten Betrachtung des Embryos zur Amnionruptur.

Fetoskopie

▪ Abb. 20.12, ▪ Abb. 20.13, ▪ Abb. 20.14, ▪ Abb. 20.15, ▪ Abb. 20.16 u. ▪ Abb. 20.17

Die Fetoskopie wird dagegen als transamnialer Eingriff vorgenommen. Ultraschallgesteuert wird nach Lokalanästhesie und bei sedierter Mutter ein Endoskop transabdominal nach intrauterin geführt. Zur diagnostischen Fetoskopie kommen derzeit Optiken mit minimalem Durchmesser von 0,7 mm zum Einsatz, bei therapeutischen Eingriffen werden Instrumente mit zusätzlichem Arbeitskanal für Laser oder Zange mit minimalen Maßen von 1,8×2,4 mm bis zu einem Durchmesser von 6,8 mm verwendet. Therapeutische Eingriffe mit mehreren Ports (3–5 mm) bedingen das höhere Eingriffsrisiko (vorzeitiger Blasensprung, vorzeitige Wehentätigkeit, Amnioninfektion). Eine perioperative Antibiotikaprophylaxe wird im Rahmen dieser endoskopischen Zugänge zur Fruchthöhle empfohlen.

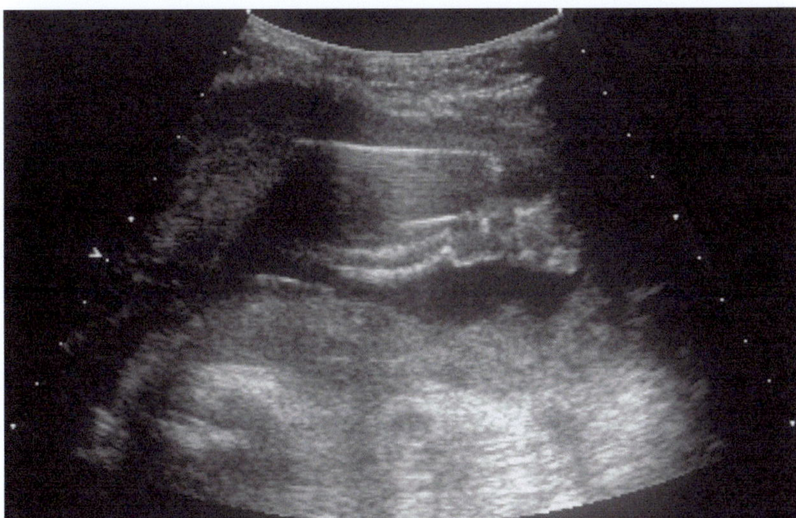

▪ **Abb. 20.12** Diagnostische Fetoskopie: Unter sonographischer Kontrolle wird die starre Optik in der Abbildung von links in die Fruchthöhle eingeführt. Sie kommt oberhalb der beiden unteren Extremitäten des Fetus in der Fruchthöhle zu liegen

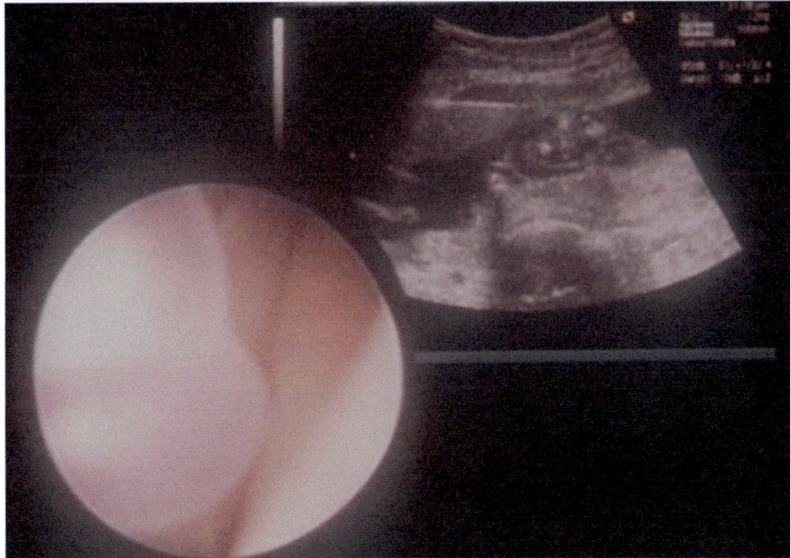

▪ **Abb. 20.13** Simultane Darstellung von Ultraschallübersicht und Fetoskopie: Das Ultraschallbild zeigt die sonographische Führung des Endoskops in der Fruchthöhle. Im Bildausschnitt des Fetoskops ist vor der Seitenwand der Fruchthöhle links die unauffällige Nabelschnur zu sehen

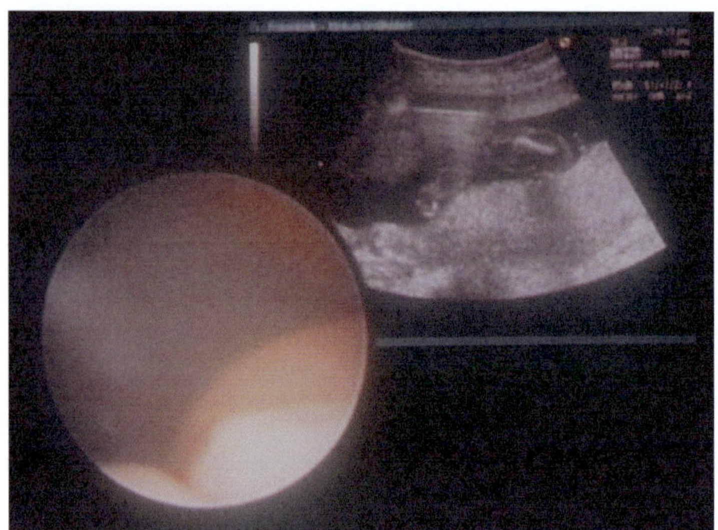

Abb. 20.14 Diagnostische Fetoskopie: Darstellung des kindlichen Rückens im Bereich des Beginns der Rima ani

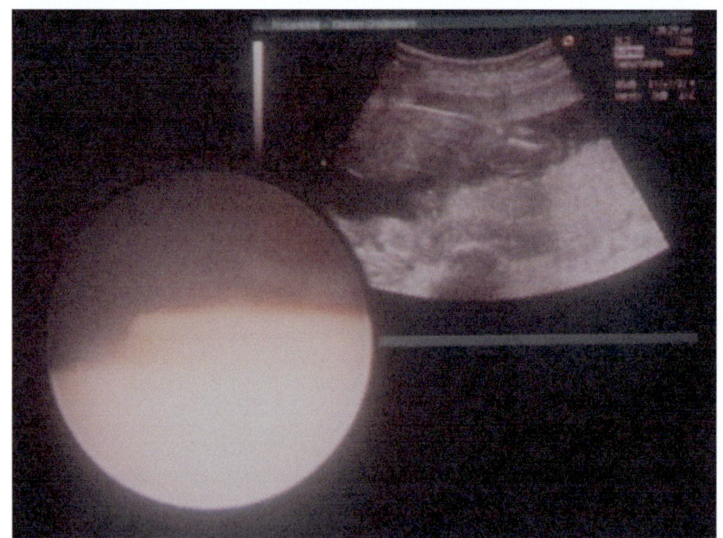

Abb. 20.15 Fetoskopie der Wirbelsäule in Höhe des lumbosakralen Übergangs: Die hügelartige Erhebung am kaudalen Ende der Wirbelsäule entspricht einem offenen Neuroporus posterior

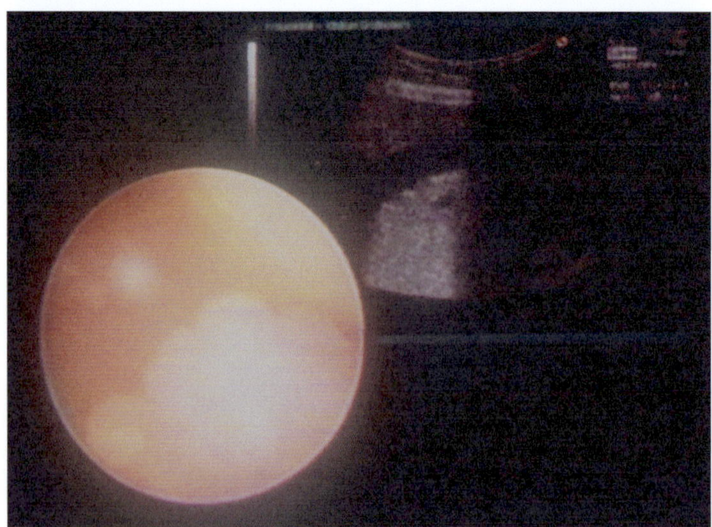

Abb. 20.16 Fetoskopie: Fetus in der 23. SSW mit 6 Zehen

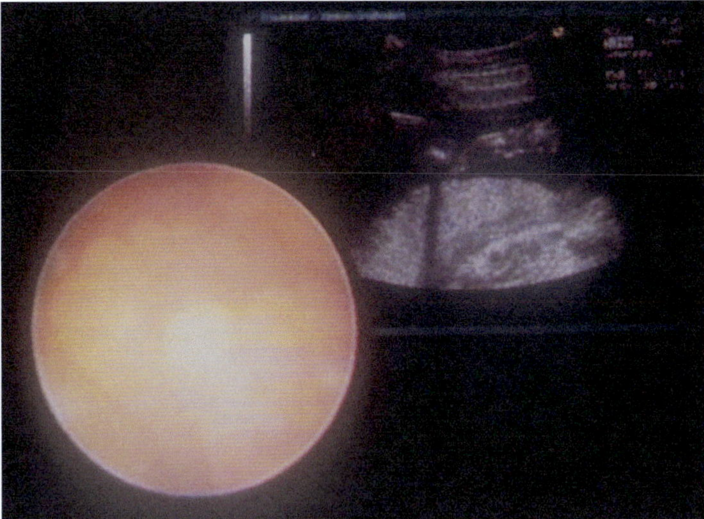

Abb. 20.17 Fetoskopie: Hexadaktylie beider Füße (die Großzehen im Bild jeweils links)

Komplikationen

Als Komplikationen werden ein vorzeitiger Blasensprung (10 %), vorzeitige Wehentätigkeit (8–10 %), ein retroplazentares Hämatom (5 %), eine potenzielle embryonale Retinaschädigung durch die intrauterine Lichtexposition (daher keine Anwendung vor 9.–10. SSW), eine fetale Blutung (3 %) oder sonstige kindliche Verletzungen (selten), eine fetale Bradykardie (2 %), die Gefahr der Boosterung immunologischer Unverträglichkeiten (0,8 %), eine intrauterine Infektion (0,5 %), mütterliche Schmerzen, Blutung oder Organverletzung (selten) und die belastende Dauer der Prozedur (>30 min) beschrieben.

Technische Schwierigkeiten, die den Erfolg einer Fetoskopie maßgeblich beeinflussen können, sind Eintrübungen des Fruchtwassers durch geringfügige Blutungen (10 %), ein eingeschränkter Blickwinkel (durch das z. T. starre Instrumentarium), die geringe Sichtweite in der Amnionhöhle (Lichtverhältnisse bei immer schmaleren Optiken) und eine ungünstige kindliche Lage und/oder fetale Bewegungen.

Kontraindikationen

Bei drohendem Abort, akuter vaginaler Blutung, vorzeitiger Wehentätigkeit, vorzeitigem Blasensprung, florider zervikaler Infektion (relativ), maternaler HIV- oder Hepatitis-C-Infektion und bei der Gefahr einer Boosterung immunologischer Unverträglichkeiten (relativ) ist der Eingriff kontraindiziert.

Eingriffsrisiko

Die punktionsassoziierte Mortalität ist indikationsbedingt unterschiedlich hoch, sie liegt allgemein bei etwa 5 %. Manche Zentren geben auch Raten von mehr als 2 % an.

20.6.2 Offene Fetalchirurgie

Das Wagnis einer vorgeburtlichen Operation im Rahmen einer Therapie in utero, vor allem bei schweren oder lebensbedrohlichen Fehlbildungen oder Erkrankungen des heranwachsenden Fetus, wurde 1981 erstmalig von Michael Harrison eingegangen. Hierbei wird durch Hysterotomie nach Laparotomie der

Fetus teils oder ganz dem Uterus entnommen, um Befunde, die zum Tod des Fetus führen würden, kinderchirurgisch zu versorgen. Hierbei sind intensive Diskussionen und Abwägungen zu Risiken und Nutzen erforderlich, da vor allem die Frühgeburtenrate als sehr hoch einzuschätzen ist.

Bezüglich der Indikationen zu fetalchirurgischen Eingriffen besteht der Konsens, dass diese nur bei schweren Erkrankungen des Fetus infrage kommen, die vor- oder nachgeburtlich zum Tod führen oder mit einer schweren Morbidität oder Behinderung einhergeht, die durch eine fetalchirurgische Intervention gemildert oder abgewendet werden kann und für die nach der Geburt keine überlegene und etablierte Behandlungsmethode verfügbar ist. Diese Voraussetzungen treffen im Einzelfall auf Formen der Spina bifida aperta, die CCAML, die kongenitale Zwerchfellhernie und das Steißbeinteratom mit Herzversagen zu.

20.6.3 Fazit

Zusammenfassend können aktuell folgende operative/interventionelle pränatale Therapiemethoden angeboten werden:

- Punktionen und/oder Einbringen von Kathetern unter Ultraschallkontrolle:
  - bei fetalen Pleuraergüssen, Zystenlungen oder Megazystis bei Harnröhrenobstruktion
  - Eröffnung schwer verengter Herzklappen bzw. des Foramen ovale (Foramen-ovale-Restriktion) mittels Ballondilatation
  - Koagulation von versorgenden Gefäßen bei Lungensequester, parasitärem Zwilling (TRAP-Sequenz), fetalen und plazentaren Tumoren
- fetoskopische operative Therapie (minimal-invasiv):
  - Laserkoagulation von plazentaren Anastomosen bei FFTS
  - Koagulation von versorgenden Gefäßen bei Lungensequester, parasitärem Zwilling, fetalen und plazentaren Tumoren
  - Trachealokklusion bei Zwerchfellhernie
  - Zystoskopie und Eröffnung von Harnröhrenklappen bei Megazystis
  - Verschluss einer offenen Spina bifida
- offene operative Therapie am Fetus nach Laparo- und Hysterotomie:
  - bei Spina bifida aperta
  - in Einzelfällen bei mikrozystischer Lungenerkrankung
  - bei Steißbeinteratom mit weit fortgeschrittener fetaler Erkrankung (kardiale Insuffizienz)

Gynäkologische Sonographie

Kleines Becken

Alexander Strauss

A. Strauss, *Ultraschallpraxis in Geburtshilfe und Gynäkologie*,
DOI 10.1007/978-3-662-49493-6_21, © Springer-Verlag Berlin Heidelberg 2017

21.1 Untersuchungstechniken der gynäkologischen Ultraschalldiagnostik

Zusätzlich zur bimanuellen Tastuntersuchung hat die Sonographie der Organe des kleinen Beckens sukzessive Eingang in die symptomatische Abklärung und zunehmend auch in die Früherkennungsuntersuchungen (asymptomatischer Frauen) gynäkologisch tätiger Frauenärzte gefunden. Die Fortentwicklung der Ultraschallgerätetechnik mit kontinuierlichem Qualitätszugewinn der Visualisierbarkeit der Organe des inneren Genitales hat die gynäkologische Sonographie zur Standardbildgebung der Frauenheilkunde gemacht.
Der transvaginale Zugang hat sich durch eine hohe Detailgenauigkeit der Abbildung (direkter Kontakt zum Untersuchungsareal) und die praktikable Schallkopfführung als in besonderer Weise geeignet erwiesen, die Organe des kleinen Beckens darzustellen. Nur bei wenigen Patientinnen (Virgo intacta, im Senium, Zustand nach vaginal stenosierenden Operationen oder Erkrankungen) kommt alternativ die transabdominale Ultraschalluntersuchung zum Einsatz.

Gynäkologische Sonographie im kleinen Becken

Um Befunde sicher und systematisch erfassen zu können, empfiehlt sich ein standardisierter Untersuchungsgang (▣ Tab. 21.1).

Transvaginale Sonographie (TVS)

Zur initialen Orientierung Einstellung eines mediansagittalen Längsschnitts mit Darstellung von Harnblase, Uterus mit Myometrium und Endometriumreflex, Douglas-Raum und Darmanteilen. Die Bildschirmdarstellung der Organe des kleinen Beckens soll dabei stets identisch erfolgen. Nach der nationalen Empfehlung entspricht rechts im Bild ventral bei der Patientin (Orientierungsstruktur Harnblase) und links entspricht dorsal (Rektum, Retroperitoneum). Lateralschwenkbewegung der Ultraschallebenen (schräge Längsschnitte) bis zur rechten und danach zur linken Beckenwand zur schichtweisen Visualisierung des Ovars und Adnexbereichs der jeweiligen Seite in Sagittaleinstellung. Nach Rückführung des Schallkopfs zur Mediansagittalebene, Rotation der Ultraschallsonde um 90° und Darstellung des Uterus und der Ovarien beidseits im Querschnitt durch Schwenkbewegung der Ultraschallebene von kaudal nach kranial.

Transabdominale Sonographie

Zugang suprasymphysär unmittelbar oberhalb der Schamhaargrenze. Zunächst Einstellung eines Longitudinalschnitts (Mediansagittalschnitt) mit Darstellung von Harnblase, Uterus mit Endometriumreflex, Vagina und Darmecho(s). Zur kompletten Durchmusterung der »region of interest« (ROI) führt die Parallelverschiebung des Schallkopfs auf der Körperoberfläche zur Beurteilung von parallelen paramediansagittalen Schallebenen. Schallkopfverkippungen sind zur initialen Orientierung zu vermeiden. Nach anschließender Rückkehr zur Ausgangsposition suprasymphysär erfolgt die Rotation des Schallkopfs um 90° zur transversalen Durchmusterung von Uterus und Endometriumreflex und beiden Ovarien (diagonal durch das Schallfenster der Harnblase von der Gegenseite aus). Die schichtweise Darstellung der Organe des kleinen Beckens werden von hier aus nach kranial durch Parallelverschiebung der Ultraschallebenen nach kaudal durch eine Schwenkbewegung der Ultraschallsonde erreicht (Symphyse als Hemmnis der Verschiebung des Ultraschallkopfes).

■ Normalbefunde

Uterus Glatte Außenbegrenzung, echoarmes homogenes Myometrium mit zentral echoreichem (zyklusabhängig auch echoarmem) Endometriumreflex (◘ Abb. 21.1, ► Abschn. 22.1). Uterusmaße der geschlechtsreifen Nullipara: 70×30×20 mm. Erst- oder Mehrgebärende: 100×50×60 mm. Postmenopause: 45×15×20 mm. Parametran lassen sich farbdopplersonographisch gelegentlich variköse Venenkonvolute (V. uterina) darstellen, die im B-Bild mitunter als echoarme Strukturen imponieren.

Ovarien Bei der geschlechtsreifen Frau sind die Ovarien gut darstellbar. Sie sind außen scharf, aber etwas unregelmäßig begrenzt und erscheinen gegenüber dem Uterus etwas echoreicher (◘ Abb. 21.2). Maße: 30×15×20 mm. In typischer Lokalisation sind die Ovarien beidseits des Uterus in der Fossa ovarica, erkennbar an der Gabelung der externen und internen Iliakalgefäße (farbdopplersonographische Leitstruktur), aufzusuchen. Je nach Zyklusphase finden sich zystische Veränderungen (Follikel). Bei der postmenopausalen Patientin ist das sonographische Aufsuchen der in dieser Lebensphase atrophierten Ovarien (keine Follikel) deutlich erschwert. Der sonographische Kontrast des ova-

◘ Tab. 21.1 Transabdominal- und Transvaginalultraschall im Vergleich

	Transabdominalultraschall	Transvaginalultraschall
Indikation	Wenn TVS nicht möglich	Standardbildgebung
Vorteil	Geringere Patientinnenbelastung	Bessere Darstellungsmöglichkeiten (gesteigertes Auflösungsvermögen, u. a. durch die Verwendung höherer Schallfrequenzen)
Nachteil	Schlechtere Darstellungsqualität im kleinen Becken (als Vorlaufstrecke mäßige Blasenfüllung [200 ml] vorteilhaft)	Semiinvasive Untersuchung
Schallkopf	Curved array mit 2,5–6,5 MHz, größere Eindringtiefe, geringeres Auflösungsvermögen	Transvaginalsonde mit 5–8 MHz, geringere Eindringtiefe (Ausgleich: unmittelbarer Kontakt zur ROI), höheres Auflösungsvermögen
Voraussetzung	Harnblase gefüllt (Schallfenster)	Harnblase entleert
Lagerung	In Rückenlage auf der Untersuchungsliege	In Rückenlage auf der Untersuchungsliege mit Keilkissen zur Beckenerhöhung oder auf einem gynäkologischen Untersuchungsstuhl (Steinschnitt flach)

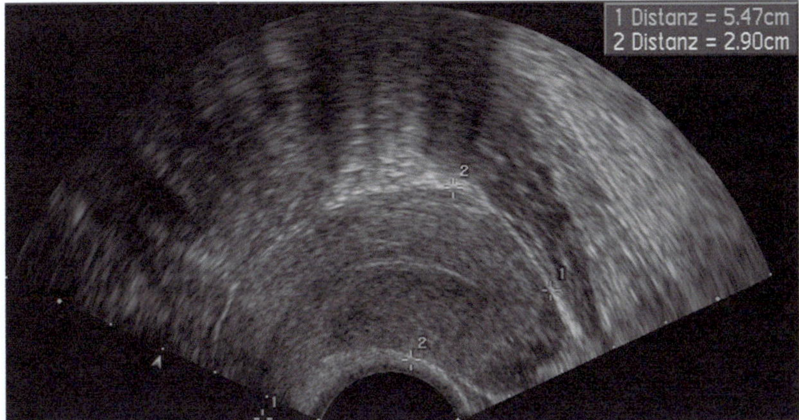

Abb. 21.1 Antevertierter, anteflektierter Uterus: Mediansagittalschnitt durch einen unauffälligen Uterus einer prämenopausalen Frau. Das echoarme Myometrium umgibt das Cavum uteri (spaltförmig), ausgekleidet von ebenfalls echoarmem Endometrium (Sekretionsphase)

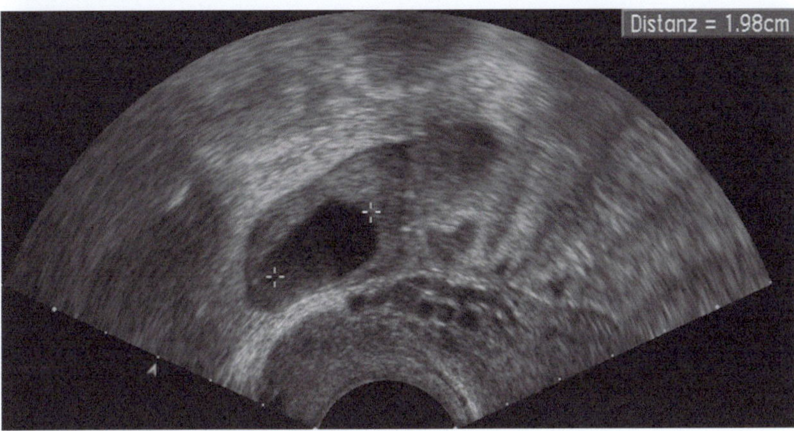

Abb. 21.2 Ovar prämenopausal: unregelmäßig begrenzte Oberfläche des im Vergleich zur Umgebung echoarmen Ovars mit Follikelzyste (Markierung)

riellen Stromas zur Umgebung (Darmschlingen) ist vermindert, was das Aufsuchen der um ca. 60 % geschrumpften Organe erschwert (»Versteckspiel zwischen den Darmschlingen«). Prämenopausal liegt die Ultraschalldarstellungsrate beider Ovarien bei 90 %, postmenopausal ist die sonographische Detektion nur bei ca. 65 % der Patientinnen erfolgreich.

Eileiter Die Eileiter sind ohne pathologische (oder iatrogene) Flüssigkeitsansammlung in ihrem Inneren sonographisch meist nicht darstellbar (▶ Abschn. 21.3). In manchen Fällen gelingt es dennoch, den Tubenabgang uterusnah zu visualisieren.

Douglas-Raum Mithilfe der Sonographie des Douglas-Raums kann die Wandbeschaffenheit (Normalbefund: glatt) und das Vorhandensein von Flüssigkeitsansammlungen (Normalbefund: keine) in der Region dorsal des Uterus bzw. am Scheidenabschluss (Zustand nach Hysterektomie) beurteilt werden.

Befunddokumentation

Die Erfordernis der eindeutigen, nachvollziehbaren, schriftlichen und bildlichen Dokumentation jedes Ultraschallbefunds ergibt sich aus klinischen wie forensischen Aspekten. Metrische Daten der untersuchten Organe sind in 3 Raumrichtungen zu erheben. Daneben sind alle organspezifischen Auffälligkeiten in Schrift (Beschreibung der Morphologie, Größe, Funktionsparameter) und Bild eindeutig zu fixieren. Gelingt die Darstellung einzelner Strukturen nicht (z. B. Ovarien postmenopausal), so ist auch dieses festzuhalten. Darüber hinaus ist eine Angabe zur Qualität der Untersuchungsbedingungen erforderlich. Abschließend ist eine zusammenfassende Befundinterpretation als Bewertung im Gesamtkontext (Anamnese, klinische Symptomatik und Ultraschallbefund, ggf. Therapieempfehlung) zu formulieren und niederzulegen.

- **Fehlermöglichkeiten**
  - Ultraschallsonde bei der TVS zu tief im hinteren Scheidengewölbe: Sektor-/Curved-array-Schallebene geht am Organ (Uterus) dorsal vorbei.
  - Postmenopausal ist der Uterus häufig gestreckt. Daher sind die Uterusgrenzen und der Endometriumreflex weniger klar darstellbar. Leichter Druck mit der zweiten Hand durch die Bauchdecke (bimanuelle Untersuchungstechnik) und die relative Aufrichtung des Uterus kann das Problem beheben/verringern.
  - Auch die Darstellung der Ovarien kann postmenopausal und im Senium problematisch sein. Zur Lokalisationserleichterung empfiehlt sich das Aufsuchen der Gefäßgabelung der A. und V. iliaca communis in die externen und internen Iliakalgefäße (Loco typico der Adnexe).

21.2 Sonographie in der Kinder- und Jugendgynäkologie

Die Ultraschalldiagnostik ist besonders in der Kinder- und Jugendgynäkologie die bildgebende Methode der Wahl. Sie empfiehlt sich bei Verdacht auf kongenitale Anomalien oder erworbene Erkrankungen (Unterbauchschmerzen 40–60 %, Bauchumfangszunahme, Übelkeit/Erbrechen, primäre Amenorrhö), bei schwierigen Anamneseerhebungskonstellationen, bei häufig klinisch eingeschränkten gynäkologischen Untersuchungsmöglichkeiten und zur Vermeidung invasiver/strahlenbelastender Diagnoseverfahren (Vaginoskopie, Röntgen). Ultraschall führt darüber hinaus zum Angstabbau vor der vaginalen Untersuchung bzw. kann diese häufig vollkommen ersetzen. Im Kindesalter werden die Anlagestörungen des Genitale meist nur selten wahrgenommen. Das typische Lebensalter zur Diagnostik ist die Zeit der Menarche (ausbleibende Menstruation, beginnende sexuelle Aktivität).

Sonographie

Der sonographische Standardzugang zum inneren Genitale des Kindes bzw. der Jugendlichen (Virgo) ist die transabdominale Ultraschalluntersuchung. Zusätzliche Informationen können der Perinealultraschall oder die Farbdopplersonographie liefern. Als Positionierung des Kindes ist die Rückenlage oder halbsitzend auf dem Arm/Schoß der Mutter zu wählen. Eine mäßige Harnblasenfüllung (abhängig vom Lebensalter) ist für die transabdominale Untersuchung als echoleere Flüssigkeitsvorlaufstrecke (Schallfenster) essenziell. Sowohl die leere (keine Wasservorlaufstrecke) als auch die prall gefüllte (Verdrängung der Ovarien aus dem kleinen Becken heraus nach kranial) Harnblase erschwert die Ultraschalluntersuchung oder macht sie unmöglich. Die Füllung der Harnblase erfolgt ausschließlich durch Trinken und geduldiges Abwarten. Retrograde transurethrale Harnblasenfüllungen mittels Katheter verbieten sich durch den minimal belästigenden Ansatz, dem sich die sonographische Untersuchung des Kindes

verschrieben hat. Zum Erhalt der Harnblasenfüllung während der Untersuchung empfiehlt sich, bei schreckhaften Patientinnen und Babys angewärmtes Ultraschallgel zu verwenden (*Cave:* reflektorische Miktion beim Öffnen der Windel).
Die 3D-Sonographie erreicht speziell zur Diagnostik von Anlagestörungen hohe Genauigkeit (Sensitivität 87 %, Spezifität 97 %) und ermöglicht auch der Patientin (Angehörigen) eine plastische Vorstellung. Dadurch können weiterführende Bildgebungen (MRT) wie auch endoskopische Diagnostik (Laparoskopie) mitunter entfallen.

Normalbefunde

Altersabhängige Entwicklungsprozesse des Uterus:

- **Neugeborenenphase** (Stadium I, 1. Lebensjahr): Durch mütterliche Östrogenisierung ist der Uterus im 1. Lebensjahr tropfenförmig (»Zipfelmütze«), der Korpus-Zervix-Index (CCI) liegt bei 1:2. Das Endometrium ist als echogenes Band darstellbar. Der Uterus ist im Mittel 4,5 cm lang.
- **Hormonelle Ruhephase** (Stadium II, 2.–8. Lebensjahr): Der Uterus nimmt im 2. Lebensjahr eine Sichelform an und ist deutlich verkleinert (im Mittel 2,6 cm) mit einem Korpus-Zervix-Index von 1:1. Das Endometrium ist nicht mehr darstellbar.
- **Präpubertäre Wachstumsphase** (Stadium III, ab 9. Lebensjahr): Kurz vor der Pubertät kommt es zur zunehmenden Vergrößerung des Längendurchmessers des Uterus (3,5–4 cm). Dies geschieht durch ein Korpuswachstum bei gleichbleibender Zervixgröße.
- **Postmenarche** (Stadium IV): Bei Erreichen der Geschlechtsreife stellt sich die typische Birnenform des Uterus ein (im Mittel 5,2 cm). Der Korpus-Zervix-Index beträgt 2:1. Am Endometrium sind zyklusdynamische Veränderungen nachweisbar (▣ Abb. 21.3).

Die **Ovarien** weisen eine lineare Größenzunahme auf: In der Neugeborenenphase ist durch die maternale Östrogenisierung eine Follikelbildung möglich. Ovarielle Zystenbildungen beim Fetus, Neugeborenen oder Säugling sind fast immer spontan reversibel (Interventionserfordernis sehr selten). Danach folgt die Ruhephase ohne ovarielle Aktivität (Volumen ca. 1 ml). Ab dem 8. Lebens-

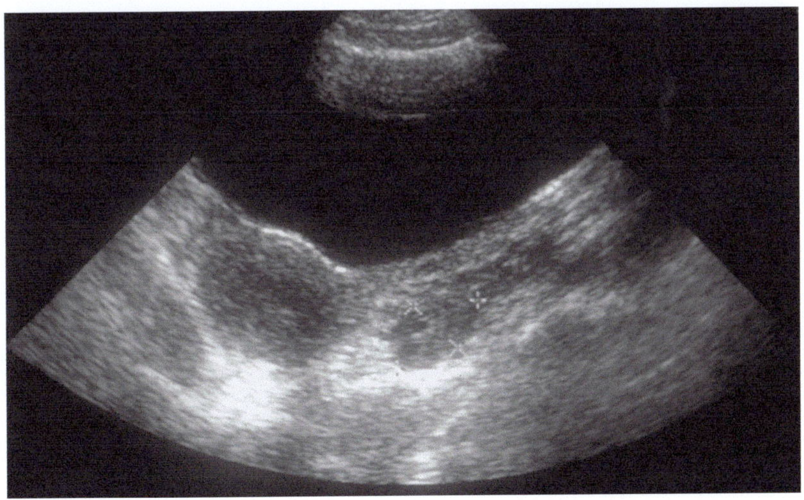

▣ **Abb. 21.3** Unauffälliges inneres Genitale: dorsal der ausreichend gefüllten Harnblase liegt links im Bild der Uterus im Querschnitt, rechts lateral befinden sich die rechten Adnexe. Bemerke die Impression der Gebärmuttervorderwand in die Blasenhinterwand (Transabdominalsonographie)

jahr treten ein erneutes Wachstum und Follikelbildung auf (Volumen 2–4 ml). Als sonographische Leitstruktur zum Aufsuchen der Ovarien können die internen Iliakalgefäße dienen. Die Darstellbarkeit der Ovarien beidseits ist neonatal und postpubertär in 80 % zu erreichen. Die sichere Identifizierung der (unauffälligen) Eierstöcke gelingt im Kleinkindalter dagegen deutlich seltener.

Die **Vagina** ist transabdominal nur unter der Voraussetzung einer geeigneten Harnblasenfüllung an einer typischen Dreischichtung zu erkennen (hintere und vordere Vaginalwand echoarm, dazwischen echoreiche Scheidenluft), die im rechten Winkel zur Zervix darstellbar ist.

▪ Anlagestörungen und Fehlbildungen

Genitale Fehlbildungen sind in der Bevölkerung mit einer Prävalenz von 0,2–0,4 % (3–13 % bei Sterilitäts-/Infertilitätspatientinnen) zu erwarten. Aufgrund ontogenetischer Zusammenhänge sind uterine Fehlbildungen gehäuft mit vaginalen, zervikalen Anomalien und/oder Anlagestörungen der Adnexe wie des Urogenitaltrakts vergesellschaftet (▶ Abschn. 22.5).

▪▪ Hymenalatresie/Vaginalseptum (30 %)

- **Definition:** Störung der anatomischen Entwicklung, gestörter Abfluss des Menstrualblutes (Abb. 21.4)
- **Klinik:** Abdominaltumor, Bauchschmerzen, Blasenentleerungsstörungen
- **Sonographie:** Hämato(hydro)metrokolpos (intrakavitäre Flüssigkeitsansammlung in Scheide, Zervix und Corpus uteri)
- **assoziierte Anomalien:** Fehlbildungen der Nieren, des Magen-Darm-Trakts und des Herzens, Fisteln

▪▪ Doppelbildungen (30 %)

- **Formen:** Uterus duplex, Uterus bicornis, Uterus septus, Scheidenduplikatur, Persistenz der Kloake mit/ohne Blasenekstrophie
- **Definition:** Hemmungsfehlbildung
- **Klinik:** evtl. Abflussbehinderungen des Menstrualblutes
- **Sonographie:** Septum in Uterus/Vagina, »herzförmiger« Uterus
- **assoziierte Anomalien:** in 50 % mit Fehlbildungen der ableitenden Harnwege einhergehend

▪▪ Mayer-Rokitansky-Küster-Hauser-Syndrom (<5 %)

- **Definition:** Differenzierungsstörung der Müller-Gänge, Vaginalaplasie bei rudimentärem Uterus (Abb. 21.5)
- **Klinik:** primäre Amenorrhö, erfolglose Kohabitationsversuche
- **Sonographie:** kein Uterus darstellbar, Ovarien vorhanden
- **assoziierte Anomalien:** in 40 % mit Nierenfehlbildungen, in 12 % mit Skelettanomalien (Lendenwirbelsäule, Rippen) einhergehend

▪▪ Ullrich-Turner-Syndrom (Monosomie X0)

- **Definition:** chromosomale Entwicklungsstörung (45,X0) (▶ Abschn. 16.6)
- **Klinik:** Kleinwuchs, Pterygium colli, Fassthorax, primäre Amenorrhö
- **Sonographie:** in Zweidritteln der Fälle strangförmige Ovarien (Streak-Gonaden)

▪▪ Swyer-Syndrom

- **Definition:** reine Gonadendygenesie (46,XY), weiblicher Phänotyp, rudimentärer Uterus und beidseits rudimentäre, strangförmige Ovarien
- **Klinik:** Ausbleiben der Sexualentwicklung, primäre Amenorrhö

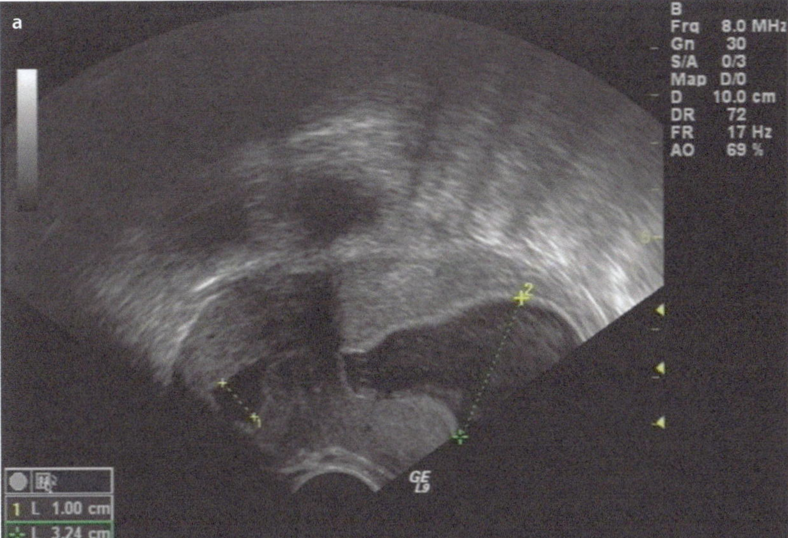

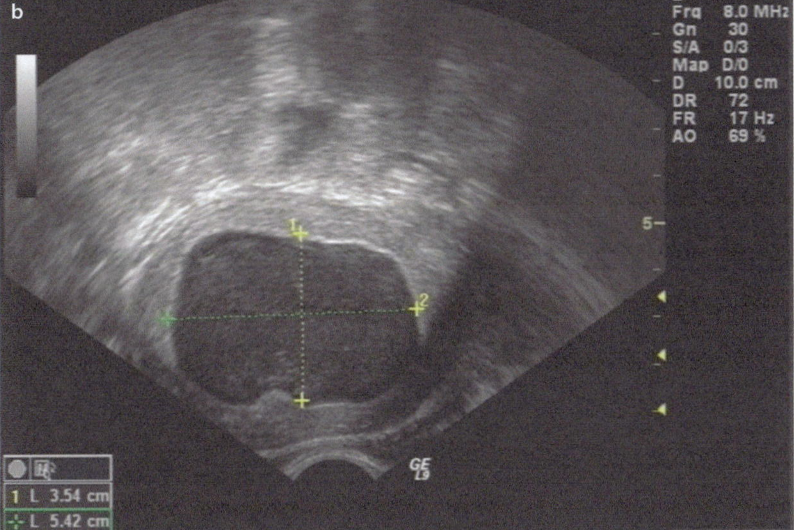

Abb. 21.4 Hämatometra. **a** Sagittalschnitt: durch echoarme, homogene Flüssigkeitsfüllung dilatierte Gebärmutterhöhle bei antevertiertem, anteflektiertem Uterus mit nicht stimuliertem Endometrium, **b** Transversalschnitt: intrakavitäre Flüssigkeitsmenge (Markierungen), Endometrium strichförmig (Transvaginalsonographie)

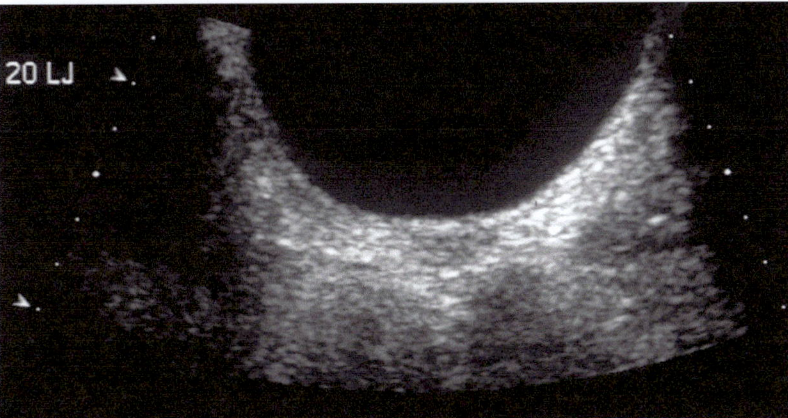

Abb. 21.5 Mayer-Rokitansky-Küster-Hauser-Syndrom (20. Lebensjahr): Dorsal der Harnblase kommt keine eindeutig abgrenzbare Organstruktur zur Darstellung. Der echoarme, ovale Befund mittig dorsal der Harnblase entspricht dem Vaginalansatz (Transabdominalsonographie)

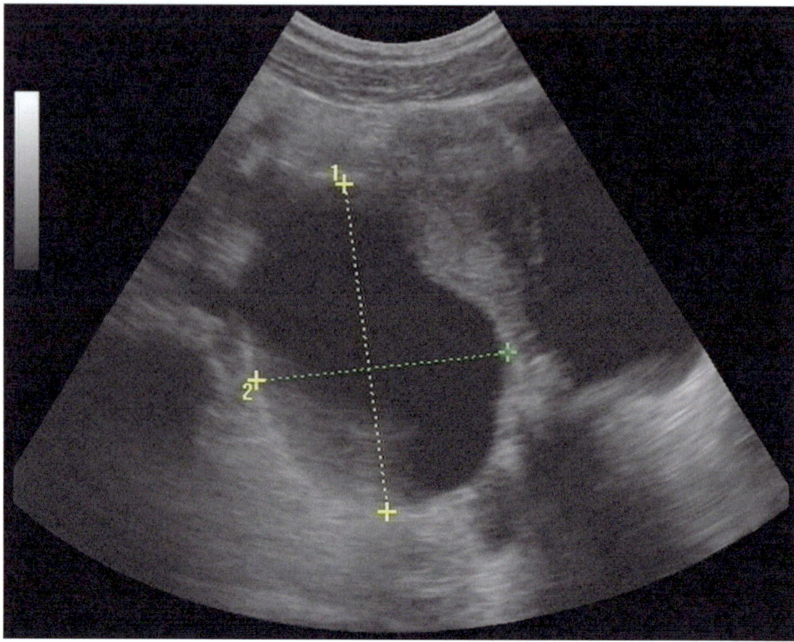

Abb. 21.6 Ovarialzyste (12. Lebensjahr): transabdominale Darstellung einer echoleeren, glatt und scharf begrenzten Ovarialzyste. Vor der Zyste (rechts) der gestreckte unauffällige Uterus und die gefüllte, echoleere Harnblase

- **Sonographie:** Uterus und Ovarien nicht darstellbar
- **assoziierte Anomalien:** Streak-Gonaden neigen zur malignen Entartung, daher frühzeitige Entfernung

Intersexualität

- Intersexuelles Genitale

Entwicklungs-/Funktionsstörungen

- Pubertas praecox
- Gonadendysgenesie
- testikuläre Feminisierung
- Hypogonadismus
- polyzystisches Ovarialsyndrom (PCO)
- Amenorrhö
- vaginale Blutungen (Fremdkörper, Trauma, Tumor, Polyp, verstärkte endogene oder exogene Östrogenisierung, Infektion, Missbrauch)

Raumforderungen im kleinen Becken

- Ovarielle Torsion
- Ovarialzysten (16–25 %), davon >90 % benigne (Abb. 21.6)
- benigne Keimzelltumoren (20 % bilateral):
  - Dermoid (mesodermal und ektodermalen Ursprungs, 28–73 %, Abb. 21.8)
  - Teratom (Anteile aller 3 Keimblätter), davon 1–2 % maligne (sonographisch uneinheitlich, zystisch/solide, Kalzifikationen)
- Malignome des Ovars (selten, 68 % entsprechen Keimzelltumoren)
- leukämische Infiltration des Ovars
- Malignome von Uterus, Zervix, Scheide

▪▪ Zysten der Scheidenwand (▫ Abb. 21.7)

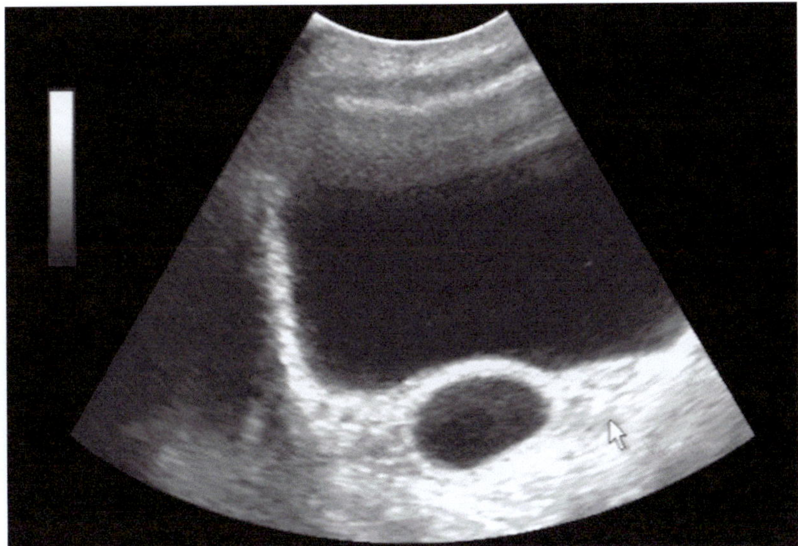

▫ **Abb. 21.7** Gartner-Gang-Zyste (13. Lebensjahr): transabdominale Darstellung einer echoleeren, glatten Zyste im Bereich der vorderen Scheidenwand. Kranial der Zyste die gefüllte Harnblase. Links in der Abbildung der gestreckte unauffällige Uterus

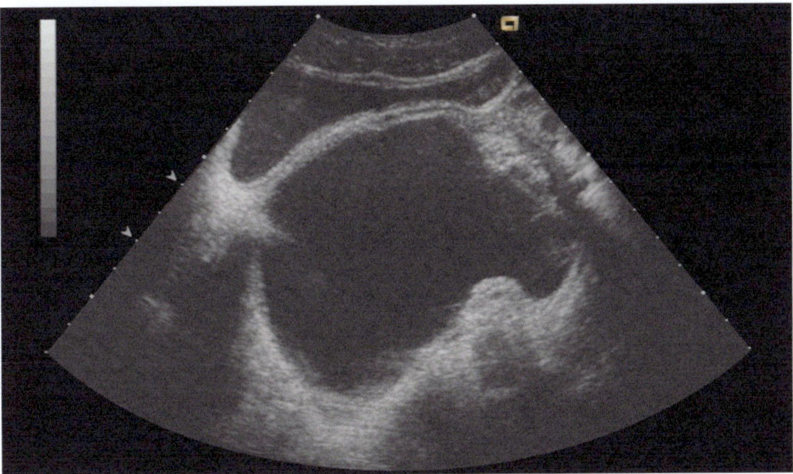

▫ **Abb. 21.8** Dermoid (11. Lebensjahr): transabdominale, transvesikale Darstellung eines zystischen echoleeren Adnexprozesses mit randständig echoreichen Anteilen, die Talg, Verkalkungen oder Haaren entsprechen

▪ Weiterführende Diagnostik

Die sonographische Darstellung der Nieren ist beim Nachweis von Anlagestörungen oder Fehlbildungen des inneren Genitales aufgrund der Assoziation mit renalen Fehlbildungen (Doppelbildungen der Nieren, Ureter) obligat. Gegebenenfalls ist darüber hinaus die radiologische Bildgebung (Infusionsurogramm, CT, MRT) indiziert.

▪ Diagnostische Probleme

Optimale Untersuchungsbedingungen sind nur durch eine suffiziente Blasenfüllung gegeben. Diese ist stark von der Compliance der Patientin (Alter!) und der Mutter abhängig. Differenzialdiagnostisch kann ein Querschnitt des M. iliopsoas oder eine gefüllte Darmschlinge mit dem Ovar verwechselt werden. Bei unklaren Unterbauchtumoren sollte immer auch die Möglichkeit einer Beckenniere beachtet werden. Bei sekundärer Amenorrhö ist in entsprechendem Alter des Kindes stets auch die Möglichkeit einer Schwangerschaft miteinzubeziehen.

21.3 Gynäkologische Dopplersonographie

Die Spektraldoppleranalyse ermöglicht es, die der Dopplersonographie immanenten Ultraschallfrequenzverschiebungen als Frequenz-Zeit-Diagramm abzubilden und daraus anhand der Erythrozytenbewegungen Flussgeschwindigkeiten sowie Widerstandsindizes fetaler und maternaler Blutflüsse bestimmbar zu machen. Im Gegensatz zum Spektraldopplerverfahren, das den zeitlichen Verlauf der Flussgeschwindigkeit an einem umschriebenen (untersucherbestimmten) Messort ermittelt, können mittels »color flow mapping« der Farbdopplersonographie die erythrozytären Flusseigenschaften an mehreren Messorten gleichzeitig abgegriffen werden. Je nach Flussrichtung und -geschwindigkeit werden die registrierten Signale farbkodiert dem B-Bild überlagert dargestellt. Die Methode bildet im Gegensatz zur Spektraldopplersonographie also ein »Gesamtbild« des Vaskularisationsmusters eines größeren (untersucherbestimmten) Areals ab, z. B. eine Hypervaskularisation mit irregulärem Gefäßverlauf und variablen Anastomosen in einer tumorösen Raumforderung. Die Fortentwicklung der Darstellungstechnik erlaubt dabei inzwischen auch die dreidimensionale Darstellung von Gefäßdichte und -architektur und damit der Durchblutungsintensität eines Organs oder Organbereichs.

Sonographie

◘ Abb. 21.9, ◘ Abb. 21.10, ◘ Abb. 21.11, ◘ Abb. 21.12 u. ◘ Abb. 21.13

Normalbefunde

- **Uterus:** Die Aa. uterinae bzw. arcuatae weisen typischerweise im Wesentlichen zyklusunabhängig hohe Flusswiderstandswerte auf.
- **Ovar:** In den Aa. ovaricae sind hohe Gefäßwiderstände anzutreffen. Die intraovarielle Durchblutung zeigt einen erhöhten Widerstand in der Postmenopause. Ebenso ist der Flusswiderstand in der frühen Follikelphase hoch, ein erniedrigter Widerstand ist dagegen ab dem 8. Tag der Follikelphase sowie in der Lutealphase zu erwarten.

Pathologische Flussmuster

- **Myome:** Sie zeigen zirkulär ausgerichtete Vaskularisationsmuster ohne (differenzial-)diagnostisch charakteristische Veränderungen der Widerstands- oder Blutflussindizes. Bislang lassen sich aus dem Flussverhalten der versorgenden Arterien keine Prognoseparameter für Entartungs- oder Komplikationsrisiken gewinnen. Bei gestielten Myomen ist präoperativ die Dicke und Lage des Stiels farbdopplersonographisch darstellbar.
- **Corpus luteum/IVF-Diagnostik:** Im Corpus luteum wird eine Widerstandsminderung, am ehesten bedingt durch Neovaskularisation, bei gesteigertem Metabolismus (Östrogenproduktion) beobachtet. Erhöhte Dopplerindizes sind daher als Zeichen einer Lutealphasenstörung bzw. als negativer Indikator für die Konzeption bei IVF zu verstehen.
- **Ektope Schwangerschaft:** Die Diagnose einer Extrauterinschwangerschaft (EUG) ist neben den morphologischen Veränderungen (Eileiter, Cavum uteri, Douglas-Raum) anhand der Darstellung der ausgeprägten ringförmigen Vaskularisation der ektopen Fruchthöhle (»ring of fire« in der Farbdopplersonographie) zu stellen. Darüber hinaus besteht eine positive Korrelation zwischen dem β-HCG-Wert im Serum und dem

Vaskularisationsgrad einer ektopen Gravidität; damit kann für die EUG mit dopplersonographisch darstellbarer Vaskularisation eine erhöhte Ruptur- und Blutungsgefahr apparativ abgeleitet werden.

- **Blasenmole:** Typischerweise zeigen Blasenmolen keine zentrale Vaskularisation. Differenzialdiagnostisch weisen invasive Molen Durchblutungsmuster mit vermindertem Widerstand und erniedrigter Flussgeschwindigkeit auf.
- **Ovarialkarzinom:** Bedingt durch Neovaskularisation wird bei malignen ovariellen Prozessen eine gesteigerte Durchblutung mit erniedrigtem Gefäßwiderstand beobachtet. Vor allem die Messungen bei der postmenopausalen Patientin ohne Hormonsubstitution sind in ihrer Aussagekraft am verlässlichsten. Bei der prämenopausalen Patientin erschwert die zyklusabhängig schwankende Durchblutung der Ovarialgefäße die diagnostische Einordnung der Dopplerparameter. Aufgrund breiter Überlappungsbereiche konnte bislang, trotz multipler Studien, keine eindeutige Messwertgrenze zur Identifizierung maligner Ovarialtumoren definiert werden. Als Richtwert potenziell entarteter Tumoren wurde in Studien ein niedriger intraovarieller Flusswiderstand (Resistance-Index <0,4) angenommen. Jeder Ovarialbefund im postmenopausalen Organ bzw. außerhalb der Lutealphase mit vermehrter (unregelmäßiger) Vaskularisation (Farbdopplersonographie) und erniedrigtem Flusswiderstand (Spektraldopplersonographie) ist allerdings als kontrollbedürftig zu werten. Für die Einschätzung maßgebend ist dabei der jeweils kleinste gewonnene Messwert. Die Widerstandsbestimmung ist in diesem Zusammenhang nicht als diagnostisch beweisend anzusehen, sondern stellt im Zuge der Dignitätsbeurteilung von Adnexprozessen stets nur einen additiven Parameter dar.
- **Endometrium- und Zervixkarzinom:** Bei der Diagnostik des Endometriumkarzinoms ist aus der Dopplersonographie auch gegenüber dem B-Bild-Ultraschall kein Informationszugewinn zu ziehen. Sowohl beim Endometriumkarzinom wie auch bei Malignomen der Cervix uteri gelten niedrige Widerstandsindizes (Spektraldopplersonographie) zwar als neoplasieverdächtig, klinisch verwertbare prädiktive Messwertkonstellationen sind dabei aber nicht beschrieben. Im Bereich von Neubildungen des Gebärmutterhalses kann allerdings der Aspekt einer chaotischen Gefäßvermehrung (»color flow mapping«) als prognostisch ungünstige Zusatzinformation gewertet werden.

Im Vergleich zu ihrem Stellenwert in der Geburtshilfe ist die Dopplersonographie in der Gynäkologie als stets indikationsgebundene ergänzende Methode zur morphologischen Diagnostik zu verstehen. Hierbei ist ihre Domäne in der Dignitäts- und Differenzialdiagnostik zu sehen: Charakteristikum maligner Prozesse ist die hohe Gefäßdichte mit hoher diastolischer Flussgeschwindigkeit aufgrund der fehlenden/hypoplastischen Media in Tumorgefäßen und einer Vielzahl arteriovenöser Shuntbildungen.

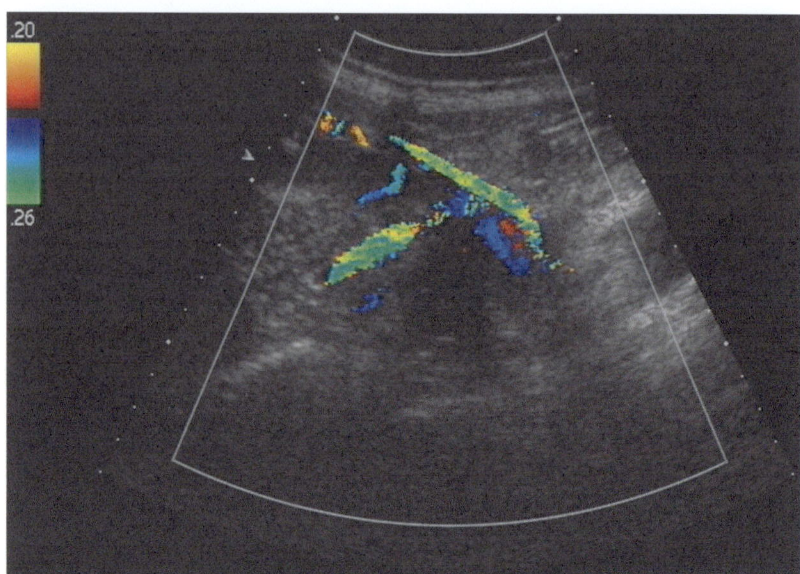

Abb. 21.9 Farbdopplersonographische Flussdarstellung in der A. uterina: Die im Parametrium zum Uterus verlaufende A. uterina (von links oben nach rechts unten) kreuzt die Iliakalgefäße

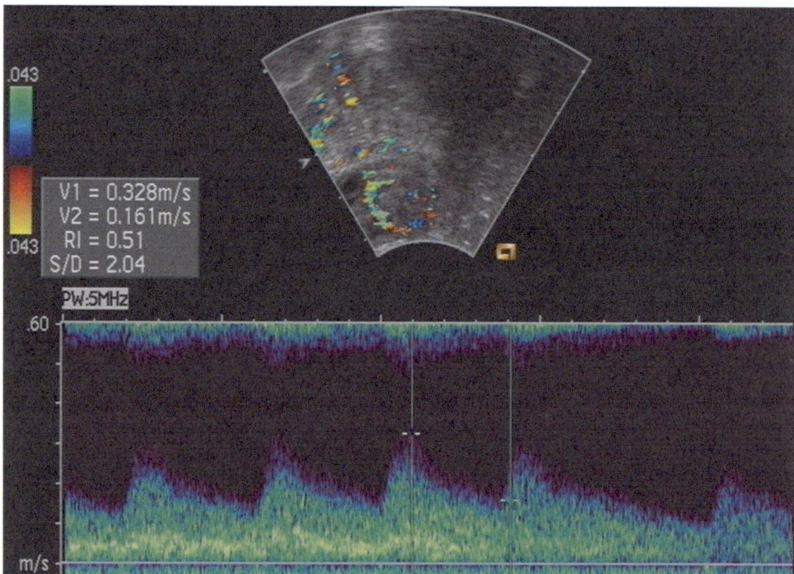

Abb. 21.10 Dopplersonographische Flussuntersuchung der A. uterina: spektraldopplersonographische Darstellung eines physiologischerweise hohen Flusswiderstands (RI 0,51) in den die Gebärmutter versorgenden uterinen Gefäßen

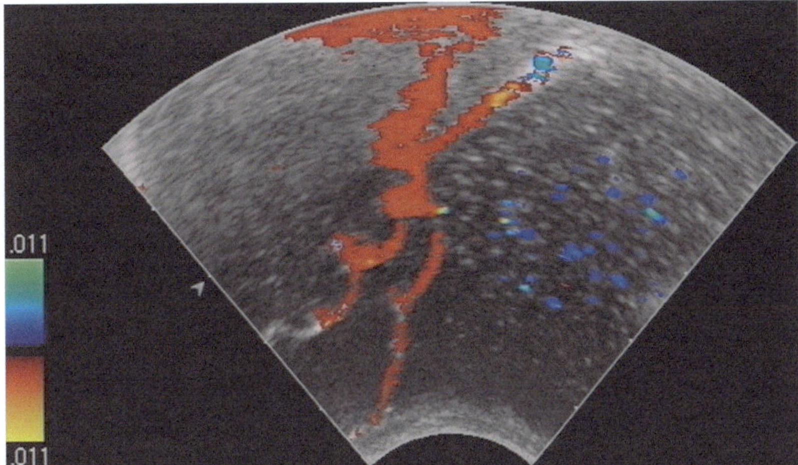

■ **Abb. 21.11** Mehrfach septierter Ovarialtumor: Septendicke 2 mm. Septen deutlich vaskularisiert

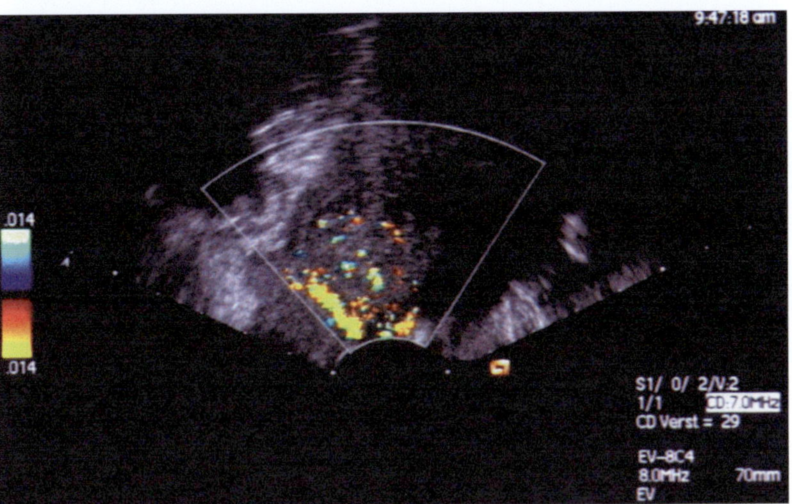

■ **Abb. 21.12** Gynäkologische Durchblutungsdiagnostik: farbdopplersonographische Darstellung des irregulären Hypervaskularisationsmusters eines Zervixkarzinoms

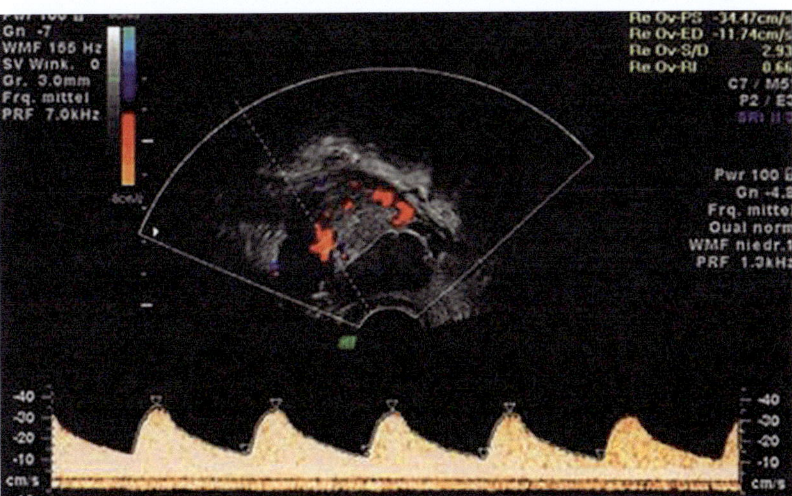

■ **Abb. 21.13** Gynäkologische Durchblutungsdiagnostik: Spektraldopplersonographie zur Einschätzung der Vaskularisation bzw. Dignität eines soliden zystischen Adnextumors (Ovarialkarzinom)

21.4 Interventioneller Ultraschall (INVUS)

Allen sonographisch geführten Punktionen, welche der Entnahme von Flüssigkeiten oder Geweben aus dem Körper zu diagnostischen (Zytologie oder Histologie) und/oder therapeutischen Zwecken (Entlastungspunktion) unter Ultraschallkontrolle dienen, ist der minimal-invasive Charakter gemeinsam. Vorteilhaft wirken sich in diesem Zusammenhang die zielgenaue Ultraschallführung (Zielgenauigkeit, Komplikationsvermeidung), der Verzicht auf ionisierende Strahlen und Kontrastmittel, die ubiquitäre Verfügbarkeit der Technik und der günstige ökonomische Aspekt dieser Prozeduren aus. Die Gesamtheit dieser diagnostischen ultraschallgestützten Interventionen findet sich unter dem Akronym INVUS (interventioneller Ultraschall) wieder.

21.4.1 Grundsätzliches

- Im Verhältnis des diagnostischen Nutzens (Indikation) zu den prozedurimmanenten Risiken ist ein Überwiegen des potenziellen Benefits durch den Eingriff essenziell.
- Akkurate Planung und Punktionsdurchführung ist entsprechend der niedrigst möglichen Eingriffsrisiken zu gewährleisten.
- Der Eingriff erfolgt nur nach Aufklärung zur Erlangung eines »informed consent« durch die Patientin.
- Allgemeinmedizinische Risiken (z. B. pathologische Gerinnungssituation mit >50.000 Thrombozyten, Quickwert >50 %, INR >2, Infektion) sind bei der Planung, Indikationsstellung, Durchführung und Nachbetreuung zu berücksichtigen.
- Die Prozedur erfolgt unter kontinuierlicher Ultraschallüberwachung (Komplikationsvermeidung).
- Als häufigste unmittelbar interventionsbedingte Komplikationen einer INVUS-Punktion sind Schmerzen im Bereich der Einstichstelle (ggf. Lokalanästhesie erforderlich), Blutungen oder Verletzungen von intraabdominalen Strukturen (u. a. von Darmschlingen, Blutgefäßen, parenchymatösen Organen) zu beachten.
- Eine adäquate postinterventionelle medizinische Überwachung ist sicherzustellen.

Vorbereitung

Aufklärung der Patientin über Indikation, Alternativen und Risiken des geplanten Eingriffs mit schriftlicher Dokumentation. Anschließend Lagerung, Verabreichung einer Lokalanästhesie (selten einer Analgosedierung) und Auswahl sowie Desinfektion (Asepsis) der günstigsten Punktionsstelle. Die Entscheidung für ein Punktionsinstrument (z. B. einlumige Punktionsnadel 19–22 Gauge, großlumige Kanüle, ZVK-Punktionsset, suprapubischer Katheter) hängt von der Indikation, von der Lage und vom Inhalt der zu punktierenden Raumforderung ab. Sterile Kautelen sind bei jeder Punktion einzuhalten. Die Schallkopfankoppelung an die jeweilige Oberflächenstruktur der Patientin (Haut, Scheidenhaut) ist daher mit sterilem Gel, Desinfektionsflüssigkeit und unter Verwendung steriler Schallkopfhüllen zu bewerkstelligen. Um bei den im Folgenden beschriebenen Eingriffstechniken den Arbeitsplatz ergonomisch zu organisieren (Operateur und Ultraschallgerät sind auf gegensinnigen Seiten der Patientin lokalisiert), ist ggf. die Schallkopfführung vor allem aber die Bedienung des Ultraschallgeräts durch einen Assistenten erforderlich.

Eingriffstechniken

Die Nadelnavigation mit dem Ziel, eine intrakorporale Zielstruktur mit einer Punktionsnadel(-spitze) zu erreichen, ist prinzipiell in 2 unterschiedlichen Herangehensweisen möglich: mittels schallkopfspezifischer Punktionshilfe (fest eingestellte Winkelnavigation in In-plane-Technik) oder als Freihandpunktionsverfahren. Im Rahmen der Freihandtechniken ist wiederum zwischen 2 unterschiedlichen Praktiken zu unterscheiden:

Out-of-plane-Punktion Der Einstich erfolgt außerhalb der Schallebene mit dem Zielobjekt. Die Nadelspitze wird von außen kommend an die quer zur Punktionsebene verlaufende Schallebene eingeführt und angenähert. Bei Erreichen der Ultraschallebene erscheint der Nadelultraschallreflex (Nadelspitze) als echoreicher Punkt (ggf. mit metallbedingten begleitenden Ultraschallartefakten). Die Punktion erfolgt in Freihandtechnik. *Vorteile:* Die Zielstruktur ist kontinuierlich in Sicht. Geringere Ansprüche an die Schallkopfführung (Anfängereignung). *Nachteile:* Das Einbringen der Punktionskanüle erfolgt ohne kontinuierliche sonographische Darstellung des Nadelverlaufs im Gewebe (eingeschränkte Nadelspitzenkontrolle). Unbemerktes Durchstechen der Zielstruktur außerhalb der Schallebene. Winkelnavigation durch fehlende Visualisierung des Nadellängsverlaufs und ggf. Verkippung des Schallkopfes an der Körperoberfläche erschwert.

In-plane-Punktion Die Ultraschallebene verläuft deckungsgleich zur Punktionsebene. Der Einstich erfolgt in Freihandtechnik seitlich versetzt, unmittelbar benachbart zur Schmalseite der Ultraschallsonde. Bei flach unter dem Schallkopf ins Gewebe eingeführtem Nadelinstrument wird von Anfang an und im gesamten Verlauf der Punktion visualisiert. *Vorteile:* Der vollständige Punktionskanülenverlauf wird als echoreicher (Artefakte verursachender) Ultraschallreflex dargestellt. Hohe Nadelspitzenkontrolle. *Nachteil:* Ultraschallebene und Nadelverlauf müssen vollständig deckungsgleich im Körper der Patientin verlaufen (Methode für den Geübten).

Durchführung

- Die Zielstruktur ist durch Sondenverschiebung in der Bildmitte der Ultraschalldarstellung und damit zentral unter dem Ultraschallkopf zu platzieren.
- Die Visualisierung (Reflex) der Nadelspitze ist deutlicher, wenn der Kanülenschliff zum Schallkopf weist (Bevel-up-Punktionstechnik).
- Ultraschallpunktionsnadeln erhalten durch eine spezielle Oberflächenstruktur (sandgestrahlt) bessere Ultraschallreflexionseigenschaften. Speziell die In-plane-Nadelführung profitiert von dieser Kanülencharakteristik.
- Die Schallkopf-Nadel-Koordination erfordert die strukturierte Winkelnavigation (<45°) unterhalb des Schallkopfes und verbessert so unabhängig vom jeweils gewählten Freihandpunktionsverfahren die Nadeldarstellbarkeit und so die Nadelspitzenkontrolle

21.4.2 Aszitespunktion transabdominal

Indikationen

Entlastung oder Gewinnung von zytologischem Material (Abb. 21.14).

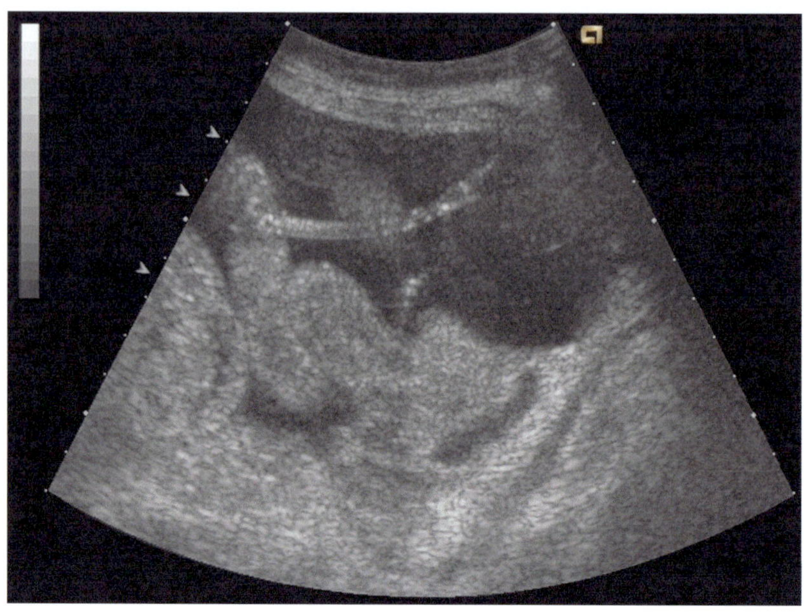

Abb. 21.14 Aszitespunktion (sonographische Kontrolle): Bei ausgedehnter intraabdominaler Flüssigkeitsansammlung lässt sich der eingebrachte Kunststoffdrain als echoreiche bogenförmige Doppelkontur sonographisch deutlich darstellen

▪ Prozedere

Punktionsinstrument: Venenverweilkanüle (12 oder 14 Gauge) bei kleineren Mengen Flüssigkeit (unter 1 l), suprapubische Katheter bei größeren Mengen. **Punktionsstelle:** Falls möglich, einer der unteren Quadranten des Abdomens mit dem größten Flüssigkeitsdepot. Eine Lokalanästhesie ist bei großlumigen Drainagen sinnvoll. Zur Punktion kann die Patientin fast stets in Rückenlage positioniert werden (ggf. Seitenlage, um die Größe des Zielvolumens günstig zu beeinflussen).

▪ Risiko

Das Punktionsrisiko umfasst die Fehlpunktion in Darmschlingen und Blutungen nach intraabdominal (selten) oder in die Bauchdecke (*Cave:* Antikoagulation). Eiweißsubstitution post punctionem ist in Abhängigkeit von der punktierten Menge und vom Gesamteiweiß der Patientin selten erforderlich.

21.4.3 Follikelpunktion transvaginal

▪ Indikationen

Entnahme von Eizellen bei geplanter IVF/ICSI.

▪ Prozedere

Nach Stimulation und Follikelmonitoring wird die Patientin Steinschnitt steil gelagert. Zum Eingriff wird eine auf den Transvaginalschallkopf aufsetzbare Punktionshilfe zur Nadelführung verwendet. Vorteilhaft wirkt sich bei der transvaginalen Punktionsroute die bei geringer Distanz vom Schallkopf zum Zielorgan gute Erreichbarkeit in Kombination mit einer einfachen Analgosedierung und geringem Personalaufwand aus.

▪ Risiko

Als Risiken sind Blutungen und die mögliche Verletzung von Nachbarorganen zu beachten.

21.4.4 Lymphzystenpunktion transvaginal oder transabdominal

▪ Indikationen

Symptomatische (Druck-)Entlastung (Schmerzen, Harnstau, Thromboserisiko) oder Gewinnung von zytologischem Material.

▪ Prozedere

Das technische Vorgehen wie auch die Risiken entsprechen denjenigen der transabdomialen Aszitespunktion oder der transvaginalen Follikelpunktion. Lagerung der Patientin je nach Punktion (transabdominal/transvaginal) in Rückenlage oder Steinschnitt steil.

21.4.5 Hämatom-/Abszesspunktion transvaginal

▪ Indikationen

Postoperatives Hämatom/Abszess am Scheidenabschluss bei Zustand nach Operationen im kleinen Becken (Hysterektomie).

▪ Prozedere

Steinschnittlagerung steil. Die Punktion der typischerweise sich direkt hinter dem Scheidenabschluss befindlichen Flüssigkeitsansammlung erfolgt durch eine einlumige Kanüle (IVF-Punktionsset) unter Nadelführung durch eine auf den Transvaginalschallkopf aufsetzbare Punktionshilfe. Das unmittelbare Anlegen des Schallkopfes an den Scheidenabschluss sichert die problemlose Erreichbarkeit, aber auch die Risikovermeidung eines Durchstechens von Nachbarstrukturen (Darmschlingen).

▪ Risiko

Blutungen, Verletzung von Nachbarorganen und sekundäre Infektion der Punktionshöhle.

21.4.6 Serompunktion transabdominal

▪ Indikationen

Schmerzen durch die postoperative Ansammlung von seröser (putrider) Flüssigkeit im Wundgebiet.

▪ Prozedere

Wahl des geeigneten Punktionsortes unter Ultraschallsicht. Positionierung der Patientin in Abhängigkeit von der Befundlokalisation. Die Stärke der verwendeten Kanüle richtet sich nach der Menge und Konsistenz der Flüssigkeitsansammlung (je kleiner und flüssiger, desto dünner). Eine bakteriologische Untersuchung des Aspirats erweitert den Ansatz der symptomatischen Druckentlastung um die infektiologische Diagnostikoptionen.

21.5 Intraoperative und endoskopische Ultraschalldiagnostik

Die Symptomatik, das klinische Bild, das Ergebnis der bimanuellen Tastuntersuchung und der sonographische Befund sind bei manchen Patientinnen widersprüchlich und nur schwer in Übereinstimmung zu bringen. Dieses diagnostische Dilemma kann auch intraoperativ auftreten. Zur Bestätigung und/oder exakten Lokalisierung des Befunds kann eine Sonographie auch während einer Operation wertvoll sein.

21.5.1 Transabdominale intraoperative Sonographie

Eine Einsatzmöglichkeit des intraoperativen Ultraschalls mit konventionellen Sektor- oder Curved-array-Schallköpfen stellt die sonographische Leitung der Präparation im Cavum uteri dar (► Abschn. 8.3). Durch eine transabdominale Ultraschalldarstellung des Organs (Gebärmutter), des Operationsinstruments (Hysteroskop) sowie ihrer Beziehung zueinander kann der Einsatz von Operationsintrumenten, z. B. bei der Myomausschälung durch Beurteilung der Wandstärke, kontinuierlich beurteilt und geleitet werden. Insbesondere bei Synechien in der Gebärmutterhöhle (z. B. Asherman-Syndrom) kann der Operationsvorgang durch Ultraschall kontrolliert erfolgen. Intraoperativ dem Ultraschallbefund nicht zuzuordnende (z. B. retroperitoneale) Raumforderungen können durch abdominale oder vaginale Sonographie während einer (endoskopischen) Operation verifiziert bzw. exakt lokalisiert werden. Auf diese Art kann der Operationsgang sonographisch modifiziert werden.

21.5.2 Intraluminalsonographie

Durch die Entwicklung extrem kleiner Ultraschallköpfe (3,5–10 French) mit Frequenzen von 20–30 MHz wurde der Einsatz des intraluminalen Ultraschalls möglich. Die Eindringtiefe beträgt etwa 10 mm. Die Entwicklungen stammen vor allem aus der Gefäßdiagnostik in der Angiologie und Kardiologie. In diesem Bereich gelingt mithilfe von Ultraschall eine Darstellung u. a. von atherosklerotischen Plaques. In der Gynäkologie erfolgt die Anwendung zur Darstellung des Eileiterlumens. Dabei kommt ein 360°-Panoramabild durch 64 auf einem Kreissektor angeordnete Kristalle zustande. Damit können die Eileiterwand, die Muskularis der Tube und ihre Motilität beurteilt werden (◘ Abb. 21.15 u. ◘ Abb. 21.16).

Die Nachteile der Methode bestehen in den hohen Kosten (Einmalmaterial), der Platzierung des Ultraschallkopfs nur unter hysteroskopischer und/oder laparoskopischer Führung und dem Misslingen der Darstellung der distalen Eileiteranteile in etwa 25 % der Fälle. Die endosonographische Eileiterdiagnostik hat sich vor allem aufgrund der genannten Nachteile und technisch einfacherer Alternativen (Hysterosalpingokontrastsonographie, HyCoSy) bis heute in der Praxis nicht durchgesetzt, wäre aber als Methode prinzipiell verfügbar.

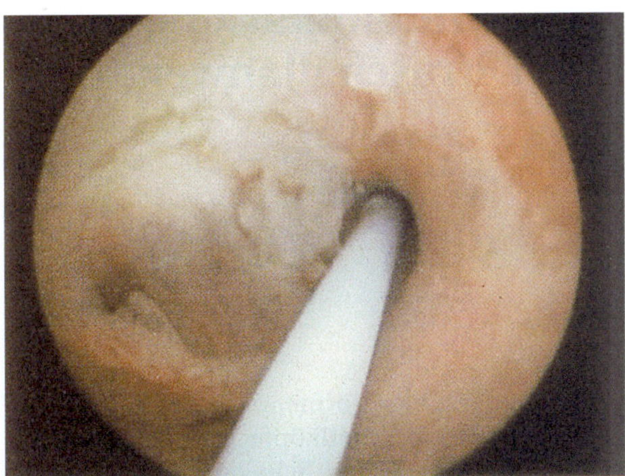

Abb. 21.15 Intraluminale Ultraschallsonde in situ

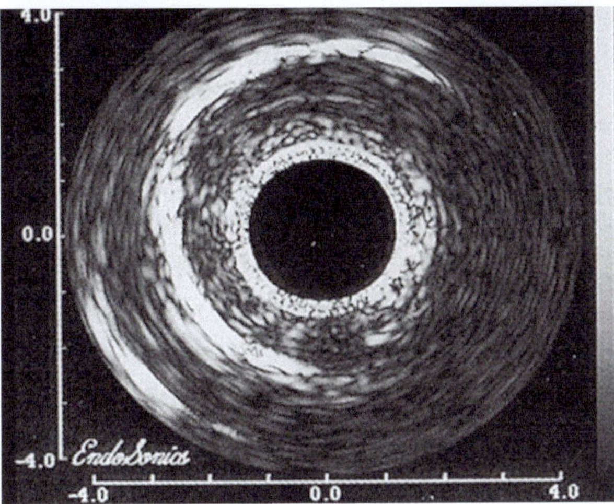

Abb. 21.16 Darstellung des Eileiters: 360°-Panoramabild durch 64 auf einem Kreissektor angeordnete Kristalle. Zirkuläre Darstellung der Schichten des Eileiters

21.5.3 Laparoskopische Sonographie

Laparoskopischen Ultraschallansätzen ist gemein, dass der Schallkopf durch einen Trokar direkt ins Abdomen eingeführt wird. Gemeint sind hier nicht ein transösophagealer oder transanaler Zugang und auch nicht eine im Rahmen eines laparoskopischen Eingriffs durchgeführte konventionelle (intraoperative) Sonographie.

Sonographie

Die eingesetzten Schallköpfe verwenden Frequenzen zwischen 5–7,5 MHz. Sie sind sowohl als Linear- wie auch Curved-array-Sonden verfügbar. Zum Einführen in das Abdomen muss der Schaft des Schallkopfs passend zum verwendeten Trokar ausreichend lang und flexibel sein. Es stehen 11-mm-Systeme mit 7,5- MHz-Schallköpfen zur Verfügung. Die Eindringtiefe beträgt 7 cm, und neben der B-Bild-Darstellung ist auch die dopplersonographische Blutflussbeurteilung möglich. Die (extrakorporale Schallkopfsteuerung umfasst die Rotation und Flexion in 2 Ebenen. Exakt passende sterile Überzüge sind notwendig.

Intraoperativ wird der Schallkopf unter laparoskopischer Sicht positioniert und direkt auf das zu untersuchende Organ/Gewebe aufgesetzt. Die Schaffung einer Wasservorlaufstrecke (Flüssigkeitsinstillation) kann sich zur Orientierung und zur Detailbetrachtung als hilfreich erweisen. Der Laparoskopiemonitor und der Ultraschallbildschirm sollten zur kontinuierlichen Korrelation der Bilder nebeneinander positioniert sein. Als diagnostischer Zugewinn ist bei benignen Ovarialtumoren eine Verbesserung der Differenzierung von »nicht betroffenem« Restovargewebe beschrieben. Ebenso ist z. B. bei Dermoiden die Lokalisation weiterer kleiner Dermoidkerne möglich. Eine weitere mögliche Anwendung ergibt sich bei Schwierigkeiten der intraoperativen Lokalisation des Trophoblasten einer Extrauteringravidität in niedrigem Gestationsalter (5.–6. SSW).

■ Indikationen

■■ Gynäkologische Indikationen

Bisher wird der endoskopische Zugangsweg für Ultraschallansätze eher selten beschritten. Gründe hierfür sind das hohe Auflösungsvermögen und die Untersuchungsqualität der Transvaginalsonographie, die bereits eine sehr exakte sonographische Inspektion des kleinen Beckens ermöglicht. Somit bleiben als gynäkologisches Einsatzgebiet der endoskopischen Sonographie:

- Beurteilung von (komplexen) Adnextumoren
- Beurteilung pelviner und paraaortaler Lymphknoten im Rahmen einer laparoskopischen Lymphadenektomie gynäkologischer Malignome
- intraoperative Kontrolle während hysteroskopischer Uteruschirurgie
- Suche einer »schwierigen« Extrauteringravidität
- verlorenes Intrauterinpessar (»lost IUP«)

■■ Nicht gynäkologische Indikationen

- Laparoskopische Nebennierenchirurgie: Kontrolle der Präparation und Tumorlokalisation
- Staginguntersuchung beim Pankreaskarzinom: Bei inoperablem Situs kann ggf. auf eine Laparotomie verzichtet werden
- Detektion und Lokalisation hepatischer Metastasen (◘ Abb. 21.17), z. B. in der kolorektalen Onkochirurgie
- Gallengangverletzungen: Prophylaxe im Rahmen der laparoskopischen Cholezystektomie
- Kontrolle lokaler direkter Therapien von Lebertumoren: Hitzekoagulations- oder Kryobehandlung (◘ Abb. 22.18 u. ◘ Abb. 21.19)
- Kontrolle nach Gefäßchirurgie, z. B. der Nierenarterie (◘ Abb. 21.20)

Potenzielle zukünftige Anwendungsmöglichkeiten liegen in der Beurteilung der Organdurchblutung (z. B. ovarielle Stieldrehung). Auch für die Abschätzung der Infiltrationstiefe eines Endometriumkarzinoms kann sich ein Anwendungsbereich für den endoskopischen Ultraschall abzeichnen.

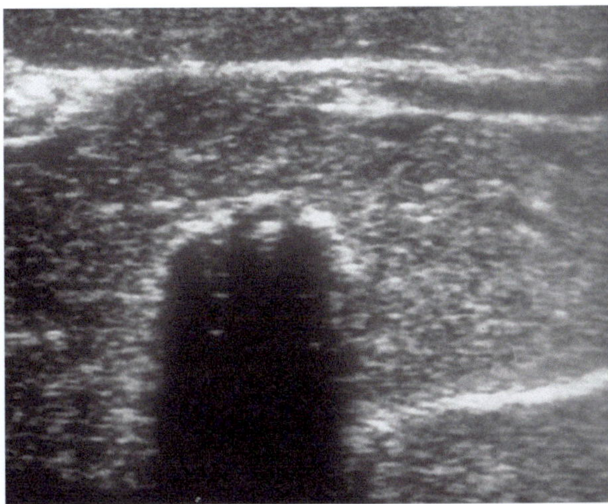

Abb. 21.17 Endoskopische Sonographie einer Lebermetastase: echoleere Raumforderung mit dorsaler Schallauslöschung

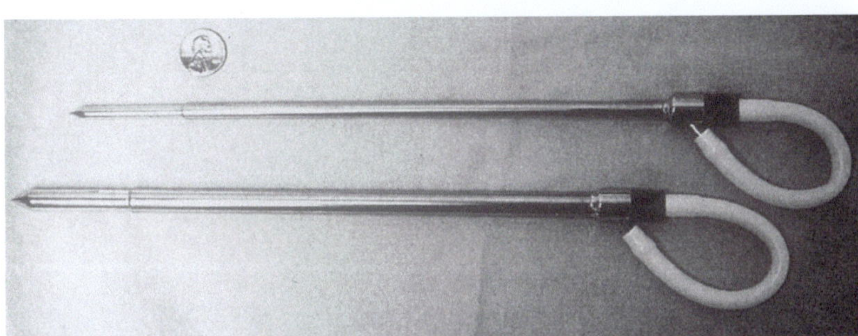

Abb. 21.18 Instrumentarium zur endosonographisch geführten Kryotherapie, z. B. von Leberfiliae

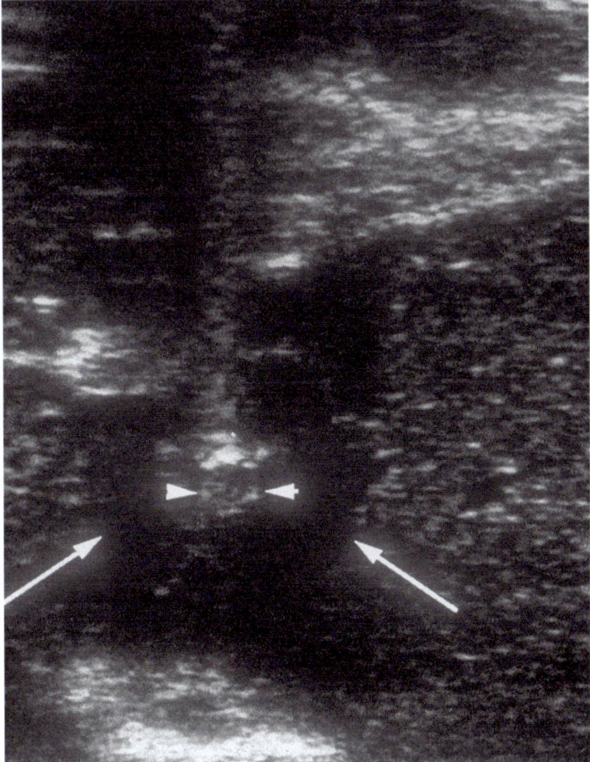

Abb. 21.19 Endoskopische Sonographie zur Therapie einer Lebermetastase: echoreiches Korrelat (Pfeile) des Beginns einer radiologisch-interventionellen Kryotherapie der in Abb. 21.18 beschriebenen Lebermetastase

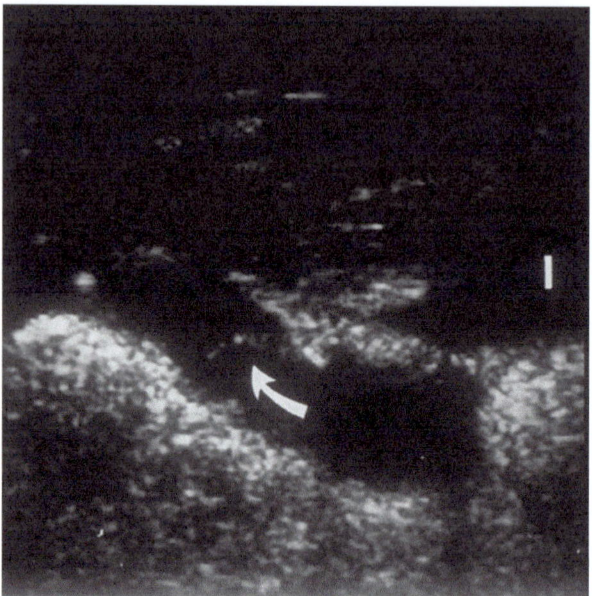

Abb. 21.20 Endoskopische Sonographie der Nierenarterie: transversaler Schnitt durch die Nierenarterie nach Endarteriektomie mit intraluminalem Intimalappen (Pfeil)

Uterus

Alexander Strauss

A. Strauss, *Ultraschallpraxis in Geburtshilfe und Gynäkologie*,
DOI 10.1007/978-3-662-49493-6_22,

22.1 Endometrium

Die Gebärmutterschleimhaut unterliegt im Verlauf des Menstruationszyklus charakteristischen Veränderungen. Die hormonell bedingte Umgestaltung des Endometriums ist im Besonderen mittels Ultraschall zu verfolgen. Auch in der Postmenopause verliert die sonographische Beurteilung des Endometriums nicht ihre Bedeutung und ist Teil der erweiterten gynäkologischen Untersuchung.

Sonographie

■ Abb. 22.1 u. ■ Abb. 22.2

Der sonographische Endometriumreflex (doppelte Endometriumdicke) stellt sich als zwischen dem echoarmen Myometrium der Uterusvorder- und -hinterwand verlaufendes, echoreiches, zyklusbedingt mitunter auch echoarmes, homogenes, glatt begrenztes Band dar. Ein echoarmer Randsaum an seiner Außengrenze entspricht einer gut vaskularisierten Myometriuminnenschicht. Seine Abgrenzung kann bei gestrecktem Uterus bzw. bei ausgeprägter Harnblasenfüllung (antevertierter Uterus wird in Streckstellung gebracht) schwierig sein. Myome und Uterusfehlbildungen können den Endometriumreflex partiell oder vollständig auslöschen.

In der Postmenopause (ohne Hormonsubstitution) bildet sich der Endometriumreflex strichförmig schmal und echoreich ab. Daneben kann immer wieder eine schmale, wenige Millimeter messende echoleere Flüssigkeitsansammlung beobachtet werden. Diese häufig als physiologisch zu wertende Serometra ist erst bei deutlicher Ausprägung/Progredienz als abklärungsbedürftig anzusehen. Ihre Breite ist bei der Messung der Endometriumreflexbreite nicht mitzuberücksichtigen.

Messung

Der Endometriumreflex wird an der breitesten Stelle senkrecht zur Uteruslängsachse in a.-p.-Ausrichtung gemessen. Dabei ist zu beachten, dass die Messstrecke der doppelten Endometriumhöhe entspricht. Hierfür muss die Vergrößerung ausreichend sein, um Messungenauigkeiten aufgrund des optischen Fehlers zu minimieren.

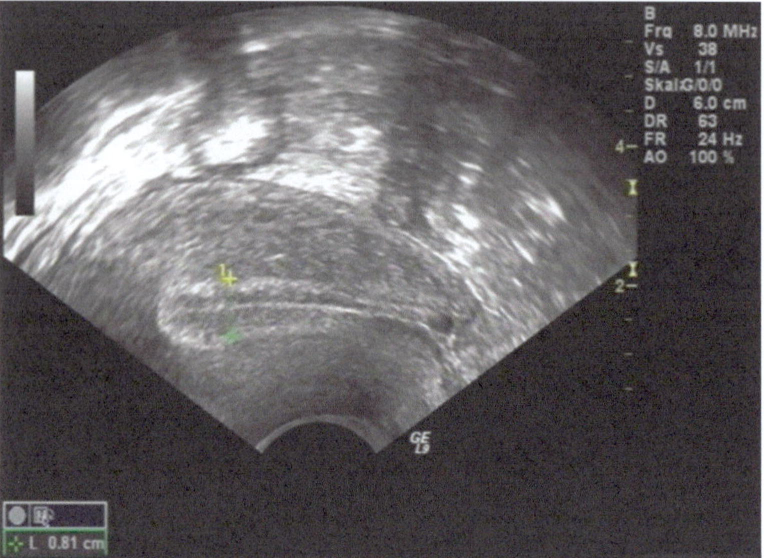

Abb. 22.1 Endometrium (Sekretionsphase): hochaufgebauter (8 mm) echoarmer, glatt begrenzter Endometriumreflex (doppelte Endometriumdicke)

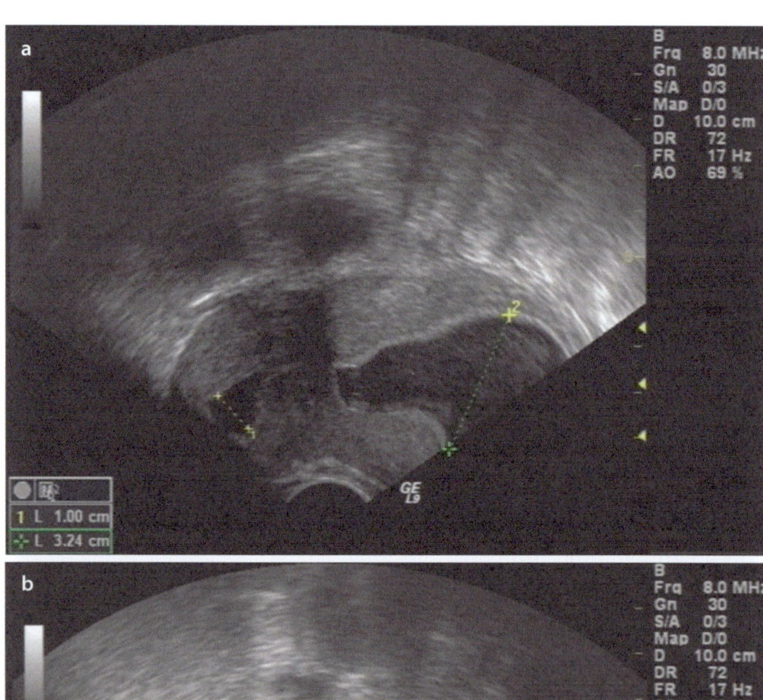

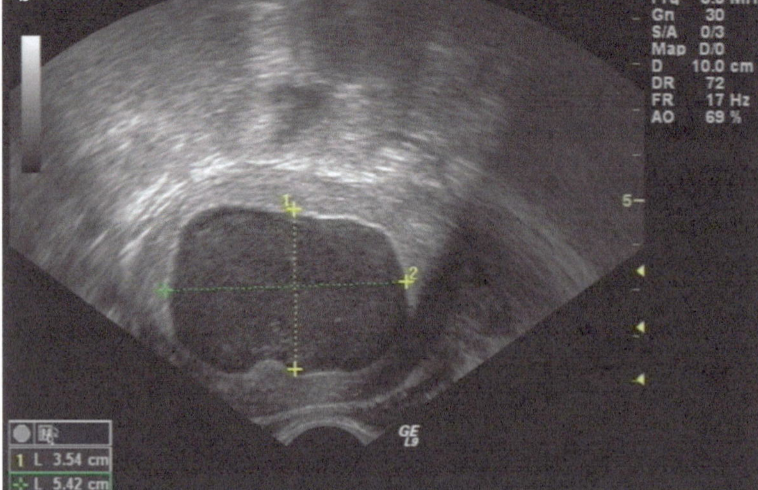

Abb. 22.2a,b Hämatometra. **a** Sagittalschnitt: durch echoarme, homogene Flüssigkeitsfüllung dilatierte Gebärmutterhöhle bei antevertiertem, anteflektiertem Uterus mit nicht stimuliertem Endometrium, **b** Transversalschnitt: intrakavitäre Flüssigkeitsmenge (Markierungen), Endometrium strichförmig

Tab. 22.1 Zyklusabhängigkeit des sonographischen Erscheinungsbilds des Endometriums

Zyklus-/Lebensphase	Echomuster/Dicke
Proliferationstyp (P- oder Typ 1)	Mäßig echoreich, homogen, glatt begrenzt (etwa 3 mm), tägliche Dickenzunahme 1–1,5 mm
Periovulations- oder mittzyklischer Typ (M- oder Typ 2)	Echoreicher Randsaum, sichtbares Mittelecho (Ödem der Superfizialzellen), Nebenbefunde: klaffender Zervikalkanal, Graaf-Follikel
Sekretionstyp 1 (S1- oder Typ 3)	Zunehmend echoreich, Mittelecho kaum mehr abgrenzbar
Sekretionstyp 2 (S2- oder Typ 4)	Echoreich, homogen (unmittelbar prae menstruationem 15–20 mm)
Postmenopausal	Echoreich, homogen, glatt begrenzt, »strichförmig« (ohne HRT <8 mm), Verkalkungen möglich
Postmenopausal unter HRT	Echoreich, homogen, glatt begrenzt (<10 mm)
Postmenopausal unter antiöstrogener Therapie (Tamoxifen)	Echoreich, inhomogen kleinzystisch, nur mäßig glatt begrenzt (<14–16 mm)

Dicke und Echomuster des Endometriums

Die Zyklusphase, der Menopausenstatus und ggf. Hormoneinnahmen (HRT, »hormonal replacement therapy«) verändern die Dicke und das Echomuster des Endometriums in charakteristischer Weise (Tab. 22.1). Eine Endometriumreflexdicke von >8 mm (Postmenopause ohne Hormoneinnahme) bzw. >12 mm (Postmenopause mit Hormoneinnahme) ist bezüglich der Entdeckung von Endometriumveränderungen (Hyperplasie, Polyp, Karzinom) mit einer Sensitivität von 80–100 % und mit einem positiven Vorhersagewert von 87–93 % verbunden. Für das Endometriumkarzinom allein beträgt die Sensitivität 94–100 %, allerdings bei nur 23–54 % positivem Vorhersagewert (▶ Abschn. 22.7).

22.1.1 Endometriumhyperplasie

Bei einer Endometriumreflexdicke von >8 mm bei der postmenopausalen Patientin (prämenopausal >14 mm) ist differenzialdiagnostisch an eine adenomatöse oder glandulär-zystische Hyperplasie zu denken. Das Echomuster der Gewebeveränderung zeigt bei glatter Begrenzung eine homogene oder kleinzystische Struktur. Beide Hyperplasietypen sind sonographisch nicht sicher voneinander zu unterscheiden und bedürfen daher der histologischen Klärung (Differenzialdiagnose: u. a. hochaufgebautes Endometrium unter HRT, Endometriumkarzinom). Dies gilt insbesondere dann, wenn weitere sonographisch negative Zusatzkriterien wie deutliche Dickenprogredienz oder unregelmäßige Begrenzung gegenüber dem Myometrium hinzukommen (Abb. 22.3).

22.1.2 Endometrium unter antiöstrogener Therapie (Tamoxifen)

Die Behandlung des rezeptorpositiven Mammakarzinoms mit Antiöstrogenen (SERM, selektive Östrogenrezeptormodulatoren) stellt einen Teil der Standardtherapie dieser Erkrankung dar. 75 % der Patientinnen erleiden unter Tamoxifen uterine postmenopausale Blutungen. Als Nebenwirkung ist bei langjähriger

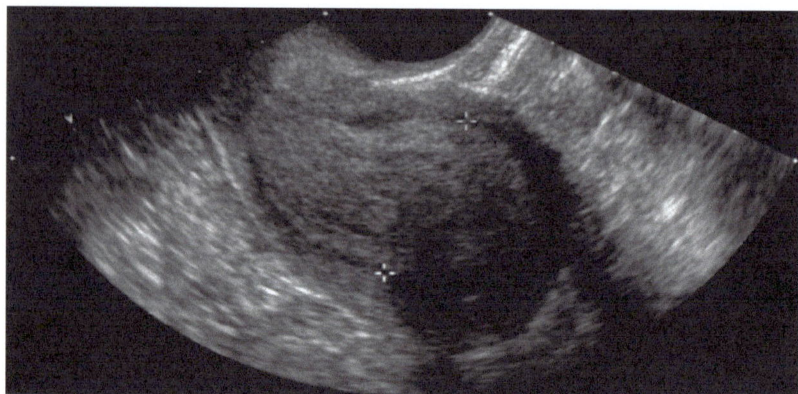

Abb. 22.3 Suspektes Endometrium: inhomogen, hochaufgebaut, unscharf und unregelmäßig begrenzt mit echoarmen/zystischen Arealen (Histologie: Korpuskarzinom)

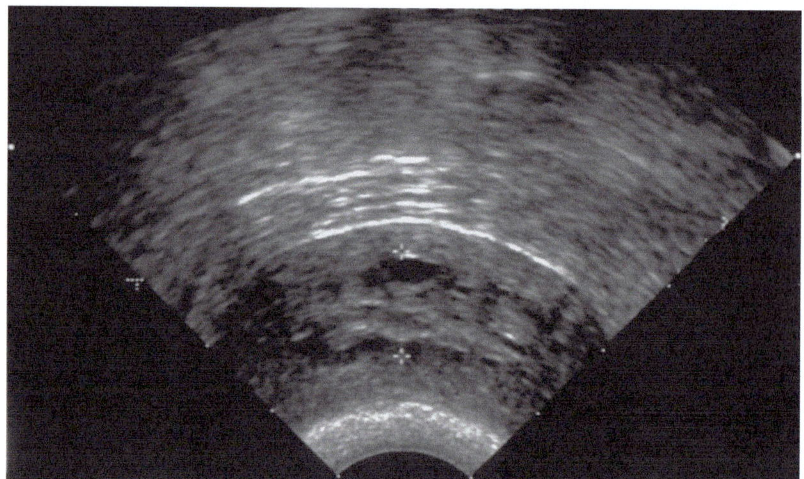

Abb. 22.4 Sonographisch suspektes Endometrium unter antiöstrogener Therapie (Tamoxifen): inhomogen, hochaufgebaut, unscharf begrenzt und deutlich kleinzystisch durchsetzt

Einnahme eine 4- bis 6-fache Steigerung des Auftretens komplexer Endometriumhyperplasien und eine geringgradigere Erhöhung des Risikos für die Entwicklung eines Endometriumkarzinoms (2-bis 4-fach) zu erwarten. Der Endometriumreflex unter antiöstrogener Therapie erscheint sonographisch verdickt und kleinzystisch (<3 mm) verändert (Abb. 22.4). Diesem Ultraschallbefund liegt bei Atrophie der Gebärmutterscheinhaut ein Ödem der subendometrialen Stromazellen ohne malignes Potenzial zugrunde (Schweizer-Käse-Muster). Daneben sind unter Tamoxifen gehäuft Polypen anzutreffen. Einheitliche Cut-off-Werte eines auffälligen (echoreichen) Endometriumreflexes unter Tamoxifen (Spannbreite 5–16 mm) sind derzeit nicht als gesichert anzusehen. Bestand haben Empfehlungen, bei unregelmäßiger Begrenzung und/oder deutlicher Veränderung des sonographischen Bildes (inhomogene Binnenstruktur) eine histologische Klärung zu erwägen.

22.1.3 Endometriumpolypen

Polypen der Gebärmutterschleimhaut treten häufig (8 % der Bevölkerung, mit altersbedingter Prävalenzzunahme) und in Sitz, Zahl, Größe und Form variabel auf. Sonographisch sind sie als runde oder ovale, scharf begrenzte, echoreiche, gut vaskularisierte Unterbrechungen des endometrialen Mittelechos, meist in

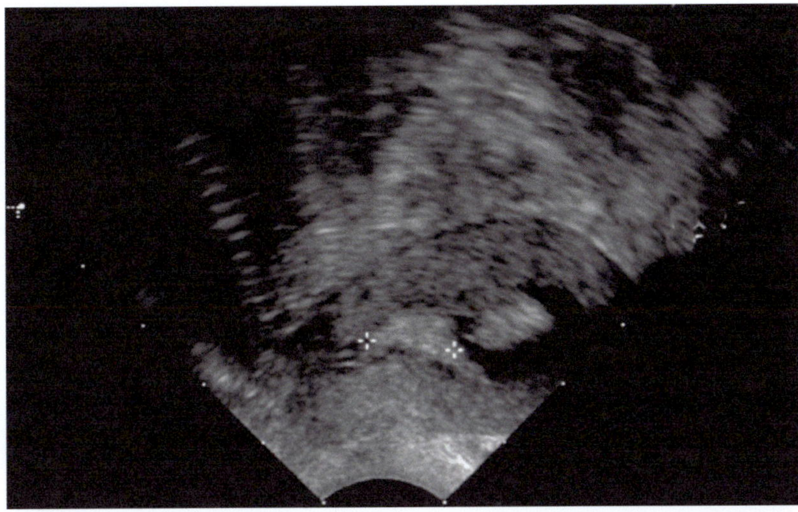

Abb. 22.5 Korpuspolyp: Am isthmo-korporalen Übergang stellen sich 2 Korpuspolypen von 10 mm Größe echoreich und glatt begrenzt dar (Nebenbefund: Serometra)

der Größe weniger Millimeter, darstellbar (Abb. 22.5). Sie verursachen häufig keine oder nur geringe Beschwerden, können jedoch auch durch (massive) Blutungsstörungen auffallen. Besonders kleinere Polypen werden nur bei gleichzeitig vorliegender Serometra durch den sie umgebenden Kontrast (echoleerer Flüssigkeitssaum im Cavum uteri) sonographisch darstellbar. Bei gestielten Polypen kann der Gefäßstiel mittels Farbdopplersonographie aufgesucht werden. Als spezifische Zusatzdiagnostik kann eine Hysterohydrosonographie dienen (retrograde Füllung des Cavum uteri mit sterilem Spülmedium), die zur Verbesserung der Kontrastierung der Gebärmutterhöhle und der sich darin befindlichen Strukturen eingesetzt werden kann (► Abschn. 27.2). Die Angaben zur Malignomwahrscheinlichkeit/-transformation schwanken zwischen 0,5 und 4,8 %.

Differenzialdiagnose

Karzinom, fokale Hyperplasie, submuköses Myom.

Prozedere

Abtragung (Abrasio, Resektionshysteroskopie).

22.2 Intrauterinpessar

Das Intrauterinpessar (IUP, IUD [»intrauterine device«], Spirale) ist die weltweit zweithäufigst verwendete Kontrazeptionsmethode. Alleine in Deutschland verwenden sie ca. 2–3 Millionen Frauen. Zu unterscheiden ist zwischen den in verschiedenen Größen erhältlichen Kupfer- und den in 2 Präparationen verfügbaren gestagenhaltigen Intrauterinpessaren. Die Kupferspirale erreicht einen Pearl-Index von 0,3–0,8 und die Hormonspirale von 0,16, sie bewegen sich damit im Bereich der Sterilisation der Frau (Pearl Index 0,2–0,3). Maßgeblich für die antikonzeptionelle Sicherheit des IUP ist vorwiegend die korrekte Lage der Spirale im Cavum uteri.

Klinik

In Abwägung des Einzelfalls ist die Einlage eines IUP besonders für Frauen geeignet, bei denen altersbedingt die Fertilität abnimmt (>35 Jahre), die schon mindestens ein Kind geboren haben und bei denen eine Kontraindikation oder

Unverträglichkeit gegen orale Kontrazeptiva besteht. Andererseits ist die lange tradierte Lehrmeinung – Spiraleneinlagen bei jungen Patientinnen zu vermeiden – aufgrund der Datenlage aufgelöst. Als Nebenwirkungen von IUP-Einlagen sind Blutungsstörungen (Spotting, Zwischenblutungen, Polymenorrhö), eine erhöhte Rate an Genitalinfektionen, eine 5-fach erhöhte EUG-Rate, die Ausstoßung des IUP (etwa 5 % der Trägerinnen pro Jahr) oder die Uterusläsion/-perforation bei der Einlage (1 ‰) beschrieben.

Streng ist die Indikation zur Spiraleneinlage daher bei Zustand nach EUG oder bei bereits bestehenden Regeltempostörungen zu stellen. Nicht verwendet werden darf das IUP bei bestehender Schwangerschaft, unmittelbar postpartal, bei diagnostisch nicht abgeklärten Blutungsstörungen, bei großem Uterus myomatosus und submukösen Myomen, bei Uterusfehlbildungen (Uterus bicornis, subseptus) und bei Immunsuppression bzw. rezidivierenden Genitalinfektionen.

Sonographie

▫ Abb. 22.6, ▫ Abb. 22.7 u. ▫ Abb. 22.8

Die kupferhaltigen Präparate sind intrauterin als gerade echoreiche Strukturen mit dorsaler Schallauslöschung darstellbar, während die gestagenhaltigen Spiralen wegen ihrer geringeren Echogenität deutlich eingeschränkt im Ultraschallbild zu erkennen sind. Sie werden oft nur aufgrund ihrer dorsalen Schallauslöschung in ihrer Lage beurteilbar.

Die Spiraleneinlage erfordert die transvaginale sonographische Kontrolle vor und nach der Applikation und in der Folgezeit in regelmäßigen Abständen, um die korrekte Lage und somit die kontrazeptive Sicherheit zu prüfen. Vor der Einlage eines IUP sind sonographisch die Form, Lage und Größe des Uterus zu beurteilen. Gleichzeitig ist das Vorhandensein von Uterusfehlbildungen und submukösen Myomen auszuschließen und die Cavumlänge auszumessen. Direkt nach der Einlage des IUP erfolgt eine erste sonographische Lagekontrolle. Hierzu und in Folgeuntersuchungen dient die Ausmessung des Abstands zwischen Cavumspitze und kranialem IUP-Ende (in Längsrichtung beurteilt) der Lagekontrolle. Hohe kontrazeptive Sicherheit ist in der Regel bis zu einem Wert von 8–10 mm (freie Endometriumstrecke) gegeben. Besonderes bei jungen Frauen mit einer höheren Inzidenz von IUP-Dislokationen ist eine Lagekontrolle 4–12 Wochen nach der Einlage zu empfehlen. Weitere Kontrollen sollten im Rahmen der gynäkologischen (Vorsorge-)Untersuchungen erfolgen.

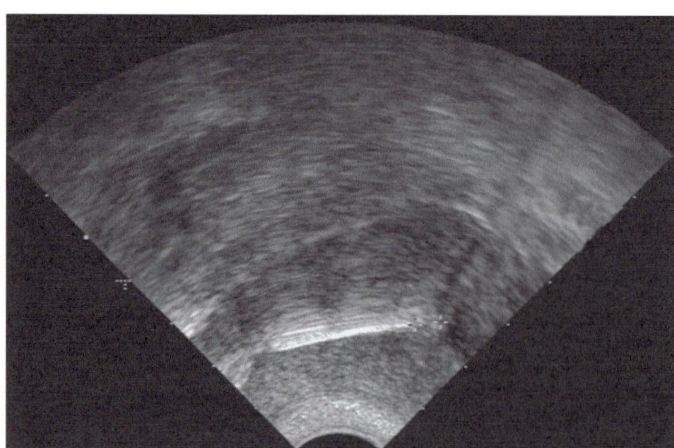

▫ **Abb. 22.6** Antevertierter, anteflektierter Uterus mit korrekt liegender Kupferspirale

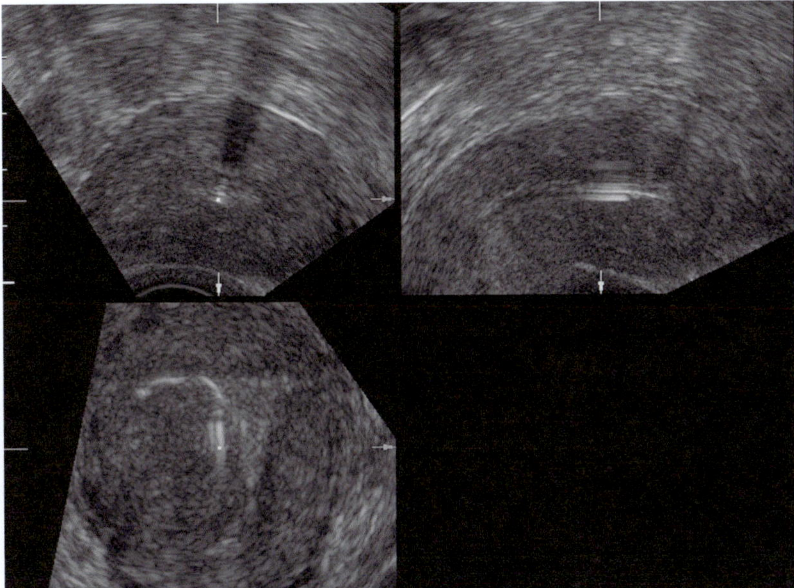

Abb. 22.7 Antevertierter, anteflektierter Uterus mit korrekt liegender Kupferspirale (3D-Sonographie)

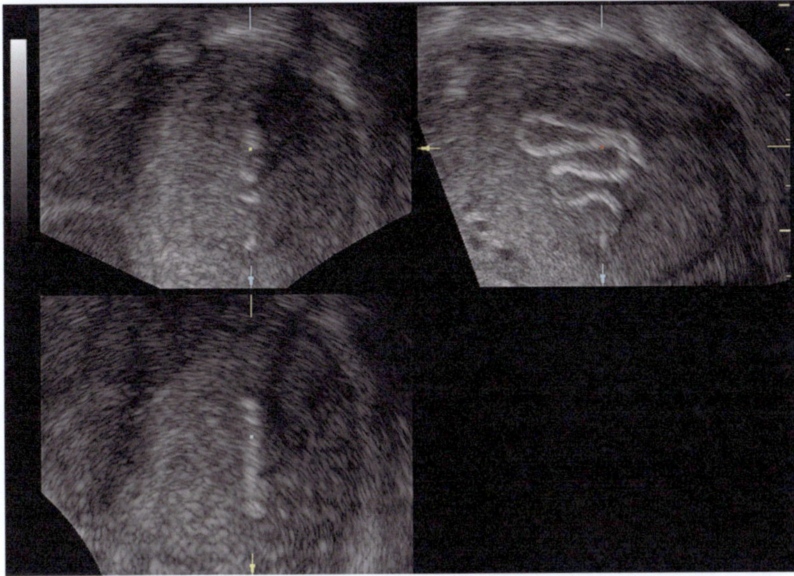

Abb. 22.8 Multiplanare Darstellung der korrekten Lage eines Lippes-Loup (geschlängelte echoreiche Doppelstruktur) im Cavum uteri (3D-Sonographie)

Komplikationen und weiterführende Diagnostik

Abb. 22.9, Abb. 22.10, Abb. 22.11 u. Abb. 22.12

Wenn das IUP-Bändchen im Rahmen der klinischen Kontrolle (Spekulumeinstellung) nicht mehr im Zervikalkanal sichtbar ist (Verdacht auf Dislokation/Verlust), sollte unmittelbar eine sonographische Lagekontrolle angeschlossen werden. Kann bei der sonographischen Kontrolle das IUP nicht nachgewiesen werden, so ist an eine spontane, unbemerkte Ausstoßung, eine Perforation des Uterus und an eine Expulsion des IUP in die freie Bauchhöhle zu denken. Ein sonographischer Nachweis der in das Abdomen dislozierten Spirale ist dann deutlich erschwert bzw. gelingt je nach verwendetem Präparat, Lokalisation und Ultraschallbedingungen nur in ausgewählten Fällen. Zur weiteren Abklärung/Entfernung ist auf radiologische Diagnostik (Röntgentechniken), eine Hysteroskopie, Laparoskopie oder Laparotomie zurückzugreifen.

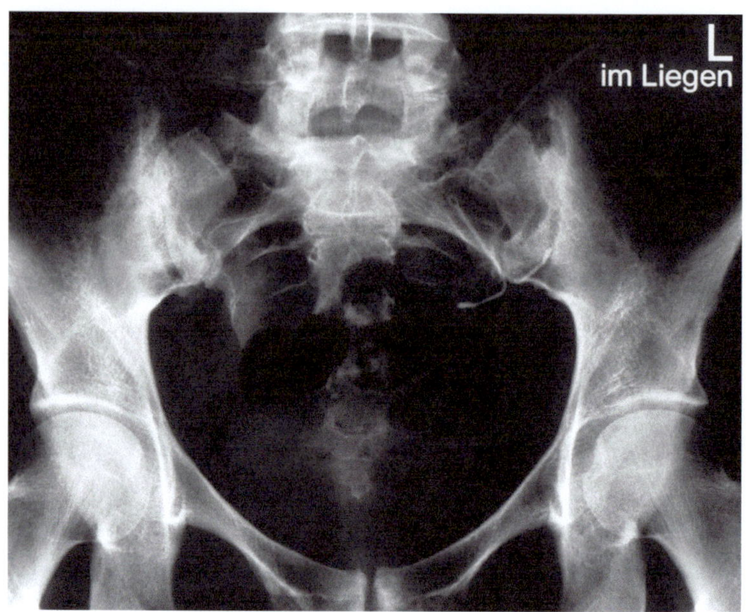

Abb. 22.9 Disloziertes Intrauterinpessar (Röntgen-Abdomenübersichtsaufnahme)

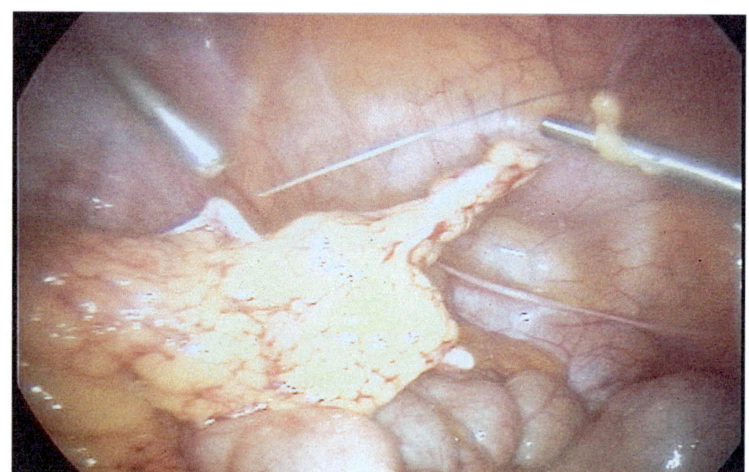

Abb. 22.10 »Lost IUP« (Laparoskopie): Intraoperatives Auffinden der Mirena-Spirale im Bereich des Omentum majus

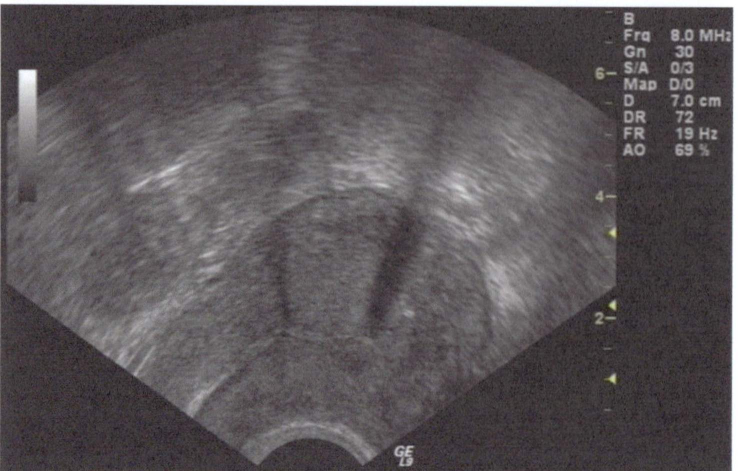

Abb. 22.11 Intrakavitäre Fehlposition der Mirena-Spirale: transvaginalsonographische Diagnose einer zu tiefen Position des IUP (Abstand Spiralen- zu Cavumspitzen >10 mm). Ursächlich für die Fehlposition wirkt sich die Obstruktion des kranialen Drittels der Gebärmutterhöhle durch ein submuköses Hinterwandmyom aus

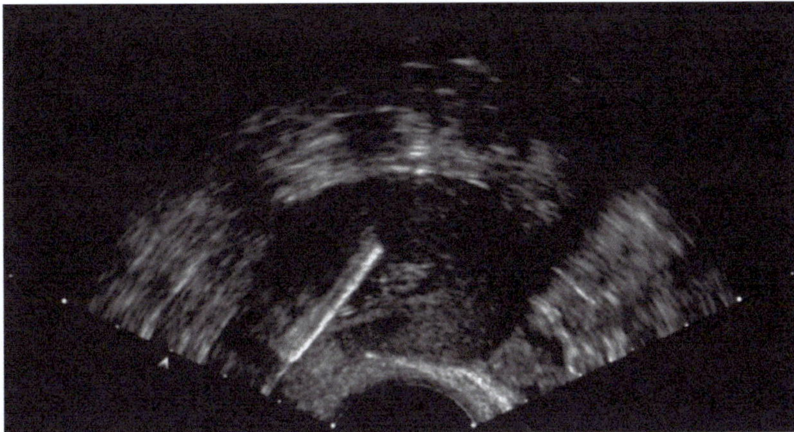

Abb. 22.12 Intrauterine Fehllage des Intrauterinpessars (Mediansagittalebene): transvaginale Darstellung eines antevertierten, anteflektierten Uterus mit klar abgrenzbarem Endometriumreflex. Die Spirale (echoreich) liegt hier nicht zur Gänze intrakavitär, sondern dringt mit ihrer Spitze in Höhe des Corpus uteri in das Myometrium der Uterushinterwand ein

IUP und Schwangerschaft

Kommt es durch Dislokation oder Versagen der Methode trotz liegendem IUP zu einer Schwangerschaft, ist zunächst eine eingehende Prüfung der Lagebeziehung von Schwangerschaft und Spirale notwendig. Soll die Schwangerschaft weiter ausgetragen werden, ist das Ziehen des IUP nur bei ausreichender Entfernung zum Sitz der Schwangerschaft möglich. Im Regelfall ist das IUP zu belassen; es wird im Lauf der Schwangerschaft von dieser zur Seite gedrängt (Abb. 22.13). Im 2. und 3. Trimenon ist das IUP damit sonographisch meist nicht mehr darstellbar. Bei Blutungsstörungen einer IUP-Trägerin ist differenzialdiagnostisch stets auch an eine ektope Schwangerschaft zu denken und diese ggf. auszuschließen.

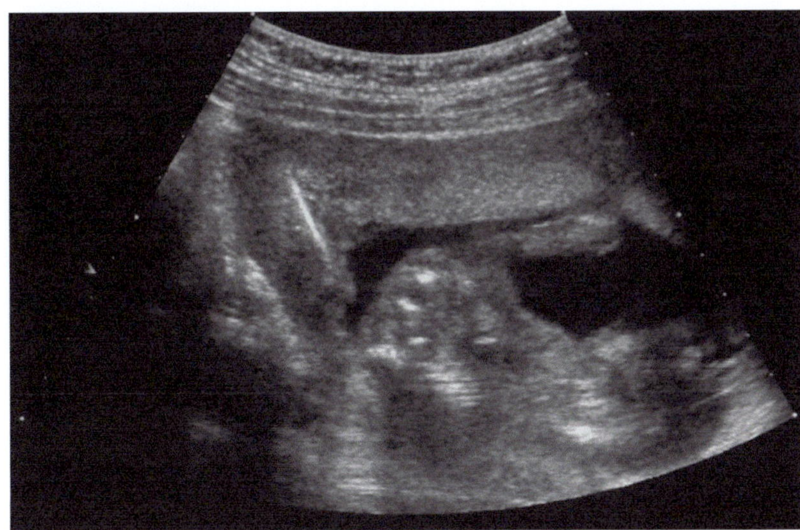

Abb. 22.13 Schwangerschaft bei liegendem Intrauterinpessar: Retroplazentar (links) kommt das sich in situ befindliche Intrauterinpessar als strichförmiger echoreicher Reflex extraamnial zur Darstellung

22.3 Myom

Myome sind gutartige, klonal der Muskulatur des Uterus entstammende mesenchymale, solitär oder multipel auftretende, meist asymptomatische (75 %) Tumore. Sie bilden die häufigsten soliden Raumforderungen am inneren Genitale der Frau.

▪ Epidemiologie

Rund 25–30 % aller Frauen über 35 Jahre sind von gutartigen myometranen Muskelknoten betroffen. Der Altersgipfel liegt zwischen dem 35. und 50. Lebensjahr (80 %).

▪ Klinik

Myome können Unterbauchschmerzen, besonders ausgeprägt bei zentraler (Kolliquations-)Nekrose oder Menometrorrhagien, bedingt durch eine lokalisiert eingeschränkte Kontraktionsfähigkeit der Uteruswand, verursachen. Bei entsprechender Größe ist das Myom transvaginal oder sogar durch die Bauchdecken tastbar und kann bei entsprechenden Voraussetzungen mit einer Bauchumfangszunahme einhergehen. Häufig sind im Rahmen der Myomentstehung allerdings keine oder nur sehr diskrete Symptome zu registrieren. Das Wachstum eines Myoms ist hormonabhängig (Östrogen) und daher ein bevorzugtes Phänomen der prämenopausalen Patientin.

▪ Lokalisation

Die meisten Myome sind am Korpus bzw. Fundus uteri lokalisiert. Nur 8 % entwickeln sich im Bereich des Gebärmutterhalses. Nach ihrer Lagebeziehung zur Uteruswand sind Myome als intramural/transmural (54 %), subserös/gestielt (40 %), submukös (5 %) oder intraligamentär (<1 %) zu beschreiben (◘ Abb. 22.14, ◘ Abb. 22.15 u. ◘ Abb. 22.16).

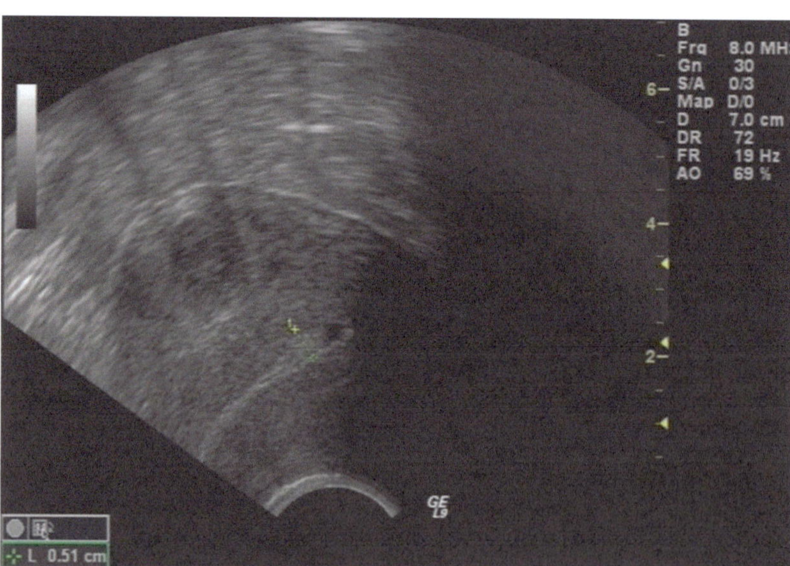

◘ **Abb. 22.14** Intramurales Hinterwandmyom: Echoarme, glatt-rundlich begrenzte, homogene, »myometriumanaloge« zwiebelschalenartige Binnenstruktur. Deutlicher Abstand zum Cavum uteri gegeben

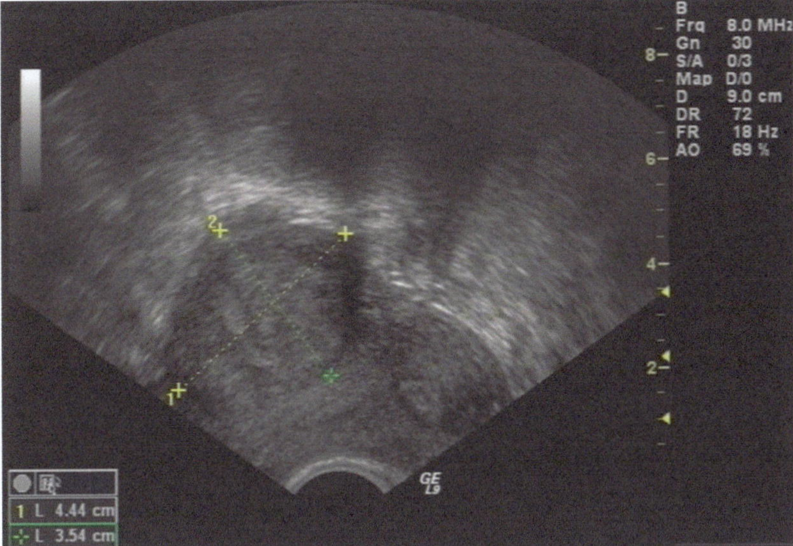

Abb. 22.15 Subseröses Hinterwandmyom: echoarme, ovoide, gut abgrenzbare Rundstruktur (44×35 mm) in der Hinterwand bei antevertiertem und anteflektiertem Uterus (Duplex)

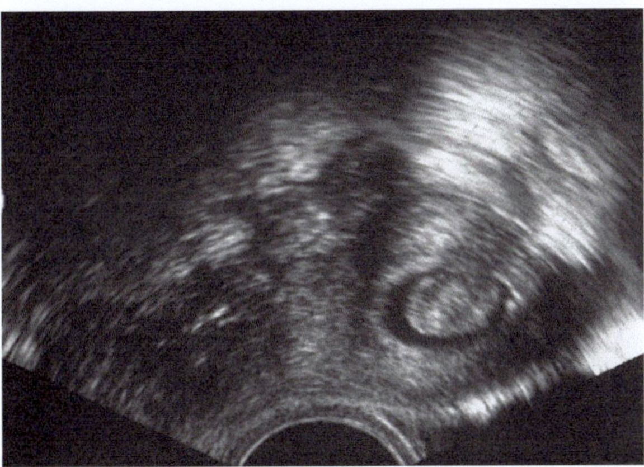

Abb. 22.16 Submuköses, intrakavitäres Hinterwandmyom: Das an der Kavumhinterwand gestielte Myom ist bei umgebender Serometra besonders gut abgrenzbar. Differenzialdiagnostisch kommt ein Korpuspolyp in Betracht

Sonographie

Abb. 22.17, Abb. 22.18, Abb. 22.19 u. Abb. 22.20

Sonographisch zeigen Myome ein variables Erscheinungsbild. Besonders durch ihr häufig multiples Auftreten kann es zur generellen Formveränderung und Vergrößerung des Uterus (Kartoffelsack) kommen. Dadurch lassen sich Anzahl und Ausdehnung der Befunde schwer erkennen, mitunter ist sogar die Organzuordnung solider Befunden im kleinen Becken erschwert. Isoliert betrachtet erscheinen Myome glatt begrenzt, rund bis oval und von solider Struktur mit echoarmen, homogenen, konzentrisch angeordneten Binnenechos. Echoreiche Areale mit dorsaler Schallauslöschung entstehen durch »Verkalkungen« im Muskelgewebe. Dopplersonographisch lässt sich im Bereich der Myomkapsel ein vermehrtes zwiebelschalenartig zirkulär angeordnetes Vaskularisationsmuster mit hohen Flusswiderständen (RI 0,59 im Durchschnitt) nachweisen. Der Stiel subserös pendulierender Myome lässt sich sowohl im B-Bild als auch farbdopplersonographisch darstellen (u. U. hilfreiche präoperative Information). Bei komplexen Befunden (Uterus myomatosus multilocularis, große Myombefunde) kommt es im Rahmen der sonographischen Diagnostik gehäuft zur (deutlichen) Unterschätzung sowohl der Größe als auch der Anzahl der Myome (Hauptursache: dorsale Ultraschallauslöschungsphänomene). Zur weiterführenden Diagnostik stehen neben der Hysterohydrosonographie (intrakavitäre Befunde) und radiologischen Schnittbildverfahren die Hystero- bzw. Laparoskopie zur Verfügung (► Abschn. 27.2).

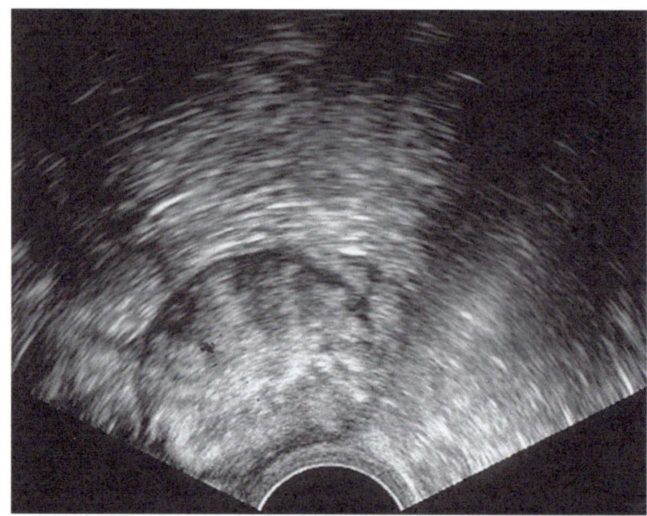

Abb. 22.17 Grobknolliges intraligamentäres Myom: Lateral des Uterus (hier nicht dargestellt) ist eine inhomogene, glatt begrenzte Rundstruktur von Uterus und Ovar abgrenzbar. Differenzialdiagnostisch sind ovarielle bzw. tubare Prozesse zu erwägen

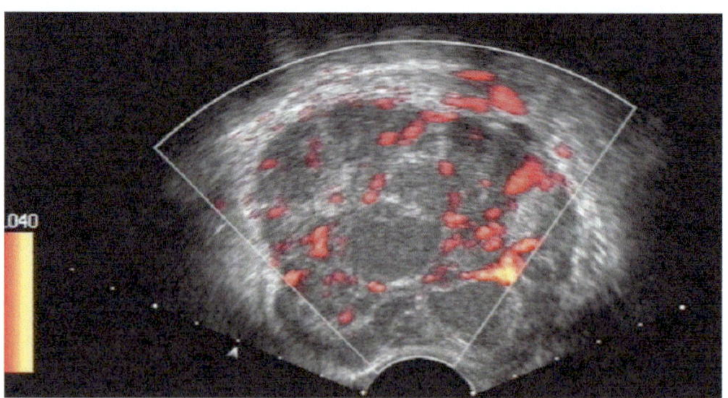

Abb. 22.18 Grobknolliges intraligamentäres Myom (selber Befund wie in Abb. 22.17) im Powerdoppler: Es zeigt sich eine für Myome typische ausgeprägte Vaskularisation

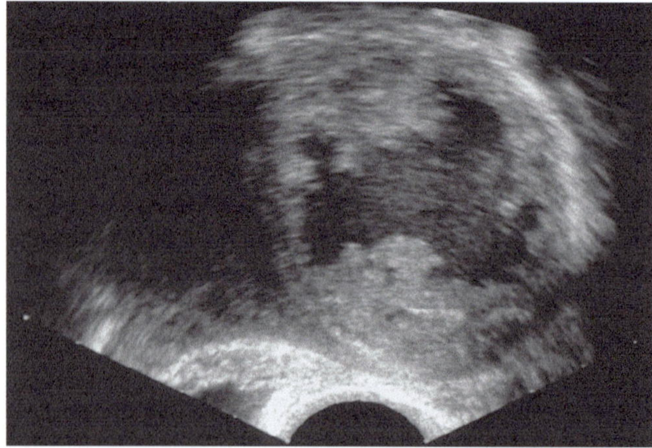

Abb. 22.19 Transmurales Myom mit zentraler Kolliquationsnekrose: Das durch Ernährungsstörung bedingte Erweichungsareal kommt als diffuses, unregelmäßig begrenztes (bizarr), echoarmes Areal im Zentrum des Myoms zur Darstellung

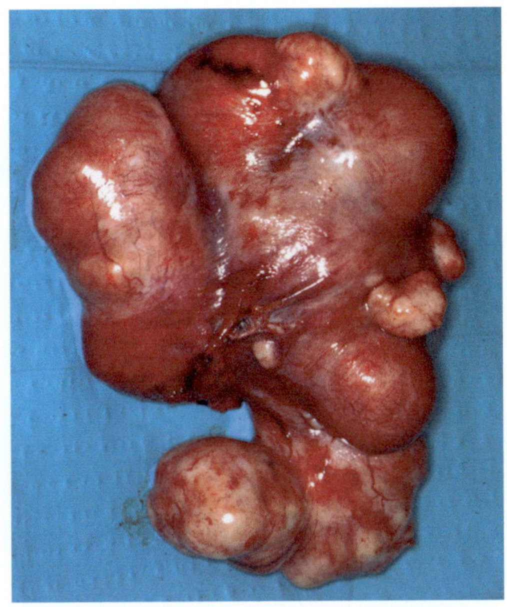

Abb. 22.20 Hysterektomiepräparat: Uterus myomatosus multilocularis

Differenzialdiagnose

Die Sensitivität und Spezifität der Ultraschalldiagnose eines Myoms beträgt jeweils ca. 96 %. Dennoch sind differenzialdiagnostisch, besonders bei der subserösen bzw. gestielten Form von Myomen, solide Adnextumoren abzugrenzen. Zystische Adnextumoren kommen als differenzialdiagnostische Alternative bei zentral nekrotisierendem Zerfall der Myome infrage. Raumforderungen an der Gebärmutter, die mit Myomen verwechselt werden können, sind primäre oder sekundäre Uterusmalignome (Korpus-, Zervixkarzinom, Sarkom, Lymphom) oder Polypen des Endometriums (submuköse Lokalisation).

Komplikationen

Potenzielle Komplikationen gutartiger Uterusgeschwülste sind die Stieldrehung (subseröse Lokalisation, selten) oder bei nekrotisierender Ernährungsstörung Schmerzen, unter Umständen auch Fieber. Unabhängig von einer Therapie haben Myomen ein hohes Rezidivrisiko. Eine maligne Entartung kommt in nur 0,1–0,5 % der Fälle vor. Schnelles Wachstum kann ein Indiz für eine sarkomatöse Entartung des Myometriums sein (sehr selten). Allerdings kann ein Myom weder klinisch noch sonographisch verlässlich von einem Sarkom abgegrenzt werden (z. B. anhand von Gefäßverlaufsdarstellungen oder numerischen Dopplerindizes).

Myome während der Schwangerschaft

Abb. 22.21, Abb. 22.22 u. Abb. 22.23

Im Verlauf einer Schwangerschaft diagnostizierte Myome sind in der Mehrzahl der Fälle bereits präkonzeptionell vorhandenen. 60–80 % der Myome lassen während der Schwangerschaft keine Wachstumstendenz erkennen. Zu einer Größenzunahme um etwa 30 %, andererseits aber auch zu einer Größenreduktion kommt es in graviditate (vorwiegend im 1. und 2. Trimenon) somit nur bei einem Drittel der Patientinnen. Als häufigstes Symptom während der Schwangerschaft sind Myomschmerzen (Ernährungsstörung) zu erwarten. Daneben treten als Folge eines Uterus myomatosus allerdings auch Konzeptions- und Nidationsprobleme bzw. eine Häufung von Frühaborten (15 %) auf. Komplika-

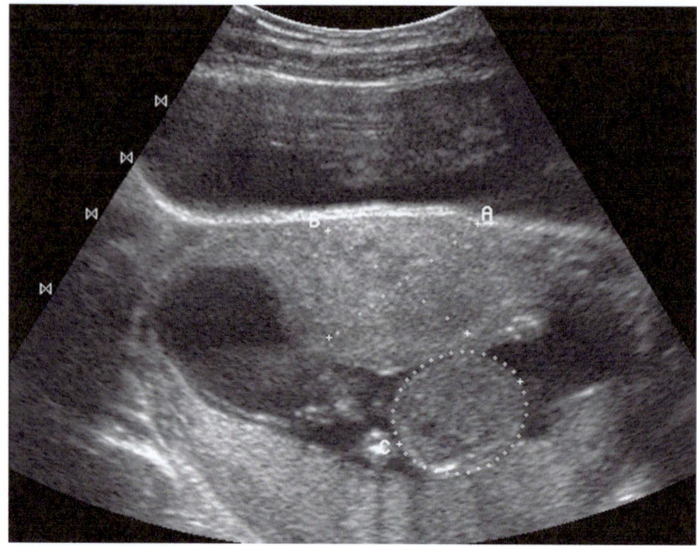

Abb. 22.21 Vorderwandmyom in graviditate: Ventral der Fruchthöhle mit dem transversal angeschnittenen kindlichen Abdomen findet sich eine echoarme knotige Verdickung des Myometriums der Uterusvorderwand

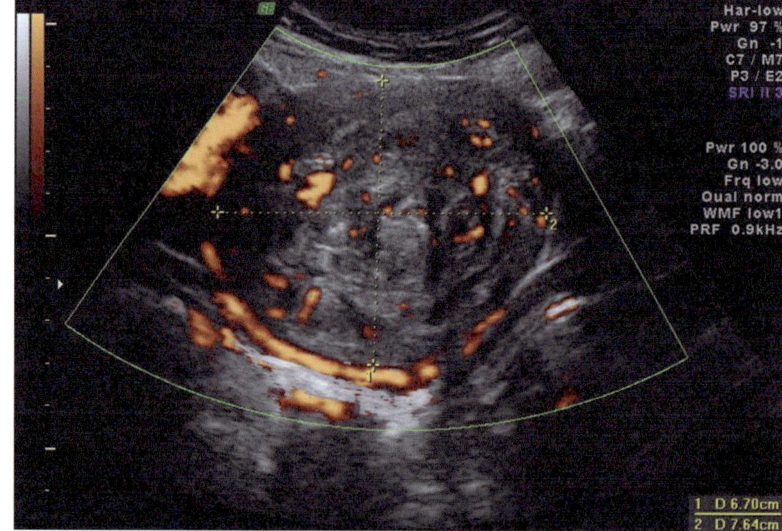

Abb. 22.22 Myom in graviditate (»color flow mapping«): Vorwölbung eines subserösen Myoms in die Fruchthöhle. Die zwiebelschalenartige Vaskularisation des myometranen Tumors ist durch den Hyperämieeffekt der Schwangerschaft deutlich gesteigert. Eine Ernährungsstörung ist nicht präsent

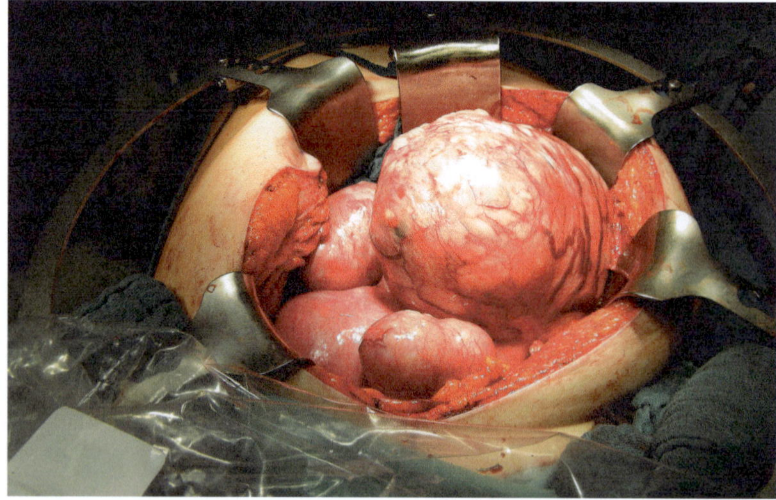

Abb. 22.23 Erfolgreiche Schwangerschaft und Geburt trotz ausgeprägtem Uterus myomatosus: intrapartaler Befund (Sectio caesarea in der 38. SSW)

tionen (vorzeitiger Blasensprung, Blutung, vorzeitige Plazentalösung) während der Schwangerschaft kommen besonders bei retroplazentarer Lokalisation von Gebärmuttergeschwülsten gehäuft vor. Eine höhere Frühgeburtsgefahr ist nur bei stärkerer Organveränderung in bis zu 15 % zu erwarten. Eine fetale Mangelentwicklung ist nicht gehäuft. Allerdings sind je nach Lokalisation kindliche Lageanomalien oder mechanische Geburtshemmnisse zu erwarten. In Einzelfallberichten wird zu schädigenden Auswirkungen von Verdrängungserscheinungen (Druck) sehr großer Myome auf den Fetus (Armplexusparese, »limb defects«) berichtet.

▪ Prozedere

Bei Beschwerdefreiheit und sonographisch insuspektem Befund kann die Kontrolle in jährlichem Abstand erfolgen. Bei großen Myomen sind mittels Nierensonographie ureterale Kompressionen auszuschließen.

▪ Therapie

Medikamentös lässt sich eine Größenreduktion von Myomen erzielen (Verminderung der Vaskularisationswerte zur Therapiekontrolle). Radiologisch-interventionell stehen Embolisationsverfahren und Kryo-/Ultraschallablation (HIFU, »high intensity focused ultrasound«) als nicht chirurgische Alternativbehandlung zur Verfügung. Im Rahmen der HIFU-Technik werden hochenergetische Ultraschallwellen so fokussiert, dass sie das Gewebe in einem virtuellen Brennpunkt auf 60 °C erhitzen. Die auf diese Weise (ambulant) erzielte Gewebenekrose ist für den Einsatz bei bis zu 5 Muskelknoten und einer Größe <10 cm geeignet. Darüber hinaus kann HIFU auch bei symptomatischer Adenomyosis uteri zum Einsatz kommen. Operativ sind je nach Lokalisation, Größe und Anzahl der Myome organerhaltende Verfahren (Myomenukleation) möglich (*Cave:* Rezidiv):

- intrakavitäre Myome: resektionshysteroskopische Myomenukleationen. Komplettresektionsraten:
  - vollständig im Cavum gelegen: 96–97 %
  - <50 in das Myometrium reichend: 86–90 %
  - >50 % in das Myometrium reichend: 61–83 %
- subseröse oder intramurale Myome: Myomenukleation mittels Laparoskopie oder Laparotomie

Ist ein Organerhalt nicht möglich/erwünscht, stellen die unterschiedlichen Varianten der Hysterektomie die geeignete Behandlungsform dar.

22.4 Adenomyosis uteri

Unter Adenomyosis uteri (Endometriosis genitalis interna) ist das Eindringen (Mindestinfiltrationstiefe 2,0–2,5 mm) von Gebärmutterschleimhautdrüsen und endometrialem Stroma in das Myometrium zu verstehen. Dies kann fokal oder diffus erfolgen. Die Adenomyosis uteri gehört zu den häufigsten Ursachen für Dysmenorrhö und wird zumeist zwischen der 3. und 5. Lebensdekade symptomatisch. Mehrgebärende sind häufiger betroffen.

▪ Pathologie

Makroskopisch durchsetzen kleinste, rötlich erscheinende Knötchen, den Endometriuminseln entsprechend, die myometranen Anteil der Gebärmutterwand. Diese Areale nehmen am Monatszyklus teil und führen histologisch zu einer leiomyomatösen Hyperplasie der Uteruswand. Wie andere Endometrioseherde (Endometriosis genitalis externa, Endometriosis extragenitalis) können diese Endometriumeinsprengsel im Myometrium auch Blutungsreste enthalten.

▪ Ätiologie

Die Ursache der Endometriosis genitalis interna ist bisher nicht abschließend geklärt. In der Diskussion befinden sich retrograde Menstruation und endometriale Implantation versus metaplastische Umwandlung von Zölomepithel. Unstrittig ist von einer Störung der »endometrial-myometrial junction« (EMJ) zu sprechen.

▪ Klinik

Dysmenorrhö (während und auch nach der Menstruation), Menorrhagie, Unterbauchschmerzen (ggf. seit der letzten Geburt), uterine Druckdolenz (Dyspareunie, vaginale Untersuchung schmerzhaft).

Sonographie

◘ Abb. 22.24, ◘ Abb. 22.25, ◘ Abb. 22.26 u. ◘ Abb. 22.27

Die Adenomyosis lässt die Gebärmutterwand inhomogen und durch eine Myometriumverdickung asymmetrisch erscheinen. Subendometrial im Bereich der EMJ finden sich reihenförmig angeordnete und/oder myometrial eingestreute echoleere Zysten mit einem Durchmesser von 2–4 mm. Sonographisch weisen somit ein echoarmer Saum (Halo) sowie signifikante Schwankungen der EMJ-Breite an der Endometrium-Myometrium-Grenze auf die Diagnose hin. Farbdopplersonographisch fällt im Myometrium eine ausgeprägte perifokale Hypervaskularisation auf. Als Sonderformation tritt das tumorös-umschriebene Adenomyom (Differenzialdiagnose: Myom) mit einer kompensatorischen Hypertrophie des umgebenden Myometriums auf. Dopplersonographisch unterscheidet sich das Adenomyom vom Myom durch sein nicht randständig betontes, sondern zentral angeordnetes (vertikal verlaufendes) Vaskularisationsmuster (»color flow mapping«).

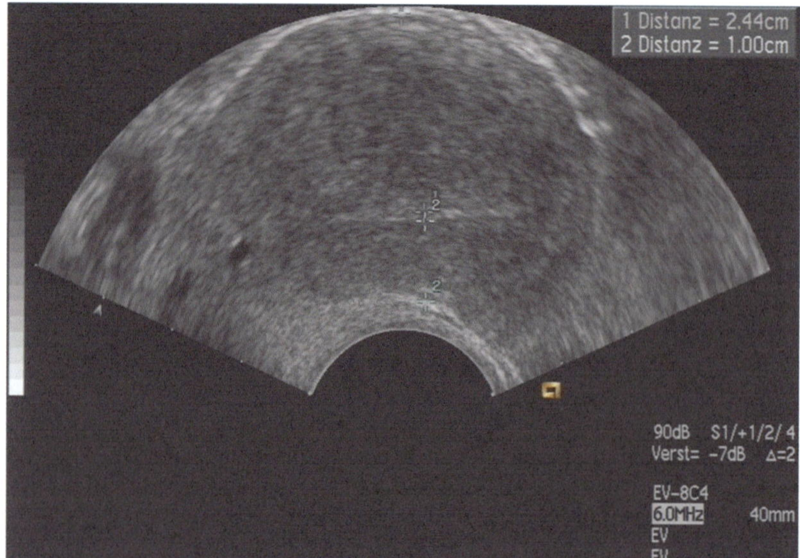

◘ **Abb. 22.24** Adenomyosis uteri: myometrane Dickendifferenz zwischen Vorder- und Hinterwand im Korpusbereich der Gebärmutter

22

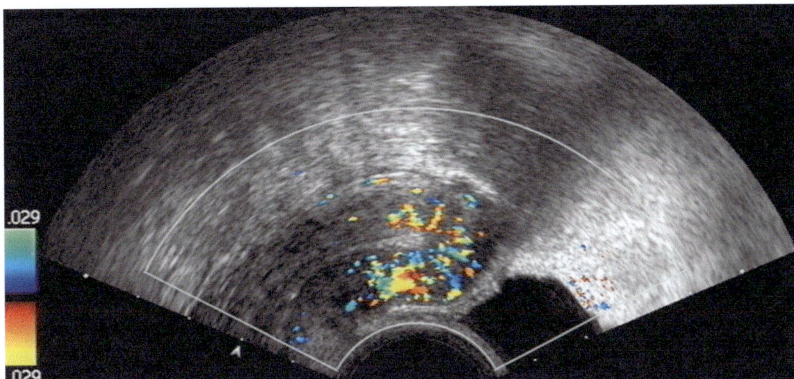

Abb. 22.25 Uterus (Mediansagittalschnitt, Farbdopplersonographie): unauffälliges Durchblutungsmuster

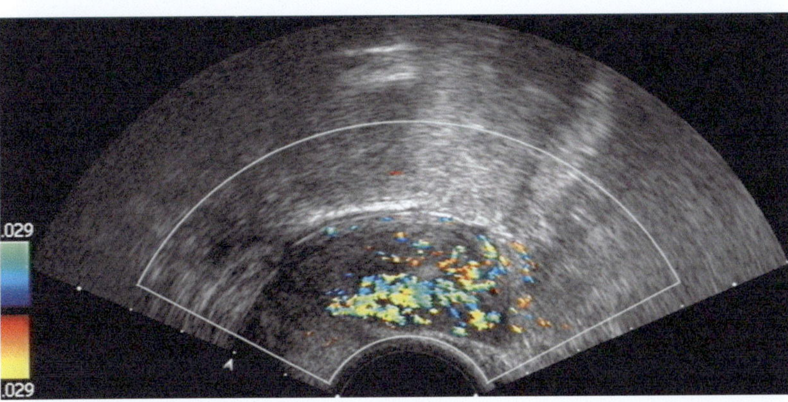

Abb. 22.26 Uterus (Mediansagittalschnitt, Farbdopplersonographie): Hypervaskularisation im Sinn einer Adenomyosis uteri

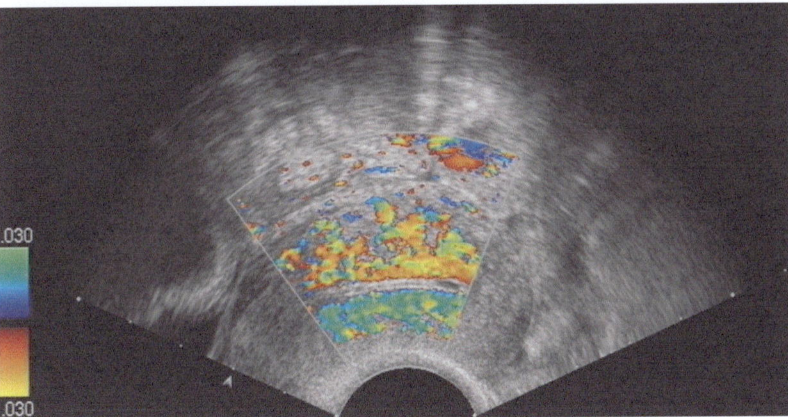

Abb. 22.27 Antevertierter, anteflektierter Uterus: farbdopplersonographisch deutliche Hypervaskularisation, sonographisch vereinbar mit Adenomyosis uteri

Differenzialdiagnose

Myom, Zyste, Endometriumkarzinom, Endometriosis genitalis externa, Endometriosis extragenitalis.

Weiterführende Diagnostik

Obwohl die Sonographie die Untersuchungsmethode der Wahl zur Detektion einer Adenomyosis uteri darstellt (Sensitivität 72 %, Spezifität 81 %), ist eine alternative Bildgebung durch die CT oder MRT (Sensitivität 77 %, Spezifität 89 %) möglich. Diese diagnostischen Zusatzverfahren erhalten ihre Bedeutung durch die häufig sehr dezenten oder unspezifischen Ultraschallbefunde. Die

Endometriosis genitalis interna wird in ihrer Frequenz erheblich unterdiagnostiziert.

■ Therapie

Konservativ ist eine endokrine Therapie (Östrogene, Gestagene, GnRH-Analoga, Danazol) der Operation als invasiver Behandlungsvariante (Hysterektomie) gegenüberzustellen.

22.5 Uterusfehlbildungen

Uterusfehlbildungen sind Hemmungsfehlbildungen. Die auslösenden Ursachen sind nicht bekannt. Zugrunde liegt je nach dem Zeitpunkt der Entwicklungsstörung in der Embryogenese die unvollständige Vereinigung oder Öffnung der Müller-Gänge.

■ Epidemiologie

Die Prävalenz genitaler Fehlbildungen liegt in der allgemeinen Bevölkerung bei 0,2–0,4 %, bei Sterilitäts-/Infertilitätspatientinnen beträgt sie bis zu 13 %.

■ Einteilung

Die Anlage des inneren Genitale der Frau lässt sich in 3 Schritte gliedern. Störungen während dieser Entwicklungsstadien führen zu unterschiedlich ausgeprägten Fehlbildungen (◘ Abb. 22.28).

In der **6.–9. SSW** entstehen die Müller-Gänge und ordnen sich parallel bis zum Sinus urogenitalis an. Zeitgleich werden die ableitenden Harnwege angelegt. Eine Störung in dieser Entwicklungsphase hat die verschiedenen Formen der Uterusaplasie zur Folge. Neben der kompletten Aplasie sind auch das unvollständige Fehlen (Mayer-Rokitansky-Küster-Hauser-Syndrom), der Uterus unicornis (vollständige Aplasie eines Uterushorns) oder der Uterus pseudounicornis (inkomplette Aplasie eines Uterushorns) möglich.

In der **10.–12. SSW** fusionieren die kaudalen Anteile der Müller-Gänge, die Trennwand löst sich auf und dadurch erfolgt die Vereinigung der Uterushörner. Störungen in diesem Entwicklungsstadium resultieren in den verschiedenen Formen der Doppelanlagen:
- Uterus didelphys (2 getrennte, nebeneinanderliegende Uteri)
- Uterus duplex bicornis (2 Uterushörner mit auffälliger Zervixbreite bei 2 nebeneinanderliegenden Zervixhöhlen)
- Uterus bicornis unicollis
- Uterus bicollis mit fehlender Durchgängigkeit eines Gebärmutterhalskanales
- Uterus bicollis mit Mündung in eine verschlossene Hemivagina

In der **13.–17. SSW** erfolgt im letzten Schritt der Genitalentwicklung die Resorption der bindegewebigen Trennwand der Uterushörner. Störungen dieses Trennungsvorgangs führen zu verschieden ausgeprägten Septierungen im Cavum und in der Cervix uteri (und ggf. in der Vagina):
- Uterus arcuatus
- Uterus septus oder subseptus (cum Vagina septa)
- Uterus bicervicalis
- Uterus communicans

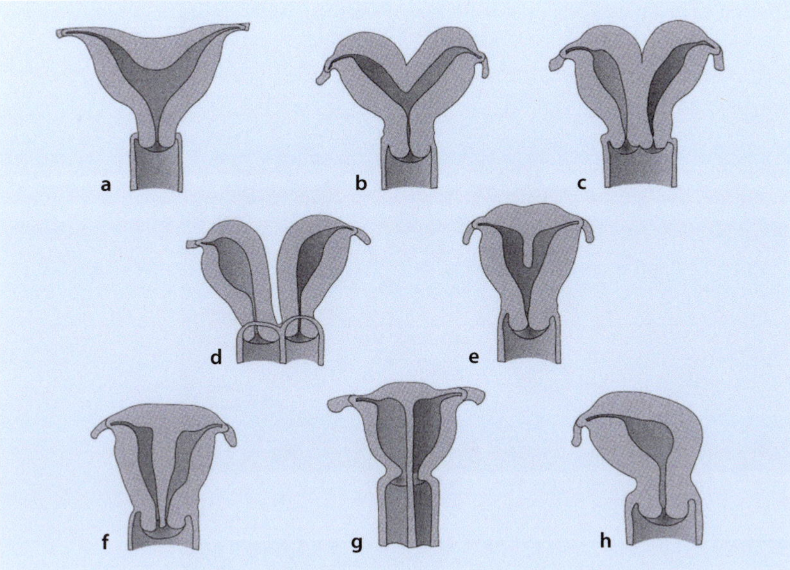

Abb. 22.28a–h Uterusfehlbildungen. **a** Uterus arcuatus, **b** Uterus bicornis unicollis, **c** Uterus duplex bicornis, **d** Uterus didelphys, **e** Uterus subseptus, **f** Uterus septus, **g** Uterus septus cum Vagina septa, **h** Uterus unicornis

VCUAM-Klassifikation

Die VCUAM-Klassifikation erlaubt eine exakte und reproduzierbare anatomische Beschreibung der Anlagestörungen des Genitale der Frau inklusive assoziierter Malformationen: Das äußere und innere Genitale der Frau wird entsprechend der Anatomie in folgende Untergruppen eingeteilt: Vagina (V), Zervix (C), Uterus (U). Eileiter und Ovar werden unter dem Begriff Adnexe (A) zusammengefasst. Assoziierte Fehlbildungen treten häufig bei Malformationen der Müller-Gänge auf. Diese werden in der separaten Untergruppe »assoziierte Malformationen« (M) in die Klassifikation aufgenommen.

Sonographie

Abb. 22.29, Abb. 22.30, Abb. 22.31, Abb. 22.32 u. Abb. 22.33

Sonographische Merkmale der uterinen Anlagestörungen sind eine auffällige Uteruskontur, ein breiter Korpus oder eine breite Cervix uteri. Zwei getrennte Endometriumstreifen weisen direkt auf die Doppelbildung hin. Bei Septierungen sind die trennenden Schichten a.-p. sowie in ihrer Längsausdehnung auszumessen. Eine exakte Abklärung bzw. Differenzierung der Anatomie kann unter Umständen mit der Sonographie alleine schwierig sein. Daher sind die gleichzeitige Erhebung einer exakten gynäkologischen Anamnese sowie eine an die Patientin (alters-)adaptierte frauenärztliche Untersuchung mit Spiegeleinstellung unabdingbar. Als indirekte Hinweiszeichen können Lageanomalien bzw. einseitige Aplasien der Nieren oder Auffälligkeiten der Ureteren dienen.

Assoziierte Anomalien

Vor allem bei den embryologisch früh entstehenden uterinen Fehlbildungen darf die Wahrscheinlichkeit assoziierter Anomalien der ableitenden Harnwege diagnostisch nicht außer Acht gelassen werden. Bei Uterus bicornis finden sich diese in 30–35 % der Fälle. Septierungen des Uterus sind dagegen nicht gehäuft mit urogenitalen Fehlbildungen vergesellschaftet. Selten finden sich Beckennieren und je nach Fehlanlage auch ein Scheidenseptum.

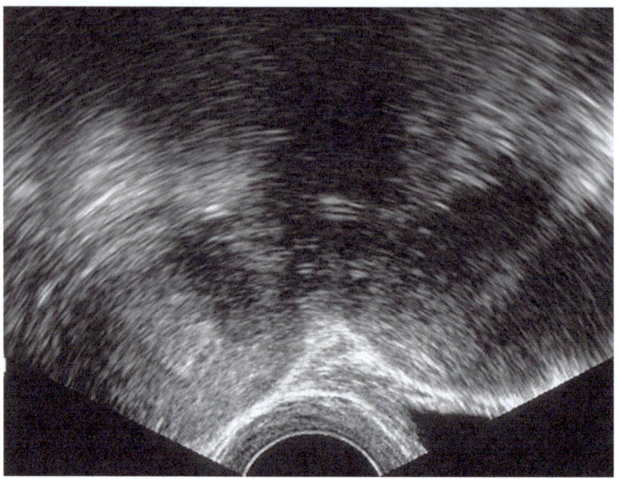

Abb. 22.29 Uterus bicornis: 2 echoarme Rundstrukturen mit echoarmem Zentralreflex entsprechend den 2 Uterushörnern mit zentralen Endometriumreflexen im Transversalschnitt

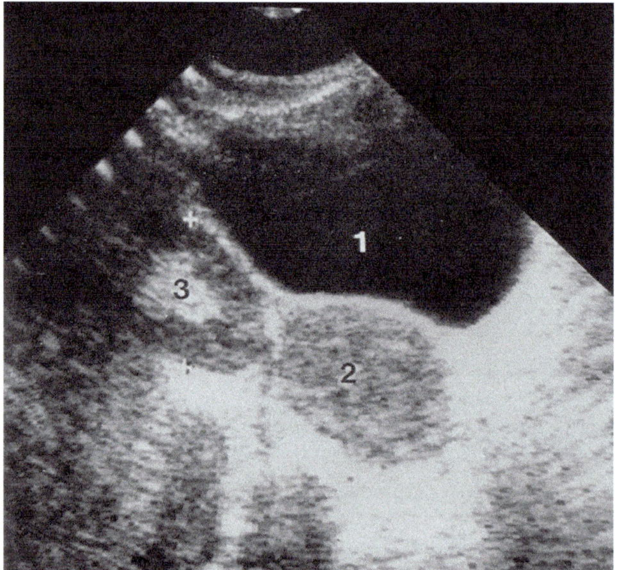

Abb. 22.30 Uterus und Beckenniere (transabdominale Sonographie): mit einem Uterus bicornis oder duplex leicht zu verwechseln. 1 Harnblase, 2 Uterus, 3 Beckenniere (Transversalschnitt)

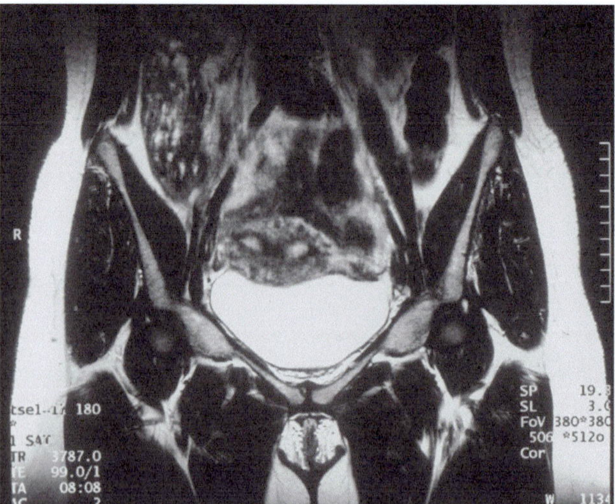

Abb. 22.31 Uterus bicornis (MRT)

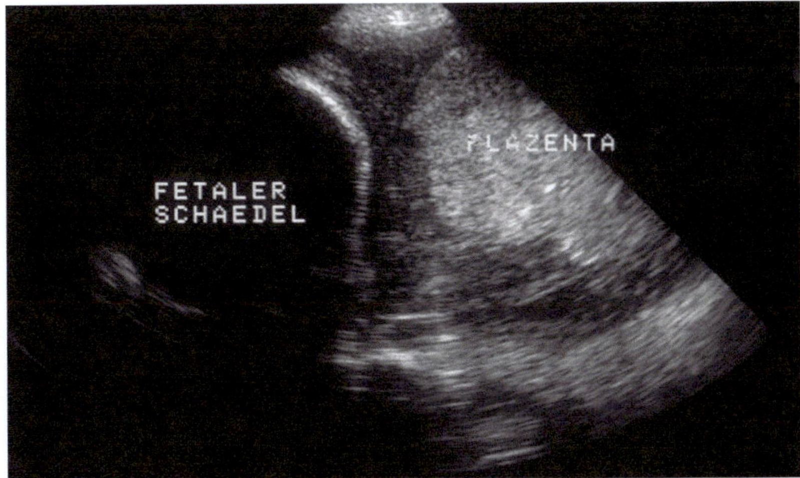

Abb. 22.32 Uterus subseptus in graviditate: links das kindliche Köpfchen, rechts die Plazenta, getrennt durch ein muskuläres (dickes) Septum

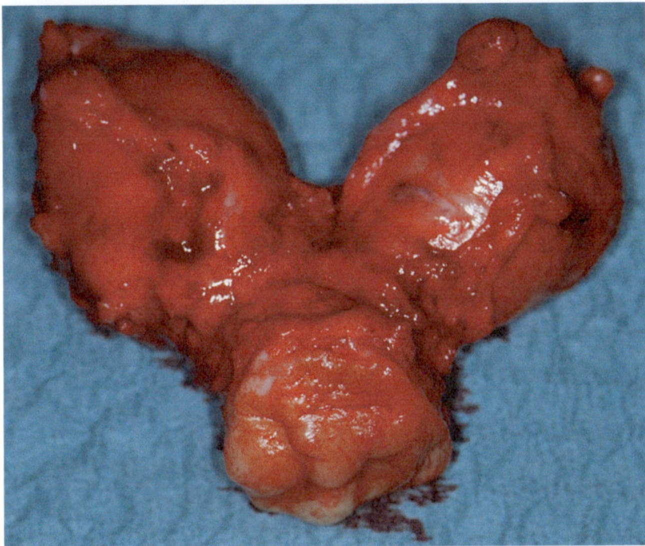

Abb. 22.33 Operationspräparat: exstirpierter Uterus duplex bicornis

Weiterführende Diagnostik

Ein nicht eindeutiges Befundergebnis durch Sonographie und klinische Evaluation fordert den Einsatz weiterführender Diagnostikverfahren: Hysterohydrosonographie, Hysterosalpingographie (HSG) oder MRT. Mit zunehmend invasivem Charakter kann die diagnostische Hysteroskopie oder Laparoskopie eingesetzt werden. Leistungsfähige High-end-Ultraschallgeräte mit der Möglichkeit der dreidimensionalen Darstellung stellen allerdings die Basis der maßgeblichen Untersuchungsoption beim Verdacht auf Uterusfehlbildung dar. Sie machen mit steigender Qualität der sonographischen Darstellung alle weiteren Diagnoseoptionen zunehmend seltener erforderlich.

Komplikationen

Neben der Sterilitätsproblematik treten im Fall einer Schwangerschaft gehäuft intrauterine Wachstumsstörungen und Lageanomalien des Fetus und ggf. der Plazenta auf. Die Okklusion des Abflusses des Menstrualbluts aus (Teilen der) Uterushöhle kann bei der jungen Patientin zur ausgeprägten Hämatometra mit der entsprechenden Schmerzsymptomatik führen.

22.6 Zervixkarzinom

Karzinome der Cervix uteri stellen die vierthäufigste gynäkologische Karzinomentität bei Frauen dar. In den vergangenen 20 Jahren ist vorwiegend durch Screeningmaßnahmen zur Früherkennung ein kontinuierlicher Rückgang der Inzidenzraten (Deutschland 6/100.000) zu beobachten.

▪ Epidemiologie

Das Zervixkarzinom (3 % aller weiblichen Malignome) ist für 20 % aller Genitalkarzinome verantwortlich. Histologisch handelt es sich überwiegend um (nicht verhornende) Plattenepithelkarzinome (90 %). Die Altersverteilung betroffener Patientinnen weist einen Häufigkeitsgipfel bei 45 Jahren auf. Das Zervixkarzinom entsteht meist aus dem Carcinoma in situ. Für das Carcinoma in situ liegt das Häufigkeitsmaximum 10 Jahre früher (35. Lebensjahr). Die Karzinogenese des Gebärmutterhalskrebses ist ein multifaktorieller Prozess, bei dem humane Papillomviren die zentrale Rolle spielen.

▪ Klinik

Klinisch verursacht das Zervixkarzinom häufig lange Zeit keine oder nur diskrete Symptome. Symptomatische Patientinnen klagen über dünnen Fluor, irreguläre (prämenopausale) Blutungen, Kohabitationsbeschwerden, Kontaktblutungen, Unterbauchschmerzen, Dysurie, Stuhlunregelmäßigkeiten oder, bei fortgeschrittenem Krankheitsstadium bzw. entsprechender Tumorgröße und/oder Aszites, über (heftige) Blutungen, Schmerzen, blutigen, putriden oder fötiden Fluor und Bauchumfangszunahme, ggf. mit Verdrängungserscheinungen. Die Postmenopausenblutung ist das Kardinalsymptom der älteren Frau.

▪ Diagnostik

Das Zervixkarzinom ist das letzte gynäkologische Karzinom, das nach wie vor klinisch klassifiziert wird. Das FIGO-Komitee für Gynäkologische Onkologie hat die klinische FIGO-Klassifikation für das Zervixkarzinom mit epidemiologischen Gründen gerechtfertigt. Deshalb geht die diagnostische Bildgebung zwar nicht direkt in die Definition des Tumorstadiums, das Staging im Krankheitsverlauf und damit in die prospektive Therapieplanung ein, der Einsatz von bildgebenden Verfahren (v. a. Ultraschall) zur Beurteilung der Tumorgröße ist aber anzustreben, wenngleich nicht verpflichtend. Gleiches gilt für die von der FIGO (Fédération Internationale de Gynécologie et d‹Obstétrique) vormals obligaten und jetzt noch fakultativ genannten Maßnahmen wie Narkoseuntersuchung, Zystoskopie, Rektosigmoidoskopie, Röntgenthoraxuntersuchung, i.v.-Pyelogramm oder Kontrastmittelkoloskopie.

Dennoch hat die deutsche Leitlinienkommssion mit starkem Expertenkonsens eine entsprechende Empfehlung in die aktuelle S3-Leitlinie »Diagnostik, Therapie und Nachsorge der Patientin mit Zervixkarzinom« (AWMF-Registernummer 032/033OL, 09/2014) aufgenommen. Demnach sollte »zur Festlegung der lokoregionären Tumorausbreitung […] der vaginale Ultraschall und der Nierenultraschall bzw. bei Unklarheit die MRT eingesetzt werden«.

Sonographie

▣ Abb. 22.34, ▣ Abb. 22.35, ▣ Abb. 22.36, ▣ Abb. 22.37, ▣ Abb. 22.38 u. ▣ Abb. 22.39

Die klobige, tonnenförmige Auftreibung und Vergrößerung des Gebärmutterhalses lässt sich an einer unregelmäßigen Begrenzung, einer uneinheitlichen, meist erhöhten Echogenität dieses Areals und unscharfer Begrenzung zur Restzervix bzw. zum Korpus, evtl. mit zentral echoleerem Areal (Tumorhöhle), erkennen (TNM-Stadium ≥2). Eine zapfenförmige Einsprossung hin zum Myometrium ist möglich. Die sonographische Beurteilung der Parametrien (Infiltration) ist unsicher und der klinischen Exploration unterlegen. Dopplersonographisch ist ein ausgeprägt irreguläres Vaskularisationsmuster und ein verminderter Flusswiderstand in den Tumorgefäßen nachweisbar (postmenopausal: RI 0,5 vs. RI 0,79, prämenopausal: RI 0,43 vs. 0,48).

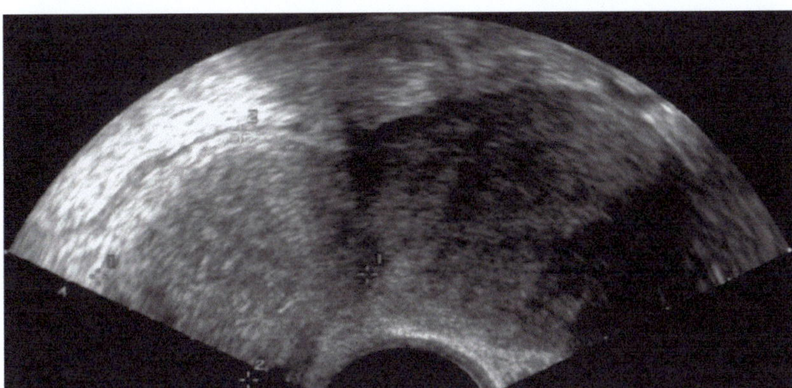

▣ **Abb. 22.34** Zervixkarzinom (Sagittalschnitt): aufgetriebene Cervix uteri (Corpus uteri rechts)

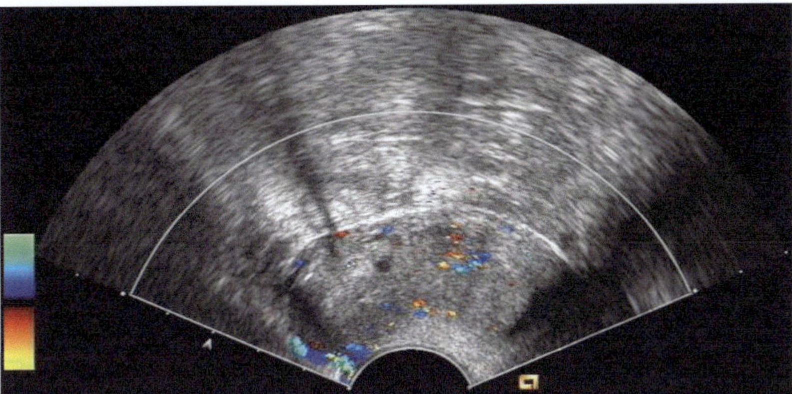

▣ **Abb. 22.35** Zervixkarzinom (Sagittalschnitt): im Bereich der zervikalen Auftreibung deutliche farbdopplerkodierte Hypervaskularisation

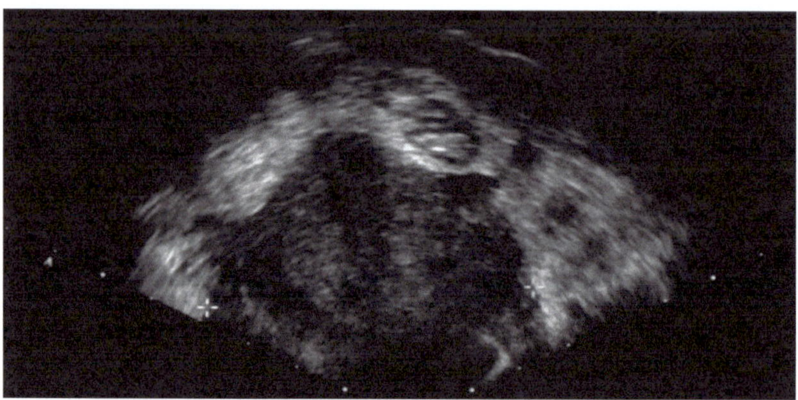

Abb. 22.36 Zervixkarzinom (Transversalschnitt): typisch tonnenförmig aufgetriebene Cervix uteri. Der intrazervikale Endometriumreflex ist aufgehoben bzw. stellt sich hochaufgebaut, inhomogen und unregelmäßig begrenzt dar

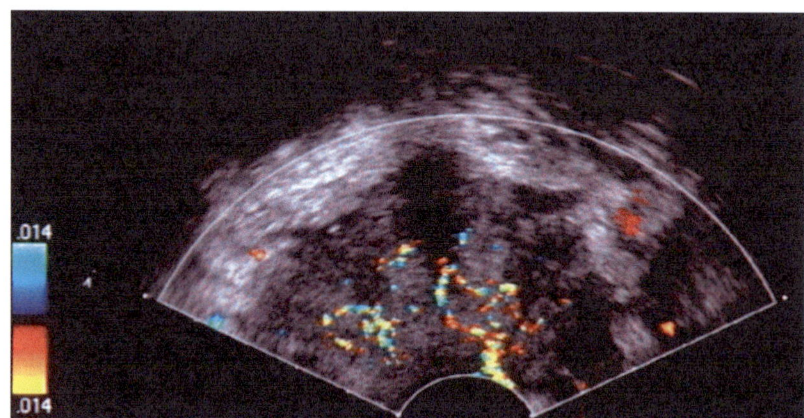

Abb. 22.37 Zervixkarzinom (Farbdopplersonographie, Transversalschnitt): gleiche Patientin wie in Abb. 22.34

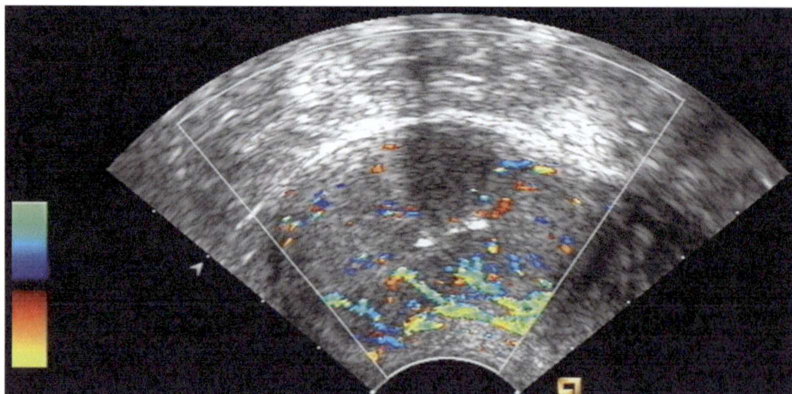

Abb. 22.38 Zervixkarzinom (Farbdopplersonographie, Transversalschnitt): stark durchbluteter zervikaler Tumor

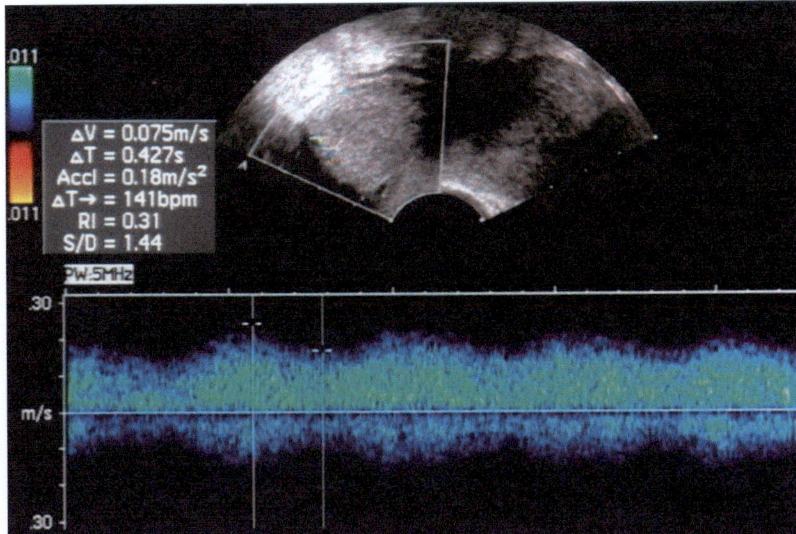

Abb. 22.39 Zervixkarzinom (Spektraldopplersonographie, Mediansagittalschnitt): suspekt niedriger Flusswiderstand im Bereich der tonnenförmig aufgetriebenen Zervix (RI 0,31)

Differenzialdiagnose

Bei vaginaler Hämorrhagie sind verschiedene alternative Befunde (Zervixpolyp, Korpuspolyp, intrazervikales regressiv verändertes Myom, vaginale Blutung, dysfunktionelle Blutung) als Blutungsquellen möglich. Des Weiteren sind an uterinen Neoplasien ein Sarkom, Lymphom oder ein Korpuskarzinom, das Blasenkarzinom aber auch das Rektumkarzinom (speziell bei klinischer Unsicherheit bzgl. der Blutungsquelle) abzugrenzen. Seltene Differenzialdiagnosen sind (Blasen-)Endometriose, Parametritis oder Adnextumoren.

Weiterführende Diagnostik

Frühstadien sind nicht durch Sonographie, sondern durch ein zytologisches/HPV-Screening (Vorsorgeuntersuchung) und konsekutive Probeexzision zu erfassen. Diagnose und Staging erfolgen primär klinisch. Alternativ bzw. zusätzlich ist mithilfe der Bildgebung (inklusive der Darstellung aller Nachbarorgane) durch MRT, CT, PET-CT eine diagnostische Treffsicherheit von >90 % zu erreichen.

Komplikationen

An Komplikationen sind eine starke (Hb-wirksame) Blutung, der tumorbedingte Verschluss der Cervix uteri und dadurch eine Hämatometra/Pyometra oder bei großem Tumor eine sekundäre Obstruktion des ableitenden Harnwegesystems möglich.

Therapie

Chirurgisch ist je nach Befund (Tumorstadium, Patientinnensituation) die Wertheim-(Meigs-)Operation als Therapie der Wahl anzusehen. Daneben bzw. alternativ steht eine Strahlen-, Zytostatikabehandlung bzw. deren Kombination als primärer oder adjuvanter Therapieansatz zur Verfügung.

22.7 Endometriumkarzinom

Die Häufigkeit des Karzinoms der Gebärmutterschleimhaut, früher deutlich seltener als das Karzinom des Gebärmutterhalses, wurde in den vergangenen Jahren nicht wesentlich reduziert; das Verhältnis hat sich von 1:15 (1920) auf 2:1 verändert. Dabei zeichnet das Endometriumkarzinom für relativ betrachtet »nur« 2,7 % aller krebsbedingten Todesfälle des weiblichen Geschlechts in Deutschland verantwortlich. Die mittlere 5-Jahres-Überlebenszeit liegt zwischen 72 und 84 %.

▪ Epidemiologie

Das Endometriumkarzinom (5 % aller weiblichen Malignome) ist für ein Viertel aller Genitalkarzinome verantwortlich. Es finden sich regionale Unterschiede in der Häufigkeit des Auftretens (altersstandardisierte Inzidenz in Westeuropa 9,9–15,0:100.000 Frauen jährlich). Die Erkrankungshäufigkeit nimmt mit steigendem Alter zu bei einem Gipfelwert zwischen 75 und 80 Jahren. Nur 5 % der Patientinnen sind jünger als 40 Jahre.

Ätiologisch sind 2 Typen von Endometriumkarzinomen – ein östrogenabhängiges (Typ-I-Karzinom) und ein östrogenunabhängiges Karzinom (Typ-II-Karzinom) zu unterscheiden. Dementsprechend ist das Risiko, an einem Endometriumkarzinom Typ I zu erkranken, durch Diabetes mellitus, metabolisches Syndrom, Adipositas, PCO, arterielle Hypertonie und langfristige exogene Östrogenzufuhr gesteigert. Multiparität, Rauchen, körperliche Belastung und eine lebenslange sojareiche Ernährung senken dagegen das Risiko der Entstehung eines Endometriumkarzinoms. Typ II (mit seinem Altersgipfel in höherem Lebensalter) entsteht auf dem Boden eines atrophischen Endometriums. Histologisch handelt es sich überwiegend um Adenokarzinome (60 %).

▪ Klinik

Klinisch verursacht das Endometriumkarzinom häufig keine Symptome. Frühstadien, vor allem bei prämenopausalen Patientinnen, sind kaum zu erfassen. Symptomatische Patientinnen klagen über irreguläre (prämenopausale) Blutungen, Unterbauchschmerzen, Dysurie, Stuhlunregelmäßigkeiten oder, bei fortgeschrittenem Krankheitsstadium bzw. entsprechender Organgröße und/oder Aszites, über Bauchumfangszunahme. Die Postmenopausenblutung (PMB) ist das Kardinalsymptom des Endometriumkarzinoms bei der Frau im fortgeschrittenen Lebensalter. PMB wird mit einer Gesamtinzidenz von 10 % gefunden, am häufigsten im ersten Jahr nach der Menopause (41 %, >3 Jahre postmenopausal nur noch 4,2 %). Meist liegt eine organische Ursache zugrunde. Die Karzinomwahrscheinlichkeit liegt bei 10–15 %.

▪ Diagnostik

Prädominantes Symptom eines Endometriumkarzinoms ist die uterine Blutung bei postmenopausalen Frauen (1–14 % sind karzinombedingt). Eine Variation der Intensität und Frequenz der Blutungen bei perimenopausalen Frauen ist ebenfalls verdächtig. Die Verdachtsdiagnose Endometriumkarzinom kann sich in 60–85 % auch aus dem zytologischen Abstrich ergeben. Zur Sicherung der Diagnose ist allerdings stets die Gewinnung einer Histologie notwendig.

Ein generelles Screening durch transvaginale Ultraschalluntersuchungen und Zytologie hat sich bei asymptomatischen Frauen ohne Risikofaktoren dagegen als ineffektiv erwiesen. Gezielte Früherkennungsuntersuchungen – Sonographie und anschließende Endometriumbiopsie – sind möglicherweise für Hochrisikogruppen (Adipositas, Diabetes mellitus, bekannte Endometriumhyperplasie, PCO) sinnvoll. Bei HNPCC-Syndrom (»hereditary non-polyposis colorectal cancer«) besteht ein Lebenszeitrisiko, an einem Endometriumkarzinom zu erkranken, von 40–60 %. Jedoch steht auch bei diesen Frauen der Beweis der Effektivität entsprechender systematischer Untersuchungen (Sonographie, Zytologie) durch Studien noch aus.

Auch hinsichtlich der prognose- und therapierelevanten Klassifikation des Tumorstadiums kann derzeit keine apparative Maßnahme (Ultraschalldiagnostik) das operative Staging beim Endometriumkarzinom ersetzen (2k-Leitlinie »Diagnostik und Therapie des Endometriumkarzinoms«, AWMF-Registernummer 032/034, 01/2008).

Sonographie

▫ Abb. 22.40, ▫ Abb. 22.41, ▫ Abb. 22.42, ▫ Abb. 22.43 u. ▫ Abb. 22.44

Vaginalsonographisch kann eine auffällige Endometriumstruktur den diagnostischen Weg weisen (► Abschn. 22.1). Die Gebärmutterschleimhaut erscheint in diesen Fällen inhomogen strukturiert (großzystisch) und eher unscharf begrenzt. Ein Endometriumreflex dicker als 8–12 mm ist bei einer postmenopausalen (nicht hormonbehandelten) Patientin mit vaginaler Blutung als suspekt anzusehen. Bei postmenopausalen Patientinnen mit Hormontherapie (einschließlich SERM-Therapie) und bei prämenopausalen Patientinnen ist die alleinige Messung der Endometriumdicke diagnostisch nicht eindeutig verwertbar. Polypoide Wachstumsformen wirken sich im Sonogramm als echoreiche und/oder echoarme inhomogene intrakavitäre Raumforderung aus. Die Gebärmutterhöhle kann von einem echoleeren Saum an Flüssigkeit (Hämatometra) erfüllt sein. Im fortgeschrittenen Stadium erfolgt die zapfenförmige Einsprossung hin zum Myometrium, evtl. mit zentral echoleerem Zerfallsareal. Daneben ist eine generelle Auftreibung und Vergrößerung des Uterus möglich.

Die sonographische Beurteilung der Infiltrationstiefe liefert bisher keine befriedigenden Ergebnisse. Die Wertigkeit von farbdopplersonographisch nachweisbaren, vermehrten, irregulären Vaskularisationsmustern ist bei vermindertem Flusswiderstand mit einem RI von 0,4 (postmenopausal, keine Hormonverabreichung) als Zusatzbefund nicht unumstritten (diagnostische Verwertbarkeit in Studien nicht nachgewiesen). Prämenopausal sind die Werte uneinheitlich, sodass eine sichere Zuordnung nicht möglich ist.

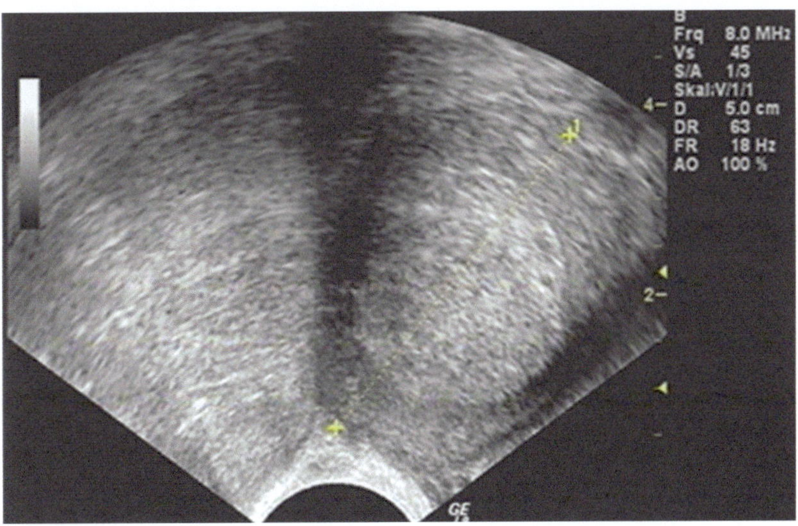

▫ **Abb. 22.40** Suspekte Gebärmutterschleimhaut (Transversalschnitt): sonographisch homogenes, echoreiches, glatt begrenztes, allerdings hochaufgebautes Endometrium (Histologie: Endometriumkarzinom)

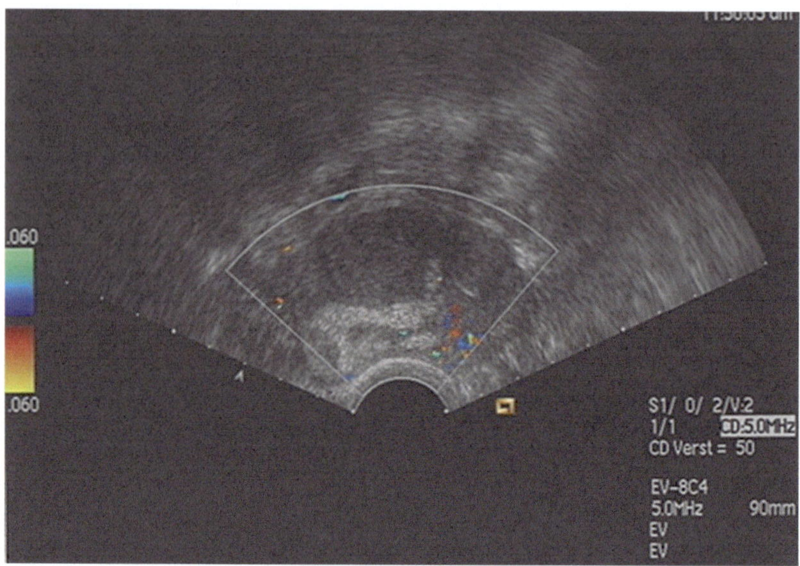

Abb. 22.41 Pathologisches Vaskularisationsmuster der Gebärmutterschleimhaut (»color flow mapping«): bizarr konfigurierte intrakavitäre Tumorformation und Serometra mit irregulärem Gefäßversorgungsmuster der soliden Anteile

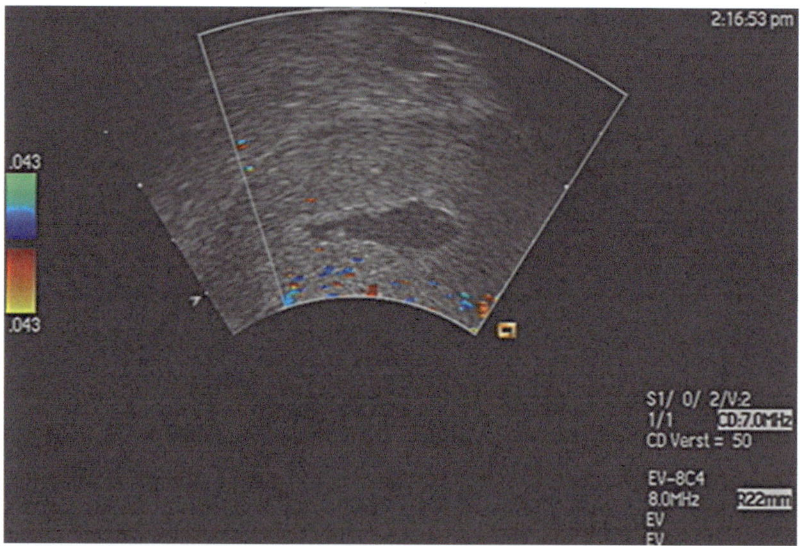

Abb. 22.42 Serometra: mit echoarmer Flüssigkeit gefülltes Cavum uteri. Endometrium echoreich, flach mit kleinen polypösen Veränderungen

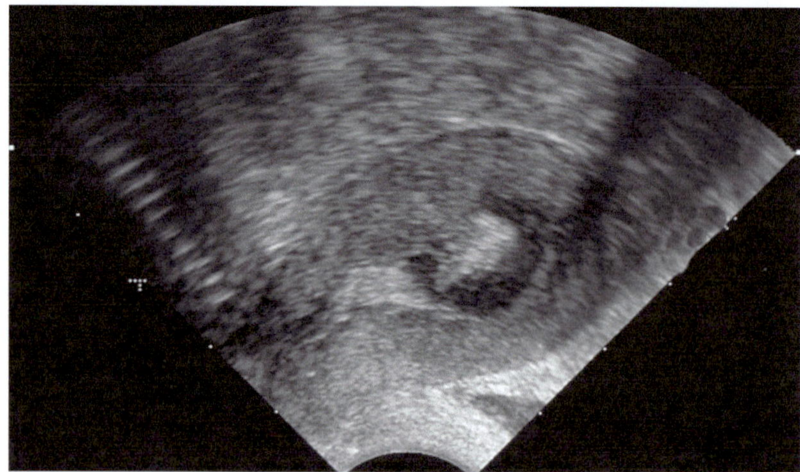

Abb. 22.43 Suspekte Serometra mit Verdacht auf Korpuspolyp, perimenopausal: Die echoreiche, exophytisch ins Cavum uteri wachsende Raumforderung lässt sich bei umgebender Serometra besonders deutlich abgrenzen (sonographischer Karzinomverdacht)

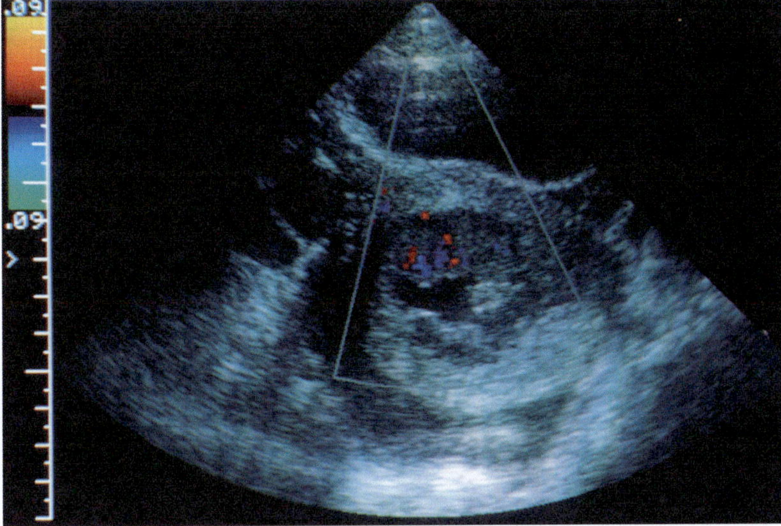

Abb. 22.44 Suspektes Endometrium mit Serometra und Verdacht auf Korpuspolyp (Farbdopplersonographie): Neben einer Serometra und einer echoreichen Struktur (Polyp) zeigt sich im unscharf abgrenzbaren Endometrium eine deutliche qualitative Hypervaskularisation

Differenzialdiagnose

Bei der postmenopausalen Patientin sind differenzialdiagnostisch Blutungen variabler Genese, z. B. Endometriumhyperplasie, Myom oder Korpuspolyp abzugrenzen. Prämenopausal kommen z. B. eine glandulär-zystische oder adenomatöse Hyperplasie, ein Myom, das Kollumkarzinom, Sarkom, Lymphom oder eine Blasenmole infrage. Ein sonographisch scheinbar hochaufgebaut und kleinzystisch imponierendes Endometrium kann durch die Verabreichung von Antiöstrogenen (Tamoxifen) hervorgerufen werden. Dabei führt eine tamoxifenbedingte Schwellung des subendometrialen Stromas mit faktisch atrophem Endometrium zum Bild einer »hochaufgebaut, inhomogen-zystischen« Gebärmutterschleimhaut.

Weiterführende Diagnostik

Zur besseren Kontrastierung intrakavitärer Prozesse eignet sich die Hysterohydrosonographie. Die invasivere Methode der Hysteroskopie ermöglicht in Kombination mit einer Abrasio fracta die direkte Inspektion und histologische Klärung (Abb. 22.45 u. Abb. 22.46). Eine alternative Bildgebung inklusive der Darstellung aller Nachbarorgane ist durch CT, MRT oder Positronenemissionstomographie (PET) möglich. Die Wertigkeit des Einsatzes dieser additiven apparativen Diagnostik ist für das Staging allerdings nicht nachgewiesen, so-

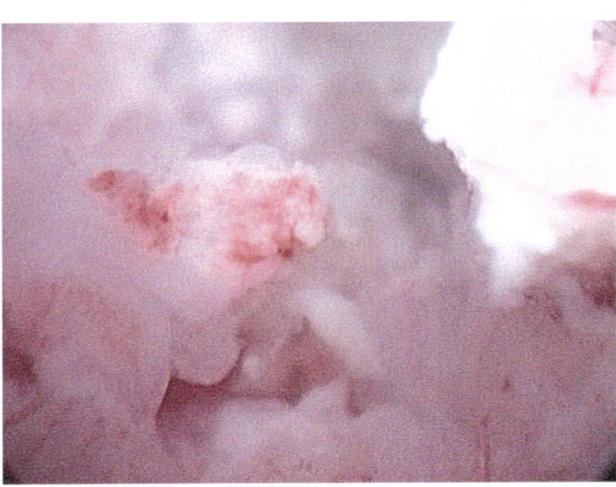

Abb. 22.45 Hysteroskopisches Bild eines Endometriumkarzinoms: multiple exophytisch wachsende Schleimhautauftreibungen, makroskopisch deutliche Gefäßzeichnung

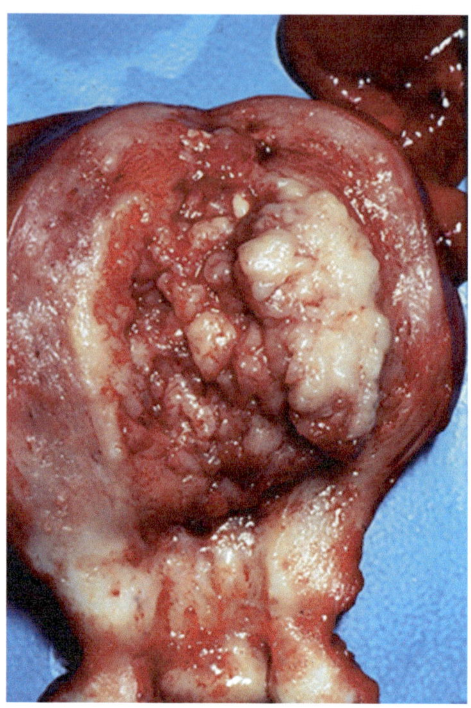

Abb. 22.46 Endometriumkarzinom (Operationspräparat): Cavum uteri mit unregelmäßig geformtem Tumor, der den Gebärmutterhals und das äußere Drittel der Gebärmutterwand infiltriert

dass ihre Indikation einzelfallbasiert erfolgt. Zum Ausschluss eines Tumorstadiums IVa können die Zystoskopie und Rektoskopie als fakultative Diagnostikoptionen betrachtet werden.

▪ Komplikationen

An Komplikationen sind eine starke (Hb-wirksame) Blutung, der tumorbedingte Verschluss des Cavum uteri und dadurch eine Hämatometra/Pyometra oder bei großem Tumor eine sekundäre Obstruktion des ableitenden Harnwegesystems (Abdominalsonographie zum Ausschluss einer Harnstauung) möglich.

▪ Therapie

Chirurgisch ist eine radikale Hysterektomie mit bilateraler Adnexektomie (ggf. Lymphadenektomie) die Therapie der Wahl. Eine endokrine (Nach-)behandlung kann mit Gestagenen (Tamoxifen) erfolgen. Bei Inoperabilität (Komorbidität) ist eine Strahlenbehandlung indiziert (hier ist die MRT zur Therapieplanung hilfreich).

Ovar

Alexander Strauss

A. Strauss, *Ultraschallpraxis in Geburtshilfe und Gynäkologie*,
DOI 10.1007/978-3-662-49493-6_23, © Springer-Verlag Berlin Heidelberg 2017

23.1 Ovarialzyste

Ovarialzysten sind der häufigste auffällige sonographische Befund im kleinen Becken bei der geschlechtsreifen Frau. Das Spektrum zystischer Befunde am Eierstock reicht dabei von der einfachen Follikelzyste bis hin zum Ovarialkarzinom.

▪ Einfache Ovarialzyste

Einfache, oft hormonell bedingte (funktionelle) Ovarialzysten (prämenopausal) stellen sich sonographisch einkammerig, glattwandig und echoleer dar (◘ Abb. 23.1). Bei prämenopausalen Frauen beträgt die Prävalenz 35 %, postmenopausal 17 %. Dorsal findet sich aufgrund des serösen Zysteninhalts meist eine Schallverstärkung. Oft handelt es sich hierbei um hormonabhängige Follikelzysten, ein Corpus luteum oder Retentionszysten. Einblutungen können zum Bild einer komplexen Zyste führen und die Differenzialdiagnostik erschweren (◘ Abb. 23.2 u. ◘ Abb. 23.3). Etwas 70 % der postmenopausal sonographisch detektierten, einfachen asymptomatischen Ovarialzysten <10 cm gehen innerhalb eines Jahres in eine Spontanremission über.

Farbdopplersonographisch findet sich typischerweise ein Hypervaskularisationswall, der die Zystenwand umgibt. Nach dem sonographischen Erscheinungsbild sind Eierstockzysten differenzialdiagnostisch oft nur schwer von Paraovarialzysten, (Pseudo-)Peritonealzysten, Kystomen oder einer Hydrosalpinx zu unterscheiden.

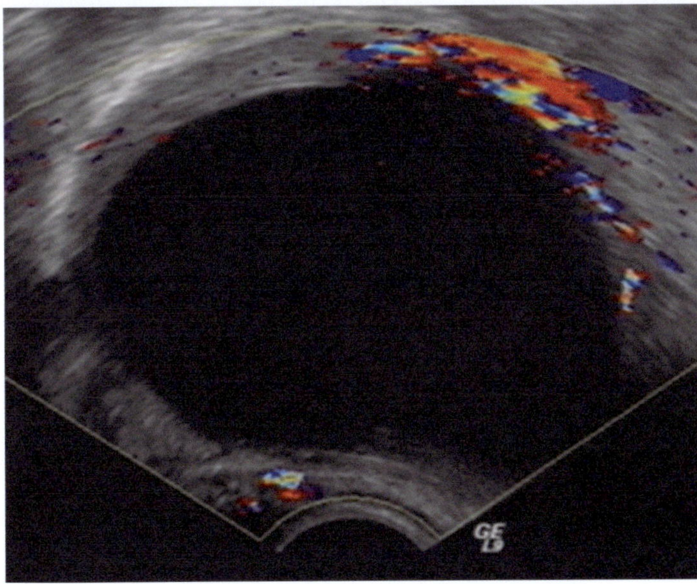

◘ Abb. 23.1 Ovarialzyste: echoleere, homogene, glatt und scharf begrenzte Raumforderung im Adnexbereich, randständige Durchblutung (»color flow mapping«)

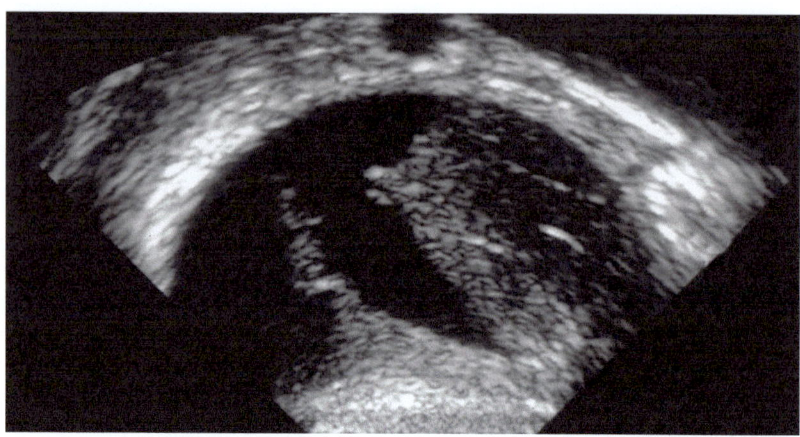

Abb. 23.2 Eingeblutete Ovarialzyste: glatt begrenzte, echoleere Zyste durchsetzt von echoarmen Binnenstrukturen, die Fibrinsträngen und -septen entsprechen

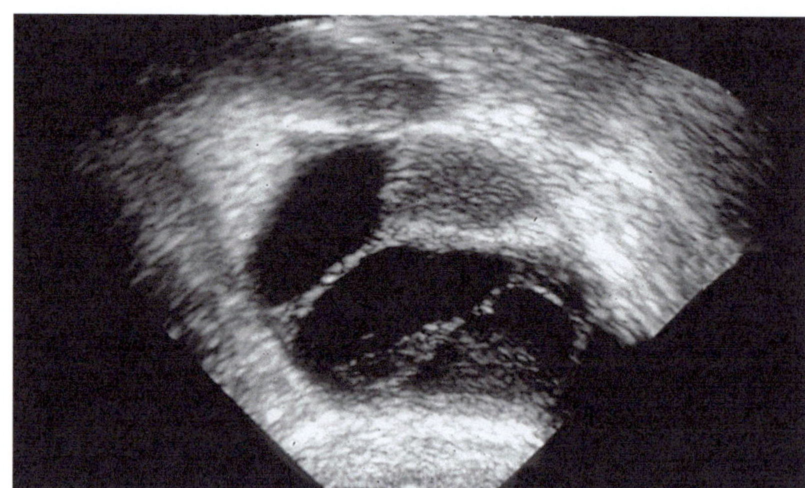

Abb. 23.3 Komplexe Ovarialzyste: nach außen glatt begrenzte (mehrkammerig erscheinende) Zyste mit Septierung, die echoleeren Areale entsprechen serösem Zysteninhalt. Zarte inhomogene Binnenechos entsprechen einer Einblutung bzw. Resorptionsprozessen

Polyzystisches Ovarialsyndrom

Bei dem endokrinen Krankheitsbild der polyzystischen Ovarien (»polycystic ovary syndrome«, PCO-Syndrom) finden sich sonographisch vergrößerte Ovarien, deren echoreiches Stroma von multiplen kleineren (>10 mm) echoleeren Zysten durchsetzt ist, die sich ringförmig oder »perlschnurartig« vorwiegend peripher aufreihen. Eine typische zyklusabhängige Follikelreifung ist bei diesen (Kinderwunsch-)Patientinnen meist nicht zu beobachten. Eine sonographische Diagnose ist weder rein bildgebend noch nach einer nur einmaligen Untersuchung ohne endokrinologische Abklärung zu stellen (▶ Abschn. 27.1).

Endometriosezyste

Bis zu 15 % aller Frauen im geschlechtsfähigen Alter sind von Endometriose betroffen (▶ Abschn. 23.2). Das klinische wie auch sonographische Erscheinungsbild gestaltet sich dabei sehr variabel und reicht von sonographisch rein zystischen bis hin zu gemischten oder vorwiegend solide imponierenden Befunden (entspricht dem Zysteninhalt mit Einblutungen unterschiedlichen Alters). Ovarielle Endometriosezysten weisen meist einen dicken Randwall auf (Abb. 23.4). Typischerweise ist die Zyste von echoarmen homogenen Binnenechos (»Schneegestöber«) vollständig ausgefüllt. Das Echomuster im Inneren der Zyste kann allerdings extrem variabel ausfallen (Chamäleon der Ovarial-

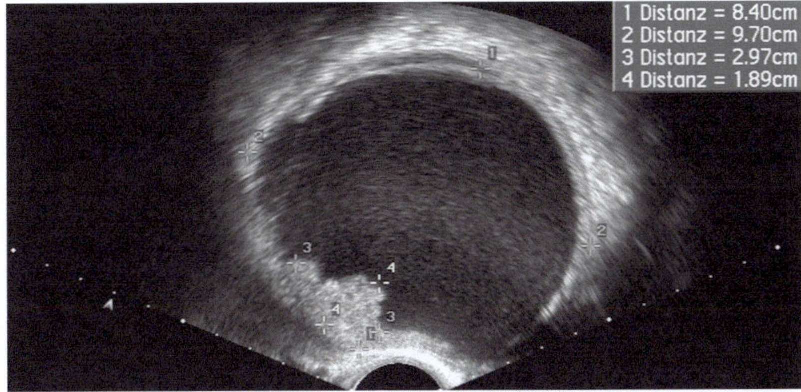

Abb. 23.4 Suspekte Ovarialzyste: 6 cm große, echoleere, glatt begrenzte Ovarialzyste mit echodichter papillärer intrazystischer Randstruktur (Markierung). Histologie: LMP-Tumor

zysten), nur 10–20 % aller Endometriosezysten bieten den klassischen Ultraschallaspekt (▶ Abschn. 23.2).

Differenzialdiagnostisch kommen eine eingeblutete Zyste, eine Paraovarialzyste, ein Tuboovarialabszess, eine Dermoidzyste, ein Corpus luteum, ein Kystom, eine ektope Schwangerschaft und andere gut- und bösartige Neubildungen des Eierstocks in Betracht.

Dermoidzyste (Teratom)

Dermoidzysten stehen für 10 % aller Ovarialtumoren. Es handelt sich dabei um gutartige, zystische Raumforderungen des Ovars, die Abkömmlinge aller 3 Keimblätter enthalten. Bei 1–2 % ist eine maligne Entartung zu erwarten. Aufgrund ihres hohen spezifischen Gewichts neigt diese Zystenentität zu Komplikationen, vor allem zu Stieldrehungen (3–16 %). Sonographisch findet sich ein zystischer Adnextumor mit dicker echoreicher Wandstruktur (Abb. 23.5). Im Inneren sind neben zystischen echoleeren oder echoarmen Arealen solide sehr echoreiche Bezirke mit teils bizarrer Form anzutreffen, diese entsprechen einer Talgansammlung, unter anderem mit Epidermis, Knochen oder Knorpel. Häufiger als bei anderen Adnexprozessen ist das Dermoid hinsichtlich der Lage im kleinen Becken aufgrund seines Gewichts vor dem Uterus anzutreffen.

Als Differenzialdiagnosen sind ein Corpus luteum, ein Kystom, eine Paraovarialzyste, eine Endometriosezyste, ein Tuboovarialabszess, ein Ovarialkarzinom oder gefüllte Darmschlingen abzugrenzen.

Kystadenom/Kystom

Kystadenome sind benigne ovarielle Neubildungen epithelialen Ursprungs, welche entweder seröses oder muzinöses Sekret bilden und von diesem erfüllt sind. Selten verbirgt sich hinter einem Kystadenom ein LMP-Tumor (»low malignancy potential«), weshalb unter sonographischer Kontrolle länger persistierende Kystadenome, speziell bei Wachstumstendenz, chirurgisch abzuklären sind.

Seröse Kystadenome sind sonographisch kaum von einfachen Ovarialzysten zu unterscheiden. Im Gegensatz zu einfachen Ovarialzysten sind sie allerdings oft größer (>5 cm) und häufiger persistierend. Kystadenome <5 cm weisen dagegen eine Spontanremissionsrate von 40 % auf. Als Differenzialdiagnose kommen vorwiegend große Follikelzysten, Paraovarialzysten und peritoneale Pseudozysten in Betracht.

Muzinöse Kystadenome sind im Gegensatz zu den serösen Tumoren häufiger mehrkammerig und größer. Sie bestehen meist aus einem Konglomerat

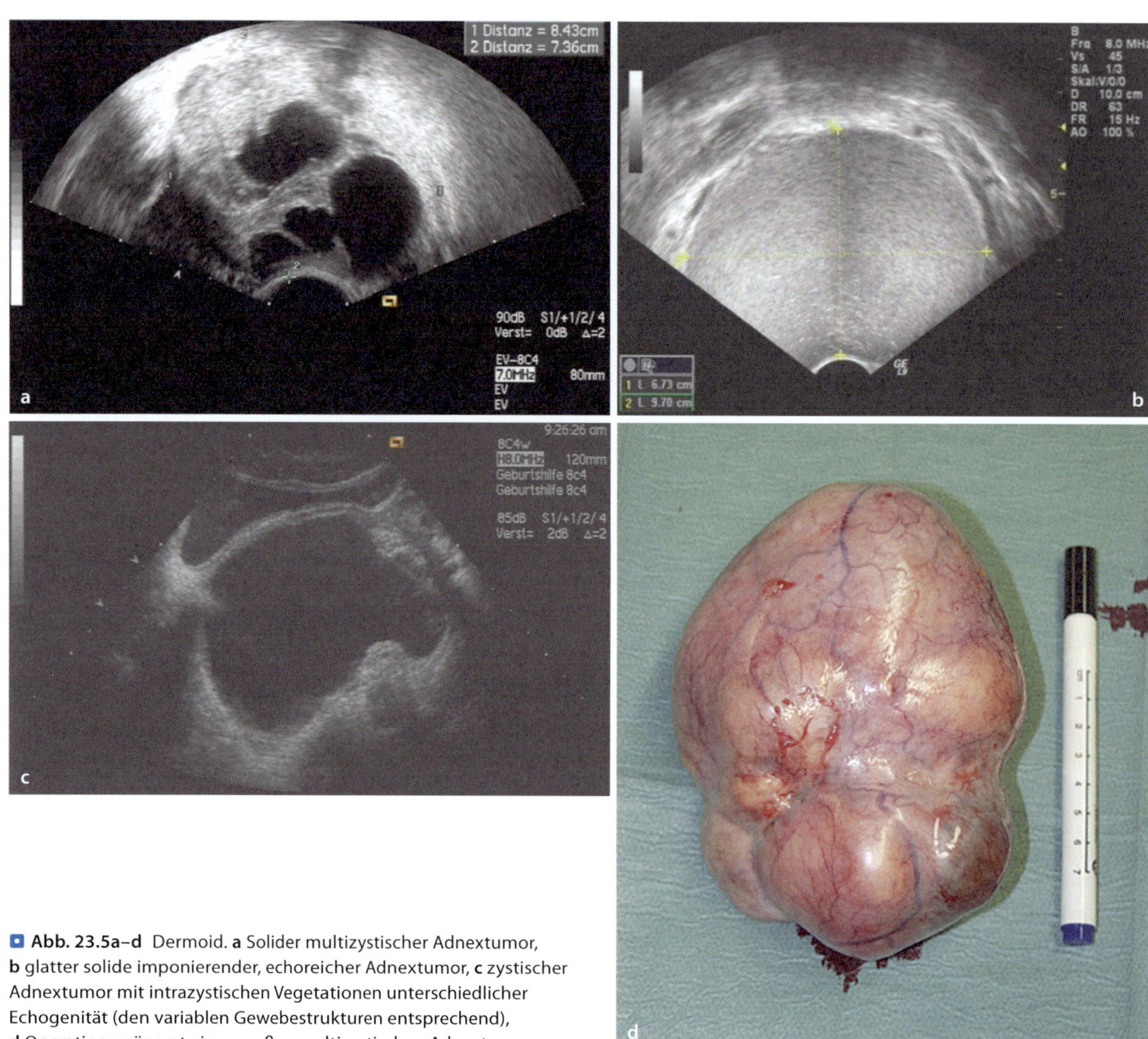

Abb. 23.5a–d Dermoid. **a** Solider multizystischer Adnextumor, **b** glatter solide imponierender, echoreicher Adnextumor, **c** zystischer Adnextumor mit intrazystischen Vegetationen unterschiedlicher Echogenität (den variablen Gewebestrukturen entsprechend), **d** Operationspräparat eines großen multizystischen Adnextumors

unterschiedlich großer Zystenräume (sonographisch als Septierung beschrieben). Muzin weist im Gegensatz zu serösen Zysteninhalten eine höhere Echogenität auf. Sonographisch bildet sich der zähflüssige Zysteninhalt als echoarme, homogen verteilte Binnenechos ab. Zystennieren sind von ausgedehnten muzinösen Kystadenomen abzugrenzen. Eine sichere Aussage bezüglich der Dignität (Dopplersonographie als additives Instrument) kann sonographisch mit Unsicherheiten verbunden sein.

Ovarialfibrom

Das seltene Ovarialfibrom stellt ebenfalls einen gutartigen Adnextumor epithelialen Ursprungs dar. Sonomorphologisch zeigt sich ein solider, glatt begrenzter Adnextumor mit echoarmer bis echoreicher, homogener (solider) Binnenstruktur. Eine Sonderform von Ovarialfibromen kommt als Meigs-Syndrom vor: Beidseitige Fibrome der Eierstöcke sind von Aszites und Hydrothorax begleitet. Vom Ovarialfibrom sind sonographisch ein gestieltes oder intraligamentäres Myom, ein vorwiegend solides Dermoid und gefüllte Darmschlingen abzugrenzen.

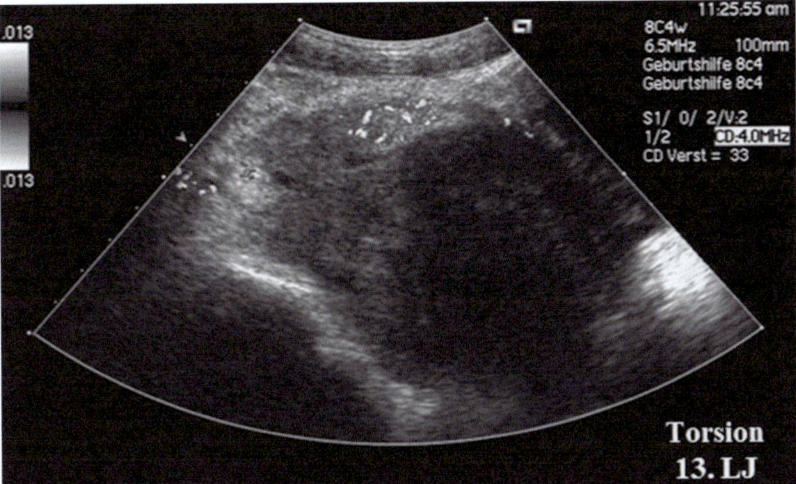

Abb. 23.6 Ovarialtorsion (Transabdominalsonographie): inhomogener, unregelmäßig begrenzter solider Adnextumor. Farbdopplersonographisch arterielle Durchblutungsmuster darstellbar

Komplikationen von Ovarialzysten

Zysteneinblutungen sind sonographisch an einer Vergrößerung der Ovarialzysten und stadienhaften Veränderungen der Binnenechos (Zunahme der Echogenität gefolgt von echoarmen/echoreichen spinnengewebsartigen Fibrinfäden und schließlich retrahierten echoreichen bizarr geformten Fibringerinnsel) zu erkennen. Im Rahmen von Zystenrupturen kommt es im Vergleich zur Reduktion der Zystengröße und ggf. zur Auflösung der runden Außenkontur. Gegebenenfalls findet sich (wenig) freie Flüssigkeit im Douglas-Raum. Einblutungszeichen sind als Ursache oder Folge der Ruptur der Zystenwand präsent.

Ovarial(zysten)torsionen sind für 2,7 % aller gynäkologischen Notfälle verantwortlich (Abb. 23.6). 70–75 % der Patientinnen sind <30 Jahre alt. Weitere Risikofaktoren sind Schwangerschaft und Ovarialzysten (80 %) bzw. Eileiterfehlbildungen und stoßartige Bewegungen (20 %). Sonographisch findet sich anstelle des Ovars ein inhomogener Konglomerattumor im Adnexbereich. Dieser weist echoarme neben echoreichen Anteilen auf. Gegebenenfalls findet sich freie Flüssigkeit im kleinen Becken. Farbdopplersonographisch zeigt sich das Bild der hämorrhagischen Infarzierung: Arterielle Flüsse sind darstellbar, ein venöses Flussmuster fehlt. Differenzialdiagnostisch kommen Divertikulitis, Ileus, Adnexitis, ektope Schwangerschaft und Endometriose infrage.

Entzündliche Befunde im Adnexbereich

Die Adnexitis ist ein sich im Ultraschall nicht darstellendes Krankheitsbild. Lediglich sekundäre Zeichen wie Flüssigkeitsvermehrungen um das Organ bzw. im Douglas-Raum können einen unspezifischen Hinweis geben. Ein Tuboovarialabszess erscheint dagegen sonographisch als zystisch-solider Tumor. Typischerweise kann eine Spiegelbildung beobachtet werden. Aufgrund des ähnlichen sonographischen Befunds ist eine Abgrenzung zu einer Neoplasie (Malignom) mitunter schwierig. Klinik, Labor und Verlauf sind neben dem sonographischen Befund hier wegweisend.

23.2 Endometriose

Endometriose beschreibt das Auftreten von Endometriumzellen außerhalb der Endometriumschicht im Cavum uteri.

▪ Epidemiologie

Angenommen wird eine Erkrankungsprävalenz zwischen 8 und 15 % aller Frauen in Deutschland. Damit ist Endometriose nach den Myomen die zweithäufigste gynäkologische Erkrankungsentität. Die Erkrankung ist trotz chirurgischer und/oder endokriner Therapieansätze mit einem hohen Rezidivrisiko behaftet (bis zu 30 %).

▪ Lokalisation

Die häufigste Lokalisationen von Endometrioseherden sind der Adnexbereich und der Douglas-Raum. Prinzipiell wird unterschieden zwischen Endometriosis uteri interna (Adenomyosis uteri mit Befall des Myometriums, ▶ Abschn. 22.4), Endometriosis tubae (Befall der Eileiter), Endometriosis genitalis externa (Befall im Genitalbereich, v. a. der Ovarien oder des Douglas-Raums) und Endometriosis extragenitalis (Befall u. a. von Dünn- oder Dickdarm, Blase, Lunge, Haut oder Extremitäten, selten).

Sonographie

▫ Abb. 23.7, ▫ Abb. 23.8, ▫ Abb. 23.9, ▫ Abb. 23.10, ▫ Abb. 23.11, ▫ Abb. 23.12, ▫ Abb. 23.13 u. ▫ Abb. 23.14

Vaginalsonographisch stellt sich die klassische Endometriosezyste (»Schokoladenzyste«) im Adnexbereich oder Douglas-Raum als glatt begrenzte, einkammerige zystische Raumforderung mit typischerweise dicker, echoreicher Randstruktur dar. Homogene echoarme Binnenechos (»Schneegestöber«), die evtl. eine Fluktuation auf Druck erkennen lassen, sind pathognomonisch für diese Zystenentität (Korrelat der ggf. wiederholten Einblutung). Dieses typische Ultraschallmuster ist nur bei einem Teil der zystischen Endometrioseherde am Ovar nachweisbar. Daneben kann die Endometriosezyste (»Chamäleon des kleinen Beckens«) ein sehr variables Erscheinungsbild annehmen (von einer glatten echoleeren Ovarialzyste bis hin zu komplexen Zystenstrukturen, die – bedingt durch regressive Veränderungen – ein karzinomähnliches Erscheinungsbild aufweisen). Eine Adenomyosis ist bei diffus vergrößertem Uterus mit einem echoarmen aufgelockerten (endo-)myometralen Ultraschallmuster verbunden. Der Ultraschallbefund einer Endometriose im Septum rectovaginale zeigt sich an echoarmen variabel konfigurierten Herden zwischen der Scheidenhinterwand und dem Rektum. Infiltrationstiefen in die in dieser Körperregion lokalisierten Hohlorgane können zusätzlich zur klinischen Evaluation mit hochauflösender TVS beurteilt werden. Peritoneale Endometrioseherde sind der sonographischen Diagnostik dagegen nur in Ausnahmefällen zugänglich (▶ Abschn. 23.1).

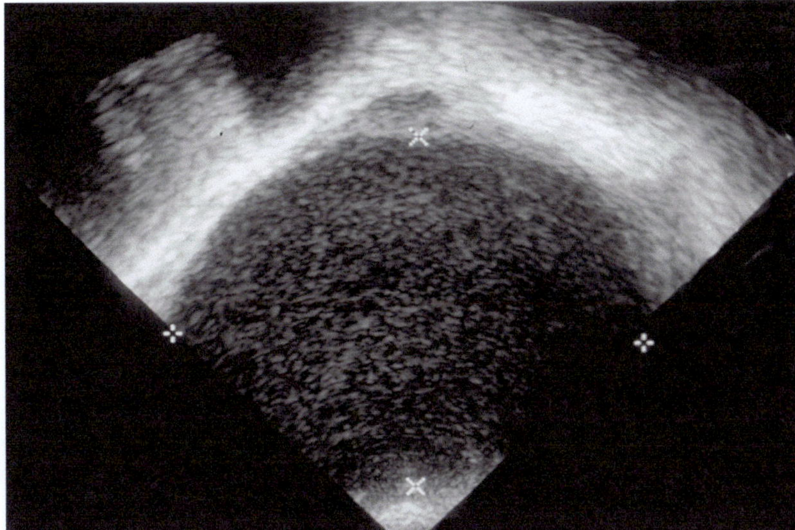

Abb. 23.7 Endometriosezyste: typisches Bild einer »Schokoladenzyste« mit glatter Begrenzung und homogen echoarmen Binnenechos (»Schneegestöber«)

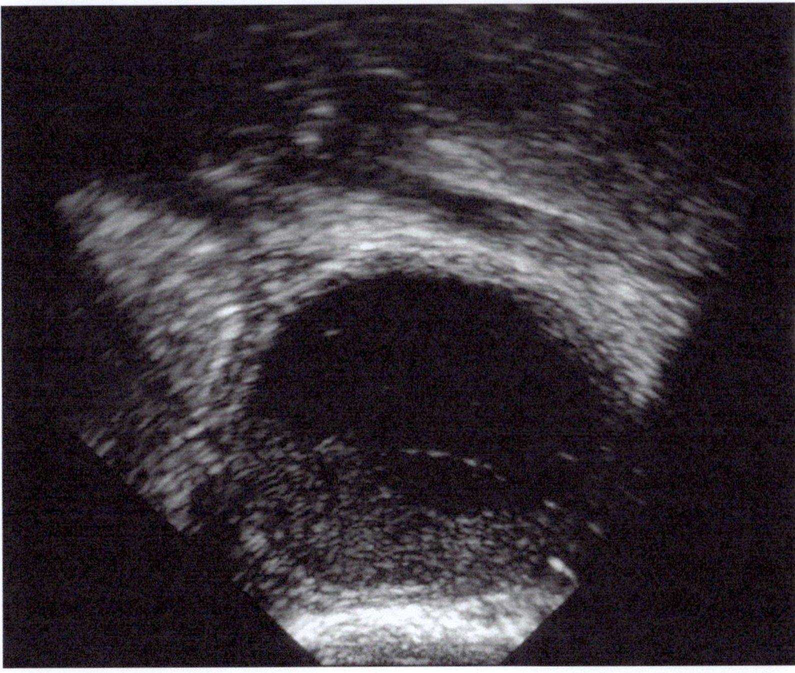

Abb. 23.8 Endometriosezyste: gleichmäßig verteilte echoarme Binnenechos (»Schneegestöber«). Im schallkopffernen Zystenanteil methodenimmanent (Artefakt, ► Abschn. 1.2) ausgelöscht (= echoleerer Bezirk)

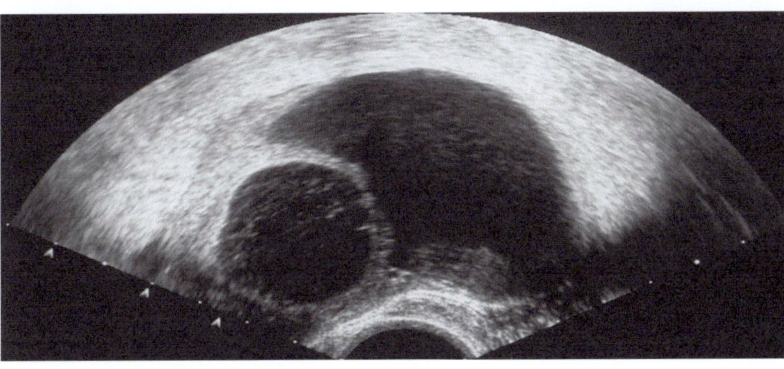

Abb. 23.9 Endometriosezyste: imitiert das Bild einer komplexen Zyste mit dickwandiger Septierung und papillären intrazystischen Randstrukturen

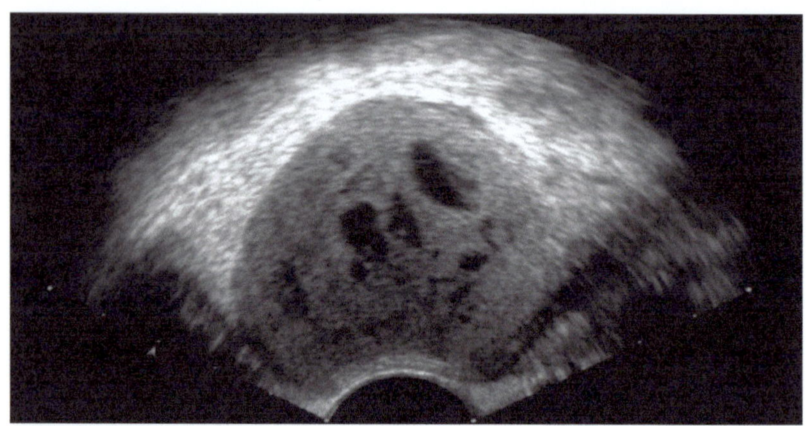

Abb. 23.10 Endometriosezyste: Aspekt einer zystisch-soliden »suspekten« Adnexzyste

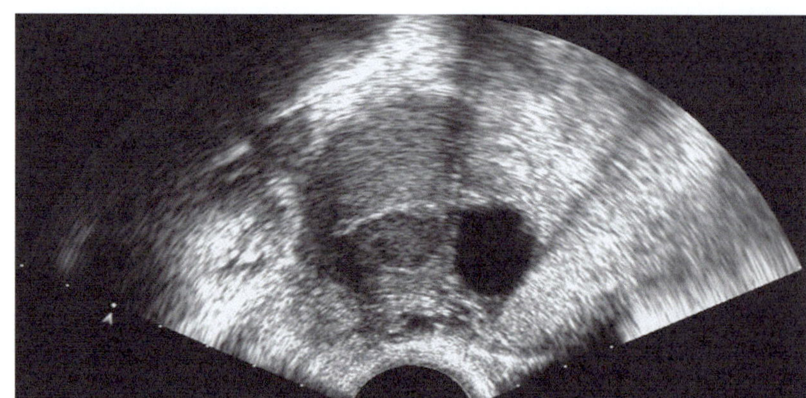

Abb. 23.11 Endometriosezyste: Aspekt eines komplexen zystisch-soliden »suspekten« Adnexprozesses

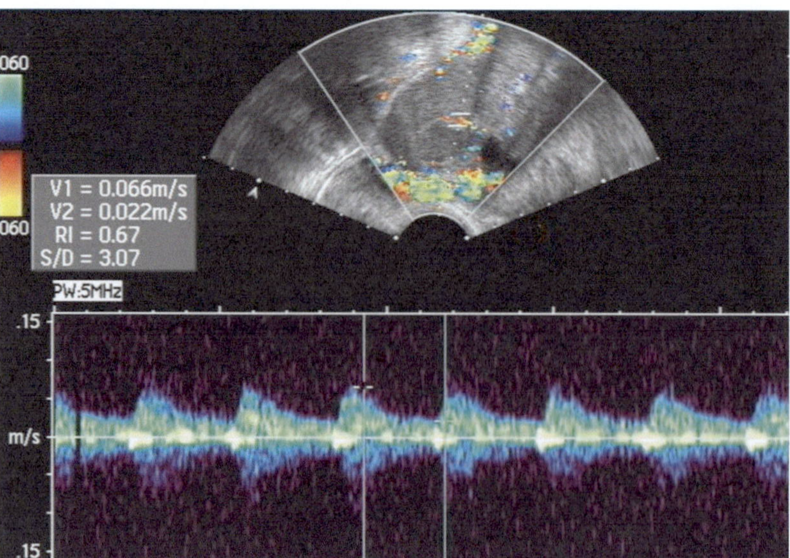

Abb. 23.12 Endometriosezyste (Spektraldopplermessung): Vaskularisation der Zyste in Abb. 23.11 mit für benigne Prozesse typisch hohem intratumoralen Flusswiderstand

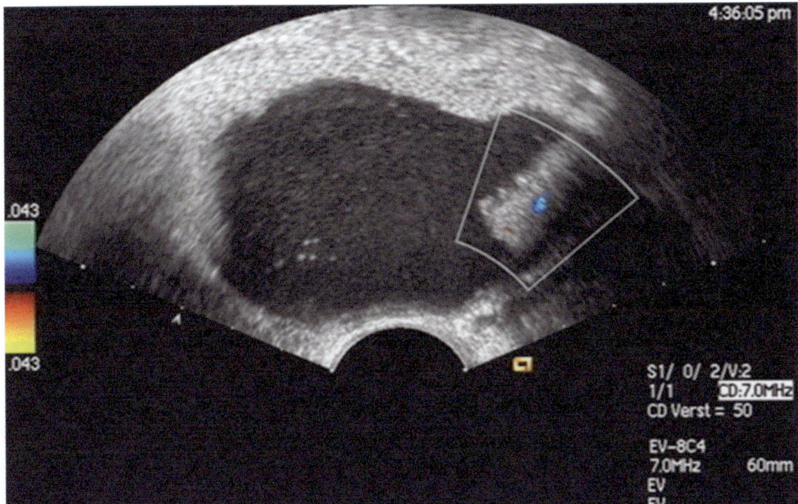

Abb. 23.13 Endometriosezyste: zystischer Adnextumor mit homogenen schneegestöberartigen zarten Binnenechos. Wandständig (rechts) regressive solide Vegetationen mit Durchblutung (»color flow mapping«)

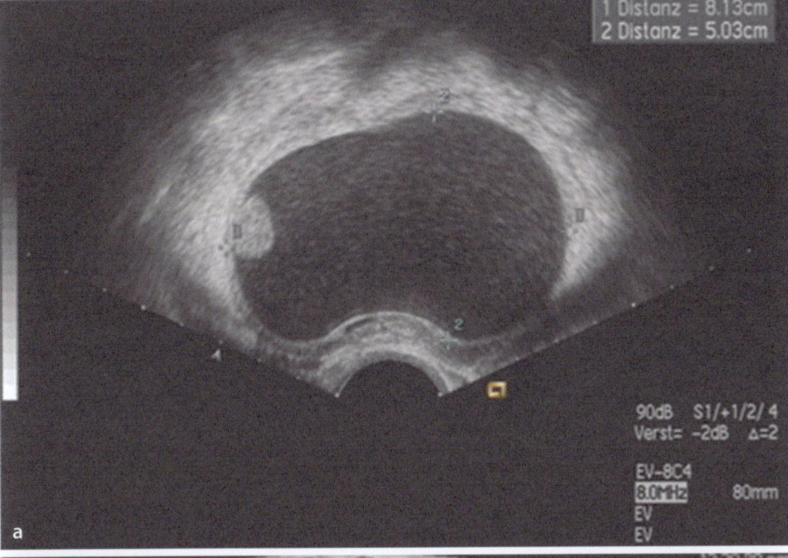

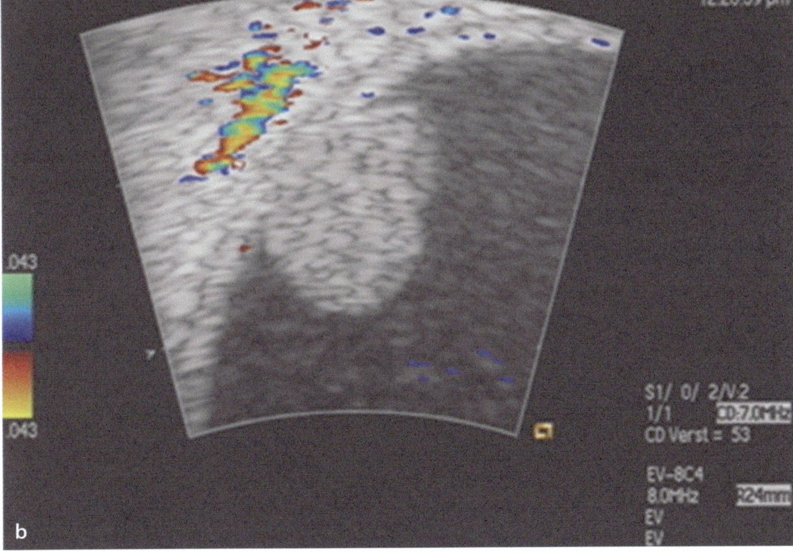

Abb. 23.14a,b Endometriosezyste. **a** Glatter zystischer Adnextumor, echoarme Binnenechos, wandständig (links) intrazystische solide Vegetation, **b** Detail: kein Nachweis einer intratumoralen Vaskularisation

Weiterführende Diagnostik

Zur Diagnose der Endometriose führt in der Regel nicht die Ultraschalluntersuchung allein. Typischerweise steht die klinische Symptomatik mit zyklusabhängigen (perimenstruellen) Unterbauchbeschwerden, Dysmenorrhö und/oder Dyspareunie im Vordergrund. Zur differenzialdiagnostischen Abgrenzung eines unklaren Adnexbefundes im Rahmen der Primärdiagnostik wird im klinischen Alltag trotz gegensinniger Datenlage unter Umständen auch die serologische Bestimmung des Tumormarkers CA 125 in Ansatz gebracht. Gerade in der Abgrenzung von Neopolasien zur sonographisch vielgestaltigen »Pseudozyste Endometriose« führt der unspezifische Charakter einer CA-12-5-Bestimmung, mit seiner (leichten) Erhöhung auch bei Endometriosebefunden, mitunter zu noch mehr Verwirrung.

Differenzialdiagnose

Differenzialdiagnostisch kommen funktionelle Zysten, Kystome mit oder ohne Einblutung oder Dermoidzysten in Betracht. Darüber hinaus muss an Myome, aber auch an sämtliche anderen Adnextumoren, inklusive des Ovarialkarzinoms gedacht werden. Gerade die Endometriose mit regressiven Veränderungen im Inneren imitiert als komplexe Zyste gelegentlich das Echomuster eines LMP-Tumors bzw. Malignoms.

Therapie

Die Behandlung der symptomatischen Endometriose erfolgt entweder medikamentös (orale Antikonzeptiva, Gestagene, GnRH-Analoga, Testosteronanaloga wie Danazol) oder operativ. Falls möglich, wird dabei der Endoskopie der Vorzug gegeben. Bei ausgedehnter Blasen- oder Darmbeteiligung kann unter Umständen auch ein großer interdisziplinärer Eingriff per laparotomiam nötig werden. Bei Kinderwunsch (Endometriose als Sterilitätsursache) sollte möglichst zeitnah postoperativ eine Schwangerschaft angestrebt werden. Dadurch bessert sich häufig auch die Endometriosesymptomatik.

23.3 Entzündliche Prozesse im Adnexbereich

Das Spektrum der entzündlichen Adnexprozesse umfasst neben der PID (»pelvic inflammatory disease«) mit aszendierendem Infektionsweg (v. a. Chlamydieninfektion) auch die STD (»sexually transmitted disease«) mit genitalem Erkrankungsbild (Gonorrhö, Syphilis, bakterielle Vaginose und Chlamydieninfektion).

Epidemiologie

PID ist die häufigste gynäkologische Infektionserkrankung der nicht schwangeren Frau (1:100 Frauen bis zum 39. Lebensjahr), wobei 70 % der Patientinnen jünger als 25 Jahre sind. Meist liegt eine kanalikulär aszendierende, polymikrobiell verursachte Entzündung vor (bakterielle Vaginose, Zervizitis, Endometritis, Salpingitis, Adnexitis). Der hämatogene Infektionsweg ist bei einer Genitaltuberkulose und im Sinne einer »hämatogenen Streuung« bei einer Sepsis möglich.

Risikofaktoren

Promiskuität, IUP, Geburt/Wochenbett, transzervikale operative Eingriffe (Abrasio, IUP-Einlage, Chromopertubation, Abruptio).

Akutes Stadium (Adnexitis)

Abb. 23.15, Abb. 23.16 u. Abb. 23.17

- **Klinik:** Bei der akuten Entzündung finden sich Unterleibsschmerzen, Fieber, peritoneale Reizung und eine Erhöhung der laborchemischen Infektionsparameter.
- **Palpation/Inspektion:** Im Rahmen der vaginalen Untersuchung ist der Portioschiebeschmerz gemeinsam mit purulentem Fluor pathognomonisch. Ein raumfordernder Tastbefund im Sinne eines Tumors ist in diesem Stadium (noch) nicht zu erheben.
- **Laborchemisch** ist eine Erhöhung der Entzündungsparameter (Leukozyten, CRP) nachweisbar.
- **Sonographie:** Es besteht freie Flüssigkeit im Douglas-Raum, ansonsten ist diesem Stadium des (stark) schmerzhaften Krankheitsbilds kein sonographisches Korrelat zuzuordnen.

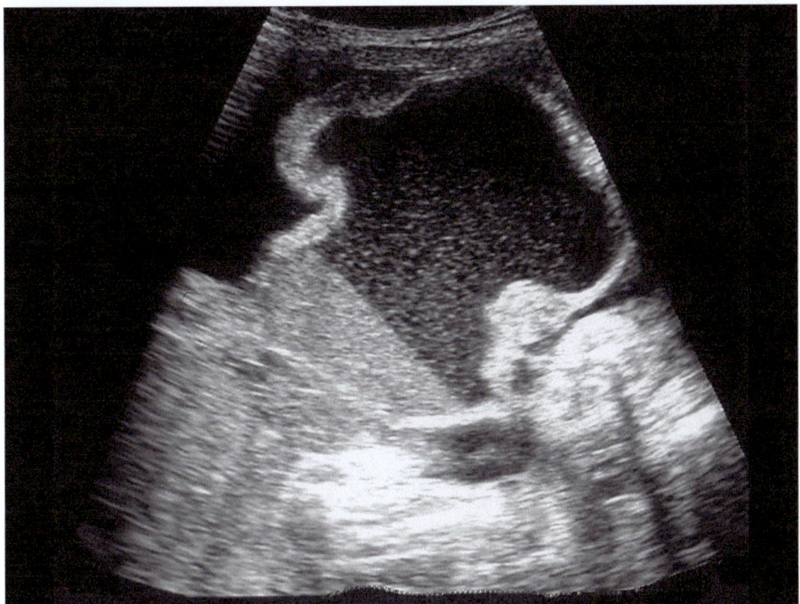

Abb. 23.15 Hydro-/Pyosalpinx (Transabdominalsonographie): unregelmäßig konturierte zystische Raumforderung im Adnexbereich – dickwandige Kapsel, echoreiche und echoarme Binnenechos separiert durch Spiegelbildung

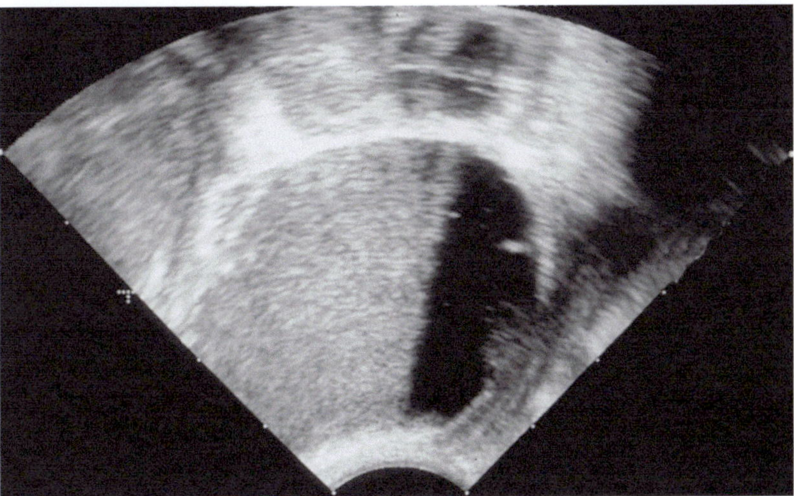

Abb. 23.16 Tuboovarialabszess (Transvaginalsonographie): Entsprechend der liegenden Position der Patientin zeigt sich die Spiegelbildung senkrecht im Bild. Links zellreiches, echoreiches Exsudat (Blut, Pus), rechts an der Oberfläche seröses, echoleeres Exsudat

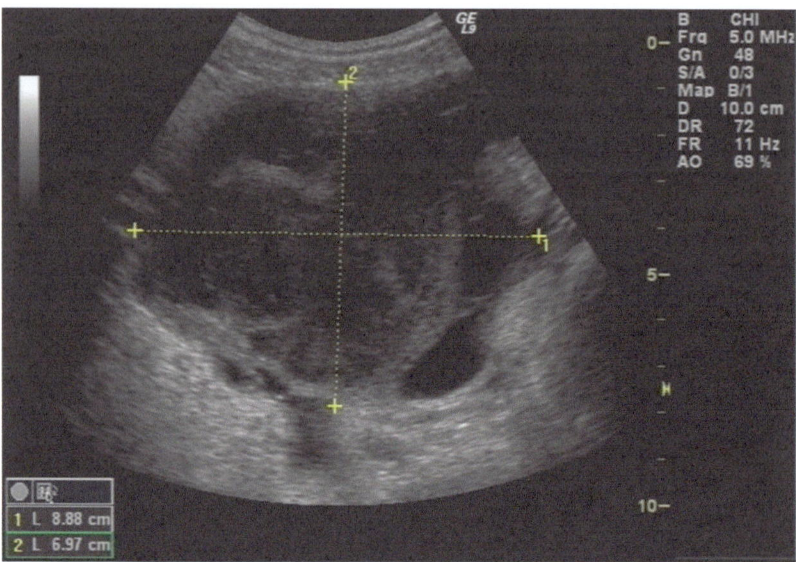

Abb. 23.17 Tuboovarialabszess: großer zystisch-solider unscharf begrenzter Adnextumor mit inhomogenen, teils bizarr geformten Binnenstrukturen unterschiedlicher Echogenität

Subakutes Stadium (Tuboovarialabszess)

Abb. 23.18 u. Abb. 23.19

- **Klinik:** Nach Abklingen des akuten Stadiums finden sich mäßige Druckschmerzen im Adnexbereich, subfebrile Temperaturen, der peritoneale Reizzustand ist rückläufig, evtl. persistiert noch die Erhöhung der Infektionsparameter (Laboranalyse).
- **Palpation:** Bei der bimanuellen Palpation kann eine Raumforderung im Adnexbereich tastbar sein.
- **Sonographie:** Das typische Bild eines Tuboovarialabszesses besteht in einem zystisch-soliden Konglomerattumor im Adnexbereich. Im Inneren der zystischen Struktur zeigt sich eine Spiegelbildung, welche sich bei vaginaler Ultraschallanwendung im Bild senkrecht abbildet. Eine (begleitende) Hydro- oder Pyosalpinx stellt sich als multizystische Raumforderungen (durch mehrfache Anschnitte des stark dilatierten, gewundenen Eileiters) mit tubulärer Wandstruktur parametran bzw. paraovariell gelegen dar. Dopplersonographisch lässt sich eine ausgeprägte Vaskularisation des Entzündungsgebiets nachweisen.

Chronisches Stadium (peritoneale Pseudozysten, Adhäsionen)

Abb. 23.20

- **Klinik:** Nach Abklingen des subakuten Stadiums findet sich lediglich eine geringe Druckempfindlichkeit des Adnexbereichs, keine erhöhten Temperaturen oder laborchemischen Infektionsparameter.
- **Palpation:** Bei der vaginalen Untersuchung ist evtl. noch ein Resttumor tastbar.
- **Sonographie:** Die Ovarien sind zum Teil noch vergrößert und inhomogen multizystisch verändert. Daneben sind persistente Flüssigkeitsansammlungen in den Eileitern und glatte, echoleere Zysten im Douglas-Raum oder Adnexbereich (Pseudoperitonealzysten, Adhäsionen) Zeichen der abgelaufenen Entzündungsreaktion (▶ Abschn. 24.1).

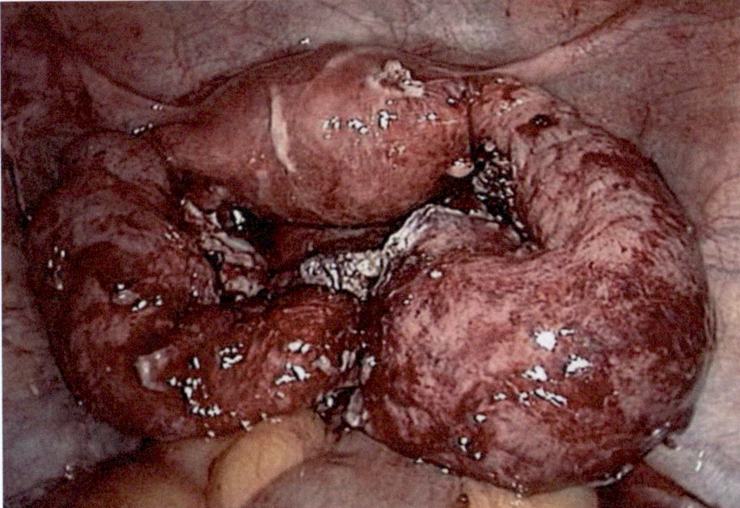

Abb. 23.18 Adnexitis (intraoperativ Laparoskopie): bilaterale Pyosalpinx bei kanikulär aszendierender Genitalinfektion

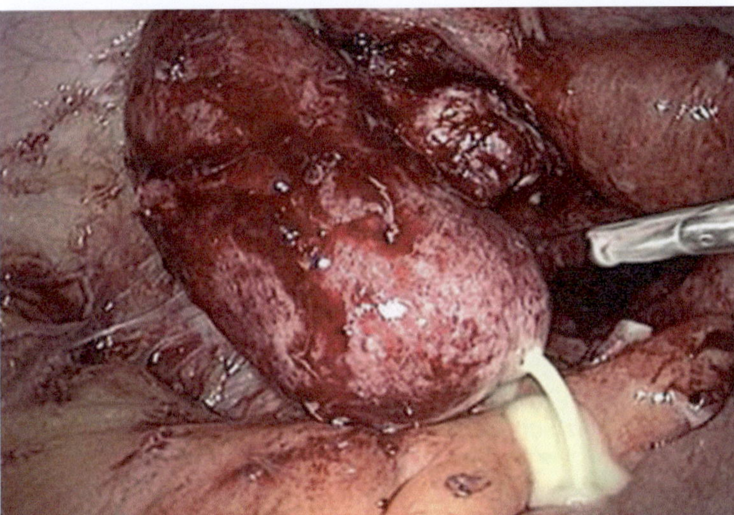

Abb. 23.19 Pyosalpinx (intraoperativ, Laparoskopie): Aus dem mit Eiter gefüllten Eileiter entleert sich nach Punktion gelbweißlicher Pus in das Abdomen

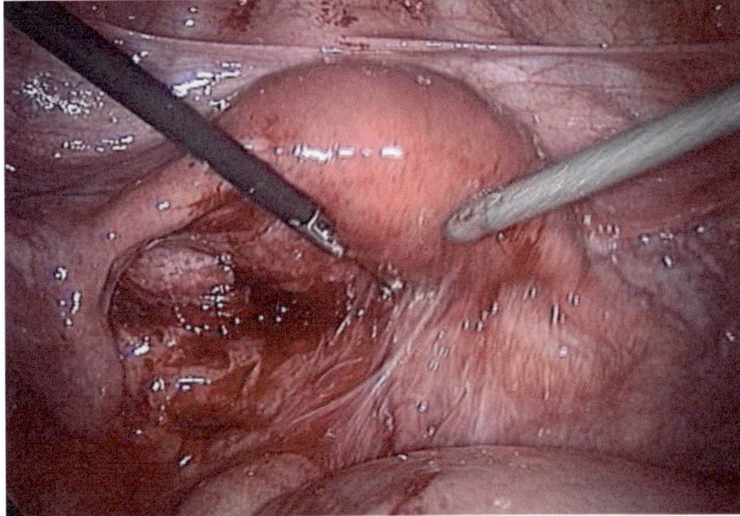

Abb. 23.20 »Pelvic inflammatory disease« (PID): Spätfolgen einer Pelvoperitonitis. Schleierartige Adhäsionen im Douglas-Raum

Differenzialdiagnose

Differenzialdiagnostisch müssen klinisch und laborchemisch Entzündungen aus dem nicht frauenärztlichen Bereich wie die Appendizitis (Druckschmerz im rechten Unter-, Mittelbauch am McBurney-Punkt, Loslassschmerz, gastrointestinale Symptome, rektoaxilläre Temperaturdifferenz) ausgeschlossen werden, ebenso eine Extrauteringravidität (positiver Schwangerschaftstest), Endometriose, benigne/maligne Ovarialtumoren (Stieldrehung, Zystenruptur, Einblutung), eine Nierenkolik (Harnstau, Harnleiterstein, Zystitis/Pyelonephritis) und weitere chirurgisch-urologische Erkrankungen.

Prognose

Kommt es nicht zum klassischerweise selbstlimitierenden Verlauf der Erkrankung, ist die Entzündungsausbreitung unter Vereinnahmung des gesamten kleinen Beckens und in der Folge des darüber hinaus reichenden Peritoneums der Wegbereiter eines Krankheitsverlaufes hin zur (schweren) Sepis. Die längerfristige Gefahr einer PID besteht in dem erhöhten Risiko eines chronischen Eileiterschadens. Eine Tubargravidität und das mit über 50 % angegebene Risiko einer sekundären Sterilität (Adhäsiones) drohen als Folge. Bei Kinderwunsch muss diesen Patientinnen gehäuft zur IVF/ICSI geraten werden.

Therapie

Nach eindeutiger Diagnosestellung und eventuell operativer Diagnostik/Therapie mittels Laparoskopie (Tuboovarialabszess) erfolgt neben der Hospitalisierung und allgemeinen Therapiemaßnahmen die antibiotische Therapie (mind. 4 Tage intravenös, nach 2 Tagen Fieberfreiheit mind. 10 Tage oral). Mögliche Schemata: Cephalosporin plus Tetrazyklin oder Metronidazol; Gyrasehemmer plus Metronidazol; Aminoglykosid plus Clindamycin. Auslösende Ursachen (Risikofaktoren) sind zu beseitigen. Spezifische Infektionen werden dem Keimspektrum entsprechend behandelt.

23.4 Ektope Schwangerschaft

Bei der ektopen Gravidität erfolgen die Nidation einer befruchteten Eizelle und die Weiterentwicklung der Frucht außerhalb des Corpus uteri. Die überwiegende Anzahl (>95 %) ist im Eileiter lokalisiert.

Epidemiologie

Rund 0,3–3 % aller Schwangerschaften implantieren sich außerhalb der Gebärmutterhöhle (Extrauteringravidität, EUG). In den vergangenen Jahren ist eine Häufigkeitssteigerung zu registrieren. Trotz diagnostischer und therapeutischer Fortschritte sind ektope Schwangerschaften noch immer für 4,9 % der Müttertodesfälle verantwortlich.

Klinik

Bei klinischen Schwangerschaftszeichen und/oder positivem laborchemischen Schwangerschaftstest (steigende β-HCG-Werte) lässt sich in der Ultraschalluntersuchung intrauterin kein adäquater Gestationssack nachweisen. Als klinische Zeichen finden sich am häufigsten Blutung (75 %) in Kombination mit Schmerzen (80 %) und suspektem (dolentem) Tastbefund (50 %).

- **Tubarabort:** Hämatosalpinx durch Absterben und teilweise Wandablösung des Trophoblasten (im ampullären Eileiteranteil). Blutung aus dem Tubenostium (Reizung des Peritoneums). Die Symptomatik entwickelt

Tab. 23.1 Lokalisationen ektoper Schwangerschaften

Lokalisation		Anteil [%]
Eileiterschwangerschaft (99 %)	Isthmische Eileiterschwangerschaft	20
	Ampulläre Eileiterschwangerschaft	75
	Interstitielle/intramurale Eileiterschwangerschaft	3–5
Ovarialschwangerschaft		1
Bauchhöhlenschwangerschaft		1
Zervikale Schwangerschaft		0,1
Heterotope Schwangerschaft		0,003
Bilaterale simultane Eileiterschwangerschaften		0,001–0,0006

sich protrahiert und in verschiedenen Stadien (symptomlos, symptomarm, peritonealer Schock).
- **Tubarruptur:** Ruptur des isthmischen Tubenabschnitts mit aus vollkommener Gesundheit perakut auftretenden heftigsten abdominalen Beschwerden (Zerreißungsschmerz) und der Gefahr des akuten Blutungsschocks.

Durch die Früherkennung mittels TVS kann das mütterliche Risiko deutlich gesenkt werden mit oftmals besseren Chancen für eine medikamentöse oder organerhaltende operative Intervention.

▪ Lokalisation

Eine Übersicht über die Lokalisationen ektoper Schwangerschaften gibt Tab. 23.1.

▪ Diagnostik

▪▪ Anamnese

- Sekundäre Amenorrhö (6–8 Wochen)
  - Zwischenblutungen können die exakte Bestimmung der Amenorrhödauer verfälschen
- allgemeine gynäkologische Anamnese:
  - frühere gynäkologische Erkrankungen (v. a. Adnexitiden), Operationen (v. a. Sterilisation und Tubeneingriffe)
  - Schwangerschaften (auch frühere ektope Schwangerschaften) und Geburten

▪▪ Klinische (gynäkologische) Untersuchung

Es zeigt sich in Abhängigkeit vom Krankheitsstadium und von der Nidationslokalisation eine leichtere Blutung aus der Cervix uteri. Palpatorisch ist neben ausgeprägtem Portioschiebeschmerz die Adnexe auf der betroffenen Seite druckdolent. Im Tubenbereich tastet sich ein heftig schmerzhafter teigiger Tumor. Die abdominale Palpation ergibt das Bild deutlicher peritonealer Abwehrspannung.

▪▪ Quantitative β-HCG-Bestimmung

- Zur Diagnosesicherung steht ein Schwangerschaftsschnelltest (Nachweisgrenze: 5–25 mIU/ml β-HCG) aus Serum oder Urin zur Verfügung.
- Der Nachweis von β-HCG gelingt im maternalen Serum bereits 10–14 Tage nach der Konzeption.

- Bei intakter intrauteriner Gravidität verdoppelt sich die Konzentration zunächst etwa alle 2 Tage (bis Tag 40 p.m.).
- Ab Tag 41–56 physiologische Abflachung des β-HCG-Anstiegs auf 33 % in 48 h, zwischen Tag 57–65 auf 5 % in 48 h. Verglichen mit intrauterinen Schwangerschaften weisen ektope Graviditäten neben diesem Unterschied in der Anstiegsdynamik auch insgesamt niedrigere β-HCG-Niveaus auf.
- Ab 1000–1500 mIU/ml sollte bei intakter intrauteriner Schwangerschaft vaginalsonographisch im Cavum uteri eine Chorionhöhle zu identifizieren sein (Sensitivität 90 %, Spezifität 98 %). Im Einzelfall sind Abweichungen nach oben (bis 15.000 mIU/ml) möglich.
- Gelingt der sonographische Fruchthöhlennachweis nicht, so ist eine Extrauteringravidität zu vermuten. Abfallende oder nicht adäquat ansteigende β-HCG-Werte verstärken den Verdacht.
- Bei <1000 mIU/ml erlaubt die transvaginale Sonographie noch nicht regelmäßig eine Fruchtsackdarstellung.

▪▪ Progesteron im Serum

- <5 ng/ml: zusätzlicher Hinweis auf eine gestörte Schwangerschaft
- >25 mg/ml: Extrauteringravidität kann zu 97 % ausgeschlossen werden

Die Progesteronbestimmung hat in der klinischen Routine jedoch keinen wesentlichen Stellenwert erreicht, da der zusätzliche diagnostische Nutzen neben dem β-HCG-Wert und der Bedeutung der Sonographie gering bleibt.

Sonographie

▣ Abb. 23.21, ▣ Abb. 23.22, ▣ Abb. 23.23, ▣ Abb. 23.24, ▣ Abb. 23.25, ▣ Abb. 23.26 u. ▣ Abb. 23.27

Durch die frühzeitige Diagnose einer ektopten Schwangerschaftslokalisation mittels Vaginalsonographie können ihre risikobehafteten Folgen für die Patientin deutlich vermindert/vermieden werden (bessere Aussichten einer organerhaltend-operativen oder medikamentösen Therapie). Der direkte Nachweis der Extrauteringravidität gelingt seltener, meist sind es indirekte Hinweiszeichen, die zur Diagnose führen:

- Fehlende Darstellung einer intrauterinen Schwangerschaft: Bei biochemischem Nachweis einer Schwangerschaft zeigt sich als erster, indirekter Hinweis auf eine Extrauteringravidität in der Vaginalsonographie eine vergrößerte Gebärmutter mit leerem Cavum uteri.
- Pseudogestationssack (in 8–20 % zu beobachten):
  - <20 mm, sich zentral im Endometriumreflex projizierend, fehlender echoreicher Randsaum.
  - entspricht dem unter dem Einfluss von Progesteron entstandenen dezidual umgewandelten Endometrium mit Flüssigkeitsretention.
  - Differenzialdiagnose: intrauterine Fruchthöhle (exzentrisch gelegen, echoreicher Randsaum), Dottersack, embryonale Struktur (ggf. mit Herzaktion).
- Raumforderung im Adnexbereich:
  - Nicht immer kann bereits in diesem Stadium eine unregelmäßig begrenzte Auftreibung mit inhomogenen Binnenechos im Bereich der ektopen Nidationsstelle (Eileiter) nachgewiesen werden (als Konglomerattumor mit heterogenem Echomuster durch unterschiedlich alte Hämatomanteile).

  - Andererseits kann im Adnexbereich eine zystisch imponierende Raumforderung zur Darstellung kommen. Diese entspricht der ektopen Fruchthöhle (Ringecho mit zirkulärem farbdopplersonographischem Hypervaskularisationsmuster) in 40–60 % der fortgeschritteneren Fälle. DD Differenzialdiagnose zystischer Adnexbefund.
  - Darstellung von Dottersack, Embryo: Mit der Darstellung des Dottersacks (meist kleiner als bei der intrauterinen Gravidität) ist die Diagnose der ektopen Schwangerschaftsanlage bestätigt. Der Nachweis einer kindlichen Herzaktion (»stehende«, intakte Extrauteringravidität) gelingt nur in 5–10 %.
  - In der 5. SSW können bereits 76 % der intakten intrauterinen Graviditäten, jedoch nur 21 % der vitalen Extrauterinschwangerschaften dargestellt werden.
  - Zwischen der 6. und 7. SSW steigen die vaginalsonographischen Entdeckungsraten auf 50 % bei vitalen und 25 % bei nicht vitalen Extrauterinschwangerschaften an. Demgegenüber sind intrauterin intakte Graviditäten in diesem Gestationsalter in 98 %, intrauterin gestörte Schwangerschaften in 50 % der Fälle darstellbar.
- Freie intraabdominale Flüssigkeit:
  - In 30–90 % aller Extrauterinschwangerschaften findet sich freie Flüssigkeit im Douglas-Raum. Dieser sonographisch leicht zugängliche indirekte Hinweis ist zwar häufig, andererseits aber unspezifisch.
  - Reichlich freie Flüssigkeit ist jedoch als wichtiges Hinweiszeichen auf eine (aktive) Blutung im Sinne einer Tubarruptur (*Cave:* hämorrhagischer Schock) zu beachten.
  - Differenzialdiagnose: In bis zu 30 % intrauterine Schwangerschaft, intraabdominale Entzündung, retrograde Menstruation oder rupturierte Ovarialzyste.

Ektope Schwangerschaften an selteneren Lokalisation (intramural/interstitiell, ovariell, peritoneal oder zervikal) sind durch variable klinische Diagnostik und die schwierige Beurteilung des lagebedingt wechselnden sonographischen Erscheinungsbilds gekennzeichnet:

- Intramurale/interstitielle Gravidität: führt meist zum klinischen/sonographischen Bild der Tubarruptur.
- Eierstockschwangerschaft: Abgrenzung zum Corpus luteum oder zu ovariellen Zysten notwendig.
- Bauchhöhlenschwangerschaft: Neben dem Bild des intraperitonealen Hämatoms in der Regel kein charakteristischer direkter Ultraschallbefund.
- Schwangerschaften im Gebärmutterhals:
  - Sie sind gut erkennbar und grenzen sich als tief zervikal, zwar intrauterin, aber extrakavitär gelegene Fruchthöhle (mit oder ohne embryonale Struktur) von der regulären intrauterinen Gravidität ab.
  - Die aus dieser ektopen Schwangerschaftslokalisation resultierenden (heftigen) Blutungen sind durch ihre Abflussmöglichkeit nach außen vorwiegend klinisch und weniger sonographisch zu erkennen.
- Intramurale (Sectio-)Narbenschwangerschaft: Sonographisches Bild einer Fruchthöhe, die sich in der sich dreieckig darstellenden Narbe der vorangehenden Operation entwickelt (ggf. mit Dottersack und Embryo). Die myometrane Restdicke der Uterusvorderwand ist bis zur ventralen Organgrenze (Harnblasenwand, gute Echokontrastierung) bestimmbar.

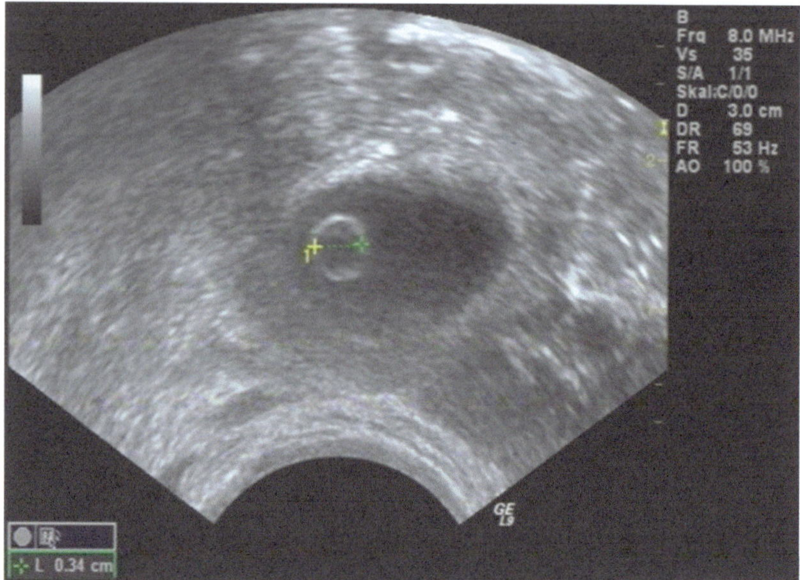

Abb. 23.21 Tubargravidität: Fruchthöhle mit Dottersack (3 mm, Markierung) im Adnexbereich

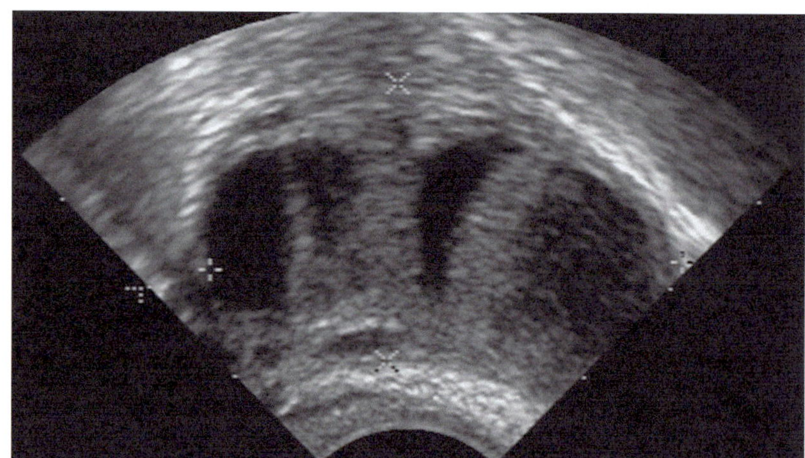

Abb. 23.22 Hämatosalpinx mit Spiegelbildung bei Extrauteringravidität: Eileiter 2-fach angeschnitten, dadurch doppelte Spiegelbildung erkennbar. Nebenbefund im Adnexbereich bei der in Abb. 23.21 dargestellten Eileiterschwangerschaft

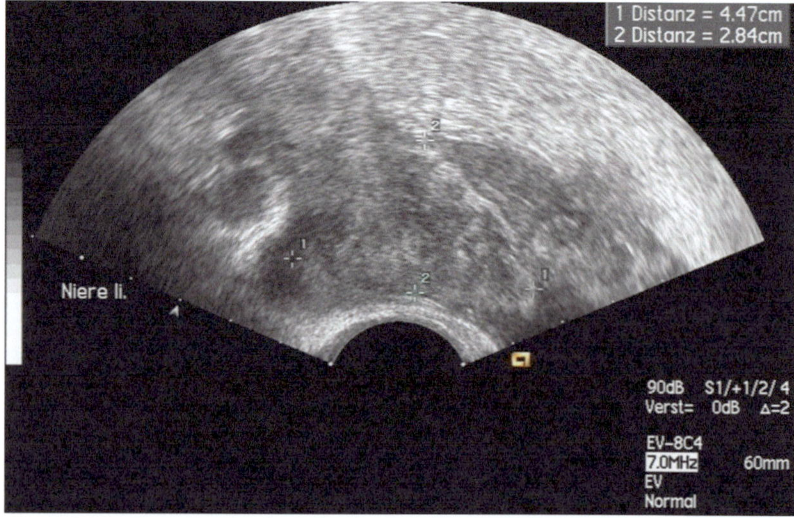

Abb. 23.23 Tubarabort, Hämatosalpinx: unregelmäßig begrenzte (druckdolente) Raumforderung mit inhomogenen Binnenechos im Adnexbereich

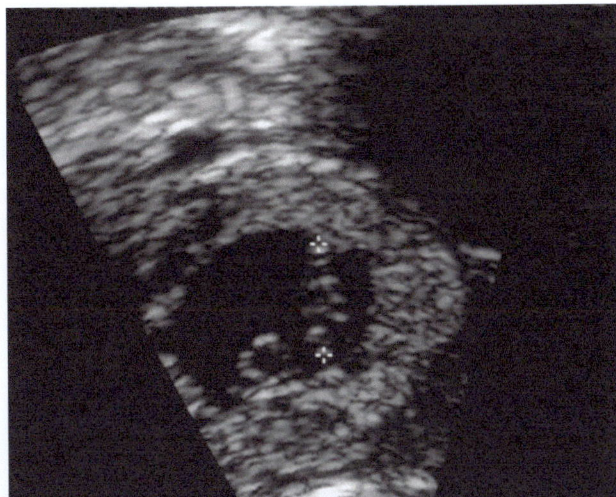

Abb. 23.24 Stehende Extrauteringravidität: als Rundherd im Adnexbereich darstellbare Fruchthöhle mit Embryonalstruktur und Dottersack. Positive Herzaktion

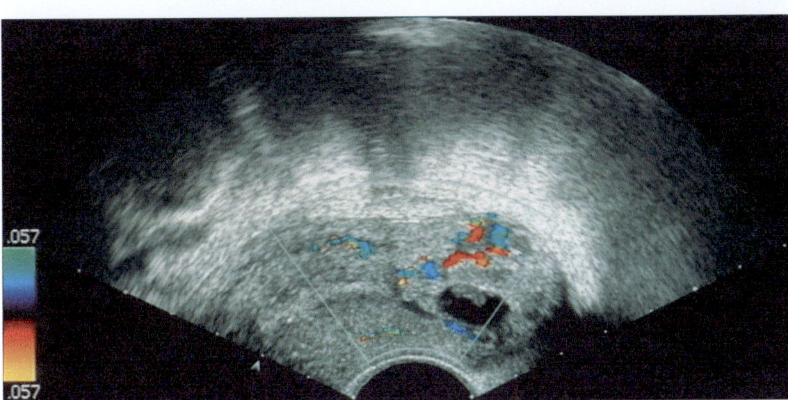

Abb. 23.25 Gravidität im Tubenwinkel, interstitielle Schwangerschaft: links bis mittig im uterinen Querschnitt der Endometriumreflex, rechts deutlich vaskularisiertes Throphoblastgewebe mit intakter Fruchthöhle und Fruchtanlage

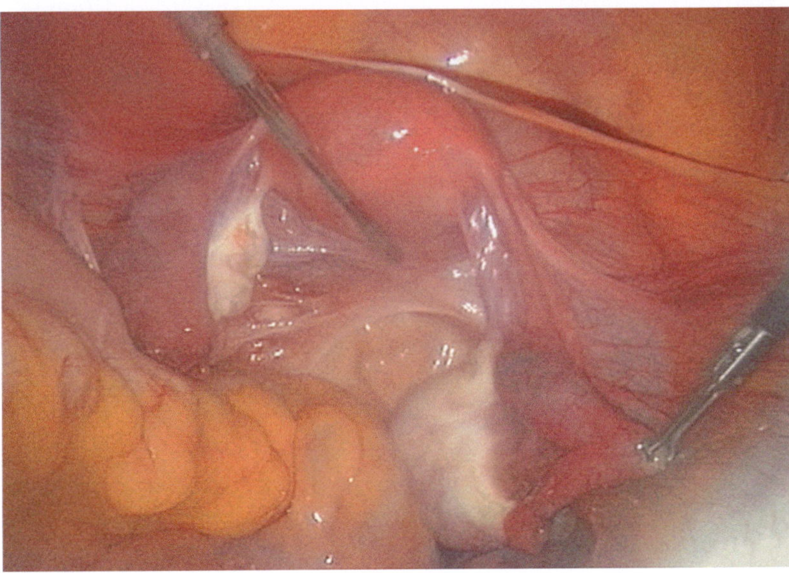

Abb. 23.26 Tubarabort (intraoperativ, Laparoskopie): blaurote Auftreibung des mittleren Drittels des rechten Eileiters

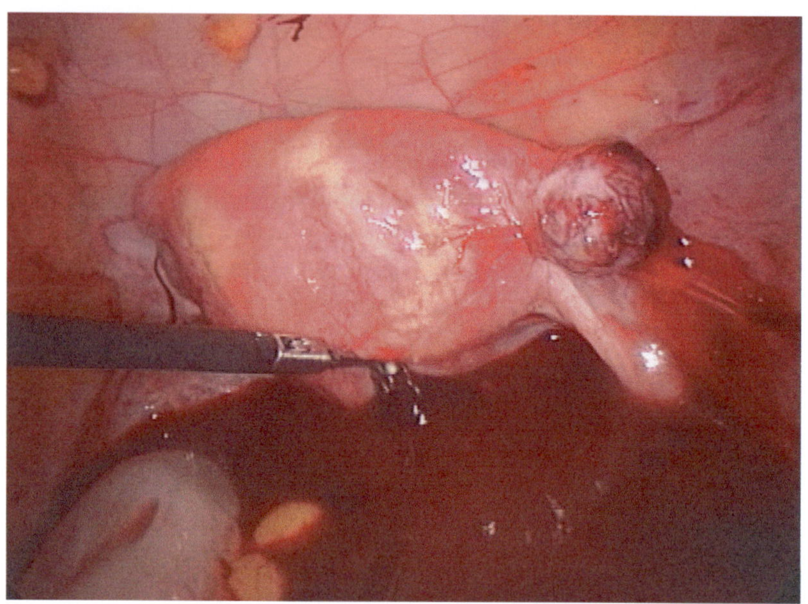

Abb. 23.27 Extrauteringravidität im Zustand nach bilateraler Salpingektomie: laparoskopischer Befund einer Eileiterschwangerschaft im Tubenstummel rechts. Kugelige Auftreibung des Eileiterrests als morphologisches Korrelat der retrograd durch IVF in den blind endenden Tubenrest implantierten Schwangerschaft

Kürettage

Die diagnostische Kürettage zum Ausschluss einer gestörten intrauterinen Frühschwangerschaft ist heute durch die Vaginalsonographie und die quantitative β-HCG-Bestimmung kaum mehr erforderlich. Wird sie durchgeführt und findet sich kein trophoblastäres Material im Abradat, so hat entweder ein Abortus completus stattgefunden (β-HCG-Abfall >15 % in 12–24 h) oder es hat sich durch den Eingriff der Verdacht auf eine extrauterine Schwangerschaftslokalisation (kein β-HCG-Abfall) erhärtet.

Laparoskopie

Bei begründetem Verdacht auf eine Extrauteringravidität (Klinik, Labor, Ultraschall) ist die Laparoskopie das Verfahren zur direkten Diagnosesicherung und ggf. konsekutiven endoskopischen Therapie in einem Eingriff. Problematisch kann die früh (niedrige β-HCG-Werte) vorgenommene Laparoskopie mit zwar vorhandener, aber aufgrund fehlender Zeichen endoskopisch noch nicht identifizierbarer Eileiterschwangerschaft sein (»zu frühe« Laparoskopie). Zwischen der 6. und 7. SSW können 50 % der vitalen, jedoch nur 25 % der nicht vitalen EUG entdeckt werden (vs. 98 % der intrauterin intakten bzw. 50 % der gestörten Schwangerschaften). In der 5. SSW steht eine vaginalsonographische Entdeckungsrate von 76 % für intakte IUG einer Rate von 21 % an vitalen EUG gegenüber.

Seltene Lokalisationen ektoper Schwangerschaften sind die intramurale (interstitielle) und die ovarielle Gravidität. Wegen der variablen Symptomatik und Lokalisation bereitet die Implantation einer Fruchtanlage am Peritoneum besondere diagnostische Schwierigkeiten. Im Uterus, aber außerhalb des Cavum uteri gelegen macht die zervikale Schwangerschaft 0,1 % aller ektopen Graviditäten aus. Als Sonderform (heterotope Schwangerschaft) stellt das gleichzeitige Vorkommen einer Extra- und Intrauteringravidität (Gemini) eine Rarität dar (1:30.000 Schwangerschaften).

Differenzialdiagnose

- Intrauterine Schwangerschaft (schmerzhaft), unter Umständen findet sich sonographisch dabei eine zystische Raumforderung im Adnexbereich (Corpus luteum) mit oder gelegentlich auch (noch) ohne darstellbaren Gestationssack im Cavum uteri
- (intrauteriner) Abort
- peritoneale Reizung durch einen zystischen Adnextumor (z. B. rupturiertes Corpus luteum)
- entzündliche Adnexerkrankungen mit Flüssigkeitsansammlungen im Eileiter (Hydro-, Pyo-, Hämatosalpinx)
- Tuboovarialabszess
- ovarielles Überstimulationssyndrom (vergrößerte Ovarialtumoren und Aszites) nach Sterilitätsbehandlung
- Appendizitis (typischer rechtsseitiger Schmerz, McBurney-Zeichen)

Wiederholungsrisiko

Das Risiko des Auftretens einer ektopen Schwangerschaft wird durch eine bereits vorangehende außerhalb der Gebärmutterhöhle lokalisierte Gravidität (12–18 %), den Zustand nach (rezidivierenden) Adnexitiden, ein Intrauterinpessar, den Zustand nach Uterus- oder Tubenchirurgie und durch eine Sterilitätsbehandlung erhöht.

Therapie

Das therapeutische Vorgehen bei einer ektopen Schwangerschaft richtet sich nach dem klinischen Bild, der hämodynamischen Situation, dem β-HCG-Wert und dem Wunsch der Patientin nach weiteren Schwangerschaften. Eine Eileiterschwangerschaft kann expektativ, operativ und unter bestimmten Bedingungen auch medikamentös betreut werden. Bei vitaler Bedrohung (hämorrhagischer Schock) ist allerdings die sofortige Bestimmung des Hämoglobinwerts, der Gerinnungsparameter und der Blutgruppe zur Bereitstellung von kompatiblen Erythrozytenkonzentraten zwingend. Die Behandlung des Tubaraborts erfolgt medikamentös durch Methotrexat, Prostaglandin, Glukose oder KCl-Lösung (7,45 %) oder chirurgisch durch laparoskopische Salpingotomie bzw. Keilexzision.

Ziel der Therapie ist der Organerhalt. Eine Salpingektomie/Adnexektomie wird endoskopisch oder per Laparotomie nur selten erforderlich (z. B. bei anderweitig nicht beherrschbarer Blutung, fortgeschrittenem Schockgeschehen, ausgedehnter Gewebezerstörung, hohem Rezidivrisiko). Eine Tubarruptur (akutes Abdomen, Lebensgefahr) erfordert rasches Handeln und ggf. die großzügige Indikationsstellung für eine Laparotomie. Bei asymptomatischer Patientin und unklarem Sitz der Schwangerschaft (niedriges Gestationsalter) ist ein expektatives Vorgehen bei engmaschiger Kontrolle (zweitägig) bis zur sicheren Diagnose möglich.

Bei jeder Form der Behandlung einer ektopen Gravidität ist die engmaschige Verlaufskontrolle des Schwangerschaftshormons (β-HCG) zur Sicherung des Therapieerfolgs obligat. Darüber hinaus ist nach einer ektopen Schwangerschaft, wie auch nach intrauterinen Fehlgeburten, bei jeder nicht sensibilisierten Rh-negativen Patientin eine Anti-D-Prophylaxe vorzunehmen.

23.5 Ovarialkarzinom

Das Ovarialkarzinom ist das dritthäufigste Genitalmalignom der Frau (20 %). Jede 70. Frau wird im Lauf ihres Lebens von der Erkrankung betroffen. Mit 3,5 % aller bösartigen Neubildungen von Frauen und 5,6 % aller Krebssterbefälle ist Eierstockkrebs damit nach Brustkrebs die häufigste tödliche gynäkologische Krebserkrankung. Die Prognose ist mit einer 5-Jahres-Überlebensrate von 20–40 % schlecht. Diese ungünstige Prognose ist vor allem durch die typischerweise »späte« Diagnose bedingt. 70 % der Fälle werden erst in den FIGO-Stadien III und IV entdeckt. Das Verhältnis benigner versus maligner Adnextumoren liegt bei Frauen jünger als 50 Jahre bei 8:1, bei Frauen über 50 Jahren bei 1:1.

Klassifikation

Nach dem histologischen Bild lassen sich verschiedene Typen des Ovarialkarzinoms unterscheiden:

- epitheliale Tumoren (60–70 %):
  - seröser Tumor (häufigster maligner Ovarialtumor, ca. 50 %)
  - muzinöser Tumor
  - endometroider Tumor
  - hellzelliger Tumor
  - kleinzelliger Tumor
  - Brenner-Tumor
  - mesodermaler Tumor (Karzinosarkom, Müller-Mischtumor)
  - unklassifizierbare Tumoren
- Keimzelltumoren (ca. 15–20 %):
  - Teratom
  - endodermaler Sinuszelltumor
  - Dysgerminom
  - Chorionkarzinom
- Keimstrang-Stroma-Tumoren (ca. 5–10 %):
  - Fibrom
  - Thekazelltumor
- Ovarialmetastasen (ca. 5 %):
  - Endometriumkarzinom
  - Mammakarzinom
  - gastrointestinale Karzinome

Nach dem Ausbreitungsgrad der Tumorerkrankung sind entsprechend der FIGO- bzw. der TNM-Klassifikation 4 Stadien zu unterscheiden:

- **Stadium I (T1):** Karzinom auf die Ovarien begrenzt
- **Stadium II (T2):** Ausdehnung der Erkrankung über das Ovar hinaus, aber auf das kleine Becken begrenzt
- **Stadium III (T3 und/oder N1):** intraperitoneale Metastasierung außerhalb des kleinen Beckens und/oder Lymphknotenbefall
- **Stadium IV (M1):** Fernmetastasen (Pleura, Leberparenchym etc.)

Klinik

Symptome, die eine Früherkennung des Ovarialkarzinoms ermöglichen würden, sind klinisch allerdings sehr unspezifisch (wiederholt und anhaltend, insbesondere bei Frauen >50 Jahre auftretend):

- Völlegefühl
- Blähungen
- unklare abdominale Schmerzen oder Beschwerden
- Zunahme der Miktionsfrequenz

Das Ovarialkarzinom wird typischerweise erst im Spätstadium der Erkrankung klinisch auffällig. Aufgrund der peritonealen Tumoraussaat kann es zur Aszitesbildung kommen. Alternativ können Symptome des metastatischen Befalls anderer Organsysteme (Pleuraergüsse, Ikterus) zur (späten) Diagnose Anlass geben. Bei der gynäkologischen Untersuchung kann eine palpatorisch derbe Resistenz im Unterleib auffallen, die sonographisch weiter differenziert werden muss.

▪ Diagnostik

Beim Verdacht auf eine ovarielle Raumforderung sollen eine gynäkologische Spiegel- und Tastuntersuchung und als erste apparative Maßnahme eine Transvaginalsonographie durchgeführt werden.

Eine Früherkennung durch flächendeckendes Screening mit CA 125 und TVS ist bis zum jetzigen Zeitpunkt ohne einen Einfluss auf die Sterblichkeit geblieben. Aufgrund der niedrigen Inzidenz der Erkrankung ist ein solches Screening für das Ovarialkarzinom problematisch: Randomisierte Multicenterstudien konnten keinen Effekt genereller Gesundenreihenuntersuchungen mittels transvaginalem Ultraschall oder Tumormarkerbestimmungen auf die Überlebensraten nachweisen, hinzu kommt das Morbiditäts- und Mortalitätsrisiko bei operativen Interventionen im Rahmen falsch-positiver Untersuchungsergebnisse. Vergleichbare Screeningmaßnahmen (TVS und CA 125) blieben in Studien, durchgeführt am Risikokollektiv, ebenfalls ohne positives Ergebnis. Ein Ovarialkarzinomscreening ist somit weder im Niedrig- noch im Hochrisikokollektiv erfolgreich.

Bei dem Verdacht auf eine ovarielle Raumforderung sind eine gynäkologische Spekulum- und bimanuelle Tastuntersuchung und als erste apparative Maßnahme eine Transvaginalsonographie durchzuführen. Beim primären Staging des Ovarialkarzinoms lässt der transvaginale Ultraschall eine zu alternativen Methoden der Bildgebung (CT, MRT und PET/CT) vergleichbare bzw. gleichwertige lokale Staginggenauigkeit im kleinen Becken zu. Lediglich über den Rest des Abdomens erlauben Schnittbildverfahren eine erweiterte oder bessere Aussage. Da letztlich keine apparative diagnostische Maßnahme das operative Staging beim Ovarialkarzinom ersetzen und die Operabilität verlässlich einschätzen kann, stellt die Explorativlaparotomie diesbezüglich den medizinischen Standard dar (S3-Leitlinie »Diagnostik, Therapie und Nachsorge maligner Ovarialtumoren«, AWMF-Registernummer: 032/035OL, 06/2013).

Sonographie

▫ Abb. 23.28, ▫ Abb. 23.29, ▫ Abb. 23.30, ▫ Abb. 23.31, ▫ Abb. 23.32, ▫ Abb. 23.33, ▫ Abb. 23.34 u. ▫ Abb. 23.35

Die Dignität einer ovariellen Raumforderung kann anhand der in ▫ Tab. 23.2 angegebenen sonomorphologischen Kriterien eingeschätzt werden.

Eine unilokuläre Adnexzyste ohne Septierung oder papilläre Randstrukturen, <5 cm bei der prämenopausalen bzw. 3 cm bei der postmenopausalen Patientin, ist nicht unmittelbar einer operativen Klärung zuzuführen. Als Kontrollintervall sind 6–8 Wochen einzuhalten. Jegliche ultrasonographisch fassbare Wachstumsdynamik (Größe, Veränderung von Randstruktur, Septierung, das Auftreten freier Flüssigkeit oder das bilaterale Vorkommen) muss ernst genommen und histologisch untersucht werden. Auch bei Persistenz des Befunds ohne Größenzunahme in der Postmenopause sollte nach hinreichender Kontrolle eine operative Klärung folgen, zumal etwa

1 % aller Ovarialkarzinome sonographisch als glatte, persistierende Zysten imponieren.
Die Dopplersonographie kann Zusatzinformationen liefern. Zahlreiche, unregelmäßig angeordnete oder zentral-papilläre Gefäße sowie ein RI<0,40 (orientierender Richtwert, kein klar definierter Grenzwert, maßgeblich ist das Gefäß mit dem niedrigsten Messwert) sind als suspekte Kriterien einzustufen. Zur präoperativen Diagnostik ist die Bestimmung von Tumormarkern (u. a. CA 125) – isoliert wie auch in Kombination mit einer Ultraschalldiagnostik – keine Option mit klinischer Konsequenz.
Neben diversen publizierten Scoringsystemen zur Einschätzung von Ovarialtumoren hat die International Ovarian Tumor Analysis Group (IOTA) die derzeit gängigste Standardisierung der prätherapeutischen Dignitätsbeurteilung von Adnexprozessen vorgelegt (Sensitivität 92 %, Spezifität 96 % zur Malignomdetektion, ▪ Tab. 23.3, ▪ Tab. 23.4 u. ▪ Tab. 23.5).

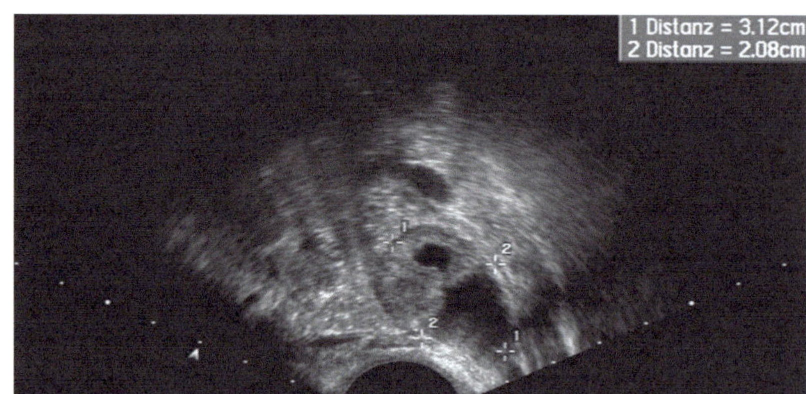

▪ **Abb. 23.28** Frühes Ovarialkarzinom (Postmenopause): nur minimal zystisch-solide vergrößertes Ovar (Histologie: Ovarialkarzinom im FIGO-Stadium IA)

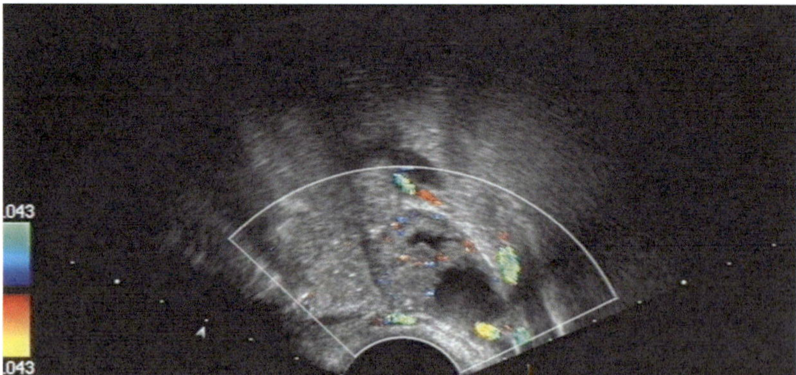

▪ **Abb. 23.29** Frühes Ovarialkarzinom (Farbdopplersonographie): Prozess aus ▪ Abb. 23.28. Deutliche Vaskularisation im soliden Anteil des Ovars

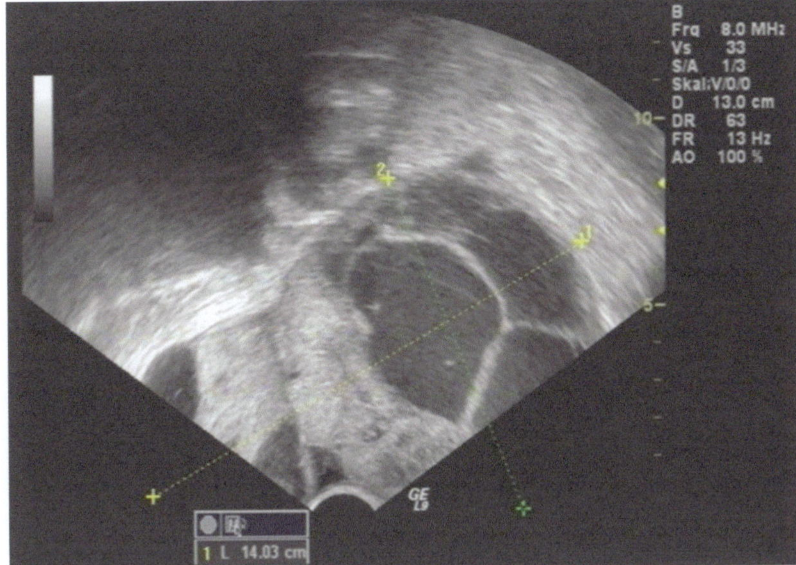

Abb. 23.30 Ovarialkarzinom: kindskopfgroßer zystisch-solider Adnexprozess mit inhomogenen Binnenstrukturen und unregelmäßiger Begrenzung (Histologie: Ovarialkarzinom im FIGO-Stadium III)

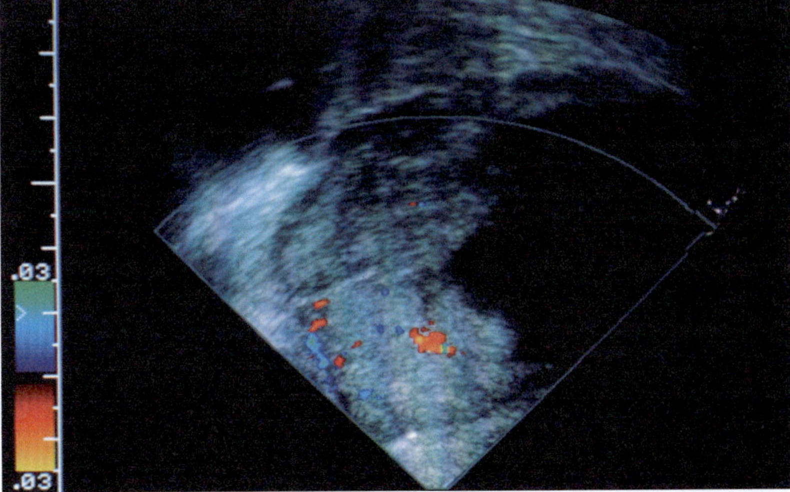

Abb. 23.31 Zystisch-solides Ovarialkarzinom (Farbdopplersonographie): exophytisch papilläre Binnenstruktur und farbdopplersonographisch deutliche Vaskularisation im soliden Anteil

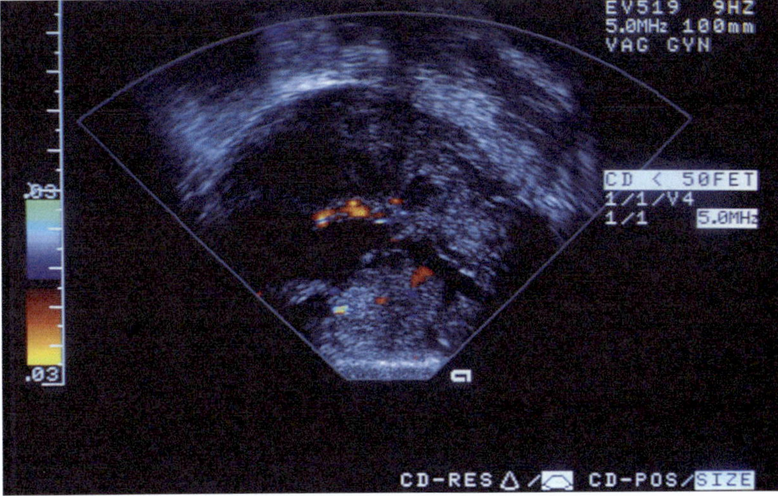

Abb. 23.32 Ovarialkarzinom (»color flow mapping«): vorwiegend solider Prozess geprägt von hochgradiger zentraler Vaskularisation mit ungeordneter Gefäßarchitektur

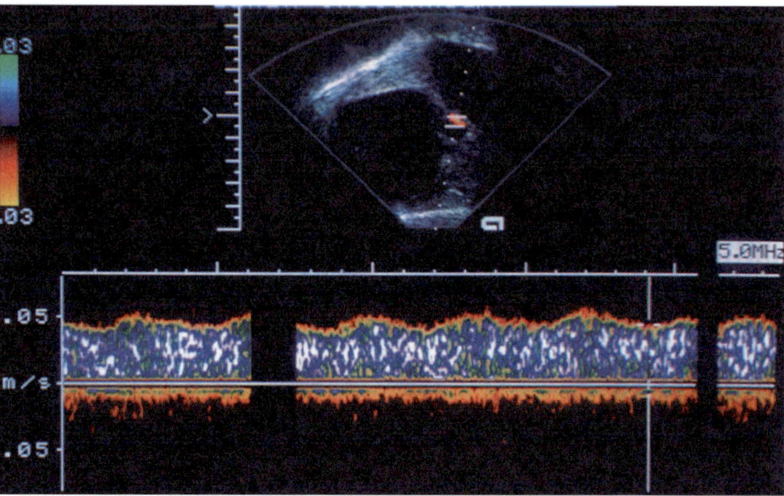

Abb. 23.33 Vaskularisierter Adnextumor (Postmenopause): septiertes Ovarialkarzinom mit malignitätsweisend niedrigem Flusswiderstand im vaskularisierten Septum (Spektraldopplersonographie)

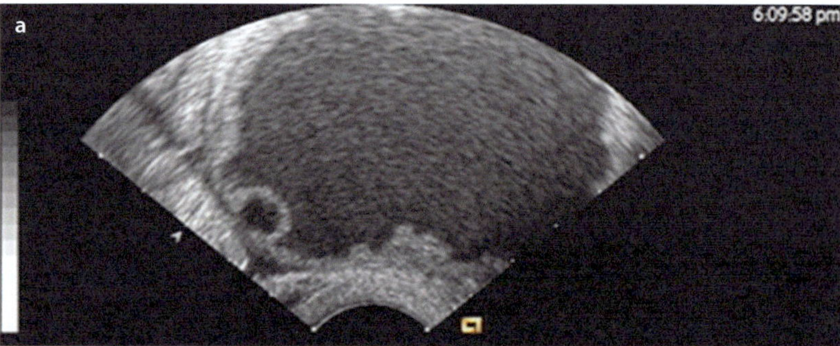

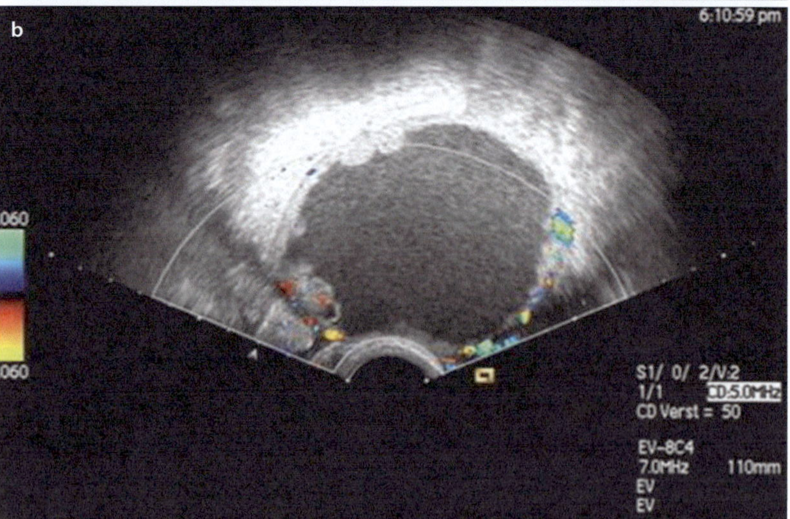

Abb. 23.34a,b Ovarialkarzinom. **a** Scharf und nach außen glatt begrenzter zystischer Adnextumor mit dicker echoreicher Kapsel und homogenen echoarmen Binnenechos. Die Zystenwand ist in ihrer Innenbegrenzung unregelmäßig strukturiert und weist intrazystische solide Vegetationen auf. **b** »Color flow mapping«: ausgeprägte (suspekte) Vaskularisation (irreguläres Durchblutungsmuster) der Zystenwand und der soliden intrazystischen Tumoranteile

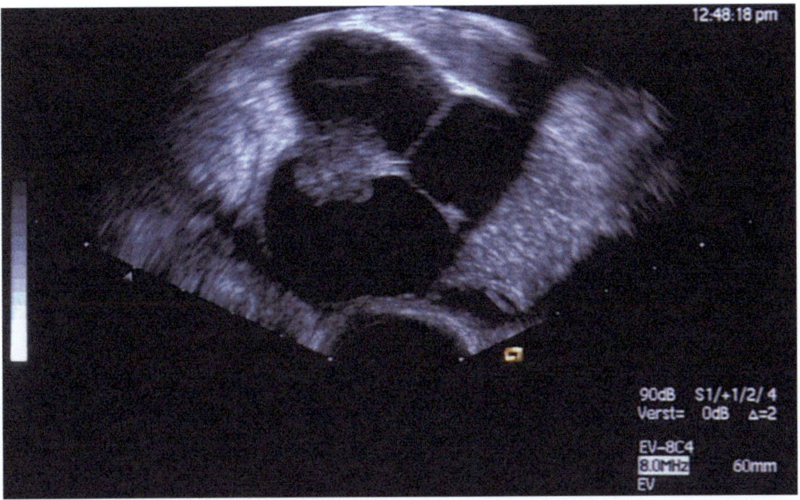

Abb. 23.35 Komplexe zystisch-solide Sonomorphologie eines Adnextumors (histologisch Ovarialkarzinom)

Tab. 23.2 Dignitätskriterien von Adnextumoren

		Insuspekt	Suspekt
Tumorgröße	Prämenopausal	<5 cm	>5 cm
	Postmenopausal	<3 cm	>3 cm
Binnenstruktur		Zystisch	Zystisch-solide, komplex, irregulär, inhomogene Echogenität
Wandstruktur		Dünn, regulär	Dick, echoreich, irregulär
Papilläre Randstrukturen		Nicht vorhanden	Vorhanden
Septierung		Nicht vorhanden	Vorhanden, dick (>3 mm), irregulär, inhomogene Echogenität
Lokalisation		Unilateral	Bilateral
Freie Flüssigkeit (Douglas-Raum)		Nicht vorhanden	Vorhanden
Tumorvaskularisation		Regulär randständig verlaufend, hoher Flusswiderstand	Irregulärer Gefäßverlauf, Hypervaskularisation, niedriger Flusswiderstand (hoher diastolischer Flussanteil aufgrund neoangiogenesebedingtem Fehlen der Gefäßwandmuskulatur)

Tab. 23.3 IOTA-Kriterien von Adnexbefunden

M-Kriterien (eher maligne)		B-Kriterien (eher benigne)	
M1	Unregelmäßig geformter, solider Tumor	B1	Einkammerige Zyste
M2	Aszites	B2	Solide Randstrukturen <7 mm
M3	Mindestens 4 papilläre Binnenechos	B3	Schallschatten
M4	Unregelmäßiger, multizystisch-solider Tumor >10 cm	B4	Glattwandiger, mehrkammeriger Tumor <10 cm
M5	Hypervaskularisation (Farbdopplersonographie)	B5	Kein Blutfluss (Farbdopplersonographie)

23

Tab. 23.4 IOTA-Kategorien von Adnexbefunden

Adnexbefund	Malignität [%]
Unilokuläre Zyste ohne Septenanteile oder papilläre Strukturen	0,6
Unilokuläre solide Zyste mit einer messbaren soliden Komponente oder mit mindestens einer papillären Struktur	33
Multilokuläre Zyste mit mindestens einem Septum aber keine messbaren soliden Anteile oder papilläre Strukturen	10
Multilokuläre solide Zyste mit einer messbaren soliden Komponente oder mit mindestens einer papillären Struktur	41
Solider Tumor mit einer soliden Komponente von mindestens 80 % in 2 Dimensionen beurteilt	62
Nicht klassifizierbar, schlechte Darstellbarkeit durch z. B. akustische Verschattungen von Verkalkungen	

Tab. 23.5 IOTA: Weitere Definitionen für Adnexbefunde

Interne Zystenwand	Glattwandig	Unregelmäßig		
Zystischer Inhalt	Echoleer	Echoarm	Echoreich	Echoreich/Zeichen der Einblutung
Schallschatten	Schatten hinter einer ultraschallabsorbierenden Struktur			
Aszites	Flüssigkeit außerhalb des Douglas-Raums			
Solide papilläre Strukturen	Jede solide Struktur, die ≥3 mm ins Zysteninnere reicht	Oberfläche glatt	Oberfläche irregulär	
Septum	Trennwand von einer Seite zur anderen			
Inkomplettes Septum	Trennwand, die nicht zur anderen Seite reicht			
Blutfluss (Farbdopplersonographie)	Keine Vaskularisation (Score 1)	Vaskularisation (Score 2)	Starke Vaskularisation (Score 3)	Hypervaskularisation (Score 4)

Differenzialdiagnose

Differenzialdiagnostisch muss bei suspekten sonomorphologischen und dopplersonographischen Befunden an benigne Ovarialtumoren mit hoher metabolischer Aktivität, an ein Corpus luteum oder ein periovulatorisches Ovar, (post-)entzündliche Veränderungen (Konglomerattumoren) oder eine Extrauterinschwangerschaft gedacht werden.

Weiterführende Diagnostik

Bei einem fraglichen oder suspekten sonographischen Befund kann der Tumormarker CA 125 bestimmt werden. Für den Serummarker werden eine Sensitivität von 80–90 % und eine Spezifität von 60 % angenommen. Des Weiteren kann die zytologische Befundung von Aszitespunktat erfolgen. Das Spektrum der Bildgebung wird durch CT oder MRT ergänzt. Sie können ebenso wie die Positronenemissionstomographie (PET) bei speziellen Fragestellungen sowohl zur Ausdehnung als auch zur differenzialdiagnostischen Abklärung eingesetzt werden, im direkten Vergleich zeigte sich hierbei für das PET/CT die höchste Aussagekraft.

■ Therapie

Bei suspekten Befunden auch mit nur vagem Verdacht auf Malignität ist eine histologische Sicherung anzustreben. Die Entscheidung über den primären operativen Zugang (Laparoskopie vs. Laparotomie) ist maßgeblich von der sonographischen Einschätzung abhängig. Die weitere Therapie erfolgt entsprechend der intraoperativ gewonnenen Histologie und des Stadiums der Erkrankung.

23.6 Nicht gynäkologische Unterbauchtumoren

Die häufigsten Unterbauchtumoren der Frau gehen vom Uterus und den Adnexen aus. Dennoch kann eine unklare Formation im kleinen Becken auch anderen Ursprungs sein. Ätiologisch entweder urologischer, gastrointestinaler oder retroperitonealer Herkunft sind derartige Raumforderungen pathophysiologisch entweder kongenital, entzündlich-infektiologisch, tumorös-neoplastisch oder iatrogen bedingt.

■ Urologische Prozesse

Kongenitale Anomalien wie Megaureteren oder Beckennieren können in der Vaginal- oder Abdominalultraschalluntersuchung als unklare zystische oder solide gynäkologische Prozesse fehlinterpretiert werden. Differenzialdiagnostisch ist bei der Beckenniere (glatt begrenzte, solide Raumforderung mit echoarmen homogenen Binnenechos) auf die typische Sonomorphologie des Kelchsystems und ihren von zentral nach peripher fächerartig ausstrahlenden ausgeprägt reichen Gefäßverlauf zu achten. Der dilatierte Ureter lässt sich über die Flanke sonographisch als echoleere Struktur bis zum Ursprung an der Niere verfolgen.

Im Sinne einer Veränderung der Blasenwand können entzündliche Prozesse wie interstitielle Zystitiden, Schistosomiasis oder Tuberkulose als diffuse oder fokale Verdickungen in Erscheinung treten. Daneben sind Blasenwandtumoren wie Adenome, Karzinome, Endometrioseherde, selten Metastasen oder Per-continuitatem-Infiltrationen durch maligne Tumoren mit anderer Primärlokalisation als umschriebene sich in die Harnblase vorwölbende Raumforderungen zu erkennen. Bei einem unklaren echoarmen/echoreichen intravesikalen Befunden ist differenzialdiagnostisch – vor allem bei Zystitis oder nach iatrogener Manipulation – an Koagel zu denken.

Postoperativ kann eine Ureterdilatation durch eine iatrogene Läsion des Harnleiters oder einen Narbenstrang entstehen. Ebenso können ggf. auch erst Tage nach Eingriffen im Abdomen (häufig sehr schmerzhafte) echoleere Flüssigkeitsansammlungen (Urinom) retroperitoneal, perivesikal oder im Douglas-Raum (Differenzialdiagnose zu zystischen Prozessen anderer Genese) bei Ureter- oder Harnblasenläsion bzw. Fistelbildung auftreten.

■ Gastrointestinale Prozesse

Gastrointestinale kongenitale Anomalien führen selten zum Bild eines unklaren Unterbauchtumors. Eine Ausnahme stellt das entzündlich veränderte Meckel-Divertikel dar (◘ Abb. 23.36). Es ist periumbilikal deutlich zu hoch für einen TVS-Zugang gelegen, lässt sich jedoch transabdominal sonographisch als umschriebene bauchwandnahe Raumforderung mit variablem internen Echomuster darstellen.

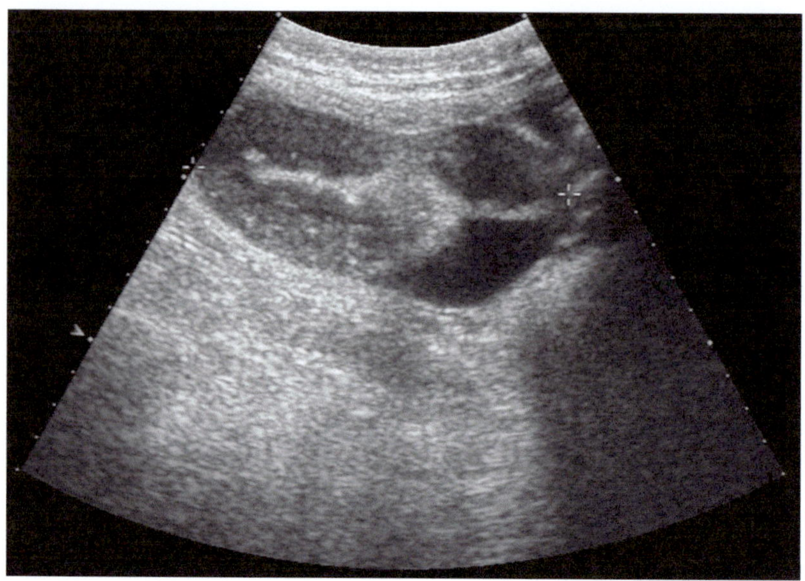

Abb. 23.36 Meckel-Divertikel: zwischen den Markierungen gelegener subumbilikaler, mehrzystischer Mittelbauchtumor mit echoarmen und echoleeren Anteilen und glatter echoreicher Wand, hervorgerufen durch ein flüssigkeitsgefülltes Meckel-Divertikel (Differenzialdiagnose Appendizitis bei hochgeschlagener Appendix)

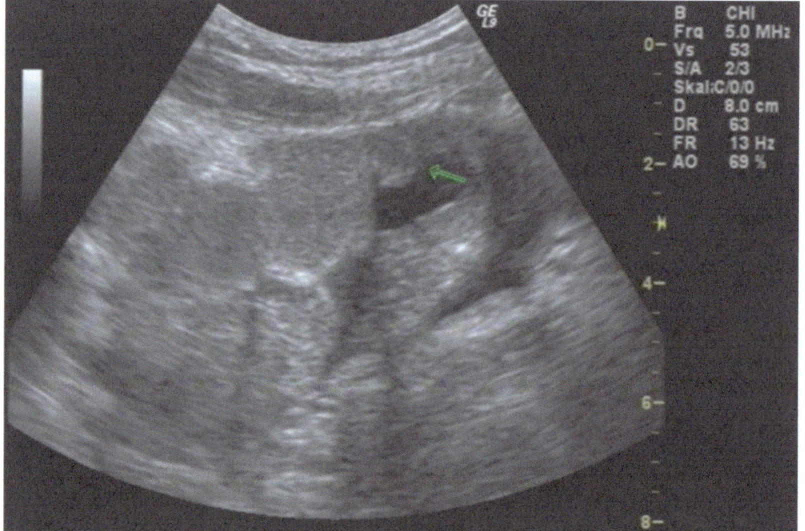

Abb. 23.37 Appendizitis: im rechten Unterbauch perityphilitische Flüssigkeitsansammlung zwischen den Darmschlingen. In diesem Depot zeichnet sich kokardenartig die verdickte Appendix ab (Pfeil)

Von den entzündlichen Darmerkrankungen ist die Appendizitis mit ihren Komplikationsmöglichkeiten heute zur sonographischen Herausforderung auch für den Chirurgen geworden. In Abgrenzung zu gynäkologischen Entzündungen/pathologischen Befunden rechts im kleinen Becken kann der entzündete Blinddarm oder ein perityphilitischer Abszess unter Umständen klinisch oder sonographisch nur schwierig von Adnexprozessen (z. B. Tuboovarialabszess) zu differenzieren sein (Abb. 23.37). Auch eine Divertikulitis, im kleinen Becken, eher links lokalisiert, begegnet dem Untersucher im Ultraschall als differenzialdiagnostischer Nebenbefund. Bei unklaren soliden Raumforderungen im Mittel- oder Unterbauch (Septum rectovaginale) kann es sich selten auch um Adenome oder Karzinome von Appendix, Zökum oder Rektum handeln (unregelmäßig begrenzt, solide, inhomogene Echogenität – vorwiegend echoarm, strukturdurchbrechend, hypervaskularisiert).

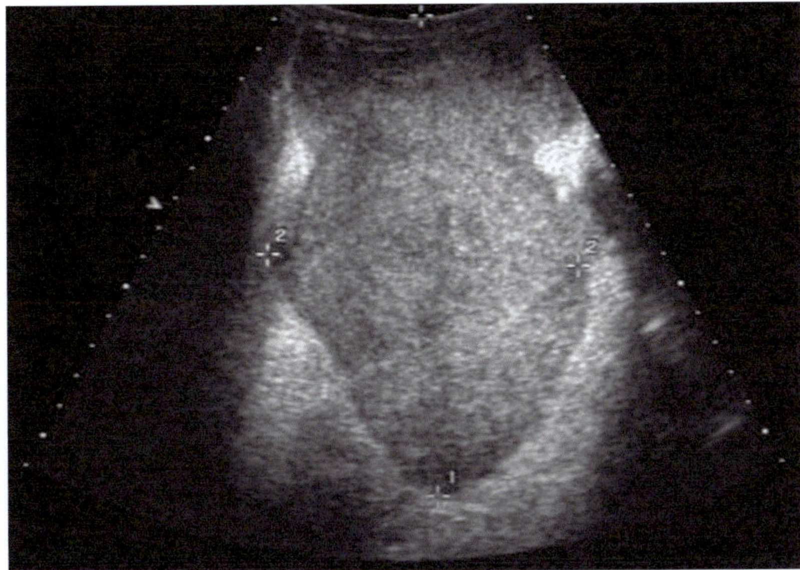

Abb. 23.38 Levatorhernie durch ein retroperitoneales Myom : Ein markig weiches, echoarmes und bis zum unteren Nierenpol reichendes retroperitoneales Myom wölbt sich als glatt begrenzter, 25 cm langer Tumor mit homogenen Binnenechos durch den Beckenboden hindurch nach kaudal

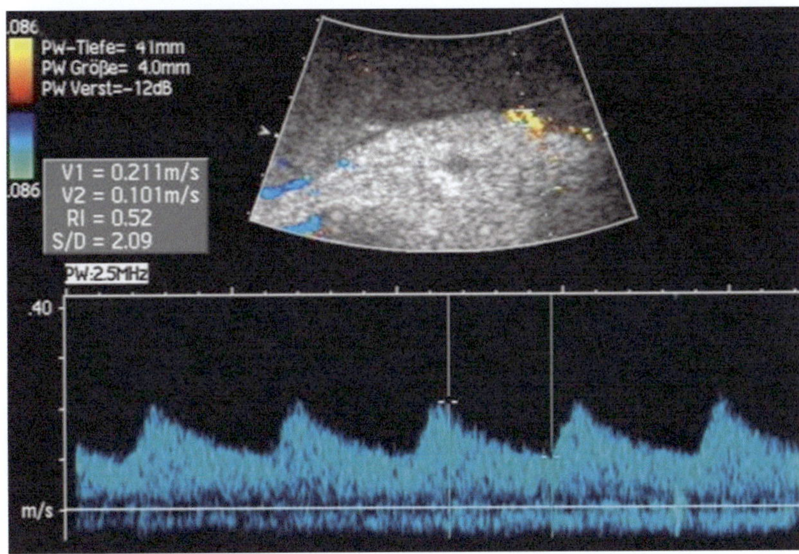

Abb. 23.39 Retroperitoneales Myom: spektraldopplersonographischer Nachweis der Vaskularisation des retroperitonealen Myoms aus Abb. 23.38

Retroperitoneale Prozesse

Abb. 23.38, Abb. 23.39, Abb. 23.40, Abb. 23.41 u. Abb. 23.42

Retroperitoneale Prozesse können entzündlicher, tumorös-neoplastischer oder iatrogener Ursache sein. Im kleinen Becken finden sich postoperativ gehäuft Lymphzysten (glatt, aber unregelmäßig begrenzt, echoleer) oder Hämatome (echoleer/echoarm, ggf. inhomogene, bizarr geformte echoarme/echoreiche Binnenstrukturen). Metastatisch vergrößerte Lymphknoten sind eher die Domäne komplementärer bildgebender Verfahren (CT, MRT, PET), können allerdings im kleinen Becken bei entsprechender Größe und Lokalisation auch als echoarme, rundlich-ovale, ggf. zu Konglomeraten neigende Raumforderungen im Rahmen der Ultraschalluntersuchung darstellt werden. Selten finden sich im Sonogramm des Frauenarztes retroperitoneale Tumoren (u. a. Lymphome), die z. B. bei der Neurofibromatose auch im kleinen Becken auftreten können.

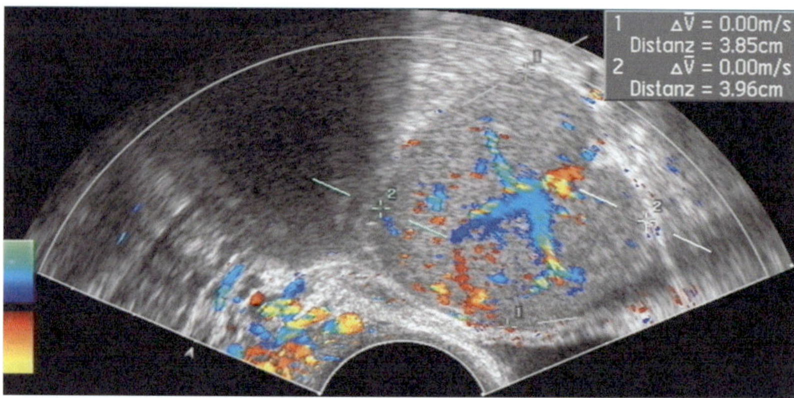

Abb. 23.40 Nebenmilz: kranial dem Fundus uteri anliegende, glatt begrenzte Raumforderung mit homogenen echoarmen Binnenechos. Farbdopplersonographisch lässt sich die ausgeprägte Vaskularisation der an einem langen Stiel aus dem Oberbauch bis in das kleine Becken herabreichenden Nebenmilz darstellen

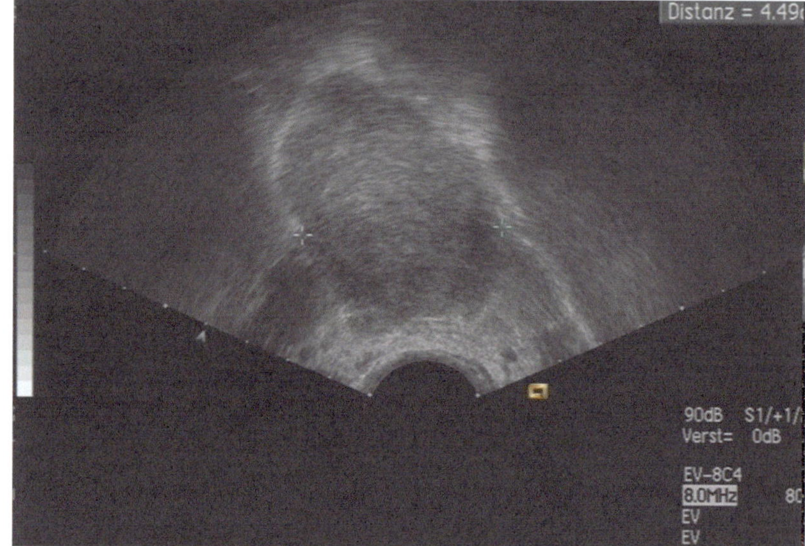

Abb. 23.41 Lymphatische retroperitoneale Makrometastase eines gastrointestinalen Primärtumors: Unregelmäßig begrenzte, echoarme solide Raumforderung mit homogener Binnenstruktur (zwischen den Markierungen)

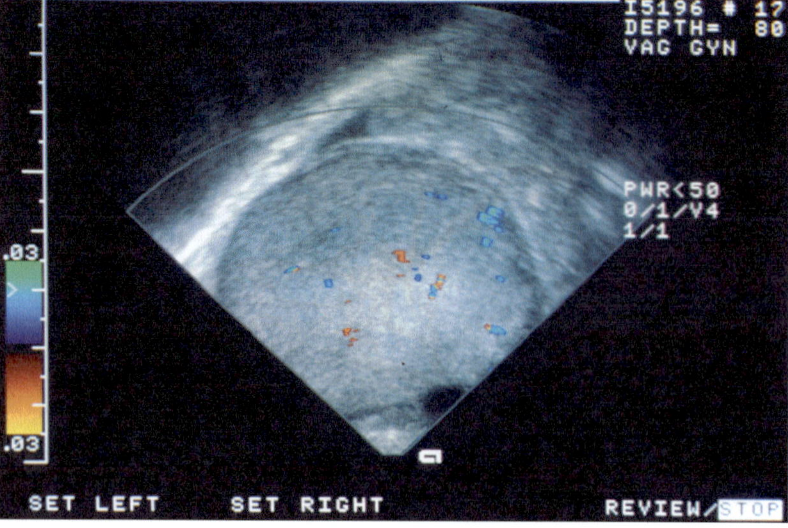

Abb. 23.42 Ovarielles Non-Hodgkin-Lymphom (»color flow mapping«): glatt begrenzte, echoreiche solide Raumforderung im Adnexbereich mit homogener Binnenstruktur und zentral irregulärem Hypervaskularisationsmuster

▪ Iatrogene Prozesse

Postoperativ sind, je nach Art der Operation, Hämatome und Lymphozelen als Komplikationen im kleinen Becken möglich. Sonographisch ist die Nachblutung als unregelmäßig konturierte Raumforderung mit inhomogener Echogenität, z. B. am Scheidenabschluss nach Hysterektomie, zu erkennen. Differenzialdiagnostisch ist das Fehlen der Vaskularisation im Inneren (Farbdopplersonographie) zur Abgrenzung von soliden Neoplasien zu verwerten. Lymphozelen imponieren ähnlich wie Ovarial- oder Paraovarialzysten mit allerdings häufig nicht so ausgeprägt ovoider Form (verwachsungs-/verklebungsbedingt). Postoperative oder postentzündliche Verwachsungen der Darmschlingen, des großen Netzes und der Bauch-/Beckenwand sind im gesamten Abdomen, aber auch im kleinen Becken möglich und sonographisch darstellbar (► Abschn. 24.1).

▪ Weiterführende Diagnostik

Als ergänzende bildgebende Verfahren sind CT, MRT oder PET/PET-CT einsetzbar. Invasive Untersuchungen zur Abklärung der Befunde sind Laparoskopie, Zystoskopie und Rekto-/Koloskopie. Die Mitbetreuung durch die »zugehörige« Fachdisziplin ist bei unklaren sonographischen Befunden hilfreich und indiziert. Hierzu ist allerdings vom Frauenarzt die Ersterkennung und primäre Zuordnung zunächst unklarer, sein Fachgebiet überschreitender Befunde gefordert.

Abdomen

Alexander Strauss

A. Strauss, *Ultraschallpraxis in Geburtshilfe und Gynäkologie*,
DOI 10.1007/978-3-662-49493-6_24, © Springer-Verlag Berlin Heidelberg 2017

24.1 Adhäsionsultraschall

Die Einschätzung des Vorhandenseins intraabdominaler Verwachsungen erfolgt durch eine sonographische Beurteilung der Verschieblichkeit von Abdominalorganen gegenüber der Bauchdecke. Chirurgisch relevante Adhäsionen können mittels der beschriebenen Methode mit einer Treffsicherheit von bis zu 90 % nachgewiesen werden.

Sonographie

◘ Abb. 24.1 u. ◘ Abb. 24.2

Mit dem Curved-array-Abdominalschallkopf werden 9 transabdominale parallel geführte Longitudinalschnitte in Ober-, Mittel- und Unterbauch jeweils in der rechten und linken Medioklavikularlinie sowie in der medianen Sagittallinie vorgenommen (◘ Abb. 24.1). Die kraniale Begrenzung der Ultraschallebenen liegt bei maximaler Exspiration rechts subkostal, median am Leberunterrand bzw. ist definiert über gut darstellbare Darmschlingen oder deren Gasreflexe.

- **Darmperistaltik:** Sie wird bei flacher Atmung beobachtet und als lebhaft, mäßig, gering oder fehlend eingestuft. Des Weiteren ist auf Veränderungen der dem parietalen Peritoneum anliegenden Darmwände infolge von Peristaltik zu achten.
- **Verschieblichkeit:** Die kraniokaudale Verschieblichkeit von Leber, Magen, Omentum majus und Darm gegenüber der Bauchdecke wird bei maximal forcierter Atmung (Zwerchfellatmung, langsame Inspiration) beobachtet und möglichst genau vermessen. Besonders Asymmetrien im Seiten-/Höhenvergleich wirken sich hinweisend aus.
- **Vorgehen bei mangelnder Kooperationsfähigkeit:** Eine sonometrische Einschätzung einer zentrifugalen Gleitbewegung von Darm und großem Netz erfolgt bei tiefer Impression durch direkte dosierte Kompression der Bauchdecke mit dem Schallkopf.
- **Adhäsionen im kleinen Becken:** Zur sonographischen Beurteilung von Adhäsionen erfolgt ein vergleichbares Vorgehen wie transabdominal. Transvaginal wird in 3 Sagittalschnitten (median, schräg in Richtung der rechten und linken Beckenwand) die aktive Atemverschieblichkeit und/oder die passive (abdominale Palpation) Bewegung der Darmschlingen und Organe im kleinen Becken beobachtet und klassifiziert.

24

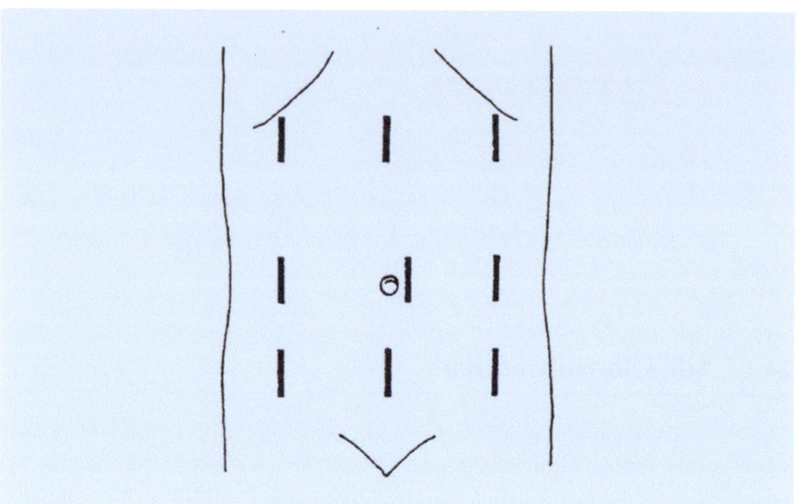

Abb. 24.1 Schematische Darstellung der 9 Standardschallkopfpositionen zur abdominalen Adhäsionsultraschalluntersuchung

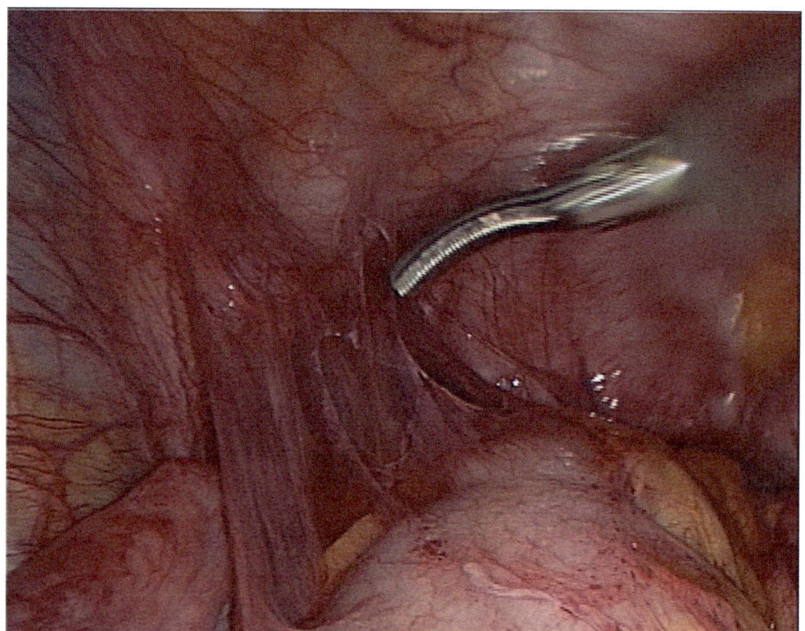

Abb. 24.2 Adhaesiones (intraoperativ, laparoskopisch): Verwachsungen des Colon ascendens zur seitlichen Bauchwand (Zustand nach Chlamydieninfektion)

Klassifizierung

Die Klassifikation intraabdominaler Adhäsionen ist in Tab. 24.1 und Tab. 24.2 dargestellt.

Therapie

Die Behandlung von Verwachsungen erfolgt unter 2 wesentlichen Aspekten: klinische (gynäkologische, gastrointestinale) Beschwerden und Kinderwunsch. In der Regel korreliert mit den Indikationen zur chirurgischen Intervention ein Adhäsionsgrad ≥II.

Tab. 24.1 Klassifikation intraabdominaler Adhäsionen

Grad der Einschränkung	Kraniokaudale Verschiebung [cm]		Grad der Adhäsion
	Ober- und Mittelbauch	Unterbauch	
Frei	>4	>3	0
Gering	3–4	2–3	I
Mittel	1,5–3	1–2	II
Hoch	0–1,5	<1	III

Tab. 24.2 Aussagekraft der Klassifizierung

Grad	Morphologisches Korrelat der Adhäsion	
0	Keine Adhäsionen	
I	Omentum majus: filiform, mäßig kribriform fixiert	Darm: nur punktuell beteiligt
II	Omentum majus: stark kribriform, gering flächig fixiert	Darm: häufig beteiligt, mehrfach punktuell oder eine solitäre Schlinge fixiert
III	Omentum majus: breitflächig fixiert	Darm: breitflächig oder multiple Schlingen fixiert

24.2 Bauchdeckenbeurteilung

Im Anschluss an Laparotomien oder Laparoskopien kann es zu in der Bauchdecke lokalisierten Seromen, Hämatom- oder Abszessbildungen kommen. Diese Befunde sind klinisch in ihrer Ausdehnung mitunter nur schwer einzuschätzen. Die Ultraschalluntersuchung erweitert die Diagnoseoptionen, um sowohl die Lage als auch Größe und Konsistenz der Raumforderungen zu beurteilen oder – in Abhängigkeit vom klinischen Gesamtbild – im Verlauf zu kontrollieren. Daneben geben aus gynäkologischer Sicht sekundäre Tumoren oder selten eine Bauchwandendometriose Anlass zu einer transabdominalen sonographischen Abklärung.

Sonographie

Abb. 24.3, Abb. 24.4, Abb. 24.5 u. Abb. 24.6

Sonographisch sind die einzelnen Schichten der Bauchwand gut voneinander abzugrenzen. Die Haut (echoreich) kommt unmittelbar unter dem Schallkopf zur Darstellung. Die Subkutis stellt sich in variabler Dicke als echoarme Schicht über der echoreichen Faszie (sonographisch dünn) dar. Die darunter liegende Bauchwandmuskulatur (echoarm) und das Peritoneum stellen die Grenze zum Bauchraum sowie zu den durch Atembewegungen bzw. Palpation verschieblichen Darmschlingen und übrigen intraabdominalen Organen dar. Wird ein Bauchdeckenprozess sonographisch untersucht, sind seine Lage, Größe und Struktur zu beurteilen:

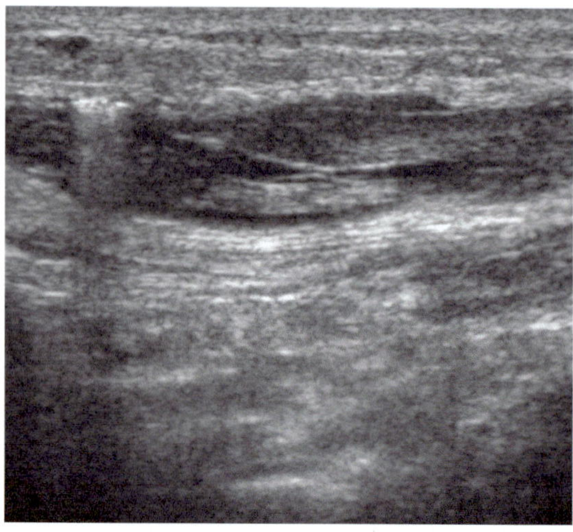

Abb. 24.3 Subkutanes Bauchdeckenhämatom: schallkopfnah die echoarme Subkutis (Haut nicht dargestellt). Oberhalb der echoreichen Faszienschicht der Bauchdecke kommt eine echoarme längliche, scharf begrenzte Raumforderung durch das bereits verflüssigte Hämatom zur Darstellung

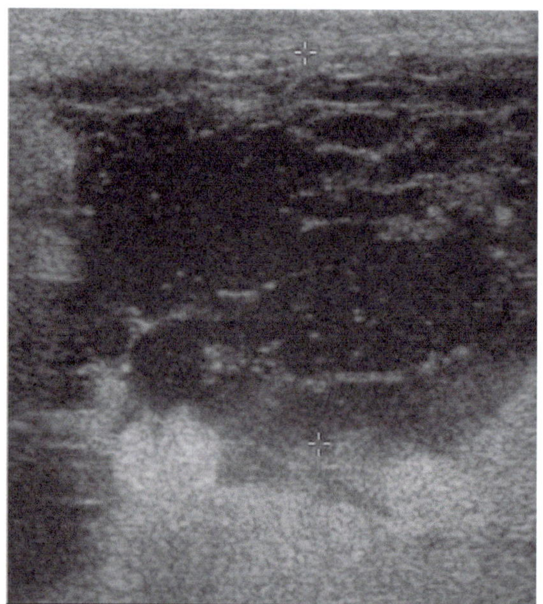

Abb. 24.4 Subkutanes/subfasziales Bauchdeckenhämatom, 4 Tage nach Sektio: echoleere/echoarme Raumforderung im Unterhautfettgewebe und subfaszial bei kommunizierendem Bauchdeckenhämatom. Die echoreiche Faszienschicht (analog zu Abb. 24.3) ist unterhalb des Hämatoms (mit spinnengewebeartigen Fibrinfäden als Zeichen der Hämatomorganisation) nicht darstellbar

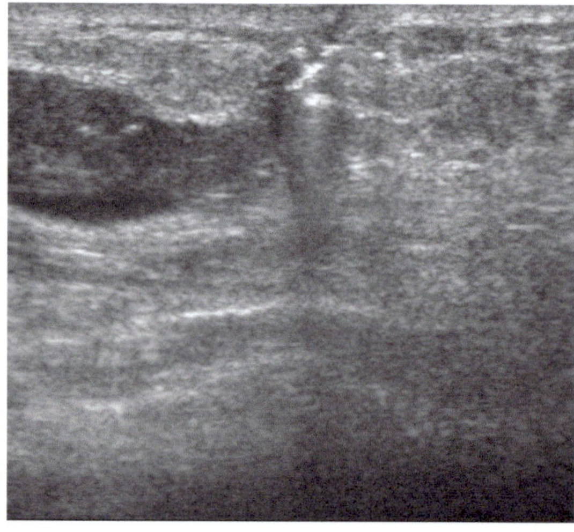

Abb. 24.5 Narbenhernie bei Zustand nach Längsschnittlaparotomie: im Bereich der Narbe Defekt der echoreichen Faszie. In die Subkutis herniiert eine echoreiche Darmschlinge mit bilateralem Randschatten

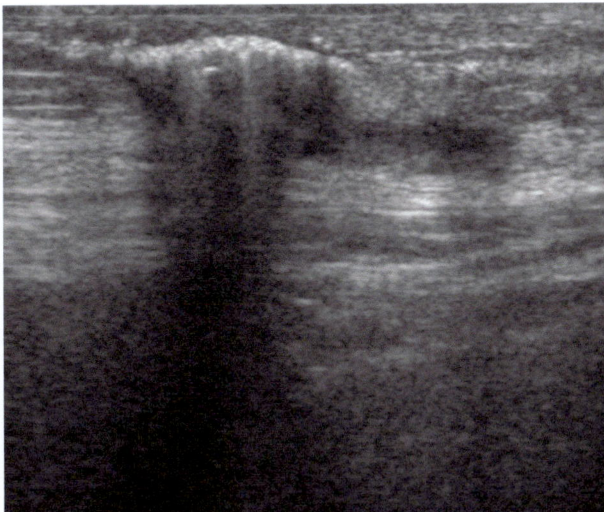

Abb. 24.6 Bauchwandnarbenhernie: Longitudinalschnitt des Befunds aus Abb. Abb. 24.5. Durch Luft in der inkarzerierten Darmschlinge (echoreich) kommt es zur dorsalen Schallauslöschung

Lokalisation

Beurteilt wird zunächst, ob der Befund in der Bauchdecke oder in der Bauchhöhle lokalisiert ist. Abgegrenzte intraabdominale Raumforderungen sind bei Atembewegungen gegen die Bauchdecke verschieblich. Eine intraabdominale Blutung (freie Flüssigkeit im Abdomen) ist hiervon durch Lagekonstanz gegenüber respiratorischen oder palpatorischen Kräften zu unterscheiden. Bauchdeckenbefunde sind nach ihrer Schichtzugehörigkeit in subkutane (epifasziale) oder subfasziale Prozesse einzuteilen. Der Befund ist in allen 3 Raumebenen auszumessen. Dies ist präoperativ, aber auch bei konservativem Vorgehen für die Verlaufsbeobachtung von Bedeutung. Die sonographischen Kriterien – Form, Begrenzung, Echomuster, Echogenität und dorsales Schallverhalten – helfen neben dem klinischen Bild (Rötung, Schmerz, Fieber) und den Laborparametern (Leukozytose, CRP-Erhöhung) bei der Eingrenzung der Diagnose. Eine exakte Lokalisation, Strukturdarstellung und Größenbeurteilung sind bei der Indikationsstellung und Durchführung eines operativen Verfahrens (z. B. Hämatom: Spreizung in Lokalanästhesie bzw. Revision in Vollnarkose) hilfreich.

Serom

- Form: ovoid
- Begrenzung: glatt, scharf (keine Kapsel)
- Echomuster: homogen, bei Komplikationen (z. B. Infektion, Einblutung) inhomogener
- Echogehalt: echoleer, bei Komplikationen (z. B. Infektion, Einblutung) echoarm (echoreich)
- dorsales Schallverhalten: dorsale Schallverstärkung

Hämatom

- Form: vielfältig, häufig oval
- Begrenzung: unregelmäßig, mitunter unscharf
- Echomuster: bei frischen Befunden homogen, bei zunehmender Organisation inhomogener
- Echogehalt: bei frischen Befunden echoleer/echoarm, bei zunehmender Organisation echoreicher
- dorsales Schallverhalten: Verstärkung bei frischen, flüssigen Hämatomen, Abschwächung bei älteren (echoreicheren) Hämatomen

▪ **Abszess**

- Form: vielfältig, häufig rundlich-oval
- Begrenzung: glatt, scharf, dicke echoreiche Kapsel
- Echomuster: meist inhomogen
- Echogehalt: echoarm, evtl. Spiegelbildung (dann scharfe Separation der einerseits echoleeren/echoarmen und andererseits echoreichen Binnenechos)
- dorsales Schallverhalten: dorsale Schallverstärkung

▪ **Differenzialdiagnose**

Bauchwandhernie, Narbenhernie, perityphilitischer Abszess, postoperative Lymphzyste.

▪ **Weiterführende Diagnostik**

Ist bei sonographisch eingeschränkter Beurteilung (z. B. adipöse Bauchdecke) keine hinreichende Klärung der Lage und der Ausdehnung des Befunds möglich, so kann ggf. eine MRT oder CT weiterführen.

▪ **Therapie**

Kleinere sub- und epifasziale Serome oder Hämatome können, soweit sie klinisch nicht entzündlich imponieren, der resorptiven Behandlung zugeführt werden. Größere, klinisch auffällige Befunde müssen drainiert werden (Punktion, Spreizung der Operationsnarbe). Beim klinischen oder laborchemischen Verdacht auf eine Abszedierung ist die chirurgische Öffnung indiziert (Inzision, Punktion).

24.3 Nierensonographie

Die Nierensonographie gehört zwar nicht originär zum Kernbereich der gynäkologischen Ultraschalldiagnostik, sie ist jedoch besonders bei differenzialdiagnostischen Betrachtungen diverser frauenärztlicher Erkrankungen von großer Bedeutung. Gynäkologische Tumoren können ebenso wie der schwangere Uterus zur Obstruktion der Ureteren und damit zu Harnstau führen. Nach gynäkologischen Eingriffen mit dem Risiko einer Ureterläsion erhält die postoperative Beurteilung der ableitenden Harnwege neben ihren klinisch-operativen Konsequenzen auch forensische Bedeutung. Zur Wertigkeit der sonographischen Nierenbeurteilung im Rahmen von Fehlbildungen des inneren Genitales sei auf ▶ Abschn. 22.5 verwiesen.

▪ **Anatomische Grundlagen**

Die Nieren liegen retroperitoneal. Dorsal der Nieren inseriert der M. psoas und der M. quadratus lumborum. Kranial befindet sich in Höhe der 11.–12. Rippe das Zwerchfell. Ventral auf der rechten Seite liegt der rechte Leberlappen, links ventral die Milz. Die Nieren der erwachsenen Patientin haben einen Längsdurchmesser von 90–120 mm und eine Breite von etwa 60 mm, wobei die rechte Niere gewöhnlich größer ist und etwas tiefer liegt als die linke. Die Nierenbecken (sonographisch im Zentrum des Organs darzustellen) sind in der Regel weniger als 15 mm weit.

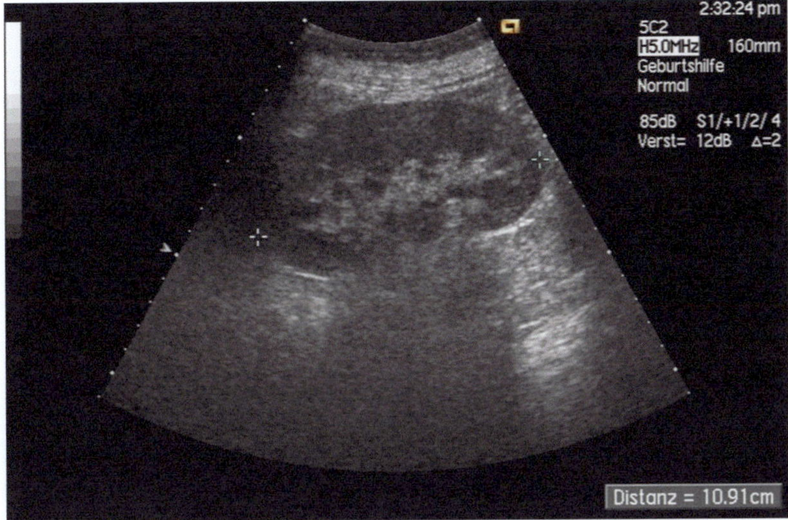

Abb. 24.7 Unauffällige Nierensonographie: echoarmes Parenchymmuster, echoreicher Reflex des Nierenbeckenkelchsystems

Sonographie

Abb. 24.7

Die Untersuchung der Nieren erfolgt am besten morgens bei der nüchternen Patientin in Bauch- oder Rückenlage. Die Beurteilung eines Harnstaus kann auch bei der stehenden Patientin erfolgen. Die Außenkontur des Nierenparenchyms erscheint dabei glatt. Perirenal ist besonders bei adipösen Patientinnen die Capsula adiposa als echoreicher Saum darzustellen. Das Nierengewebe (Rinde und Markpyramiden) stellt sich dagegen relativ echoarm dar. Die Echogenität des Parenchyms ist vergleichsweise etwas geringer als das der Leber. Der Durchmesser bei der jungen Frau beträgt 15–20 mm. Das Nierenparenchym wird im Alter jedoch physiologischerweise dünner. Im Zentrum der Niere erscheint der Sinus renalis mit Kelchen, Hohlsystem, Lymphgefäßen sowie den Hauptästen der A. und V. renalis echoreich (zentrales Reflexband). Bei der praktischen Durchführung der Untersuchung lässt sich das Tiefertreten der Nieren bei tiefer Inspiration vorteilhaft nutzen. Wichtig zur korrekten Beurteilung ist stets der Seitenvergleich. Pathologische Befunde sind in allen 3 Raumebenen auszumessen.

Harnstau

Zu unterscheiden ist ein unilaterales (Konkrement, Striktur, Ureter-/Urethraobstruktion – traumatisch, postoperativ, angeboren, Blutkoagel, Endometriose, Beckentumor, retroperitoneale Raumforderung oder Schwangerschaft) und ein bilaterales (parametraner Tumor bei Genitaltumoren, neurologische Erkrankung oder Retroperitonealfibrose bei Morbus Ormond) Auftreten gestauter ableitender Harnwege (Hydronephrose). Als Ursachen kommen prävesikale, vesikale und postvesikale Abflussstörungen in Betracht. Nach dem Ausprägungsgrad der Erweiterung des Nierenbeckenkelchsystems lässt sich eine Harnstaugraduierung von I–IV vornehmen:

- **Grad I:** Dieser entspricht einer Dilatation nur des Nierenbeckens von bis zu 15 mm. Zur Verlaufsbeurteilung empfiehlt sich die Ausmessung der echofreien Ausdehnung in Nierenlängsachse. Differenzialdiagnostisch ist an ein ampulläres Nierenbecken zu denken (Abb. 24.8).

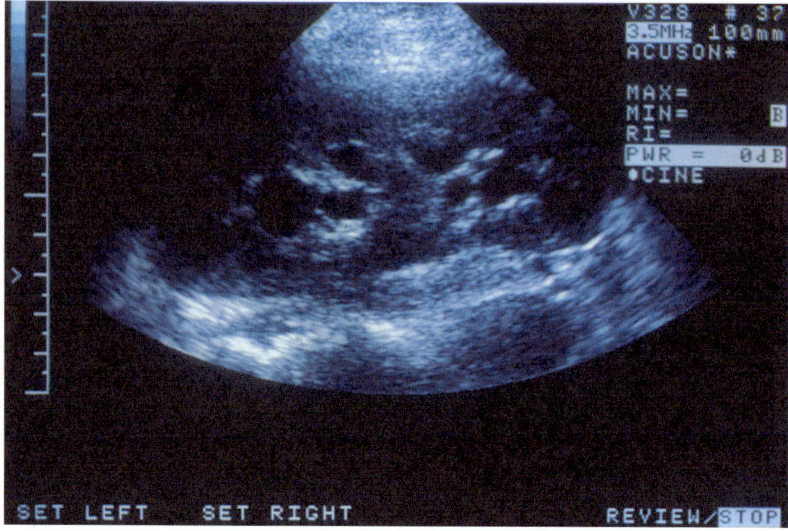

Abb. 24.8 Harnstau Grad I: im Sagittalschnitt erkennbar an sich kugelig (echoleer) darstellenden Kelchanteilen der ableitenden intrarenalen Harnwege. Differenzialdiagnose: ampulläres Nierenbecken

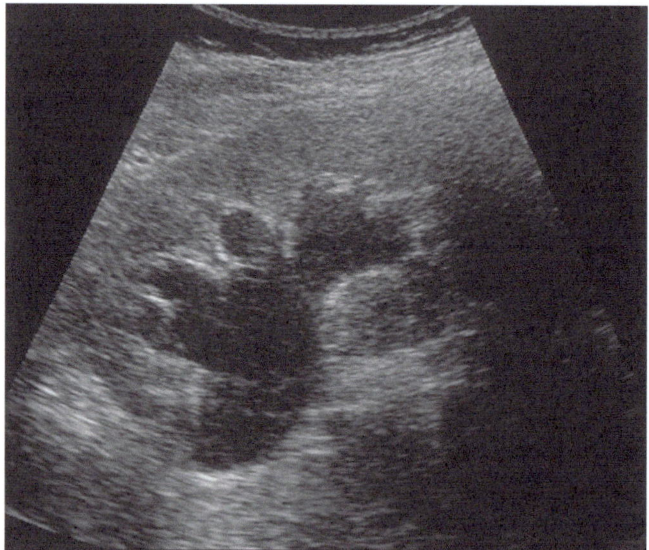

Abb. 24.9a,b Harnstau Grad II: Ureter und Nierenbeckenkelchsystem sind deutlich dilatiert, das Nierenparenchym (noch) nicht verschmälert

- **Grad II:** Hier findet sich eine Dilatation sowohl des Pyelons als auch der Nierenkelche von >15 mm – das Parenchym ist noch normal konfiguriert. Zur Verlaufsbeurteilung können Kelch- und Pyelonweiten ausgemessen werden (Abb. 24.9).
- **Grad III:** Zum Harnstau zweiten Grades kommen eine Verplumpung der Erweiterung des Nierenbeckenkelchsystems und eine beginnende Nierenparenchymverschmälerung auf <10 mm hinzu.
- **Grad IV:** Die Maximalvariante des Harnstaus zeigt sich in einem kompletten Verlust des Nierenparenchyms – die hydronephrotische Sackniere. Massiver Nierenparenchymabbau.

Mit dem Ausprägungsgrad des Harnstaus wächst die Gefahr einer aszendierenden Infektion (Pyelonephritis, Urosepsis).

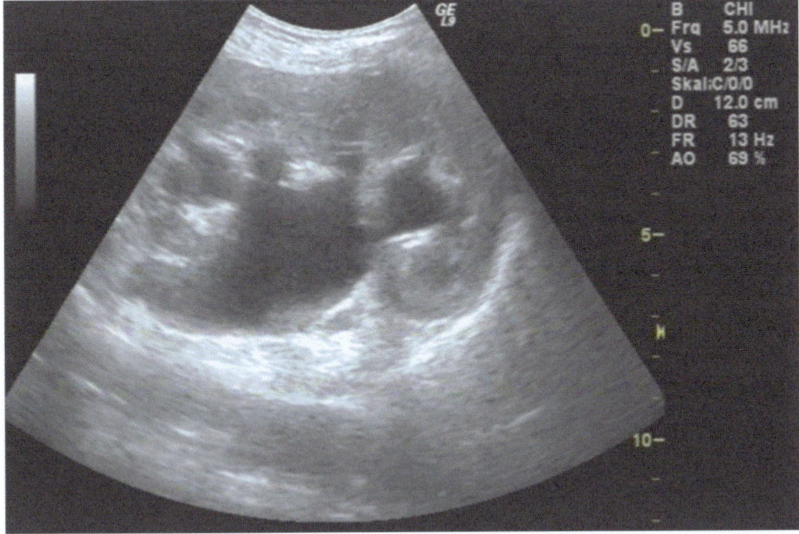

Abb. 24.10 Nierensonographie: Harnstau Grad II–III zeichnet sich aus durch die progrediente Dilatation von Ureter und Nierenbeckenkelchsystem mit Verplumpung der Strukturabgrenzung. Es beginnt die druckbedingte Nierenparenchymverschmälerung

Nierenzyste

Die Nierenzyste ist der häufigste Nierenparenchymbefund und stellt sich sonographisch als glatt begrenzte, echoleere, homogene Raumforderung mit dorsaler Schallverstärkung dar. Sind Binnenechos darstellbar, ist differenzialdiagnostisch unter anderem auch an ein Malignom (Bosniak-Klassifikation zystischer Nierentumoren) zu denken.

Nephrolithiasis

Sonographisch als echoreiches, scharf begrenztes, homogenes Konkrement mit dorsaler Schallauslöschung nur in Ausnahmefällen direkt darstellbar. Die Diagnose Nierenstein erfolgt meist sekundär durch die Darstellung einer Abflussbehinderung.

Nierentumor

Sonographisch erscheinen Nierentumoren als inhomogene Veränderung der homogenen, echoarmen renalen Parenchymstruktur. Unregelmäßige Außenkontur, inhomogene Binnenechos, bilaterale Randschatten (fakultativ), dorsale Schallauslöschung.

Weiterführende Diagnostik

Im Fall eines pathologischen Befunds oder der differenzialdiagnostischen Unklarheit kann eine Kontrastmitteldarstellung der ableitenden Harnwege (Ausscheidungsurogramm), eine CT oder MRT des Abdomens (inklusive des Retroperitonealraums), eine Angiographie oder eine MAG3-Clearance (Mercaptoacetyltriglycin) durchgeführt werden.

Therapie

Wird ein höhergradiger Harnstau (Grad II–III) diagnostiziert, so ist zum Schutz des ableitenden Harnwegesystems und zur Vermeidung einer Funktionseinbuße der Niere die Anlage einer Ureterschiene (Urologie) zu erwägen. Bei höhergradigem Harnstau während der Schwangerschaft (3. Trimenon) ist zur Obstruktionsbeseitigung alternativ die (frühzeitige) Entbindung das Behandlungsverfahren der Wahl.

Mamma

Alexander Strauss

A. Strauss, *Ultraschallpraxis in Geburtshilfe und Gynäkologie*,
DOI 10.1007/978-3-662-49493-6_25,

25.1 Mammasonographie

Brustkrebs ist die häufigste Tumorerkrankung der Frau. Jährlich werden in Deutschland mehr als 40.000 Mammakarzinome neu diagnostiziert, in den letzten 20 Jahren wurde eine steigende Inzidenz beobachtet. In dem Kollektiv der postmenopausalen Patientinnen kann durch Mammographiescreening eine Mortalitätsreduktion um etwa 30 % erreicht werden.
Bei der prämenopausalen Patientin unterliegt die Mammographie einer Sensitivitätseinbuße durch die höhere Dichte des Brustgewebes (Falschnegativrate im Screening 25 %, Spannbreite 13–41 %). Eine sonographische Diagnostik ist in dieser Lebenssituation ggf. aussagekräftiger. In Kombination erreichen die Methoden eine Sensitivität von 97 % und eine Spezifität von 84 % zur Erkennung des Mammakarzinoms. Neben dem Mammakarzinom zählen vor allem Mammazysten, Fibroadenome (20 % aller Brusterkrankungen) und entzündliche Prozesse zu den mammasonographisch gut differenzierbaren Befunden. Besonders geeignet ist die Methode zur Diskrimination zwischen und soliden Befunden sowie zur Verlaufskontrolle auch insuspekter Raumforderungen.

▪ Klinik

Der typische klinische Hinweis auf einen Mammatumor ist der Tastbefund, seltener auch kutane Reaktionen wie Hyperämie, »peau d'orange« sowie Mamillensekretion oder Brustschmerzen.

▪ Früherkennung

Die Brustkrebsfrüherkennung ist eine fachübergreifende Aufgabe. Es soll ein qualitätsgesicherter interdisziplinarer Verbund aus klinischer Untersuchung, apparativer Diagnostik, operativer Abklärung und pathomorphologischer Beurteilung bestehen. Die Brustselbstuntersuchung ist, selbst bei regelmäßiger Anwendung und Training, nicht in der Lage, als alleinige Methode die Brustkrebssterblichkeit zu senken und die Mammographie vollständig zu ersetzen. Die klinische ärztliche Brustuntersuchung (Palpation, Inspektion, Beurteilung des Lymphabflusses) sollte im Rahmen der gesetzlichen Früherkennungsuntersuchungen Frauen >30 Jahren jährlich angeboten werden.

Als alleinige Methode zur Früherkennung ist die Sonographie nicht geeignet. Ein qualitätsgesichertes Mammographiescreening im zweijährigen Abstand ist bei Frauen zwischen 50 und 69 Jahren zur Früherkennung des Mammakarzinoms geeignet. Die Mammographie ist zurzeit die einzige für die Erkennung von Brustkrebsvorstufen oder frühen Tumorstadien allgemein als wirksam anerkannte Methode. Auch Frauen ab dem Alter von 70 Jahren kann die Teilnahme an Früherkennungsmaßnahmen unter Berücksichtigung des individuellen Risikoprofils, des Gesundheitsstatus und der Lebenserwartung angeboten werden.

Frauen mit einer Mutation in den Genen BRCA1, BRCA2 bzw. BRCA3 oder mit einem hohen Risiko, definiert als ein Heterozygotenrisiko >20 % oder ein verbleibendes lebenslanges Erkrankungsrisiko >30 %, sollten in den spezialisierten Zentren für erblichen Brust- und Eierstockkrebs beraten und hinsichtlich einer individuellen Früherkennungsstrategie (Kontrastmittel-MRT) betreut werden.

Basisuntersuchungen

- Klinische Brustuntersuchung: Inspektion, Palpation von Brust und Lymphabflussgebieten.

Ergibt die klinische Brustuntersuchung einen auffälligen Befund, soll die Diagnostik durch bildgebende Verfahren und ggf. eine histologische Untersuchung komplettiert werden.

- Mammographie
- Ultraschall

Diagnostische Herdabklärung

Gemäß der S3-Leitlinie »Diagnostik, Therapie und Nachsorge des Mammakarzinoms« sind folgende Untersuchungen vorzunehmen (AWMF-Registernummer: 032/045OL, 07/2012):

- Bei symptomatischen Befunden soll bei Frauen <40 Jahren die Sonographie als bildgebende Methode der ersten Wahl durchgeführt werden.
- Klinisch auffällige Befunde bei Frauen ≥40 Jahren sollen mit Mammographie als bildgebender Untersuchung abgeklärt werden.
- Bei hoher mammographischer Dichte (ACR-Kategorie 3 und 4, ▫ Tab. 25.1) ist die Sensitivität der Mammographie eingeschränkt, sodass eine ergänzende Sonographie durchgeführt werden soll.
- Die Sonographie soll insbesondere zur Abklärung klinisch nicht tastbarer, mammographischer Befunde (BI-RADS 0, 3, 4 und 5, ▫ Tab. 25.2 u. ▫ Tab. 25.3) eingesetzt werden.
- Die Sonographie kann zur bildgebenden Führung minimal-invasiver Herdabklärungen wie auch intraoperativ als Präparatesonographie Verwendung finden.
- Die Anwendung von Brustultraschall erweist sich als vorteilhaft zum präoperativen Multizentrizitätsausschluss, zur Nachsorge nach Ablatio, Chemo- oder Strahlentherapie, nach Prothesenimplantation (Kontrolle Sitz, Leckage), zur Therapiekontrolle neoplastischer, inflammatorischer Brusterkrankungen, bei Mastodynie und Mastopathie, Karzinophobie oder bei schmerzhafter Mammographie. Eine Mammographieuntersuchung kann die Mammasonographie allerdings nicht vollständig ersetzen.
- Das Ziel einer standardisiert durchgeführten Mammasonographie ist die systematische und reproduzierbare Durchuntersuchung beider Mammae und der Axillae. Die Befunde sind reproduzierbar zu dokumentieren.

▫ Tab. 25.1 Mammographische Parenchymdichte nach ACR (American College of Radiology)

Kategorie	Befund
1	Überwiegende Drüsenkörperrückbildung, d. h. ≤25 % Drüsenparenchym (Involution)
2	25–50 % Drüsenparenchym (Teilinvolution)
3	>50–75 % Drüsenparenchym (weitgehend dichter Drüsenkörper)
4	>75 % Drüsenparenchym (sehr dichter Drüsenkörper)

Tab. 25.2 BI-RADS-Klassifikation für die Mammographie

Kategorie	Bedeutung		Prozedere
0	Keine Aussage möglich		Weitere Untersuchungen sind nötig, z. B. MRT oder Vergleichsmammographie (Screeningsituation), Ultraschall
1	Normalbefund (negativ), unauffällig, Malignomwahrscheinlichkeit 0 %		Keine weitere Abklärung erforderlich, Kontrolle im Routineintervall
2	Sicher benigner/gutartiger Befund (z. B. einfache Zyste, Brustimplantat, Narbe, Fibroadenom)		Keine weitere Abklärung erforderlich, Kontrolle im Routineintervall
3	Wahrscheinlich gutartiger Befund (weniger als 2 % Malignomwahrscheinlichkeit)		Kurzfristige Kontrolle (6 Monate) empfohlen, evtl. Biopsie
4	Suspekte/verdächtige Veränderung (2–95 % Malignomwahrscheinlichkeit)	4A: niedriger Malignitätsverdacht (2–10 %)	Biopsie/Gewebeprobe (z. B. ultraschall- oder mammographiegesteuerte Stanz- oder Vakuumbiopsie, evtl. offene Probeentnahme)
		4B: moderater Malignitätsverdacht (>10–50 %)	
		4C: höherer Malignitätsverdacht (>50 bis 95 %)	
5	Hochgradig karzinomverdächtig (mehr als 95 % Wahrscheinlichkeit für Malignität)		Histologische Sicherung durch Biopsie ist notwendig (vgl. Kat. 4)
6	Biopsie durchgeführt, Malignität nachgewiesen (z. B. Patientin in Verlaufskontrolle unter Chemotherapie)		Vorhandene Dokumentation vor definitiver Therapie

Tab. 25.3 BI-RADS-Klassifikation für die Brustultraschalluntersuchung

Kategorie	Befund
1	Negativ, normales Erscheinungsbild
2	Gutartiger Befund, normales Erscheinungsbild
3	Wahrscheinlich gutartiger Befund
4	Verdächtige Veränderung, möglicherweise bösartig
5	Hochgradiger Verdacht auf Bösartigkeit

Sonographie

Zur Untersuchung werden hochauflösende Linearschallköpfe (7,5–15 MHz) empfohlen. Die Patientin wird mit hinter dem Kopf verschränkten Armen in Rückenlage untersucht und die gesamte Brust systematisch mittels radiär- oder mäanderförmiger Schallkopfführung durchmustert. Der streuungsbedingte retromamilläre Schallschatten kann durch Kippen des Schallkopfs bei der Beurteilung des unmittelbar retromamillär gelegenen Gewebes vermieden werden. Es sind stets beide Mammae und Axillae zu untersuchen. Herdbefunde werden anhand folgender Merkmale beschrieben:

- Form: oval, rund, irregulär
- Orientierung: parallel, nicht parallel
- Begrenzung: umschrieben, nicht umschrieben, unscharf, anguliert, mikrolobuliert, spikuliert

25

- Binnenstruktur: echoleer, echoarm, echoreich, komplex, zystisch-solide, heterogen
- dorsale Schallmerkmale: keine, Verstärkung, Abschwächung, kombiniertes Muster
- Verhalten bezüglich der Umgebungsarchitektur: Verdrängung, Architekturunterbrechung, abnorme Milchgangskaliber/-verzweigungen

Normalbefunde

Das normale Echomuster der Brust entspricht einem großporigen Schwamm mit echoarmen Drüsenläppchen und echoreichem Bindegewebe (Cooper-Ligamente, Abb. 25.1).

Altersspezifische Texturveränderungen

Bei jungen Patientinnen besteht die Brust fast ausschließlich aus Drüsengewebe (15–20 Lobi) mit nur wenig Fett- und Bindegewebe. Dadurch entsteht ein homogenes Ultraschallbild, in dem die unterschiedlichen Gewebe sonographisch kaum voneinander zu unterscheiden sind. Auch während einer Schwangerschaft wird das Bindegewebe der Brust fast gänzlich vom Parenchym verdrängt. Zusätzlich weist die Brust erweiterte echoleere zentrale Milchgänge auf. Mit zunehmendem Alter (postmenopausal) tritt der gegenteilige Effekt ein: die atrophierten Drüsenläppchen werden vermehrt durch Bindegewebe ersetzt, und es kommt zur Verdickung der Cooper-Ligamente und mitunter zur Darstellbarkeit von Milchgängen. Insgesamt ist eine Echogenitätsvermehrung festzustellen. Typisch ist das wabenartige Bild der Involution.

Mammakarzinom

Es können verschiedene Malignitätskriterien beschrieben werden, die weniger als Einzelhinweise, sondern vielmehr als Gesamtbild zu werten sind. Als typische Malignitätskriterien gelten (Abb. 25.2 u. Abb. 25.3):

- Begrenzung: unregelmäßig, bizarr, breit
- Tumorachse: vertikal

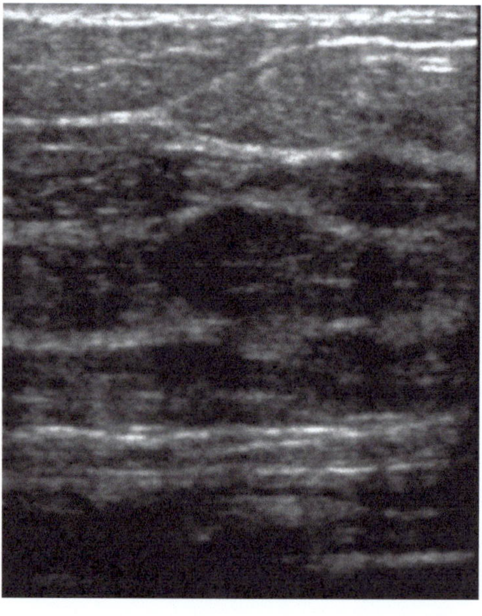

Abb. 25.1 Mammasonographie: sonographisch normales Brustdrüsengewebe mit echoarmen Drüsenläppchen, unterteilt durch die dazwischen liegenden echoreichen Bindegewebesepten (Cooper-Ligamente)

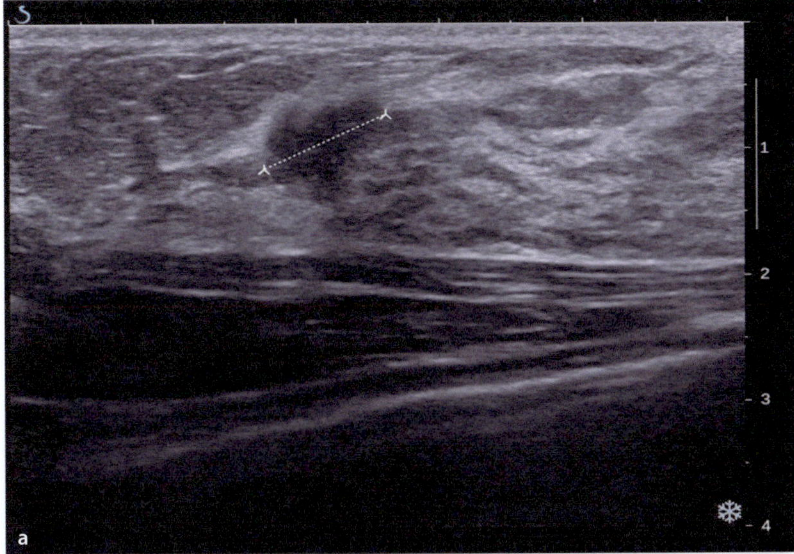

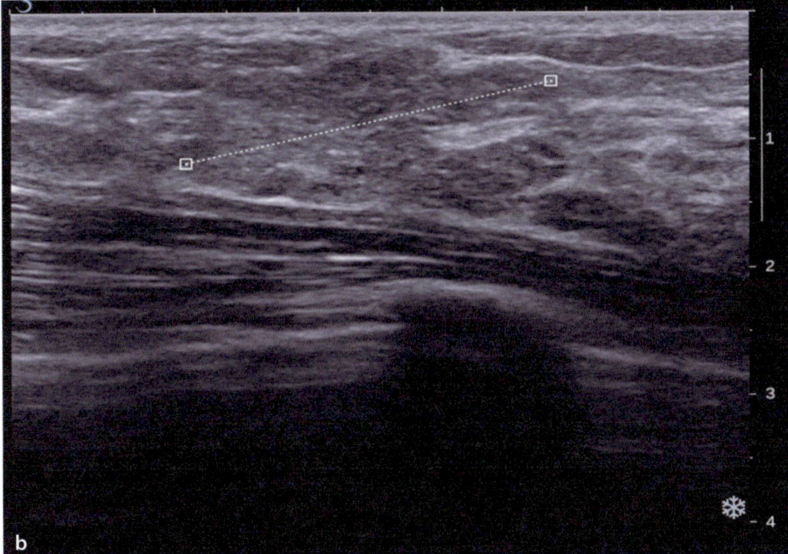

Abb. 25.2a,b Multizentrisches invasives duktales Mammakarzinom. **a** Irregulärer Herdbefund (10 mm), strukturunterbrechend unregelmäßig begrenzt mit inhomogenem Binnenechomuster im Rahmen eines multizentrischen Tumorwachstums, **b** sonographisch suspekter, unregelmäßig begrenzter Rundherd (26 mm) im Rahmen eines multizentrischen Tumorwachstums.
(Mit freundlicher Genehmigung von Prof. Dr. med. Fritz Schäfer, Zentrum für Mammadiagnostik und Intervention, UKSH Campus Kiel)

Abb. 25.3 Invasives duktales Mammakarzinom (Powerdopplersonographie): suspekter Rundherd mit deutlicher zentraler und peripherer Vaskularisation

- Umgebungsarchitektur: Unterbrechung der Umgebungsstruktur (Cooper-Ligamente)
- Komprimierbarkeit: nicht komprimierbar
- Verschieblichkeit: nicht verschieblich zur Unterlage bzw. zur Haut
- laterale Randschatten: breit und einseitig (schmal und beidseits bei benignen Befunden)
- dorsales Schallverhalten: Auslöschung bei soliden Befunden, indifferentes Phänomen (Schallverstärkung bei zystischen Strukturen)
- Binnenstruktur: ungeordnetes Echomuster und Hyperreflexie
- Dopplersonographie: allgemeine Hypervaskularisation (»color flow mapping«) mit hoher systolischer V_{max} und hohen Gefäßwiderstandsindizes (Spektraldopplersonographie)
- Axilla: vergrößerte Lymphknoten, Konglomerate, Hypervaskularisation (Farbdopplersonographie)

Duktales Carcinoma in situ (DCIS)

Die Mammographie gilt durch die Detektion von gruppierten Mikrokalzifikationen des Brustdrüsengewebes zu Recht als das führende Verfahren zur Diagnostik des DCIS. Hochauflösende Mammasonographie ist – allerdings nur in echoarmer Umgebung – ebenfalls in der Lage, echoreiche Herde als Korrelat von Mikrokalk abzubilden (Impedanzsprünge der Schallwellen an Mikrokalkpartikeln).

Gutartige Befunde

Einige benigne Befunde sind durch ein charakteristisches sonomorphologisches Korrelat gekennzeichnet:

- **Mammazyste:** echoleerer Rundherd mit glatter Wandstruktur, bilateraler Schallauslöschung und zentraler dorsaler Schallverstärkung sowie gewebeverdrängender Ausdehnung (Cooper-Ligamente, ◘ Abb. 25.4).
- **Fibroadenom:** homogene, echoarme, solide Raumforderung mit regelmäßiger und glatter Randstruktur, typischerweise längsoval bis rund. Wachstumsverhalten: Gewebeverdrängung (Pseudokapselbildung). Neben den versorgenden Gefäßen ist keine vermehrte Vaskularisation darstellbar (◘ Abb. 25.5 u. ◘ Abb. 25.6).
- **Mastopathie:** sonographisch äußerst inhomogenes Bild mit dichtem echoreichen Binnengewebe, diffus durchsetzt von echoarmen (bei der fibrozystischen Mastopathie auch echoleeren) Arealen. Bizarre dorsale Schallphänomene und unregelmäßige Begrenzungen der echoarmen Areale können die Differenzialdiagnose zu malignen Befunden erschweren. Häufig bilaterales Auftreten.
- **Brustentzündung**: Die Mastitis verändert das sonographische Bild des normalen Brustdrüsengewebes nur wenig durch eine Gewebeauflockerung, verbunden mit einer Duktektasie unterschiedlichen Ausprägungsgrades.
- **Mammaabszess:** Der Brustabszess weist dagegen mit einer scharf begrenzten echoleeren/echoarmen Höhle, umgeben von einer dicken, echoreichen Abszesskapsel, ein charakteristisches Bild auf (Blickdiagnose, ► Abschn. 25.4).

Differenzialdiagnose

Bei einem sonographischen Herd innerhalb der Brust sind invasive duktale/lobuläre Karzinome (sonographisch ähnliches Bild), medulläre Karzinome (sonographisch häufig ein dem Fibroadenom entsprechendes Bild), Fibroadeno-

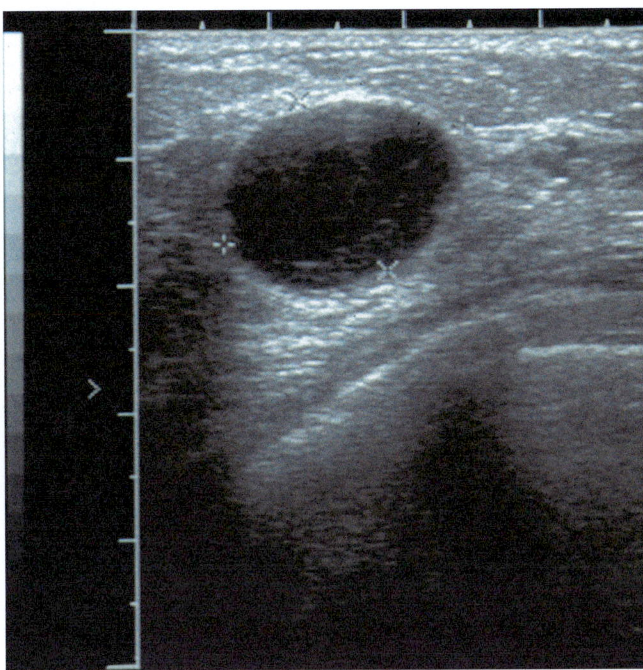

Abb. 25.4 Mammazyste: echoleere Binnenstruktur mit scharfer, glatter Begrenzung und dorsaler Schallverstärkung

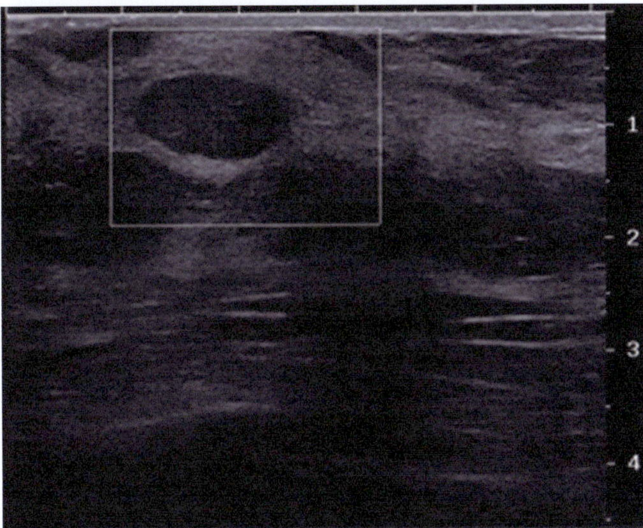

Abb. 25.5 Fibroadenom: ovaler, glatt berandeter, echoarmer Befund mit homogenen Binnenechos und dorsaler Schallverstärkung, umgeben von einer sog. Pseudokapsel (unten)

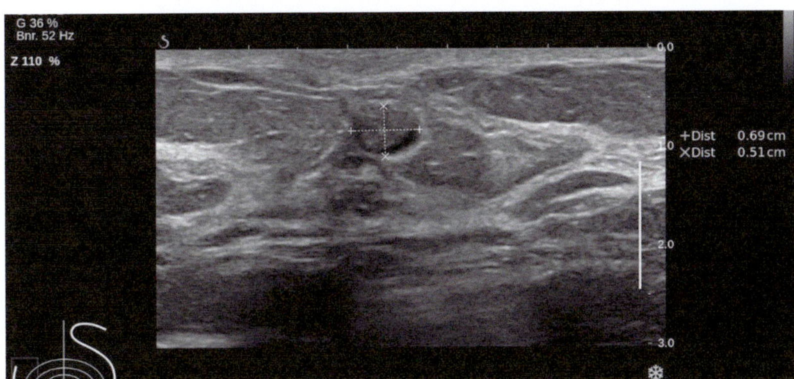

Abb. 25.6 Sklerosiertes Milchgangspapillom (bräunliche einseitige Sekretion aus der Mamille): Sonographisch links perimamillär mit einer Mamillendistanz von 20 mm echoarme intraduktale Raumforderung (11×6 mm) in einem deutlich aufgeweiteten Milchgang (u. a. Differenzialdiagnose zum Fibroadenom)

Tab. 25.4 Sensitivität und Spezifität bildgebender Verfahren in der Mammadiagnostik

	Sensitivität [%]	Spezifität [%]
B-Bildsonographie	57–90	65–90
»Color flow mapping«	64–100	65–96
Mammographie	55–95	16–92
MRT	85–100	28–95

me (1–2 % maligne Entartung), Lipome, Papillome, Mastopathie (häufig inhomogenes, unruhiges sonographisches Aussehen), Mastitis (puerperalis/non puerperalis), Abszesse, Narben, Granulome, akzessorisches Brustdrüsengewebe (Lobus axillaris) und Lymphknoten voneinander abzugrenzen.

▪ Weiterführende Diagnostik

Als interventionelle Möglichkeiten zur Erweiterung der klinischen/bildgebenden Diagnostik von Brustbefunden stehen (mammographisch oder ultraschallgesteuert) die Feinnadelaspirationszytologie, die histologische Stanzbiopsie, die Vakuumbiopsie und die offene Exzisionsbiopsie zur Verfügung.

Der Einsatz der 3D-Sonographie in der Mammadiagnostik hat sich bislang noch nicht klinisch bewährt (Tab. 25.4).

▪▪ Hochgeschwindigkeitsstanzbiopsie

Indikationen Unklarer Mammatumor, Gewebegewinnung zur Histologie.

Prozedere Rückenlage, Arm der betroffenen Seite hinter den Kopf eleviert. Zur Schmerzbekämpfung ist eine Lokalanästhesie angezeigt. Zunächst ist die exakte, ultraschallgesteuerte Lokalisierung des suspekten Areals erforderlich. Es sind mindestens 5 Stanzzylinder aus dem verdächtigen Areal zu entnehmen. Im Rahmen der Aufklärung ist ausführlich auf die diagnostische Aussagekraft der Stanzbiopsie (z. B. falsch-negatives Ergebnis durch Fehlpunktion) hinzuweisen. Alternativ muss immer auch eine Tumorexstirpation in Narkose erwogen werden. Darüber hinaus ist vor Durchführung der Stanzbiopsie über die Risiken von Blutungen, Entzündungen und Thoraxwandverletzungen aufzuklären.

▪ Hochenergetische fokussierte Ultraschalltherapie von Fibroadenomen

Das Lebenszeitrisiko für Frauen, ein Fibroadenom zu entwickeln, beträgt 10 %. Therapeutisch steht, alternativ zur operativen Entfernung die radiologisch-interventionelle HIFU-Technik (»high intensity focused ultrasound«) zur Verfügung. Als nicht invasives Gegenkonzept erreichen hochenergetische Ultraschallwellen, auf einen virtuellen Brennpunkt fokussiert, im Zielgewebe eine thermoablative Gewebenekrose (bis zu 85 °Celsius, 20–90 min) des benignen Brusttumors.

25.2 Axillasonographie

Die Axillasonographie schließt sich als untrennbarer Teil der sonographischen Brustabklärung der Mammasonographie an. Zudem ist sie indiziert zur näheren Diagnostik bei palpablen Befunden im Rahmen der Krebsvor- oder Nachsorge, bei Infektionsverdacht, als Therapiekontrolle unter antibiotischer oder Chemotherapie, bei familiärer Mammakarzinombelastung oder Karzinophobie.

Sonographie

Analog zur mammasonographischen Untersuchung wird der zugehörige Arm in Rückenlage von der Patientin eleviert und die Axilla systematisch in 2 Ebenen (mäanderförmig längs und quer) durchmustert. Als mediane Leitschiene gilt der laterale Rand des M. pectoralis major, als laterale Begrenzung der Rand des M. latissimus dorsi und als kraniale Demarkation die großen Axillargefäße.

Normalbefund

Sonographisch stellt sich die Schichtung in der normalen Axilla wie folgt dar:

- Haut: echoreich unterhalb des Schallkopfs
- Fettgewebe: echoarm mit hellen, verzweigten Septen
- Fascia axillaris: dünnes echoreiches Band, A. und V. axillaris (echoleer, Blutflussdarstellungsoption mittels »color flow mapping«)
- Muskeln: echoarme, glatt begrenzte Flächen
- Humeruskopf, Processus coracoideus: echoreiche, glatte Flächen, dorsale Schallauslöschung

Üblicherweise ist mindestens ein Lymphknoten pro Axilla darstellbar. Unauffällige Lymphknotensonomorphologie: wenige Millimeter (bis 1 cm) messend, oval, glatt begrenzt, peripher echoarm mit echoreichem zentral gelegenen Hilus (Abb. 25.7 u. Abb. 25.8).

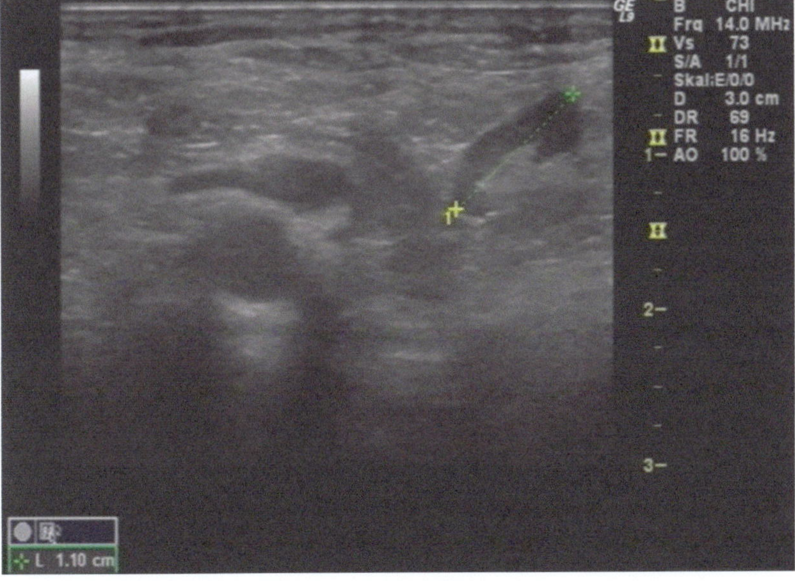

Abb. 25.7 Lymphknotensonographie: unauffällige Sonoanatomie eines axillären Lymphknotens. Echoarme Rinde und echoreiches, exzentrisch gelegenes Mark

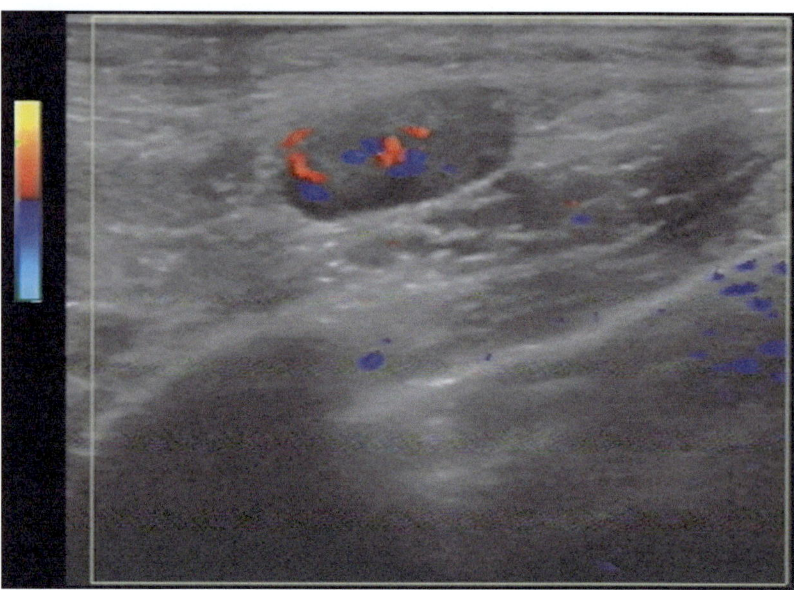

Abb. 25.8 Lymphknotensonographie (Farbdopplersonographie): physiologische Vaskularisation

Dignitätskriterien

Abb. 25.9, Abb. 25.10, Abb. 25.11 u. Abb. 25.12

Die sonographische Dignitätseinschätzung suspekter axillärer Lymphknoten umfasst:

- runde Form
- Vergrößerung >2 cm
- Aufhebung der Mark-Rinden-Architektur
- exzentrische Rindenhypertrophie (≥ 3 mm)
- verbackene oder multiple Lymphknoten, -konglomerat
- fehlende Lymphknotenverschieblichkeit
- diffuse oder peripher betonte Vaskularisation (Farbdopplersonographie)

Problematisch ist der Nachweis eines (oder mehrerer) suspekten Lymphknotens ohne korrelierenden Herdbefund in der ipsilateralen Brust. In diesem Fall sind die Abklärung mittels additiver Diagnostik (Mammographie, MRT, Tomosynthese, Elastographie) wie auch die engmaschige Kontrolle von Axillabefund und Mammae angezeigt (Tab. 25.5). Zum präoperativen Staging bei Mammakarzinomverdacht (hierbei ist die Sonographie der Mammographie überlegen) kann ein erfahrener Untersucher in ca. 75 % der Fälle den Lymphknotenstatus korrekt bestimmen.

Tab. 25.5 Wertigkeit der verschiedenen Diagnoseoptionen an der weiblichen Brust

	Spezifität [%]	Sensitivität [%]
Sonographie	92–100	68–90
Mammographie	68–95	20–70
Klinik	75–96	25–42
Szintigraphie	60–90	50–85
Computertomographie	75	50

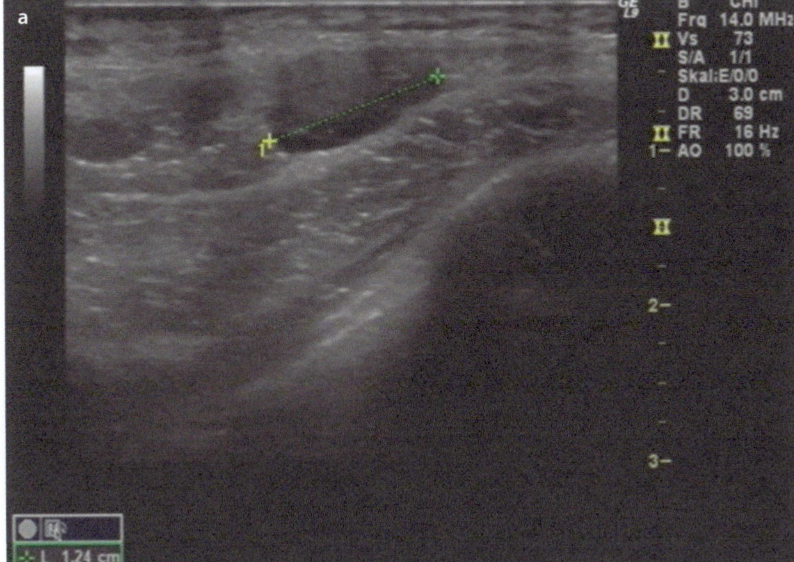

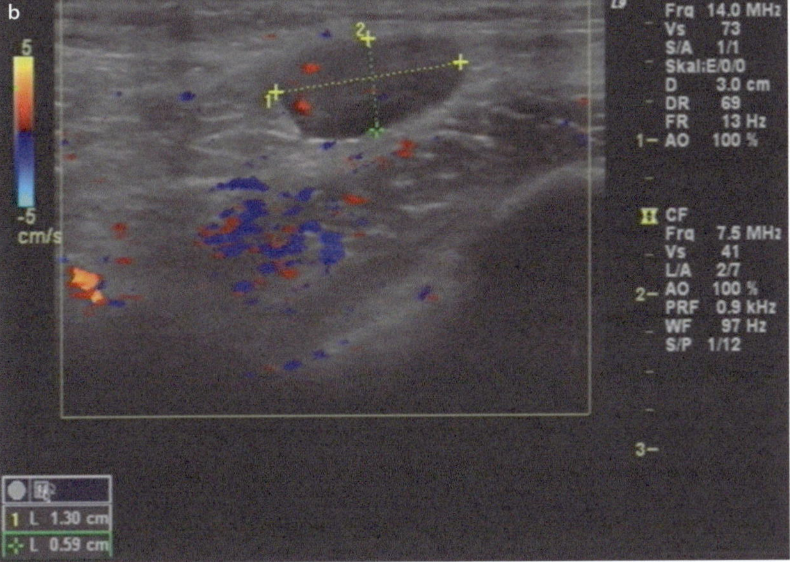

Abb. 25.9a,b Lymphknotensonographie. **a** Sonomorphologisch und biometrisch unauffälliger Lymphknoten. Ovale Außenkontur, echoarmer Rindenbereich, exzentrisches (mäßig) echoreiches Mark, **b** Durchblutungsmuster im »color flow mapping«

Differenzialdiagnose

Differenzialdiagnostisch muss bei der Darstellung eines Rundherds in der Axilla die lipomatöse Atrophie, follikuläre Hyperplasie oder entzündliche Veränderung eines Lymphknotens erwogen werden. Bei entzündlich-reaktiv veränderten Lymphknoten wird im Gegensatz zu Lymphknotenvergrößerungen anderer Genese eine Abflachung des Knotens mit Längs-Quer-Quotient von mehr als 2 erreicht.

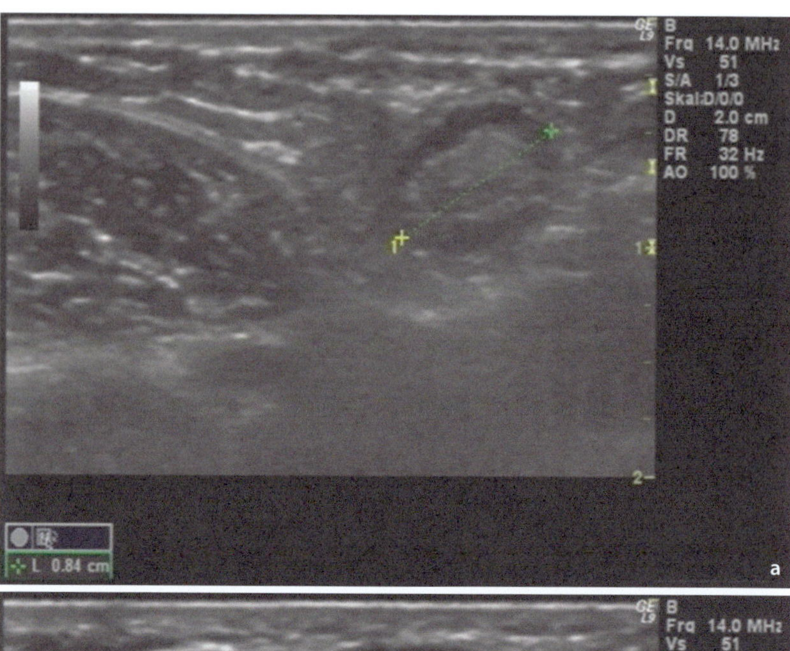

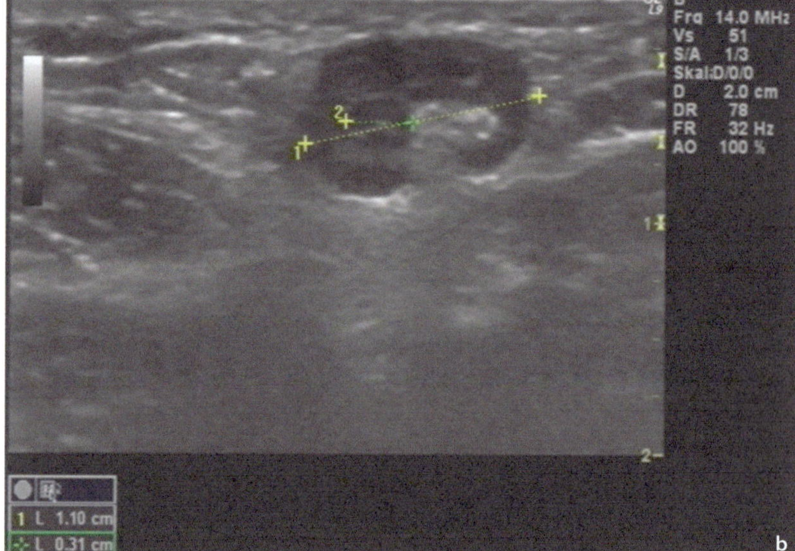

Abb. 25.10a,b Suspekte sonographische Lymphknotenmorphologie. **a** Exzentrische Markhypertrophie, **b** zweite orthogonale Schnittebene

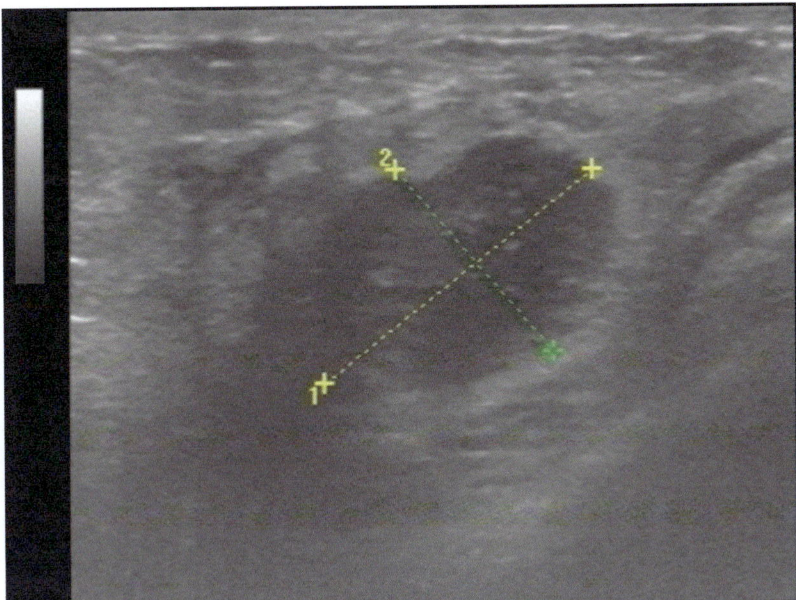

Abb. 25.11 Suspekte Lymphknotenmorphologie: verklumpter, rundlicher, echoarmer Lymphknoten mit inhomogener sonographischer Binnenstruktur. Aufhebung der Rinden-Mark-Diskrimination

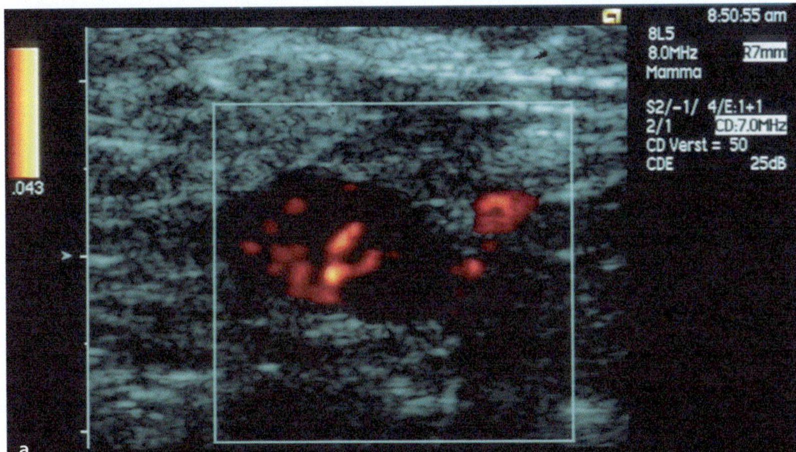

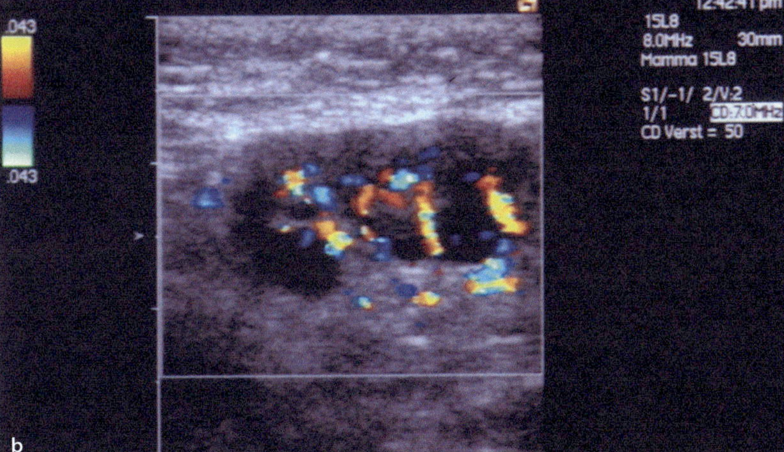

Abb. 25.12a,b Lymphknotendurchblutung. **a** physiologisches hiläres Durchblutungsmuster (zentral betont, fächerförmig) eines sonomorphologisch unauffälligen axillären Lymphknotens (Powerdopplersonographie), **b** ausgeprägte Lymphknotenhypervaskularisation (»color flow mapping«): farbdopplersonographische Darstellung einer prognostisch suspekten hochgradig irregulären Gefäßdichte und -architektur

25.3 Komplementäre Untersuchungsmethoden der weiblichen Brust

Das wichtigste bildgebende Verfahren zur Frühdiagnostik des Mammakarzinoms ist nach wie vor die Röntgenmammographie. Sie ist das einzige Verfahren, für das nachgewiesen wurde, dass sein Einsatz im qualitätsgesicherten Screening die Brustkrebsmortalität senken kann. Als Ergänzung und Weiterentwicklung der langjährig etablierten Verfahren zur Bildgebung an der weiblichen Brust – Mammographie und Mammasonographie – wurden in der jüngeren Vergangenheit darüber hinausgehende neue diagnostische Optionen entwickelt. Die aktuell zur Verfügung stehenden Komplementärverfahren fokussieren ihre diagnostische Zielrichtung dabei mehr auf die Differenzierung von Herden hinsichtlich ihrer Dignität als auf den Früherkennungsaspekt.

25.3.1 Magnetresonanztomographie (MRT)

Die MRT der Brust ist von wichtiger Bedeutung in der diagnostischen Abklärung von Auffälligkeiten in der Brust und kommt bei klaren Indikationen auch im Screening zum Einsatz. Aufgrund einer Falschpositivrate von 15 % (vs. 6 % falsch-positiver Mammographiebefunde), der damit verbundenen erhöhten Biopsierate (unnötig) und der mit einer MRT verbundenen Kosten (10-fach gegenüber Mammographie) ist allerdings nicht die flächendeckende Früherkennungsuntersuchung bei der symptomfreien Frau gemeint. Zudem fehlt der Nachweis eines nachhaltigen Vorteils im Gesamtüberleben von Frauen mit Brustkrebs.

Für Hochrisikopatientinnen hat sich jedoch gezeigt, dass durch einen ergänzenden Einsatz der MRT Brustkrebs früher erkannt werden kann. Die Vorteile der MRT bei Hochrisikopatientinnen und die bei diesen Patientinnen schlechtere Treffsicherheit von Mammographie und Ultraschalldiagnostik ergeben sich aus verschiedene Ursachen, z. B. andere Altersgruppe, erhöhte Brustdrüsengewebedichte (ACR-Kategorie 3/4) oder ungünstige Tumorbiologie (◘ Abb. 25.13, ◘ Abb. 25.14, ◘ Abb. 25.15 u. ◘ Abb. 25.16).

■ Indikationen

■■ Gesichert (American Cancer Society)

- BRCA1, BRCA2 bzw. BRCA3-Gen-Mutation bzw. Angehörige (Eltern, Geschwister oder Kinder) mit diesen Mutationen (1–2 %)
- Frauen mit mehr als 20–25 % Lebenszeitrisiko für Brustkrebs (Berechnung mittels Spezialsoftwareprogrammen)
- Frauen nach Strahlentherapie der Brust für eine andere Krebserkrankung im Alter zwischen 10 und 30 Jahren

■■ Fraglich, ungenügende Evidenz (American Cancer Society)

- Frauen, die Brustkrebs haben/hatten (einschließlich duktales Carcinoma in situ)
- Frauen mit mammographisch dichtem Brustdrüsengewebe
- Frauen mit mehreren Brustbiopsien in der Vorgeschichte, bei denen sich bereits präkanzeröse Veränderungen gezeigt haben
- Frauen mit mehr als 15–20% Lebenszeitrisiko für Brustkrebs (Berechnung mittels Spezialsoftwareprogrammen)
- erhöhtes Risiko durch Cowden-Syndrom (multiple Hamartombildung) oder Li-Fraumeni-Syndrom

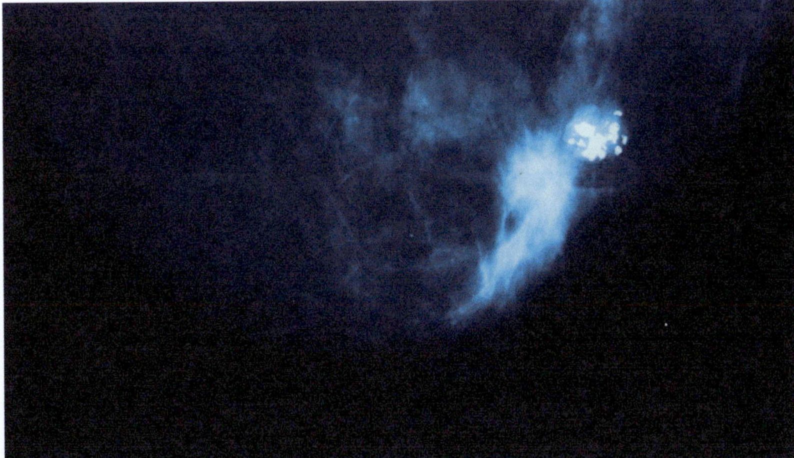

Abb. 25.13 Mammographie (cc): invasives duktales Mammakarzinom (postmenopausale Patientin): szirrhöser diffus begrenzter spikulierter Herdbefund. Lateral davon grobschollig verkalkte rundliche Läsion

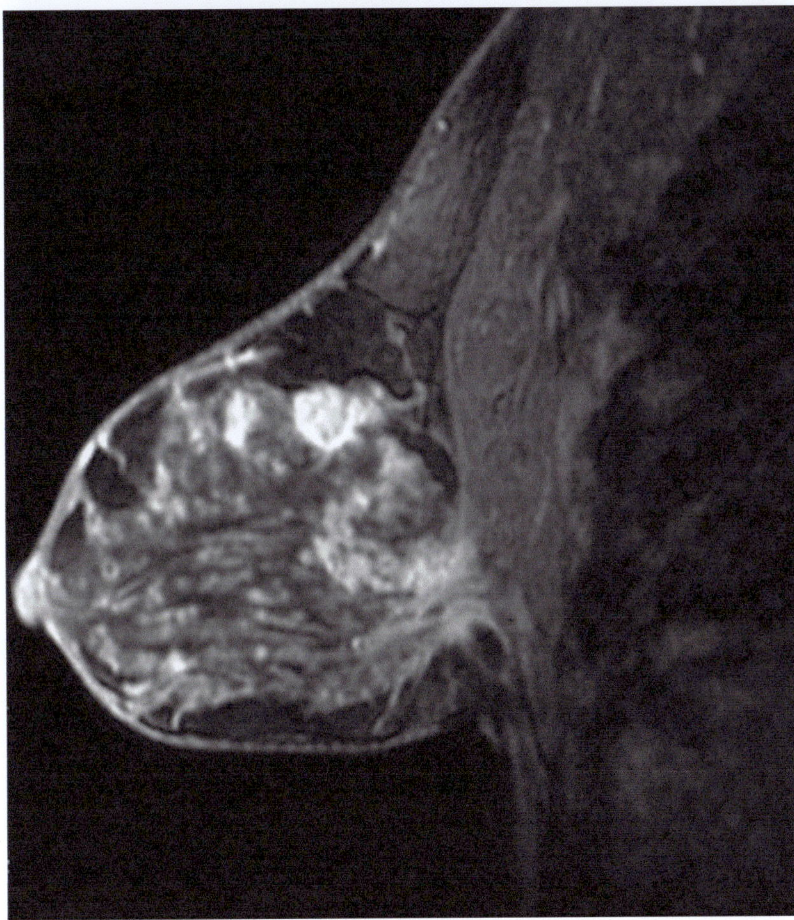

Abb. 25.14 MRT der Brust: brustwandnahes, multizentrisches, invasives duktales Mammakarzinom (G3) mit duktalem Carcinoma in situ. (Mit freundlicher Genehmigung von Prof. Dr. med. Fritz Schäfer, Zentrum für Mammadiagnostik und Intervention, UKSH Campus Kiel)

25

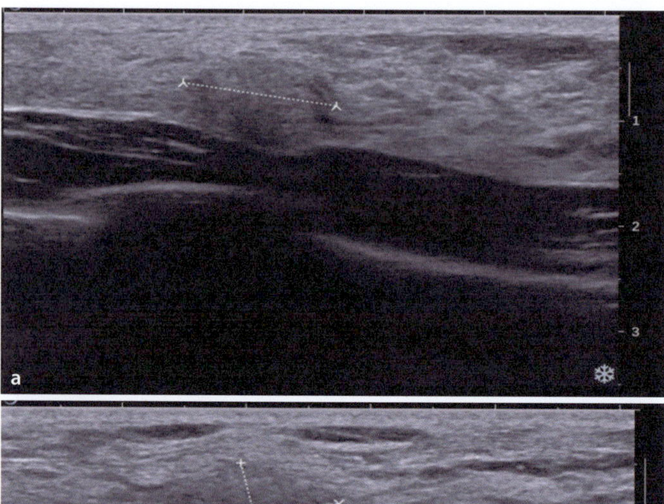

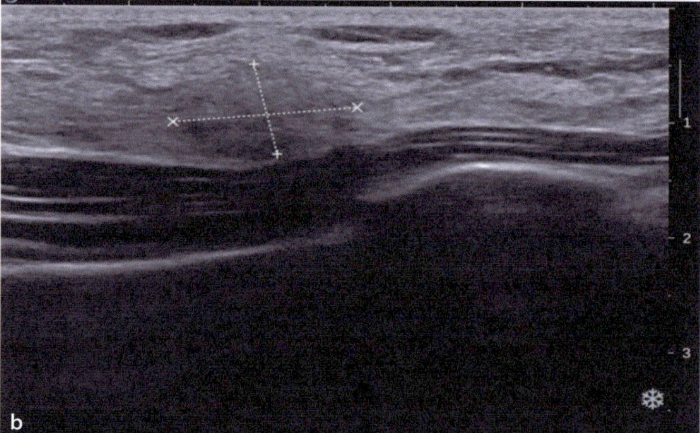

■ **Abb. 25.15a,b** Mammasonographie (korrespondierend zu MRT-Befund aus ■ Abb. 25.14). **a** Karzinomknoten (13 mm), **b** sonographische Darstellung eines weiteren, der Thoraxwand anliegenden invasiven duktalen Mammakarzimonbefunds, 14×8 mm (Multizentrizität). (Mit freundlicher Genehmigung von Prof. Dr. med. Fritz Schäfer, Zentrum für Mammadiagnostik und Intervention, UKSH Campus Kiel)

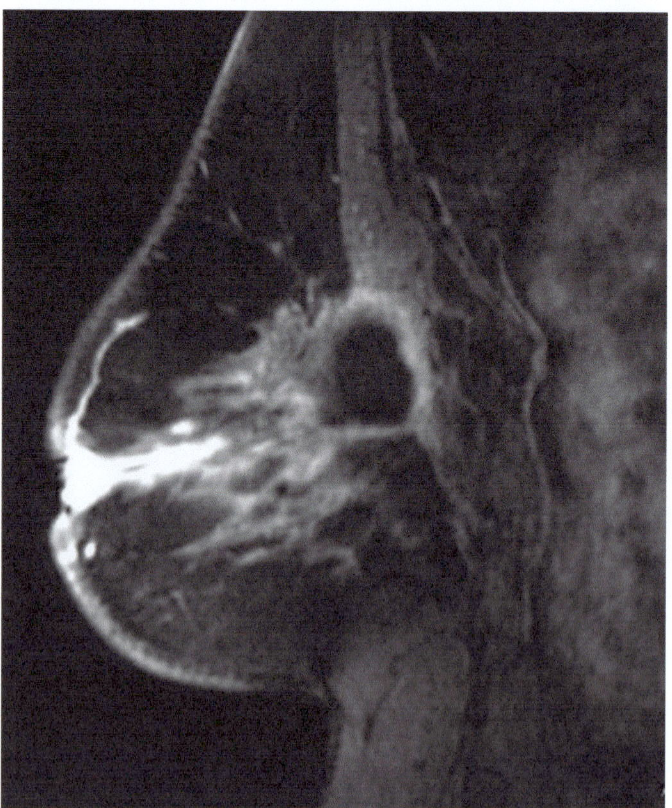

■ **Abb. 25.16** MRT: invasives duktales Mammakarzinom pT1 (15 mm) N3a (15/16), M0, ER/PR negativ, Her2neu +++, G3 und Tis 44 mm. (Mit freundlicher Genehmigung von Prof. Dr. med. Fritz Schäfer, Zentrum für Mammadiagnostik und Intervention, UKSH Campus Kiel)

25.3.2 Tomosynthese

Die Tomosynthese (DBT, »digital breast tomography«) ist ein dreidimensionales Bildgebungsverfahren zur Untersuchung der Brust und als eine Weiterentwicklung der digitalen Mammographie zu verstehen. Die 3D-Tomosynthese erlaubt als radiologische Bildgebungsmodalität im Schichtverfahren die Erstellung eines 3D-Datensatzes (rotierende Röntgenröhre) ähnlich der Computertomographie, sodass präzisere (räumliche) Beurteilungen des Drüsengewebes möglich werden. Die DBT ist somit als Ergänzung zur digitalen 2-Ebenen-Mammographie zu verstehen (■ Abb. 25.17 u. ■ Abb. 25.18).

Das innovative Verfahren findet im Rahmen der Früherkennung seine Anwendung. So wird die Zahl der entdeckten Tumoren signifikant erhöht (Mammographie 4,2 Tumoren pro 1000 Untersuchungen vs. Mammographie plus DBT 5,4 Tumoren pro 1000 Untersuchungen) und die Rate der Wiedereinbestellungen im Rahmen von unklaren Screeningbefunden abgesenkt (Mammographie 107 pro 1000 Frauen vs. Mammographie plus DBT 91 pro 1000 Frauen). Darüber hinaus wird die DBT bei entsprechendem Verdacht zur weiterführenden Abklärung bereits diagnostizierter Herdbefunde eingesetzt (Mammographie 2,9 maligne Tumoren pro 1000 Untersuchungen vs. Mammographie plus DBT 4,1 maligne Tumoren pro 1000 Untersuchungen). Insgesamt kann die Kombination von digitaler Mammographie und DBT 27 % mehr invasive und In-situ-Karzinome aufdecken als die Mammographie allein. Die Zahl der falsch-positiven Ergebnisse sinkt um 15 % von 61,1 auf 53,1 pro 1000 Untersuchungen.

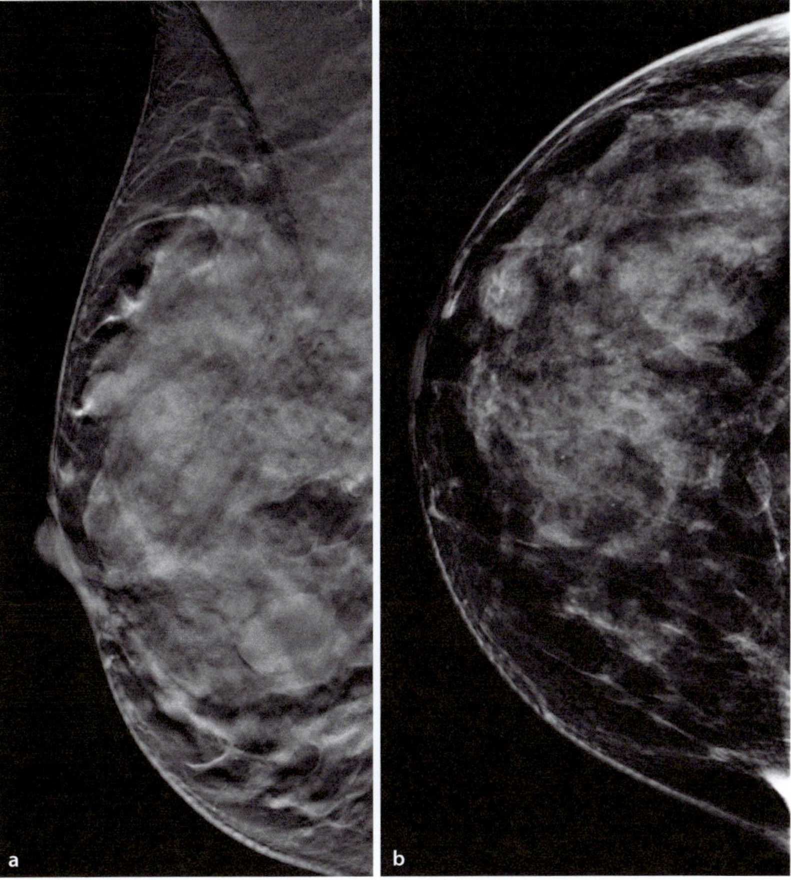

■ **Abb. 25.17a,b** Adenose, multiple Zysten und Mikrokalzifikationen bei einer51-jährigen Patientin. **a** 3D-Tomosynthese (mlo), **b** digitale Mammographie (cc). (Mit freundlicher Genehmigung von Prof. Dr. med. Fritz Schäfer, Zentrum für Mammadiagnostik und Intervention, UKSH Campus Kiel)

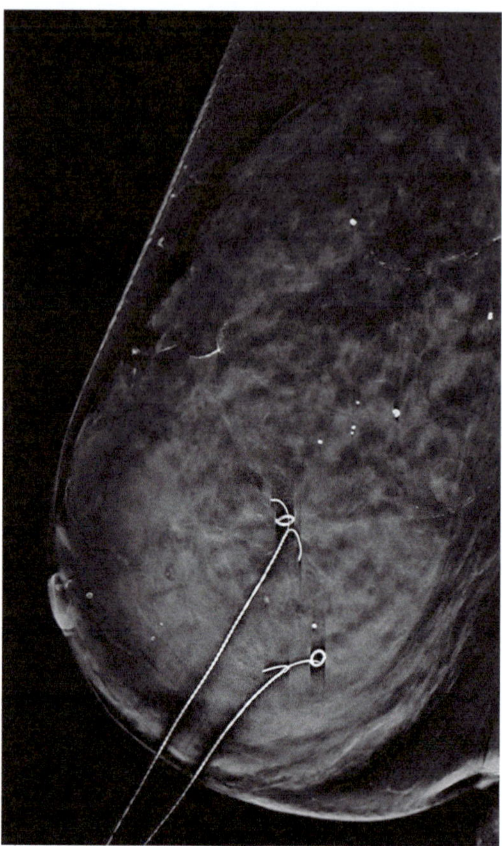

Abb. 25.18 3D-Tomosynthese, C-view (mlo): drahtmarkierte Herde eines invasiven lobulären Mammakarzinoms (pT1b), fibrozystische Mastopathie. (Mit freundlicher Genehmigung von Prof. Dr. med. Fritz Schäfer, Zentrum für Mammadiagnostik und Intervention, UKSH Campus Kiel)

Überlegenheit der DBT gegenüber der digitalen Mammographie:
- Darstellung von Architekturstörungen (Gewebeasymmetrien oder -inhomogenitäten)
- »kontrastreichere« Darstellung von Mikrokalzifikationen
- bessere Darstellung bei hoher Brustdrüsendichte
- bessere Darstellung von invasiven lobulären Tumoren
- Risikoabschätzung durch Quantifizierung des Drüsengewebes (hohe Drüsendichte ist mit 4- bis 6-fach höherem Risiko für Brustkrebs vergesellschaftet)
- deutlich bessere Abgrenzung einzelner Gewebeschichten und Reduktion von Überlagerungen

Grenzen der DBT verglichen mit Standardbildgebungsverfahren:
- Palpatorisch und/oder sonographisch detektierte »große« Herdbefunde (z. B. 2 cm) können zum Teil weder durch Mammographie noch durch Tomosynthese oder deren Kombination dargestellt werden.

Perspektive

Bei einer parallelen Mammographie-Tomosynthese-Untersuchung ergibt sich eine im Vergleich zur alleinigen digitalen Mammographie die doppelte Strahlendosis. Inwiefern DBT zukünftig als Alternative zur digitalen Mammographie gesehen werden kann oder als additives Untersuchungsverfahren im Rahmen der Abklärungsdiagnostik genutzt werden wird, ist wissenschaftlich (anhand von Sensitivität und Spezifität, Kosten, Strahlenexposition, Flexibilität der Einsatzmöglichkeiten und Einfluss auf den klinischen Arbeitsablauf) noch nicht abschließend entschieden.

25.3.3 Elastographie

Bei der Elastographie handelt es sich um ein Ultraschallverfahren, welches die Standardbildgebung an der weiblichen Brust ergänzend und sich technisch die Beurteilung der viskoelastischen Eigenschaften von Gewebestrukturen zu Nutze macht. Die farbkodierte Darstellung von Gewebeelastizitätsunterschieden während abwechselnder externer Kompression und Dekompression (manuell) erlaubt die Gewinnung von Zusatzinformationen zur Tumorabklärung und Dignitätsbeurteilung speziell solider Strukturen an der Brust. Gutartige Raumforderungen verhalten sich in der Regel weicher als Malignome. Alternativ kann mit Schwerwellentechnik, vom unbewegten Schallkopf emitiert, die Ausbreitungsgeschwindigkeit von Scherwellen in Abhängigkeit von den Gewebeelastizitätseigenschaften in einer farbkodierten Kartierung dargestellt werden. So ist die lokale Gewebesteifigkeit auch quantitativ (Kilopascal) zu vergleichen (▣ Abb. 25.19, ▣ Abb. 25.20 u. ▣ Abb. 25.21).

Zu den Indikationen gehören die Darstellung von Mammazysten, Fibroadenome, Lipome, intraduktale Karzinome, lobuläre Karzinome, dichtes Brustdrüsengewebe (ACR 3 und 4), Einschränkungen der Mammographiebefundung und pathologische Mammasonographiebefunde (BIRADS 3–5). Stärke der Untersuchung: Die Korrelation der präoperativen Bildgebung (Mammasonographie vs. Elastographie) zur histologischen Tumorgröße ist mit einer größeren Genauigkeit bezüglich der Elastographie zu werten.

Bei der Bewertung der diskriminatorischen Leistungsmöglichkeit der Elastographie im Rahmen der Dignitätsklassifikation zeigt sich im Vergleich zur B-Bild-Sonographie trotz höherer Spezifität (83–88%) eine Einschränkung in der Sensitivität (79–88%). Die Elastographie hat somit gegenwärtig nicht das Potenzial, die B-Bild-Sonographie in der Brustkrebsdiagnostik zu ersetzen, sie kann aber komplementär zur konventionellen Ultraschall- und Mammogra-

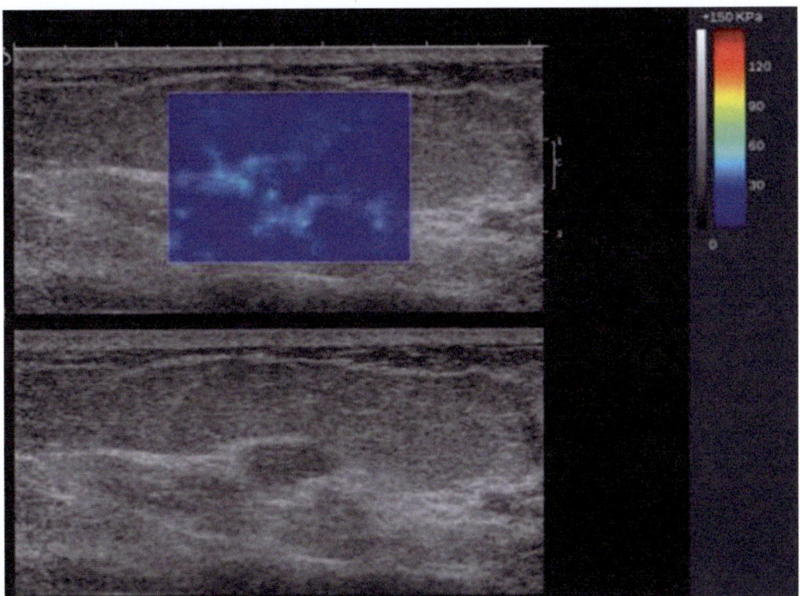

▣ **Abb. 25.19** Scherwellenelastographie: farbkodierte homogen blaue (weich) Gewebeelastizitätsdarstellung (oben) des sonographisch scharf begrenzten, homogenen Sonographiebefunds (unten). Das Elastizitätsmaximum 20 kPa (sehr weiche Gewebeeigenschaften) und die homogene Herddarstellung weisen auf einen benignen Befund hin (Histologie: juveniles Fibroadenom). (Mit freundlicher Genehmigung von Prof. Dr. med. Fritz Schäfer, Zentrum für Mammadiagnostik und Intervention, UKSH Campus Kiel)

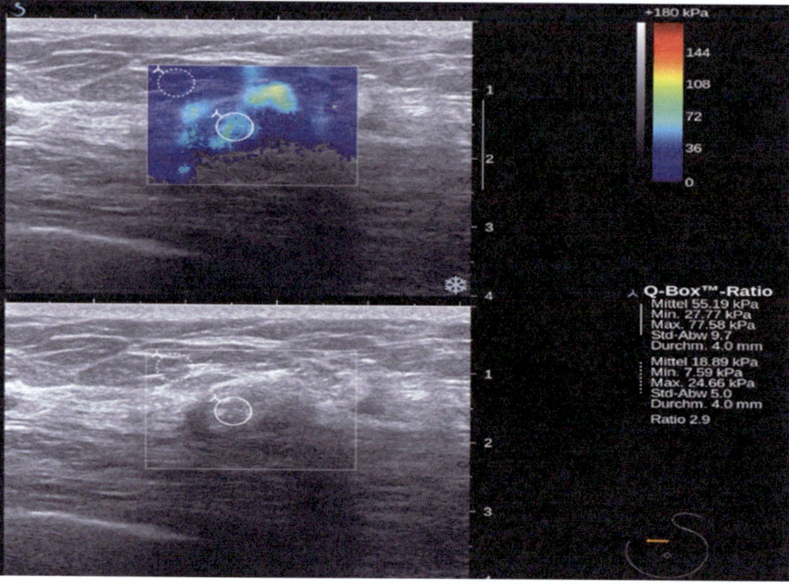

Abb. 25.20 Scherwellenelastographie: Farbdarstellung der irregulären höheren Gewebeelastizität (gelbkodierte Gewebeareale mit Elastizitätswerten bis 110 kPa, oben) im Vergleich zum Mammasonographiebefund des High-grade-DCIS-Herdareals (unten). (Mit freundlicher Genehmigung von Prof. Dr. med. Fritz Schäfer, Zentrum für Mammadiagnostik und Intervention, UKSH Campus Kiel)

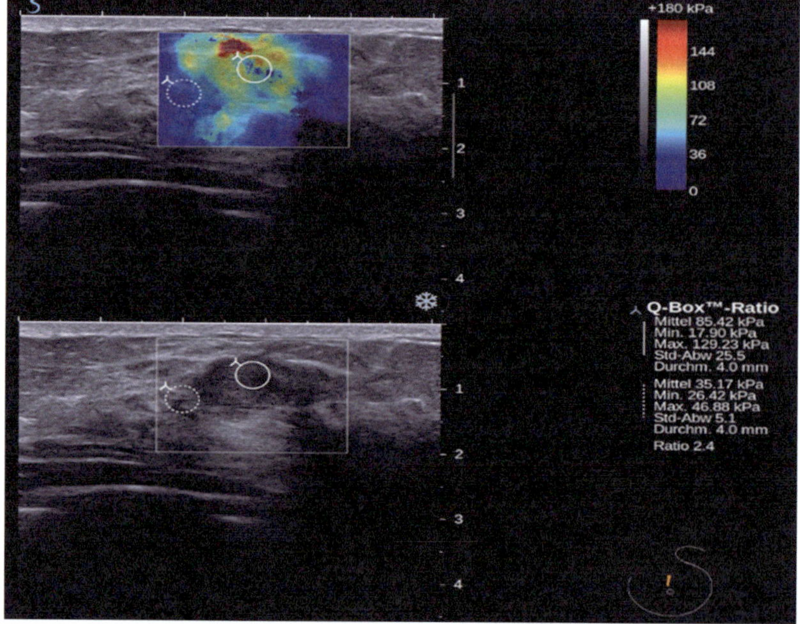

Abb. 25.21 Scherwellenelastographie: Farbdarstellung der ausgeprägt irregulären und sehr steifen Gewebeeigenschaften (Elastizitätswerte bis und größer 150 kPa, oben) im Vergleich zum Mammasonographiebefund des invasiv duktalen Mammakarzinoms (unten). (Mit freundlicher Genehmigung von Prof. Dr. med. Fritz Schäfer, Zentrum für Mammadiagnostik und Intervention, UKSH Campus Kiel)

phiediagnostik die diagnostische Zuverlässigkeit durch ergänzende Größen- und Strukturanalyse sinnvoll erweitern. Dies umso mehr, als die Elastographie im Vergleich zur Ultraschalldiagnostik einfach durchzuführen und zu interpretieren ist, was insbesondere dem weniger erfahrenen Untersucher den Zugang zur Brustbeurteilung erleichtert. Konkrete diagnostische Algorithmen zur Dignitätsbeurteilung sind für die Kombination der Methoden allerdings derzeit noch nicht verfügbar.

25.4 Entzündliche Brusterkrankungen

Entzündliche Veränderungen der weiblichen Brust stellen für die Patientin zwar eine stark beeinträchtigende, histologisch allerdings stets benigne Erkrankungsgruppe dar. Sie beruhen überwiegend auf traumatisch-lymphogener oder kanikulärer bakteriologischer Keimaszension in das Brustdrüsengewebe. Unabhängig von ihrer Genese wird der Ausprägungsgrad der Symptomatik wie auch die Behandlung vorwiegend durch den Lokalbefund bestimmt. In Abhängigkeit von Erkrankungszeitraum und Ätiopathogenese sind die Mastitisformen generell in puerperale und nicht puerperale Brustentzündungen einzuteilen.

25.4.1 Mastitis puerperalis

Die Mastitis puerperalis kommt bei ca. 1 % aller Wöchnerinnen vor. Dabei sind Erstgebärende doppelt so häufig betroffen. Als weitere Risikofaktoren kommen Milchstau, jugendliches Alter, nicht optimierte Stilltechnik und Hospitalismus in Betracht. Zur bakteriologischen Infektion des Brustdrüsengewebes kommt es durch lymphogene Keimaszension entlang (gestauter) Milchgänge (begünstigt durch Rhagaden), ausgehend vom Bereich der mütterlichen Brustwarze (Keimbesiedelung der Mamille während des Stillvorgangs aus dem oropharyngealen Keimreservoir des Säuglings). Selten kommt auch die retrograd kanikuläre bzw. sehr selten die hämatogene Ausbreitung vor. Als Erreger sind in 95 % *Staphylococcus-aureus*-Stämme verantwortlich. Darüber hinaus kommen *Staphylococcus epidermidis* (4 %), Streptokokken (3 %), *Pseudomonas aeruginosa* (<1 %), *Proteus mirabilis*, *Escherichia coli*, Klebsiellen, *Bacteroides fragilis* und Anaerobier vor. Mischinfektionen sind unüblich. Zur Keimvermehrung und damit zur Entstehung einer floriden Infektion tragen mangelnde Hygiene beim Stillen und/oder ein Milchstau bei. Bei ungebremstem Fortschreiten einer Mastitis puerperalis kann über proteolytische Einschmelzung des Entzündungsherds ein puerperaler Mammaabszess entstehen.

▪ Klinik

Nach unter Umständen vorausgehendem Milchstau finden sich neben hohem Fieber (>39 °C) – gelegentlich als einziges (spätes) Symptom – die klassischen lokalen Entzündungszeichen: Rubor, Calor, Tumor, Dolor. Das Entzündungsareal liegt einseitig (80 %) bevorzugt im oberen äußeren Brustquadranten. Pathologische (eitrige) Mamillensekretion und axilläre Lymphknotenschwellung können zusätzlich beobachtet werden (▫ Tab. 25.6). Die klinische Symptomatik der Mastitis manifestiert sich meist 1–2 Wochen nach der Geburt und damit typischerweise erst nach Klinikentlassung der Wöchnerin.

▫ **Tab. 25.6** Abgrenzung Milchstau – Mastitis

Milchstau	Mastitis puerperalis
Schmerzhaft gespannte, teilweise knotige Brust diskrete Rötung, lokale Überwärmung gehäuft bei akzessorischem Brustdrüsengewebe (erschwerter Milchabfluss im vorderen Axillarbereich)	Starke Schmerzen bei überwärmter, geschwollener Brust starke Rötung und Spannung der Haut (»peau d'orange«) axilläre Lymphknotenschwellung (Lymphadenitis) Fieber mit ausgeprägtem Krankheitsgefühl (Schüttelfrost)

▪ Diagnostik

Neben der wegweisenden klinischen Symptomatik haben die Inspektion und Palpation des Lokalbefunds diagnostischen Vorrang. Laborchemisch zeigt sich ein Anstieg der Entzündungsparameter (Leukozyten, CRP). Eine bakteriologische Diagnostik bzw. Resistenzbestimmung ist für die klassische Erkrankungsform entbehrlich, da sich aus den Befunden (so gut wie immer *Staphylococcus aureus*) weder diagnostische noch therapeutische Konsequenzen ergeben. Die Sonographie des entzündeten Areals wird vorwiegend zur Absicherung der Abgrenzung einer Mastitis von einem Mammaabszess durchgeführt.

Sonographie

▫ Abb. 25.22, ▫ Abb. 25.23 u. ▫ Abb. 25.24

Das sonographische Erscheinungsbild des Drüsengewebes während einer Schwangerschaft gewinnt durch die relative Verminderung des Fettgewebeanteils an Echogenität. Die Milchgänge erweitern sich. Zystische Areale als Korrelat eines Milchstaus wie auch einer Galaktozele sind nicht selten und mitunter nur schwer von (soliden) Raumforderungen (z. B. laktierendes Adenom: echoreiche Kapsel, ausgeprägt starke Vaskularisation) zu unterscheiden. Die puerperale Brustentzündung verändert das sonographische Bild des laktierenden Brustdrüsengewebes meist nur wenig. Es finden sich Zeichen der Gewebeauflockerung, verbunden mit Duktektasie unterschiedlichen Ausprägungsgrades.

▪ Differenzialdiagnose

Differenzialdiagnostisch sind auch während der Laktation das inflammatorische Mammakarzinom, aber auch Brusthautveränderungen wie Morbus Paget, Erysipel, Neurodermitis, paraneoplastische Dermatose und Dermatomyositis nicht zu vernachlässigen.

▪ Therapie

Bei Milchstau fördert Wärmeapplikation mit Ausstreichen (ggf. Abpumpen) der Brust den Milchfluss. Oberstes Prinzip ist die möglichst vollständige Entleerung der Brust.

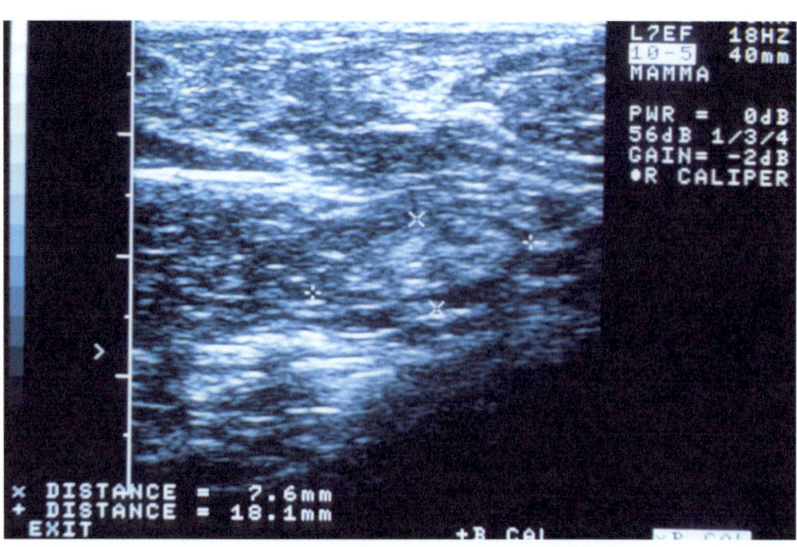

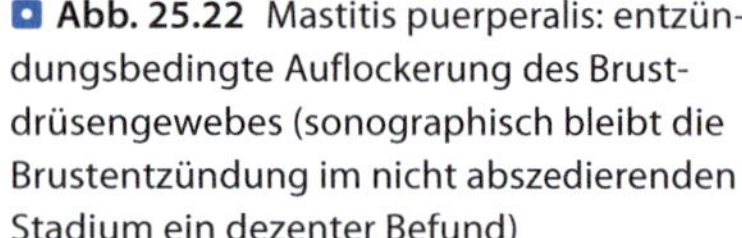
▫ **Abb. 25.22** Mastitis puerperalis: entzündungsbedingte Auflockerung des Brustdrüsengewebes (sonographisch bleibt die Brustentzündung im nicht abszedierenden Stadium ein dezenter Befund)

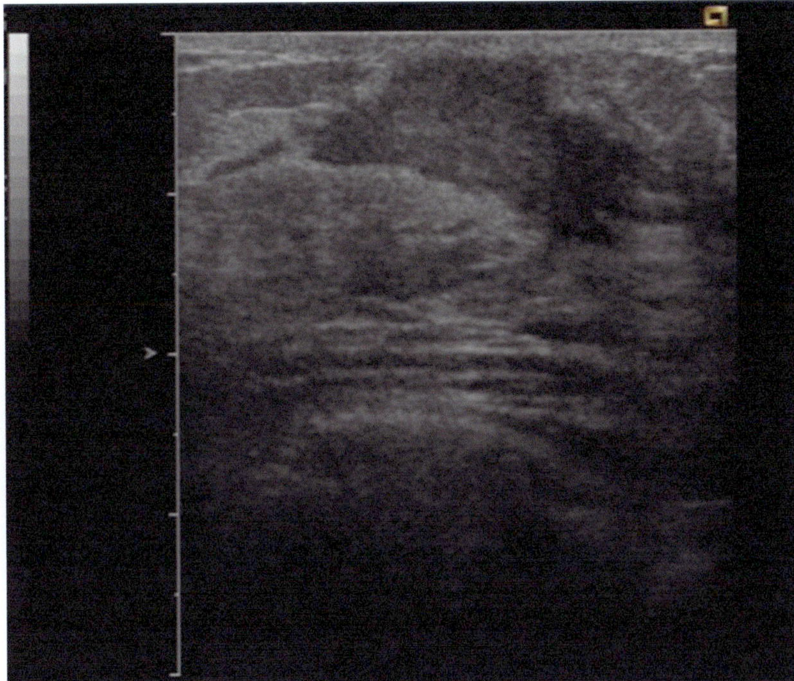

Abb. 25.23 Mastitis puerperalis: erweiterter Drüsengang mit entzündlich verändertem echoarmem Inhalt (Übergangsstadium zum Abszess)

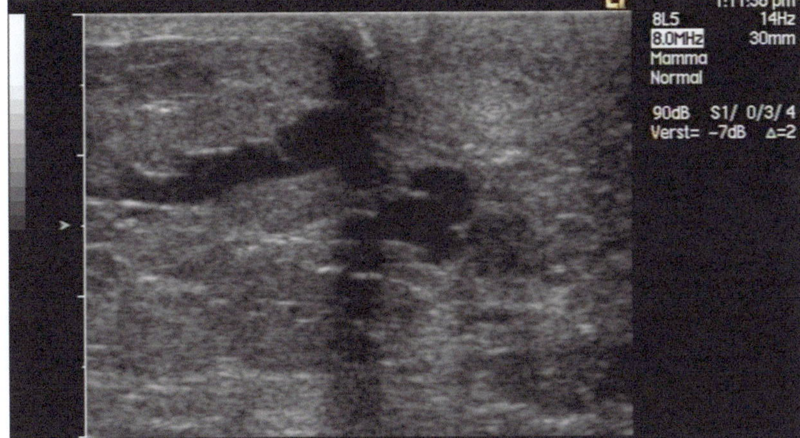

Abb. 25.24 Milchstau (Wochenbett): endokrin vermittelte Auflockerung des Drüsengewebes mit dilatierten, echoleeren Drüsengängen (Flüssigkeitsfüllung)

Die manifeste Mastitis puerperalis wird ebenfalls vorwiegend durch die systematische Entleerung der Brust (ggf. Abpumpen) sowie durch analgetische und antipyretische Maßnahmen therapiert. Besonders im Anfangsstadium sind kühlende Umschläge zur Kontrolle der Entzündungssituation und Symptomlinderung erfolgreich. Eine antibiotische Therapie bereits zu diesem Zeitpunkt geht mit dem Risiko der Mikroabszessbildung einher. Dagegen ist in einem fortgeschritteneren Entzündungsstadium eine systemische antiinfektiöse Therapie (penicillinasefestes Penicillin, Cephalosporin, Clindamycin, Makrolid) über 7–10 Tage erforderlich. Falls trotz konservativer Behandlung keine Besserung der Symptomatik eintritt, ist in der Regel vom Fortschreiten der Infektion in Richtung einer Abszedierung auszugehen. Ursächlich kann dafür eine zu spät begonnene oder ungenügend konsequent durchgeführte antiphlogistische Therapie sein.

Abstillen ist nicht erforderlich (Prolaktinhemmer sind keine Routinetherapeutika), da beim Kind oral häufig die identische Keimbesiedlung wie bei der Mutter nachzuweisen ist (Übereinstimmung nach einer Woche bei 80 % aller gestillten Kinder). Eine kindliche Gesundheitsbeeinträchtigung kann aufgrund der geringen bakteriellen Besiedelungsmenge ausgeschlossen werden. Eine frühzeitige orale antimykotische Prophylaxe des Säuglings kann bei Antibiotikatherapie der Mutter erwogen werden.

Prävention

- Hygienische Stillbedingungen herstellen (gewaschene Hände, saubere/frische Stilleinlagen)
- Brustwarzenpflege (z. B. hilft das Antrocknen der letzten Milch auf der Mamille, Rhagaden zu vermeiden)
- unterschiedliche Stillpositionen unterstützen die vollständige Brustentleerung (beim Saugen werden durch das kindliche Kinn verschiedene Quadranten der Brust massiert)
- an beiden Brüsten nacheinander und dies in wechselnder Reihenfolge anlegen (unterstützt Leertrinken beider Brüste)

25.4.2 Mastitis non-puerperalis

Die Mastitis non-puerperalis kommt bei ca. 0,1–2 % aller gynäkologischen Patientinnen vor. 60 % der Patientinnen sind jünger als 30 Jahre. Ein zweiter Häufigkeitsgipfel fällt in die perimenopausale Lebensperiode der Frau. Rezidive sind trotz entsprechender Therapie häufig. Die non-puerperale Mastitis wird in der Regel durch bakteriologische Mischinfektionen des Brustdrüsengewebes auf kanikulärem oder lymphogenem Wege verursacht. Erreger sind zu 40 % *Staphylococcus aureus*, 40 % koagulasenegative Staphylokokken, 10–20 % Anaerobier, <5 % *Escherichia coli*, <5 % *Proteus mirabilis*, <5 % Enterokokken und B-Streptokokken, Lactobazillen, Fusobakterien, Mykoplasmen und andere. Infektionsbegünstigend können sich unter anderem ein Sekretstau der mamillennahen Drüsenausführungsgänge, eine Hyperprolaktinämie (20 %), diverse Medikamente, endokrine Faktoren, Stress, Traumata (Brusthautverletzungen als Keimeintrittspforten) und nicht zuletzt Rauchen (60 %) auswirken. Bei komplizierten Verläufen (Rezidive, Fisteln) beträgt der Anteil an Raucherinnen 90 %.

Eine granulomatöse Entzündung des Brustdrüsengewebes, die Plasmazellmastitis, Begleitmastitis oder eine spezifische Mastitis stellen abakterielle Varianten der non-puerperalen Brustentzündung dar. Sie nehmen hinsichtlich ihrer Erkennung wie auch ihrer Behandlung Sonderstellungen ein.

Klinik

Die Entzündung tritt meist einseitig und mamillennah auf. Die Lokalsymptomatik mit unilateraler Rötung, Schwellung und Schmerzen, verbunden mit Temperaturerhöhung oder Fieber, mäßigem Krankheitsgefühl und infektionstypischen Laborwertveränderungen, wirkt sich dabei diagnostisch wegweisend aus. Die Komplikation einer Milchgangsfistel, entstanden bei der Ersterkrankung, unterhält die lokale Entzündungsbereitschaft des Brustdrüsengewebes, sodass langwierige, chronisch rezidivierende Verläufe resultieren.

Diagnostik

Die non-puerperale Mastitis wird ebenso wie die puerperale Entzündungsform so gut wie ausschließlich anhand ihres klinischen Erscheinungsbilds festgestellt. Sonographie und laborchemische Bestimmungen (20 % unentdeckte Hyperprolaktinämien) runden das Spektrum der diagnostischen Optionen lediglich ab. Eine Erhöhung der Entzündungsparameter (Leukozyten, CRP) findet sich nur bei ausgeprägten Prozessen (Übergang zum Abszess). Die Ergebnisse bakteriologischer Untersuchungen des Mamillensektrets und/oder des (Abszess-) Eiters inklusive Keimresistenzbestimmungen können das therapeutisch-medikamentöse Vorgehen beeinflussen.

Sonographie

Abb. 25.25

Die non-puerperale Mastitis verändert das sonographische Bild des normalen Brustdrüsengewebes durch Gewebeauflockerung. Duktektasien sind selten darstellbar. Flüssigkeitsgefüllte echoarme Gänge stellen das sonographische Äquivalent von Fisteln dar. Die exakte Kenntnis des Sonographiebefunds (Lokalisation der Fistel) ist dabei die Voraussetzung, um das erforderliche operative Vorgehen bei der Fistelgangsanierung intraoperativ zielgenau zu leiten.

Differenzialdiagnose

Differenzialdiagnostisch können aus dem entzündlichen Formenkreis die speziellen Formen der Brustentzündung (Begleitmastitis, granulomatöse Mastitis, Plasmazellmastitis und spezifische Mastitis), das inflammatorische Mammakarzinom (Abb. 25.26) sowie Hauterkrankungen (Morbus Paget, Erysipel, Neurodermitis, paraneoplastische Dermatose und Dermatomyositis) ein vergleichbares Erscheinungsbild verursachen.

Therapie

Die Therapie des Frühstadiums der Mastitis non-puerperalis fußt auf einer systemischen Antibiotikatherapie unter Einbeziehung des anaeroben Spek-

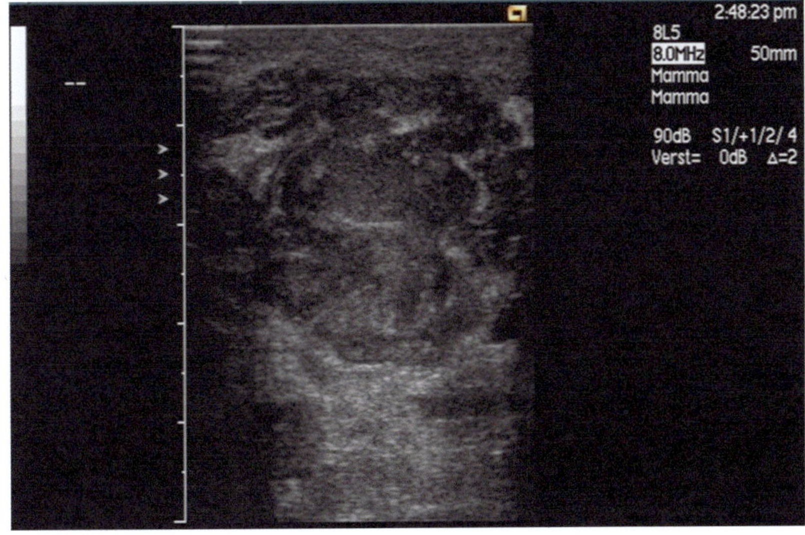

Abb. 25.25 Mastitis non-puerperalis: Schwellung und Auflockerung des entzündeten Brustdrüsengewebes

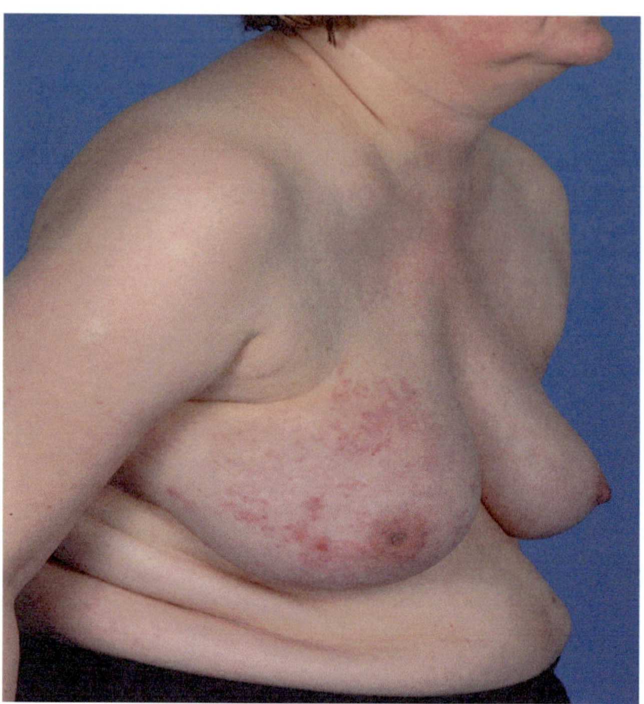

Abb. 25.26 Neoplastische Brusthautveränderung (inflammatorisches Mammakarzinom): Differenzialdiagnose zu entzündlichen Hautrötungen

trums; nach Vorliegen der Keimresistenzbestimmung erfolgt ggf. eine entsprechende Umstellung. Ergänzend sind symptomatische und resorptive Behandlungsmaßnahmen einzuleiten (u. a. Kühlung der Brust). Eine Ergänzung der medikamentösen Therapie durch Prolaktinhemmer ist in Abhängigkeit von der Entzündungsätiologie (Hyperprolaktinämie) ausgewählten Fällen vorbehalten. Durch ihren Einsatz ist eine Reduktion von Rezidiven um 10 % zu erwarten. Die komplizierten Mastitisverläufen zugrunde liegende Fistel ist gemeinsam mit dem zugehörigen Milchgang (häufig sonographisch darstellbar) chirurgisch zu exzidieren. Rezidivierende Entzündungsverläufe sind trotz erfolgreicher Therapie des akuten Mastitisgeschehens nicht selten.

Prävention

- Akzidentelle Verletzungen (Tierkratzer, -bisse) wie auch intendierte Läsionen (Piercing) der Brust vermeiden
- Rauchen vermeiden/beenden
- ausreichende Behandlungsdisziplin (Langwierigkeit)

25.5 Brustabszess und minimal-invasive Abszessbehandlung

Entzündliche Erkrankungen der weiblichen Brust beruhen in der überwiegenden Zahl der Fälle auf bakteriologischen Infektionen des Brustdrüsengewebes. Diese können im Zusammenhang mit Geburt und Laktation oder zeitlich und ätiologisch unabhängig vom Wochenbett auftreten. Durch Fortschreiten des Infektionsprozesses im Rahmen einer eitrigen Einschmelzung kann eine für die Patientin äußerst schmerzhafte Abszesserkrankung der Brust entstehen.
Brustabszesse können sich auf dem Boden einer puerperalen wie auch non-puerperale Brustentzündungen über proteolytisch-eitrige Einschmelzung hin zur lokalen Abkapselung entwickeln. Das Relativverhältnis ist um 10 % zugunsten der non-puerperalen Genese verschoben. Ein Brustabszess stellt eine für die Patientin äußerst schmerzhafte und nur in zweiter Linie mit Allgemeinsymtomen verbundene Erkrankung dar. Diese Abszesse kommen meist unilateral vor und neigen in Abhängigkeit von der Ätiologie und trotz entsprechender Therapie zum Rezidiv.

▪ Diagnostik

Die Diagnose des Mammaabszesses erfolgt durch Inspektion (Schwellung, Rötung, »peau d'orange«, pathologische Sekretion, ◘ Abb. 25.27), Palpation (Fluktuation, Überwärmung, ausgeprägte Schmerzhaftigkeit, ipsilaterale axilläre Lymphadenopathie), Temperaturerhöhung (spät im Krankheitsverlauf), laborchemische Untersuchung (Entzündungsparameter) und durch das typische mammasonographische Bild.

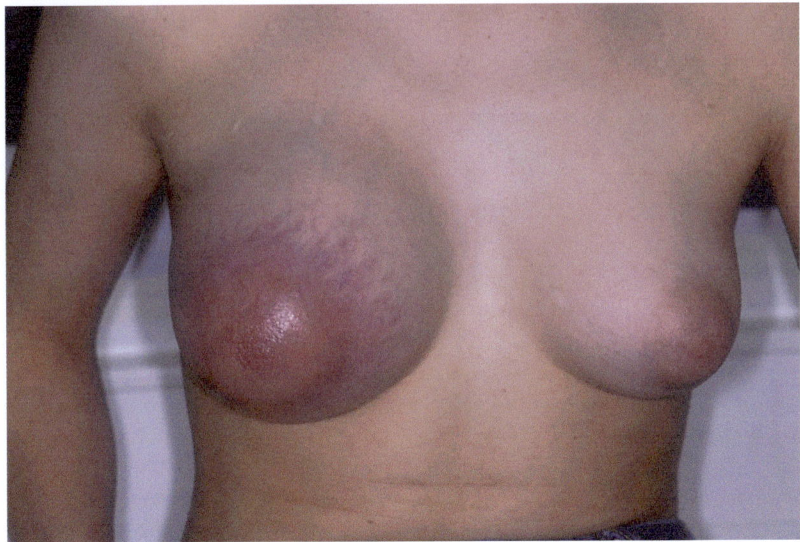

◘ **Abb. 25.27** Non-puerperaler Brustabszess (Blickdiagnose): klinischer Befund mit Brustschwellung, Dolor, Calor und Rubor

Sonographie

Die Sonographie ist nicht nur zur frühzeitigen Darstellung und Lokalisation bereits kleiner Eiteransammlungen im Brustdrüsengewebe geeignet, sie ermöglicht auch die differenzialdiagnostische Abgrenzung des Abszessbefundes von nicht abszedierenden Entzündungen, Galaktozelen (mitunter schwierig) und inflammatorischen Tumorerkrankungen (Vaskularisation). Dabei stellt sich eine Abszesshöhle als scharf begrenzte, glatt berandete Raumforderung dar, die von einer dicken, echoreichen Abszessmembran umgeben und mit echoarmen, homogenen Binnenechos gefüllte ist (Blickdiagnose). Farbdopplersonographisch lässt sich eine deutliche randständige Hypervaskularisation nachweisen.

▪ Differenzialdiagnose

Differenzialdiagnostisch sind im Rahmen der Abszesspunktion analog zu den Brustentzündungen die in ▶ Abschn. 25.4 aufgeführten dermatologischen Erkrankungen und vor allem das inflammatorische Mammakarzinom zu beachten. Ein fehlendes Therapieansprechen auf drainierende Abszesseröffnungen kombiniert mit dem Versagen einer systemischen antibiotischen Therapie (>7 Tage) gilt dabei als Hinweiszeichen einer möglicherweise nicht infektiösen Genese des Befundes. In diesen Fällen sind unverzüglich eine mammographische und letztlich feingewebliche Abklärung des Herdbefunds vorzunehmen.

▪ Operative Therapie

Eine Abszessspaltung mit Entleerung des Eiters durch Inzision und Gegeninzision in Allgemeinanästhesie stellt nach geltender chirurgischer Lehrmeinung den operativen Goldstandard jeglicher Abszessbehandlung dar. Das Verfahren ist durch seine Invasivität mit nicht unerheblichen Schmerzen und potenzieller perioperativer Morbidität verbunden. Zudem ist das ästhetische Ergebnis durch 2 Narben, die im Bereich von Drainagekanülen/-laschen sekundär heilen, häufig wenig zufriedenstellend.

▪ Sonographisch gesteuerten Mammaabszessdrainage

◘ Abb. 25.28, ◘ Abb. 25.29, ◘ Abb. 25.30, ◘ Abb. 25.31, ◘ Abb. 25.32, ◘ Abb. 25.33 u. ◘ Abb. 25.34

Aus der technischen Fortentwicklung der hochauflösenden Mammasonographie ergeben sich über den diagnostischen Aspekt hinaus auch therapeutische Ansätze zur Mammaabszesstherapie. So ist die sonographisch geführte Drainage des Mammaabszesses in Lokalanästhesie mit Wundhöhlenspülung aufgrund ihrer geringeren Invasivität, ihres günstigeren ästhetischen Ergebnisses, ihres meist ambulanten Charakters und der resultierenden höheren Patientinnenzufriedenheit der bisher üblichen chirurgischen Behandlung überlegen.

Die Technik der sonographisch gesteuerten Brustabszesspunktion umfasst – nach lokaler Vereisung der Punktionsstelle (Trichlorethyläther) – das ultraschallgesteuerte transkutane Einbringen einer 14-Gauge-Venenverweilkanüle in die Abszesshöhle. Der vorhandene Eiter entleert sich über die Drainagekanüle bzw. wird durch Spüllösung (0,9 % NaCl mit/ohne Antibiotikum) verflüssigt und drainiert. Untersuchungsmaterial kann für eine bakteriologische Kultur und die zytologische Untersuchung des Abszessinhalts aspiriert werden. Um einen längerfristigen Eiterabfluss zu ermöglichen, tägliche Wundspülungen zuzulassen, andererseits aber wiederholte Punktionen zu vermeiden, wird die weiche, offen gelassene Kunststoffpunktionskanüle in situ belassen, atrau-

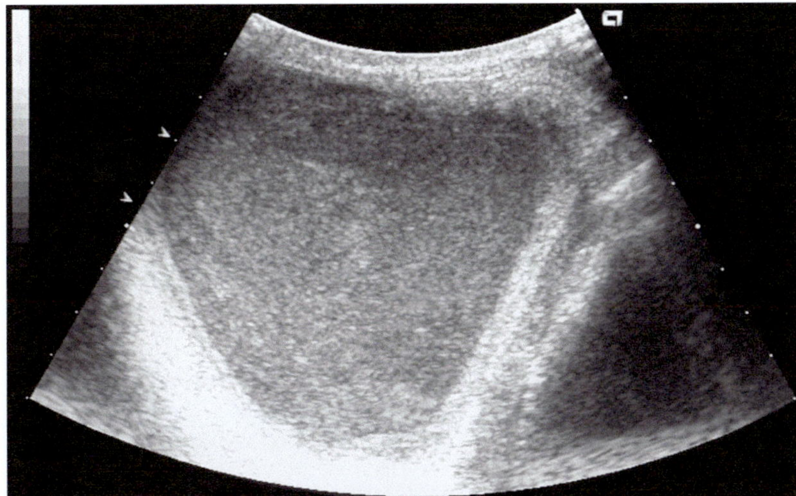

Abb. 25.28 Mammaabszess non-puerperalis: glatt begrenzter (echoreiche dicke Abszesskapsel), großer Brusttumor mit homogenen, echoarmen Binnenechos (Pus). Palpatorisch deutliche Fluktuation

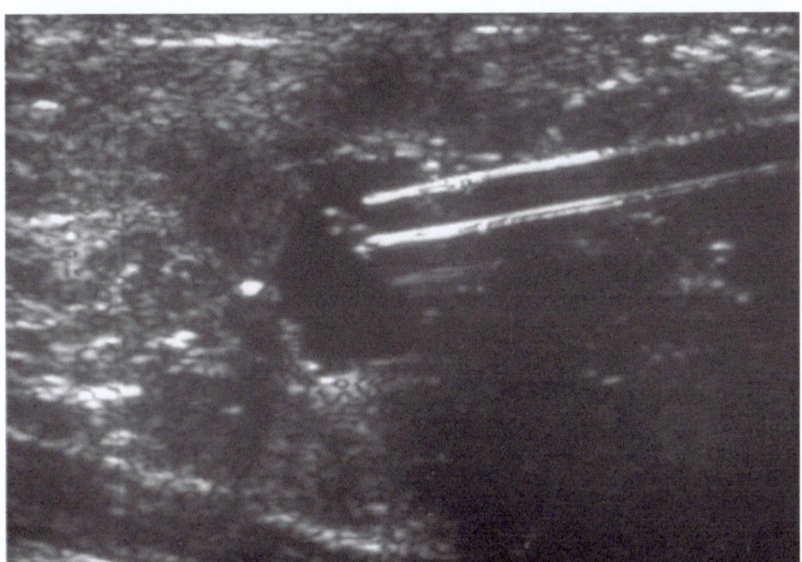

Abb. 25.29 Mammaabszesspunktion: sonographische Darstellung der Venenverweilkanüle (Doppelkontur), eingebracht in die Abszesshöhle

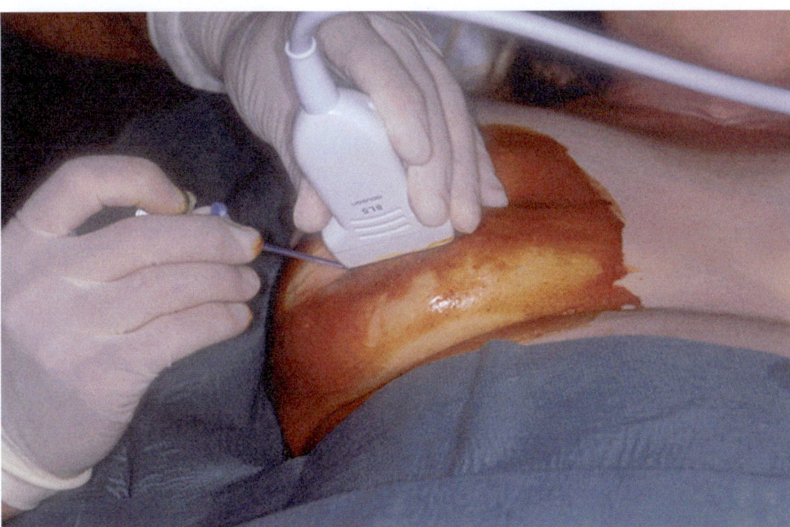

Abb. 25.30 Mammaabszesspunktion: nach Desinfektion sterile, sonographisch gesteuerte Punktion des Abszesses mittels 14-Gauge-Venenverweilkanüle. Die Lokalisation der kutanen Einstichstelle wird aus ästhetischen Gründen am Rand des Mamillen-Areola-Komplexes gewählt

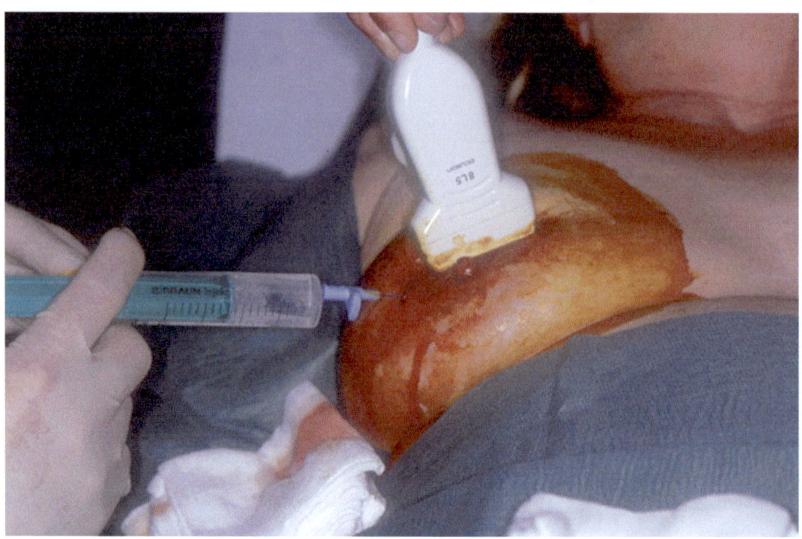

Abb. 25.31 Mammaabszesspunktion: Spülbehandlung der Abszesshöhle zur Drainage und Verflüssigung des Eiters

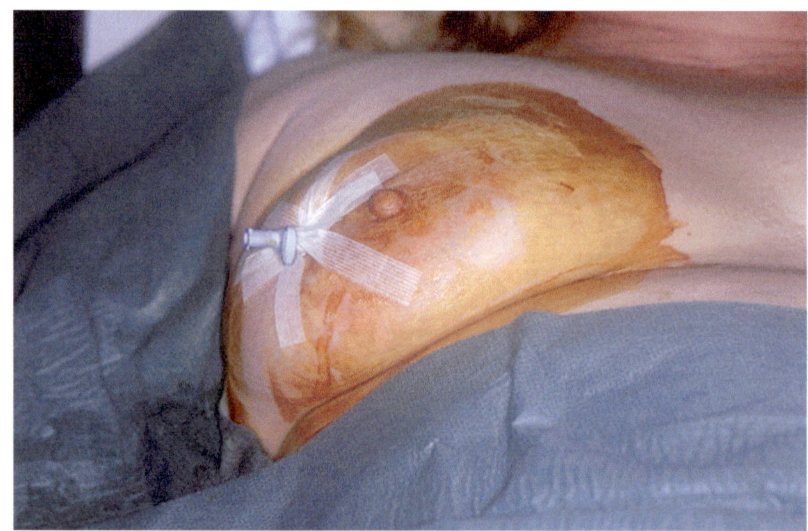

Abb. 25.32 Mammaabszesspunktion: atraumatische Klebefixierung der (Kunststoff-)Kanüle an der Brust mittels Steristrip. Die Kanüle verbleibt zur dauerhaften Drainage (und ggf. für wiederholte Wundspülungen) in situ

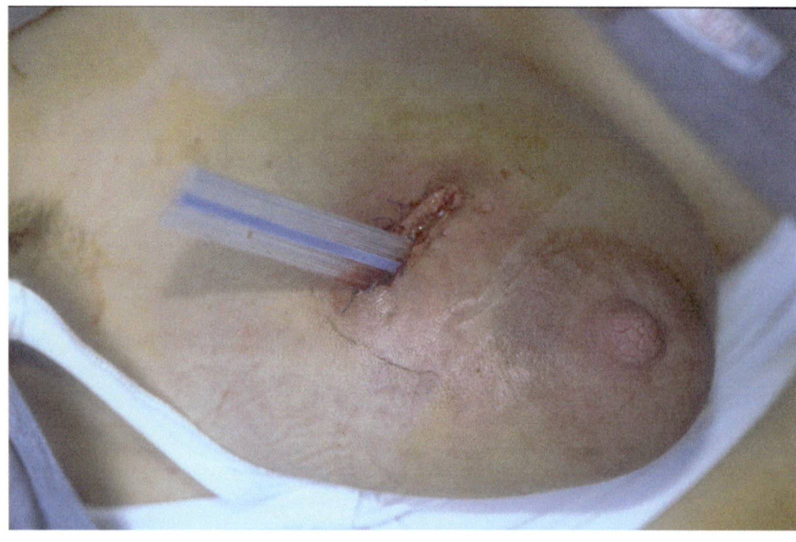

Abb. 25.33 Mammaabszesstherapie mittels Inzision (hier ohne Gegeninzision): unmittelbar postoperativer Situs einer chirurgischen Abszessspaltung mit Lascheneinlage (Heilung per secundam intentionem)

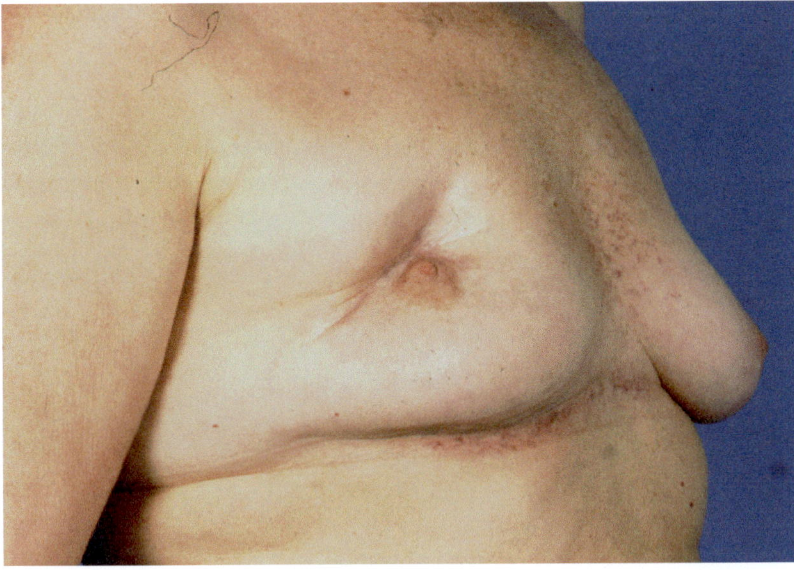

Abb. 25.34 Ungenügendes ästhetisches Endergebnis einer Brustabszessbehandlung mittels Inzision und Gegeninzision

matisch (Steristrip®) an der umgebenden Brusthaut fixiert, dick abgepolstert und verbunden. Mehrfache Punktionen (z. B. durch Dislokation der Kanüle) sind mit diesem Regime in nur einem Drittel der Fälle erforderlich.

Begleitend wird eine orale antibiotische Therapie (z. B. Clindamycin, Flucloxacillin, Cephalosporin, Clarithromycin, Erythromycin, Cotrimoxazol, Metronidazol) begonnen und nach Erhalt der Keimresistenzbestimmung ggf. angepasst. Eine Hospitalisierung lässt sich so gut wie immer vermeiden, und besonders die stillende Wöchnerin profitiert von den Vorteilen der ambulanten Behandlung (ungestörte Logistik der Säuglingsbetreuung, Fortsetzen des Stillens in häuslicher Umgebung, Vermeidung negativer Auswirkungen von Hospitalismus).

Behandlungscharakteristika der minimal-invasiven Mammaabszessdrainage sind (* im Vergleich zum operativen Therapieansatz »Inzision – Gegeninzision«):

- Verzicht auf Allgemeinanästhesie*
- geringe Schmerzhaftigkeit (geringerer Analgetikabedarf*, weniger zentral wirksame Analgetika*, höherer Anteil an Patientinnen ohne Analgetikabedarf*)
- ambulanter Behandlungscharakter* (bis 88 %)
- im Wochenbett: Fortsetzen des Stillens im häuslichen Setting stets möglich*
- kürzere Zeitspanne einer intravenösen antibiotischen Therapie* (puerperal: Flucloxacillin, Cephalosporin, Clarithromycin, Erythromycin; non-puerperal: Clindamycin, Clarithromycin, Erythromycin, Cotrimoxazol, Metronidazol)
- geringe Therapieversagerrate (10–16 %)
- Nachhaltigkeit des Therapieerfolgs (Rezidivrate 5 %, ausschließlich bei non-puerperaler Abszessgenese)
- günstigeres ästhetische Ergebnis*
- hohe Patientinnenakzeptanz* (Ablehnungsrate der Punktion 17 % aufgrund von Voroperationen oder Spritzenphobie)
- Stillen in Folgeschwangerschaften bleibt unbeeinflusst durch den Eingriff erfolgreich

- vorteilhafte gesundheitsökonomische Bilanz* (ambulante Behandlung ohne Narkose und OP-Bedarf)
- geringerer Personal- und Sachmitteleinsatz*

Kontraindikationen

Kontraindikationen zur sonographisch geführten Mammaabszessdrainage sind:

- inflammatorisches Mammakarzinom
- granulomatöse Genese
- stark septierter, sehr großer Abszess (relativ)
- hohe Viskosität des Abszessinhaltes (relativ)

Urogynäkologie

Alexander Strauss

A. Strauss, *Ultraschallpraxis in Geburtshilfe und Gynäkologie*,
DOI 10.1007/978-3-662-49493-6_26, © Springer-Verlag Berlin Heidelberg 2017

26.1 Deszensus und Harninkontinenz

Die diagnostische Beurteilung von Patientinnen mit Beckenbodenproblemen war bis vor Kurzem weitgehend auf die klinische und funktionelle apparative Beurteilung beschränkt. Aufgrund der Fortschritte der Bildgebung der Beckenbodenstrukturen hat sich dies grundlegend geändert. Die Vorteile der Sonographie liegen auch bei der Harninkontinenzdiagnostik in ihrer einfachen und preiswerten Durchführbarkeit, ihrer hohen und reproduzierbaren Aussagekraft – insbesondere bei der Beurteilung dynamischer Abläufe – und ihrer insgesamt geringen Belastung für die Patientin. Ultraschalldiagnostik ist daher auf dem Weg, sich als Standardbildgebung in der Urogynäkologie zu etablieren.

Sonographie

▣ Abb. 26.1, ▣ Abb. 26.2, ▣ Abb. 26.3 u. ▣ Abb. 26.4

Methodisch von Bedeutung sind im Wesentlichen die Perineal- und die Introitussonographie. Bei der Perinealsonographie wird eine Curved-array-Ultraschallsonde (3–6 MHz) perineal (nicht invasiv) aufgesetzt; sie liefert eine Übersichtdarstellung des gesamten Beckenbodens. Bei der Introitussonographie wird dagegen eine Sektorvaginalultraschallsonde (5–7,5 MHz) unmittelbar dorsokaudal des Meatus urethrae externus im Introitus vaginae platziert. In einer sagittalen Darstellung lassen sich mit beiden Verfahren Urethra, Blase, Symphyse und Vagina, evtl. auch Uterus und Rektum darstellen. Die Untersuchung erfolgt in der Regel an der liegenden Patientin (Steinschnittlage auf dem gynäkologischen Untersuchungsstuhl), wobei die urethrovesikale Anatomie in Ruhe, beim Pressen (Valsalva-Manöver) und bei der Beckenbodenkontraktion beurteilt wird. In den verschiedenen Funktionszuständen werden folgende Parameter vermessen und beurteilt:

- Blasenhalsmobilität: Position und Bewegung (Rotation relativ zur Zentralachse der Symphyse) des Meatus urethrae internus in Bezug zur Symphyse (Koordinatensystem, 0–6 cm in der Vertikalachse); dabei variieren die Referenzwert in einem weiten Bereich
- retrovesikaler Winkel zwischen der proximalen Urethra und dem Trigonum
- Trichterbildung des Blasenhalses (Funneling) mit Verkürzung der proximalen Urethra

Die Untersuchung im Stehen hat nur geringen Einfluss auf den während des Valsalva-Manövers maximal erreichbaren Senkungszustand. Um untersuchungsbedingte Veränderungen möglichst gering zu halten, sollte der Auflagedruck der Ultraschallsonde minimiert werden. Die Ultraschallanato-

mie kann der Patientin während des Untersuchungsablaufs in verständlichen Worten erklärt werden. Somit bietet die Sonographie nicht zuletzt die Möglichkeit, der Patientin eindrucksvoll den Effekt eines Erfolg versprechenden Beckenbodentrainings zu demonstrieren.
Der Einsatz der dreidimensionalen Ultraschalltechnik (bzw. 4D, in Echtzeit), nicht zuletzt in der Rendered-volume-Technik, hat mit seinen semitransparenten Darstellungen zum weiterführenden Verständnis der Anatomie des Beckenbodens und seiner Pathologien beigetragen. Insbesondere der kaudale Teil des M. levator ani, der M. puborectalis und der Hiatus genitalis sind auf diese Weise am besten darzustellen.

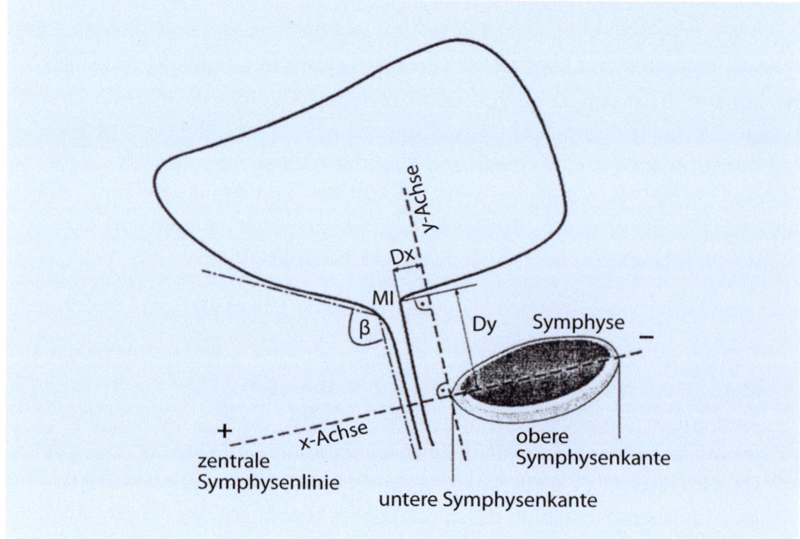

Abb. 26.1 Auswertungssystem der Perinealultraschalluntersuchung. *Dx* Abstand zwischen kranioventralem Urethraabgang und y-Achse, *Dy* Abstand zwischen kranioventralem Urethraabgang und x-Achse (zentrale Symphysenlinie), *MI* Meatus urethrae internus, β retrovesikaler Winkel

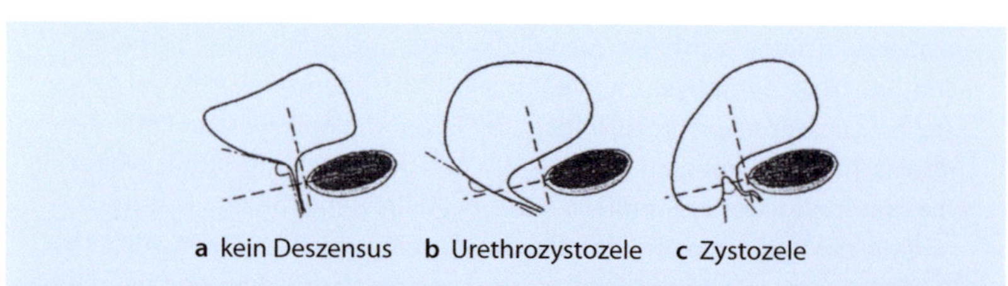

Abb. 26.2a–c Schematisches Verhalten der Messwerte Dx, Dy und Winkel β im Pressversuch. **a** Ohne Deszensus, **b** bei Urethrozystozele, **c** bei Zystozele

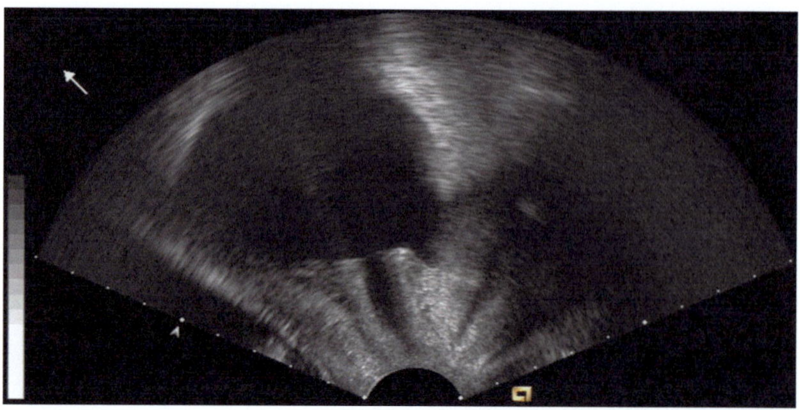

Abb. 26.3 Introitussonographie: Darstellung der kugeligen, gefüllten, echoleeren Harnblase inkl. der flüssigkeitsgefüllten Harnröhre

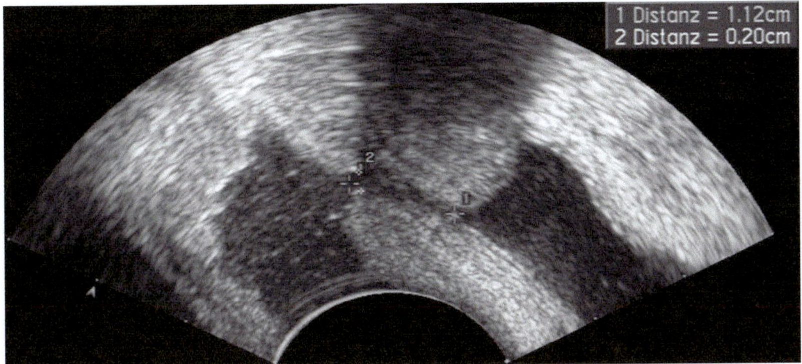

Abb. 26.4 Blasen-Scheiden-Fistel: rechts die Harnblase (echoleer), links das retrograd gefüllte hintere Scheidendrittel (echoarm), dazwischen der Fistelgang

26.1.1 Diagnostische Wertigkeit der urogynäkologischen Sonographie

- Die Introitus- und die Perinealsonographie bieten zu Fragen der Harninkontinenz reproduzierbare Abbildungsmöglichkeiten und dies auch bei gleichzeitigem Vorliegen einer Urethrozystozele. Dabei lässt sich eine verlässliche Korrelation zwischen sonographisch und klinisch ermitteltem Prolapsgrad feststellen.
- Bei belastunsharninkontinenten Patientinnen lässt sich mittels Ultraschall beobachten, dass es während einer intraabdominalen Druckerhöhung zur Öffnung des Blasenhalses kommt. Wenngleich dieser Befund mit einem niedrigen Urethraverschlussdruck assoziiert ist, beschränkt sich »funneling« nicht auf Frauen mit unwillkürlichem Urinverlust.
- Hinsichtlich des Vorhandenseins einer begleitenden Belastungsharninkontinenz ist nicht nur sonographische sondern bereits klinisch festzustellen, dass keine eindeutig reproduzierbare Korrelation zwischen dem Ausprägungsgrad des Deszensus (rotatorisch oder vertikal) und dem damit verbundenen Urinverlust besteht.
- Zur Darstellung dynamischer Organverlagerungen im kleinen Becken durch die Kontraktion und Entspannung der Beckenbodenmuskukatur ist die sonographische Beurteilung die geeignete Methode. Im Rahmen der zweidimensionalen Darstellung ist die exakte Quantifizierung (Winkelveränderungen, Verlagerung von Referenzpunkten) schwierig und nur unzureichend reproduzierbar (Perinealsonographie ist unter diesem Ansatz der Introitussonographie überlegen).
- Die Intussuszeption des Rektums ist definiert als Inversion der Ampulla recti in den Analkanal. Die sonographische Diagnose ist dabei – in Abgrenzung zur Rektozele – deutlich mit exzessiver Aufweitung des Levatortors und mit der Darstellung von Levatorabrissen assoziiert.
- Zur Diagnose eines Lateraldefekts erweist sich die Sonographie dagegen als weniger eindeutig.
- Die Beurteilung einer obstruktiven Defäkation wie auch von Senkungszuständen der hinteren Scheidenwand (Enterozele oder Rektozele) gelingen meist zureichend. Die Rektozele ist dabei üblicherweise während des Valsalva-Manövers deutlicher abzugrenzen, da es mit Stuhl und/oder Gas (verursacht Reverberationen) gefüllt ist. Zur Quantifizierung des Befunds kann einerseits das Tiefertreten analog zum Descensus vaginalis anterior gegen die Bezugsebene (Symphysenunterkante) gemessen werden. Andererseits und in Übereinstimmung mit einer möglichen

Defäkographie kann die Ausdehnung des Descensus vaginalis posterior vertikal in der Ebene durch den M. sphincter ani internus gemessen werden.

- Neben der sonographischen Beurteilung von anatomischen und funktionellen Störungen des fibromuskulären Beckenbodens ermöglicht die Ultraschalluntersuchung im Rahmen der urogynäkologischen Exploration, die distalen Strukturen des ableitenden Harnwegesystems in ihrem engen anatomischen Verbund mit Scheide und Rektum detailliert zu beurteilen. Dabei können zusätzlich zur klinischen Evaluation von pathologischen Veränderungen (Tumoren, Divertikel, Verletzungen, Fisteln) sonographische Gesichtspunkte die Diagnostik verfeinern.
- Sonographische Restharnbestimmungen (ml) spielen bei Blasenentleerungsstörungen (im Rahmen von Senkungszuständen, Urethraobstruktionen, postoperativ) eine Rolle. Diese werden durch die Multiplikation der Harnblasenmaße (cm) in den 3 orthogonalen Raumebenen mit 0,5 non-invasiv erhoben.
- Blasenwanddickenmessungen >5 mm in Kombination mit Symptomen der Reizblase sprechen für das Vorhandensein einer Detrusorüberaktivität bzw. alternativ für eine chronische Form der Zystitis (interstitiell).
- Postoperativ kann die Ultraschalldiagnostik zur Visualisierung von suburethralem Schlingenmaterial (echoreich) und Mesh-Einlagen im Rahmen der Deszensuschirurgie einen wesentlichen Beitrag leisten. Die Position des Polypropylenbandmaterials in Bezug auf umgebende Organstrukturen (Urethra, Harnblase) kann beurteilt und mit dem Therapieerfolg korreliert werden. Ebenso kommt der Sonographie im postoperativen Komplikationsmanagement (Blasenentleerungsstörung, Verletzung, Blutung, Infektion, vermehrter Harndrang [»urgency«], Arosion, Schmerzen, intravesikale Fremdkörper) eine wegweisende Rolle zu. Dies umso mehr, als alternative Methoden der Bildgebung (Röntgendiagnostik, MRT) zur Darstellung dieser Polypropylenmaterialien ungeeignet sind.

26.2 Anorektale Inkontinenz und anale Endosonographie

Der anorektale Verschlussmechanismus kann unter anderem aufgrund einer Traumatisierung im Rahmen von Schwangerschaft und Geburt morphologisch wie auch funktionell in Mitleidenschaft gezogen werden.

Anatomische Grundlagen

Der Verschluss des Analkanals basiert auf einer funktionell intakten Sphinktermuskulatur. Sie besteht im Wesentlichen aus M. sphincter ani internus, M. sphincter ani externus und M. puborectalis. Der autonom innervierte **M. sphincter ani internus** ist aufgrund eigener myogener Aktivität für 50–85 % des Sphinkterdauertonus verantwortlich; **M. sphincter ani externus** und **Corpus cavernosum recti** leisten das Übrige. Lokalisiert ist der M. sphincter ani internus zwischen analer Mukosa und dem äußeren Schließmuskel. Dabei überragt er den äußeren Schließmuskel nach kranial um mehr als 1 cm und erreicht so eine Gesamtlänge von etwa 3 cm. Der äußere anale Sphinkter und der Puborektalisanteil des M. levator ani bilden einen Komplex willkürlich innervierter (N. pudendus) quergestreifter Skelettmuskulatur. Sie besitzen einen konstanten Muskeltonus, der sich direkt proportional zum Füllungszustand des Rektums verhält (Reflexbogen).

Der M. puborectalis entspringt zweischenkelig vom Schambein rechts und links der Schambeinfuge, verläuft beidseits der Vagina, um sich hinter dem Rektum in einer U-förmigen Schlinge zu vereinen. In kontrahiertem Zustand verschließt der Muskel den Analkanal, indem er das gesamte Sphinkterorgan nach perineal gegen das Centrum tendineum zieht. Zudem entsteht so der sog. anorektale Winkel (etwa 90°) zwischen dem distalen Rektum und dem Analkanal. Der äußere Schließmuskel umgibt den inneren wie eine Manschette. Ventral sind seine Fasern im Centrum tendineum verankert, nach dorsal am Lig. anococcygeum. Funktionell vermag der M. sphincter ani externus den Analkanal mit willkürlichem Tonus zu einem sagittal gerichteten Spalt zu verengen.

▪ Ätiologie der anorektalen Inkontinenz

Bei der Entstehung einer Verschlussschwäche des Anorektums lassen sich geburtshilfliche von nicht geburtshilflichen Ursachen abgrenzten. Bei den geburtshilflichen Ursachen werden direkte Verletzungen der Analsphinktermuskulatur von Verletzungen der Innervation des Beckenbodens (v.a. des N. pudendus) unterschieden. Bei manifester anorektaler Inkontinenz kommt in der Regel eine Kombination von beidem zum Tragen. Risse des äußeren und/oder inneren analen Schließmuskels sind für etwa 90 % aller anorektalen Inkontinenzbeschwerden zumindest mitverantwortlich. Das makroskopisch nicht erkennbare (okkulte) muskuläre Trauma nach vaginaler Geburt ist ein viel häufigeres Ereignis als es die relativ geringe Anzahl klinisch manifester Sphinkterrupturen vermuten lässt. Mittels analer Endosonographie konnte gezeigt werden, dass peripartal neu aufgetretene und persistierende Sphinkterdefekte bei bis zu 35 % (Prävalenz) aller vaginal entbundenen Erstgebärenden vorhanden sind. Die Läsion kann im Bereich des M. sphincter ani internus und/oder externus lokalisiert sein. Das Vorhandensein einer muskulären Läsion kann dabei mit einem Spektrum an Symptomen analer oder fäkaler Inkontinenz assoziiert sein. Risikofaktoren für die Entstehung einer okkulten und sonographisch diagnostizierbaren Sphinkterläsion sind im Besonderen die vaginaloperative Geburt und die Episiotomie.

▪ Diagnostik

Vor jeder Therapie einer symptomatischen anorektalen Inkontinenz ist eine ausführliche anorektale Diagnostik erforderlich. Am Anfang stehen Fragen nach anorektalen Kontinenzeinbußen. Dabei sollten differenzierende Fragen zu Stuhlhäufigkeit, Konsistenz, Stuhlschmieren, Feinkontinenz (Diskriminierungsvermögen), Drangbeschwerden (verkürzte Warnungsperiode), Inkontinenz für Winde, zu flüssigem oder festem Stuhl, zum Pflegebedarf und zum jeweiligen Leidensdruck erfolgen.

Inspektion Nach einer Läsion des äußeren Analsphinkters fehlt typischerweise im anterioren Bereich die radiäre Fältelung um den Anus, die normalerweise durch die subkutanen Anteile des äußeren Schließmuskels bedingt ist. Fordert man die Patientin zur Kontraktion der analen Sphinktermuskulatur auf, lässt sich bei intaktem äußerem Schließmuskel die zirkuläre Kontraktion des äußeren Schließmuskels sowie eine sich anschließende Retraktion des Anus nach innen erkennen. Eine Pudendusneuropathie lässt sich bei Vorliegen des sog. »descending perineum syndrome« vermuten. Dabei ergibt sich beim Pressen ein deutliches Tiefertreten des Beckenbodens und des Damms über das Niveau der Sitzbeinhöcker hinaus. Folge einer neuropathisch bedingten Schwächung des äußeren Schließmuskels kann dann die sog. »idiopathische anorektale Inkontinenz« sein.

Rektale Palpation Sie vermittelt Information über den Analsphinktertonus in Ruhe und bei Willkürkontraktion sowie Hinweise für das eventuelle Vorliegen einer Rektozele.

Apparative Diagnostik Sie umfasst im Wesentlichen die Analmanometrie und die Analsonographie. Im Einzelfall ist auch eine dynamische MRT hilfreich. Elektrophysiologische Untersuchungen wie die Messung der Pudendusnervenleitgeschwindigkeit oder ein Sphinkter-EMG sind nur selten indiziert, etwa bei Verdacht auf Denervationsschäden und nach Versagen operativer Analsphinkterrekonstruktionen.

Technik der Endoanalsonographie

▣ Abb. 26.5, ▣ Abb. 26.6, ▣ Abb. 26.7 u. ▣ Abb. 26.8

Mittels einer 360-Grad-Rektalsonde (7,5–10 MHz) gelingt die zirkuläre Darstellung der Sphinktermuskulatur. Proximal bildet sich die nach vorn geöffnete Schlinge des M. puborectalis ab, die sich bei Verlagerung des Schallkopfs nach kaudal zum echoreichen und zirkulären M. sphincter ani externus vereinigt. In Abgrenzung dazu kommt der M. sphincter ani internus echoarm zur Darstellung.

Pathologische Befunde

Bei einem Sphinkterriss des M. sphincter ani externus lässt sich ein echoarmer Defekt nachweisen, ein Sphinkterriss des M. sphincter ani internus ist dagegen an einer echoreichen Kontinuitätsunterbrechung zu erkennen.

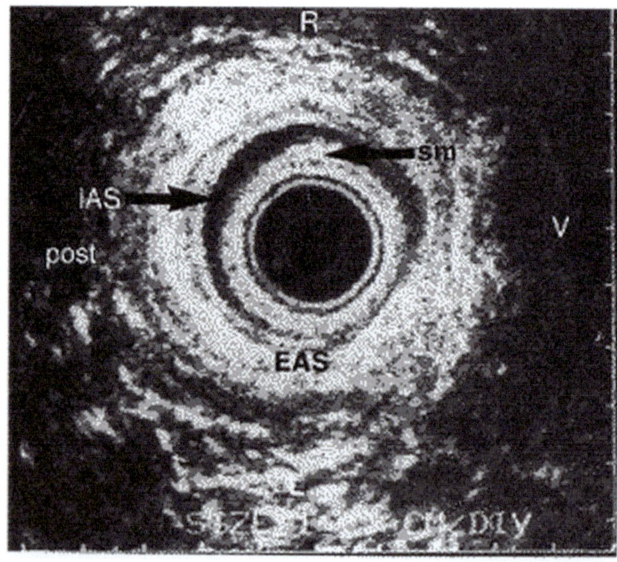

▣ **Abb. 26.5** Intakter M. sphincter ani externus. *R* rechts, *L* links, *IAS* M. sphincter ani internus (echoarm), *EAS* M. sphincter ani externus (echoreich), *post* posterior, sm Submukosa (echoreich), *V* Vagina

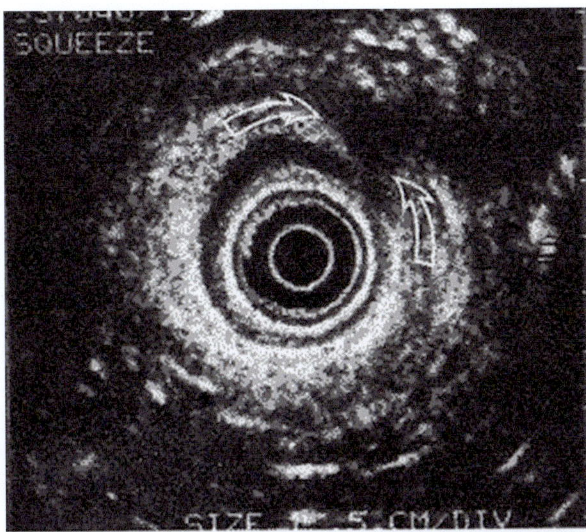

Abb. 26.6 Defekt des M. ani sphincter externus (*Pfeile*)

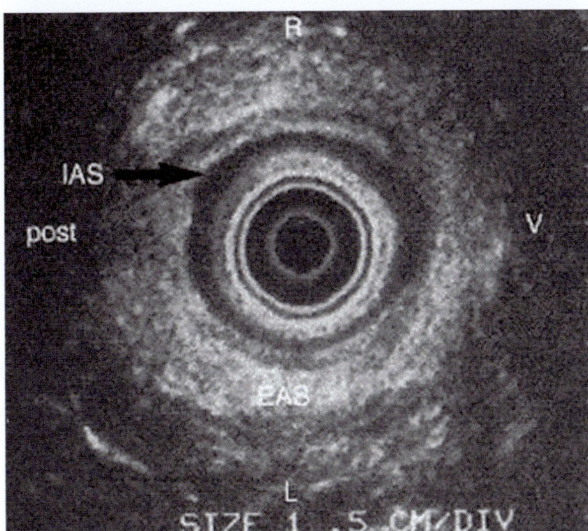

Abb. 26.7 Intakter M. sphincter ani internus: *R* rechts, *L* links, *IAS* M. sphincter ani internus (echoarm), *EAS* M. sphincter ani externus (echoreich), *post* posterior, *V* Vagina

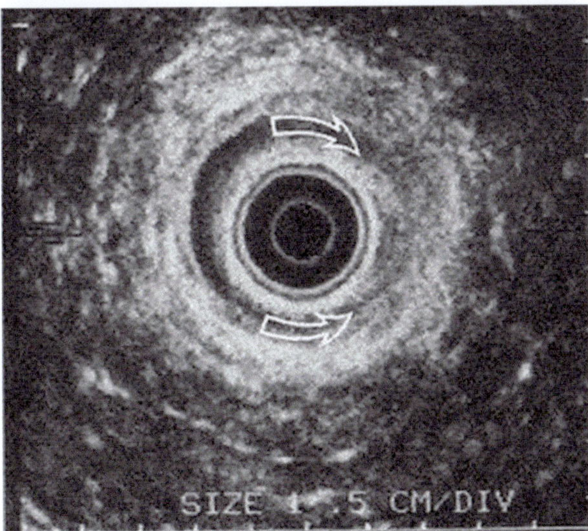

Abb. 26.8 Defekt des M. sphincter ani internus (*Pfeile*)

Reproduktionsmedizin

Alexander Strauss

A. Strauss, *Ultraschallpraxis in Geburtshilfe und Gynäkologie*,
DOI 10.1007/978-3-662-49493-6_27,

27.1 Sonographie in der Kinderwunschbehandlung

Die Diagnostik bei Kinderwunsch und der sich daraus ergebende Einsatz der verschiedenen Methoden der modernen Reproduktionsmedizin sind ohne die zeitgemäße Anwendung der sonographischen Untersuchungsoptionen nicht denkbar. Ultraschall wird als Überwachungsinstrument zum Zyklusmonitoring, zur Erkennung des Ovulationszeitpunkts, zur Verfolgung des Follikelwachstums und für einen möglichen Frühschwangerschaftsnachweis herangezogen. Von großer Bedeutung ist es auch, anhand der Zahl herangereifter Follikel das Risiko von Mehrlingsgraviditäten einzuschätzen. Bei hohem Risiko ist ggf. von einer Konzeption abzuraten (Karenz).

27.1.1 Prätherapeutische transvaginale Ultraschallbasisdiagnostik

- Uterus- und Endometriumbeurteilung: zyklusadaptiert, ggf. mehrzeitige Untersuchung, Pathologien (Myom), Fehlbildungen, Lage (■ Abb. 27.1)
- Adnexe: Pathologien, PCOS, vorhandene Follikel (Anzahl und Größe)
- Douglas-Raum: Pathologien, Endometriose, Flüssigkeit

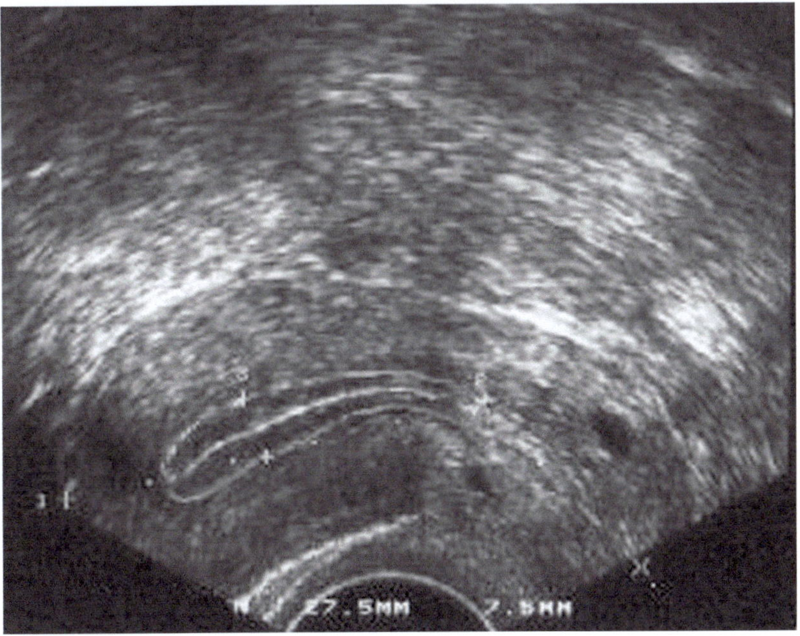

■ **Abb. 27.1** Sonographische Einschätzung der Gebärmutter: Ausschluss morphologischer Auffälligkeiten, Biometrie, Zervixlänge, Cavumlänge und Endometriumdicke

27.1.2 Sonographisches Zyklusmonitoring

Die sonographischen Veränderungen des Endometrium und der Adnexe im Menstruationszyklus sind in ◻ Tab. 27.1 dargestellt. Das sonographische Zyklusmonitoring zeigt ◻ Tab. 27.2 (◻ Abb. 27.2, ◻ Abb. 27.3 u. ◻ Abb. 27.4).

◻ Tab. 27.1 Sonographische Veränderungen im Menstruationszyklus

	Endometrium	Adnexe	Dopplersonographie
Menstruation	Unstrukturiert, inhomogen, Echogenitätsunterschiede	Einige wenige echoleere Follikel (<10 mm)	A. uterina: »notching«
Frühe Prolieferationsphase (<Tag 8)	Strichförmig, echoreich	Größenzunahme von 4–6 Follikeln, Seitenzuordnung des dominanten Follikels möglich (Wachstum 1–2 mm/Tag)	
Späte Proliferationsphase (Tag 9–11)	Dreischichtig (echoreiche Begrenzungen), echoarm		
Periovulatorisch (Tag 12–15)	Begrenzungen nehmen an Echogenität zu, Zentrum wird sukzessive echoärmer	Dominanter Follikel 15–22 mm	Ringförmige Durchblutungssteigerung des dominanten Follikels/Corpus luteum (»ring of fire«)
Frühe Sekretionsphase (>Tag 16)	Irregulär, echoreich	Dominanter Follikel wird zum Corpus luteum (Größenreduktion, echoreiche Binnenstrukturen als Einblutungskorrelat)	A. uterina: Abnahme des »notching« und der Widerstandsindizes Corpus luteum: ausgeprägte ringförmige Vaskularisation
Späte Sekretionsphase (prämenstruell)		Corpus-luteum-Involution (weitere Größenreduktion, zunehmende Echogenität)	

◻ Tab. 27.2 Sonographisches Zyklusmonitoring

	Spontanzyklus	Hormonelle Stimulation (Clomifen)	Hormonelle Stimulation + ART (IVF, ICSI)
Ultraschallerstuntersuchung	Tag 12 oder Tag 10 bei kurzem Zyklus <28 Tagen)	Tag 12	Tag 3 (Ausschluss von Zysten)
Follikeldarstellung	Leitfollikel ≥18 mm (Tag 12) Endometriumhöhe ≥8 mm (+ Hormonwertbestimmung)	max. 3 Follikel >14 mm (Tag 12)	Beginn des Follikelmonitorings (Tag 8), gefolgt von sonographischen Kontrollen alle 1–2 Tage (+ longitudinale Hormonwertanalysen)
Ovulationsinduktion		Leitfollikel ≥18 mm	Leitfollikel ≥18 mm
Follikelpunktion, Gewinnung der Eizellen			36 h nach Ovulationsinduktion

ART «assisted reproductive techniques", *ICSI* intrazytoplasmatische Spermieninjektion, *IVF* In-vitro-Fertilisation

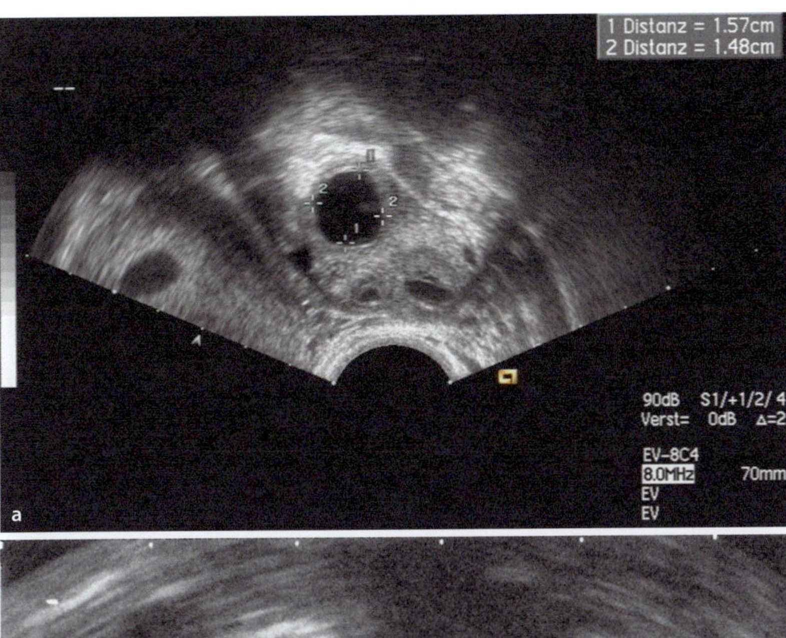

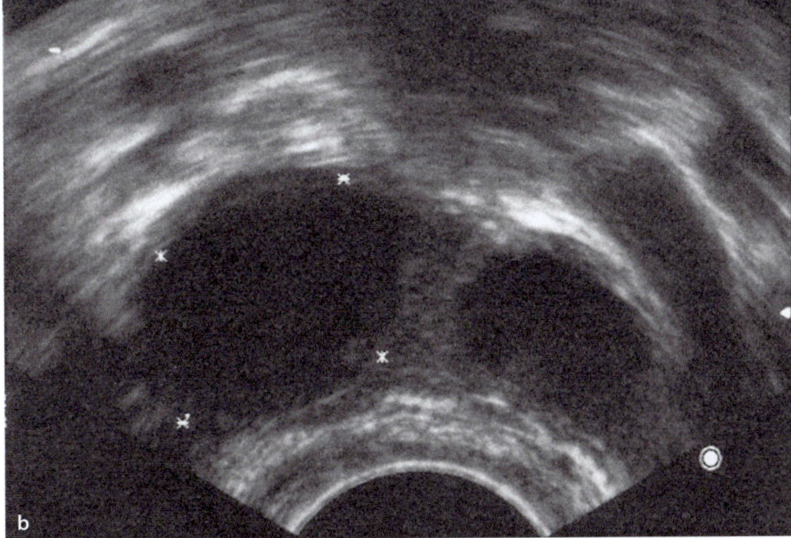

Abb. 27.2a,b Follikulometrie. **a** Größenbestimmung des dominanten Follikels, **b** Bestimmung der Follikelgröße zur Beurteilung des Zyklus-/Behandlungsverlaufs

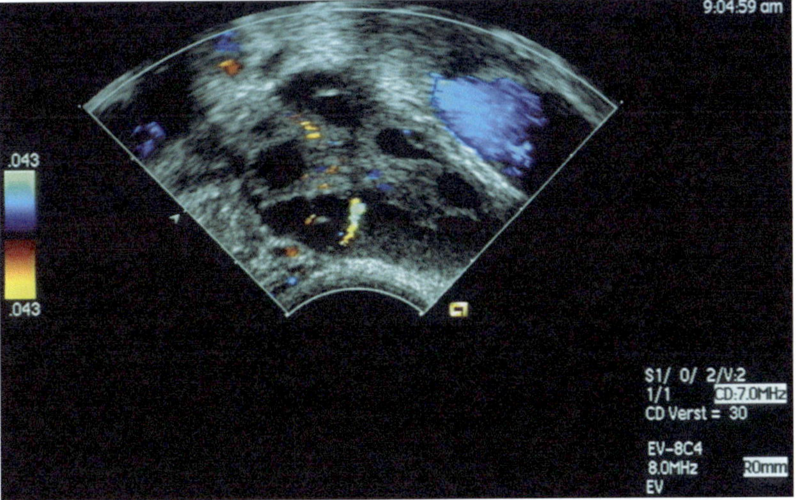

Abb. 27.3 Intraovarielle Durchblutung im stimulierten Zyklus (»color flow mapping«): multiple (nicht sprungreife) Follikel mit randständigem Hypervaskularisationsmuster unter FSH-Stimulation

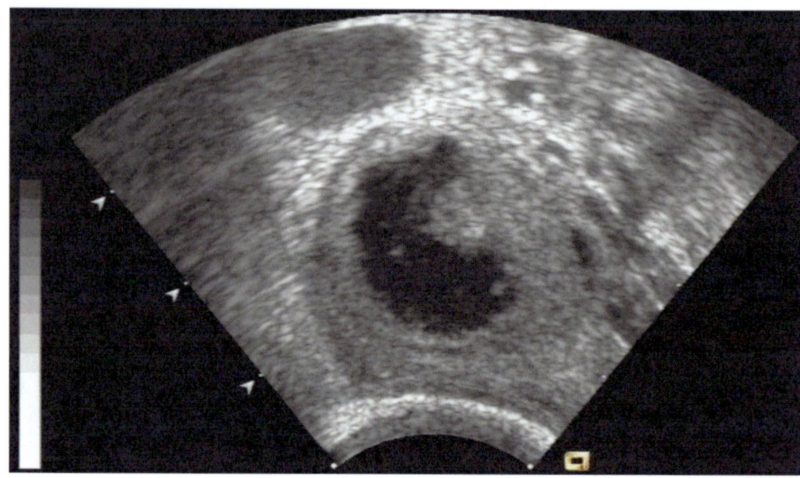

Abb. 27.4 Follikel mit Cumulus oophorus: echoleere, Follikelzyste mit scharfer, wenngleich unregelmäßiger Begrenzung. Echoreiches intrazystisches Areal im Bereich des kürzlich stattgehabten Follikelsprungs

27.1.3 Polyzystisches Ovarialsyndrom (PCOS)

Die Diagnose PCOS ist anhand der Rotterdam-Kriterien der ESHRE (European Society of Human Reproduction and Embryology) zu stellen, wenn mindestens 2 der folgenden Kennzeichen zutreffen:

- chronische Anovulation (Oligo-/Amenorrhö)
- klinischer und/oder laborchemischer Hyperandrogenismus
- polyzystische Ovarien beidseits: das Ovar ist vergrößert, das Stroma echoreich und homogen strukturiert, randständig finden sich perlschnurartig zahlreiche (>10 pro Ultraschallebene), kleine, echoleere Zysten (antrale Follikel, Abb. 27.5)

27.1.4 Risikomanagement der Folgen einer Kinderwunschbehandlung

Einen Teil ihrer Bedeutung gewinnt die Sonographie bei der Kinderwunschpatientin aus ihrem Potenzial, Komplikationen der unterschiedlichen Behandlungsverfahren für die Mutter, aber auch für die Schwangerschaft bzw. das Kind diagnostisch zu begleiten:

- Erkennung und Verlaufskontrolle des ovariellen Überstimulationssyndroms (OHSS, s. unten)
- komplizierte Frühschwangerschaftsverläufe
- Monitoring von Mehrlingsschwangerschaften

27.1.5 Ovarielles Überstimulationssyndrom (OHSS)

Im Verlauf der hormonellen Stimulationstherapie zum Zweck der Polyovulation im Rahmen von ART (»assisted reproductive techniques«) und in Kombination mit exogener HCG-Zufuhr (humanes Choriongonadotropin) zur Ovulationsinduktion oder mit einem endogenen HCG-Exzess in den ersten Schwangerschaftswochen kann ein OHSS (»ovarian hyperstimulation syndrome«) entstehen. Durch massive Kapillarpermeabilitätssteigerung kommt es zu beträchtlichen Flüssigkeitsverschiebungen in den extravasalen Raum mit der Ansammlung dieser Flüssigkeit vorwiegend in den Körperhöhlen. Dabei erle-

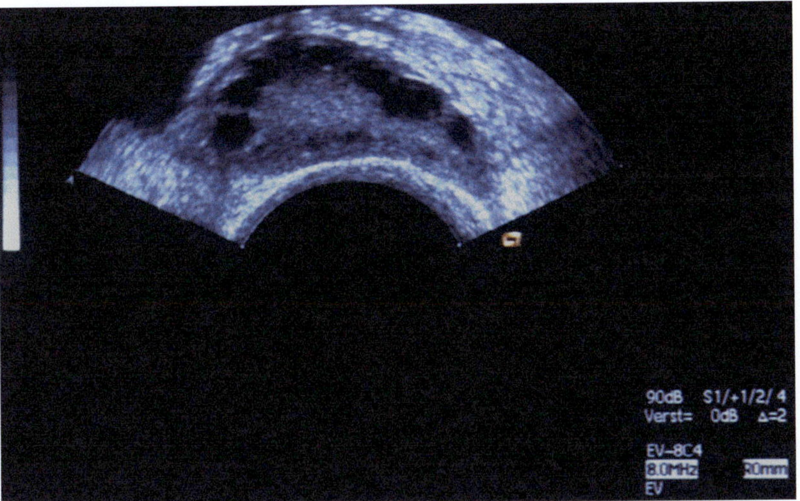

Abb. 27.5 Polyzystisches Ovarialsyndrom (PCOS): Ovar mit echoreichem, homogenem Stroma und randständig perlschnurartig angeordneten, zahlreichen kleinen, echoleeren antralen Follikeln (>10 Zysten pro Ultraschallebene)

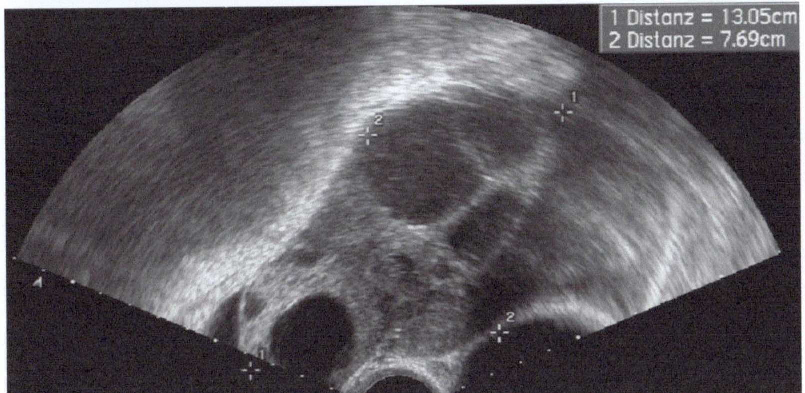

Abb. 27.6 OHSS Grad I–II: zystisch vergrößertes Ovar ohne signifikante Aszitesbildung

ben die Patientinnen eine deutliche Bauchumfangs- und Gewichtszunahme, gelegentlich kombiniert mit abdominalen Verdrängungserscheinungen (Dyspnoe, gastrointestinale Symptomatik). Die massiv vergrößerten, sonographisch polyzystischen Ovarien verursachen zusätzlich zu den allgemeinen abdominalen Symptomen auch Unterbauchschmerzen, die klinisch je nach Ausprägungsgrad des OHSS im Vordergrund stehen können (Tab. 27.3, Abb. 27.6 u. Abb. 27.7).

Tab. 27.3 Stadieneinteilung des OHSS

Grad	Klinik	Sonographie
I	Unwohlsein, gespanntes Abdomen, Vergrößerung der Ovarien (>5–12 cm) mit multiplen Luteinzysten	Beidseits (massiv) vergrößerte, multizystische, hypervaskularisierte Ovarien (>5–12 cm) mit Luteinzysten
II	Wie Grad I, zusätzlich Aszites	Zusätzlich Aszites
III	Wie Grad II, zusätzlich Dyspnoe, evtl. Pleuraergüsse, eingeschränkte Leber- oder Nierenfunktion, Hämokonzentration	Massiver Aszites, evtl. Pleuraerguss

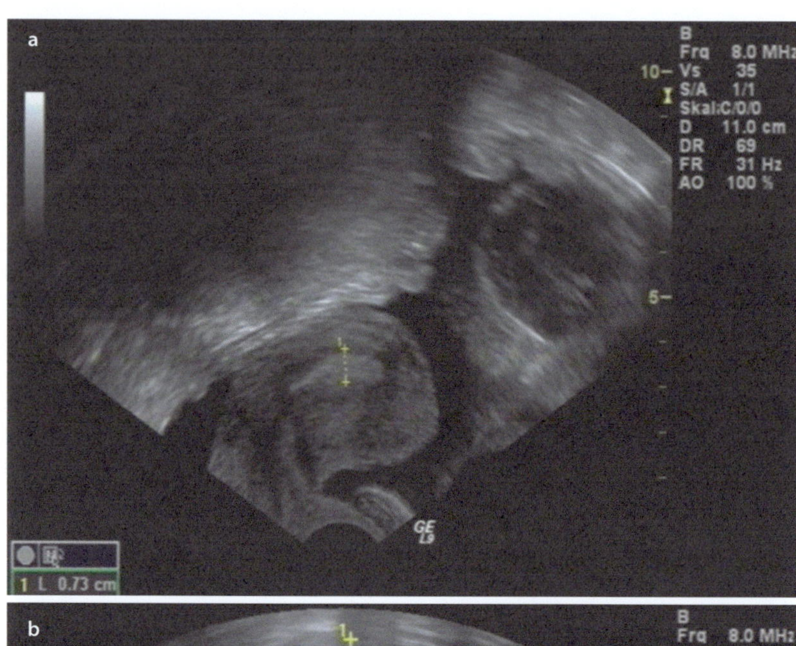

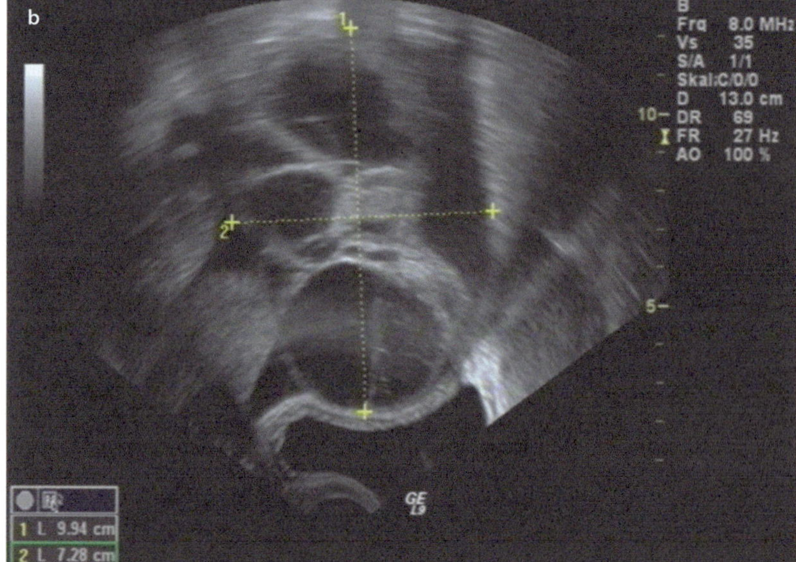

Abb. 27.7a,b OHSS Grad II–III. **a** Aszitesbildung im Douglas-Raum und in der Excavatio vesicouterina, **b** zystisch vergrößerte Ovarien beidseits

Komplikationen

Hämokonzentration (Hämatokrit >45 %) mit Thromboserisiko und Eiweißverlust, Verstärkung des Kapillarlecks (Flüssigkeitsverlust), Risiko der Zysteneinblutung und/oder (Ovarial)-torsion.

Therapie

Da eine kausale Krankheitsbekämpfung nicht möglich ist, wird das OHSS ausschließlich symptomatisch und in Abhängigkeit vom Ausprägungsgrad ambulant oder in fortgeschrittenen Fällen stationär behandelt. Letztlich ist der Verlauf des OHSS selbstlimitierend, die Erkrankung bildet sich von selbst zurück.

Symptomkontrolle:

- Thromboseprophylaxe
- Flüssigkeitsbilanzierung
- ggf. Elektrolyt- und Flüssigkeitsausgleich (Plasmaexpander, Humanalbumin, Diuretika)

- Schmerztherapie
- transabdominale Aszitespunktion (nur selten erforderlich), dabei ist dem Eiweißverlust Aufmerksamkeit zu schenken

27.2 Hysterosalpingokontrastsonographie

Die nicht operative Ultraschalldarstellung der Eileiterdurchgängigkeit wie auch die Prüfung der regulären Anatomie des Cavum uteri stellt zur Abklärung ungewollter Kinderlosigkeit im Spektrum der vorhandenen diagnostischen Möglichkeiten eine wesentliche und für die Patientin schonende Bereicherung dar.

Indikationen

Die Ursache ungewollter Kinderlosigkeit ist in 45 % aller betroffenen Paare (etwa 1,5 Mio. Paare in Deutschland) auf Seiten der Frau zu suchen. In einem Drittel dieser Fälle ist eine Eileiterpathologie mit einem proximalen oder distalen Verschluss der Eileiter ursächlich. Die Hysterosalpingokontrastsonographie (HyCoSy) dient der nicht operativen Eileiterdurchgängigkeitsprüfung. Ihr Vorteil gegenüber alternativen Methoden (Chromopertubation, Hysterosalpingographie, Salpingoskopie) liegt in der geringen Invasivität, der Vermeidung von Strahlenexposition, der Einsparung von jodhaltigem Kontrastmittel und in dem Verzicht auf einen operativen Eingriff in Intubationsnarkose.

Kontraindiktionen

Verdacht oder eine bestehende Schwangerschaft, zervikale Infektionen, gesicherte Malignome und starke Blutungen.

Technik

Nach Spekulumeinstellung des äußeren Muttermunds wird transvaginal mittels Pinzette ein Ballonkatheter in den Zervikalkanal eingeführt. Ein scharfes Anhaken der vorderen Muttermundslippe (Kugelzange) und die Dilatation des Zervikalkanals sind hierfür nicht erforderlich. Der Foley-Ballon wird im Zervikalkanal sanft entfaltet (*Cave:* Druckschmerz), alternativ wird ein Kathetersystem ohne Ballon (Inseminationskatheter, ZVK) ohne Fixierung über mehrere Zentimeter durch den Muttermund vorgeschoben. Nach vorsichtigem Entfernen der geteilten Spekula Einbringen der Vaginalsonde in die Scheide. Inflation des Cavum uteri durch langsames und volumensparendes Einspritzen der Spülflüssigkeit oder Gels (*Cave:* Schmerzen) unter kontinuierlicher Ultraschallsicht (Vorteil der hohen Viskosität des Gels: weniger rasches Ablaufen).

> **Sonographie**
> ▫ Abb. 27.8, ▫ Abb. 27.9 u. ▫ Abb. 27.10
> Ohne die Verabreichung von Kontrastmittel sind bei einer jungen Patientin im Rahmen einer transvaginalen oder transabdominalen Ultraschalluntersuchung der Uterus und die Ovarien darstellbar. Zur exakten Differenzierung von Raumforderungen im Cavum uteri kann physiologische Kochsalzlösung (angewärmt) oder Gel dienen, diese werden über einen Katheter retrograd transzervikal appliziert und ermöglichen eine verbesserte Kontrastierung, Abgrenzung und Differenzierung von Auffälligkeiten im Cavum uteri.

Hysterohydrosonographie

Die diagnostische Flüssigkeitsinstillation in das Cavum uteri im Rahmen der sonographischen Abklärung intrakavitärer Raumforderungen ist als Methode der ersten Wahl der klassischen TVS an die Seite zu stellen. Diagnostischer Nutzen ist bei der Darstellung folgender Strukturen zu erwarten:

- Endometriumanteile (ohne Krankheitswert): flottierende, dünne echoarme/echoreiche Streifen
- Adhäsionsstränge: starre, das Cavum uteri durchziehende dünne echoarme/echoreiche Streifen
- Endometriumpolypen: runde, schmal oder breitbasig der Gebärmutterwand aufsitzende Strukturen (endometriales Echomuster)
- submuköse oder intrakavitäre Myome: runde, breitbasige, sich in das Cavum uteri vorwölbende Strukturen (myometranes Echomuster)
- Fehlbildungen (Synechien): mangelnde Entfaltbarkeit des Cavum uteri

Hysterosalpingokontrastsonographie

Die Eileiter sind nur im Fall pathologischer Veränderungen, die meist mit Flüssigkeitsansammlungen einhergehen (Hydro-, Hämato- oder Pyosalpinx, Extrauteringravidität), darstellbar (▶ Abschn. 23.4). Eine (bessere) Darstellbarkeit von Eileiterstrukturen (Verschlüssen) wird durch die Hysterosalpingokontrastsonographie möglich. Unter Verwendung einer Galaktosesuspension als Kontrastmittel (Echovist®), die unmittelbar vor der Untersuchung aus wässriger Trägerlösung und einem Granulat aus Galaktosemikropartikeln hergestellt wird, kann die diagnostische Schwäche der »nativen« sonographischen Untersuchung der Eileiterdurchgängigkeit überwunden werden. Durch Luftadsorption an der Oberfläche der Galaktosemikropartikel entsteht eine milchige Suspension, die durch ihren Luftgehalt echoreich und damit gut ultraschallkontrastgebend wird.

Mithilfe eines transzervikalen Katheters wird das Cavum uteri mit der Kontrastmittelsuspension aufgefüllt. Dies erfolgt in der ersten Zyklushälfte und falls kein Hinweis auf eine akute PID besteht (vaginaler Nativabstrich: Reinheitsgrad I–II). Im Regelfall ist keine Anästhesie oder Analgesie erforderlich. Zunächst wird das Cavum, evtl. nach Verabreichung von Kochsalzlösung, exakt dargestellt. Uterusfehlbildungen und submuköse Myome können so erkannt werden. Durch die folgende langsame Applikation von 10–15 ml Kontrastmittel stellen sich die einzelnen Eileiteranteile von kornual nach ampullär nacheinander dar. Bei freier Eileiterpassage sammelt sich das Kontrastmittel im Douglas-Raum an.

Rund 24 h nach der Untersuchung ist Echovist® nicht mehr nachweisbar (vollständig resorbiert und ausgeschieden). Mit einer Sensitivität von 92 % gilt die HyCoSy als diagnostisch sichere, wenig invasive Methode zur Beurteilung des Tubenfaktors weiblicher Sterilität. An Nebenwirkungen des diagnostischen Eingriffs sind passagere Unterbauchschmerzen sowie vasovagale Kreislaufreaktionen möglich. Als Kontraindikationen zum Einsatz von HyCoSy ist lediglich eine hereditäre Galaktosämie sowie akute vaginale oder zervikale Infektion zu sehen.

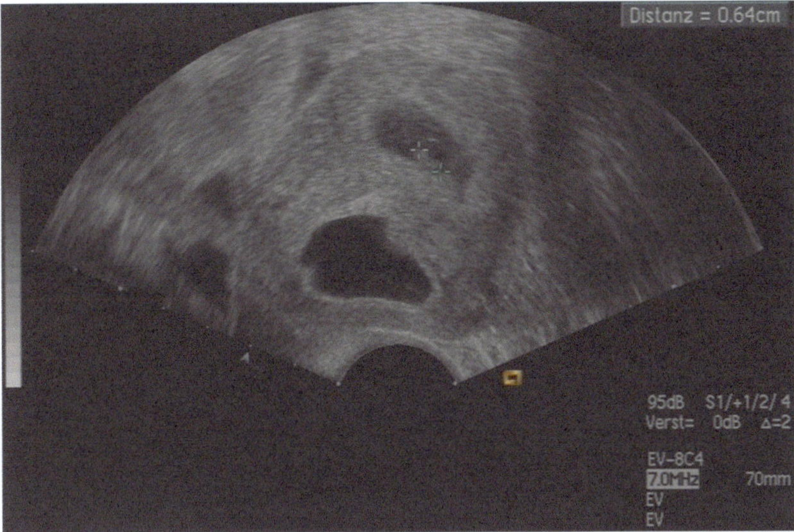

Abb. 27.8 Hysterohydrosonographie: Synechiendarstellung (intrakavitäre breite echoreiche Brücke unterbricht die mit Spülflüssigkeit angefüllte Gebärmutterhöhle) im Rahmen eines Asherman-Syndroms

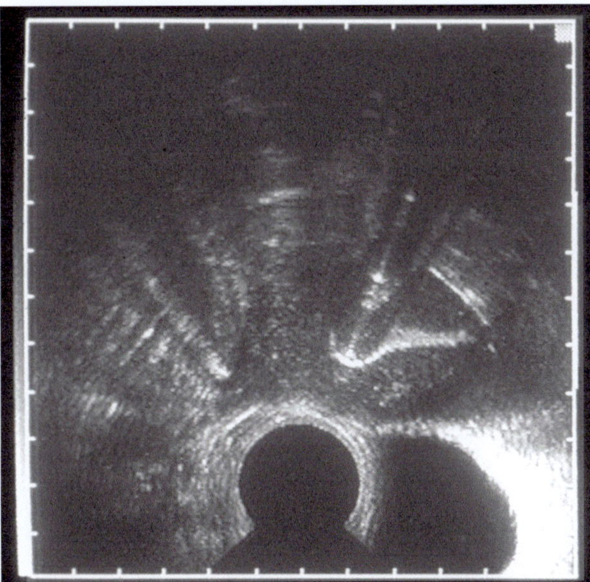

Abb. 27.9 Hysterosalpingokontrastsonographie: Transversalschnitt durch den Uterus mit dem mit Kontrastmittel gefüllten Cavum. Dorsale streifenförmige Schallauslöschung. Abfluss der Kontrastmittelpartikel (echoreich) in den linken Eileiter (rechts im Bild)

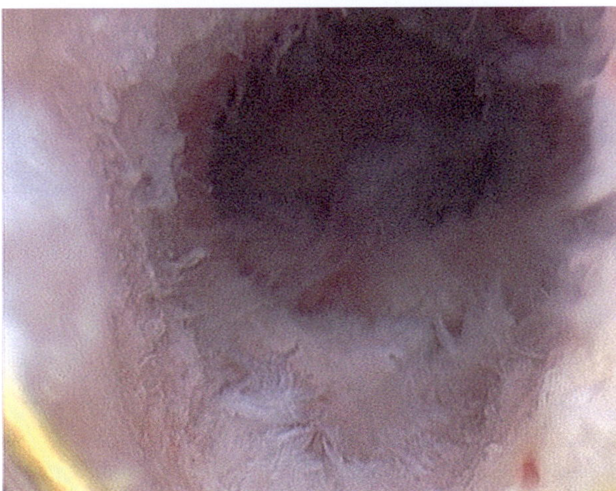

Abb. 27.10 Hysteroskopie: intraoperative Darstellung des Zervikalkanals (unauffälliger Befund)

Weiterführende Diagnostik

Hysterosalpingographie (HSG) Hierbei handelt es sich um ein radiologisches Verfahren mit intrauteriner Applikation von jodhaltigem Kontrastmittel. Mit dieser Methode ist einerseits in 15–40 % der Fälle die falsch-positive Diagnose eines proximalen Eileiterverschlusses und andererseits in 20–60 % der Patientinnen das Übersehen von Eileiterverschlüssen verbunden. Spezifischer ist die selektive HSG mit Applikation von Kontrastmittel direkt in die Eileiterostien. In jedem Fall geht diese Untersuchung mit einer relativ hohen Strahlenbelastung (5-fach höher als bei einer Beckenübersichtsaufnahme) und Kontrastmittelexposition einher.

Laparoskopische Chromopertubation Mittels transzervikalem Katheter erfolgt eine retrograde Durchgängigkeitsprüfung der Eileiter mit Blaulösung (Methylenblau) ausgehend von der Gebärmutterhöhle. Als positiver Befund gilt die laparoskopische Beobachtung des Austritts von Indikatorlösung aus den Eileiterostien nach intraabdominal. Vorteile der Methode sind die hohe Sensitivität und Spezifität (64,3 % und 96,5 %) sowie der hohe positive und negative Vorhersagewert (75 % und 94,3 %). Zudem können durch den laparoskopischen Zugangsweg ggf. weitere vorhandene fertilitätseinschränkende Pathologien im kleinen Becken einzeitig mitbeurteilt oder ggf. simultan therapiert werden (Myome, Adhäsionen). Nachteil ist die methodenimmanente Invasivität.

Therapie

Eine sonographisch nachgewiesene Pathologie im Cavum uteri ist der Abtragung mittels Kürettage oder Resektionshysteroskopie zugänglich. Die Diagnose einer Eileiterpathologie (Verschluss) beeinflusst die Auswahl bzw. Indikationsstellung der sich unter Umständen anschließenden Kinderwunschbehandlung (plastische Eileiterchirurgie, IVF, ICSI).

Anhang

A. Strauss, *Ultraschallpraxis in Geburtshilfe und Gynäkologie*,
DOI 10.1007/978-3-662-49493-6,

A1 Sonographische Leitbefunde

Tab. A.1 Sonographische Leitbefunde

Sonographische Leitbefunde	Mögliche Diagnosen[a]
Symmetrisches Wachstumsmuster <10. Perzentile – SGA (alle Biometriewerte gleichmäßig betroffen, 50 % aller Feten <10. Perzentile)	Konstitution Eltern (Alter, Gewicht, Ethnie) – physiologischer »small for gestational age« Fetus Skelettdysplasien syndromale Erkrankungen Aneuploidien Terminirrtum Messfehler
Symmetrische intrauterine Wachstumsrestriktion – IUGR (alle Biometriewerte gleichmäßig betroffen, etwa 20 % aller wachstumsverzögerten Feten)	Chronische mütterliche (Gefäß-)Erkrankungen (Präeklampsie, Diabetes, Nierenerkrankungen, autoimmunologische Erkrankungen, Kollagenosen, Myome) intrauterine Infektionskrankheiten (u. a. CMV, Toxoplasmose, Röteln, Lues) Aneuploidien Syndromale Erkrankungen (u. a. Angelman-, Silver-Russell-Syndrom) Skelettdysplasien Hyperkoagulabilitionskrankheit, Alkohol, Strahlenbelastungssyndrom) persistierende Hypoxie (Höhenlage, pulmonale/kardiale Erkrankung, Anämie) kongenitale Fehlbildungen
Asymmetrische intrauterine Wachstumsrestriktion – IUGR (am Rumpf beginnende Wachstumsabflachung, etwa 80 % aller wachstumsverzögerten Feten)	Plazentainsuffizienz (u. a. Noxen, schwangerschaftsinduzierte Hypertonie/Präeklampsie, Diabetes mellitus/Gestationsdiabetes, mütterliche Anämie, starke körperliche/psychische Belastung, autoimmunologische Erkrankungen, Myom) – intrinsisch (Zustand nach SGA/IUGR) – extrinsisch (Rauchen, Medikamente, Alkohol, Stress, Malnutrition, Strahlenbelastung) intrauterine Infektionskrankheiten (Anämie) Aneuploidien syndromale Erkrankungen kongenitale Fehlbildungen plazentare Ursachen der fetalen Nutritionsstörung (Plazentainfarkte, Placenta praevia, Placenta circumvallata, plazentare/umbilikale Gefäßanomalien, Insertio velamentosa, Chorionangiome)
Polyhydramnion	Diabetes mellitus/Gestationsdiabetes gastrointestinale Obstruktionen (u. a. Ösophagusatresie, Duodenalatresie/Double-bubble-Phänomen) Zwerchfellhernie CCAML fetofetales Transfusionssyndrom (Akzeptorzwilling) intrauterine Infektionskrankheiten nicht immunologischer/immunologischer Hydrops fetalis fetale Anämie fetale Schluckstörung (neurologische Störung, hochsitzende gastrointestinale/pharyngeale/tracheale Obstruktion) syndromale Erkrankungen Skelettdysplasien Aneuploidien Plazentaveränderungen
Oligohydramnion/Anhydramnion	Vorzeitiger Blasensprung urogenitale Fehlbildungen (u. a. Nierendysplasien, -aplasie, obstruktive Uropathie, Prune-belly-Syndrom) Plazentainsuffizienz (u. a. Nikotinabusus, schwangerschaftsinduzierte Hypertonie/Präeklampsie, Diabetes mellitus/Gestationsdiabetes, mütterliche Anämie, starke körperliche/psychische Belastung) fetofetales Transfusionssyndrom (Donorzwilling) intrauterine Infektionserkrankungen syndromale Erkrankungen Skelettdysplasien Aneuploidien

Tab. A.1 (Fortsetzung)

Sonographische Leitbefunde	Mögliche Diagnosen[a]
Verdickte Plazenta (Vakuolen)	Aneuploidie (u. a. Triploidie)
Singuläre Nabelschnurarterie	Herzvitien urogenitale (Nieren-)Fehlbildungen Aneuploidien
Verdickte Nackentransparenz (Ersttrimesterscreening)	Aneuploidien (Trisomie 21, Monosomie X0) urogenitale Fehlbildungen Herzvitien syndromale Erkrankungen Skelettdysplasien mütterliche Infektionskrankheiten fetofetales Transfusionssyndrom
Plexus-choroideus-Zyste	Trisomie 18, selten Trisomie 21
Erweiterte Liquorräume	Anlagestörung des ZNS (u. a. Balkenagenesie) Liquorabflussstörung intrauterine Infektionskrankheit: Meningitis/Enzephalitis (u. a. Toxoplasmose, CMV) Neuralrohrdefekt intrakranielle Blutung intrazerebraler Tumor Aneuploidien
Erweiterte Cisterna magna	Dandy-Walker-Malformation Arnold-Chiari-Malformation zerebrale (zerebelläre) Atrophie
»Banana sign« (Formveränderung des Zerebellums)	Neuralrohrdefekt
»Lemon sign« (Formveränderung der Schädelkontur)	Neuralrohrdefekt
Echoreicher intrakardialer Fokus (»white spot«, »Golfballphänomen«)	Aneuploidie (Trisomie 21)
Fetale Tachykardie	Mütterliche Infektionskrankheiten (Fieber) mütterliche Medikamenteneinnahmen (u. a. β-Sympathomimetikum) mütterliche Schilddrüsenfunktionsstörung fetale Anämie (u. a. Blutung immunologisch bedingte Anämie, Infektanämie) tachykarde Rhythmusstörung mit/ohne anatomisches Herzvitium (u. a. Reentry-Mechanismen, Wolff-Parkinson-White-Syndrom) unausgereiftes kardiales Reizleitungssystem (2. und 3. Trimenon)
Fetale Bradykardie	Intrauterine Hypoxie Plazentainsuffizienz mütterliche Medikamenteneinnahmen (u. a. β-Blocker) AV-Block Grad III (ventrikulär), AV-Überleitungsstörungen bradykarde Rhythmusstörung mit/ohne anatomisches Herzvitium (z. B. Long-QT-Syndrom)
Fetale Arrhythmie	Unausgereiftes kardiales Reizleitungssystem (2. und 3. Trimenon) genuine fetale Rhythmusstörung (u. a. Extrasystolie, Bigeminus, ektope Schrittmacherzentren, absolute Arrhythmie, AV-Blockierungen variablen Ausprägungsgrades) Herzvitien intrauterine Infektionserkrankungen mütterliche Medikamenteneinnahmen/exogene Noxen
Echoreicher Darm	Aneuploidie (Trisomie 21) zystische Fibrose
Dilatation des Nierenbeckenkelchsystems	(Proximale) obstruktive Uropathien Prune-belly-Syndrom ureteraler Reflux (meist milde Dilatation, insbesondere bei männlichen Feten, 3. Trimenon) Aneuploidie (z. B. Trisomie 21, milde bilaterale Dilatation, 2. Trimenon) Nierendysplasien (Begleitbefund)

Tab. A.1 (Fortsetzung)

Sonographische Leitbefunde	Mögliche Diagnosen[a]
Megazystis	»Volle Harnblase«: physiologisch (distale) obstruktive Uropathie Prune-belly-Syndrom neurologische Blasenfunktionslähmung
Radiusaplasie	Syndromale Erkrankungen Aneuploidien
Hypoplasie der Mittelphalanx von Finger V	Aneuploidie (Trisomie 21)
Kurze Extremitäten	Thanatophorer Zwergwuchs Achondrogenesis Achondroplasie Osteogenesis imperfecta Short-rib-Polydaktylie-Syndrom weitere Formen von Skelettdysplasien/Extremitätenfehlbildungen syndromale Erkrankungen Aneuploidien
Kurzer Femur oder andere (weniger ausgeprägte) Formen der Extremitätenverkürzung	Skelettdysplasien Aneuploidien (u. a. Trisomie 21 – Softmarker) Sichel-/Klumpfuß skelettales, muskuläres, nervales Krankheitsbild lagebedingt (reversibel) syndromale Erkrankungen
Klino-/Brachydaktylie	Extremitätenfehlbildungen Aneuploidien (u. a. Trisomie 18,Trisomie 21, Monosomie X0) syndromale Erkrankungen
Hydrops fetalis	Intrauterine Infektionskrankheiten fetale Anämie (immunologisch, nicht immunologisch, Parvo-B-19-Infektion, Anämie bedingt beim Donorzwilling und Herzinsuffizienz bedingt beim Akzeptorzwilling eines fetofetalen Transfusionssyndroms) Herzvitien fetale Arrhythmien (u. a. Tachyarrhythmien, AV-Block Grad III) CCAML Zwerchfellhernie Aneuploidie (u. a. Trisomie 13, Trisomie 18, Trisomie 21, Monosomie X0) syndromale Erkrankungen Skelettdysplasien Steißbeinteratom Aneurysma der Vena Galeni fetale Stoffwechselerkrankungen
Hinweiszeichen auf Aneuploidien	Verdickte Nackentransparenz (Ersttrimesterscreening) Polyhydramnion Oligohydramnion/Anhydramnion verdickte Plazenta (u. a. Triploidie) symmetrische intrauterine (frühe) Wachstumsrestriktion ZNS-Anomalien (u. a. Plexus-choroideus-Zysten, erweitertes Liquorsystem) Herzvitien (u. a. AV-Kanal, Ventrikelseptumdefekt, Vorhofseptumdefekt, Fallot-Tetralogie, echogener intrakardialer Fokus) gastrointestinale Anomalien (echoreicher Darm, Omphalozele, Duodenalatresie) milde bilaterale Dilatation des Nierenbeckenkelchsystems Skelettdysplasie (u. a. Hypoplasie der Mittelphalanx des kleinen Fingers, kurzer Femur, Klino-/Brachydaktylie, kurze Extremitäten, Radiusaplasie) Hydrops fetalis singuläre Nabelschnurarterie

[a] Bei den genannten Diagnosen muss stets unterschieden werden, ob es sich um isolierte Veränderungen oder um den Bestandteil komplexer Störungen handelt.

A2 Wachstumskurven

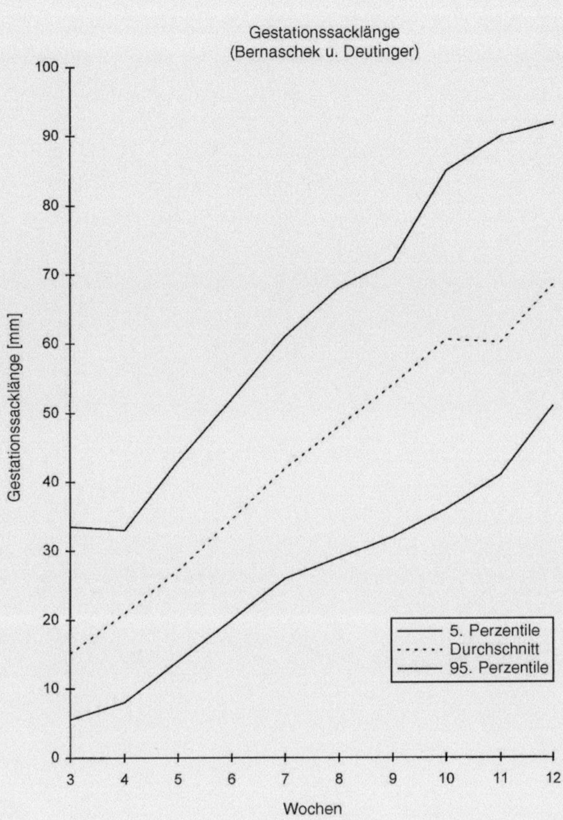

Gestationssacklänge
(Bernaschek u. Deutinger)

Schwangerschaftsdauer [Wochen]	5. Perzentile [mm]	Durchschnitt [mm]	95. Perzentile [mm]
3	5.5	15.10	34
4	8	20.94	33
5	14	27.09	43
6	20	34.54	52
7	26	41.92	61
8	29	48.00	68
9	32	54.03	72
10	36	60.53	85
11	41	60.12	90
12	51	68.60	92

Schwangerschaftsalter versus mittlere Gestationssackgröße (transversal gemessen) (Holländer)

Durchschnittlicher Gestationssackdurchmesser [mm]	Schwangerschaftsalter (Wochen)
8	5.56
9	5.70
10	5.84
11	5.98
12	6.14
13	6.28
14	6.42
15	6.56
16	6.70
17	6.84
18	6.98
19	7.14
20	7.28
21	7.42
22	7.42
23	7.56
24	7.70
25	7.84
26	7.98
27	8.14
28	8.28
29	8.42
30	8.56
31	8.70
32	8.84
33	8.98
34	9.14
35	9.28
36	9.42
37	9.56
38	9.70
39	9.84
40	9.98
41	10.14

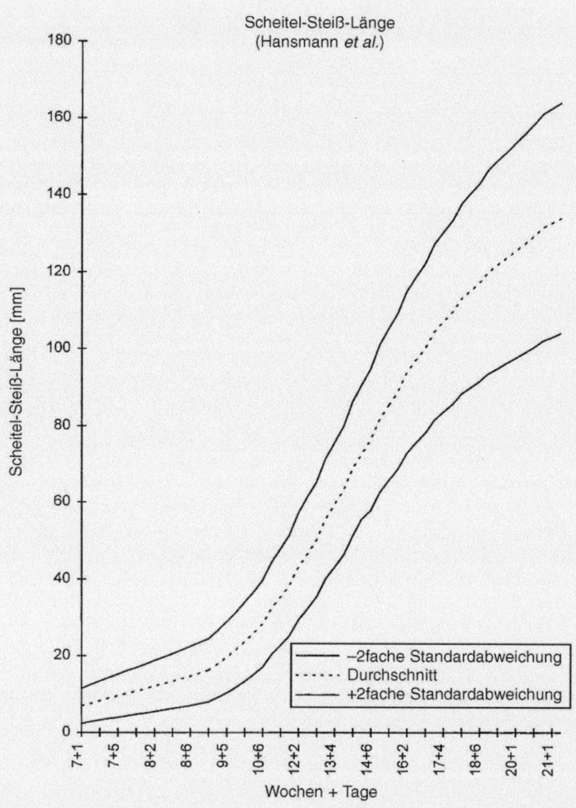

Scheitel-Steiß-Länge
(Hansmann *et al.*)

Wochen + Tage	–2fache Standard-abweichung	Durch-schnitt [mm]	+2fache Standard-abweichung
7+1	2.3	6.9	11.5
7+2	2.8	7.6	12.5
7+3	3.2	8.3	13.4
7+4	3.6	9.0	14.3
7+5	3.9	9.6	15.2
7+6	4.3	10.2	16.1
7+7	4.7	10.8	16.9
8+1	5.0	11.4	17.8
8+2	5.4	12.1	18.7
8+3	5.8	12.7	19.6
8+4	6.2	13.3	20.5
8+5	6.6	14.0	21.4
8+6	7.0	14.7	22.4
8+7	7.5	15.4	23.4
9+1	8.0	16.2	24.4
9+3	9.1	17.8	26.5
9+5	10.3	19.6	28.8
9+7	11.7	21.5	31.2
10+2	13.3	23.6	33.9
10+4	15.1	25.9	36.6
10+6	17.0	28.3	39.6
11+2	20.3	32.4	44.4
11+4	22.7	35.3	47.9
11+6	25.2	38.3	51.4
12+2	29.3	43.2	57.1
12+4	32.2	46.6	61.3
12+6	35.3	50.2	65.1

Wochen + Tage	–2fache Standard-abweichung	Durch-schnitt [mm]	+2fache Standard-abweichung
13+2	40.0	55.6	71.3
13+4	43.2	59.4	75.5
13+6	46.4	63.1	79.8
14+2	51.3	68.8	86.3
14+4	55.6	72.6	90.6
14+6	57.8	76.3	94.8
15+2	62.5	81.8	101.1
15+4	65.6	85.4	105.2
15+6	68.6	88.9	109.2
16+2	72.8	93.9	115.0
16+4	75.5	97.1	118.7
16+6	78.0	100.1	122.2
17+2	81.5	104.4	127.3
17+4	83.6	107.0	130.4
17+6	85.6	109.5	133.4
18+2	88.3	113.0	137.7
18+4	89.9	115.1	140.4
18+6	91.5	117.2	142.9
19+2	93.5	120.0	146.5
19+4	94.8	121.9	148.9
19+6	96.2	123.7	151.2
20+1	97.5	125.5	153.6
20+3	98.9	127.4	156.0
20+5	100.3	129.4	158.5
20+7	102.0	131.6	161.2
21+1	102.9	132.8	162.6
21+2	104.0	134.0	164.1

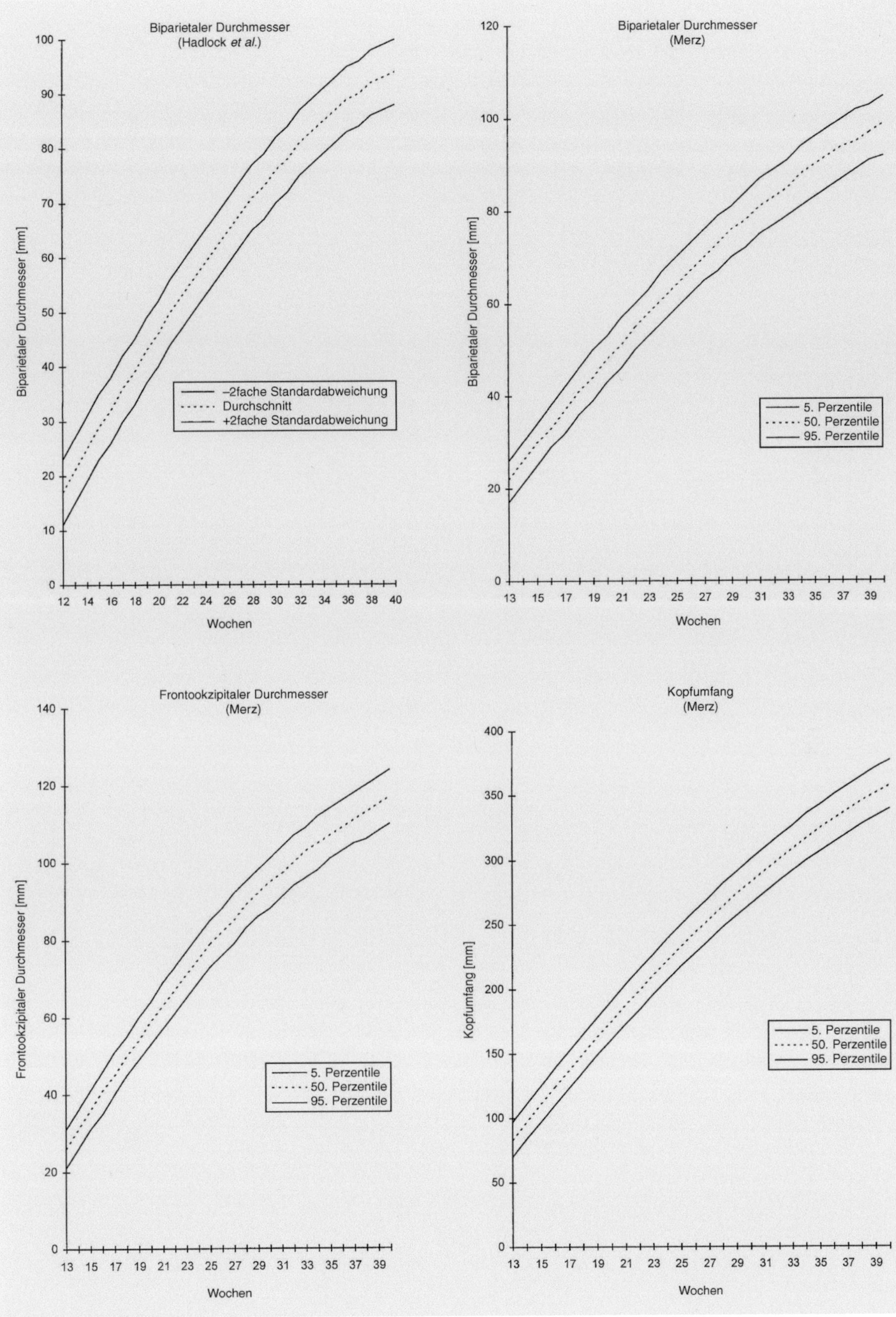
Biparietaler Durchmesser
(Hadlock et al.)
Biparietaler Durchmesser [mm]
Wochen
–2fache Standardabweichung
Durchschnitt
+2fache Standardabweichung
Biparietaler Durchmesser
(Merz)
Biparietaler Durchmesser [mm]
Wochen
5. Perzentile
50. Perzentile
95. Perzentile
Frontookzipitaler Durchmesser
(Merz)
Frontookzipitaler Durchmesser [mm]
Wochen
5. Perzentile
50. Perzentile
95. Perzentile
Kopfumfang
(Merz)
Kopfumfang [mm]
Wochen
5. Perzentile
50. Perzentile
95. Perzentile

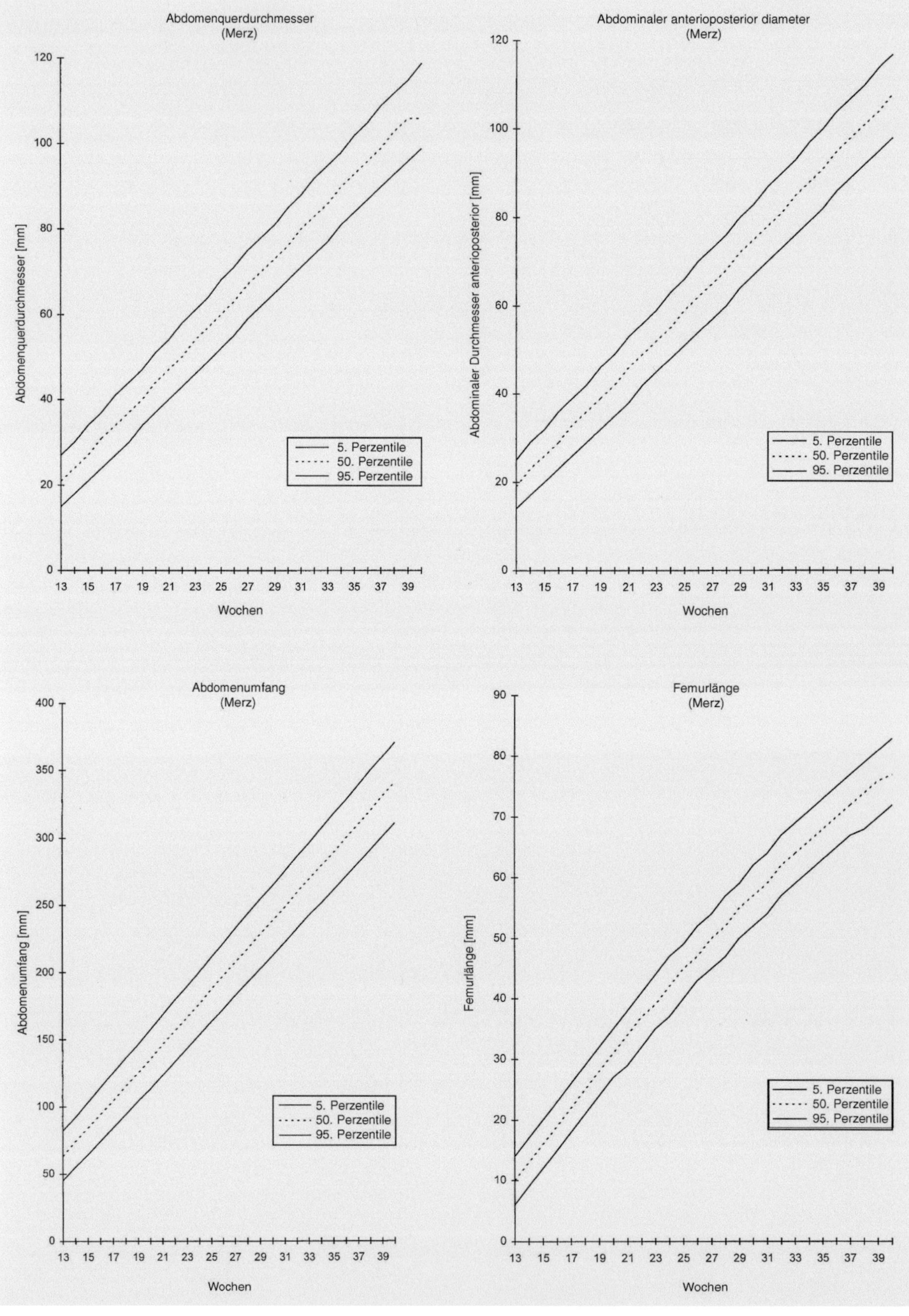
Abdomenquerdurchmesser
(Merz)
Abdomenquerdurchmesser [mm]
5. Perzentile
50. Perzentile
95. Perzentile
Wochen
Abdominaler anterioposterior diameter
(Merz)
Abdominaler Durchmesser anterioposterior [mm]
5. Perzentile
50. Perzentile
95. Perzentile
Wochen
Abdomenumfang
(Merz)
Abdomenumfang [mm]
5. Perzentile
50. Perzentile
95. Perzentile
Wochen
Femurlänge
(Merz)
Femurlänge [mm]
5. Perzentile
50. Perzentile
95. Perzentile
Wochen

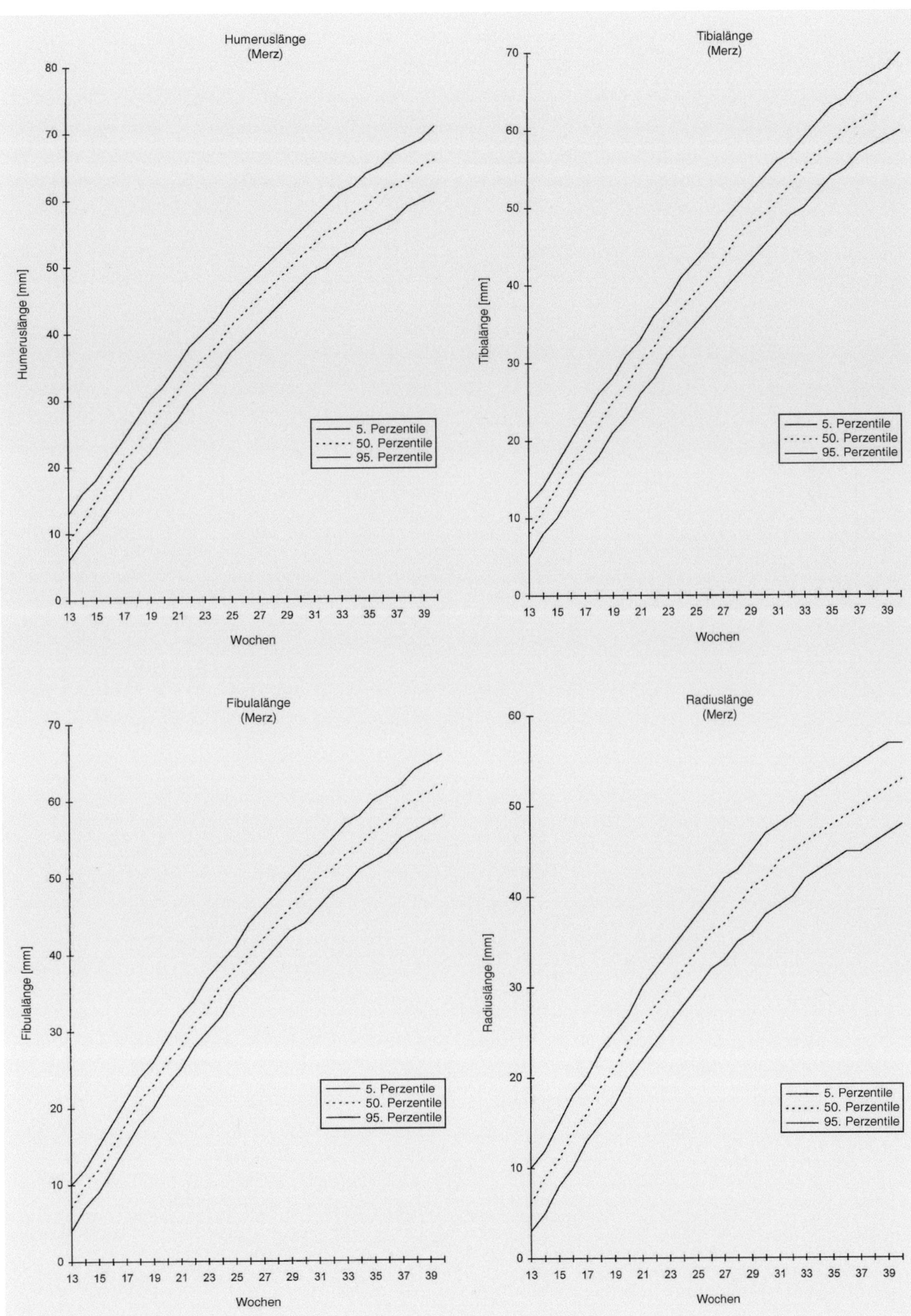
Humeruslänge
(Merz)
Humeruslänge [mm]
Wochen
5. Perzentile
50. Perzentile
95. Perzentile
Tibialänge
(Merz)
Tibialänge [mm]
Wochen
5. Perzentile
50. Perzentile
95. Perzentile
Fibulalänge
(Merz)
Fibulalänge [mm]
Wochen
5. Perzentile
50. Perzentile
95. Perzentile
Radiuslänge
(Merz)
Radiuslänge [mm]
Wochen
5. Perzentile
50. Perzentile
95. Perzentile

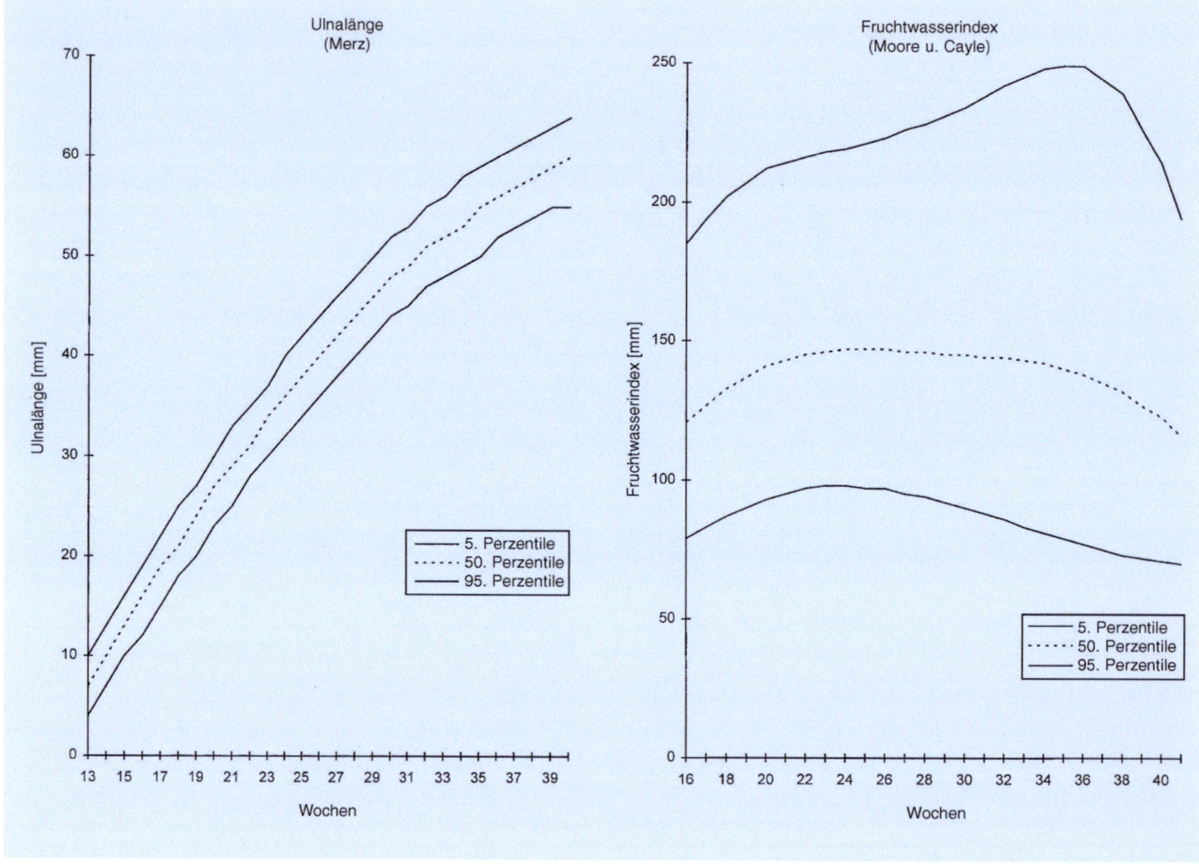
Ulnalänge
(Merz)
Ulnalänge [mm]
70
60
50
40
30
20
10
0
13 15 17 19 21 23 25 27 29 31 33 35 37 39
Wochen
5. Perzentile
50. Perzentile
95. Perzentile
Fruchtwasserindex
(Moore u. Cayle)
Fruchtwasserindex [mm]
250
200
150
100
50
0
16 18 20 22 24 26 28 30 32 34 36 38 40
Wochen
5. Perzentile
50. Perzentile
95. Perzentile

A3 Handlungsalgorithmus geburtshilfliche Dopplersonographie

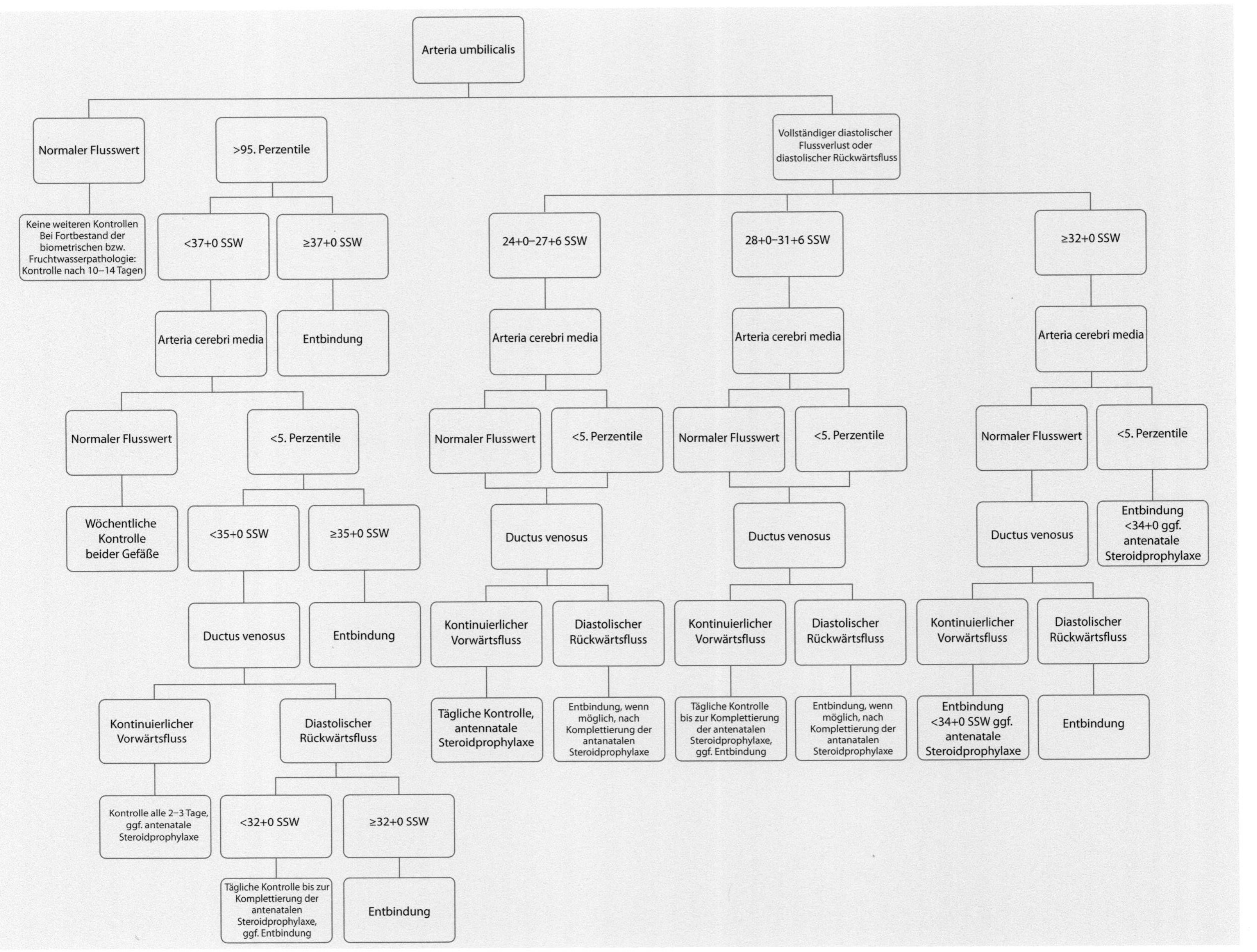

Geburtshilfliche Dopplersonographie bei Verdacht auf Plazentainsuffizienz: Untersuchungssequenzen und geburtshilfliche Konsequenzen

Stichwortverzeichnis

A

B

C

D

K

L

M

N

O

P

R

S

T

Z

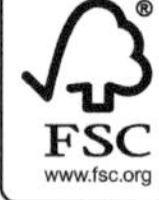

MIX
Papier aus verantwortungsvollen Quellen
Paper from responsible sources
FSC® C105338

If you have any concerns about our products,
you can contact us on
ProductSafety@springernature.com

In case Publisher is established outside the EU,
the EU authorized representative is:
Springer Nature Customer Service Center GmbH
Europaplatz 3, 69115 Heidelberg, Germany

Printed by Libri Plureos GmbH
in Hamburg, Germany